# Auf einen Blick



Thieme

# Taschenatlas Biochemie des Menschen

**Jan Koolman**
**Klaus-Heinrich Röhm**

223 Farbtafeln
von Jürgen Wirth und Nora Wirth

5., vollständig überarbeitete Auflage

Georg Thieme Verlag
Stuttgart • New York

Prof. Dr. rer. nat. Jan **Koolman**
Bergacker 11
35091 Cölbe

Prof. Dr. rer. nat. Klaus-Heinrich **Röhm**
Krumme Str. 86
10585 Berlin

Gestaltung der Farbtafeln: Prof. Jürgen Wirth, Visuelle Kommunikation, 63303 Dreieich; Nora Wirth, 3karat, Frankfurt

*Bibliografische Information der Deutschen Nationalbibliothek*
Die Deutsche Nationalbibliothek verzeichnet diese Publikation in der Deutschen Nationalbibliografie; detaillierte bibliografische Daten sind im Internet über http://dnb.d-nb.de abrufbar.

Deine Meinung ist uns wichtig!
Bitte schreib uns unter:
**www.thieme.de/service/feedback.html**


Rüdigerstr. 14
70469 Stuttgart
Deutschland
www.thieme.de

Printed in Italy

Satz: Druckhaus Götz GmbH, Ludwigsburg
Druck: LEGO S.p.A., Vicenza
Umschlaggestaltung: Thieme Gruppe
Umschlagabbildung: PDB-Strukturmodell 1bpx.pdb

DOI 10.1055/b-006-161663

ISBN 978-3-13-241740-3 1 2 3 4 5 6

Auch erhältlich als E-Book:
eISBN (PDF) 978-3-13-241741-0
eISBN (epub) 978-3-13-241742-7

1. Auflage 1994
2. Auflage 1997
3. Auflage 2003
4. Auflage 2009

1. chinesische Auflage 2008
1. englische Auflage 1996
2. englische Auflage 2004
3. englische Auflage 2012
1. französische Auflage 1994
2. französische Auflage 1999
3. französische Auflage 2004
4. französische Auflage 2011
1. griechische Auflage 1999
2. griechische Auflage 2007
1. holländische Auflage 2004
1. indonesische Auflage 2002
1. italienische Auflage 1997
1. japanische Auflage 1997
2. japanische Auflage 2007
3. japanische Auflage 2015
1. koreanische Auflage 2008
1. polnische Auflage 2005
1. portugiesische Auflage 2005
2. portugiesische Auflage 2013
1. russische Auflage 2000
2. russische Auflage 2017
1. spanische Auflage 2004
2. spanische Auflage 2012
1. tschechische Auflage 2012
1. türkische Auflage 2002
2. türkische Auflage 2016

**Wichtiger Hinweis:** Wie jede Wissenschaft ist die Medizin ständigen Entwicklungen unterworfen. Forschung und klinische Erfahrung erweitern unsere Erkenntnisse, insbesondere was Behandlung und medikamentöse Therapie anbelangt. Soweit in diesem Werk eine Dosierung oder eine Applikation erwähnt wird, darf der Leser zwar darauf vertrauen, dass Autoren, Herausgeber und Verlag große Sorgfalt darauf verwandt haben, dass diese Angabe **dem Wissensstand bei Fertigstellung des Werkes** entspricht.
Für Angaben über Dosierungsanweisungen und Applikationsformen kann vom Verlag jedoch keine Gewähr übernommen werden. **Jeder Benutzer ist angehalten**, durch sorgfältige Prüfung der Beipackzettel der verwendeten Präparate und gegebenenfalls nach Konsultation eines Spezialisten festzustellen, ob die dort gegebene Empfehlung für Dosierungen oder die Beachtung von Kontraindikationen gegenüber der Angabe in diesem Buch abweicht. Eine solche Prüfung ist besonders wichtig bei selten verwendeten Präparaten oder solchen, die neu auf den Markt gebracht worden sind. **Jede Dosierung oder Applikation erfolgt auf eigene Gefahr des Benutzers.** Autoren und Verlag appellieren an jeden Benutzer, ihm etwa auffallende Ungenauigkeiten dem Verlag mitzuteilen.

*Jan Koolman* (Bild links) ist in Lübeck geboren und mit dem Seewind von der Ostsee aufgewachsen. Der Besuch des humanistischen Gymnasiums der Hansestadt hat in ihm manche Spuren hinterlassen. Von 1963 bis 1969 studierte er Biochemie an der Eberhard-Karls-Universität in Tübingen. Für eine Promotion (im Fachbereich Chemie) bei Peter Karlson ging er nach Marburg. Dort begann er, sich mit der Biochemie der Insekten und anderer Evertebraten zu beschäftigen. Er habilitierte sich 1977 im Fachbereich Humanmedizin und wurde 1984 zum Professor ernannt. Seine besonderen Interessensgebiete sind die biochemische Endokrinologie und die Didaktik der Biochemie. Jan Koolman ist mit einer Kunstpädagogin und -expertin verheiratet.

*Klaus-Heinrich Röhm* (Bild in der Mitte) stammt aus Stuttgart. Nach dem Abitur am Evangelisch-Theologischen Seminar in Urach, ebenfalls einer humanistischen Bildungsstätte, fand er nach einem Abstecher in die Physik zum Diplomstudium der Biochemie an der Universität Tübingen. Dort begegneten sich die beiden Autoren zum ersten Mal. Seit 1970 ist Klaus-Heinrich Röhm ebenfalls am Fachbereich Medizin in Marburg tätig. Er promovierte bei Friedhelm Schneider und habilitierte sich 1980 im Fachbereich Chemie, seit 1986 ist er Professor. Seine Arbeitsgruppe beschäftigt sich mit der Struktur und Funktion von Enzymen aus dem Aminosäure-Stoffwechsel. Klaus-Heinrich Röhm ist mit einer Biologin verheiratet und hat zwei Kinder.

*Jürgen Wirth* (Bild rechts) studierte an der HfBK Berlin und an der Hochschule für Gestaltung in Offenbach. Studienschwerpunkte waren Freie Grafik und Illustration. 1963 bis 1977 war Jürgen Wirth an der Ausstellungsgestaltung des Naturkundemuseums Senckenberg in Frankfurt/M. beteiligt. Gleichzeitig war er freier Mitarbeiter bei verschiedenen Verlagen mit Illustration und Grafik für Schulbücher, Sachbücher und wissenschaftliche Publikationen. Er erhielt mehrere Auszeichnungen für Buchgrafik und -gestaltung. 1978 wurde er zum Professor an der HfG in Schwäbisch Gemünd ernannt und 1986 Professor am FB Gestaltung der Hochschule Darmstadt. Seine Arbeitsgebiete sind Wissenschaftliche Grafik/Info-Grafik und Darstellungsmethoden.

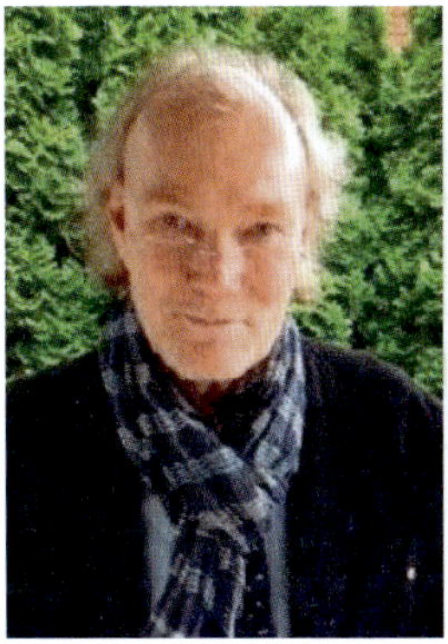

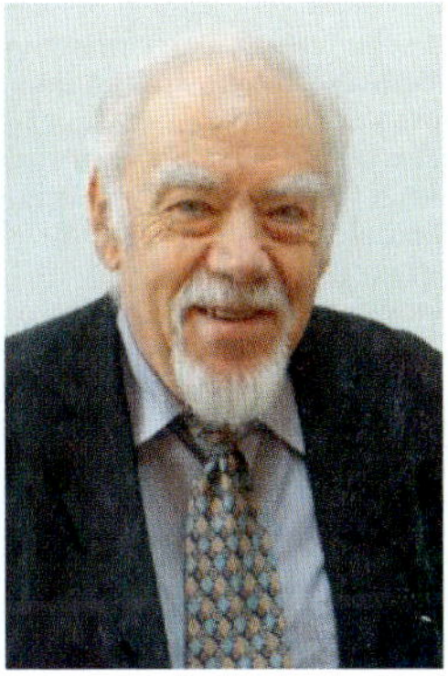

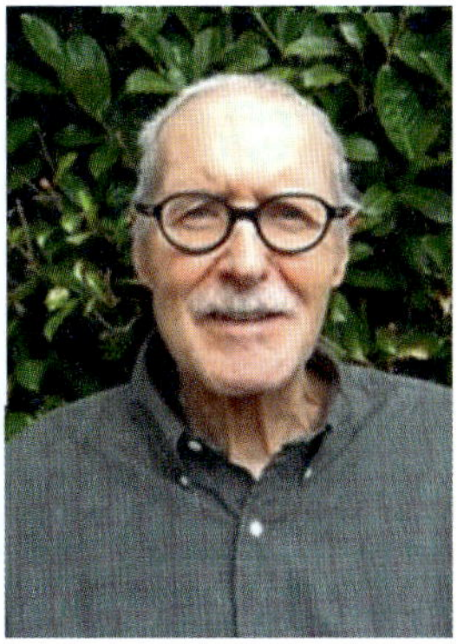

Die Biochemie ist ein dynamisches, rasch wachsendes Fach. Dies versucht der vorliegende Taschenatlas in bildlicher Form zu verdeutlichen. Auf farbigen Tafeln werden grundlegende Inhalte der Biochemie des Menschen behandelt und erläutert. Das Gewicht liegt dabei auf der grafischen Darstellung – die Texte dienen in erster Linie als erweiterte und ergänzende Legende zu den Abbildungen.

Die exakte Abgrenzung der Biochemie von ihren Nachbarfächern wie Zellbiologie, Anatomie, Physiologie, Genetik oder Pharmakologie ist schwierig und in vielen Fällen willkürlich. Diese Überlappung der Fächer ist kein Zufall. Der Gegenstand der Betrachtung ist häufig der gleiche – z. B. eine Nervenzelle oder ein Mitochondrium – und nur der Blickwinkel der einzelnen Fächer ist verschieden. In diesem Sinne befindet sich der Taschenatlas der Biochemie mitten unter den anderen Taschenatlanten.

Thematisch steht in diesem Atlas die Biochemie des Menschen im Vordergrund, obwohl die Biochemie der Tiere, der Pflanzen und der Mikroorganismen nicht weniger interessant ist. Bei der Stoffauswahl haben wir uns auf Themen konzentriert, die für Studierende der Humanmedizin besonders relevant sind. Dies wird durch die Einbeziehung pathobiochemischer Sachverhalte deutlich. Auch aktuelle Informationen aus dem *Gegenstandskatalog* des Institutes für medizinische und pharmazeutische Prüfungsfragen wurden genutzt. Aufgrund des kompakten Formats des Taschenatlas können nicht alle Inhalte im Detail erläutert werden. Daher ist dieses Werk mit seinem auf Visualisierung fokussierten Konzept als Ergänzung zu ausführlichen Lehrbüchern oder anderen Lehrmedien zu empfehlen.

Naturgemäß ist die Biochemie nicht so anschaulich wie beispielsweise die Anatomie. Deshalb verwenden wir zusätzlich zu den üblichen Strukturformeln häufig auch räumliche Modelle der Moleküle. Dabei haben wir in der Regel auf Strukturinformationen zurückgegriffen, die in der *Protein Data Bank* (PDB) zur Verfügung gestellt sind. Die 3D-Modelle sind nicht nur anschaulicher, sondern verraten in vielen Fällen auch etwas über die Funktion der Moleküle: So lässt sich beispielsweise die biochemische Wirkungsweise vieler Enzyme besser nachvollziehen, wenn man die räumliche Anordnung der Untereinheiten betrachtet.

Außerdem werden die biochemischen Funktionen durch verschiedene Pfeilarten dargestellt: Reaktionspfeile sind grundsätzlich schwarz, Transportpfeile gestrichelt ausgeführt, während blaue Pfeile eine katalytische Wirkung symbolisieren. Dies ist Teil des einheitlichen Gestaltungskonzepts für die Grafiktafeln, deren Regeln auf den hinteren Innenseiten des Umschlags erläutert sind. So werden u. a. auch biochemisch wichtige Stoffklassen sowie Reaktionsräume der Zelle durch farbliche *Codierungen* unterschieden und Coenzyme als einheitliche *Symbole* aufgeführt, was die Grafiken auf den ersten Blick verständlich macht.

Für die vorliegende 5. Auflage wurde der Taschenatlas überarbeitet und um aktuelle Themen aus den Gebieten Molekularbiologie, Immunologie und Stoffwechselregulation erweitert, ohne vom bewährten Konzept abzuweichen.

Unser besonderer Dank gilt Frau Mascha Friedrich, Frau Marianne Mauch und allen anderen im Thieme Verlag engagierten Personen, die fachkundig und mit großem Einsatz dieses Werk gefördert und zur Produktreife gebracht haben. Schließlich danken wir aufmerksamen Leserinnen und Lesern für Anregungen, für kritische und auch anerkennende Kommentare. Auf solche Rückmeldungen sind wir auch weiterhin angewiesen, um den Taschenatlas im Sinne unserer Leserschaft weiterentwickeln zu können.

Jan Koolman, Marburg,
Klaus-Heinrich Röhm, Berlin und
Jürgen Wirth, Dreieich

im September 2018

Das **Titelbild** zeigt einen Komplex aus der humanen DNA-Polymerase β und einem DNA-Strang, bei dem die Polymerase einzelne fehlende Nucleotide repariert.
(Quelle: PDB-Strukturmodell 1bpx.pdb)

# Inhaltsverzeichnis

# Kapitel 1

## Grundlagen



1

## Periodensystem

### A. Biologisch wichtige Elemente

In der Natur gibt es 81 stabile Elemente. Von diesen kommen 15 in allen Lebewesen vor, 8–10 weitere wurden nur in bestimmten Organismen nachgewiesen. Die Tafel zeigt die erste Hälfte des **Periodensystems**, in der alle biologisch wichtigen Elemente enthalten sind. Neben physikalischen und chemischen Daten (Ordnungszahl, relative Atommasse, Gruppenzugehörigkeit und Elektronenkonfiguration) sind auch Informationen über die Verbreitung der Elemente in der belebten Natur und über die Häufigkeit ihres Vorkommens im menschlichen Organismus wiedergegeben.

Über 99 % aller Atome im tierischen Organismus entfallen auf nur vier Elemente: Wasserstoff (H), Sauerstoff (O), Kohlenstoff (C) und Stickstoff (N). Wasserstoff und Sauerstoff sind die Komponenten des **Wassers**, das allein 60–70 % der Zellmasse ausmacht (S. 206). Zusammen mit Kohlenstoff und Stickstoff sind diese Atome auch Hauptbestandteile der **organischen Verbindungen**, auf denen die meisten Lebensvorgänge beruhen. Viele Biomoleküle enthalten außerdem Schwefel (S) oder Phosphor (P). Die bisher genannten **Makroelemente** sind für alle Organismen unentbehrlich.

Eine zweite biologisch wichtige Gruppe von Elementen, die insgesamt nur etwa 0,5 % aller Atome im Körper ausmachen, liegt dort fast ausschließlich als anorganische Ionen vor. Zu diesen sogenannten **Elektrolyten** gehören die *Alkalimetalle* Natrium (Na) und Kalium (K) sowie die *Erdalkalimetalle* Magnesium (Mg) und Calcium (Ca). Auch das *Halogen* Chlor (Cl) ist in der Zelle stets ionisiert. Alle anderen lebenswichtigen Elemente kommen in so kleinen Mengen vor, dass man sie als **Spurenelemente** (S. 400) bezeichnet. Bei diesen Elementen handelt es sich vorwiegend um Nebengruppen-Metalle wie z. B. Eisen (Fe), Zink (Zn), Kupfer (Cu), Cobalt (Co) oder Mangan (Mn). Auch einige *Nichtmetalle* wie Iod (I) oder Selen (Se) zählen zu den essentiellen Spurenelementen.

### B. Elektronen-Konfigurationen

Die chemischen Eigenschaften der Atome und die Art der Bindungen, die sie miteinander eingehen, werden vom Bau ihrer Elektronenhüllen bestimmt. Deshalb sind in Abb. **A** auch die **Elektronen-Konfigurationen** der Elemente angegeben. Abb. **B** erklärt die dabei verwendete Kurzschreibweise. Ausführlichere Darstellungen finden sich in Lehrbüchern der Chemie.

Die möglichen Zustände der Elektronen eines Atoms nennt man **Orbitale**. Sie werden durch eine Zahl, die sog. Hauptquantenzahl und einen Buchstaben (z. B. s, p oder d) gekennzeichnet. Mit zunehmender Elektronenzahl werden die Orbitale der Reihe nach besetzt, wobei sich in jedem Orbital maximal zwei Elektronen aufhalten können, die dann unterschiedlich gerichtete „Spins" besitzen müssen. In Abb. **A** ist für jedes Element die Verteilung der Elektronen auf die verschiedenen Orbitale aufgeführt. Zum Beispiel besetzen die 6 Elektronen des Kohlenstoffs (**B1**) das 1s-Orbital, das 2s-Orbital und zwei 2p-Orbitale. Das volle 1s-Orbital entspricht der Konfiguration des Edelgases Helium (He). Dieser Bereich der Elektronenhülle des Kohlenstoffs ist in Abb. **A** mit „He" abgekürzt. Darunter ist die Anzahl der Elektronen in den jeweils am rechten Rand angegebenen Orbitale genannt. Die Elektronenhülle des Chlors (**B2**) setzt sich z. B. aus der des Neons und 7 weiteren Elektronen in 3s- und 3p-Orbitalen zusammen. Im Eisen (**B3**), einem Übergangsmetall aus der ersten Nebengruppe, ist das 4s-Orbital schon besetzt, obwohl die 3d-Orbitale noch nicht gefüllt sind. An vielen Reaktionen der Übergangsmetalle, z. B. an der Komplexbildung mit Basen und an Redoxreaktionen, sind d-Orbitale beteiligt.

Besonders stabile Elektronenanordnungen entstehen, wenn bei Elementen der 2. und 3. Periode die äußerste Schale mit 8 Elektronen voll besetzt ist (**„Oktett-Regel"**). Dies trifft z. B. für die Edelgase zu, aber auch für Ionen wie $Cl^-$ ($3s^2 3p^6$) oder $Na^+$ ($2s^2 2p^6$). Nur bei Wasserstoff und Helium genügen schon zwei Elektronen, um das äußere 1s-Orbital zu füllen und damit eine stabile Elektronenkonfiguration zu erreichen.

## A. Biologisch wichtige Elemente

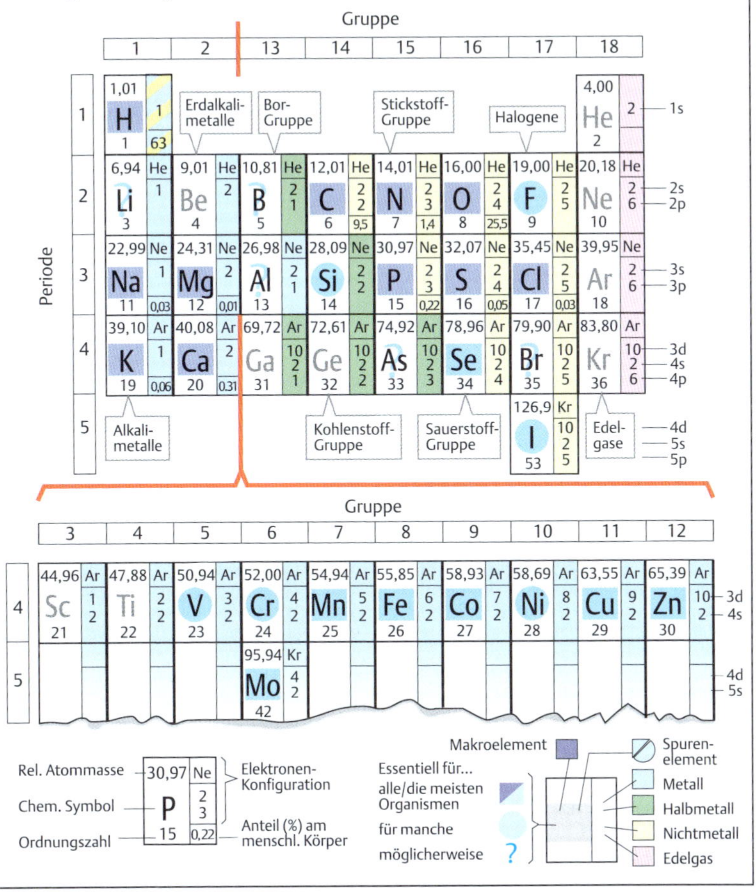


## B. Elektronen-Konfigurationen

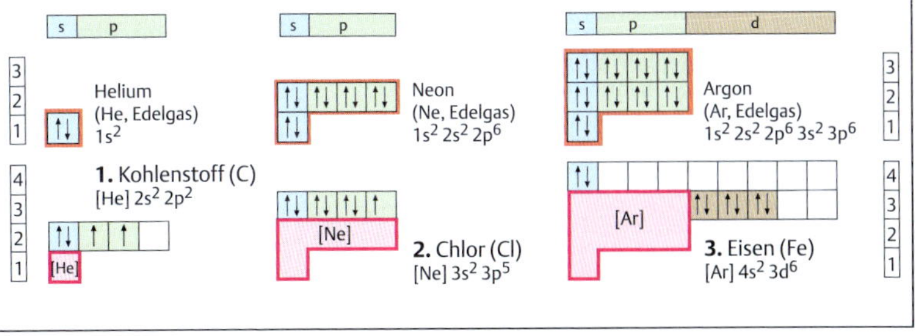


Abb. 1.1 Periodensystem

## Chemische Bindung

### A. Bindungsarten

Chemische Bindungen entstehen durch teilweisen oder vollständigen Austausch von Valenzelektronen zwischen Atomen. Die Tabelle nennt wichtige Bindungsarten und ihre molekularen Grundlagen.

### B. Orbital-Hybridisierung

Kovalente Bindungen zwischen zwei Nichtmetall-Atomen entstehen, wenn Orbitale (S. 12) beider Atome zu **Molekülorbitalen** kombinieren, die von je einem Elektron der beteiligten Atome besetzt sind. So besetzen die vier Bindungselektronen des Kohlenstoffs 2s- und 2p-Atomorbitale (**1a**). Das 2s-Orbital ist kugelsymmetrisch, während die drei 2p-Orbitale hantelförmig entlang der x, y und z-Achse ausgerichtet sind. Man sollte also erwarten, dass ein C-Atom mindestens zwei verschiedene Arten von Molekülorbitalen ausbildet. Dass dies i.a. nicht der Fall ist, beruht auf einem Effekt, den man als **Orbital-Hybridisierung** bezeichnet. Durch Kombination des s-Orbitals und der drei p-Orbitale des C-Atoms entstehen vier äquivalent, tetraedrisch angeordnete $sp^3$-Atomorbitale (**$sp^3$-Hybridisierung**). Überlappen diese Orbitale mit den 1s-Orbitalen von H-Atomen, bilden sich vier äquivalente σ-Molekülorbitale (**1b**). Aus diesem Grund kann Kohlenstoff vier Bindungen eingehen – er ist vierbindig. Ähnlich wie die vier σ- oder **Einfachbindungen** im Methan ($CH_4$), kommen Einfachbindungen zwischen anderen Nichtmetall-Atomen zustande. So haben z. B. auch das Hydrogenphosphat-Ion ($HPO_4^{2-}$) und das Ammonium-Ion ($NH_4^+$) eine tetraedrische Struktur (**1c**).

Eine zweite Art der Orbital-Hybridisierung schließt bei der Bildung der Hybrid-Orbitale neben dem 2s-Orbital nur zwei der drei 2p-Orbitale ein (**2a**). Man nennt sie deshalb **$sp^2$-Hybridisierung**. Es entstehen drei äquivalente $sp^2$-Hybridorbitale, die in einer Ebene liegen und miteinander Winkel von etwa 120° bilden. Das verbleibende $2p_x$-Orbital steht senkrecht auf dieser Ebene. Im Gegensatz zu $sp^3$-hybridisierten Atomen bilden $sp^2$-hybridisierte zwei verschiedene Bindungen aus, wenn sie zu Molekülorbitalen kombinieren (**2b**): Die drei $sp^2$-Orbitale gehen σ-Bindungen ein, wie oben beschrieben. Außerdem kombinieren die Elektronen in den beiden $2p_x$-Orbitalen, die **π-Elektronen**, zu einem zusätzlichen, länglichen π-Molekülorbital, das über und unter der Ebene der σ-Bindungen liegt. **Doppelbindungen** bestehen also aus einer σ-Bindung und einer π-Bindung und sind im Gegensatz zu Einfachbindungen nicht frei drehbar, weil eine Rotation das π-Molekülorbital verzerren würde. Alle Atome liegen in einer Ebene (**2c**), außerdem kommt es zur *E*/*Z*-Isomerie (S. 16). In Biomolekülen häufig sind C=C- und C=O-Doppelbindungen. C=N-Bindungen finden sich z. B. in den Aldiminen, sog. Schiff-Basen (S. 176). Dreifachbindungen, die durch sp-Hybridisierung entstehen, sind in Biomolekülen sehr selten.

### C. Mesomerie

Viele Moleküle mit mehreren Doppelbindungen sind weit weniger reaktionsfähig als erwartet. Der Grund dafür ist, dass die Doppelbindungen in diesen Strukturen nicht eindeutig zu lokalisieren sind. Ihre π-Orbitale erstrecken sich nicht nur auf den Raum zwischen den doppelt gebundenen Atomen, sondern bilden ein gemeinsames, ausgedehntes **π-Molekülorbital** (grün). Derartige Strukturen nennt man **mesomer**, weil sich die tatsächlichen Bindungsverhältnisse durch herkömmliche Formeln nicht sinnvoll darstellen lassen. Man gibt dann – wie in der Abbildung – durch Doppelpfeile verbundene **Grenzstrukturen** an, in denen die π-Elektronen bestimmten Atomen zugeordnet sind oder symbolisiert die delokalisierten Orbitale durch gestrichelte Linien oder Kreise. Zu den mesomeren Systemen gehören z. B. Carboxylat-Ionen (**1**) und mesomere Ringsysteme, die man als **aromatisch** bezeichnet. Ein bekannter Aromat ist das Benzol (empfohlener Name: Benzen) ), in dessen Ring sechs π-Elektronen delokalisiert sind (**2**).

### D. Heterozyklen

Ringsysteme, die neben Kohlenstoff weitere Atomarten (sog. Heteroatome) enthalten, nennt man **Heterozyklen**. Die Abbildung zeigt biochemisch wichtige Heterozyklen und ihr Vorkommen. Bei aromatischen Ringen sind die an der Mesomerie beteiligten Elektronenpaare blau dargestellt. Nach der sog. Hückel-Regel sind Ringe aromatisch, wenn sie 4n + 2 Elektronen in π-Molekülorbitalen enthalten, z. B. 6 π-Elektronen für n = 1 und 10 für n = 2.

**A. Bindungsarten**

| Bindungstyp | beruht auf... | Beispiele |
|---|---|---|
| kovalente Bindung (Atombindung) | ... gemeinsamen Bindungselektronen in Molekülorbitalen | organische Verbindungen |
| polarisierte Atombindung | ... der Bildung von Teilladungen aufgrund unterschiedlicher Elektronegativität | H-Brücken |
| ionische Bindung | ... elektrostatischer Anziehung zwischen vollständig ionisierten Atomen | Salze, z.B. NaCl, Hydroxylapatit |
| metallische Bindung | ... frei beweglichen Elektronen in einem Kristallgitter aus Metallionen | in der Biochemie ohne Bedeutung |

**B. Orbital-Hybridisierung**

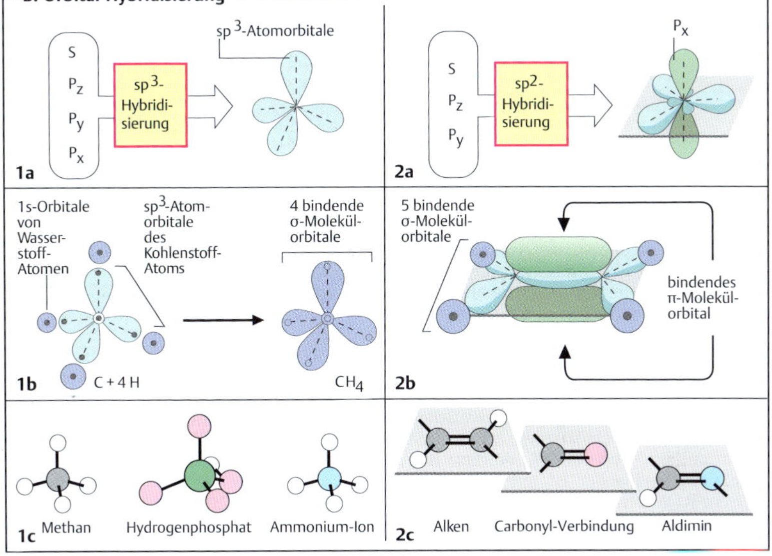


**C. Mesomerie**

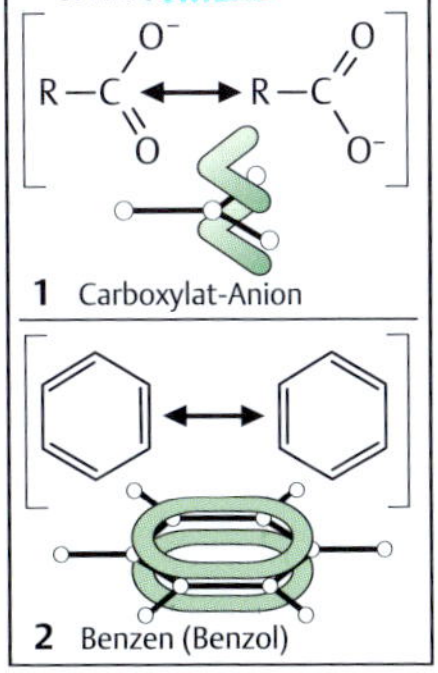


**D. Heterozyklen**

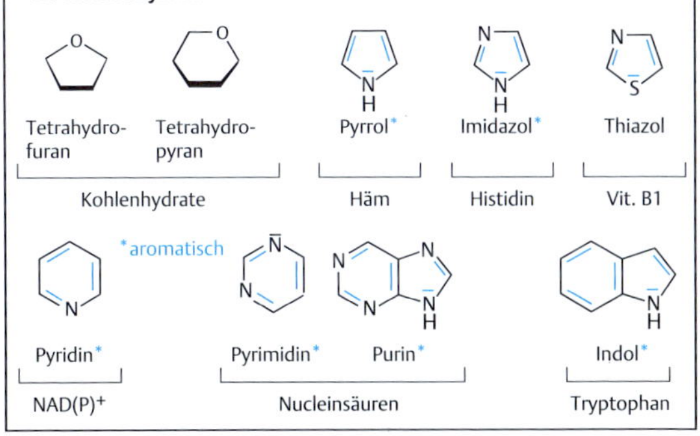


Abb. 1.2 Chemische Bindung

## Isomerie

### A. Isomerie: Definition

Als **Isomere** bezeichnet man Moleküle, welche die gleiche Art und Zahl von Atomen enthalten (also dieselbe *Summenformel* haben), sich aber in ihrer Struktur unterscheiden. Ist die Verknüpfung der Atome im Molekül verschieden, handelt es sich um **Konstitutionsisomere**. Beispiele für Konstitutionsisomere sind Leucin und Isoleucin (S. 60) oder Citrat und Isocitrat (S. 124). In **Stereoisomeren** ist die räumliche Anordnung von Substituenten in Bezug auf eine Bindung verschieden (**B**, **C**), oder die Isomerie beruht auf dem Vorhandensein eines chiralen Zentrums im Molekül (**D**). Verhalten sich Stereoisomere wie Bild und Spiegelbild, spricht man von **Enantiomeren**, alle anderen Stereoisomere werden als **Diastereomere** bezeichnet.

### B. *E*/*Z*-Isomere

Doppelbindungen sind nicht frei drehbar. Tragen doppelt gebundene Atome unterschiedliche Substituenten, gibt es deshalb zwei mögliche Orientierungen dieser Gruppen. In **Fumarsäure** (S. 124), einem Zwischenprodukt des Citratzyklus, liegen die Carboxy-Gruppen auf *verschiedenen* Seiten der Doppelbindung (***E***- oder ***trans*-Stellung**). In der isomeren **Maleinsäure**, die im tierischen Stoffwechsel nicht vorkommt, liegen die Carboxy-Gruppen auf *derselben* Seite der Bindung (***Z***- oder ***cis*-Stellung**). *E*/*Z*-Isomere (**geometrische Isomere**) unterscheiden sich deutlich in ihren chemischen und physikalischen Eigenschaften, z. B. in ihren Schmelzpunkten (Fp.) und $pK_a$-Werten. Ihre Umwandlung ineinander ist nur durch eine chemische Reaktion möglich, siehe z. B. die *cis-trans*-Isomerisierung von Prolin (S. 222).

### C. Konformere

Molekülformen, die durch Rotation um frei drehbare Bindungen (z. B. C-C-Einfachbindungen) entstehen, nennt man **Konformere**. Auch kleine Moleküle können in Lösung viele verschiedene Konformationen einnehmen. In den dargestellten Konformeren der **Bernsteinsäure** sind die Atome ähnlich angeordnet wie in Fumarsäure bzw. Maleinsäure. In Lösung treten neben vielen anderen auch diese beiden Formen auf, wobei Konformation 1 (oben) wegen des größeren Abstands der COOH-Gruppen günstiger ist und deshalb häufiger vorkommt. Biologisch aktive Makromoleküle wie Proteine oder Nucleinsäuren enthalten Tausende frei drehbarer Bindungen und können deshalb theoretisch extrem viele Konformationen einnehmen. Trotzdem liegen sie meist in nur einer wohl definierten („*nativen*") Konformation (S. 70) vor, die durch Wechselwirkungen im Molekül stabilisiert wird (S. 78). Geht die native Konformation eines Makromoleküls durch **Denaturierung** verloren, verschwindet damit auch seine biologische Aktivität.

### D. Optische Isomere

Eine weitere Art von Isomerie entsteht, wenn ein Molekül ein chirales Zentrum enthält oder als Ganzes chiral ist. Chiralität (von griech. cheir – die Hand) führt dazu, dass Strukturen auftreten, die sich wie Bild und Spiegelbild verhalten und sich nicht zur Deckung bringen lassen (*Spiegelbild-Isomere*). Die häufigste Ursache für chirales Verhalten ist das Vorhandensein eines gesättigten Kohlenstoffatoms mit vier verschiedenen Substituenten. Die betreffende Verbindung tritt dann in zwei Formen (**Enantiomeren**) mit unterschiedlicher **Konfiguration** auf. Die Enantiomere einer Verbindung haben sehr ähnliche chemische Eigenschaften und lassen sich chemisch nur schwer trennen. Zur Unterscheidung nutzt man die Tatsache, dass sie die Schwingungsebene von polarisiertem Licht in unterschiedliche Richtungen drehen (**optische Aktivität**, angegeben als spezifische Drehung [α], in Grad, °).

Häufig bezeichnet man die Enantiomere eines Moleküls als D- und L-Form (**D,L-System**, oben). So kommt die rechtsdrehende L-Milchsäure ($[\alpha] > 0$) in Tieren vor (S. 140), die von Mikroorganismen produzierte, linksdrehende D-Milchsäure ($[\alpha] < 0$) in Milchprodukten. Eine eindeutige Zuordnung der Konfiguration erlaubt das ***R*,*S*-System** (unten). Dazu bringt man zunächst die Substituenten am chiralen Zentrum nach der Ordnungszahl des mit dem Zentrum direkt verknüpften Atoms in eine Rangfolge (hier: 1 = OH, 2 = COOH, 3 = $CH_3$, 4 = H). Dann blickt man so auf den Tetraeder, dass Substituent 4 (hier H) hinten liegt. Verläuft dann ein Kreisbogen von 1 über 2 nach 3 im Uhrzeigersinn, handelt es sich um die *S*-Form, sonst um die *R*-Form. Eine äquimolare Mischung von Enantiomeren bezeichnet man als **Racemat**.

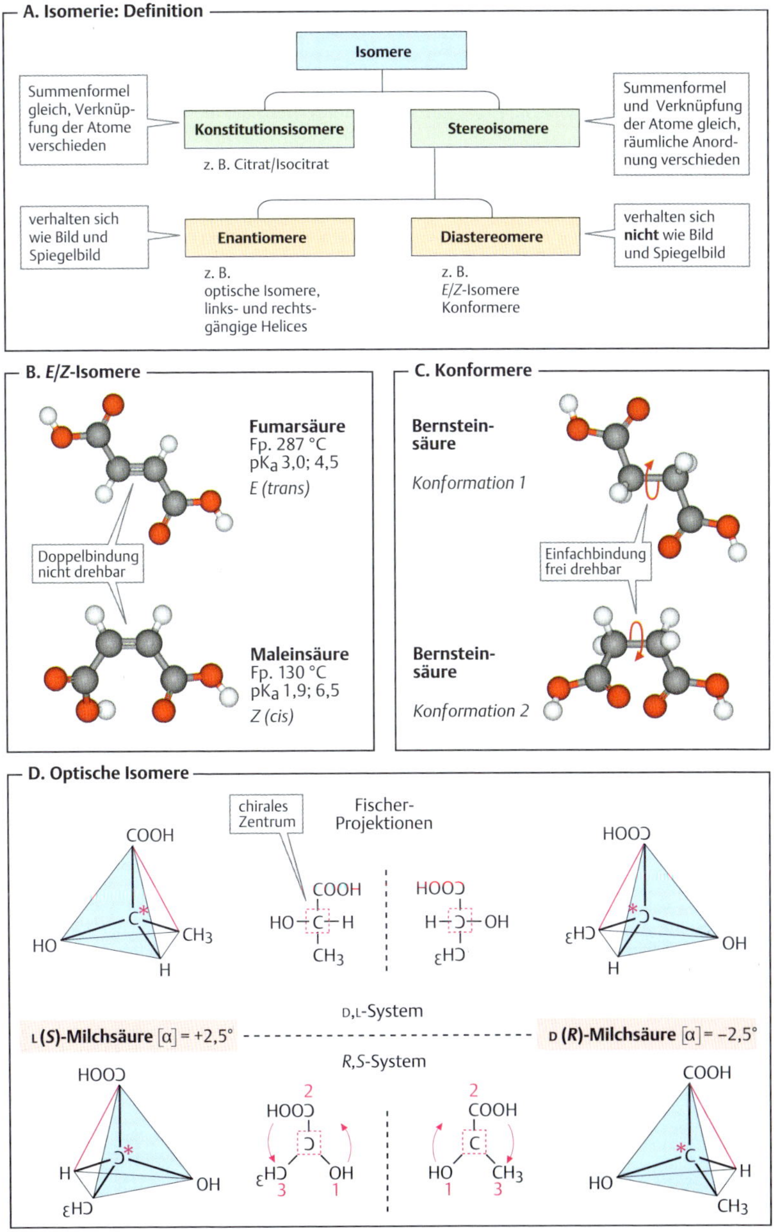


Abb. 1.3 Isomerie

## Stoffklassen

### A. Wichtige Verbindungsklassen

Die meisten Biomoleküle sind Abkömmlinge (Derivate) einfacher Verbindungen der Nichtmetalle Kohlenstoff (C), Sauerstoff (O), Stickstoff (N), Schwefel (S), und Phosphor (P). Die in der Biochemie wichtigen Verbindungen von Sauerstoff, Stickstoff und Schwefel lassen sich formal meist von den jeweiligen Wasserstoff-Verbindungen (Hydriden) ableiten, d. h. von $H_2O$, $NH_3$ und $H_2S$. Phosphor kommt in biologischen Systemen fast ausschließlich in Form von Derivaten der Phosphorsäure ($H_3PO_4$) vor.

Ersetzt man in den Wasserstoffverbindungen der Nichtmetalle formal eines oder mehrere H-Atome durch andere Gruppen, z. B. durch Alkyl-Reste, erhält man abgeleitete Verbindungen des Typs $R\text{-}XH_{n-1}$, $R\text{-}XH_{n-2}\text{-}R$ usw. So entstehen z. B. aus Wasser ($H_2O$) **Alkohole** (R-OH) bzw. **Ether** (R-O-R). Aus Ammoniak ($NH_3$) erhält man auf diese Weise primäre **Amine** ($R\text{-}NH_2$), sekundäre Amine (R-NH-R) und tertiäre Amine (R-N-R'R''), während Schwefelwasserstoff ($H_2S$) **Thiole** (R-SH) und Thioether (R-S-R') ergibt. Polare Gruppen wie -OH oder $-NH_2$ findet man als Substituenten in vielen organischen Verbindungen. Weil sie weitaus reaktionsfähiger sind als die Kohlenwasserstoff-Strukturen, an die sie gebunden sind, bezeichnet man sie als **funktionelle Gruppen**.

Durch **Oxidation** der genannten Verbindungen entstehen neue funktionelle Gruppen. So erhält man durch Oxidation eines Thiols ein **Disulfid** (R-S-S-R). Die zweimalige Oxidation eines primären Alkohols ($R\text{-}CH_2\text{-}OH$) ergibt zunächst einen **Aldehyd** (R-C(O)-H), dann eine **Carbonsäure** (R-C(O)-OH). Durch Oxidation eines sekundären Alkohols entsteht dagegen ein **Keton** (R-C(O)-R). Charakteristisch für Aldehyde und Ketone ist die Carbonyl-Gruppe (C=O).

Die Addition eines Amins an die Carbonyl-Gruppe eines Aldehyds ergibt nach Abspaltung von Wasser ein **Aldimin** (nicht gezeigt). Aldimine sind Zwischenprodukte im Aminosäurestoffwechsel und dienen u. a. der Verknüpfung von Aldehyden mit Aminogruppen in Proteinen (S. 176). Durch Addition eines Alkohols an die Carbonyl-Gruppe eines Aldehyds entsteht ein **Halbacetal** (R-O-C(H)OH-R). Zu den Halbacetalen gehören z. B. die Ringformen der Zucker (S. 38). Durch Oxidation entstehen aus Halbacetalen Carbonsäure-Ester.

Besonders wichtig sind die **Carbonsäuren** und ihre Derivate, die man formal durch Austausch der OH-Gruppe gegen andere Gruppen erhalten kann. Tatsächlich werden solche Derivate durch nucleophile Substitution (S. 20) von aktivierten Zwischenverbindungen unter Wasserabspaltung gebildet. Aus Carbonsäuren und Alkoholen entstehen so **Carbonsäure-Ester** (R-O-C(O)-R). Zu dieser Gruppe gehören z. B. die Fette (S. 48). Analog erhält man aus einer Carbonsäure und einem Thiol einen **Thioester** (R-S-C(O)-R). Thioester spielen im Stoffwechsel der Carbonsäuren eine herausragende Rolle. Die bekannteste Verbindung dieser Art ist Acetyl-Coenzym A (S. 98).

Aus Carbonsäuren und primären Aminen erhält man **Carbonsäureamide** (R-NH-C(O)-R). Da die Aminosäure-Bausteine der Peptide und Proteine durch Säureamid-Bindungen verknüpft sind, nennt man diese Bindungsart auch *Peptidbindung* (S. 66).

Phosphorsäure ($H_3PO_4$) ist eine dreibasige (dreiprotonige) Säure, d. h. sie enthält drei Hydroxy-Gruppen, die $H^+$-Ionen abgeben können. Unter physiologischen Bedingungen ist mindestens eine dieser drei Gruppen vollständig dissoziiert. Die beiden anderen können mit Alkoholen reagieren. Auf diese Weise entstehen Monoester (R-O-P(O)O-OH) bzw. Diester (R-O-P[O](O)-O-R') der Phosphorsäure. **Phosphorsäuremonoester** finden sich z. B. im Stoffwechsel der Kohlenhydrate (S. 38), während **Phosphorsäurediester**-Bindungen in Phospholipiden (S. 50) und Nucleinsäuren (S. 74) vorkommen.

Verbindungen von Säuren miteinander bezeichnet man als **Säureanhydride**. Zur Knüpfung von Säureanhydrid-Bindungen (S. 114) ist besonders viel Energie erforderlich. Deshalb spielen Phosphorsäureanhydrid-Bindungen eine herausragende Rolle bei der Konservierung und Freisetzung chemischer Energie (S. 116) in der Zelle. Auch gemischte Anhydride zwischen Carbonsäuren und Phosphorsäure sowie Enolphosphate sind *„energiereiche Metabolite“* (S. 116) im Stoffwechsel.

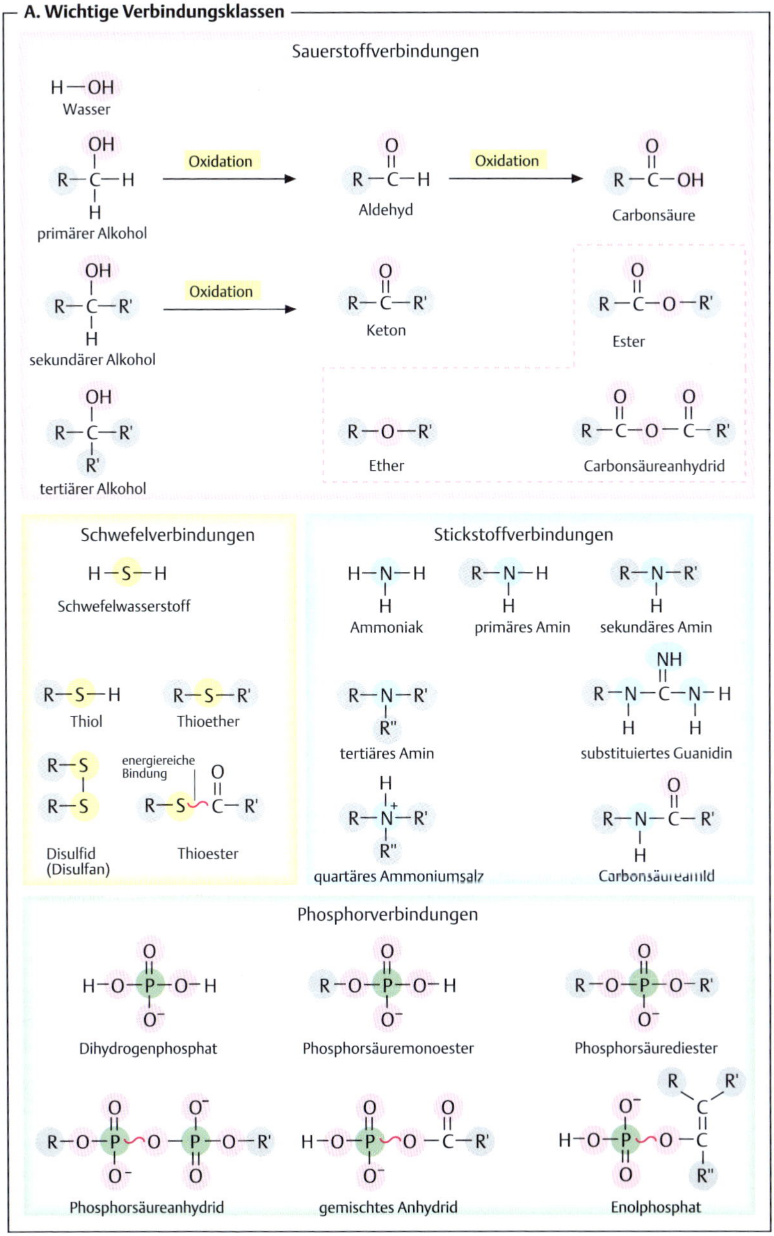


**Abb. 1.4** Stoffklassen

## Chemische Reaktionen

Chemische Reaktionen sind Vorgänge, bei denen Elektronen oder Gruppen von Atomen an Moleküle angelagert, zwischen Molekülen ausgetauscht oder innerhalb eines Moleküls verschoben werden. Wir zeigen hier die wichtigsten Reaktionstypen der organischen Chemie an Hand einfacher Beispiele. Elektronenverschiebungen sind dabei durch rote Pfeile gekennzeichnet.

### A. Redox-Reaktionen

Bei Redox-Reaktionen (S. 22) werden **Elektronen** von einem Molekül (dem Reduktionsmittel) auf ein anderes (das Oxidationsmittel) **übertragen**. Dabei werden häufig auch ein oder zwei Protonen mit übertragen, das entscheidende Kriterium für das Vorliegen einer Redox-Reaktion ist aber der Elektronentransfer. Das Reduktionsmittel wird während der Reaktion oxidiert, das Oxidationsmittel reduziert. Die Abb. zeigt die Oxidation eines Alkohols zum Aldehyd bzw. die Reduktion des Aldehyds zum Alkohol. Übertragen wird dabei ein *Hydrid-Ion* (S. 22) (zwei Elektronen und ein Proton), das vom Alkohol auf das Oxidationsmittel A übergeht. Das überschüssige Proton wird von einer als Katalysator (S. 30) wirkenden Base B gebunden. Bei der Reduktion des Aldehyds dient A-H als Reduktionsmittel und als Katalysator ist die Säure H-B beteiligt.

### B. Säure-Base-Reaktionen

Im Gegensatz zu den Redox-Reaktionen werden bei Säure-Base-Reaktionen (S. 24) keine Elektronen, sondern **Protonen ($H^+$-Ionen) übertragen**. Bei der Dissoziation einer Säure (hier Chlorwasserstoff, HCl) dient Wasser als Protonenakzeptor und geht in das Oxonium (Hydronium)-Ion $H_3O^+$ über. Bei der Rückreaktion übernimmt das Wasser bei der Protonierung der konjugierten Base $Cl^-$ die Funktion einer Säure.

Reagiert die Base $NH_3$ (Ammoniak) mit Wasser, entstehen ein Hydroxid-Ion ($OH^-$) und als konjugierte Säure das Ammonium-Ion ($NH_4^+$).

### C. Additionen/Eliminierungen

Eine Reaktion, bei der Atome oder Moleküle an eine Mehrfachbindung angelagert werden, bezeichnet man als **Addition**. Die Umkehrung der Addition, d. h. die Abspaltung von Molekülen unter Bildung einer Doppelbindung, nennt man **Eliminierung**. Bei der Addition von Wasser an ein Alken wird zunächst ein Proton auf das Edukt übertragen. Das als Zwischenprodukt auftretende, instabile *Carbenium-Ion* lagert zunächst Wasser an, bevor unter Abspaltung eines Protons der Alkohol entsteht. Die Eliminierung von Wasser aus dem Alkohol (*Dehydratisierung*) ist ebenfalls säurekatalysiert und verläuft über das gleiche Zwischenprodukt wie die Additionsreaktion.

### D. Nucleophile Substitutionen

Eine Reaktion, bei der eine funktionelle Gruppe durch eine andere ersetzt wird, bezeichnet man als **Substitution**. Je nach Ablauf der Reaktion unterscheidet man *nucleophile und elektrophile Substitutionen* (siehe Lehrbücher der Chemie). Nucleophile Substitutionen beginnen mit der Addition eines der Moleküle an das zweite, gefolgt von der Eliminierung einer Abgangsgruppe.

Als Beispiel für den sogenannten $S_N2$-Mechanismus betrachten wir die Hydrolyse des Esters zu einem Alkohol und einer Säure bzw. die Veresterung einer Säure mit einem Alkohol. Beide Reaktionen werden durch die ausgeprägte Polarität der C = O-Doppelbindung erleichtert. Beim dargestellten Mechanismus der Ester-Hydrolyse wird einem $H_2O$-Molekül durch die katalytisch wirksame Base B ein Proton entzogen. Das entstehende, stark nucleophile $OH^-$-Ion greift das positiv geladene Carbonyl-C des Esters an (**1a**) und es entsteht ein instabiler, $sp^3$-hybridisierter *Übergangszustand*. Daraus wird entweder wieder Wasser eliminiert (**2b**) und der Ester bildet sich zurück oder es kommt zur Eliminierung des Alkohols R-OH (**1b**) und die freie Säure entsteht. Bei der Veresterung (**2**) finden dieselben Schritte in umgekehrter Reihenfolge statt.

Bei **Umlagerungen** (Isomerisierungen, nicht gezeigt) werden Gruppen innerhalb ein- und desselben Moleküls verschoben. Beispiele aus der Biochemie sind die Isomerisierungen von Zuckerphosphaten (S. 138) und die Umlagerung von Methylmalonyl-CoA zu Succinyl-CoA (S. 180).

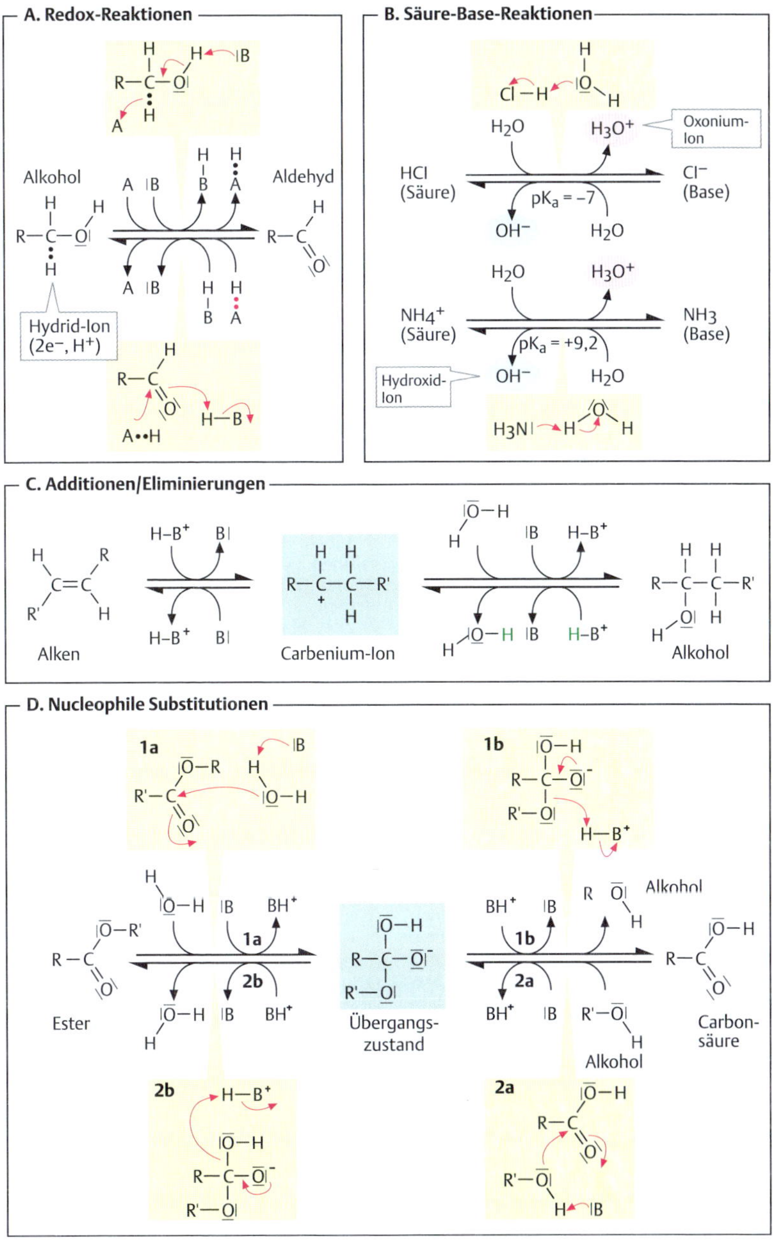


Abb. 1.5 Chemische Reaktionen

## Redox-Prozesse

### A. Redox-Reaktionen

Redox-Reaktionen (S. 22) sind Umsetzungen, bei denen die Reaktionspartner Elektronen austauschen. Ähnlich wie bei Säure-Base-Reaktionen, sind an Redox-Reaktionen stets *Paare* von Verbindungen beteiligt. Ein solches Paar bezeichnet man als **Redox-System.** Die beiden Komponenten eines Redox-Systems ($A_{ox}$ und $A_{red}$) unterscheiden sich durch die Zahl der Elektronen, die sie enthalten. Die elektronenreichere Komponente ($A_{red}$) ist die **reduzierte,** die elektronenärmere ($A_{ox}$) die **oxidierte Form** der betreffenden Verbindung. Das sogenannte **Redox-Potenzial E** eines Systems ist ein Maß für sein Elektronentransfer-Potenzial, d. h. für sein Bestreben, Elektronen abzugeben bzw. aufzunehmen. Die **Nernst-Gleichung** verknüpft das Potenzial E des Systems mit dem konzentrationsunabhängigen Normalpotenzial $E^0$ und den Konzentrationen der beiden Komponenten. Das Redox-Potenzial (gemessen in Volt, V) hat ein Vorzeichen, es kann negativer oder positiver sein als ein willkürlich gleich Null gesetztes Bezugspotenzial.

Bei **Redox-Reaktionen** überträgt die reduzierte Form des einen Systems (das **Reduktionsmittel,** $B_{red}$) Elektronen auf die oxidierte Form des anderen Systems (das **Oxidationsmittel,** $A_{ox}$). Dabei wird das Reduktionsmittel oxidiert und das Oxidationsmittel reduziert. Ein gegebenes Reduktionsmittel kann immer nur bestimmte andere Systeme reduzieren. Potenzialunterschiede zwischen zwei Redox-Systemen lassen sich durch sogenannte **galvanische Zellen** bestimmen. Dies ist unten am Beispiel der Reaktion Pyruvat + NADH + $H^+$ → Lactat + $NAD^+$ dargestellt. Unter Normalbedingungen hat das System $NAD^+$/NADH + $H^+$ das negativere Potenzial. Deshalb ist in diesem Fall die Rückreaktion (Lactat + $NAD^+$ → Pyruvat + NADH + $H^+$) nicht möglich.

Aufgrund ihrer Redox-Potenziale lassen sich Redox-Systeme zu sog. **Redox-Reihen** ordnen. Spontane Elektronenübertragungen sind nur möglich, wenn das Redox-Potenzial des Donors *negativer* ist als das des Akzeptors, siehe z. B. die Atmungskette (S. 130).

### B. Normalpotenziale

Die Tabelle zeigt Normalpotenziale biologisch wichtiger Redox-Systeme. Unter Normalbedingungen (alle Konzentrationen – auch die von $H_3O^+$ – bei 1 $mol \cdot L^{-1}$) weist man dem System [2 $H^+/H_2$] willkürlich das Normalpotenzial $E^0 = 0$ V zu. In der Biochemie verwendet man meist die entsprechenden Potenziale $E^{0'}$ bei pH = 7.

### C. Biologische Redox-Systeme

In der Zelle werden die meisten Redox-Reaktionen von Enzymen katalysiert, die mit löslichen oder gebundenen Redox-Cofaktoren zusammenarbeiten.

Einige dieser Faktoren enthalten **Metall-Ionen** als redoxaktive Komponente. In diesen Fällen werden meist einzelne Elektronen ($e^-$) übertragen, wodurch das Metall-Ion seine Wertigkeit ändert. Oft treten dabei ungepaarte Elektronen auf, die sich allerdings in d-Orbitalen (S. 12) aufhalten und deshalb weniger gefährlich sind als Einzelelektronen in Nichtmetall-Atomen („freie Radikale", s. u.).

Andere Redox-Systeme bestehen aus **Disulfiden** (R-S-S-R) und den entsprechenden **Thiolen** (R-SH). Zur Reduktion eines Disulfids werden 2 $e^-$ und 2 $H^+$ benötigt. Dies geschieht in zwei einzelnen Schritten, wobei als Zwischenprodukt ein hoch reaktives Thiolradikal entsteht. In der Zelle gibt es spezielle Schutzsysteme, die freie Radikale unschädlich machen (S. 300).

Auch zur vollständigen Reduktion der **Flavine** FMN und FAD (S. 96) werden 2 $e^-$ und 2 $H^+$ benötigt, wobei ein *Semichinonradikal* als Zwischenprodukt auftritt.

Bei der Reduktion bzw. Oxidation von **Chinon/Chinol-Systemen** treten ebenfalls freie Radikale als Zwischenstufen auf, die jedoch weniger reaktiv sind als Flavinradikale.

Die **Pyridin-Nucleotide** $NAD^+$ und $NADP^+$ (S. 96) wirken stets in gelöster Form. Die oxidierten Coenzyme enthalten einen aromatischen Nicotinamid-Ring, in dem die positive Ladung delokalisiert ist. Die rechte der dargestellten *Grenzstrukturen* enthält in p-Stellung zum Stickstoff ein an Elektronen verarmtes, positiv geladenes C-Atom. Wird an diese Stelle ein **Hydrid-Ion** addiert ($H^-$), entstehen die reduzierten Formen NADH bzw. NADPH. Radikalische Zwischenstufen treten dabei nicht auf. Da gleichzeitig ein $H^+$-Ion freigesetzt wird, ist die korrekte Bezeichnung für reduzierte Pyridin-Nucleotide NAD(P)H + $H^+$ und nicht NAD(P)$H_2$.

**A. Redox-Reaktionen**

für ein Redox-System

$$A_{ox} + n \cdot e^- \rightleftharpoons A_{red}$$

$$E = E° + \frac{R \cdot T}{n \cdot F} \cdot \ln \frac{[A_{ox}]}{[A_{red}]}$$

für eine Redox-Reaktion

$$A_{ox} + B_{red} \rightleftharpoons A_{red} + B_{ox}$$

$$\Delta E = E_{Akzeptor} - E_{Donor} \qquad \Delta G = -n \cdot F \cdot \Delta E$$

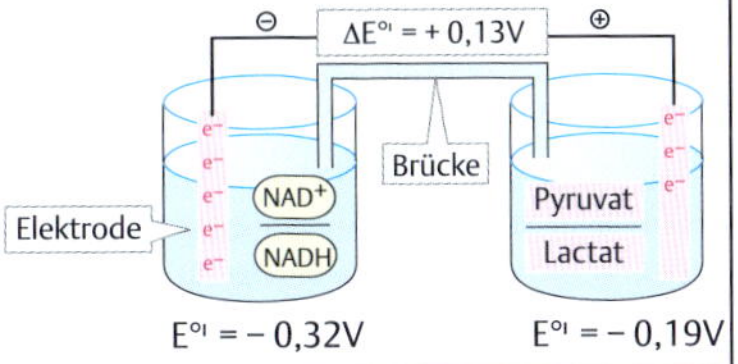


**B. Normalpotenziale**

| Redox-System | n | E° [V] pH 0 | E°' [V] pH 7 |
|---|---|---|---|
| Ferredoxin $Fe^{3+}/Fe^{2+}$ | 1 | –0,43 | –0,43 |
| $H^+/\,^1/_2 H_2$ | 1 | 0 | –0,41 |
| $NAD(P)^+/NAD(P)H+H^+$ | 2 | +0,09 | –0,32 |
| $Liponamid_{ox}+2\,H^+/Liponamid_{red}$ | 2 | +0,21 | –0,23 |
| Pyruvat+2 $H^+$/ Lactat | 2 | +0,24 | –0,19 |
| $FAD(FMN)/FADH_2(FMNH_2)$ | 2 | +0,22 | –0,13* |
| GSSG/ 2 GSH+2 $H^+$ | 2 | +0,31 | –0,10 |
| Fumarat/Succinat+2 $H^+$ | 2 | +0,38 | –0,03 |
| Ubichinon+2$H^+$/Ubichinol | 2 | +0,51 | +0,13 |
| Cyt c ($Fe^{3+}$)/Cyt c ($Fe^{2+}$) | 1 | +0,24 | +0,24 |
| $^1/_2 O_2+2\,H^+/H_2O$ | 2 | +1,23 | +0,82 |

GSH - Glutathion; GSSG - Glutathion-Disulfid
* abhängig von der Proteinumgebung

**C. Biologische Redox-Systeme**

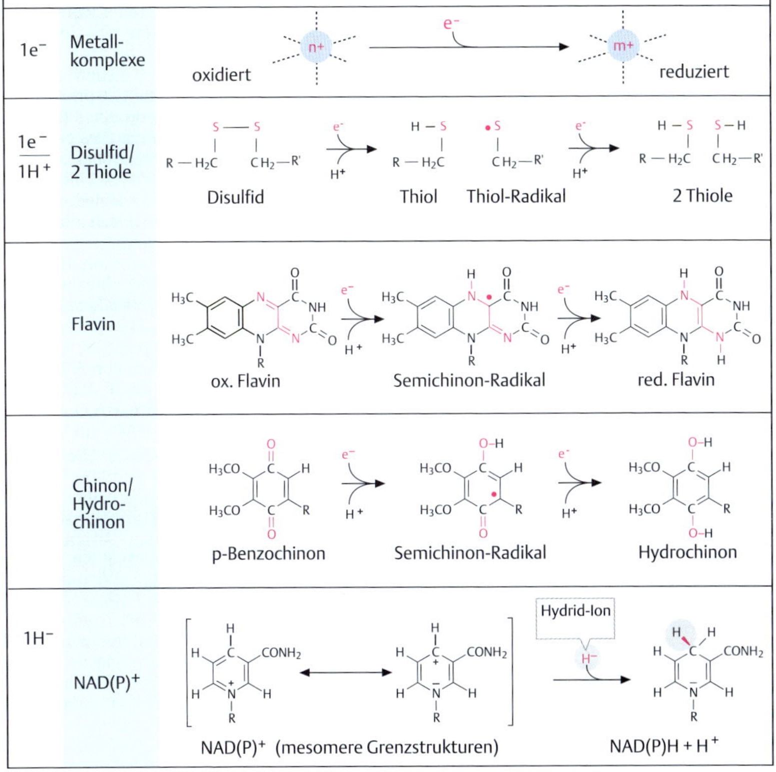


**Abb. 1.6** Redox-Prozesse

# Säuren und Basen

## A. Säuren und Basen

Nach der Definition von Brønstedt sind **Säuren** Stoffe, die Wasserstoff-Ionen (Protonen, $H^+$-Ionen) abgeben können, während **Basen** Verbindungen sind, die Protonen aufnehmen. Wasser verstärkt die sauren oder basischen Eigenschaften gelöster Stoffe, weil es selbst als Base oder als Säure wirken kann. In wässriger Lösung gibt die Säure HA ein Proton an das Lösungsmittel ab. Dabei entstehen das Säure-Anion $A^-$ und protonierte Wassermoleküle, (**Oxonium-Ionen**, $H_3O^+$; meist einfach als „$H^+$" bezeichnet). Basen übernehmen dagegen $H^+$-Ionen von Wassermolekülen. Dabei entstehen **Hydroxid-Ionen** (S. 20) ($OH^-$) und protonierte Basen (nicht gezeigt).

Wendet man das Massenwirkungsgesetz auf eine Säure-Basen-Reaktion an, ergibt sich als Gleichgewichtskonstante die **Säurekonstante** $K_a$ (auch als $K_s$ bezeichnet). Führt man für die Konzentration von $H^+$ und für $K_a$ jeweils die negativen dekadischen Logarithmen pH und $pK_a$ ein, ergibt sich die **Henderson-Hasselbalch-Gleichung**. Sie beschreibt den Dissoziationszustand der Säure in Abhängigkeit vom **pH-Wert**. Graphisch aufgetragen erhält man die **Dissoziationskurve** der Säure (unten). Der **$pK_a$-Wert** des Systems entspricht dabei dem pH-Wert am Wendepunkt der Kurve.

## B. Säure-Basen-Paare

An Säure-Basen-Reaktionen sind immer *Paare* aus einer **Säure** und der zugehörigen **konjugierten Base** beteiligt. Als Maß für die **Säurestärke** dient ihr $pK_a$-Wert. Je *niedriger* der $pK_a$, desto *stärker* ist die Säure. Starke Säuren sind mit schwachen Basen konjugiert und umgekehrt. So gehört zur sehr starken Säure Chlorwasserstoff die sehr schwache Base Chlorid-Ion, während die sehr schwache Säure $H_2O$ mit der sehr starken Base $OH^-$ konjugiert ist.

## C. pH-Skala

Aus dem $pK_a$-Wert des Wassers von 15,7 (**B**) ergibt sich, dass das Produkt $[H^+] \cdot [OH^-]$, das sogenannte **Ionenprodukt des Wassers**, den konstanten Wert von $1 \cdot 10^{-14}\,mol \cdot L^{-1}$ hat – auch dann, wenn im Wasser zusätzliche Säuren oder Basen gelöst sind. Bei 25 °C enthält reines Wasser $H^+$ und $OH^-$ in Konzentrationen von jeweils $1 \cdot 10^{-7}\,mol \cdot L^{-1}$, es ist **neutral** und hat einen pH-Wert von 7. Wässrige Lösungen mit höherer $H^+$-Konzentration ($0 < pH < 7$) sind **sauer**, solche mit geringerer $H^+$-Konzentration ($7 < pH < 14$) sind **alkalisch**.

## D. pH-Werte im Organismus

Die pH-Werte in den Zellen und in der Extrazellulär-Flüssigkeit werden in engen Grenzen konstant gehalten. Im Blut schwankt der pH-Wert (S. 304) normalerweise nur zwischen 7,35 und 7,45. Dies entspricht einer maximalen Änderung der $H^+$-Konzentration um etwa 30 %. Der pH-Wert des Cytoplasmas ist mit 7,0 bis 7,3 etwas niedriger als der des Blutes. In Lysosomen (S. 228) (pH 4,5–5,5) ist die $H^+$-Konzentration einige hundertmal höher als im Cytoplasma. Extreme Werte findet man im Magen (um pH 2) und im Dünndarm (pH > 8). Da die Nieren Säuren oder Basen ausscheiden können (S. 350), schwankt der pH des Urins besonders stark (pH 4,8–7,5).

## E. Puffer

Kurzfristige pH-Änderungen im Organismus werden durch **Puffersysteme** (S. 304) abgefangen. Dies sind Mischungen einer schwachen Säure HA mit der konjugierten Base $A^-$ bzw. einer schwachen Base mit ihrer konjugierten Säure. Ein solches System kann Oxonium-Ionen wie auch Hydroxid-Ionen unwirksam machen. Im ersten Fall (links) bindet die Base $A^-$ einen großen Teil der zugesetzten Protonen, und es entstehen HA und Wasser. Werden Hydroxid-Ionen ($OH^-$) zugegeben, reagieren sie mit HA zu $A^-$ und Wasser (rechts). In beiden Fällen verschiebt sich in erster Linie das $[HA]/[A^-]$-Verhältnis, während sich der pH-Wert nur geringfügig ändert. Die **Dissoziationskurve** (oben) zeigt, dass Puffersysteme bei den pH-Werten am wirksamsten sind, die dem $pK_a$-Wert der Säure entsprechen. Hier ist die Kurve am steilsten und damit die pH-Änderung $\Delta pH$ bei einer gegebenen Erhöhung $\Delta c$ von $[H^+]$ bzw. $[OH^-]$ am geringsten. In anderen Worten: Die **Pufferkapazität** $\Delta c/\Delta pH$ des Systems ist im Bereich des $pK_a$-Werts am höchsten.

▸ **Weitere Informationen.** Nach **Lewis** sind Säuren elektrophile Atome oder Verbindungen, die Elektronen aufnehmen können, während Moleküle mit freien Elektronenpaaren zu den Basen zählen. Nach dieser Definition gehört z. B. auch die Komplexbildung von Metall-Kationen mit Liganden wie $H_2O$ oder $NH_3$ (S. 32) zu den Säure-Base-Reaktionen.

### A. Säuren und Basen

$$HA + H_2O \underset{}{\overset{K_a}{\rightleftharpoons}} A^- + H_3O^+$$

Säure — Base

Massenwirkungsgesetz

$$K_a = \frac{[A^-] \cdot [H_3O^+]}{[HA] \cdot [H_2O]}$$

Henderson-Hasselbalch-Gleichung

$$pH = pK_a + \log \frac{[A^-]}{[HA]}$$

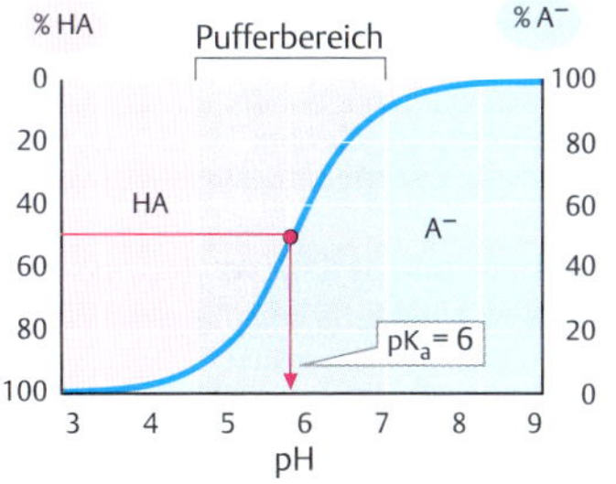


### B. Säure-Basen-Paare

| Säure | konjugierte Base | $K_a$ (mol · L⁻¹) | $pK_a$ |
|---|---|---|---|
| HCl | $Cl^-$ | $9 \cdot 10^6$ | −7 |
| $H_3PO_4$ | $H_2PO_4^-$ | $7 \cdot 10^{-3}$ | 2,2 |
| $CH_3COOH$ | $CH_3COO^-$ | $1{,}7 \cdot 10^{-5}$ | 4,8 |
| $H_2CO_3$ | $HCO_3^-$ | $4{,}3 \cdot 10^{-7}$ | 6,4 |
| $H_2PO_4^-$ | $HPO_4^{2-}$ | $6{,}3 \cdot 10^{-8}$ | 7,2 |
| $NH_4^+$ | $NH_3$ | $5{,}6 \cdot 10^{-10}$ | 9,2 |
| $HCO_3^-$ | $CO_3^{2-}$ | $5{,}6 \cdot 10^{-11}$ | 10,2 |
| $HPO_4^{2-}$ | $PO_4^{3-}$ | $2{,}2 \cdot 10^{-13}$ | 12,7 |
| $H_2O$ | $OH^-$ | $2{,}0 \cdot 10^{-16}$ | 15,7 |

### C. pH-Skala

| $[H_3O^+]$ mol · L⁻¹ | 1 | $10^{-1}$ | $10^{-2}$ | $10^{-3}$ | $10^{-4}$ | $10^{-5}$ | $10^{-6}$ | $10^{-7}$ | $10^{-8}$ | $10^{-9}$ | $10^{-10}$ | $10^{-11}$ | $10^{-12}$ | $10^{-13}$ | $10^{-14}$ |
|---|---|---|---|---|---|---|---|---|---|---|---|---|---|---|---|
| pH | 0 | 1 | 2 | 3 | 4 | 5 | 6 | 7 | 8 | 9 | 10 | 11 | 12 | 13 | 14 |

sauer — neutral — alkalisch

### D. pH-Werte im Organismus

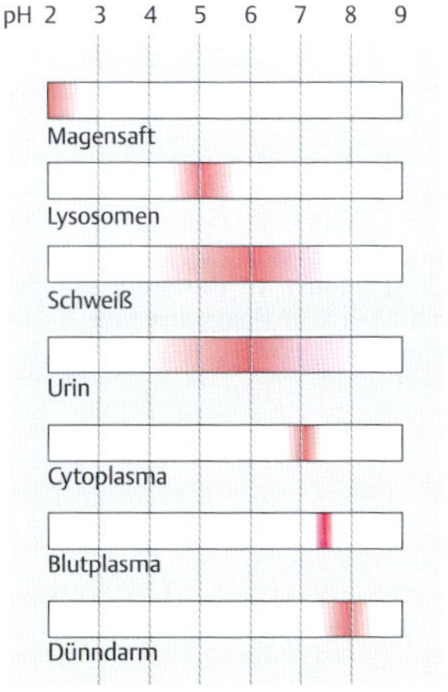


### E. Puffer

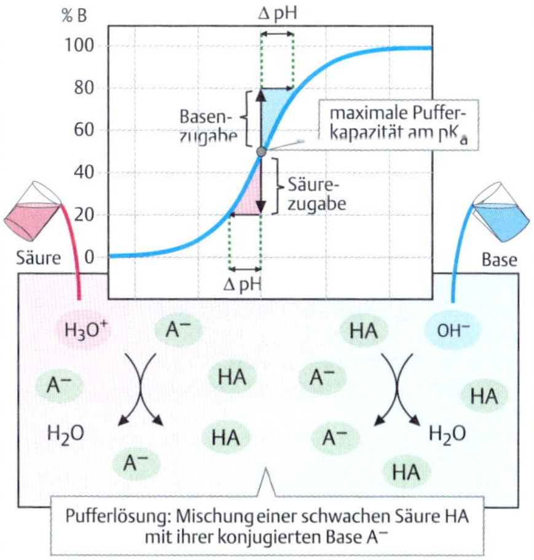


**Abb. 1.7** Säuren und Basen

## Energetik

Zum besseren Verständnis der Vorgänge, die in lebenden Zellen an der Speicherung und Umwandlung von Energie beteiligt sind, ist es sinnvoll, zunächst die physikalischen Grundlagen zu betrachten.

### A. Arbeit und Energie

Arbeit und Energie sind verwandte Größen. Beide werden in der Einheit **Joule** (J = 1 N · m) angegeben. Eine ältere Einheit ist die **Kalorie** (cal, 1 cal = 4,187 J). **Energie** ist definiert als die Fähigkeit eines Systems, Arbeit zu leisten.

Ein System leistet Arbeit, wenn sich Materie in Richtung eines Potenzialgradienten bewegt. Diese Definition lässt sich am Beispiel der mechanischen Arbeit verdeutlichen (**1**): Die Erdanziehungskraft bewirkt, dass die Lageenergie (das mechanische **Potenzial**) eines Körpers umso höher ist, je weiter er vom Erdmittelpunkt entfernt ist. Zwischen einem höher gelegenen und einem tieferen Ort besteht deshalb eine **Potenzialdifferenz ΔP**. In einem Wasserfall folgt das Wasser spontan diesem Potenzialgradienten und kann dabei Arbeit leisten, z. B. eine Mühle treiben.

Arbeit bzw. Energie setzen sich aus zwei Größen zusammen, einem **Intensitätsfaktor**, dem Maß für die Potenzialänderung und damit für die „Triebkraft" des Vorgangs (hier ist es die Höhendifferenz), und einem **Kapazitätsfaktor**, der die transportierte Stoffmenge misst (hier die Masse des Wassers). Im Falle der elektrischen Arbeit (**2**) ist der Intensitätsfaktor die elektrische Spannung, d. h. die Differenz der elektrischen Potenziale von Spannungsquelle und „Erde", der Kapazitätsfaktor ist die Menge der fließenden Ladungen.

Chemische Arbeit und chemische Energie sind analog definiert. Der Intensitätsfaktor ist dabei das **chemische Potenzial** eines Moleküls oder einer Kombination von Molekülen. Es wird angegeben als **freie Enthalpie G**. Reagieren Moleküle spontan miteinander, entstehen Produkte auf niedrigerem Potenzial. Die Differenz der chemischen Potenziale von Edukten und Produkten (die **Änderung der freien Enthalpie ΔG**) ist ein Maß für die „Triebkraft" der Reaktion. Der Kapazitätsfaktor der chemischen Arbeit ist die **Stoffmenge** (in mol).

### B. Umwandlung und Konservierung von Energie

Energie kann in verschiedenen Formen auftreten, so z. B. als mechanische, elektrische, chemische oder Strahlungsenergie. Energie kann man nicht erzeugen oder vernichten, es ist aber möglich, verschiedene Energieformen ineinander umzuwandeln. So wird zum Beispiel in der **Photosynthese** Lichtenergie in chemische Energie umgewandelt. Umgekehrt wird in den Leuchtorganen verschiedener Tiere eine chemische Reaktion genutzt, um Licht zu erzeugen. Im **Muskel** (S. 354) wird chemische Energie in mechanische Arbeit und Wärme umgesetzt, während bei der Erzeugung **elektrochemischer Gradienten** (S. 118) chemische in elektrische Energie umgewandelt wird.

### B. Energetik und Verlauf von Prozessen

Die tägliche Erfahrung lehrt, dass Wasser niemals *spontan* von unten nach oben fließt. Ob ein bestimmter Vorgang freiwillig ablaufen kann oder nicht, hängt davon ab, ob die Potenzialdifferenz zwischen End- und Ausgangszustand $\Delta P = P_2 - P_1$ positiv oder negativ ist. Ist $P_2$ kleiner als $P_1$, wird ΔP negativ und der Prozess verläuft freiwillig und leistet Arbeit. Vorgänge dieser Art nennt man **exergon** (**1**). Besteht gar kein Potenzialunterschied, befindet sich das System im **Gleichgewicht** (**2**). Bei **endergonen** Vorgängen ist ΔP positiv (**3**). Ein solcher Prozess läuft *nicht* spontan ab.

Will man endergone Vorgänge erzwingen, muss man sich des Prinzips der **energetischen Kopplung** bedienen (**4**). Verbindet man die Massen $M_1$ und $M_2$ durch ein Seil, bewegt sich $M_1$ nach oben, obwohl dieser Teilprozess endergon ist. Bei gekoppelten Vorgängen ist die *Summe* beider Potenzialdifferenzen $\Delta P_{eff} = \Delta P_1 + \Delta P_2$ maßgeblich. Ist $\Delta P_{eff} < 0$, läuft der Gesamtprozess ab. Eine von allen Lebewesen genutzte Speicherform für chemische Energie ist **Adenosintriphosphat** (ATP) (S. 114). Endergone Vorgänge werden in der Regel durch Kopplung an die stark exergone Spaltung von ATP (S. 116) angetrieben.

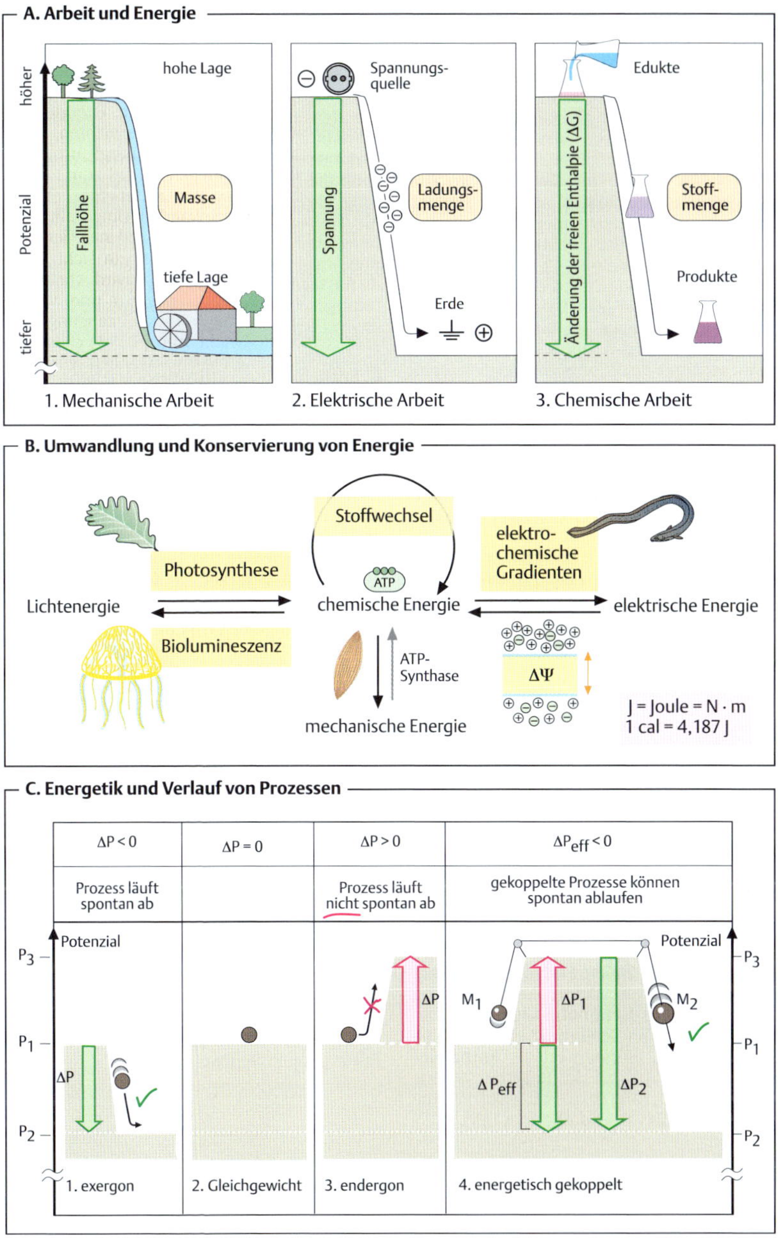


**Abb. 1.8** Energetik

## Thermodynamik

### A. ΔG und chemisches Gleichgewicht

Jede chemische Reaktion erreicht mit der Zeit einen **Gleichgewichtszustand**, in dem Hin- und Rückreaktion mit gleicher Geschwindigkeit ablaufen. Das **Massenwirkungsgesetz** beschreibt die Konzentrationen der Edukte (A, B) und Produkte (C, D) *im Gleichgewicht*. Die **Gleichgewichtskonstante K** steht in direkter Beziehung zu $\Delta G^o$, der Änderung der freien Enthalpie G (S. 26) der Reaktion unter Standardbedingungen ($\Delta G^o = -R \cdot T \cdot \ln[K]$). Für beliebige Konzentrationen gilt die darunter angegebene Gleichung. Ist $\Delta G < 0$, läuft die Reaktion freiwillig und so lange ab, bis das Gleichgewicht erreicht ist (d. h. bis $\Delta G = 0$). Bei $\Delta G > 0$ ist eine *spontane* Reaktion nicht möglich (endergoner Fall) (S. 26). In der Biochemie bezieht man ΔG meist auf pH 7 und deutet dies durch einen hochgestellten Strich an ($\Delta G^{0'}$ bzw. $\Delta G'$).

Als Beispiele betrachten wir zwei verschiedene Gruppenübertragungsreaktionen (rechts). Im ATP (S. 114) steht der terminale Phosphat-Rest auf hohem chemischem Potenzial. Seine Übertragung auf Wasser (Reaktion **a**, unten) ist deshalb stark **exergon**. Das Gleichgewicht ($\Delta G = 0$) wird erst erreicht, wenn 99,5 % des ursprünglich vorhandenen ATP hydrolysiert sind. ATP und ähnliche Verbindungen haben deshalb ein hohes **Gruppentransfer-Potenzial** für Phosphat-Reste. Als quantitatives Maß dafür dient das **ΔG der Hydrolyse** (hier: $\Delta G^{0'} = -32\ kJ \cdot mol^{-1}$).

Im Gegensatz dazu erreicht die **endergone** Übertragung von Ammonium ($NH_4^+$) auf Glutamat (Glu, Reaktion **b**, $\Delta G^{0'} = +14\ kJ \cdot mol^{-1}$) das Gleichgewicht schon nach 4 % Umsatz, so dass auf diese Weise nur geringe Mengen des Produkts Glutamin (Gln) gebildet werden können. Die effiziente Synthese von Gln aus Glu und $NH_4^+$ ist deshalb nur durch **energetische Kopplung** (S. 116) möglich.

### B. Gibbs-Helmholtz-Gleichung

Die Änderung der freien Enthalpie ΔG hängt von drei Größen ab, deren Zusammenhang durch die **Gibbs-Helmholtz-Gleichung** beschrieben wird. Von Bedeutung ist einmal die Reaktionswärme, ausgedrückt als **Enthalpieänderung ΔH**. Wird bei der Reaktion Wärme frei (exothermer Fall) ist $\Delta H < 0$, wird Wärme verbraucht, ist $\Delta H > 0$ (endothermer Fall).

Dass auch endotherme Reaktionen spontan ablaufen können, liegt daran, dass neben der **Temperatur T** auch die **Entropieänderung ΔS** eine Rolle spielt.

Die **Entropie** ist eine physikalische Größe, die den **Ordnungsgrad eines Systems** beschreibt. Sie ist umso größer, je *geringer* der Ordnungsgrad ist. Nimmt also bei einem Vorgang die Unordnung zu – die tägliche Erfahrung lehrt, dass dies der Normalfall ist – ist ΔS für diesen Vorgang positiv. Will man den Ordnungsgrad eines Systems erhöhen ($\Delta S < 0$), muss man dafür stets Energie aufwenden. Beide Aussagen ergeben sich aus einem wichtigen Naturgesetz, dem *Zweiten Hauptsatz der Thermodynamik*.

### C. Enthalpie- und entropiegetriebene Prozesse

In der **„Knallgas-Reaktion“** (**1**) reagieren gasförmiger Sauerstoff und gasförmiger Wasserstoff zu flüssigem Wasser. Die Reaktion ist, wie viele Redox-Reaktionen, stark exotherm (d. h. $\Delta H << 0$). Andererseits nimmt während der Reaktion der Ordnungsgrad zu. Einmal sinkt die Zahl der Moleküle um ⅓, außerdem entsteht aus regellos beweglichen Gasmolekülen eine höher geordnete Flüssigkeit. Wegen dieser Zunahme der Ordnung ($\Delta S < 0$) wird der Term $-T \cdot \Delta S$ positiv. Die hohe Reaktionswärme gleicht dies jedoch mehr als aus, und die Reaktion ist stark exergon ($\Delta G << 0$).

Das **Auflösen von Kochsalz in Wasser** (**2**) ist endotherm ($\Delta H > 0$), d. h. Gefäß und Flüssigkeit kühlen sich ab. Trotzdem läuft der Vorgang freiwillig ab, weil sich der Ordnungsgrad des Systems *erniedrigt*. Die $Na^+$- und $Cl^-$-Ionen sind zunächst in einem Kristallgitter fixiert. In gelöster Form dagegen bewegen sie sich einzeln und in zufälliger Richtung durch die Flüssigkeit. Diese starke Abnahme der Ordnung ($\Delta S >> 0$) führt zu einem negativen Term $-T \cdot \Delta S$, der das positive ΔH kompensiert und ein insgesamt negatives ΔG ergibt. Endotherme und trotzdem freiwillig ablaufende Prozesse dieser Art nennt man **entropiegetrieben**. Vorwiegend entropiegetrieben sind z. B. auch die Bildung von geordneten Lipidstrukturen und Membranen in Wasser (S. 34) sowie die Faltung von Proteinen (S. 70).

## A. ΔG und chemisches Gleichgewicht

$$A + B \rightleftharpoons C + D$$

Im chemischen Gleichgewicht gilt:

Massenwirkungsgesetz $K = \frac{[C] \cdot [D]}{[A] \cdot [B]}$

Zusammenhang zwischen K und ΔG° unter Standardbedingungen:

$$\Delta G° = -R \cdot T \cdot \ln K$$

Für beliebige Konzentration der Reaktanden:

$$\Delta G = \Delta G° + R \cdot T \cdot \ln \frac{[C] \cdot [D]}{[A] \cdot [B]}$$

R = Allg. Gaskonstante (8,314 $J \cdot mol^{-1} \cdot K^{-1}$);
T = absolute Temperatur (in K)

(b) $Glu + NH_4^+ \rightleftharpoons Gln + H_2O$

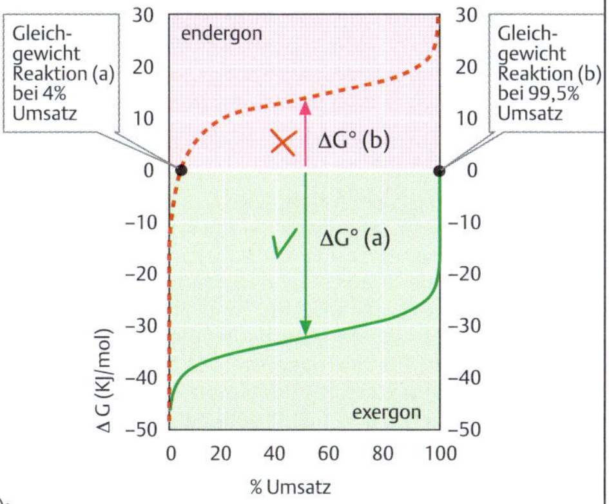


(a) $ATP + H_2O \rightleftharpoons ADP + P_i$

## B. Gibbs-Helmholtz-Gleichung

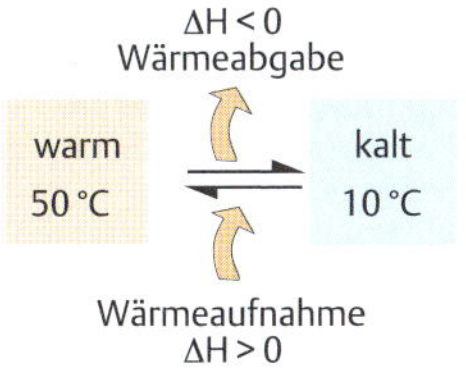


$$\Delta G = \Delta H - T \cdot \Delta S$$

Änderung der freien Enthalpie (ΔG); Temperatur (K) (T); Enthalpieänderung (ΔH); Entropieänderung (ΔS)

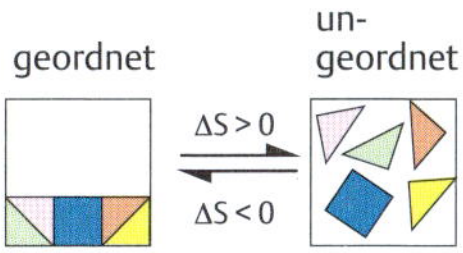


## C. Enthalpie- und entropiegetriebene Prozesse

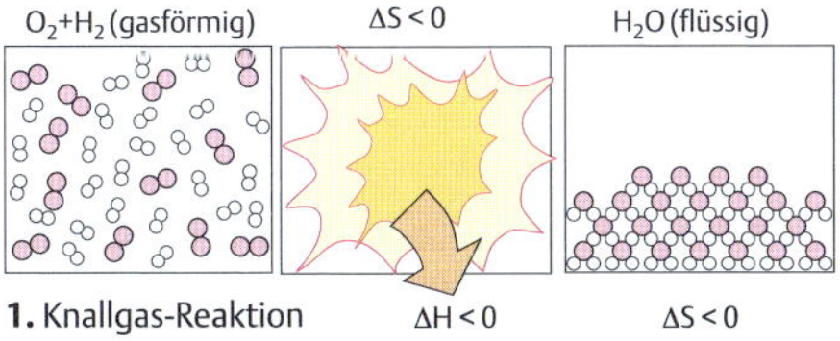


**1.** Knallgas-Reaktion

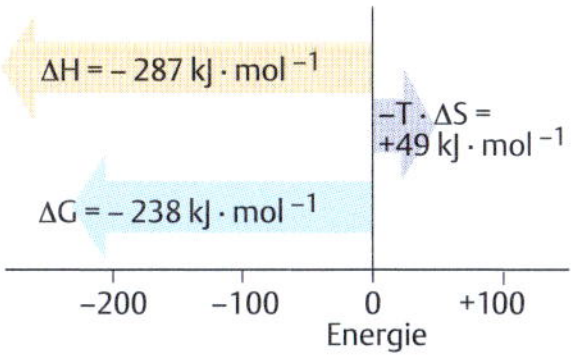


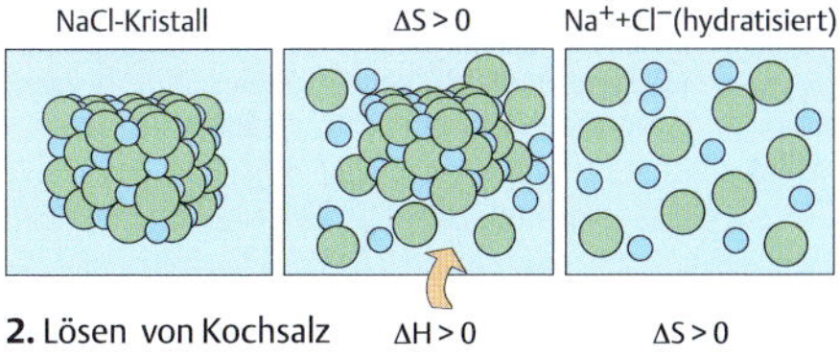


**2.** Lösen von Kochsalz

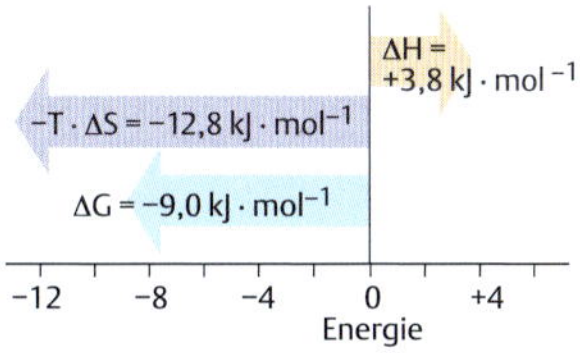


**Abb. 1.9** Thermodynamik

## Katalyse

Katalysatoren sind Stoffe, die chemische Reaktionen beschleunigen, ohne dabei selbst verbraucht zu werden. In der Zelle wirken im allgemeinen **Enzyme** als Katalysatoren. Einige Umsetzungen werden durch besondere RNA-Moleküle, sogenannte *Ribozyme* (S. 82), katalysiert.

### A. Aktivierungsenergie

Die meisten organisch-chemischen Reaktionen laufen in Lösung sehr langsam ab – unabhängig davon, welchen Wert ΔG sie haben. Der Grund ist, dass die Edukte eine bestimmte Mindestenergie besitzen müssen, um überhaupt reagieren zu können. Anschaulich kann man dies durch ein Energiediagramm (**1**) darstellen (es wurde die einfachste Reaktion A→B gewählt). Das Edukt A und das Produkt B befinden sich jeweils auf einem bestimmten **chemischen Potenzial** ($G_e$ bzw. $G_p$). Die Reaktionsenthalpie ΔG entspricht der Differenz dieser Potenziale. Um in B übergehen zu können, muss A zunächst eine Potenzialbarriere überwinden, deren Scheitelpunkt $P_a$ weit über $P_e$ liegt. Die Potenzialdifferenz $G_a$–$G_e$ ist die **Aktivierungsenergie $E_a$** der Reaktion (in $kJ \cdot mol^{-1}$). Dass A überhaupt in B übergehen kann, liegt daran, dass einzelne Moleküle hier und da ein erheblich höheres Potenzial erreichen, z. B. durch Zusammenstöße mit anderen Molekülen. Ist der dabei gewonnene Energiezuwachs größer als $E_a$, können diese Moleküle in B übergehen.

In (**2**) und (**3**) ist die berechnete Energieverteilung für ein solches Molekül-Ensemble dargestellt. Δn/n ist derjenige Bruchteil der Moleküle, welcher die Energie E erreicht oder überschreitet, z. B. haben bei 27 °C etwa 10 % der Moleküle Energien über $6\,kJ \cdot mol^{-1}$. Der Verlauf der Energiefunktion bei Energien um $50\,kJ \cdot mol^{-1}$ ist in (**3**) gezeigt. Bei 27 °C erreichen – statistisch gesehen – nur zwei von $10^9$ Molekülen diese Energie, bei 37 °C sind es schon vier (**3**).

### B. Katalyse: Prinzip

Ein Katalysator eröffnet der Reaktion einen neuen Weg. Wenn die dabei auftretenden Übergangszustände geringere Aktivierungsenergien haben als die unkatalysierte Reaktion, wird der alternative Weg (**2**) schneller durchlaufen – auch wenn die Zahl der Zwischenprodukte größer ist. Da Edukte und Produkte beider Wege identisch sind, wird das ΔG der Reaktion durch den Katalysator nicht beeinflusst. Katalysatoren – auch Enzyme – können die Gleichgewichtslage der katalysierten Reaktion also grundsätzlich *nicht* verändern.

Die häufig anzutreffende Aussage „Ein Katalysator senkt die Aktivierungsenergie der Reaktion“ ist – streng genommen – falsch, da in Gegenwart des Katalysators eine *ganz andere Reaktion* abläuft als in seiner Abwesenheit.

### C. Katalyse der $H_2O_2$-Zersetzung durch Iodid

Als einfaches Beispiel für eine katalysierte Reaktion betrachten wir die Disproportionierung von Wasserstoffperoxid ($H_2O_2$) zu Sauerstoff und Wasser. In der unkatalysierten Reaktion (1a, 1b) zerfällt ein $H_2O_2$-Molekül zunächst in $H_2O$ und atomaren Sauerstoff [O], der mit einem zweiten Molekül $H_2O_2$ zu Wasser und molekularem Sauerstoff ($O_2$) reagiert. Die Aktivierungsenergie $E_a$ für diese Reaktion ist mit $75\,kJ \cdot mol^{-1}$ relativ hoch. In Gegenwart von **Iodid** ($I^-$) als Katalysator entsteht statt [O] Hypoiodid ($OI^-$), das mit einem weiteren $H_2O_2$-Molekül ebenfalls $H_2O$ und $O_2$ bildet; 2a, 2b). Dabei wird das $I^-$-Ion wieder freigesetzt und kann erneut in die Reaktion eingreifen. Die niedrigere Aktivierungsenergie der durch Iodid katalysierten Reaktion ($E_a = 56\,kJ \cdot mol^{-1}$) resultiert in einer Beschleunigung der Reaktion um den Faktor 2100, da die Reaktionsgeschwindigkeit exponentiell von $E_a$ abhängt ($v \sim e^{-Ea/R \cdot T}$).

Eine noch viel höhere katalytische Wirksamkeit zeigt die *Katalase*, ein Enzym, das Zellen vor der toxischen Wirkung von Wasserstoffperoxid (S. 300) schützt. Die Aktivierungsenergie der enzymkatalysierten Reaktion beträgt lediglich $23\,kJ \cdot mol^{-1}$, was im Vergleich zur unkatalysierten Umsetzung zu einer Beschleunigung um den Faktor $1{,}3 \cdot 10^9$ führt. Im Gegensatz zu einfachen chemischen Katalysatoren sind Enzyme als Makromoleküle in der Lage, die Reaktanden spezifisch zu binden und räumlich so zu orientieren, dass Bindungsspaltungen und Gruppenübertragungen extrem erleichtert werden (S. 84). Die Katalase ist eines der effizientesten Enzyme überhaupt. Ein einziges Molekül setzt pro Sekunde bis zu $10^8$ (hundert Millionen) $H_2O_2$-Moleküle um.

## A. Aktivierungsenergie

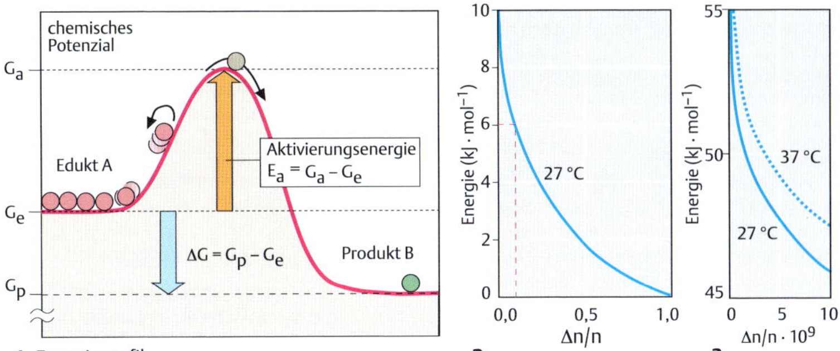


**1.** Energieprofil **2.** **3.**

## B. Katalyse: Prinzip

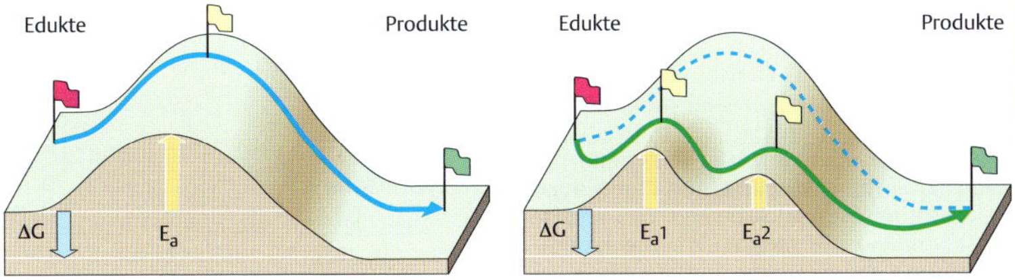


**1.** Energieprofil ohne Katalysator **2.** Energieprofil mit Katalysator

## C. Katalyse der $H_2O_2$-Zersetzung durch Iodid

| unkatalysiert: | | |
|---|---|---|
| 1a | $H_2O_2 \longrightarrow H_2O + [O]$ | |
| 2a | $[O] + H_2O_2 \longrightarrow H_2O_2 + O_2$ | |
| 1a+2a | $H_2O_2 + H_2O_2 \longrightarrow 2\,H_2O + O_2$ | |

| katalysiert durch Iodid | | |
|---|---|---|
| 1b | $H_2O_2 + I^- \longrightarrow H_2O + O\text{–}I^-$ | |
| 2b | $O\text{–}I^- + H_2O_2 \longrightarrow H_2O + O_2 + I^-$ | |
| 1b+2b | $H_2O_2 + H_2O_2 \longrightarrow 2\,H_2O + O_2$ | |

**1.** Reaktionen

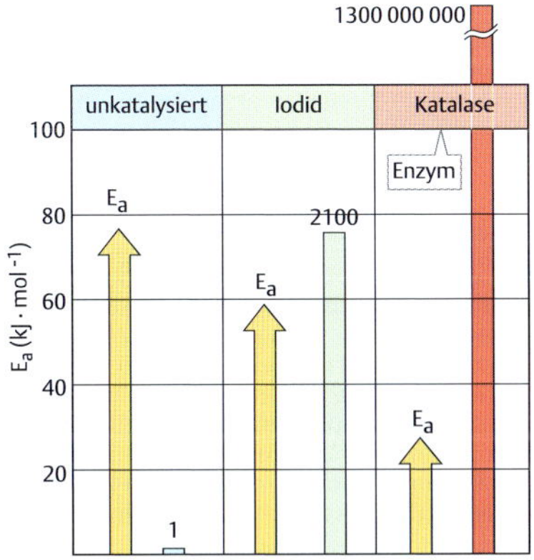


**2.** Aktivierungsenergien

**Abb. 1.10** Katalyse

## Wasser als Lösungsmittel

Das Leben, wie wir es kennen, hat sich im Wasser entwickelt und ist immer noch absolut vom Wasser abhängig. Die Eigenschaften des Wassers sind deshalb von fundamentaler Bedeutung für alle Lebewesen.

### A. Wasser und Methan

Die besonderen Eigenschaften von **Wasser ($H_2O$)** werden deutlich, wenn man sie mit denen von **Methan ($CH_4$)** vergleicht. Beide Moleküle haben ähnliche Masse und Größe. Trotzdem liegt der Siedepunkt des Wassers (+ 100 °C) weit über dem des Methans (–162 °C). Wasser ist deshalb bei den Temperaturen der Erdoberfläche flüssig, Methan dagegen gasförmig. Der hohe Siedepunkt des Wassers ist die Folge seiner hohen Verdampfungsenthalpie. Diese wiederum beruht darauf, dass die Elektronendichte im $H_2O$-Molekül ungleich verteilt ist: Zwei Ecken des tetraedrisch gebauten Moleküls sind von freien Elektronenpaaren (grün) besetzt, die beiden anderen durch H-Atome. Die H-O-H-Bindung ist deshalb gewinkelt. Außerdem sind die O-H-Bindungen wegen der hohen Elektronegativität des Sauerstoffs polarisiert. Die eine Seite des Moleküls trägt eine Partialladung d von etwa -0,4 Ladungseinheiten, während die andere entsprechend positiv geladen ist. Die räumliche Trennung von positiver und negativer Ladung macht das Wassermolekül zu einem **elektrischen Dipol**. Wassermoleküle ziehen sich deshalb wie kleine Magnete an. Beim Verdampfen von flüssigem Wasser müssen diese Wechselwirkungen unter hohem Energieaufwand gelöst werden. Methan-Moleküle besitzen keinen Dipol-Charakter und sind nur durch schwache Wechselwirkungen miteinander verbunden. Deshalb verdampft flüssiges Methan schon bei sehr niedrigen Temperaturen.

### B. Wasserstoffbrücken

Neben den Dipol-Dipol-Wechselwirkungen tragen auch Wasserstoffbrücken wesentlich zum Zusammenhalt zwischen den Wassermolekülen bei. Dabei handelt es sich um nichtkovalente Bindungen, die nicht nur im Wasser, sondern auch in Proteinen (S. 66) und DNA (S. 78) vorkommen. Man kann Wasserstoffbrücken als Ergebnis einer unvollständigen Säure-Base-Reaktion auffassen: Protonen von OH-, NH- oder SH-Gruppen (den H-Brücken-Donoren) treten in Wechselwirkung mit freien Elektronenpaaren von Akzeptor-Atomen (vor allem O, N oder S), ohne das Donor-Atom zu verlassen. Zwar sind die Bindungsenergien von H-Brücken mit 10–40 $kJ \cdot mol^{-1}$ weit geringer als diejenigen von kovalenten Bindungen (etwa 400 $kJ \cdot mol^{-1}$), da aber H-Brücken im Wasser und in Makromolekülen in großer Zahl vorkommen, tragen sie maßgeblich zur Stabilität solcher Moleküle bei.

### C. Struktur von Wasser und Eis

In flüssigem Wasser sind die Moleküle in ständiger Fluktuation begriffen. Häufig treten tetraedrisch angeordnete, vernetzte Gruppen von Molekülen, sogenannte Wasser-„Cluster" auf. Beim Abkühlen erhöht sich der Anteil dieser Cluster, bis das Wasser bei 0 °C zu kristallisieren beginnt. Im **Eis** sind die meisten Wassermoleküle in einem **hexagonalen Kristallgitter** fixiert (rechts). Da die Abstände der Einzelmoleküle im festen Zustand im Durchschnitt größer sind als in der Flüssigkeit, ist die Dichte des Eises geringer als die des flüssigen Wassers.

### D. Hydratation

Im Gegensatz zu anderen Flüssigkeiten ist Wasser ein ausgezeichnetes **Lösungsmittel für Ionen**. Im elektrischen Feld von Kationen und Anionen ordnen sich die Wasserdipole entsprechend der Ladung des Ions in regelmäßiger Weise an. Sie bilden eine **Hydrathülle** und schirmen das Zentral-Ion von entgegengesetzt geladenen Ionen ab. So liegen Metallionen häufig als Hexahydrate vor ($[Me(H_2O)_6{}^{2+}]$, rechts). In der inneren Hydratationssphäre solcher Ionen sind die Wassermoleküle praktisch immobilisiert und folgen dem Zentral-Ion. Wasser hat die hohe Dielektrizitätszahl von 78, d. h. die elektrostatischen Anziehungskräfte zwischen Ionen werden durch das Lösungsmittel auf 1/78 des Wertes im Vakuum reduziert. Auch ionisierte, elektrisch geladene Gruppen in organischen Molekülen sind gut hydratisiert und tragen zur Wasserlöslichkeit bei. Neutrale Moleküle mit mehreren Hydroxy-Gruppen wie *Glycerol* (links) oder *Zucker* sind ebenfalls gut löslich, weil sie H-Brücken mit Wassermolekülen ausbilden können. Solche Moleküle bezeichnet man als **hydrophil** („wasserliebend").

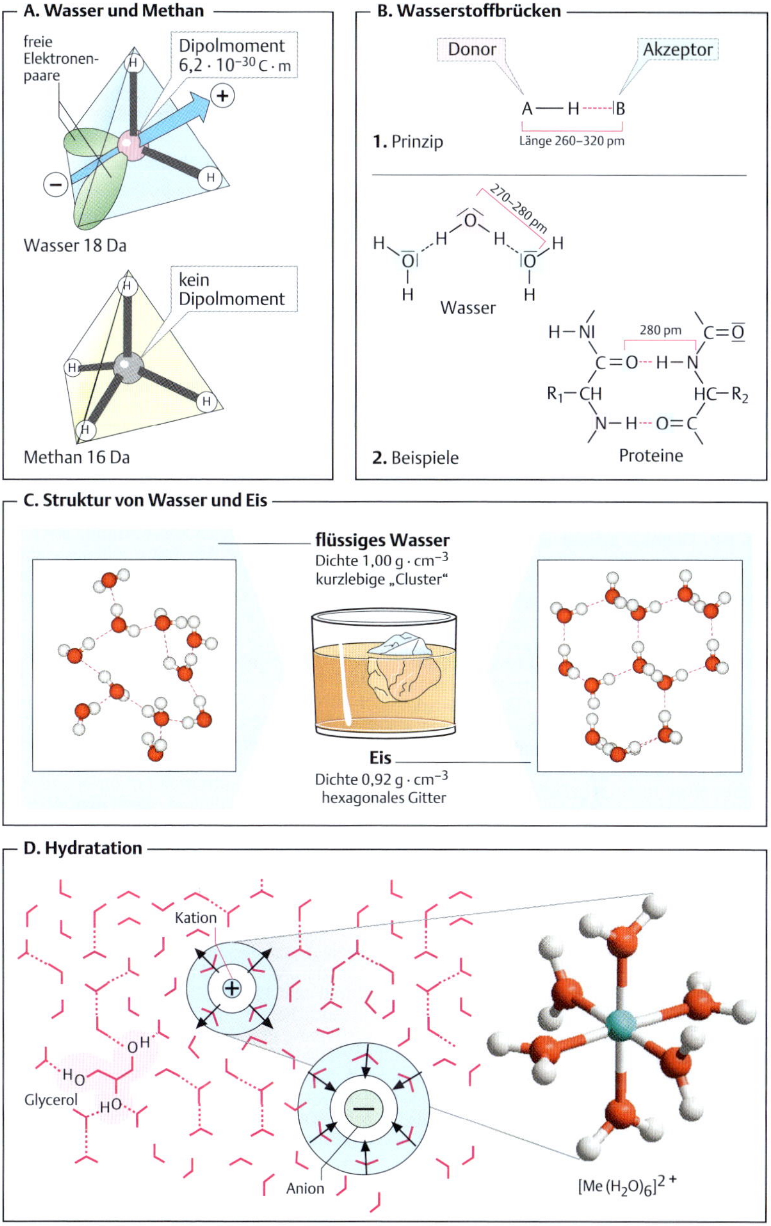


Abb. 1.11 Wasser als Lösungsmittel

## Hydrophobe Wechselwirkungen

Wasser (S. 32) ist ein ausgezeichnetes Lösungsmittel für Ionen und für Stoffe, die polarisierte Bindungen enthalten. Solche Stoffe nennt man **polar** oder **hydrophil** („das Wasser liebend"). Dagegen lösen sich Moleküle, die überwiegend aus Kohlenwasserstoff-Strukturen bestehen, nur schlecht in Wasser. Verbindungen dieser Art sind **unpolar** oder **hydrophob** („das Wasser fürchtend").

### A. Löslichkeit von Methan

Um die Ursachen für die hydrophoben Eigenschaften von Kohlenwasserstoffen zu verstehen, ist es sinnvoll, zunächst die Energetik des Lösungsvorgangs zu betrachten. Im oberen Teil der Abb. sind die Terme der Gibbs-Helmholtz-Gleichung (S. 28) für den einfachsten Kohlenwasserstoff, **Methan**, dargestellt. Man erkennt, dass die Überführung von gasförmigem Methan in Wasser exotherm ist ($\Delta H^0 < 0$). Trotzdem ist die Änderung der freien Enthalpie $\Delta G^0$ positiv (der Vorgang ist endergon), weil der Entropie-Term $-T \cdot \Delta S^0$ einen stark positiven Wert hat. Offenbar ist die Entropieänderung $\Delta S^0$ negativ, d. h. eine Lösung von Methan in Wasser besitzt einen *höheren* Ordnungsgrad als Wasser und gasförmiges Methan nebeneinander. Dies beruht zum einen darauf, dass die Methan-Moleküle in der Wasserumgebung weniger beweglich sind. Viel wichtiger aber ist, dass das Wasser um die unpolaren Moleküle herum geordnete, käfigartige **Clathrat-Strukturen** ausbildet, die – ähnlich wie im Eis – durch H-Brücken stabilisiert sind. Dadurch erhöht sich der Ordnungsgrad des Wassers stark, und dies umso mehr, je größer die Kontaktfläche zwischen Wasser und der unpolaren Phase ist.

### B. Der hydrophobe Effekt

Die energetisch ungünstige Ausbildung von Clathrat-Strukturen ist die Ursache für einen aus der täglichen Erfahrung wohl bekannten Vorgang – die spontane Entmischung von Öl und Wasser. Beim intensiven Schütteln eines solchen Gemischs bilden sich zunächst viele kleine Öltröpfchen, die jedoch bald wieder von selbst zu größeren Tropfen zusammenlaufen – die beiden Phasen entmischen sich. Ein größerer Tropfen hat eine geringere Oberfläche als mehrere kleine Tropfen desselben Volumens. Beim Entmischen verringert sich deshalb die Kontaktfläche zwischen Wasser und Öl und damit das Ausmaß der Clathratbildung. Deshalb ist $\Delta S$ für diesen Vorgang positiv (die *Unordnung* im Wasser nimmt zu), und der negative Term $-T \cdot \Delta S$ macht die Entmischung exergon $\Delta G < 0$) und lässt sie freiwillig ablaufen.

### C. Anordnungen amphipathischer Stoffe in Wasser

Moleküle, die polare *und* unpolare Gruppen enthalten, nennt man **amphipathisch** oder amphiphil. Zu dieser Gruppe gehören z. B. die Seifen (S. 48), die Phospholipide (S. 50) und die Gallensäuren (S. 334). In Wasser neigen amphipathische Stoffe wegen des „hydrophoben Effekts" (**B**) zu Anordnungen, bei denen die Kontaktfläche zwischen den unpolaren Molekülteilen und dem Wasser möglichst klein wird. Auf Wasseroberflächen bilden sich meist einschichtige **Filme** (oben), bei denen die polaren „Kopfgruppen" dem Wasser zugewandt sind. **Seifenblasen** (rechts) bestehen aus Doppelfilmen mit einer dünnen eingeschlossenen Wasserschicht. Im Wasser bilden amphipathische Verbindungen je nach Konzentration **Micellen**, d. h. kugelförmige Aggregate mit nach außen gewandten Kopfgruppen oder ausgedehnte, zweischichtige **Doppelmembranen**. Die meisten biologischen Membranen (S. 208) sind nach diesem Prinzip aufgebaut. Geschlossene, hohlkugelförmige Membranen nennt man **Vesikel**. In der Zelle und im Blut dienen sie dem Stofftransport (S. 214). Künstliche Lipidvesikel, sog. **Liposomen**, werden als Transportvesikel für Arzneistoffe und in der Kosmetik eingesetzt.

Die spontane Entmischung von Öl und Wasser kann man verhindern, wenn man dem Gemisch eine stark amphipathische Substanz zusetzt. Beim Schütteln entsteht dann eine mehr oder weniger stabile **Emulsion**, in der die Oberfläche der Öltröpfchen von amphipathischen Molekülen besetzt ist, die ihr nach außen hin polare Eigenschaften verleihen (nicht gezeigt). Auf diesem Prinzip beruht auch die Emulgierung der Nahrungsfette durch Gallensäuren und Phospholipide im Darm, die eine wesentliche Voraussetzung für die effiziente Verdauung und Resorption von Fetten (S. 286) ist. Auch Cremes und Salben zur Anwendung auf der Haut stellen in der Regel Emulsionen dar, wobei – je nach Zusammensetzung – neben "Öl-in-Wasser"- auch "Wasser-in-Öl"-Emulsionen vorkommen.

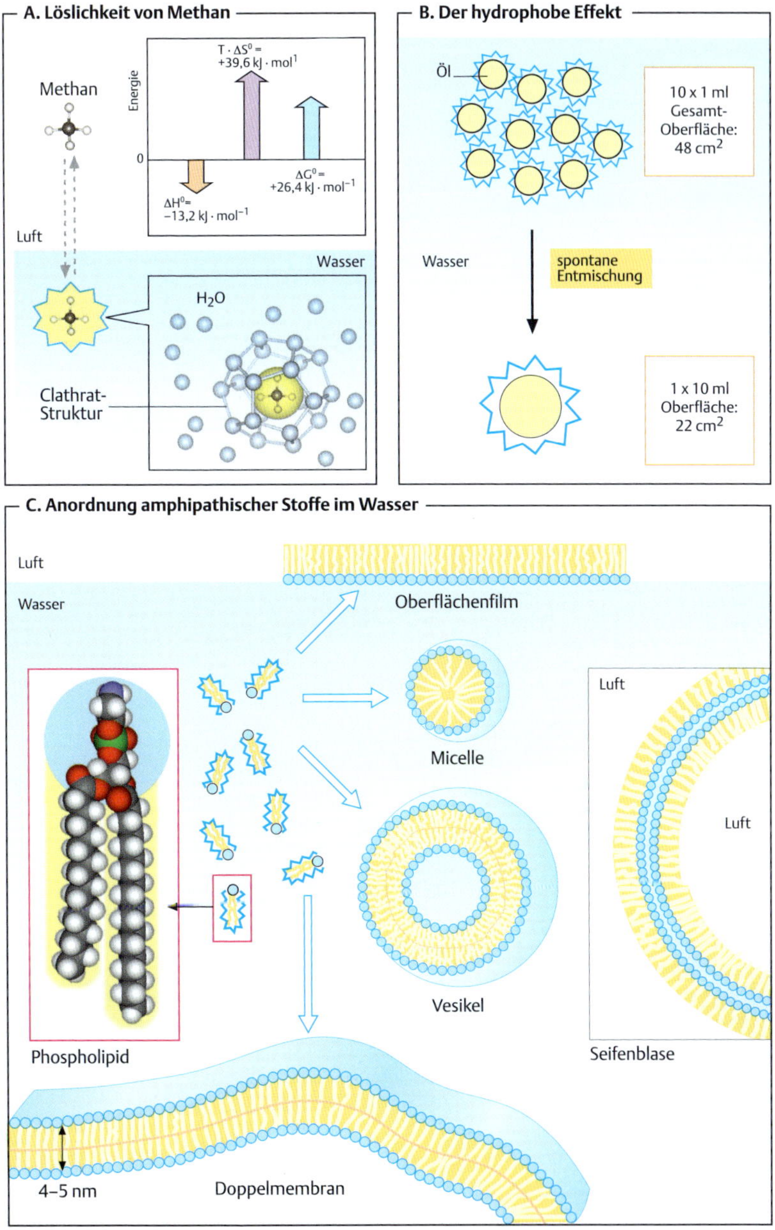


**Abb. 1.12** Hydrophobe Wechselwirkungen

# Kapitel 2

## Biomoleküle

## Chemie der Zucker

Die **Kohlenhydrate** sind natürlich vorkommende Carbonyl-Verbindungen (Aldehyde oder Ketone), die zusätzlich mehrere Hydroxy-Gruppen tragen. Diese Gruppe umfasst einfache Zucker (**Monosaccharide**) und deren Polymere, die **Oligosaccharide** und **Polysaccharide**.

### A. Monosaccharide: Struktur

Das wichtigste natürliche Monosaccharid, die D-**Glucose**, ist ein aliphatischer Aldehyd mit sechs **C**-Atomen, von denen fünf eine Hydroxy-Gruppe tragen (**1**). Da die C-Atome 2 bis 5 chirale Zentren (S. 16) darstellen, gibt es außer D-Glucose noch 15 weitere isomere *Aldohexosen* (S. 40), von denen in der Natur allerdings nur wenige von Bedeutung sind. Die meisten natürlichen Monosaccharide haben an C-5 dieselbe Konfiguration wie D-Glycerinaldehyd (Glyceral): sie gehören zur **D-Reihe**.

Die in (**1**) dargestellte offenkettige Form der Glucose findet man in neutraler Lösung bei weniger als 0,1 % der Moleküle. Die Ursache dafür ist eine intramolekulare Reaktion, bei der sich eine der OH-Gruppen des Zuckers an die Aldehyd-Gruppe *desselben* Moleküls addiert (**2**). Dabei entsteht ein zyklisches **Halbacetal** (S. 18). Bei Aldohexosen reagiert bevorzugt die Hydroxy-Gruppe an C-5, und es bildet sich ein 6-gliedriger Pyran-Ring (S. 15). Zucker, die diesen Ring enthalten, nennt man **Pyranosen**. Reagiert dagegen die OH-Gruppe an C-4, entsteht ein 5-gliedriger **Furan-Ring** (S. 15).

Zur Darstellung von Monosacchariden in der Ringform verwendet man meist die sogenannte **Haworth-Darstellung** (**2**), bei der der Ring perspektivisch in der Aufsicht dargestellt wird. Je nach Konfiguration befinden sich die Substituenten an den chiralen C-Atomen dann über oder unter dieser Ebene. OH-Gruppen, die in der Fischer-Projektion (**1**) *rechts* liegen, erscheinen in der Haworth-Formel *unter* der Ringebene, diejenigen *links* der Kette *darüber*.

Der Pyran-Ring ist nicht eben, sondern nimmt meist die sog. *Sesselform* ein. In **3** sind zwei häufige Konformationen der D-Glucopyranose dargestellt. In der $^1C_4$-Konformation (unten) stehen die meisten OH-Gruppen – wie in der Haworth-Darstellung – senkrecht zur Ringebene (**axiale** oder **a**-Stellung), während in der etwas stabileren $^4C_1$-Konformation (oben) die OH-Gruppen die **äquatoriale** oder **e**-Stellung einnehmen.

### B. Reaktionen der Monosaccharide

Die Zucker (Monosaccharide) kommen im Stoffwechsel in vielen Formen (Derivaten) vor. Wir besprechen hier einige wichtige Umwandlungsreaktionen am Beispiel der D-**Glucose**.

1. **Mutarotation.** Aldosen in der Ringform (**A**) tragen im Gegensatz zu den offenkettigen Formen an C-1 ein chirales Zentrum. Die entsprechenden isomeren Formen heißen **Anomere**. Im β-Anomeren (Mitte links) liegen die OH-Gruppe an C-1 (die anomere OH-Gruppe) und die $CH_2OH$-Gruppe (C-6) auf *derselben* Seite des Rings, im α-Anomeren (rechts) auf verschiedenen Seiten. Die Reaktion, die die Anomeren ineinander umwandelt, heißt *Mutarotation*.
2. **Oxidation und Reduktion.** Reduktion des anomeren Zentrums an C-1 liefert den Zuckeralkohol *Sorbitol*. Oxidation der Aldehyd-Gruppe an C-1 ergibt das Gluconolacton, den intramolekularen Ester (Lacton) der *Gluconsäure*. Oxidiert man Glucose an C-6, entsteht die sehr polare *Glucuronsäure*. Sie spielt bei Biotransformationen (S. 336) in der Leber eine wichtige Rolle.
3. **Glycosidbildung.** Reagiert die anomere OH-Gruppe eines Zuckers mit einem Alkohol, entsteht unter Wasseraustritt ein *O-Glycosid* (hier das α-Methylglucosid). Die glycosidische Bindung ist keine normale Etherbindung, weil die OH-Gruppe an C-1 halbacetalischen Charakter hat. Auch Oligo- und Polysaccharide enthalten *O*-glycosidische Bindungen. Die Reaktion der anomeren OH-Gruppe mit einer $NH_2$- oder NH-Gruppe ergibt ein *N-Glycosid* (S. 74) (nicht gezeigt).
4. **Epimerisierung.** In schwach alkalischer Lösung befindet sich die D-Glucose über ein Endiol-Zwischenprodukt (nicht gezeigt) im Gleichgewicht mit D-*Fructose* und D-*Mannose*. Glucose und Mannose unterscheiden sich nur in der Konfiguration an C-2. Man bezeichnet solche Paare von Zuckern *Epimere* und ihre Umwandlung ineinander als *Epimerisierung*.
5. **Veresterung.** Mit Säuren können die Hydroxy-Gruppen der Monosacharide *Ester* bilden. Im Stoffwechsel sind vor allem Phosphorsäure-Ester wie *Glucose-6-phosphat* und *Glucose-1-phosphat* von Bedeutung (S. 140).

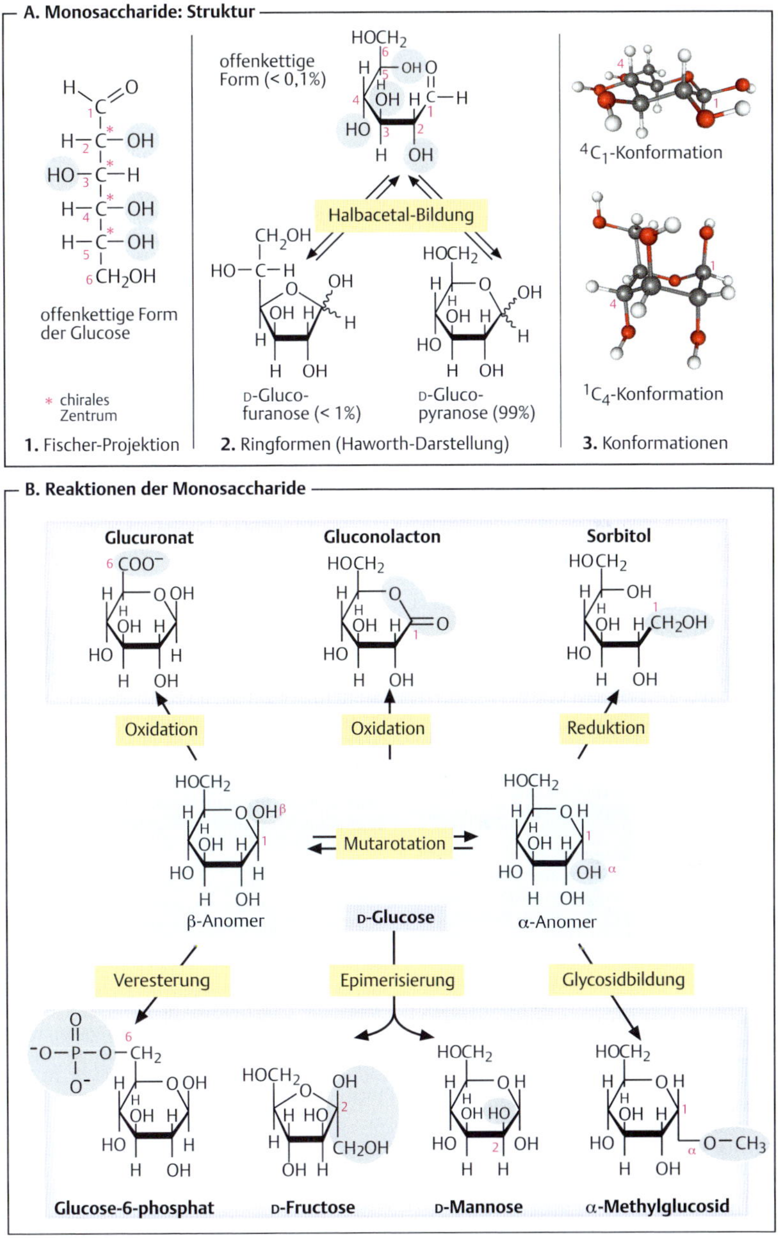


Abb. 2.1 Chemie der Zucker

## Mono- und Disaccharide

Aus der großen Zahl der natürlichen **Monosaccharide** sind hier nur die biologisch wichtigen Vertreter aufgeführt. Eingeteilt werden sie nach der Anzahl der C-Atome (in *Pentosen, Hexosen* usw.) und nach der chemischen Natur der Carbonylfunktion in *Aldosen* und *Ketosen*. Auch von den vielen möglichen **Disacchariden** sind für den Menschen nur wenige von Bedeutung.

### A. Wichtige Monosaccharide

Die bekannteste **Aldopentose** (**1**), die D-*Ribose*, ist als Bestandteil von RNA und Nucleotid-Coenzymen weit verbreitet. In diesen Verbindungen liegt Ribose stets in der Furanose-Form (S. 74) vor. D-*Xylose* und L-*Arabinose* finden sich in großen Mengen als Bausteine von Polysacchariden in pflanzlichen Zellwänden.

Unter den **Aldohexosen** (**1**) kommt der D-*Glucose* die größte Bedeutung zu. Ein erheblicher Teil der Biomasse entfällt auf Polymere der Glucose, vor allem auf Cellulose und Stärke. Freie D-Glucose findet man in Pflanzensäften („Traubenzucker") und als „Blutzucker" (S. 386) in Tieren. Als Baustein des Milchzuckers (**B**) ist D-*Galactose* ein Bestandteil der menschlichen Nahrung. Zusammen mit D-*Mannose* kommt sie auch in vielen Glycolipiden und Glycoproteinen (S. 44) vor.

Phosphorsäure-Ester der **Ketopentose** D-*Ribulose* (**2**) sind Zwischenprodukte des Hexosemonophosphat-Wegs (S. 142) und der Photosynthese. Unter den **Ketohexosen** (**2**) ist die D-*Fructose* am weitesten verbreitet. In freier Form ist sie in Fruchtsäften und im Honig enthalten. Gebundene Fructose findet man in Saccharose (**B**) und in pflanzlichen Polysacchariden (z. B. im Inulin).

In den **Desoxyaldosen** (**3**) ist eine der OH-Gruppen durch ein H-Atom ersetzt. Neben der an C-2 reduzierten *2-Desoxy-*D-*Ribose*, einem Bestandteil der DNA (S. 78), ist als zweites Beispiel die L-*Fucose* dargestellt, ein Zucker aus der L-Reihe, der an C-6 reduziert ist.

Die **acetylierten Aminozucker** *N-Acetyl-*D-*glucosamin* und *N-Acetyl-*D-*galactosamin* (**4**) sind als Bestandteile von Glycoproteinen häufig anzutreffen. Auch *N-Acetylneuraminsäure* (Sialinsäure, **5**) ist eine charakteristische Komponente von Glycoproteinen. Andere **saure Monosaccharide** wie D-*Glucuronsäure*, D-*Galacturonsäure* und L-*Iduronsäure* sind typische Bausteine der Glycosaminoglycane des Bindegewebes.

**Zuckeralkohole** (**6**) wie *Sorbitol* und *Mannitol* spielen im gesunden tierischen Organismus keine wesentliche Rolle.

### B. Disaccharide

Verknüpft man die anomere Hydroxy-Gruppe eines Monosaccharids glycosidisch mit einer OH-Gruppe eines weiteren Zuckers, erhält man ein **Disaccharid**. Da solche Bindungen in der Natur durch Enzyme gebildet werden, findet man nur jeweils *eine* der möglichen Verknüpfungsarten (α oder β). Wie bei allen Glycosiden ist in Disacchariden *keine Mutarotation* möglich. α- bzw. β-verknüpfte Polysaccharide (S. 43) haben deshalb völlig verschiedene räumliche Strukturen.

**Maltose** (**1**) kommt als Abbauprodukt von Stärke im Malz und im Darm vor. Hier ist die anomere OH-Gruppe eines Glucose-Moleküls α-glycosidisch mit C-4 eines zweiten Glucoserestes verknüpft.

Durch α1→1-Verknüpfung zweier Glucosereste entsteht die in Pflanzen, Pilzen und Insekten vorkommende **Trehalose** (**2**).

Eine β1→4-Bindung zwischen Glucoseresten führt dagegen zu **Cellobiose** (**3**), dem Grundbaustein der Cellulose (S. 42). Im tierischen Stoffwechsel spielt Cellobiose keine Rolle.

**Lactose** („*Milchzucker*", **4**) ist das wichtigste Kohlenhydrat in der Milch der Säugetiere. In Kuhmilch sind etwa 4,5 % Lactose enthalten, Muttermilch enthält bis zu 7,5 %. In der Lactose ist die anomere OH-Gruppe der Galactose β-glycosidisch mit dem C-4 einer Glucose verknüpft.

**Saccharose** (**5**) dient in Pflanzen als Transportform der Kohlenhydrate und lösliche Kohlenhydrat-Reserve. Vom Menschen wird sie als Haushaltszucker wegen ihres intensiv süßen Geschmacks geschätzt. Als Quelle dienen Pflanzen mit hohem Gehalt wie Zuckerrohr oder Zuckerrüben („*Rohrzucker*", „*Rübenzucker*"). Durch enzymatische Hydrolyse des saccharosehaltigen Blüten-Nektars im Verdauungstrakt der Bienen entsteht, katalysiert durch das Enzym *Invertase*, der **Honig**, eine Mischung von Glucose und Fructose. In der Saccharose sind die beiden anomeren OH-Gruppen von Glucose und Fructose glycosidisch verknüpft, sie gehört deshalb zu den nicht-reduzierenden Zuckern.

## A. Wichtige Monosaccharide

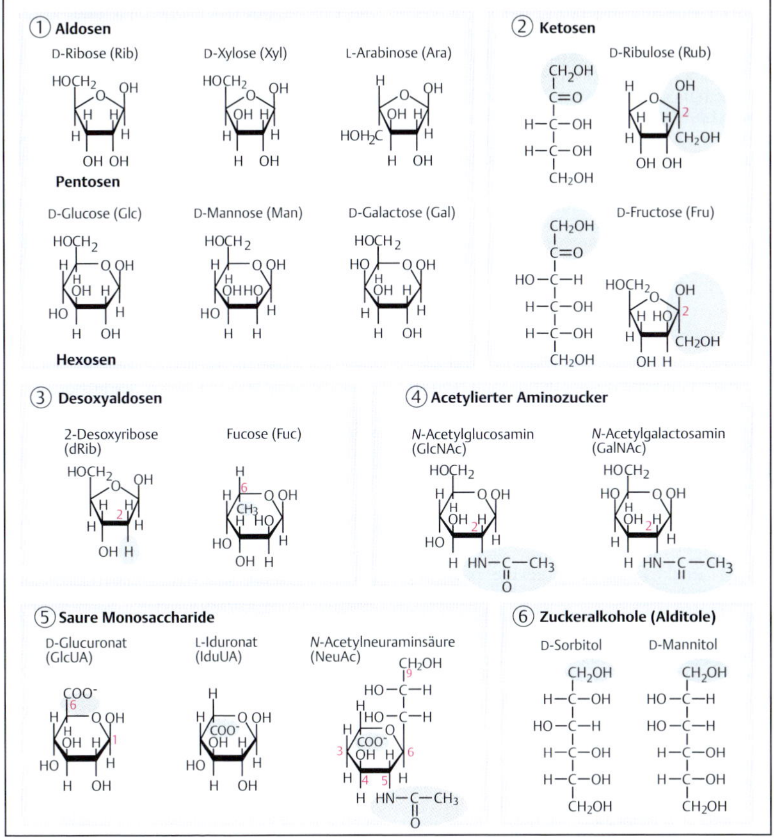


## B. Disaccharide

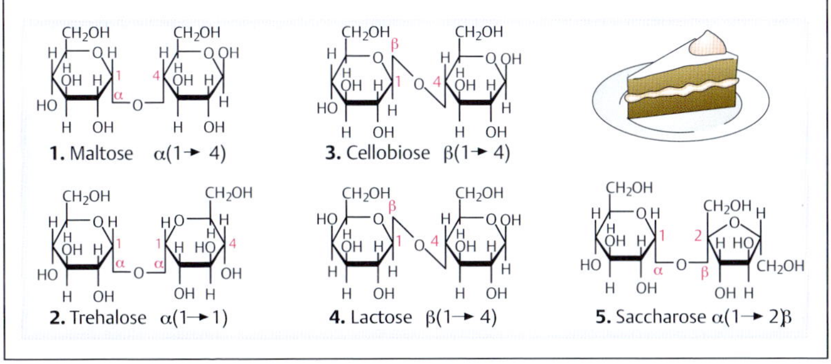


Abb. 2.2 Mono- und Disaccharide

## Polysaccharide

Polysaccharide sind überall in der Natur verbreitet. Nach ihrer *Funktion* kann man sie in drei Gruppen einteilen. **Struktur-Polysaccharide** verleihen Zellen, Organen oder Organismen mechanische Stabilität. **Wasserbindende Polysaccharide** sind besonders stark hydratisiert und verhindern das Austrocknen von Zellen oder Geweben. **Reserve-Polysaccharide** schließlich dienen als Kohlenhydratspeicher, aus denen sich bei Bedarf Monosaccharide freisetzen lassen. Aufgrund ihres polymeren Charakters sind Reserve-Kohlenhydrate osmotisch weniger wirksam und lassen sich deshalb in großen Mengen intrazellulär speichern.

### A. Polysaccharide: Struktur

Polysaccharide, die aus nur *einer* Art von Monosaccharid aufgebaut sind, nennt man **Homoglycane**, solche aus verschiedenen Zuckerbausteinen **Heteroglycane**. Beide Formen können in Form linearer Ketten vorliegen oder verzweigt sein.

Als Beispiel für ein verzweigtes Homoglycan ist ein Ausschnitt aus einem **Glycogen**-Molekül dargestellt. Amylopectin, die verzweigte Komponente der pflanzlichen Stärke hat eine sehr ähnliche Struktur. Beide Moleküle bestehen überwiegend aus $\alpha 1{\rightarrow}4$-verknüpften Glucose-Resten. Im Glycogen trägt im Mittel jeder 8. bis 10. Rest über eine $\alpha 1{\rightarrow}6$-Bindung eine weitere 1,4-verknüpfte Kette aus Glucose-Resten. Dadurch entstehen verzweigte, bäumchenartige Strukturen, die beim tierischen Glycogen kovalent an ein Protein, das *Glycogenin* (S. 146), gebunden sind.

**Cellulose**, ein lineares Homoglycan aus $\beta 1{\rightarrow}4$-verknüpften Glucose-Resten, ist die weitaus *häufigste organische Substanz in der Natur.* Fast die Hälfte der gesamten Biomasse entfallen auf Cellulose. Pflanzliche *Zellwände* bestehen zu 40–50 % aus Cellulose. Der Cellulose-Anteil von *Baumwollfasern*, einem wichtigen Rohstoff, liegt sogar bei 98 %. Cellulose-Moleküle können mehr als $10^4$ Glucose-Reste enthalten (Masse $1\text{–}2 \cdot 10^6$ Da) und eine Länge von 6–8 µm erreichen. Für höhere Tiere, also auch für den Menschen, ist Cellulose unverdaulich, aber wichtig als **Ballaststoff** (S. 278).

### B. Wichtige Polysaccharide

Die Tabelle gibt einen Überblick über Zusammensetzung und Verknüpfungsmuster der bereits genannten und einiger weiterer wichtiger Glycane.

Zu den bakteriellen Polysacchariden gehören neben dem Gerüst-Polysaccharid **Murein** die **Dextrane**, Polymere der Glucose, die überwiegend $\alpha 1{\rightarrow}6$-verknüpft und $\alpha 1{\rightarrow}3$-verzweigt sind. In Wasser bilden Dextrane visköse Schleime oder Gele, die nach chemischer Vernetzung im Labor zur chromatographischen Trennung von Makromolekülen benutzt werden. Dextrane werden auch als Bestandteile von Blutersatzflüssigkeiten (Plasmaexpandern) und Lebensmitteln eingesetzt.

Kohlenhydrate aus Algen (z. B. **Agarose** und **Carrageenane**) dienen ebenfalls zur Herstellung von Gelen. In der Mikrobiologie wird Agarose seit über 100 Jahren zur Verfestigung von Nährböden verwendet („Agar-Agar"). Der Zusatz von Algen-Polysacchariden zu Kosmetika und Fertignahrung soll die Konsistenz dieser Produkte günstig beeinflussen.

**Stärke**, ein weit verbreitetes pflanzliches Reserve-Polysaccharid ist das *wichtigste Kohlenhydrat der menschlichen Nahrung.* Pflanzliche Stärke kann aus wasserlöslicher Amylose und wasserunlöslichem Amylopectin bestehen. Sie kommt in Blättern, Früchten, Samen oder Knollen vor. Besonders hoch ist der Stärkegehalt in Getreidekörner (bis 75 % der Trockenmasse), in Kartoffelknollen (etwa 65 %) und in anderen pflanzlichen Speicherorganen.

**Inulin**, ein Polymer der Fructose, wird in der Diät von Diabetikern als Stärkeersatz verwendet. Außerdem dient es als Testsubstanz zur Bestimmung der glomerulären Filtrationsrate („Clearance").

**Chitin**, ein Homopolymer aus $\beta$1,4-verknüpftem *N*-Acetylglucosamin, ist die wichtigste Gerüstsubstanz im Panzer von Insekten, Krebsen und Spinnen und damit das häufigste tierische Polysaccharid. Außerdem kommt es in der Zellwand von Pilzen vor.

**Glycogen**, das Reserve-Kohlenhydrat der Tiere (**A**), wird besonders in Leber und Muskulatur gespeichert. Auf- und Abbau von Glycogen (S. 146) unterliegen einer komplexen Regulation (S. 150) durch Hormone und andere Faktoren.

## A. Polysaccharide: Struktur

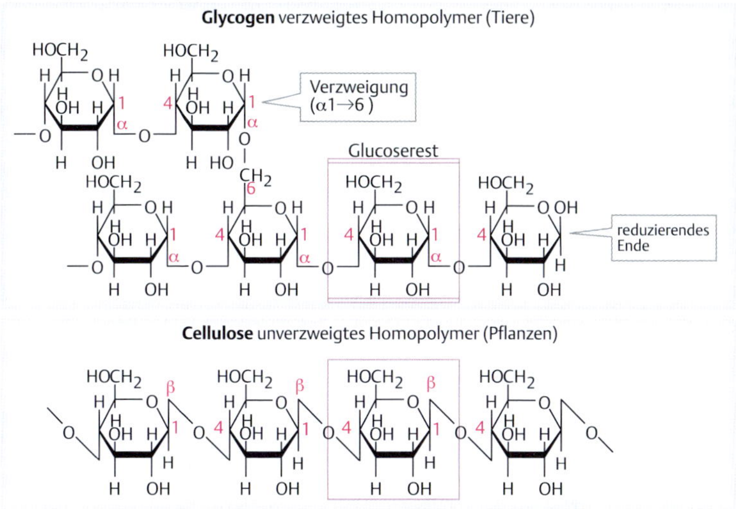


## B. Wichtige Polysaccharide

| Poly-saccharid | Mono-saccharid 1 | Mono-saccharid 2 | Verknüpfung | Verzweigung | Vorkommen | Funktion |
|---|---|---|---|---|---|---|
| *Bakterien* | | | | | | |
| Murein | D-GlcNAc | D-MurNAc[1] | β 1→4 | — | Zellwand | SK |
| Dextran | D-Glc | — | α 1→6 | α1→3 | Schleime | WB |
| *Pflanzen* | | | | | | |
| Agarose | D-Gal | L-aGal[2] | β 1→4 | α1→3 | Rotalgen (Agar) | WB |
| Carrageenan | D-Gal | — | β 1→3 | α1→4 | Rotalgen | WB |
| Cellulose | D-Glc | — | β 1→4 | — | Zellwand | SK |
| Xyloglucan | D-Glc | D-Xyl (D-Gal, L-Fuc) | β 1→4 | β1→6 (β1→2) | Zellwand (Hemicellulose) | SK<br>SK |
| Arabinan | L-Ara | — | α 1→5 | α1→3 | Zellwand (Pectin) | |
| Amylose | D-Glc | — | α 1→4 | — | Amyloplasten | RK |
| Amylopectin | D-Glc | — | α 1→4 | α1→6 | Amyloplasten | RK |
| Inulin | D-Fru | | β 2→1 | — | Speicherzellen | RK |
| *Tiere* | | | | | | |
| Chitin | D-GlcNAc | — | β 1→4 | | Insekten, Krebse | SK |
| Glycogen | D-Glc | — | α 1→4 | α1→6 | Leber, Muskel | RK |
| Hyaluron-säure | D-GlcUA | D-GlcNAc | β 1→4<br>β 1→3 | — | Bindegewebe | SK,WB |

SK: Struktur-Kohlenhydrat, RK: Reserve-Kohlenhydrat,
WB: wasserbindendes Kohlenhydrat; [1] *N*-Acetylmuraminsäure, [2] 3,6-Anhydro-Galactose

**Abb. 2.3** Polysaccharide

## Glycoproteine und Glycosaminoglycane

### A. Glycoproteine: Formen

Viele Proteine an der Oberfläche der Plasmamembran und die Mehrzahl der sezernierten Proteine tragen kovalent gebundene Oligosaccharid-Reste, die im Endoplasmatischen Retikulum und im Golgi-Apparat posttranslational angefügt werden (S.220). Cytoplasmatische Proteine sind dagegen selten glycosyliert. **Glycoproteine** (Glycane, Glycokonjugate) können mehr als 70% Kohlenhydrat enthalten, im Allgemeinen überwiegt aber der Proteinanteil. Nach der Art der Verknüpfung mit dem Protein kann man die Glycoproteine in zwei Gruppen einteilen: *N*- und *O*-glycosylierte.

Bei *N*-glycosidisch verknüpften Oligosaccharid-Strukturen unterscheidet man zwei Typen, die durch unterschiedliche Biosynthese-Wege entstehen: Bei der Glycosylierung im ER (S.220) wird das Protein zunächst mit einem Oligosaccharid verknüpft, das zusätzlich zu der Kern-Struktur sechs weitere Mannose- und terminal drei Glucose-Reste enthält. Die einfachere Form von Oligosaccharid (**mannosereicher Typ**) entsteht, wenn vom Primärprodukt lediglich die Glucose-Reste abgespalten, jedoch keine neuen Reste angefügt werden. In anderen Fällen werden auch die außerhalb der Kernstruktur befindlichen Mannose-Reste entfernt und durch andere Zucker ersetzt. Auf diese Weise erhält man Oligosaccharide wie die rechts gezeigten (**komplexer Typ**). Häufig enthalten Glycoproteine vom komplexen Typ am äußeren Ende der Struktur *N*-Acetylneuraminsäure-Reste, die den Oligosaccharid-Komponenten negative Ladungen verleihen.

Bestimmte Glycoproteine auf der äußeren Zelloberfläche und große sezernierte Proteine enthalten anstelle *N*-glycosidischer Bindungen zu Asparagin-Resten ***O*-glycosidische** Bindungen zwischen dem Kohlenhydrat-Anteil und Serin- oder Threonin-Resten des Proteins. Diese Verknüpfung ist weniger häufig als die *N*-glycosidische. Sie findet sich z.B. in Mucinen (S.280), die zu 50–80% aus Kohlenhydraten bestehen, oder im membrannahen Bereich des LDL-Rezeptors (S.296). Auch die Disaccharidreste des Collagens (S.364) sind *O*-glycosidisch mit Hydroxylysin-Resten verknüpft.

### B. Oligosaccharid eines Immunglobulins

Als Beispiel für die Kohlenhydrat-Komponente eines Glycoproteins ist die Struktur einer der Oligosaccharid-Ketten des Immunglobulins IgG (S.324) dargestellt. Das Oligosaccharid ist *N-glycosidisch* mit der Amid-Gruppe eines Asparagin-Restes im $F_c$-Teil des Proteins verknüpft.

Das Oligosaccharid im IgG enthält, wie alle *N*-vernüpften Kohlenhydrate, eine T-förmige **Kern-Struktur** aus zwei *N-Acetylglucosamin*- und drei *Mannose*-Resten (farbig hervorgehoben). Hinzu kommen im vorliegenden Fall zwei weitere *N*-Acetylglucosamin-Reste sowie ein *Fucose*- und ein *Galactose-Rest*. Die Verzweigungsarten sind in Glycoproteinen sehr vielfältig. Wir finden hier neben der β1→4-Verknüpfung auch β1→2 sowie α1→3- und α1→6-Brücken.

### C. Hyaluronsäure

Die Glycosaminoglycane, eine Gruppe saurer Heteropolysaccharide, sind als Bestandteil der Proteoglycane wichtige Strukturkomponenten der extrazellulären Matrix (S.366).

**Glycosaminoglycane** enthalten als charakteristische Bausteine *Aminozucker* sowie *Glucuronsäure* oder *Iduronsäure* (S.40). Außerdem sind die meisten Polysaccharide dieser Gruppe in unterschiedlichem Maße mit Schwefelsäure verestert, was ihren sauren Charakter noch verstärkt. Man findet Glycosaminoglycane in freier Form oder als Komponente von Proteoglycanen überall im Organismus.

Die **Hyaluronsäure**, ein relativ einfach gebautes, unverestertes Glycosaminoglycan, besteht aus Disaccharid-Einheiten, in denen *N-Acetylglucosamin* und *Glucuronsäure* abwechselnd β1→4- und β1→3 verknüpft sind. Durch die ungewöhnliche β1→3-Vernüpfung sind Hyaluronsäure-Moleküle, die einige tausend Monosaccharid-Reste enthalten können, helixartig gewunden. Jeweils drei Disaccharid-Einheiten bilden eine Windung der Helix. Die nach außen gerichteten hydrophilen Carboxylat-Gruppen der Glucuronsäure-Reste sind in der Lage, $Ca^{2+}$-Ionen zu binden. Die starke **Hydratisierung** dieser Gruppen befähigt Hyaluronsäure und andere Glycosaminoglycane, Wasser bis zum 10 000-Fachen ihres Eigenvolumens gelartig zu fixieren. Diese Funktion hat Hyaluronsäure zum Beispiel im *Glaskörper* des Auges, der etwa 1% Hyaluronsäure und 98% Wasser enthält.

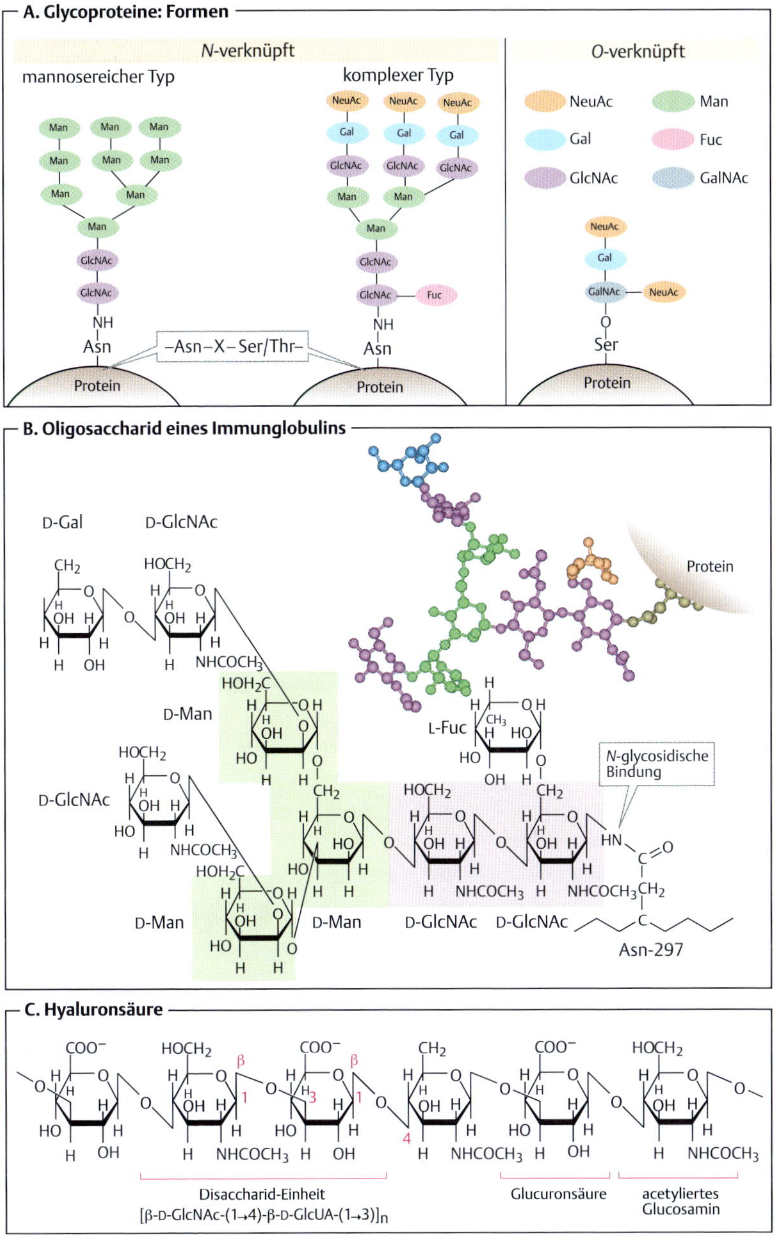


Abb. 2.4 Glycoproteine und Glycosaminoglycane

## Übersicht

**Lipide** sind eine große und heterogene Gruppe von Substanzen biologischen Ursprungs, die sich in organischen Lösungsmitteln wie Methanol, Aceton, Chloroform oder Benzen (Benzol) gut lösen. Dagegen sind sie in Wasser nicht oder nur schlecht löslich. Die geringe Wasserlöslichkeit geht auf einen Mangel an polarisierenden Atomen wie O, N, S oder P zurück.

### A. Einteilung

Die Lipide lassen sich einteilen in *hydrolysierbare*, d. h. unter Wasseraufnahme spaltbare, und in *nicht hydrolysierbare* ▸ Tab. 2.1. Aus der Vielzahl der Lipide können hier nur exemplarische Vertreter genannt werden. Die einzelnen Klassen der Lipide werden auf den Folgeseiten näher behandelt.

### B. Biologische Rolle

1. **Brennstoff**. Lipide sind wichtige Energieträger in der Nahrung. Mengenmäßig stellen sie die bedeutendste Energiereserve (S. 344) der Tiere dar. Vor allem Neutralfette werden als Lipidtröpfchen in spezialisierten Zellen, den *Adipocyten*, gespeichert. Bei Bedarf werden daraus wieder Fettsäuren freigesetzt, die nach dem Transport zu den verbrauchenden Geweben in den Mitochondrien unter Sauerstoff-Verbrauch zu Wasser und Kohlendioxid oxidiert werden. Dabei entstehen reduzierte Coenzyme, die zur ATP-Produktion in der Atmungskette verwendet werden.
2. **Baustoff**. Amphipathische Lipide werden von den Zellen zum Aufbau von Membranen (S. 208) benutzt. Typische Membranlipide sind die Phospholipide, die Glycolipide und das Cholesterol. Fette sind nur schwach amphipathisch und deshalb nicht als Membrankomponenten geeignet.
3. **Isolator**. Lipide sind vorzügliche Isolatoren. In höheren Tieren finden sich Neutralfette zur mechanischen und thermischen Isolierung im subkutanen Gewebe und um verschiedene Organe herum (*Baufett*). Als Hauptbestandteil der Zellmembranen dienen Lipide der mechanischen und elektrischen Isolierung der Zellen gegenüber ihrer Umgebung. Die Undurchlässigkeit von Lipidmembranen für Ionen ermöglicht den Aufbau des Membranpotenzials (S. 118).
4. **Sonderaufgaben**. Bestimmte Lipide haben besondere Aufgaben im Organismus übernommen. Steroide, Eicosanoide und einige Metabolite von Phospholipiden besitzen *Signalfunktion*. Sie dienen als Hormone, Mediatoren und Second-Messenger (S. 430). Andere Lipide bilden *Anker*, die Proteine an Membranen (S. 210) heften. Als lichtempfindliches Lipid spielt das Carotinoid Retinal eine zentrale Rolle im *Sehprozess* (S. 382).

Einige Lipide kann der Mensch nicht selbst bilden. Als **essenzielle Fettsäuren** und als **fettlösliche Vitamine** (S. 408) sind sie unentbehrliche Bestandteile der Nahrung.

**Tab. 2.1 Hydrolysierbare und nicht hydrolysierbare Lipide**

| | Name | Kern | $R_1$ | $R_2$ | $R_3$ |
|---|---|---|---|---|---|
| **hydrolysierbare Lipide** | | | | | |
| **Glycerolipide** | Fett | Glycerol | Ac | Ac | Ac |
| | Phosphatidat | Glycerol | Ac | Ac | (P) |
| | Phosphatid | Glycerol | Ac | Ac | (P)-Aminoalkohol |
| **Sphingolipide** | Ceramide | Sphingosin | Ac | – | |
| | Sphingomyeline | Sphingosin | Ac | (P)-Aminoalkohol | |
| | Cerebroside | Sphingosin | Ac | Zucker | |
| | Ganglioside | Sphingosin | Ac | Oligosaccharid | |
| | Sulfatide | Sphingosin | Ac | Zucker-Sulfat | |
| **andere** | Wachse (Fettsäureester), Sterolester, u. a. | | | | |
| **nicht hydrolysierbare Lipide** | | | | | |
| | Fettsäuren, Alkane, Carotinoide, Lipidalkohole, Sterole, Steroide, Eicosanoide | | | | |

Ac = Acylrest, (P) = Phosphat-Rest

## A. Einteilung

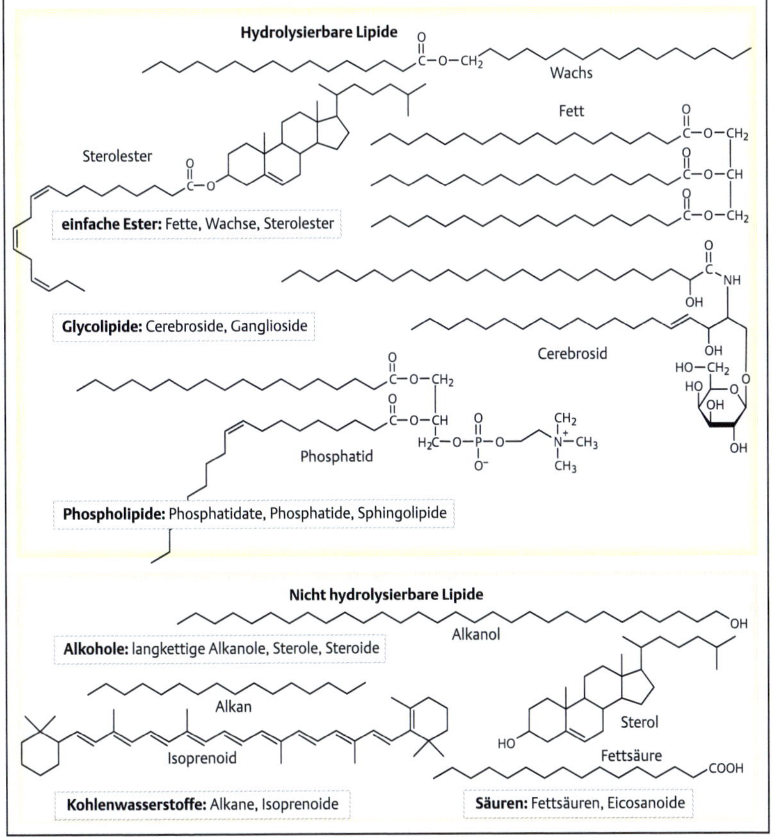


## B. Biologische Rolle

| | Stoff | Funktion |
|---|---|---|
| Brennstoff | Fette, Fettsäuren | Energiespeicher und -lieferant |
| Baustoff | Phospholipide, Sphingolipide und Cholesterol | Membranbestandteil |
| Isolator | Fette<br><br>Phospholipide, Sphingolipide und Cholesterol | mechanisches Polster und thermischer Isolator<br><br>elektrischer Isolator |
| Sonderaufgaben | Steroidhormone, Glycerolipide, Fettsäuren, Eicosanoide,<br>Fettsäuren, Isoprenoide<br>Isoprenoide<br>Retinal | Signalfunktion: Hormon, Mediator, Second-Messenger<br>Membrananker<br>Cofaktor für Enzyme<br>Sehpigment |

**Abb. 2.5** Lipide: Übersicht

## Fettsäuren und Fette

Fettsäuren sind wichtige Bausteine vieler Lipide. Sie können von allen Organismen synthetisiert werden.

### A. Carbonsäuren

Die natürlich vorkommenden **Fettsäuren** sind Carbonsäuren mit unverzweigten Kohlenwasserstoff-Ketten aus 3 bis 24 Kohlenstoff-Atomen. In Fetten und Membranlipiden sind sie mit Alkoholen (Glycerol, Sphingosin oder Cholesterol) verestert. Geringe Mengen von Fettsäuren findet man auch unverestert, z. B. im Blut. Dann werden sie als *freie Fettsäuren* bezeichnet. Da freie Fettsäuren stark amphipathische Eigenschaften (S. 34) haben, liegen sie meist proteingebunden vor (S. 292).

Die Tabelle zeigt die ganze Reihe der aliphatischen Carbonsäuren, die in Pflanzen und Tieren vorkommen. Als Fettsäuren werden Carbonsäuren mit mindestens 3 Kohlenstoff-Atomen bezeichnet. In höheren Pflanzen und Tieren treten vorwiegend längerkettige, unverzweigte Fettsäuren mit 16 und 18 C-Atomen auf, also z. B. **Palmitin**- und **Stearinsäure**. Die Zahl der Kohlenstoff-Atome der natürlichen Fettsäuren ist meist gerade. Dies beruht auf der Tatsache, dass sie aus $C_2$-Bausteinen aufgebaut werden (S. 160).

Manche Fettsäuren enthalten eine oder mehrere *isolierte Doppelbindungen*, sie sind *„ungesättigt"*. Häufig vorkommende **ungesättigte Fettsäuren** sind die **Ölsäure** und die **Linolsäure**. Von den beiden möglichen *cis-trans*-Isomeren (S. 16) kommen in natürlichen Lipiden meist die *cis*-Formen vor; in der E/Z-Nomenklatur sind dies die Z-Formen (S. 16). Verzweigte Fettsäuren finden sich nur in Pflanzen und Bakterien.

Zur genauen Kennzeichnung der Struktur von Fettsäuren verwendet man eine Kurzschreibweise aus mehreren Ziffern, z. B. 18:2;9,12 für Linolsäure. Die erste Ziffer steht für die Zahl an C-Atomen während die zweite die Zahl der Doppelbindungen angibt. Die Positionen der Doppelbindungen folgen hinter dem Semikolon. Wie üblich beginnt die Zählung am Kohlenstoff mit der höchsten Oxidationsstufe (d. h. die Carboxy-Gruppe entspricht C-1). Auch die Verwendung von griechischen Buchstaben ist verbreitet ($\alpha$ = C-2, $\beta$ = C-3, $\omega$ = letztes C, $\omega$3 = drittes C von hinten).

Auf Grund unterschiedlichen Verhaltens im Stoffwechsel werden die Fettsäuren häufig in **kurzkettige** ($C_3$–$C_6$), **mittelkettige** ($C_8$–$C_{10}$), **langkettige** ($C_{12}$–$C_{18}$) und **sehr langkettige** ($> C_{18}$) eingeteilt.

**Essenzielle Fettsäuren** müssen mit der Nahrung zugeführt werden, weil der Mensch sie nicht bilden kann. Es handelt sich um mehrfach ungesättigte Fettsäuren, und zwar um die $C_{20}$-Fettsäure **Arachidonsäure** (20:4;5,8,11,14) und die beiden $C_{18}$-Säuren **Linolsäure** (18:2;9,12) und **Linolensäure** (18,3;9,12,15). Der tierische Organismus benötigt Arachidonsäure zur Synthese von *Eicosanoiden* (S. 454). Da er zwar fähig ist, Fettsäuren um $C_2$-Einheiten zu verlängern, aber keine Doppelbindungen in den hinteren Teil der Fettsäuren einführen kann (nach C-9), muss Arachidonsäure mit der Nahrung aufgenommen werden. Da sich Linol- und Linolensäure in Arachidonsäure umwandeln lassen, können sie die Arachidonsäure in der Nahrung ersetzen. Den sog. **$\omega$-3-Fettsäuren**, zu denen neben der pflanzlichen *Linolensäure* auch *Docosohexaensäure* (22,6; 4,7,10,13,16,19) und *Eicosapentaensäure* (20,5; 5,8,11,14,17) aus Fischölen gehören, werden besondere gesundheitsfördernde Eigenschaften zugeschrieben.

### B. Struktur der Fette

**Fette** sind Ester des dreiwertigen Alkohols *Glycerol* mit drei *Fettsäuren*. Wenn eine einzelne Fettsäure mit Glycerol verestert ist, spricht man von einem **Monoacylglycerol** (Fettsäure-Rest = Acyl-Rest). Formal kommt man durch Veresterung mit weiteren Fettsäuren über **Diacylglycerol** zum **Triacylglycerol**, dem eigentlichen Fett (alter Ausdruck: *„Triglycerid"*). Da Triacylglycerole keine Ladung tragen, spricht man auch von *Neutralfetten*.

Die drei Acyl-Reste eines Fettmoleküls können sich in ihrer Kettenlänge und der Zahl der Doppelbindungen unterscheiden. Daraus resultiert eine große Zahl an Kombinationsmöglichkeiten für einzelne Fettmoleküle. Aus biologischem Material extrahiert, stellen Fette daher immer Gemische sehr ähnlicher Verbindungen dar, die sich in den Fettsäure-Resten unterscheiden. Nahrungsfette enthalten besonders häufig Palmitin-, Stearin-, Öl- und Linolsäure. In Fetten finden sich ungesättigte Fettsäuren meist am mittleren C-Atom des Glycerols.

Die Länge der Fettsäure-Reste und die Zahl ihrer Doppelbindungen beeinflussen den Schmelzpunkt der Fette. Er ist umso niedriger, je kürzer die Fettsäure-Reste sind und je mehr Doppelbindungen sie enthalten. Fette, die bei Zimmertemperatur flüssig sind, werden als **Öle** bezeichnet, z. B. Olivenöl.

## A. Carbonsäuren

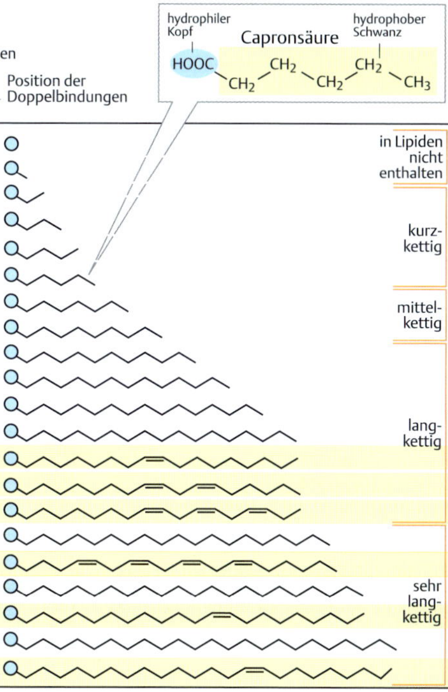


| Name | Anzahl der C-Atome : Anzahl der Doppelbindungen | Position der Doppelbindungen | |
|---|---|---|---|
| Ameisensäure | 1:0 | | in Lipiden nicht enthalten |
| Essigsäure | 2:0 | | in Lipiden nicht enthalten |
| Propionsäure | 3:0 | | kurzkettig |
| Buttersäure | 4:0 | | kurzkettig |
| Valeriansäure | 5:0 | | kurzkettig |
| Capronsäure | 6:0 | | kurzkettig |
| Caprylsäure | 8:0 | | mittelkettig |
| Caprinsäure | 10:0 | | mittelkettig |
| Laurinsäure | 12:0 | | langkettig |
| Myristinsäure | 14:0 | | langkettig |
| Palmitinsäure | 16:0 | | langkettig |
| Stearinsäure | 18:0 | | langkettig |
| Ölsäure | 18:1; | 9 | langkettig |
| ▶ Linolsäure | 18:2; | 9,12 | langkettig |
| ▶ Linolensäure | 18:3; | 9,12,15 | langkettig |
| Arachinsäure | 20:0 | | sehr langkettig |
| ▶ Arachidonsäure | 20:4; | 5,8,11,14 | sehr langkettig |
| Behensäure | 22:0 | | sehr langkettig |
| Erucasäure | 22:1; | 13 | sehr langkettig |
| Lignocerinsäure | 24:0 | | sehr langkettig |
| Nervonsäure | 24:1; | 15 | sehr langkettig |

▶ für den Menschen essenzielle Fettsäuren

## B. Struktur der Fette

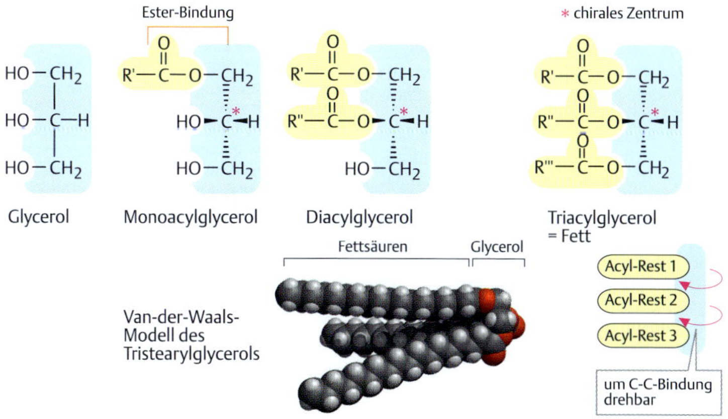


Abb. 2.6 Fettsäuren und Fette

## Glycerolipide

Die meisten Lipide im menschlichen Körper sind zusammengesetzte Verbindungen und liegen als Ester von Fettsäuren mit Alkoholen vor. Ihre Benennung folgt diesen Strukturbausteinen. So gehören alle Lipide, die den dreiwertigen Alkohol Glycerol enthalten, zu den **Glycerolipiden**. Wenn der Grundbaustein statt des Glycerols ein Sphingosin ist, spricht man von **Sphingolipiden** (S. 52).

Am Glycerol und Sphingosin können nicht nur Fettsäure-Reste hängen. Öfter noch sind es zusätzlich Phosphat-Gruppen oder Kohlenhydrate. Diese Lipide bezeichnet man dann auch als **Phospholipide** oder **Glycolipide**.

### A. Struktur der Glycerolipide

**Fette** (Triacylglycerole; **1**) sind Ester des Glycerols mit drei Fettsäuren. Als wichtige Energieträger sind sie intrazellulär vorwiegend in Form von Fetttröpfchen gespeichert. Zum Transport sind die unpolaren Fette an Protein gebunden, im Blut z. B. im hydrophoben Inneren von Lipoproteinen (S. 294).

**Phospholipide** sind die Hauptbestandteile biologischer Membranen (S. 208). Ihr gemeinsames Merkmal ist ein Phosphat-Rest, der mit der Hydroxy-Gruppe an C-3 eines Diacylglycerols oder Acyl-Sphingosins verestert ist. Wegen der Phosphat-Gruppe tragen die Phospholipide bei neutralem pH mindestens eine negative Ladung. Zu den Phospholipiden zählen die im Folgenden genannten Glycerophospholipide sowie die Sphingophospholipide der Folgeseite.

Die einfachsten Phospholipide sind Phosphorsäureester des Diacylglycerols, die **Phosphatidate** (Anionen der Phosphatidsäuren; **2**). Sie stellen wichtige Zwischenprodukte bei der Biosynthese der Fette und Phospholipide (S. 164) dar. Phosphatidate können auch aus Phospholipiden durch die Wirkung von *Phospholipasen* freigesetzt werden.

Von den Phosphatidaten (Rest = Phosphatidyl-) lassen sich die **Phosphatide** (**3**) und andere Phospholipide ableiten. Bei den Phosphatiden ist am Phosphat-Rest ein Alkohol über eine Esterbindung angefügt. Der Phosphat-Rest kann mit einem *Aminoalkohol* (**Cholin**, **Ethanolamin** oder **Serin**) oder mit dem Cyclohexan-Derivat ***myo*-Inositol** verestert sein. Als wichtigstes Beispiel einer solchen Verbindung ist das **Phosphatidylcholin** (**Lecithin**, **Ptd-Cholin**; **4**) gezeigt.

Sind zwei Phosphatidyl-Reste mit einem Glycerol verknüpft, kommt man zum **Cardiolipin** (Diphosphatidyl-Glycerol; **6**), einem Phospholipid, das nur in der inneren Mitochondrien-Membran vorkommt.

Die stark amphipathischen **Lysophospholipide** (**5**) entstehen aus Phospholipiden durch enzymatische Abspaltung eines Acyl-Restes. Die hämolytische Wirkung von Bienen- und Schlangengiften beruht zum Teil auf dieser Reaktion.

**Phosphatidylcholin** (**Lecithin**; **4**) ist das häufigste Phospholipid in Membranen. Seine oberflächenaktiven Eigenschaften machen es zu einem wichtigen Bestandteil des *Lungen-Surfactants* für die Entfaltung und andauernde Funktion der Lunge. **Phosphatidylethanolamin** (*Cephalin*) trägt statt des Cholins einen Ethanolamin-Rest, **Phosphatidylserin** einen Serin-Rest. Im **Phosphatidylinositol** ist Phosphatidat mit dem zyklischen Polyalkohol *myo*-Inositol verestert. Ein zweifach phosphoryliertes Derivat dieses Phospholipids, das *Phosphatidylinositol-4,5-bisphosphat*, ist ein besonderer Membranbestandteil, der durch enzymatische Spaltung in zwei *Second-Messenger* übergehen kann, das **Diacylglycerol** (*DAG*) und das **Inositol-1,4,5-trisphosphat** (*InsP*$_3$) (S. 422).

Eine besondere Gruppe von Phospholipiden sind die **Plasmalogene** (**7**). Sie ähneln dem Lecithin oder Cephalin, tragen aber statt der Fettsäure an C-1 des Glycerols einen *ungesättigten Fettalkohol in Etherbindung*. Plasmalogene und weitere **Etherphospholipide** mit einem gesättigten Fettalkohol in Etherbindung machen zusammen etwa 18 % aller Phospholipide des Menschen aus. Sie zeigen eine gewebespezifische Verteilung und finden sich z. B. in den Membranen von Myelinscheiden. Bestimmte Plasmalogene spielen eine Rolle als **Plättchen-aktivierender Faktor** (PAF).

Außer der negativen Ladung des Phosphat-Restes tragen einige Phospholipide weitere Ladungen. Phosphatidylcholin und Phosphatidylethanolamin sind am N-Atom des Aminoalkohols positiv geladen. Nach außen erscheinen diese beiden Phosphatide deshalb neutral. Dagegen sind Phosphatidylserin mit einer positiven und einer negativen Ladung im Serin-Rest und Phosphatidylinositol (ohne zusätzliche positive Ladung) wegen des Phosphat-Restes insgesamt negativ geladen. Dies spielt für die Positionierung innerhalb der Membran (S. 208) eine Rolle.

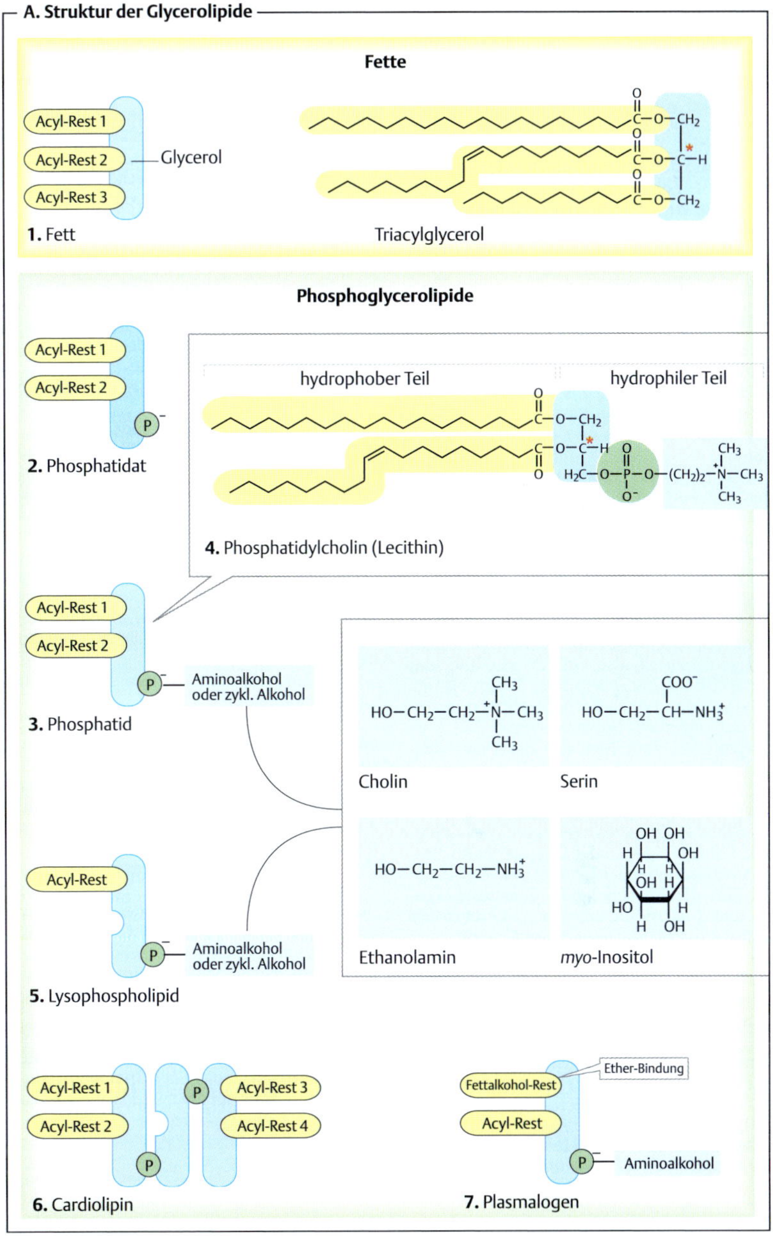


**Abb. 2.7** Glycerolipide

## Sphingolipide

Neben den Phosphoglycerolipiden (S. 50) sind auch *Sphingolipide* wichtige Membranlipide. Sie kommen in auffällig großen Mengen in den Membranen von Nervenzellen im Gehirn und Nervengewebe vor. In ihrer Struktur weichen Sphingolipide von den bisher besprochenen Membranlipiden ab: Die Aufgabe des Glycerols und eines der Fettsäure-Reste übernimmt *Sphingosin*, ein Aminodialkohol mit einer ungesättigten, langen Seitenkette. Das Sphingosin entspricht in etwa also einem Monoacylglycerol.

### A. Struktur der Sphingolipide

**Sphingosin** (**1**) bildet den Grundbaustein der Sphingolipide. Es ist eine ungesättigte, zweifach hydroxylierte Kohlenstoffverbindung mit langem aliphatischem Rest. Die $C_{18}$-Verbindung wird aus Serin und Palmityl-CoA aufgebaut.

**Ceramid** (**2**). Wird Sphingosin mit einer einzigen Fettsäure amidartig verknüpft, heißt die entstehende Verbindung Ceramid. Sie ist der Vorläufer aller Sphingolipide.

Unter den **Phosphosphingolipiden** (**3**) ist das **Sphingomyelin** (**4**) das mengenmäßig wichtigste Phosphosphingolipid in Membranen. Es entsteht aus Ceramid durch Einfügen einer Phosphatgruppe und eines Cholin-Restes. Sphingomyelin ist also ein Phospholipid, das dem Lecithin (S. 50) entspricht. Seinen Namen hat es von den hohen Konzentrationen in den Myelinscheiden des Nervensystems.

**Glycolipide** enthalten, wie der Name ausdrückt, Kohlenhydrat-Reste. Sie kommen in allen Geweben vor und zwar vorwiegend auf der Außenseite der Plasmamembran. An dem Ceramid-Rest (Sphingosin + Fettsäure) der Glycolipide hängen Mono- oder Oligosaccharid-Reste. Den Glycolipiden fehlt dagegen der Phosphat-Rest der Phospholipide. *Galactosyl-Ceramid* und *Glucosyl-Ceramid*, sog. **Cerebroside** (**5**) sind einfache Vertreter dieser Gruppe.

Cerebroside, die am Zucker mit Schwefelsäure verestert sind, bezeichnet man als **Sulfatide** (**6**). Sie werden besonders in Oligodendrocyten im ZNS synthetisiert.

**Ganglioside** (**7**) mit einer verzweigten Kette aus mehreren Monosacchariden sind die komplexesten Glycolipide. Ihr charakteristischer Bestandteil ist die *N-Acetyl-Neuraminsäure* (S. 40) (NeuAc, Sialinsäure;).

Glycolipide auf der Zellmembran (S. 208) bilden zusammen mit Glycoproteinen eine hydrophile Schicht, die als *Glycocalyx* (S. 220) bezeichnet wird. Unter anderem schützt sie die Zellen vor Verdauung und gegen die unerwünschte Aufnahme lipophiler Substanzen. Die Vielfalt der Glycolipide auf der Plasmamembran dient auch der Zellerkennung und ist verantwortlich für die Ausbildung der verschiedenen *Blutgruppen* A, B und 0 (S. 310). Glycolipide auf der Zelloberfläche werden auch von *Viren* und bakteriellen *Toxinen*, z. B. *Choleratoxin*, als spezifische Bindungsstellen genutzt, um in die Zellen einzudringen.

Krankheiten als Folge einer Störung im Stoffwechsel der Phospholipide sind – wahrscheinlich wegen ihrer zentralen Rolle in Membranen – nicht bekannt. Dagegen gibt es eine Reihe von **Sphingolipidosen**, bei denen der Abbau der Sphingolipide gestört ist, so dass sich diese anreichern. Betroffen sind besonders Nervenzellen.

Der Abbau der Sphingolipide findet durch spezifische Hydrolasen in den Lysosomen (S. 228) statt. Als erstes wird die Kohlenhydratkette der Glycolipide stufenweise verkürzt. Dazu werden außer Enzymen noch **Sphingolipid-Aktivatorproteine** (SAPs) benötigt, in deren Gegenwart die Glycosidasen erst aktiv werden. Vom Sphingomyelin wird durch eine *Sphingomyelinase* der Phosphocholin-Rest abgespalten. Das entstehende Ceramid wird dann durch eine *Ceramidase* in Sphingosin und Fettsäure zerlegt.

Von den vielen Krankheiten seien hier nur einige erwähnt:

Bei dem **Tay-Sachs-Syndrom** (*Sandhoff-Erkrankung, $GM_2$-Gangliosidose*) ist das Enzym *Hexosaminidase* in seiner Aktivität vermindert oder fehlt. Es löst die glycosidische Bindung von N-Acetyl-Glucosamin und -Galactosamin an Gangliosiden. Wegen der Ablagerung von nicht abgebauten Gangliosiden kommt es zu einer Degeneration des Nervensystems.

Bei **Morbus Gaucher** (Cerebrosidose) (S. 168) ist die β-Glucosidase defekt, die Glucosylceramid zu Ceramid und Glucose spaltet. Das Enzym benötigt das Aktivatorprotein SAP-C. Als Folge der Störung reichern sich Glucosylceramide in Zellen des Monocyten-Makrophagensystems an.

Bei der **Niemann-Pick-Erkrankung** ist die *Sphingomyelinase* oder ihr Aktivatorprotein SAP-C betroffen, sodass sich Sphingomyelin in Monocyten, Makrophagen und Histiocyten anhäuft.

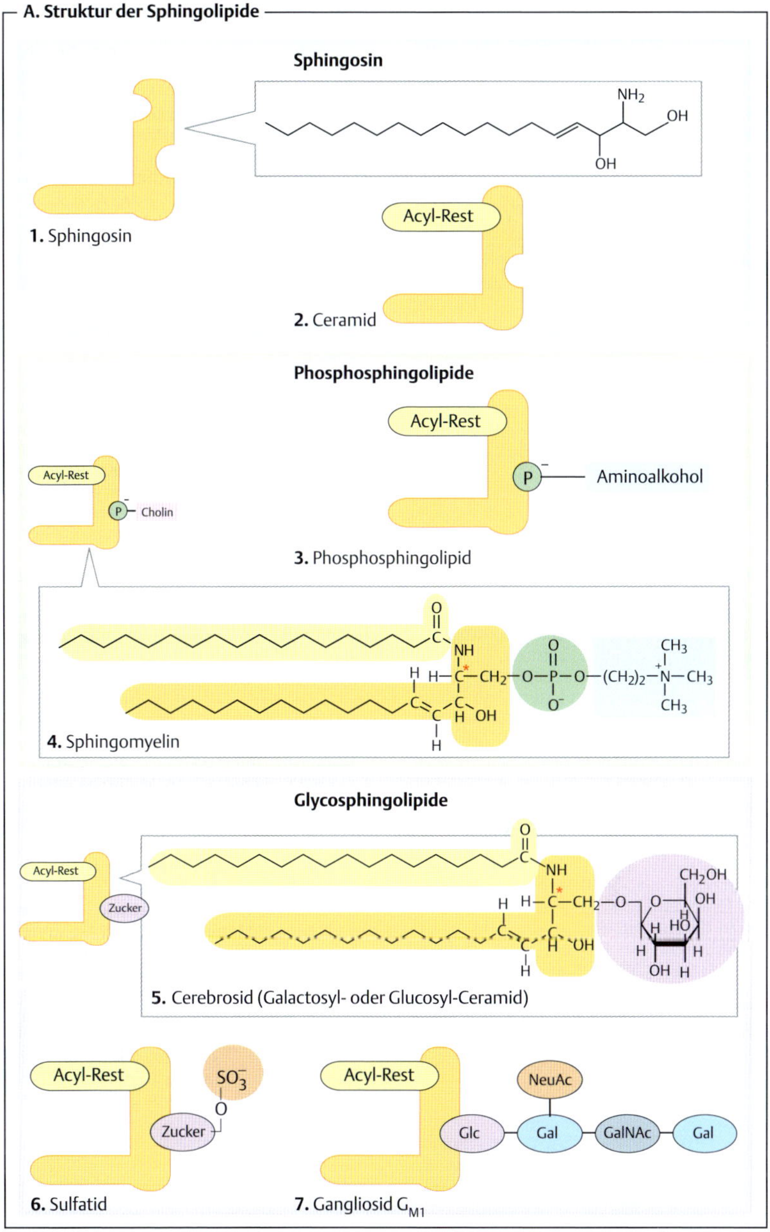


Abb. 2.8 Sphingolipide

## Isoprenoide

### A. Acetyl-CoA als Grundbaustein der Lipide

Obwohl die im pflanzlichen und tierischen Organismus vorkommenden Lipide in vielen verschiedenen Formen auftreten, hängen sie doch biogenetisch eng zusammen: Sie entstehen alle aus **Acetyl-CoA**, der „aktivierten" Essigsäure" (S. 98).

1. Vom Acetyl-CoA führt ein Hauptweg zu den aktivierten Fettsäuren (**Acyl-CoA**), s. Details (S. 154). Daraus werden dann *Fette*, *Phospholipide* und *Glycolipide* aufgebaut und besondere Fettsäure-Derivate gebildet. In Tieren und den meisten Pflanzen herrscht dieser Weg mengenmäßig vor.
2. Der zweite Weg führt vom Acetyl-CoA zu **Isopentenyldiphosphat**, dem *„aktiven Isopren"*, welches der Grundbaustein der **Isoprenoide** ist. Seine Biosynthese wird im Zusammenhang mit der des Isoprenoids Cholesterol besprochen (S. 166).

### B. Isoprenoide

Die Isoprenoide leiten sich von einem gemeinsamen Baustein ab, dem **Isopren** (2-Methyl-1,3-butadien), einer methylverzweigten Verbindung mit fünf C-Atomen. Gasförmiges Isopren wird von vielen Bäumen in die Atmosphäre abgegeben, wo es zur Entgiftung von Hydroxylradikalen (S. 300) beiträgt.

Aktiviertes Isopren, das *Isopentenyldiphosphat*, wird von Pflanzen und Tieren zur Biosynthese von linearen und zyklischen Oligo- und Polymeren verwendet. Bei den hier aufgeführten Isoprenoiden, die nur eine kleine Auswahl darstellen, ist jeweils die Zahl der Isopren-Einheiten (I) angegeben.

Vom aktiven Isopren führt der Stoffwechselweg durch Dimerisierung zu aktivem **Geraniol** (I = 2) und weiter zu aktivem **Farnesol** (I = 3). Hier verzweigt sich die Biosynthese der Isoprenoide. Eine weitere Verlängerung des Farnesols führt zu Ketten mit wachsender Zahl an Isopren-Einheiten, zu **Phytol** (I = 4), **Dolichol** (I = 14–24) und schließlich auch zu **Kautschuk** (I = 700–5 000). Dagegen leitet eine „Kopf-an-Kopf"-Verknüpfung des Farnesols zum **Squalen** (I = 6) über, das durch Zyklisierung zu **Cholesterol** (I = 6) und dann weiter zu den anderen **Steroiden** umgewandelt werden kann.

Die Fähigkeit, bestimmte Isoprenoide zu bilden, ist meist auf wenige Pflanzen- oder Tierarten beschränkt. So wird Kautschuk nur von einigen Pflanzenarten gebildet, darunter dem Gummibaum (*Hevea brasiliensis*). Einige Isoprenoide, die der tierische Organismus für den Stoffwechsel benötigt aber nicht selbst aufbauen kann, sind Vitamine: ***Vitamin A, D, E*** und ***K*** gehören zu dieser Gruppe. Wegen seiner strukturellen und funktionellen Verwandtschaft mit den Steroidhormonen (S. 440) wird die wirksame Form von Vitamin D, das *Calcitriol*, heute meist den Hormonen zugeordnet, denn die Biosynthese seiner Vorstufe *Calciol* (= Vitamin $D_3$) ist bei ausreichender Belichtung mit UV-Strahlung auch im Menschen möglich.

Der Isoprenstoffwechsel von Pflanzen ist sehr vielfältig. Aus Isopren können viele Arten von Duftstoffen und ätherischen Ölen aufgebaut werden. Als Beispiele sind **Menthol** (I = 2), **Campher** (I = 2) und **Citronellol** (I = 2) gezeigt. Diese $C_{10}$-Verbindungen gehören zu den *Monoterpenen*. Analog bezeichnet man Verbindungen aus drei Isopren-Einheiten (I = 3) als *Sesquiterpene* und die Steroide (I = 6) als *Triterpene*.

Isoprenoide mit Hormon und Signalfunktion bilden eine wichtige Gruppe: Dazu gehören die **Steroidhormone** (I = 6) und **Retinoat** (Anion der Retinsäure; I = 3) in Wirbeltieren, sowie die *Juvenilhormone* (I = 3) in Arthropoden. Auch einige Pflanzenhormone zählen zu den Isoprenoiden, z. B. *Cytokinine*, *Abscisinsäure* und *Brassinosteroide*.

Isopren-Ketten werden manchmal als *„Lipidanker"* benutzt, um Moleküle an einer Membran zu fixieren. Chlorophyll z. B. trägt als Lipidanker einen *Phytyl*-Rest (I = 4). Coenzyme mit Isoprenoidanker unterschiedlicher Länge sind **Ubichinon** (Coenzym Q; I = 6–10), *Plastochinon* (I = 9) und **Phyllochinon** (Vitamin $K_1$; I = 4). Auch Proteine (S. 210) können durch *Isoprenylierung* in Membranen verankert werden.

In einigen Fällen wird der Isoprenrest als Element benutzt, um Moleküle chemisch abzuwandeln. Als Beispiel sei das ***N*$^6$-Isopentenyl-AMP** erwähnt, das als modifizierter Baustein in tRNA (S. 76) vorkommt.

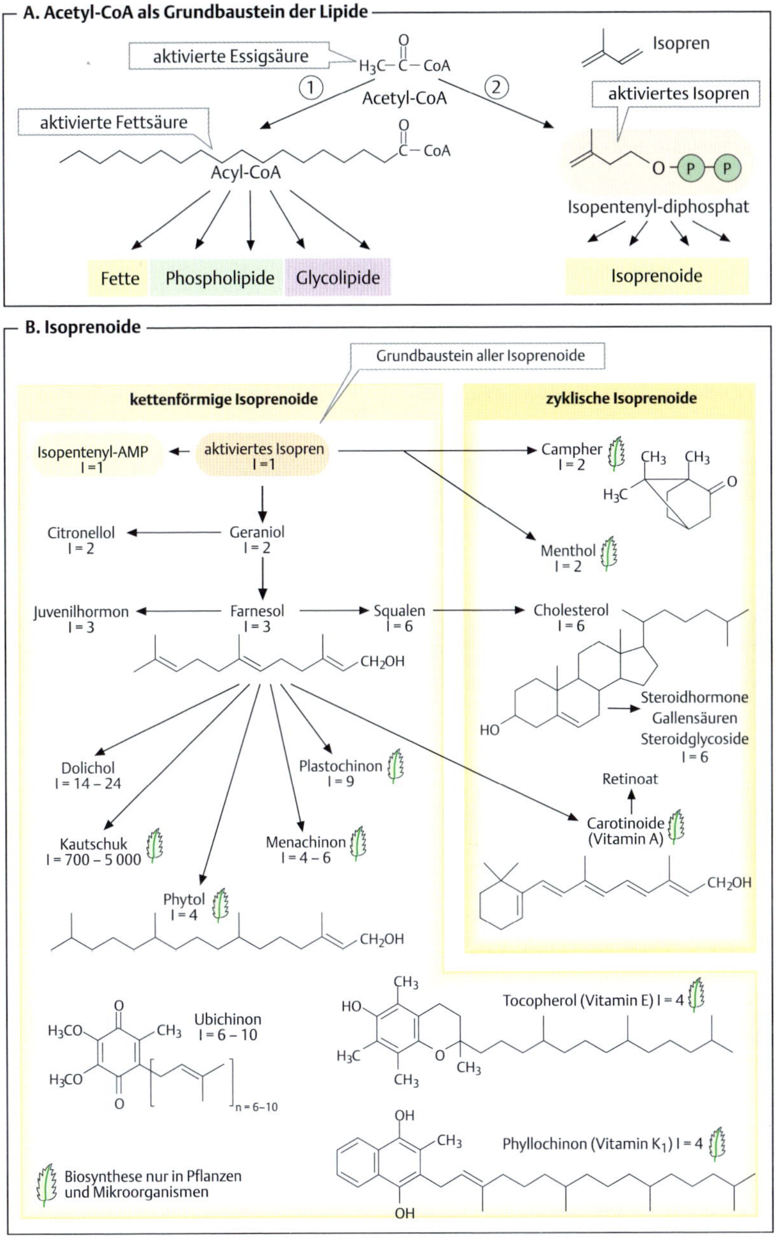


Abb. 2.9 Isoprenoide

## Steroide

Die drei wichtigsten Gruppen von Steroiden sind die *Sterole*, die *Gallensäuren* und die *Steroidhormone*. Daneben finden sich besonders in Pflanzen Verbindungen mit Steroidstruktur, die durch ihre pharmakologische Wirkung auffallen: *Steroidalkaloide*, *Digitaloide* und *Saponine*.

### A. Steroid-Grundkörper

Den Steroiden gemeinsam ist ein Molekülkern, der aus vier gesättigten Ringen besteht und **Steran** heißt. (Als *Gonan* bezeichnet man Sterane, bei denen die Ringe B und C sowie die Ringe C und D jeweils *trans*-ständig verbunden sind.) Manche Steroide tragen am Ende des Steroidkerns noch eine Seitenkette, wie wir sie beim **Cholestan** sehen, dem Grundkörper der Sterole.

### B. Steroide

▸ **Sterole.** Sterole sind *Steroidalkohole*. Sie tragen an C-3 eine β-ständige Hydroxygruppe und besitzen eine oder mehrere Doppelbindungen in Ring B und der Seitenkette; weitere Sauerstoff-Funktionen wie Carbonyl- oder Carboxygruppen fehlen.

Das wichtigste tierische Sterol ist das **Cholesterol** (alter Ausdruck: Cholesterin). In Pflanzen und Mikroorganismen findet man statt des Cholesterols eine größere Vielfalt ähnlicher Sterole, z. B. das ***Ergosterol***, das *β-Sitosterol* und das *Stigmasterol*.

Cholesterol kommt in allen tierischen Geweben vor, besonders im Nervengewebe. Es ist ein wesentlicher Bestandteil der zellulären Membranen, in denen es die Fluidität regelt (S. 208). Speicher- und Transportform des Cholesterols sind seine Ester mit Fettsäuren. In den Lipoproteinen (S. 294) kommen Cholesterol und seine Fettsäureester mit anderen Lipiden vergesellschaftet vor. Cholesterol (S. 294) ist Bestandteil der *Galle* (S. 334) und findet sich in vielen *Gallensteinen*. Seine Biosynthese (S. 166), Stoffwechsel und Transport werden an anderer Stelle behandelt.

Besondere Bedeutung haben die cholesterolreichen *Lipoproteine* vom Typ LDL für die Entstehung von *Arteriosklerose*, bei der sich im Zusammenhang mit einem zu hohen Cholesterolplasmaspiegel arterielle Gefäßwände verändern. Ernährungsphysiologisch wichtig ist, dass pflanzliche Nahrung arm an Cholesterol ist. Tierische Kost kann dagegen viel Cholesterol enthalten, das besonders in Butter, Eigelb, Fleisch, Leber und Gehirn vorkommt.

▸ **Gallensäuren.** Aus Cholesterol werden in der Leber die *Gallensäuren* (S. 334) gebildet. Man kann ihre Struktur vom Cholesterol ableiten. Charakteristisch ist die um drei C-Atome verkürzte Seitenkette, deren letztes C-Atom zur Carboxygruppe oxidiert ist. Die Doppelbindung in Ring B ist reduziert und die Ringe A und B stehen *cis*-ständig (S. 334) zueinander. Am Steroidkern finden sich eine bis drei α-ständige Hydroxygruppen und zwar in den Positionen 3, 7 und 12. Gallensäuren halten das Cholesterol der Galle als Micellen in Lösung und fördern im Dünndarm die Verdauung von Lipiden (S. 286). **Cholsäure** und **Chenodesoxycholsäure** sind *primäre Gallensäuren*, die von der Leber gebildet werden. Ihre Dehydroxylierung an C-7 durch Mikroorganismen der Darmflora führt zu den beiden *sekundären Gallensäuren* **Lithocholsäure** und **Desoxycholsäure.**

▸ **Steroidhormone.** Mengenmäßig von geringer, aber physiologisch von großer Bedeutung ist die Umwandlung des Cholesterols in die *Steroidhormone* (S. 440). Diese bilden eine Gruppe von lipophilen Signalstoffen, die u. a. den Stoffwechsel, das Wachstum und die Reproduktion steuern.

Der Mensch besitzt sechs Familien von Steroidhormonen, deren wichtigste Vertreter das **Progesteron**, **Cortisol**, **Aldosteron**, **Testosteron**, **Estradiol** und **Calcitriol** (alter Ausdruck: Calciferol, Vitamin D-Hormon) sind. Diese Steroide tragen, mit Ausnahme des Calcitriols, entweder gar keine oder nur eine kurze, aus zwei C-Atomen bestehende Seitenkette. Charakteristisch ist eine Oxogruppe an C-3 und die dazu konjugierte Doppelbindung an C-4/C-5 in Ring A. Unterschiede finden sich in den Ringen C und D. Estradiol ist in Ring A aromatisch, seine Hydroxygruppe an C-3 hat deshalb phenolischen Charakter. Calcitriol weicht von den übrigen Wirbeltier-Steroidhormonen ab, es enthält noch das ganze C-Gerüst des Cholesterols, ist aber durch die lichtabhängige Öffnung des Ringes B zu einem sogenannten „*Secosteroid*" (Steroid mit geöffnetem Ring) abgewandelt.

**Ecdyson** ist das Steroidhormon der Arthropoden. Man kann in ihm eine frühe Form der Steroidhormone sehen. Auch in Pflanzen kommen Steroide mit Signalfunktion vor.

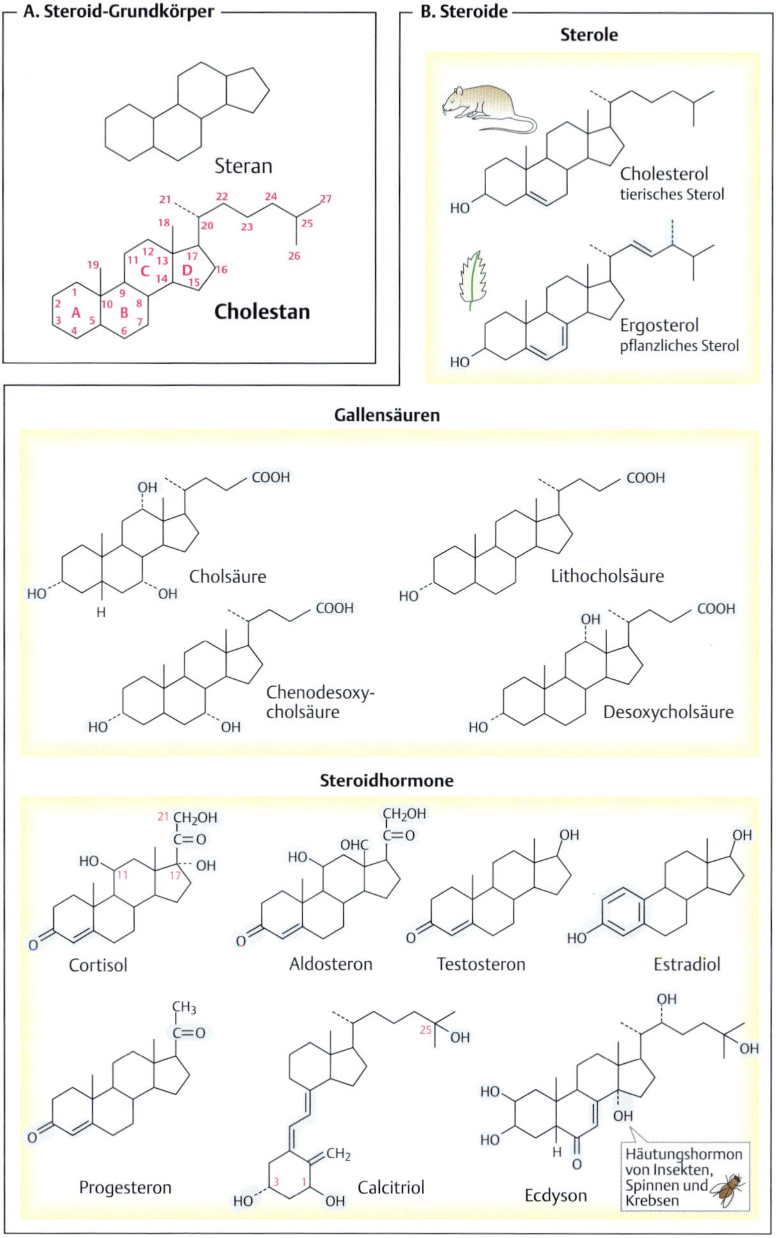


Abb. 2.10 Steroide

## Eigenschaften

### A. Aminosäuren

Die Aminosäuren (Aminocarbonsäuren) bilden eine wichtige Gruppe von Biomolekülen mit vielfältigen Aufgaben (**B**). Je nach Stellung der Aminogruppe unterscheidet man α-, β- und γ-Aminosäuren Die natürlichen Aminosäuren gehören überwiegend zu den α-Aminosäuren (2-Aminocarbonsäuren). Sie bilden u. a. die Bausteine der Peptide und Proteine. Seltener sind β-Aminosäuren (z. B. β-Alanin) und γ-Aminosäuren wie GABA (S. 376). Sie erfüllen besondere Funktionen, z. B. als Bestandteile von Biomolekülen oder als Neurotransmitter.

### B. Funktionen

Die α-Aminosäuren dienen in erster Linie als **Bausteine von Peptiden und Proteinen**. Im genetischen Code (S. 258) sind 20 verschiedene Aminosäuren berücksichtigt. Nur diese *proteinogenen Aminosäuren* (S. 60) sind regelmäßig in Proteinen zu finden. Einige Aminosäuren werden nach ihrem Einbau in Proteine (posttranslational) weiter verändert (S. 62). Auch in **Lipiden** können Aminosäuren oder ihre Derivate als Bausteine enthalten sein, z. B. Serin in Phospholipiden und Glycin in Gallensalzen. Einige Aminosäuren wirken selbst als **Neurotransmitter** (S. 376), während andere als Vorstufen für Neurotransmitter (S. 380), Mediatoren oder Hormone (S. 450) fungieren.

Aminosäuren sind zudem wichtige oder sogar essenzielle Bestandteile der Nahrung (S. 398). Bestimmte Aminosäuren sind **Vorstufen** für andere Metabolite, z. B. für Glucose in der Gluconeogenese, für Purin- und Pyrimidinbasen, für Häm und für andere Moleküle. Einige nicht proteinogene Aminosäuren fungieren als Intermediate beim Auf- und Abbau anderer proteinogener Aminosäuren (S. 184) oder als Zwischenprodukte in anderen Stoffwechselwegen (S. 126).

### C. Enantiomere

α-Aminosäuren tragen am C-Atom 2 ($C_\alpha$) vier verschiedene Substituenten. Das α-Atom stellt deshalb ein *chirales Zentrum* (S. 16) dar, d. h. es gibt zwei verschiedene **Enantiomere** (L- und D-Aminosäuren). Unter den proteinogenen Aminosäuren ist nur Glycin *nicht* chiral (R = H). In der Natur findet man fast ausschließlich **L-Aminosäuren**. D-Aminosäuren kommen nur in Bakterien vor, z. B. im *Murein* (als Zellwandbaustein) oder in *Peptid-Antibiotika* (S. 264).

Zur Formeldarstellung chiraler Zentren in Biomolekülen dient die sog. **Fischer-Projektion** (Mitte). Sie leitet sich aus der 3D-Struktur wie folgt ab: Zunächst dreht man den Tetraeder so, dass die am höchsten oxidierte Gruppe (hier die Carboxylat-Gruppe) oben steht. Dann dreht man weiter, bis die Verbindungslinie von $COO^-$ und R (rot) in die Papierebene fällt. Bei L-Aminosäuren steht dann die $NH_3^+$-Gruppe links, bei D-Aminosäuren rechts.

### D. Dissoziationskurve des Histidins

Alle Aminosäuren besitzen mindestens zwei ionisierbare Gruppen, ihr Ladungszustand hängt deshalb vom pH-Wert (S. 24) ab. Die COOH-Gruppen am α-C-Atom sind mit $pK_a$-Werten zwischen 1,8 und 2,8 saurer als die einfacher Monocarbonsäuren. Die Basizität der α-Amino-Funktion ist ebenfalls unterschiedlich, ihre $pK_a$-Werte liegen je nach Aminosäure zwischen 8,8 und 10,6. Saure und basische Aminosäuren tragen auch in der Seitenkette ionisierbare Gruppen, deren $pK_a$-Werte in der Abbildung (S. 61) angegeben sind.

Als Beispiel für die pH-Abhängigkeit des Ladungszustandes von Aminosäuren betrachten wir die proteinogene Aminosäure **Histidin**. Außer der Carboxy- und der Amino-Gruppe am α-C-Atom mit $pK_a$-Werten von 1,8 bzw. 9,2 finden wir in der Seitenkette einen *Imidazol-Rest* mit einem $pK_a$-Wert von 6,0. Mit steigendem pH ändert sich deshalb die Nettoladung (Summe von positiven und negativen Ladungen) von + 2 nach –1. Bei pH 7,6 verschwindet die Nettoladung ganz, obwohl das Molekül hier zwei fast vollständig ionisierte Gruppen enthält. Diesen pH-Wert nennt man den **isoelektrischen Punkt**.

Am isoelektrischen Punkt ist Histidin **zwitterionisch**, weil es anionische *und* kationische Eigenschaften hat. Bei neutralem pH-Wert liegen auch die meisten anderen Aminosäuren zwitterionisch vor. Peptide und Proteine haben ebenfalls isoelektrische Punkte, die je nach Aminosäure-Zusammensetzung sehr unterschiedlich sein können.

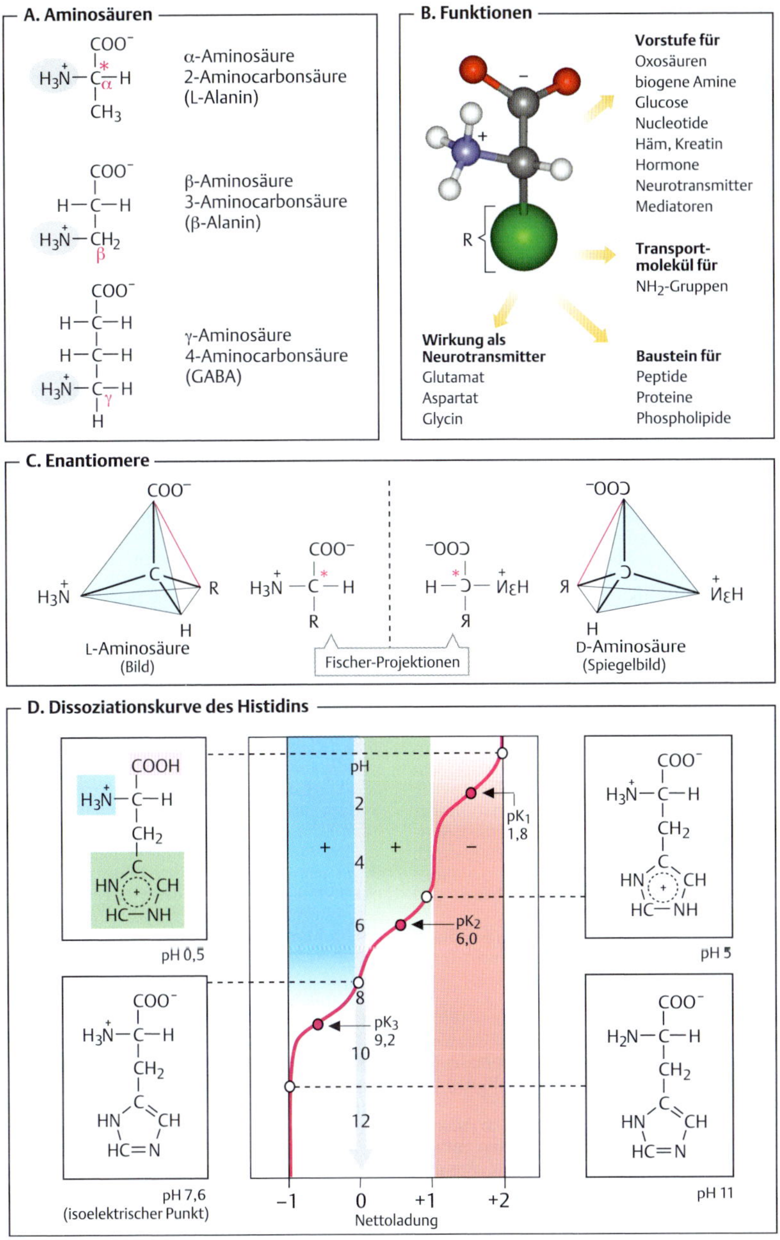


Abb. 2.11 Aminosäuren: Eigenschaften

## Proteinogene Aminosäuren

### A. Proteinogene Aminosäuren

Als proteinogen bezeichnet man diejenigen Aminosäuren, für die im genetischen Code Codewörter (Codons) vorgesehen sind (S. 258). Mit wenigen Ausnahmen (S. 62) können nur diese Aminosäuren durch *Translation* (S. 260) in Proteine eingebaut werden.

Die Klassifizierung der proteinogenen Aminosäuren basiert einerseits auf der chemischen **Struktur** ihrer Seitenketten, andererseits auf deren **Polarität**. In der Literatur existieren mehrere, etwas unterschiedliche Systeme zur Einteilung der Aminosäuren, die sich in Details von dem hier gebrauchten unterscheiden können.

Die Tafel nennt für jede Aminosäure

- die *Zugehörigkeit zu den Strukturklassen* (aliphatisch, schwefelhaltig, aromatisch, zyklisch, neutral, sauer oder basisch),
- den *Namen* und die *Abkürzung*, die aus den ersten drei Buchstaben des Namens gebildet wird (z. B. Histidin, His),
- das zur Platzeinsparung bei der elektronischen Verarbeitung von Sequenzdaten eingeführte *Ein-Buchstaben-Symbol* (H für Histidin),
- die *Polarität der Seitenkette*, angedeutet durch farbige Hinterlegung. Die Polarität nimmt von Orange über Gelb und Hellgrün nach Blaugrün zu;
- den *$pK_a$-Wert* der funktionellen Gruppe in der Seitenkette (rote Zahlen).

Fast die Hälfte der proteinogenen Aminosäuren kann vom menschlichen Organismus nicht selbst synthetisiert werden und muss deshalb mit der Nahrung zugeführt werden. Die für den gesunden Erwachsenen **essenziellen Aminosäuren** (S. 184) sind in der Abbildung durch rote Dreiecke gekennzeichnet. Für Säuglinge und Kleinkinder sind zusätzlich *Cystein* und möglicherweise *Arginin* essenziell.

Zu den **aliphatischen** Aminosäuren zählen *Glycin, Alanin, Valin, Leucin und Isoleucin*. Diese Aminosäuren tragen in der Seitenkette keine Heteroatome (N, O oder S) und enthalten kein Ringsystem. Ihre Seitenketten sind ausgeprägt unpolar. Valin, Leucin und Isoleucin bilden die Gruppe der *verzweigtkettigen Aminosäuren* (engl. branched-chain amino acids, BCAA). Sie sind alle essenziell.

Glycin ist die einzige proteinogene Aminosäure ohne chirales Zentrum. Dagegen enthalten Thr und Ile zwei chirale Zentren. Von den jeweils vier möglichen Stereosiomeren findet man in der Natur allerdings nur (2S,3R)-Threonin bzw. (2S,3S)-Isoleucin.

Ebenfalls unpolar sind die **schwefelhaltigen** Aminosäuren *Cystein* und *Methionin* (für Cystein gilt dies allerdings nur im undissoziierten Zustand). Cystein spielt wegen seiner Fähigkeit zur Ausbildung von Disulfidbrücken eine wichtige Rolle bei der Stabilisierung von Proteinen (S. 70). Zwei durch eine Disulfidbrücke verknüpfte Cystein-Reste werden als *Cystin* (S. 184) bezeichnet (nicht gezeigt).

Die **aromatischen** Aminosäuren enthalten mesomeriestabilisierte Ringsysteme. In dieser Gruppe hat nur *Phenylalanin* ausgeprägt unpolare Eigenschaften. *Tyrosin* und *Tryptophan* verhalten sich mäßig polar, *Histidin* sogar stark polar. Der Imidazol-Ring des Histidins wird bereits bei schwach saurem pH-Wert protoniert. Histidin, das nur in der protonierten Form aromatisch ist, kann man deshalb auch den basischen Aminosäuren zuordnen.

Die **neutralen** Aminosäuren tragen Hydroxy-Gruppen (*Serin, Threonin*) oder Carbonsäureamid-Gruppen (*Asparagin, Glutamin*). Trotz ihres nicht-ionischen Charakters sind die Amid-Gruppen von Asparagin und Glutamin recht polar.

Die Carboxy-Gruppen in den Seitenketten der **sauren** Aminosäuren Asparaginsäure und Glutaminsäure sind bei physiologischen pH-Werten fast vollständig ionisiert. Deshalb bezeichnet man diese Aminosäuren in der Regel als *Aspartat* bzw. *Glutamat*. Auch die Seitenketten der **basischen** Aminosäuren *Lysin* und *Arginin* (Klasse VI) sind bei neutralem pH vollständig ionisiert, d. h. positiv geladen. Besonders stark basisch und deshalb extrem polar ist Arginin mit seiner positiv geladenen *Guanidinium*-Gruppe.

Eine Sonderstellung nimmt das **zyklische** *Prolin* ein. Seine Seitenkette bildet zusammen mit dem α-C-Atom und der α-$NH_2$-Gruppe einen Fünfring. Aufgrund der Ringstruktur führen Prolinreste in Proteinen zum *Abknicken der Peptid-Kette*, wichtig z. B. im Collagen (S. 68).

► **Weitere Informationen.** Viele proteinogene Aminosäuren werden im fertigen Protein chemisch verändert. Wichtige Beispiele für derartige posttranslational modifizierte Aminosäurereste werden im Abschnitt über posttranslationale Proteinmodifizierung (S. 72) besprochen.

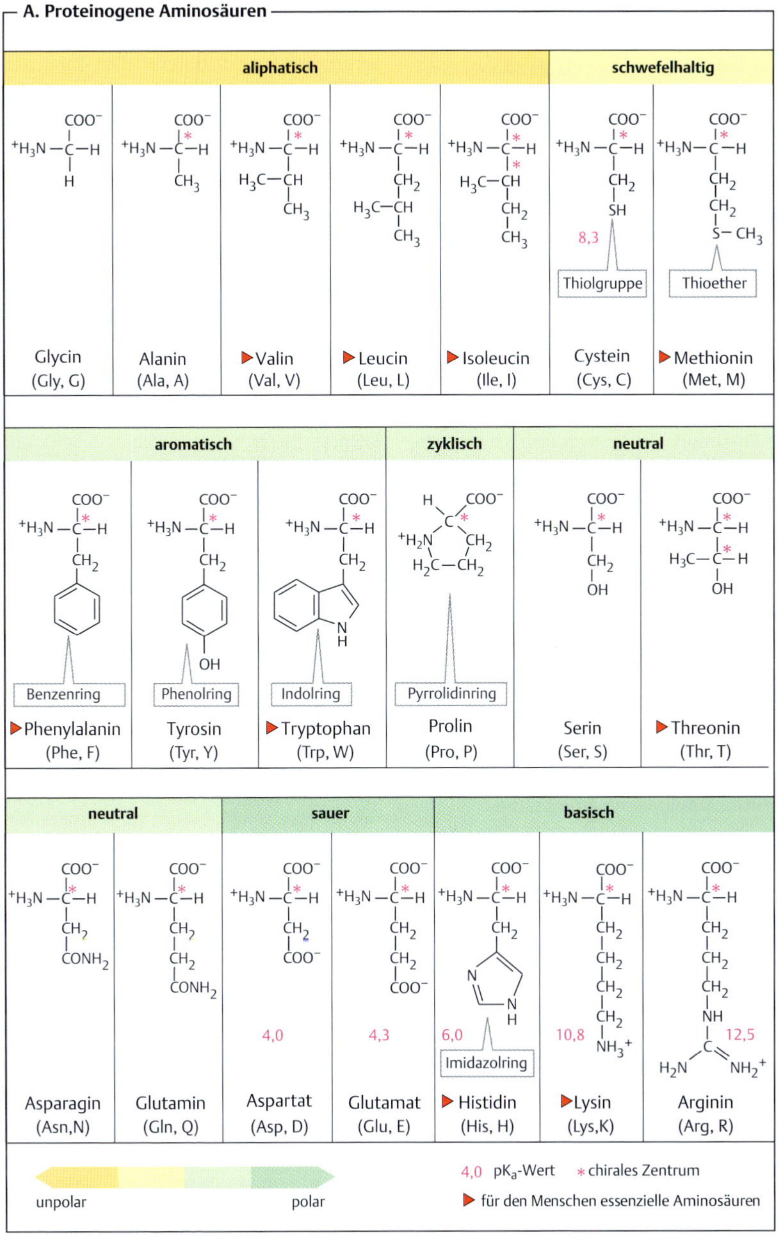


**Abb. 2.12** Proteinogene Aminosäuren

## Selenocystein und nichtproteinogene Aminosäuren

Neben den proteinogenen Aminosäuren (S. 60) gibt es in der Natur viele weitere Verbindungen des gleichen Typs. Sie entstehen z. B. bei Stoffwechselreaktionen (**B**) oder durch nachträgliche Veränderungen (S. 72) an Aminosäure-Resten in Peptiden oder Proteinen. Die sog. „biogenen Amine" (**C**) werden durch Decarboxylierung aus α-Aminosäuren gebildet.

### A. Selenocystein

Einige wenige Proteine (beim Menschen sind es etwa 30) enthalten neben den „klassischen" Aminosäurebausteinen als 21. proteinogene Aminosäure **Selenocystein** *(Sec)*. Dies ist ein Analoges des Cysteins, in dem der Schwefel durch das reaktionsfähigere Spurenelement *Selen* ersetzt ist. Aufgrund ihres im Vergleich zur SH-Gruppe des Cysteins deutlich niedrigeren $pK_a$-Werts liegt die SeH-Gruppe in der Zelle überwiegend dissoziiert vor. Bei der Translation Sec-haltiger Proteine wird zunächst die entsprechende tRNA (S. 258) ($tRNA^{Sec}$) aus einer besonderen Serin-tRNA gebildet. $tRNA^{Sec}$ bindet dann am Ribosom an das mRNA-Codon UGA, eigentlich ein **Stopp-Codon**, das in diesen Fällen jedoch als Signal zum Sec-Einbau interpretiert wird. Sec-haltige Proteine haben in der Regel Redox-Funktionen. Zu ihnen gehören die *Glutathion-Peroxidase* (S. 302), ein Enzym zur „Entgiftung" von Lipid-Peroxiden, die *Deiodasen* (S. 442) und die zur Synthese von DNA-Vorstufen notwendige *Thioredoxin-Reduktase* (S. 194).

### B. Nichtproteinogene Aminosäuren

Von den nichtproteinogenen α-Aminosäuren sind hier nur einige Vertreter aufgeführt. **Homocystein** ist ein Zwischenprodukt beim Abbau von Methionin (S. 186). Im Vergleich zu Cystein ist seine Seitenkette um eine $CH_2$-Gruppe verlängert. **Dopa** (Abk. von 3,4-Dihydroxyphenylalanin) wird durch Hydroxylierung von Tyrosin gebildet. Es ist ein Zwischenprodukt der Biosynthese der *Catecholamine* (S. 450) und des braunen Pigments *Melanin* (S. 180). Die basische Aminosäure **Ornithin** und das daraus gebildete **Citrullin** dienen als Zwischenprodukte im *Harnstoffzyklus* (S. 182).

### C. Biogene Amine

Viele Aminosäuren werden durch *Decarboxylierung* abgebaut. Dabei entstehen, katalysiert durch Aminosäure-Decarboxylasen [**1**], primäre Amine, sog. „biogene Amine". Substanzen aus dieser Gruppe erfüllen im Organismus unterschiedliche Aufgaben. Manche sind **Bausteine von Biomolekülen**, z. B. das in bestimmten Membranlipiden enthaltene *Ethanolamin* (S. 50). *Cysteamin* und *β-Alanin* sind Bestandteile von Coenzym A (S. 98) und von Pantethein (S. 160). β-Alanin entsteht nicht nur bei der Decarboxylierung von Aspartat sondern auch beim Abbau der Pyrimidinbase Uracil (S. 190).

Andere biogene Amine wirken als **Neurotransmitter** (S. 376), z. B. die vom Glutamat abgeleitete α-Aminosäure *4-Aminobutyrat* (GABA). GABA ist der wichtigste hemmende Neurotransmitter im Gehirn. Seine beruhigende und Angst lösende Wirkung wird durch kleinere Mengen von Alkohol (S. 340) und durch die sog. Benzodiazepine (S. 336) verstärkt. Das durch Decarboxylierung von Dopa (**B**) gebildete *Dopamin* ist selbst Neurotransmitter und dient gleichzeitig als Vorstufe der Catecholamine (S. 450) Adrenalin und Noradrenalin. Störungen der Dopaminsynthese in der sog. *Substantia nigra* des Mittelhirns führen zur Parkinson-Krankheit (S. 384). Auch einige psychiatrische Erkrankungen sind mit Veränderungen des Dopaminspiegels im Gehirn verbunden. Aus Tryptophan wird über 5-Hydroxytryptophan das biogene Amin *Serotonin*, gebildet, eine Signalsubstanz mit vielen Wirkungen. So reguliert es z. B. den Gefäßtonus und damit den Blutdruck, fördert Darmperistaltik und Thrombocytenaggregation (S. 306) und wirkt als Neurohormon (S. 372) im Gehirn. *Histamin* (S. 452) ist ein zentraler Faktor bei der Entstehung allergischer Reaktionen (S. 326).

Mehrere wichtige biogene Amine werden durch die *Amin-Oxidase* (Monoamin-Oxidase, „MAO", Enzym [**2**]) unter Desaminierung und gleichzeitiger Oxidation zu Aldehyden abgebaut und dadurch inaktiviert. Der weitere Abbau der gebildeten Aldehyde durch Dehydrogenasen [**3**] führt dann zu den entsprechenden Carbonsäuren (S. 450). MAO-Hemmstoffe spielen eine wichtige Rolle bei der pharmakologischen Beeinflussung des Neurotransmitterstoffwechsels.

### A. Selenocystein

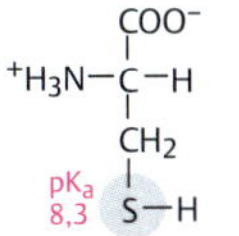

Cystein (Cys)

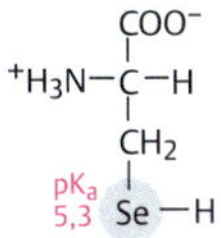

Selenocystein (Sec)

**1.** Eigenschaften

| Enzym | Funktion |
|---|---|
| Glutathion-Peroxidase | Abbau von Lipidhydroperoxiden (R-O-O-H) |
| Deiodasen | Umbau von Thyroxin ($T_4$) zu Triiodthyronin ($T_3$) |
| Thioredoxin-Reduktasen | Oxidationsschutz, Synthese von Desoxyribonucleotiden |

**2.** Vorkommen

### B. Nichtproteinogene Aminosäuren

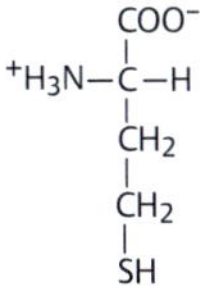
L-Homocystein (Methionin-stoffwechsel)

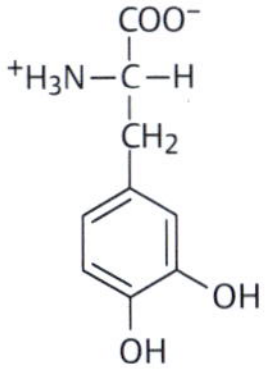
L-Dopa (Catechol-aminsynthese)

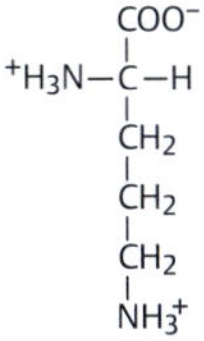
Ornithin (Harnstoffzyklus)

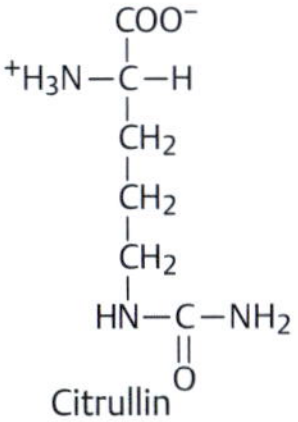
Citrullin (Harnstoffzyklus)

### C. Biogene Amine

| Aminosäure | Amin | Funktion |
|---|---|---|
| Serin | Ethanol-amin | Bestandteil von Phospholipiden |
| Cystein | Cysteamin | Bestandteil von Coenzym A |
| Threonin | Amino-propanol | Bestandteil von Vitamin $B_{12}$ |
| Aspartat | β-Alanin | Bestandteil von Coenzym A |
| Ornithin | Putrescin | Vorstufe der Polyamine |

| Aminosäure | Amin | Funktion |
|---|---|---|
| Glutamat | γ-Amino-butyrat | Neurotransmitter (GABA) |
| Histidin | Histamin | Mediator, Neurotransmitter |
| Dopa | Dopamin | Neurotransmitter |
| 5-Hydroxy-tryptophan | Serotonin | Mediator, Neuro-transmitter |
| Arginin | Agmatin | Neuromodulator |

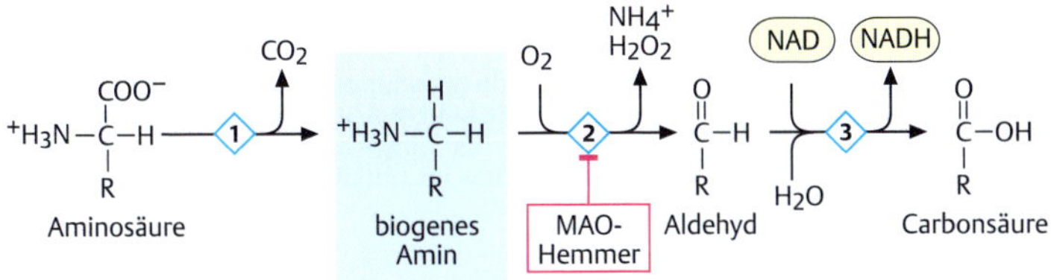


**1** Aminosäure-Decarboxylase **2** Monoamino-Oxidase **3** Aldehyd-Dehydrogenase

**Abb. 2.13** Selenocystein und nichtproteinogene Aminosäuren

## Übersicht

Verknüpft man Aminosäuren durch Säureamid-Bindungen, entstehen lineare Kettenmoleküle, die bis zu einer Länge von etwa 100 Resten als **Peptide** (Oligo- und Polypeptide) bezeichnet werden. Polypeptide aus mehr als 100 Aminosäureresten nennt man **Proteine**.

### A. Proteine

Jeder Organismus enthält Tausende verschiedener Proteine mit unterschiedlichen Aufgaben. Die Abbildung zeigt halbschematisch in etwa 1,5-millionenfacher Vergrößerung die Struktur einiger intra- und extrazellulärer Proteine, um einen Eindruck von ihrer Vielfalt zu vermitteln. Nach ihren Funktionen kann man die Proteine folgendermaßen einteilen:

▸ **Strukturproteine.** Strukturproteine (S. 68) sind für *Form und Stabilität* von Zellen und Geweben verantwortlich. Als Beispiel ist rechts ein Ausschnitt aus einem **Tropocollagen**-Molekül dargestellt. Das ganze Molekül mit Dimensionen von 1,5 · 300 nm hätte im gewählten Maßstab eine Länge von etwa drei Buchseiten. Die **Histone** (oben rechts) organisieren die Verpackung der DNA im Zellkern und regeln die Transkription. Die Grundbausteine des Chromatins (S. 244), die *Nucleosomen*, bestehen aus einem Komplex von Histonen, um den DNA gewunden ist.

▸ **Transportproteine.** Ein bekanntes Transportprotein ist das **Hämoglobin** der Erythrocyten (links unten). Es erleichtert den Transport von Sauerstoff und Kohlendioxid zwischen der Lunge und den Geweben (S. 298). Auch das Blutplasma enthält zahlreiche Proteine mit Transportfunktion. So transportiert **Präalbumin** (Transthyretin, Mitte) die Schilddrüsenhormone Thyroxin und Triiodthyronin. **Ionenkanäle** (Mitte) und andere integrale Membranproteine vermitteln den Transport von Ionen und Metaboliten durch biologische Membranen (S. 212).

▸ **Abwehrproteine.** Das Immunsystem schützt den Organismus vor Krankheitserregern und körperfremden Substanzen. Als eine wichtige Komponente des Immunsystems ist unten ein **Immunglobulin vom Typ G** dargestellt. Als Antikörper (S. 324) unterstützt es die spezifische Immunabwehr.

▸ **Regulatorische Proteine.** In biochemischen Signalketten wirken Proteine als Signalstoffe (Hormone) aber auch als Hormon-Rezeptoren. Als Beispiel ist in der Mitte links der Komplex zwischen dem Wachstumshormon **Somatotropin** (S. 448) und seinem **Rezeptor** dargestellt. Dabei binden die extrazellulären Domänen von zwei Rezeptor-Molekülen ein Molekül des Hormons. Die Bindung aktiviert die cytoplasmatischen Domänen des Komplexes und führt so zur Weiterleitung des Signals ins Zellinnere (Signaltransduktion) (S. 414). Das Hormon **Insulin** (unten links) wird an anderer Stelle ausführlich besprochen (S. 444). An der Regulation des Stoffwechsels und an Differenzierungsvorgängen sind DNA-bindende Proteine (*Transkriptionsfaktoren*) maßgeblich beteiligt (S. 254). Struktur und Funktion des **Katabolit-Aktivator-Proteins** (rechts oben) und anderer bakterieller Transkriptionsfaktoren sind besonders gut untersucht.

▸ **Katalytische Proteine.** Mit über 2000 bekannten Vertretern bilden die *Enzyme* (S. 82) die zahlenmäßig größte Gruppe von Proteinen. Die kleinsten Enzyme haben Massen von 10–15 kDa. Mittelgroße Enzyme, wie die **Alkohol-Dehydrogenase** (oben links) liegen bei 100–200 kDa, während die größten, wie die aus 12 Untereinheiten bestehende **Glutamin-Synthetase**, mehr als 500 kDa erreichen können.

▸ **Motorproteine.** Das Zusammenspiel von Actin und Myosin (S. 236) ist für die Muskelkontraktion (S. 354) und andere Bewegungsvorgänge verantwortlich. Das hexamere **Myosin** (rechts) gehört mit einer Länge von über 150 nm zu den größten Proteinen überhaupt. Actin-Filamente (**F-Actin**) entstehen durch die Polymerisation relativ kleiner Untereinheiten (G-Actin). Das mit dem F-Actin assoziierte **Tropomyosin** und weitere Proteine steuern die Kontraktion.

▸ **Speicherproteine (nicht gezeigt).** In Pflanzen findet man besondere Speicherproteine, die auch für die menschliche Ernährung wichtig sind, z. B. das Gluten im Getreide. Im tierischen Organismus bilden die *Muskelproteine* eine im Notfall mobilisierbare Nährstoffreserve.

**A. Proteine**

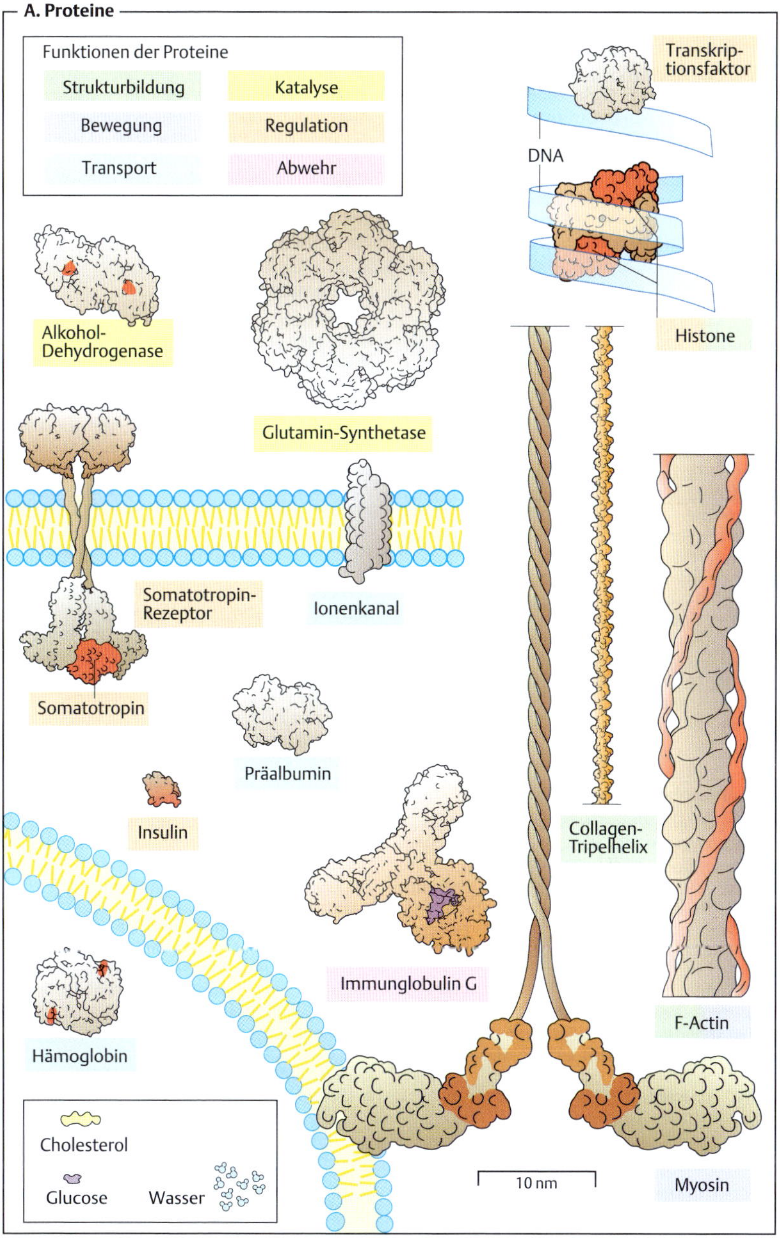


**Abb. 2.14** Peptide und Proteine: Übersicht (nach Goodsell DS, Olson AJ. Soluble proteins: Size, shape and function. Trends Biochem. 1993; 18: 65–68)

## Proteinstrukturen

### A. Peptide

In Peptiden und Proteinen sind die Aminosäure-Bausteine durch *Carbonsäureamid-Bindungen* (S. 18) zwischen α-Carboxy- und α-Amino-Gruppen verknüpft. Man nennt diese Art der Bindung deshalb auch **Peptidbindung**. Im dargestellten **Dipeptid** trägt der Serin-Rest eine freie Ammonium-Gruppe, während im Alanin die Carboxylat-Gruppe frei ist. Da die Aminosäure mit der freien $NH_3^+$-Gruppe zuerst genannt wird (s. u.), heißt das Peptid **Seryl-Alanin** bzw. Ser-Ala oder in Einbuchstaben-Schreibweise SA.

Wie alle Säureamid-Bindungen ist die Peptidbindung mesomeriestabilisiert und damit *eben*. Eine Rotation um die C-N-Bindung ist nur unter hohem Energieaufwand möglich, d. h. die Bindung ist *nicht frei drehbar*.

Peptidketten haben eine *Richtung* und damit zwei verschiedene Enden. Der Amino-Terminus (***N*-Terminus) trägt eine freie Ammonium-Gruppe, während der Carboxy-Terminus** (***C*-Terminus**) durch die Carboxylat-Gruppe der letzten Aminosäure gebildet wird. In Peptiden und Proteinen sind die Aminosäure-Bausteine in der Regel linear verknüpft. Um die **Aminosäuresequenz** eines Peptids anzugeben, genügt es deshalb, die Drei- oder Ein-Buchstaben-Abkürzungen der Aminosäurereste (S. 61) aneinanderzureihen. Dabei beginnt man stets links mit dem *N*-Terminus. So hat z. B. das Peptidhormon *Angiotensin II* (S. 352) die Sequenz Asp-Arg-Val-Tyr-Ile-His-Pro-Phe bzw. DRVYIHPF.

### B. Strukturebenen von Proteinen

Im Aufbau von Proteinen unterscheidet man verschiedene Strukturebenen, die hier am Beispiel des Hämoglobins erläutert werden.

Unter der **Primärstruktur** eines Proteins versteht man seine *Aminosäuresequenz* (**A**). Dargestellt ist eine Sequenz aus der α-Untereinheit des Hämoglobins. Sie umfasst die Aminosäurereste 53–74.

**Sekundärstrukturen** sind durch H-Brücken stabilisierte *Bereiche der Peptidkette mit definierter Konformation* (**C**). Die oben angegebene Teilsequenz 53–74 ist zu einer *α-Helix* gefaltet (**C**).

Als **Tertiärstruktur** bezeichnet man die aus Sekundärstruktur-Elementen und ungeordneten Abschnitten aufgebaute, *dreidimensionale Konformation* eines Proteins. Im Falle der α-Untereinheit des Hämoglobins entsteht so eine annähernd rechteckige, kompakte Struktur.

**Quartärstruktur**: Viele Proteine lagern sich aufgrund nichtkovalenter Wechselwirkungen zu symmetrischen Komplexen (Oligomeren) zusammen. Die Komponenten oligomerer Proteine (meist 2–12) bezeichnet man als *Untereinheiten* oder *Monomere*. Im Hämoglobin bilden zwei α- (braun) und zwei β-Untereinheiten (grün) ein *Tetramer*.

### C. Sekundärstrukturen

Die **rechtsgängige α-Helix** ($\alpha_R$) gehört zu den häufigsten Sekundärstrukturen. Die Peptidkette ist hier schraubenförmig gewunden. Auf jede Umdrehung der Schraube (Schraubenachse orange) entfallen etwa 3,6 Aminosäure-Reste, die *Ganghöhe* der Schraube (d. h. die kleinste Distanz zwischen zwei äquivalenten Punkten) beträgt 0,54 nm. Stabilisiert werden α-Helices durch fast lineare *Wasserstoff-Brücken* zwischen den NH- und CO-Gruppen von Resten, die in der Sequenz jeweils um 4 Positionen von einander entfernt sind (grün punktiert).

Zwei weitere, fast gestreckte Konformationen der Peptidkette bezeichnet man als **β-Faltblätter**, weil die Peptidebenen hier wie auf einem regelmäßig gefalteten Papierblatt angeordnet sind. In Faltblättern können sich H-Brücken nur zwischen *benachbarten* Ketten („Strängen") ausbilden. Verlaufen die beiden Stränge in entgegen gesetzter Richtung spricht man von einem **antiparallelen Faltblatt** ($\beta_a$), laufen sie gleichsinnig, liegt ein **paralleles Faltblatt** ($\beta_p$) vor. In beiden Fällen liegen die α-C-Atome an den höchsten und tiefsten Punkten der Struktur, und die Seitenketten ragen abwechselnd fast senkrecht nach oben oder unten. Energetisch sind die *$\beta_a$-Strukturen* mit ihren fast linearen H-Brücken günstiger.

An Stellen, an denen die Peptidkette ihre Richtung ändert, findet man häufig Schleifen (sog. **β-Turns**). Hier sind vier Aminosäure-Reste so angeordnet, dass sich der Verlauf der Kette in die Gegenrichtung umkehrt. β-Turns werden durch eine Wasserstoff-Brücke zwischen den Resten 1 und 4 stabilisiert. Sie liegen oft zwischen den einzelnen Strängen von β-Faltblättern oder zwischen Faltblattsträngen und α-Helices.

### A. Peptide

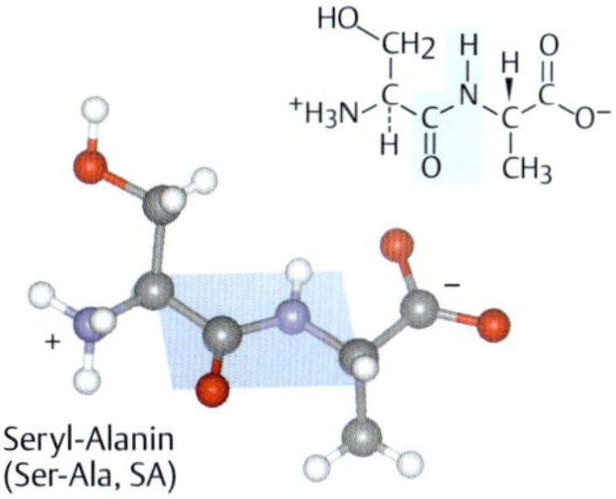


Seryl-Alanin (Ser-Ala, SA)

**1.** Peptidbindung

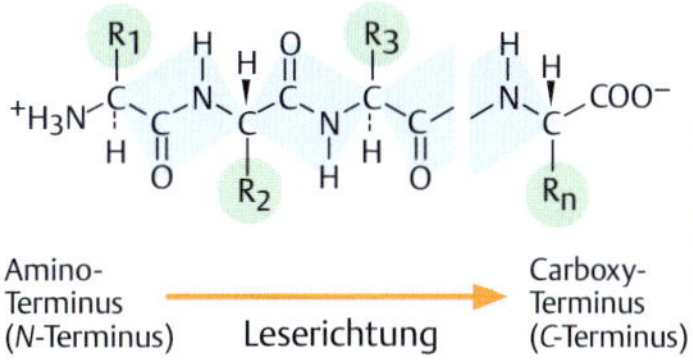


**2.** Benennung von Peptiden

### B. Strukturebenen von Proteinen

| | |
|---|---|
| Primärstruktur | –Ala–Gln–Val–Lys–Gly–His–Gly–<br>Lys–Lys–Val–Ala–Asp–Ala–Leu–<br>Thr–Asn–Ala–Val–Ala–His–Val– |
| Sekundärstruktur | 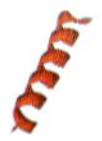 Helix 53-74 |
| Tertiärstruktur | 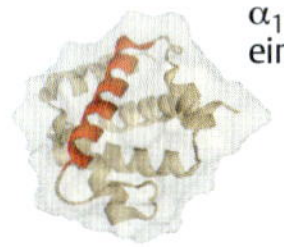 Hämoglobin-$\alpha_1$-Untereinheit |
| Quartärstruktur | 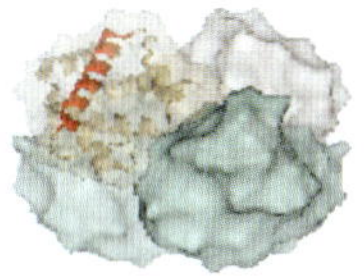 Hämoglobin-Tetramer |

### C. Sekundärstrukturen

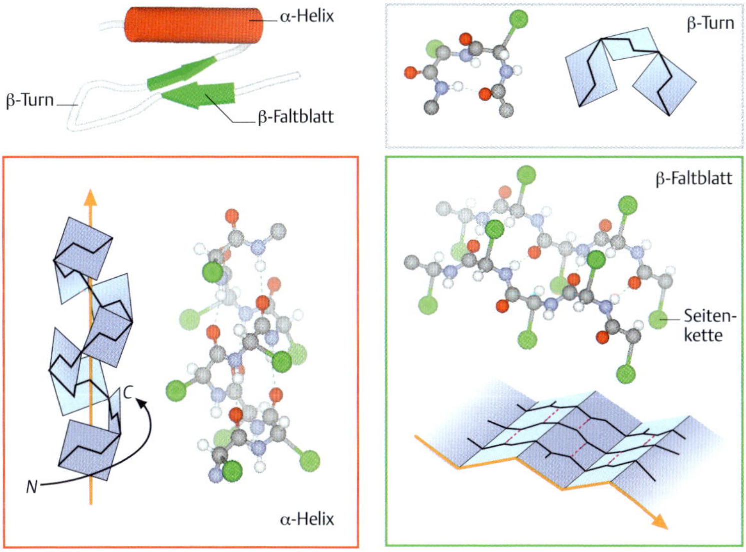


**Abb. 2.15** Proteinstrukturen (B. Quelle PDB-Code: 2DN1)

## Strukturproteine

Faserförmige (fibrilläre) Proteine und Proteinkomplexe dienen als **Strukturproteine**. Sie verleihen extrazellulären Strukturen mechanische Festigkeit und sind auch am Aufbau des Cytoskeletts (S. 232) beteiligt. Die meisten Strukturproteine enthalten hohe Anteile bestimmter Sekundärstrukturen (S. 66). Aus diesem Grund ist auch ihre Aminosäure-Zusammensetzung meist charakteristisch (s. u.).

### A. α-Keratin

Ein Strukturprotein, das überwiegend α-helical vorliegt, ist α-**Keratin**. Haare (Wolle), Federn, Nägel, Klauen und Hufe der Landtiere bestehen überwiegend aus Keratin. Als Komponente von Intermediärfilamenten (S. 232) ist Keratin ein wichtiger Bestandteil des Cytoskeletts (Cytokeratin).

In den Keratinen sind große Teile der Peptidkette rechtsgängig α-helical gewunden. Jeweils zwei Ketten bilden eine linksgängige *Superhelix*, wie sie auch im Myosin auftritt (S. 354). Die superhelicalen Keratin-Dimere treten wiederum zu Tetrameren zusammen, die weiter zu **Protofilamenten** mit einem Durchmesser von 3 nm aggregieren. Acht Protofilamente bilden schließlich ein **Intermediärfilament** mit einem Durchmesser von 10 nm.

**Haare** enthalten ähnliche Keratin-Filamente. So sind in einer einzelnen Wollfaser mit einem Durchmesser von 20 µm in abgestorbenen Zellen Millionen solcher Filamente gebündelt. Die einzelnen Keratin-Helices sind durch zahlreiche Disulfidbrücken (S. 70) quer vernetzt und dadurch zusätzlich stabilisiert. Beim Legen von *Dauerwellen* macht man sich die chemischen Eigenschaften von Disulfidbrücken zunutze: Zunächst werden die Brücken des Haar-Keratins durch Behandeln mit Thiol-Verbindungen reduktiv gelöst. Dann bringt man das Haar in die gewünschte Form und trocknet es heiß. Dabei bilden sich durch Oxidation neue Disulfidbrücken aus, die die Frisur eine Zeit lang erhalten.

### B. Collagen

In Säugetieren ist Collagen das quantitativ wichtigste Protein; es macht etwa 25 % des gesamten Proteins aus. Collagen (S. 364) kommt in zahlreichen Formen, vor allem im Bindegewebe, vor. Die Aminosäure-Zusammensetzung der Collagene ist ungewöhnlich: Ein Drittel der Aminosäuren entfällt auf *Glycin* (Gly), je etwa 10 % auf *Prolin* (Pro) sowie *Hydroxyprolin* (Hyp) und *Hydroxylysin* (Hyl). Die beiden letztgenannten Aminosäuren werden erst während der Collagen-Biosynthese durch *posttranslationale Modifizierung* (S. 72) gebildet. In der Sequenz der Collagene wiederholt sich ständig das Triplett Gly-X-Y (**1**), wobei Position X häufig von Pro und Y von Hyp eingenommen werden. Der Grund dafür ist, dass Collagen weitgehend als **Tripelhelix** aus drei einzelnen Collagen-Helices vorliegt, die durch Wasserstoffbrücken zusammengehalten werden (**2**). In Tripelhelices liegt jeder dritte Rest im Inneren des Moleküls, wo aus sterischen Gründen nur Glycin-Reste Platz finden (**3**, die Glycin-Reste sind gelb gefärbt). Hier ist nur ein kleiner Ausschnitt einer Tripelhelix dargestellt. Das ganze Collagen-Molekül ist etwa 300 nm lang.

### C. Seiden-Fibroin

Seide wird aus Spinnfäden von „Seidenraupen" (den Larven des Nacht-Schmetterlings *Bombyx mori* und verwandter Arten) hergestellt. Seidenfäden enthalten elastische und hoch geordnete („kristalline") Abschnitte und bestehen zu 80 % aus dem Protein **Fibroin**. Im Fibroin sind antiparallele *β-Faltblatt-Strukturen* in zahlreichen Schichten übereinander angeordnet (rechts). Da bei Faltblättern (S. 66) die Aminosäure-Seitenketten senkrecht nach oben und unten ragen, passen nur kompakte Seitenketten zwischen die Blätter. In der Tat besteht Fibroin zu über 80 % aus Glycin, Alanin und Serin, den drei Aminosäuren mit den kleinsten Seitenketten. Eine typische repetitive Aminosäure-Sequenz ist *(Gly-Ala-Gly-Ala-Gly-Ser)*$_n$. Man fand heraus, dass im Fibroin die einzelnen Faltblatt-Ebenen abwechselnd in Abständen von 0,35 nm und 0,57 nm aufeinanderfolgen. Im ersten Falle stehen sich ausschließlich Glycin-Reste (R = H) gegenüber. Die größere Distanz von 0,57 nm kommt durch Abstoßung zwischen den Seitenketten von Alanin- und Serin-Resten zustande.

▸ **Weitere Informationen.** In der extrazellulären Matrix kommen weitere Strukturproteine vor, die Zellen untereinander und mit der Matrix verbinden oder Gewebe organisieren, z. B. Integrine (S. 366) und Fibronectine (S. 366). Auch die Proteine (S. 232) des Cytoskeletts (S. 236) kann man zu den Strukturproteinen zählen.

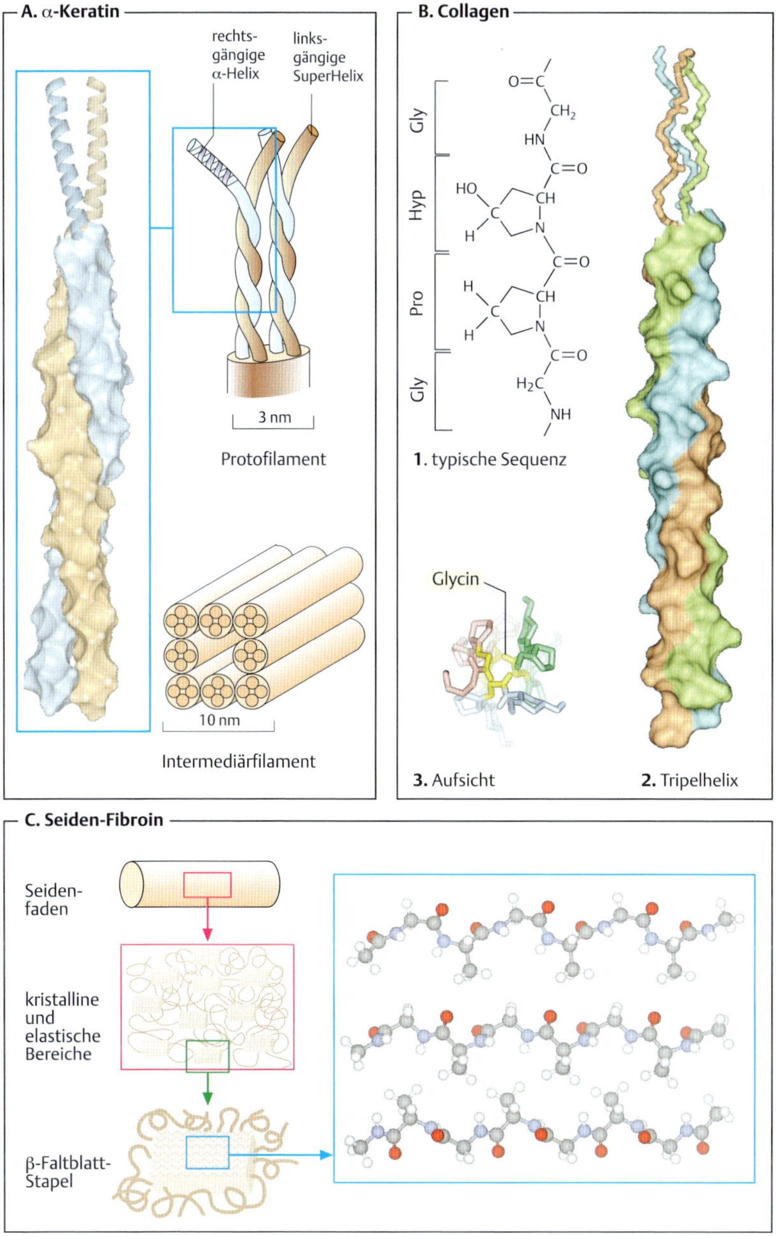


Abb. 2.16 Strukturproteine (Quelle PDB; A. 1D7M; B. 4CLG; C. 2CGM)

## Lösliche Proteine

Lösliche Proteine sind komplexer aufgebaut als die faserförmigen, unlöslichen Strukturproteine (S. 68). Die Gestalt löslicher Proteine ist mehr oder weniger kugelförmig (globulär). **Globuläre Proteine** besitzen in ihrer biologisch aktiven Form eine definierte Raumstruktur (die sog. **native Konformation**). Zerstört man diese durch **Denaturierung** (s. u.), verschwindet nicht nur die biologische Wirkung, meist fällt das Protein auch in unlöslicher Form aus. Dies geschieht z. B. beim Kochen von Eiern: Die im Eiklar gelösten Proteine werden durch Hitze denaturiert und ergeben das feste Eiweiß.

Um Proteinkonformationen in übersichtlicher (aber stark vereinfachter) Weise darzustellen, bedient man sich oft der sog. *Richardson-Diagramme* (s. z. B. unten rechts). Darin werden α-Helices durch rote Zylinder oder Spiralen und Faltblattstränge durch grüne Pfeile symbolisiert. Weniger geordnete Bereiche der Kette, einschließlich der β-Schleifen, werden als graue Schlauchabschnitte wiedergegeben.

### A. Lösliche Proteine

Die native Konformation von Proteinen wird durch eine ganze Reihe unterschiedlicher Wechselwirkungen stabilisiert (**1**). In allen Proteinen sind **Wasserstoffbrücken** (S. 32) in großer Zahl an der Aufrechterhaltung der nativen Konformation beteiligt. Sie bilden sich nicht nur innerhalb von Sekundärstrukturen (S. 66) aus, sondern auch zwischen Seitenketten weiter entfernter Reste. Viele Proteine werden zusätzlich durch **Komplexbildung** mit Metall-Ionen stabilisiert (S. 88). Besonders wichtig für die Proteinstabilität ist der **hydrophobe Effekt** (S. 34): Bei globulären Proteinen sind in der nativen Konformation die meisten hydrophoben Aminosäure-Reste im Inneren der Struktur angeordnet, während die Mehrzahl der polaren Aminosäuren in Kontakt mit dem umgebenden Wasser auf der Oberfläche liegt (s. u.). Die einzigen kovalenten Bindungen, die zur Proteinstabilität beitragen, sind **Disulfidbrücken** zwischen Cystein-Resten. Sie sind vor allem in extrazellulären Proteinen zu finden, da im Inneren der Zelle reduktive Bedingungen herrschen, unter denen Disulfidbrücken gelöst werden (S. 22).

Unter physiologischen Bedingungen ist die **Faltung** der Proteine in die native Form begünstigt. Zum Verlust der nativen Konformation, zur **Denaturierung**, kommt es bei extremen pH-Werten, bei hohen Temperaturen oder durch Einwirkung von organischen Lösungsmitteln, Detergenzien und anderen denaturierenden Substanzen wie z. B. Harnstoff.

Dass ein denaturiertes Protein spontan zur nativen Konformation zurückkehren kann (Renaturierung), wurde zum ersten Mal an der **Ribonuclease** gezeigt (**2**), einem Verdauungsenzym (S. 280) aus 124 Aminosäuren. In der nativen Form (unten rechts) finden sich ausgedehnte Faltblatt-Strukturen und drei α-Helices. Die acht Cystein-Reste des Proteins sind zu vier Disulfidbrücken verknüpft. Besonders wichtig für die Katalyse sind die Reste His-12, Lys-41 und His-119 (rosa). Sie bilden zusammen mit weiteren Aminosäuren das *aktive Zentrum* des Enzyms.

Durch *Thiole* lassen sich die Disulfidbrücken der Ribonuclease reduktiv spalten. Setzt man außerdem *Harnstoff* in hoher Konzentration zu, entfaltet sich das Protein vollständig. In dieser Form (links) hat es eine Länge von bis zu 35 nm. Im denaturierten Enzym sind polare (grün) und unpolare Seitenketten (gelb) gleichmäßig verteilt. Weil die katalytisch wichtigen Aminosäure-Reste (rosa) im denaturierten Protein zu weit voneinander entfernt sind, um miteinander und mit dem Substrat interagieren zu können, ist das denaturierte Protein völlig inaktiv.

Entfernt man Harnstoff und Thiol, bilden sich Sekundär- und Tertiärstruktur spontan zurück. Die Cystein-Reste gelangen dadurch wieder in enge räumliche Nachbarschaft, so dass unter der oxidativen Wirkung des Luftsauerstoffs wieder Disulfidbrücken entstehen können. Auch das aktive Zentrum wird zurückgebildet. Im Vergleich zum denaturierten Protein ist die native Form mit Dimensionen von 4,5 · 2,5 nm erstaunlich kompakt. Die unpolaren Seitenketten (gelb) liegen in diesem Zustand überwiegend im Inneren des Proteins, während die polaren Reste vor allem an der Oberfläche zu finden sind. Diese Verteilung ist – wie erwähnt – die Folge des „hydrophoben Effekts" (S. 34). Sie trägt wesentlich zur Stabilität der nativen Konformation bei.

▸ **Weitere Informationen.** Die Struktur löslicher Proteine lässt sich bis ins atomare Detail durch Röntgenbeugung an Proteinkristallen oder durch Magnetresonanzspektroskopie (NMR) bestimmen, während der Aufbau großer Proteinkomplexe, z. B. ganzer Ribosomen, mithilfe der Cryoelektronenmikroskopie untersucht werden kann. Bislang wurden die Strukturen von Tausenden von Proteinen aufgeklärt.

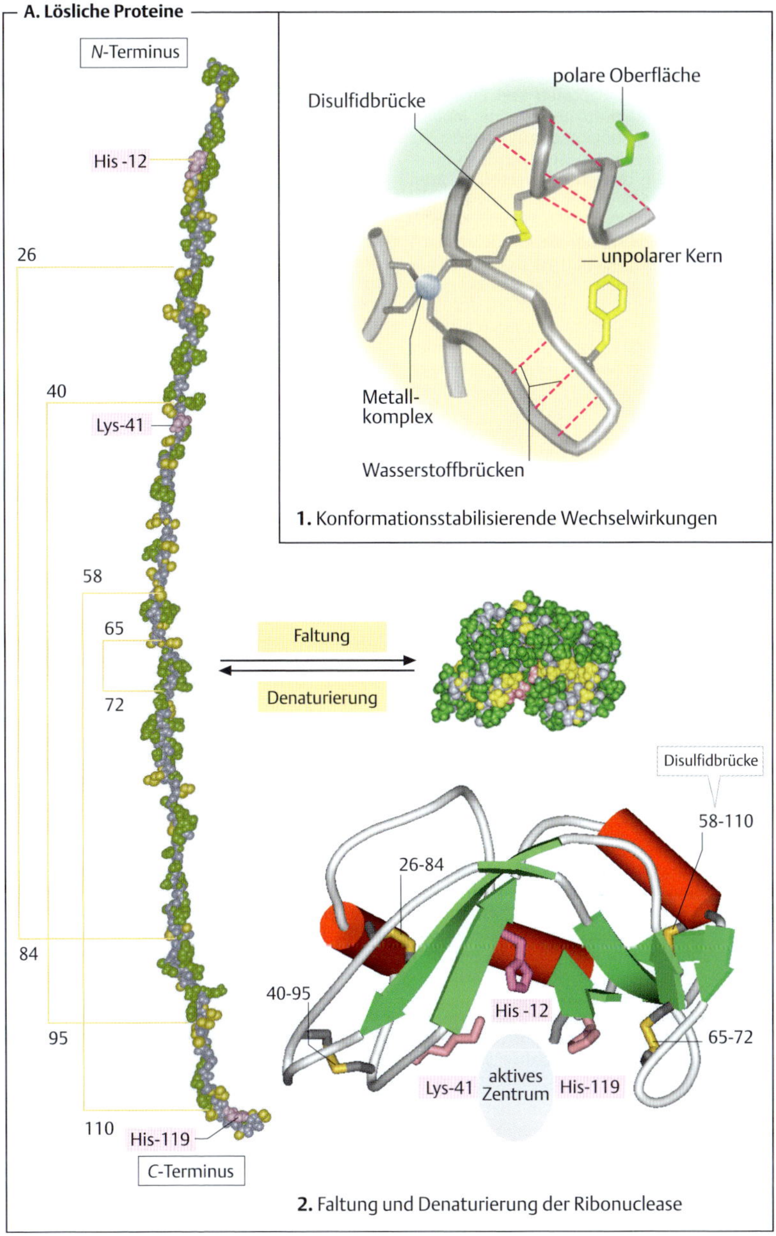


**Abb. 2.17** Lösliche Proteine (A. Quelle PDB: 5RSA)

## Proteinmodifizierung

### A. Posttranslationale Proteinmodifizierung

Die nachträgliche Veränderung von Aminosäure-Resten in fertigen Peptiden und Proteinen bezeichnet man als *posttranslationale Modifizierung*. Solche Reaktionen, die in spezifischer Weise von Enzymen katalysiert werden und in der Regel nur die reaktionsfähigeren polaren Aminosäure-Reste betreffen, dienen ganz unterschiedlichen Zwecken (s. u.). Viele Modifizierungsreaktionen finden bereits kurz nach der Translation im Endoplasmatischen Retikulum statt (S. 218), andere erst am Wirkort des betreffenden Proteins. Im oberen Teil der Tafel sind die wichtigsten posttranslationalen Modifizierungen in eukaryotischen Zellen in einer Übersicht zusammengestellt. Unten sind einige Produkte von Modifizierungsreaktionen in Formeldarstellung wiedergegeben.

Die freie α-Aminogruppe am *N-Terminus* vieler Proteine kann durch einen Acetyl- oder längeren Acyl-Rest (S. 48), z. B. den Myristyl-Rest (14 : 0), blockiert werden (**Acylierung**). Man schätzt, dass im tierischen Organismus 80 % aller Proteine *N*-terminal acyliert vorliegen, wobei lösliche Proteine in der Regel acetyliert sind. Glutamat-Reste können am *N*-Terminus zum Pyroglutamyl-Rest zyklisieren, während die *C*-terminale Carboxylat-Gruppe einiger Peptide und Proteine zum Säureamid umgesetzt sein kann.

Die Seitenketten von *Asparagin*- oder *Serin*-Resten (S. 44) werden häufig mit Oligosacchariden verknüpft, sog. **Glycosylierung** (S. 220). Glycosyliert werden vor allem extrazelluläre Proteine, wobei der Kohlenhydratanteil den Proteinanteil mengenmäßig sogar übertreffen kann. Die funktionelle Bedeutung der Proteinglycosylierung (S. 220) ist noch nicht völlig verstanden. In manchen Fällen ist sie für die korrekte Faltung des Proteins im Endoplasmatischen Retikulum notwendig. Bei Plasmaproteinen (S. 292), die mit Ausnahme von Albumin alle glycosyliert sind, dient der Kohlenhydratanteil u. a. der Erkennung durch Rezeptoren der Leber, während er in Mucinen (Schleimstoffen) (S. 280) und Proteoglycanen (S. 366) die Wasserbindungsfähigkeit erhöht. Die eigentlichen Funktionen glycosylierter Proteine, z. B. die katalytischen Eigenschaften von Enzymen, werden durch den Kohlenhydratanteil in der Regel kaum beeinflusst.

Die **Phosphorylierung** von Proteinen betrifft neben Threonin-Resten vor allem *Serin*- und *Tyrosin*-Reste, die dadurch in Phosphorsäure-Monoester übergehen. Auch *Aspartat*- und *Histidin*-Reste werden gelegentlich phosphoryliert. Die Phosphorylierung (S. 426) und Dephosphorylierung (*Interkonversion*) von Proteinen ist ein zentraler Mechanismus bei der Regulation (S. 110) von Stoffwechsel, Zellproliferation und Zelldifferenzierung.

Eine spezielle Modifizierung von *Glutamat*-Resten, die Vitamin-K-abhängige **γ-Carboxylierung**, betrifft besonders Gerinnungsfaktoren. Sie verstärkt die Fähigkeit dieser Faktoren zur Bindung von $Ca^{2+}$ und ist deshalb essentiell für den normalen Ablauf der Blutgerinnung (S. 306).

Besonders häufig modifiziert wird die ε-Aminogruppe des *Lysins*. Ihre **Acetylierung** (bzw. Deacetylierung) ist ein wichtiger Mechanismus zur Kontrolle der Genexpression (S. 245) und zur Regulation der Aktivität von Schlüsselenzymen des Intermediärstoffwechsels (S. 395). Auch viele *Coenzyme* und *Cofaktoren* sind kovalent mit Lysin-Resten verknüpft. Zu diesen gehören z. B. Biotin (S. 98), Liponsäure (S. 96), Pyridoxalphosphat (S. 176) sowie das beim Sehvorgang als Photorezeptor dienende Retinal (S. 382).

Im Collagen und einigen weiteren Proteinen werden *Lysin*- und *Prolin*-Reste durch **Hydroxylierung** modifiziert, um die Bildung stabiler Fibrillen vorzubereiten (S. 364). Die Hydroxylierung von *Asparagin*-Resten ist an der Reaktion von Zellen auf Sauerstoffmangel (Hypoxie) beteiligt (S. 136).

Die kovalente Verknüpfung eines *Cystein*-Restes mit Häm findet sich z. B. in Cytochrom c (S. 132). Auch Flavin-Coenzyme sind manchmal kovalent an *Cystein*- oder *Histidin*-Resten von Enzymen gebunden. **Disulfidbrücken** zwischen Cystein-Resten stabilisieren die Tertiär- und Quartärstruktur vieler Proteine. Als **Prenylierung** bezeichnet man die Verknüpfung der SH-Gruppe von Cystein-Resten mit den Isoprenoiden (S. 54) Farnesol oder Geranylgeranol. Sie dient – ähnlich wie die *N*-terminale Acylierung – der Verankerung von Proteinen in Membranen (S. 210).

Von den Modifizierungen von *Tyrosin*-Resten ist neben der Phosphorylierung die **Iodierung** besonders interessant. Sie führt zu den Hormonen **Thyroxin** und **Triiodthyronin** (S. 442).

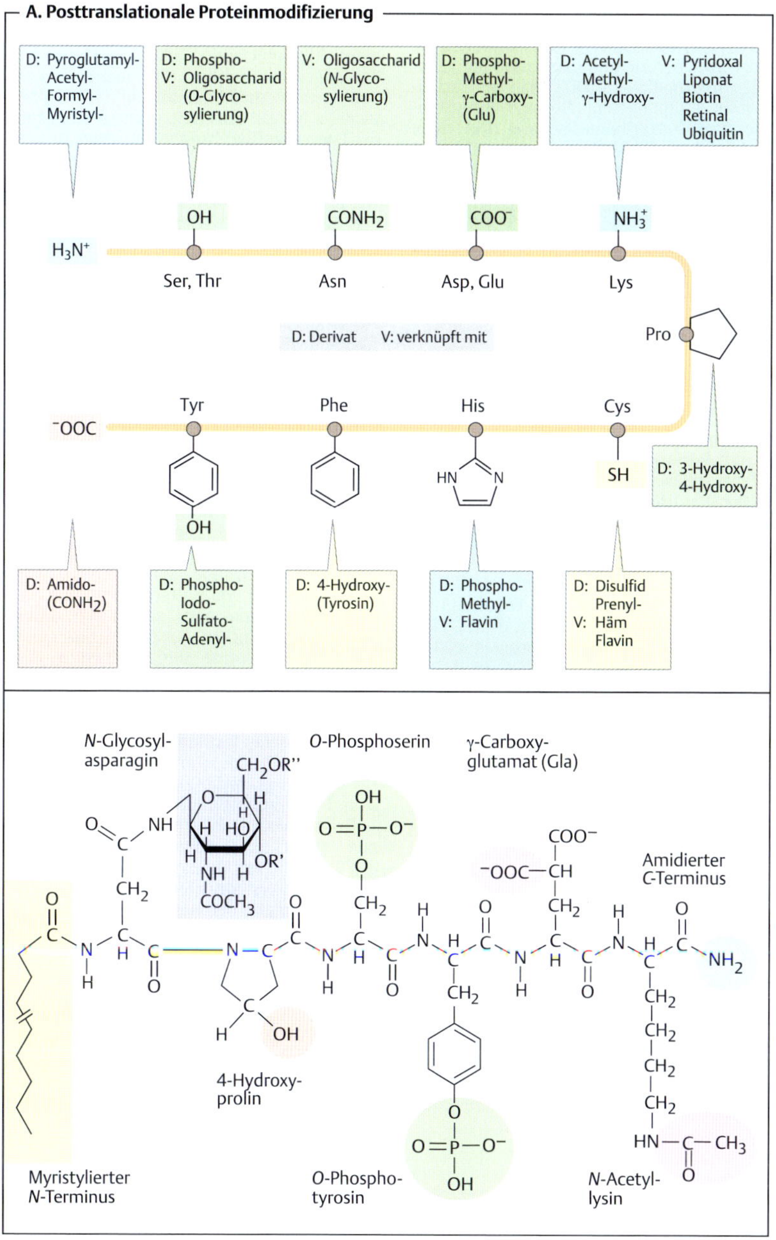


Abb. 2.18 Proteinmodifizierung

## Basen und Nucleotide

Die Nucleinsäuren spielen eine zentrale Rolle bei der Speicherung und Expression der genetischen Information (S. 240). Man unterscheidet zwei Hauptklassen: **Desoxyribonucleinsäure** (engl. deoxyribonucleic acid, **DNA**) dient ausschließlich der Informationsspeicherung, während **Ribonucleinsäuren** (ribonucleic acids, **RNAs**) an den meisten Schritten der Genexpression und der Proteinbiosynthese beteiligt sind. Alle Nucleinsäuren sind aus **Nucleotid-Bausteinen** aufgebaut, die wiederum aus einer *Base*, einem *Zucker* und einem *Phosphat-Rest* bestehen. DNA und RNA unterscheiden sich in der Art des Zuckers und in einer der Basen.

### A. Nucleinsäure-Basen

Die in Nucleinsäuren vorkommenden Basen sind *aromatische Heterozyklen*, die sich entweder vom **Pyrimidin** oder vom **Purin** ableiten. Fünf dieser Basen sind als Hauptkomponenten der Nucleinsäuren allen Lebewesen gemeinsam. Die Purin-Basen **Adenin** (Abkürzung: Ade, *nicht* A!) und **Guanin** (Gua) sowie die Pyrimidin-Base **Cytosin** (Cyt) kommen in RNA *und* DNA vor. Dagegen findet sich **Uracil** (Ura) nur in RNA. In der DNA nimmt **Thymin** (Thy), das 5-Methyl-Derivat des Uracils, dessen Platz ein. In der DNA höherer Organismen tritt in kleinen Mengen auch 5-Methylcytosin (S. 245) auf. Eine große Zahl weiterer abgewandelter Basen findet man in der tRNA (S. 76) und in anderen RNA-Arten.

### B. Nucleoside, Nucleotide

Verknüpft man eine Nucleinsäure-Base mit Ribose oder 2-Desoxyribose (S. 40), erhält man ein **Nucleosid**. So entsteht z. B. aus Adenin und Ribose das Nucleosid **Adenosin** (**1**, Abkürzung: A).

Die entsprechenden Derivate der anderen Basen heißen *Guanosin* (G), *Uridin* (U), *Thymidin* (T) und *Cytidin* (C). Ist 2-Desoxyribose die Zuckerkomponente, entsteht ein **Desoxynucleosid**, z. B. 2'-Desoxyadenosin (dA, nicht gezeigt). In der Zelle ist die 5'-OH-Gruppe der Zuckerkomponente der Nucleoside i. A. mit Phosphorsäure verestert. Aus 2'-Desoxythymidin (dT) entsteht so das Mononucleotid **2'-Desoxythymidin-5'-monophosphat** (**dTMP, 2**), ein DNA-Baustein. Wird der 5'-Phosphat-Rest eines Mononucleotids über Säureanhydrid-Bindungen mit weiteren Phosphat-Resten verknüpft, erhält man Nucleosid-di- und -triphosphate, z. B. ADP und ATP, wichtige Coenzyme des Energiestoffwechsels (S. 98). Alle diese Nucleosidphosphate fasst man unter dem Begriff **Nucleotide** zusammen. Zyklische Nucleotide wie das 3',5'-cyclo-AMP (**cAMP, 3**) (S. 422) dienen als Second-Messenger in Signalsystemen (S. 414).

### C. Oligonucleotide, Polynucleotide

Phosphorsäure-Moleküle können miteinander Säureanhydride bilden. Es ist deshalb möglich, zwei Nucleotide über die Phosphat-Reste zu verknüpfen. Dabei entstehen *Dinucleotide mit Phosphorsäureanhydrid-Struktur* (**1**). Zu dieser Gruppe gehören die Coenzyme NAD(P)$^+$ und CoA sowie das Flavin FAD (S. 96).

Reagiert der Phosphat-Rest eines Nucleotids mit der 3'-OH-Gruppe eines zweiten, entsteht ein *Dinucleotid mit Phosphorsäurediester-Struktur* (**2**). Solche Dinucleotide tragen am *5'-Ende* einen freien Phosphat-Rest, am *3'-Ende* eine freie OH-Gruppe. Man kann sie daher durch Knüpfung von weiteren Phosphorsäurediester-Bindungen um zusätzliche Mononucleotide verlängern. Auf diese Weise entstehen **Oligonucleotide** und schließlich **Polynucleotide**. In Nucleosiden und Nucleotiden liegen die Pentose-Reste in der Furanose-Form (S. 38) vor. Zucker und Base sind durch eine ***N*-glycosidische Bindung** zwischen C-1 des Zuckers und N-9 des Purin-Rings bzw. N-1 des Pyrimidinrings verknüpft. Diese Bindung ist stets β-konfiguriert (S. 38).

Polynucleotide aus Ribonucleotid-Bausteinen nennt man **Ribonucleinsäure** (**RNA**) (S. 76), solche aus Desoxyribonucleotid-Monomeren **Desoxyribonucleinsäure** (**DNA**) (S. 78). Zur Wiedergabe der Basensequenz von Polynucleotiden schreibt man die Abkürzungen der *Nucleosid*-Bausteine *in 5'→3'-Richtung* von links nach rechts. Manchmal deutet man auch die Position der Phosphat-Reste durch „p" an. Nach diesem System kürzt man z. B. die Struktur des RNA-Segments in Abb. **3** mit ··ApUpG·· oder einfacher mit ··AUG·· ab.

### A. Nucleinsäure-Basen

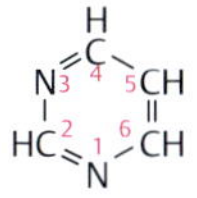

Pyrimidin

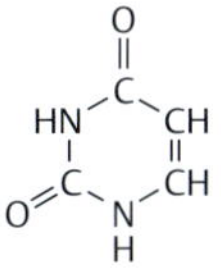

Uracil (Ura)

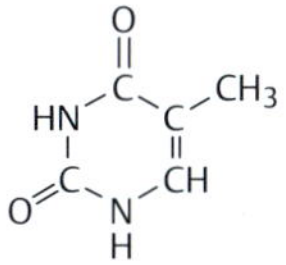

Thymin (Thy)

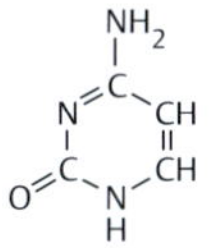

Cytosin (Cyt)

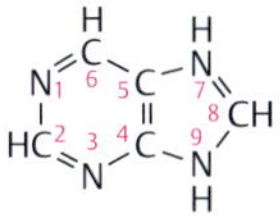

Purin

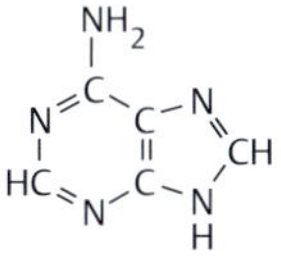

Adenin (Ade)

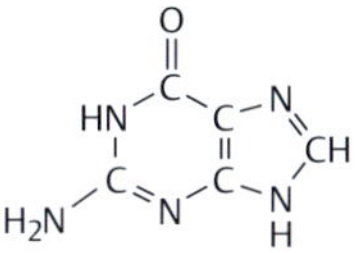

Guanin (Gua)

### B. Nucleoside, Nucleotide

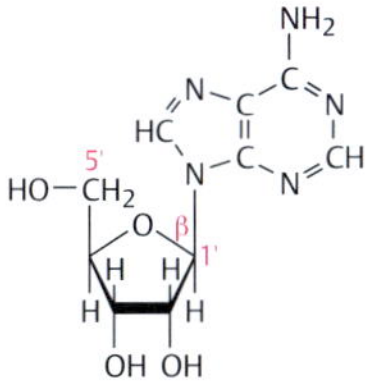

**1.** Adenosin, A

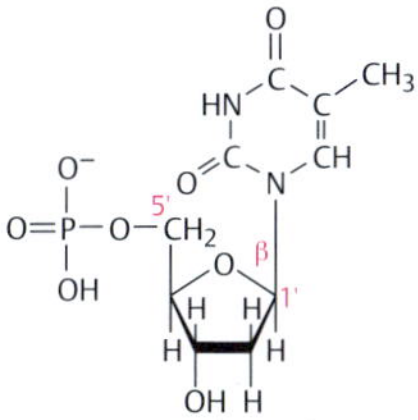

**2.** Desoxythymidin-5-phosphat, dTMP

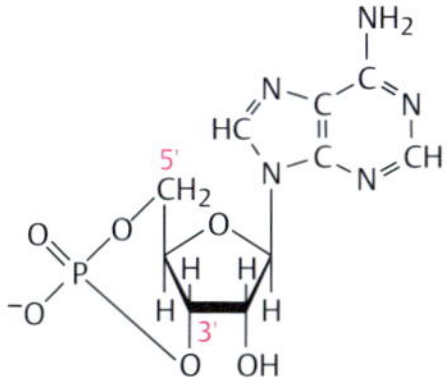

**3.** 3',5'-cyclo-Adenosin-monophosphat (cAMP)

### C. Oligonucleotide, Polynucleotide

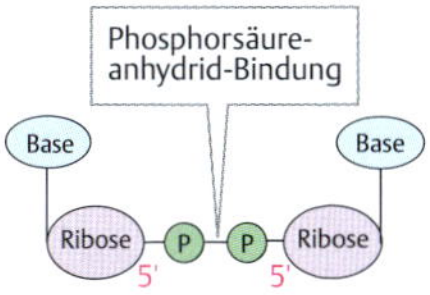


**1.** Dinucleotid vom Anhydrid-Typ

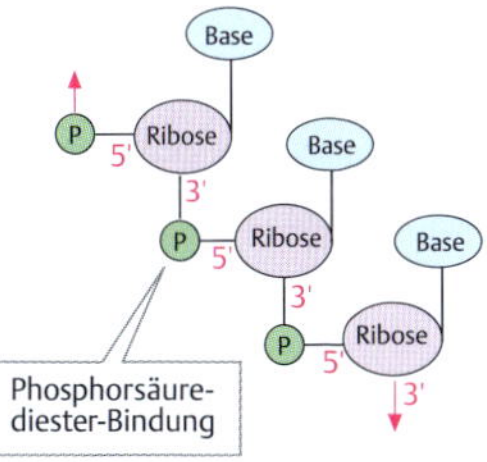


**2.** Oligonucleotid vom Diester-Typ

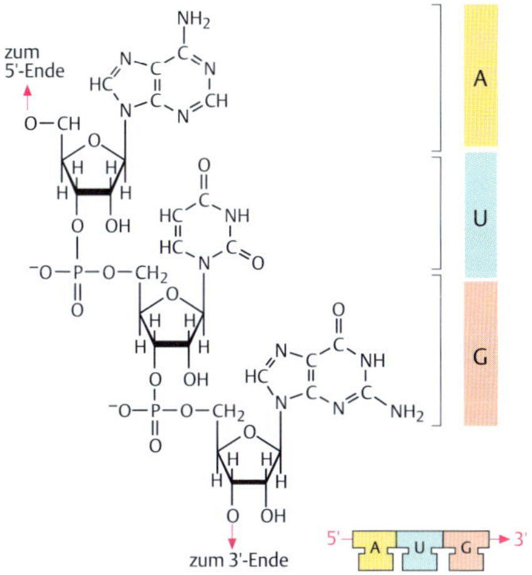


**3.** RNA (Ausschnitt)

Abb. 2.19 Basen und Nucleotide

## RNA

Die Ribonucleinsäuren (RNAs) sind Polymere aus Nucleosidphosphat-Bausteinen (S. 74), die durch Phosphorsäurediester-Bindungen verknüpft sind. Als Basen enthalten sie vor allem *Uracil*, *Cytosin*, *Adenin* und *Guanin*, aber auch viele ungewöhnliche und modifizierte Basen, die in tRNAs gehäuft auftreten (**C**). Alle RNAs werden im Zellkern oder in Mitochondrien durch Transkription (S. 252) von DNA-Sequenzen gebildet. Gene codieren also nicht nur für Proteine, sondern auch für RNAs.

### A. Ribonucleinsäuren (RNAs)

Nach ihrer Funktion unterteilt man Ribonucleinsäuren in codierende (cRNAs) und nichtkodierende Arten (ncRNAs). Die einzige **codierende RNA** der Tiere ist die messenger RNA (mRNA). Ihre Information wird bei der Translation (S. 260) in Proteinsequenzen übersetzt. Daneben gibt es zahlreiche **nichtcodierende RNAs**, die über 95 % aller transkribierten RNA-Arten ausmachen. Sie sind an allen Phasen der Translation (rRNA, tRNA) sowie an RNA-Modifizierungen beteiligt (snRNA, snoRNA, Riboswitche) oder steuern als Regulatoren die Transkription (miRNA, siRNA u. a.), s. Transkription (S. 252). Weitere RNA-Arten (Ribozyme) haben katalytische Funktionen, z. B. die Peptidyltransferase in der 28S-RNA der Ribosomen (**B**). ncRNAs aus > 200 Nucleotiden werden als „large ncRNAs" (lncRNA) bezeichnet. Ihre Funktionen sind noch weitgehend unklar. Analog zum Begriff **Genom** für die zelluläre DNA, nennt man die Gesamtheit der mRNAs einer Zelle **Transkriptom** und die der ncRNAs **Ribonukleom**, während der Proteinbestand einer Zelle als **Proteom** bezeichnet wird.

Messenger-RNAs (**mRNA**) übertragen genetische Information vom Zellkern ins Cytoplasma. Ihre Transkripte werden noch im Zellkern stark verändert (mRNA-Reifung) (S. 256). Die Längen der mRNAs sind sehr verschieden. Ihre Lebensdauer ist in der Regel kurz, da sie nach der Translation rasch wieder abgebaut werden. Den bei weitem größten Anteil an der zellulären RNA (etwa 70 %) und die längste Lebensdauer aller RNAs haben ribosomale RNAs (**rRNAs**), die struktureller und funktioneller Hauptbestandteil der *Ribosomen* sind (**B**). Die **snRNAs** (engl. small nuclear RNAs) sind am Spleißen der mRNA-Vorstufen beteiligt. Sie sind mit zahlreichen Proteinen zu „*Spleißosomen*" (S. 256) assoziiert. **snoRNAs** (engl. small nucleolar RNAs) haben Funktionen bei der Prozessierung anderer RNA-Formen, insbesondere von rRNA. **Riboswitche** sind mRNA-Sequenzen, die Metabolite binden und dadurch die Translation des codierten Proteins regulieren.

### B. Ribosomale RNA

*Ribosomen* sind große Komplexe aus mehreren RNAs und zahlreichen Proteinen (S. 260). Ribosomale RNAs (rRNAs) werden im Nucleolus durch Transkription aus DNA erzeugt, dort auch prozessiert und schließlich mit Proteinen zu Ribosomen-Untereinheiten zusammengebaut. Die Abbildung zeigt die RNA-Anteile eines menschlichen Ribosoms in korrekter Größe und Form (die ribosomalen Proteine sind nicht dargestellt). Den Kern der beiden ribosomalen Untereinheiten bilden die beiden großen rRNAs (**28S-rRNA** bzw. **18S-rRNA**, grün). Zusätzlich enthält die große 60S-Untereinheit zwei kleinere RNA-Moleküle, die **5S-rRNA** und die **5,8S-RNA**. Zum Größenvergleich ist außerdem eine tRNA dargestellt (rosa). Alle rRNAs haben eine definierte Sekundär- und Tertiärstruktur und enthalten zahlreiche Basenpaarungen. Prokaryotische Ribosomen sind ähnlich aufgebaut wie eukaryotische, unterscheiden sich aber in der Zahl und Größe der rRNAs und ribosomalen Proteine (S. 260).

### C. Transfer-RNA (tRNA$^{Phe}$)

Die Transfer-RNAs (**tRNAs**) fungieren in der Translation (S. 262) als Bindeglieder zwischen den Nucleinsäuren und den Proteinen. Es sind kleine RNA-Moleküle aus 70–90 Nucleotiden (nt), die aus mehreren Schleifen (sogenannten „stem-loop"-Strukturen) aufgebaut sind. Am Ribosom gebundene tRNAs „erkennen" mit ihrem **Anticodon** durch Basenpaarung bestimmte mRNA-Codons. Gleichzeitig tragen sie am 3'-Ende (konstante Sequenz: ··CCA) diejenige Aminosäure, die nach dem genetischen Code (S. 258) dem betreffenden mRNA-Codon zugeordnet ist.

Die Basensequenz und der Aufbau der für Phenylalanin spezifischen tRNA (tRNA$^{Phe}$) aus Hefe (**1**) sind typisch für alle tRNAs. Das Molekül enthält einen hohen Anteil an ungewöhnlichen und abgewandelten Bausteinen (dunkelgrün hinterlegt). Dazu gehören *Pseudouridin* (Ψ), *Dihydrouridin* (D), das sonst nur in DNA vorkommende *Thymidin* (T), sowie viele methylierte Nucleotide wie *7-Methylguanidin* ($m^7G$) oder das im Anticodon enthaltene *2'-O-Methylguanidin* ($m^2G$). Zahlreiche Basenpaarungen, die zum Teil vom üblichen Schema abweichen, stabilisieren die Konformation des Moleküls (**2**).

## A. Ribonucleinsäuren (RNAs)

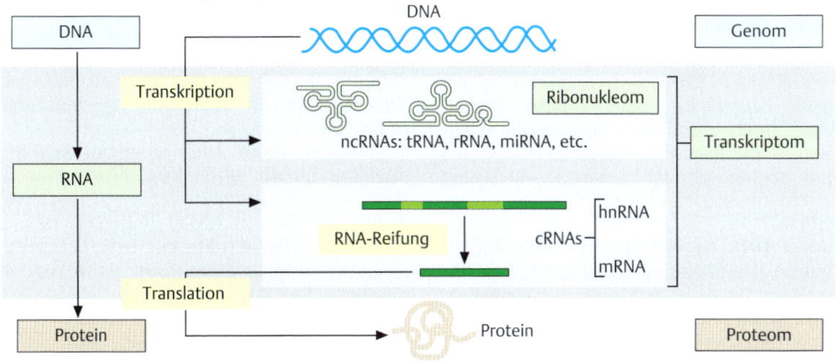


| | kodierende RNA | nichtkodierende RNA (ncRNA) | | | | |
|---|---|---|---|---|---|---|
| Typ | mRNA | rRNA | tRNA | snRNA | miRNA, siRNA, snoRNA u.a. | lncRNA |
| Länge (b) | 400–6000 | bis 5000 | 74–95 | 100–300 | <200 | >200 |
| Arten | >1000 | 4 | >50 | ~10 | >10 000 ? | |
| Funktion | Translation | | | RNA-Modifizierung, Genregulation | | |

## B. Ribosomale RNA

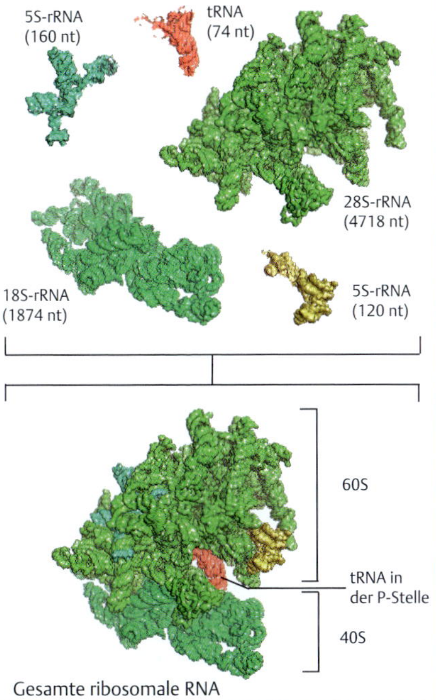


## C. Transfer-RNA (tRNA$^{Phe}$)

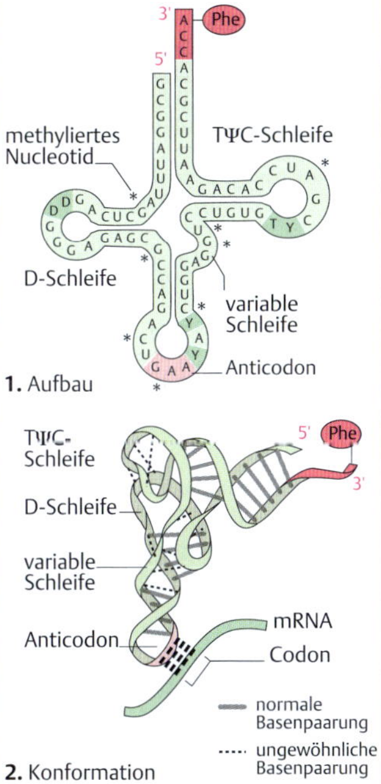


**Abb. 2.20** RNA (B. Quelle PDB: 4UG0)

## DNA

### A. Basenpaarung in DNA

Die **Desoxyribonucleinsäuren** (**DNAs**) sind wie die RNAs (S. 76) polymere Moleküle aus Nucleotid-Bausteinen. Statt Ribose enthält DNA als Zucker allerdings *2'-Desoxyribose*, außerdem ist die RNA-Base *Uracil* in DNA durch *Thymin* (5-Methyluracil) ersetzt. Auch die Raumstruktur beider Molekül-Arten ist unterschiedlich.

Intakte DNA besteht aus *zwei* Polydesoxyribonucleotid-Molekülen („*Strängen*"). Jede Base im einen Strang ist mit einer *komplementären* Base im anderen Strang durch Wasserstoff-Brücken (S. 32) verknüpft. Dabei ist Adenin komplementär zu Thymin, und Guanin komplementär zu Cytosin. An jedem **Basenpaar** sind also eine Purin- und eine Pyrimidin-Base beteiligt.

Die Komplementarität von A und T bzw. G und C wird verständlich, wenn man die möglichen H-Brücken zwischen den Basen betrachtet. Als *Donoren* kommen Amino-Gruppen (in A, C und G) und Ring-NH-Gruppen (in G und T) in Betracht. Mögliche *Akzeptoren* sind Carbonylsauerstoff-Atome (in T, C, G) und Stickstoff-Atome im Ring. A-T-Paare können deshalb *zwei*, G-C-Paare sogar *drei* lineare und damit besonders stabile Brücken ausbilden. Basenpaarungen dieser Art sind allerdings nur möglich, wenn die beiden Stränge unterschiedliche Richtungen haben. Außerdem müssen sie in Form einer rechtsgängigen **Doppelhelix** umeinander gewunden sein (**B**). RNA kann wegen sterischer Hinderung durch die 2'-OH-Gruppe der Ribose-Reste keine langen Doppelhelices ausbilden. Ihre Struktur (S. 76) ist weniger regelmäßig als die von DNA.

Die Basenpaarung in DNA und RNA dient nicht nur der Stabilisierung der Moleküle. Noch wichtiger ist, dass sie bei Replikation (S. 250), Transkription und Translation die spezifische „Erkennung" komplementärer Nucleotide ermöglicht.

### B. Struktur von B-DNA

Die in der Zelle vorherrschende Konformation der DNA (die sogenannte **B-DNA**) ist in der Abbildung links als Van-der-Waals-Modell dargestellt. Die aromatischen Basen (hellblau) sind annähernd rechtwinklig zur Helixachse im Inneren der **Doppelhelix** gestapelt. Der zentrale Bereich der DNA-Doppelhelix ist deshalb unpolar. Die Oberfläche des Moleküls ist dagegen wegen der hydrophilen Zucker- und Phosphat-Reste des Rückgrats (dunkelblau) ausgesprochen polar. Zwischen den Strängen liegen auf der ganzen Länge der DNA zwei Einsenkungen, die man als „*kleine Furche*" und „*große Furche*" bezeichnet. Die schematische Struktur (Mitte) gibt ihre Lage an und macht deutlich, dass die beiden Stränge antiparallel angeordnet sind.

Die DNA dient allen lebenden Zellen als **Speicher für die genetische Information**. Bestimmte DNA-Abschnitte (Gene) (S. 242) werden bei Bedarf in RNAs umgeschrieben, die entweder selbst strukturelle bzw. katalytische Aufgaben wahrnehmen oder als Vorlage zur Synthese von Proteinen dienen. In letzterem Fall codiert die DNA für die Primärstruktur von Proteinen. Die dabei verwendete „Sprache" hat 4 Buchstaben (A, G, C und T). Daraus lassen sich 64 Wörter („Codons") aus je drei Buchstaben bilden, die für eine der 20 proteinogenen Aminosäuren stehen oder das Ende des „Textes" signalisieren (S. 258).

Die rechte Abbildung verdeutlicht, dass die beiden Stränge funktionell nicht äquivalent sind: Der **Matrizen-Strang** ([–]-Strang, „codogener Strang", hellgrau), ist derjenige, der während der Transkription (S. 252) kopiert wird. Seine Sequenz ist also *komplementär zur gebildeten mRNA*. Der **Sinnstrang** ([+]-Strang, „codierender Strang", farbig) hat dagegen – abgesehen vom Austausch von T gegen U – die *gleiche Sequenz wie die mRNA*. Man ist übereingekommen, Gensequenzen anzugeben, indem man die Sequenz des Sinnstrangs in 5'→3'-Richtung liest. In diesem Fall erhält man mithilfe des genetischen Codes (S. 258) direkt die Proteinsequenz (**3**) in der bei Proteinen üblichen Leserichtung, also vom *N*-Terminus zum *C*-Terminus.

▸ **Weitere Informationen.** Unter bestimmten Bedingungen, z. B. beim Trocknen von B-DNA, kann DNA in die kompaktere **A-Konformation** übergehen. Dabei bleibt die rechtsgängige Doppelhelix erhalten, die Basen sind aber nicht senkrecht zur Helix-Achse angeordnet, wie in der B-Form, sondern geneigt. In der Zelle kommt A-DNA vermutlich nicht vor.

In der **Z-Konformation**, die in GC-reichen Teilsequenzen innerhalb von B-DNA auftreten kann, ist die Anordnung der Nucleotide völlig verschieden: Die Doppelhelix ist hier *linksgängig*, ausserdem hat das Rückgrat eine charakteristische *Zickzack-Form* (daher Z-DNA). DNA-Abschnitte in der Z-Konformation haben wahrscheinlich Bedeutung für die Regulation der Genexpression (S. 246), im Einzelnen sind die Zusammenhänge jedoch noch unklar.

**A. Basenpaarung in DNA**

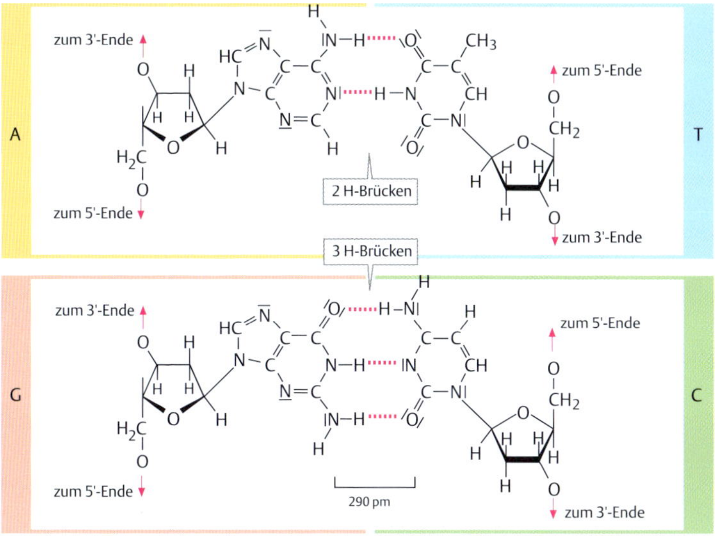


**B. Struktur von B-DNA**

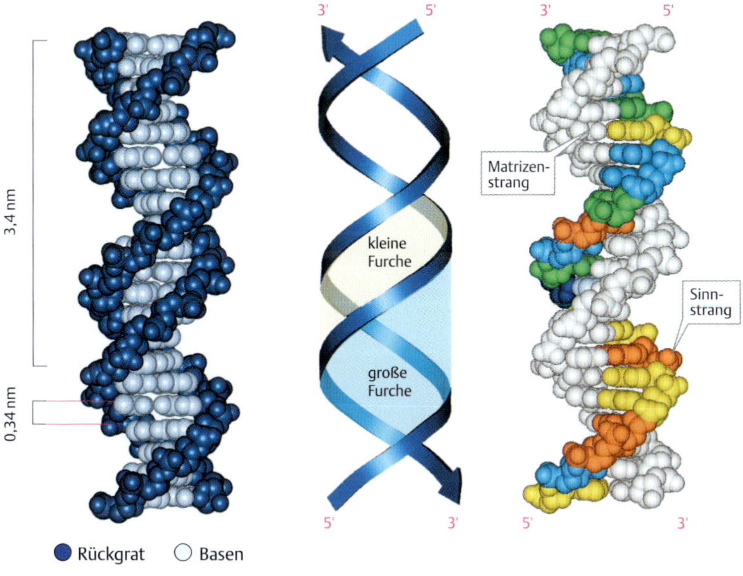


**Abb. 2.21** DNA

# Kapitel 3

## Stoffwechsel

## Grundlagen

### A. Biokatalysatoren

**Biokatalysatoren** sind Stoffe biologischen Ursprungs, die chemische Reaktionen beschleunigen (S. 30). Fast alle Biokatalysatoren sind **Enzyme**, d. h. Proteine mit katalytischer Wirkung. Es gibt aber auch katalytisch aktive Ribonucleinsäuren, sogenannte **Ribozyme** (S. 76). Der organisierte Ablauf des Stoffwechsels ist nur möglich, weil jede Zelle über eine eigene, genetisch festgelegte Enzymausstattung verfügt. Erst dadurch entstehen koordinierte Reaktionsfolgen, sog. **Stoffwechselwege** (S. 106). Auch an vielen Regulationsmechanismen (S. 110) sind Enzyme beteiligt, die auf diese Weise den Stoffwechsel an veränderte Bedingungen anpassen.

### B. Spezifität der Enzymkatalyse

Die Wirkung der meisten Enzyme ist hoch *spezifisch*. Dies bezieht sich auf den Typ der katalysierten Reaktion (**Wirkungsspezifität**) wie auch auf die Art der Verbindungen („Substrate"), deren Umsetzung sie katalysieren (**Substratspezifität**). Außerdem sind die meisten Enzyme in der Lage, zwischen Stereoisomeren (S. 16) zu unterscheiden (**Stereospezifität**). In der Abbildung ist dies am Beispiel einer wichtigen Redox-Reaktion dargestellt.

Beim Abbau von Glucose in der Zelle entsteht *Pyruvat* (S. 140), das Anion einer 2-Oxosäure. Unter anaeroben Bedingungen wird Pyruvat mithilfe des Coenzyms NADH (S. 96) weiter zu *Lactat*, dem Anion der entsprechenden 2-Hydroxysäure reduziert. Unter aeroben Bedingungen verläuft die Reaktion in umgekehrter Richtung. Katalysiert werden beide Umsetzungen durch das Enzym **Lactat-Dehydrogenase**.

Die Lactat-Dehydrogenase ist in Bezug auf ihre Substrate nicht völlig spezifisch. Neben Pyruvat akzeptiert sie auch andere kurzkettige 2-Oxosäuren (bzw. 2-Hydroxysäuren). Wie die Tabelle zeigt, sind die kinetischen Parameter $k_{cat}$ und $K_m$ für die Reduktion verschiedener 2-Oxosäuren ganz unterschiedlich, siehe Bedeutung dieser Größen (S. 86). Die höchste Wirksamkeit (ausgedrückt als Quotient $k_{cat}/K_m$) hat das Enzym gegenüber Pyruvat ($R = CH_3$). Das Substrat mit der größeren, verzweigten Kette ($R = -CH_2-CH[CH_3]_2$) wird im Vergleich dazu 200 000-mal schlechter umgesetzt.

Da Lactat ein chirales Zentrum enthält, gibt es zwei *Enantiomere* (S. 16). In Tieren entsteht aus Pyruvat fast ausschließlich L-Lactat, während bei der bakteriellen Milchsäuregärung stereospezifisch das D-Enantiomere gebildet wird.

### C. Einteilung der Enyzme

Man kennt heute mehr als 2000 verschiedene Arten von Enzymen. Zu ihrer *Klassifizierung* wurde ein System eingeführt, das die *Wirkungs- und Substratspezifität* berücksichtigt. Jedes Enzym wird im Enzym-Katalog unter einer vierstelligen *EC-Nummer* geführt. Die erste Ziffer gibt die Zugehörigkeit zu einer der sechs **Hauptklassen** an, die nächsten beiden definieren Unterklasse und Unter-Unterklasse, die letzte schließlich die laufende Nummer des Enzyms in der Unter-Unterklasse. So trägt z. B. die Lactat-Dehydrogenase (**B**) die EC-Nummer 1.1.1.27 (Klasse: 1 Oxidoreduktasen; Unterklasse: 1.1 CH-OH-Gruppe als Elektronen-Donor; Unter-Unterklasse: 1.1.1 $NAD(P)^+$ als Akzeptor).

In den sechs Hauptklassen sind jeweils Enzyme ähnlicher Wirkungsspezifität zusammengefasst:
Die **Oxidoreduktasen** (*Klasse 1*) katalysieren Redox-Reaktionen (d. h. die Übertragung von Elektronen zwischen Redox-Systemen. Für die Übertragung anderer Gruppen, z. B. von Amino-Gruppen oder Phosphat-Resten, sind **Transferasen** (*Klasse 2*) zuständig. Oxidoreduktasen und Transferasen benötigen stets Coenzyme (S. 96). Auch die **Hydrolasen** (*Klasse 3*) übertragen Gruppen, Akzeptor ist dabei aber kein Coenzym sondern *ein Wassermolekül*. **Lyasen** (*Klasse 4*, je nach bevorzugter Reaktionsrichtung auch als „Synthasen" bezeichnet), katalysieren die Spaltung oder Bildung chemischer Bindungen, wobei Doppelbindungen entstehen oder verschwinden. Die **Isomerasen** (*Klasse 5*), verschieben Gruppen innerhalb eines Moleküls, ohne dass sich die Summenformel des Substrats ändert. Die durch **Ligasen** („Synthetasen", *Klasse 6*) katalysierten Verknüpfungsreaktionen sind endergon (S. 26) und daher energetisch an die Spaltung von Nucleosidtriphosphaten (meist ATP) gekoppelt.

## A. Biokatalysatoren

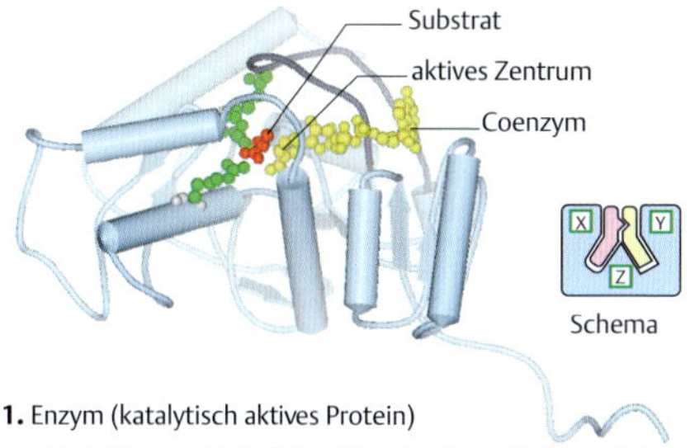


1. Enzym (katalytisch aktives Protein)

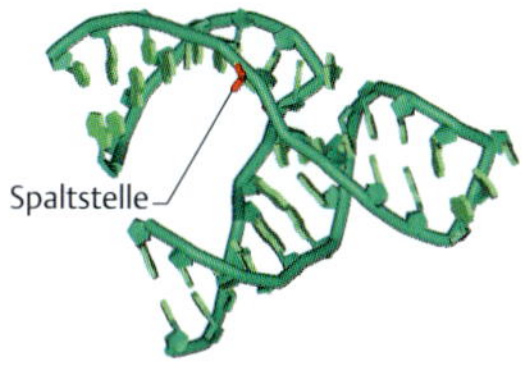


2. Ribozym (katalytisch aktive RNA)

## B. Spezifität der Enzymkatalyse

**1. Wirkungsspezifität**

2-Oxosäure (Substrat) + $NADH+H^+$ (Coenzym) ⇌ [1] ⇌ 2-Hydroxysäure (Substrat) + $NAD^+$ (Coenzym)

**2. Substratspezifität**

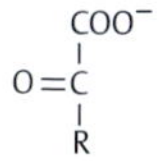


| R | rel. $k_{cat}$ | $K_m$ (mM) |
|---|---|---|
| $-CH_3$ | 100 | 0,09 |
| -H | 60 | 3,2 |
| $-CH_2-CH_3$ | 50 | 0,6 |
| $-CH_2-CH_2-CH_3$ | 6 | 1,9 |
| $-CH_2-CH(CH_3)_2$ | 0,02 | 3,6 |

**3. Stereospezifität**

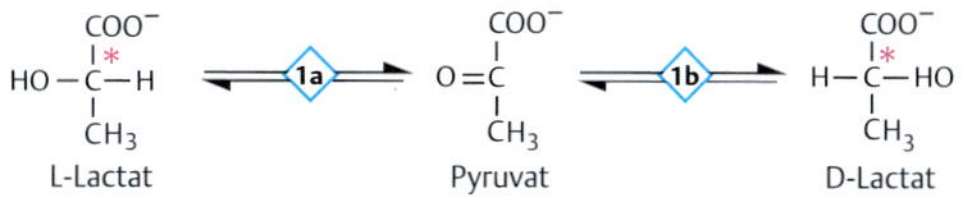


**1a** L-Lactat-Dehydrogenase **1b** D-Lactat-Dehydrogenase

## C. Einteilung der Enzyme

| Klasse | Reaktionstyp | wichtige Unterklassen |
|---|---|---|
| 1 Oxidoreduktasen | $A_{red} + B_{ox} \rightleftharpoons A_{ox} + B_{red}$ | Dehydrogenasen<br>Oxidasen, Peroxidasen<br>Oxygenasen |
| 2 Transferasen | $A{-}B + C \rightleftharpoons A + B{-}C$ | $C_1$-Transferasen<br>Glycosyltransferasen<br>Aminotransferasen<br>Phosphotransferasen |
| 3 Hydrolasen | $A + H_2O \rightleftharpoons A{-}H + B{-}OH$ | Esterasen<br>Glycosidasen<br>Peptidasen<br>Amidasen |
| 4 Lyasen („Synthasen“) | $A + B \rightleftharpoons A{-}B$ | C-C-Lyasen<br>C-O-Lyasen<br>C-N-Lyasen<br>C-S-Lyasen |
| 5 Isomerasen | $A \rightleftharpoons A'$ | Epimerasen<br>*cis-trans*-Isomerasen<br>Intramolekulare Transferasen |
| 6 Ligasen („Synthetasen“) | $A + B + ATP \rightleftharpoons A + B + ADP + P_i$ | C-C-Ligasen<br>C-O-Ligasen<br>C-N-Ligasen<br>C-S-Ligasen |

**Abb. 3.1** Enzyme: Grundlagen (A. Quelle PDB: 5LDH, 299D)

## Enzymkatalyse

Enzyme sind außerordentlich wirksame **Katalysatoren**. Sie erhöhen die Geschwindigkeit der katalysierten Reaktion (S. 30) auf das $10^{15}$-fache oder mehr. Zum Verständnis der Mechanismen der enzymatischen Katalyse ist es sinnvoll, zunächst den Ablauf einer unkatalysierten Reaktion zu betrachten.

### A. Unkatalysierte Reaktion

Als Beispiel wählen wir eine Reaktion des Typs A + B → C + D. Die Reaktanden A und B sind in wässriger Lösung von einer Hülle aus Wassermolekülen (**Hydrathülle**) umgeben und bewegen sich aufgrund der Wärmebewegung in zufällige Richtungen. Sie können nur dann miteinander reagieren, wenn sie in einer für die Reaktion günstigen Orientierung zusammenstoßen. Dies ist unwahrscheinlich und tritt deshalb sehr selten ein. Vor der Umwandlung in die Produkte C + D muss der **Stoßkomplex** *A-B* einen **Übergangszustand** durchlaufen, zu dessen Bildung eine beträchtliche *Aktivierungsenergie* $E_a$ erforderlich ist (S. 30). Da nur wenige der A-B-Komplexe diese Energie aufbringen können, wird der Übergangszustand noch viel seltener erreicht als der Stoßkomplex.

In Lösung wird ein großer Teil der Aktivierungsenergie zur *Entfernung der Hydrathülle* zwischen A und B verbraucht, aber auch Ladungsverschiebungen und andere *chemische Vorgänge* innerhalb der Reaktanden spielen eine Rolle. Aufgrund dieser Einschränkungen kommt es in Abwesenheit des Katalysators nur gelegentlich zur Umsetzung und die Reaktionsgeschwindigkeit v ist gering, auch dann wenn die Umsetzung thermodynamisch möglich ist, d. h. wenn $\Delta G < 0$ (S. 26).

### B. Enzymkatalysierte Reaktion

Dargestellt ist ein *sequentieller Mechanismus*, bei dem die Substrate A und B der Reihe nach gebunden und auch die Produkte C und D nacheinander abgegeben werden. Ein anderer möglicher Reaktionsverlauf ist der sogenannte *„Ping-Pong-Mechanismus"* (S. 86).

Enzyme sind in der Lage, die Reaktanden (ihre *Substrate*) spezifisch im **aktiven Zentrum** zu binden. Dabei werden die Substrate so orientiert, dass sie die für die Bildung des Übergangszustands (**4**) *optimale Lage* einnehmen. Durch **Annäherung und Orientierung der Substrate** wird also die Wahrscheinlichkeit des Zustandekommens *produktiver* A-B-Komplexe stark erhöht. Außerdem werden bei der Substratbindung die Hydrathüllen der Substrate abgestreift. Durch **Ausschluss von Wasser** herrschen deshalb im aktiven Zentrum des Enzyms während der Katalyse ganz andere Bedingungen als in Lösung. Ein dritter wichtiger Faktor ist die **Stabilisierung des Übergangszustandes** durch Wechselwirkungen zwischen Aminosäure-Resten des Proteins und den Substraten. Auch Coenzyme und andere Cofaktoren greifen häufig in den Reaktionsverlauf ein. Dies senkt die zur Bildung des Übergangszustandes notwendige Aktivierungsenergie weiter. Zudem übernehmen viele Enzyme während der Katalyse Gruppen von den Substraten oder geben sie an diese ab. Besonders häufig sind *Protonen-Übertragungen*. Diese **Säure-Basen-Katalyse** durch das Enzym ist viel wirksamer als der Austausch von Protonen mit Säuren und Basen in der Lösung. In vielen Fällen werden chemische Gruppierungen im Laufe des katalytischen Zyklus vorübergehend kovalent an Aminosäure-Reste des Enzyms gebunden. Diesen Effekt bezeichnet man als **kovalente Katalyse**, siehe z. B. die Transaminasen (S. 176).

### C. Prinzipien der Enzymkatalyse

Obwohl es schwierig ist, die Beiträge der einzelnen katalytischen Effekte quantitativ abzuschätzen, hält man heute die **Stabilisierung des Übergangszustands** durch das Enzym für entscheidend. Entscheidend für die Wirksamkeit der Katalyse ist also nicht die feste Bindung der *Substrate* (dies würde die Aktivierungsenergie der Reaktion erhöhen und nicht erniedrigen), sondern die des *Übergangszustands*. Die extrem hohe Affinität vieler Enzyme gegenüber Analogen des Übergangszustandes stützt dieses Konzept, das sich durch eine einfache mechanische Analogie verdeutlichen lässt (rechts): Will man Metallkugeln (die Reaktanden) von der Stelle EA (dem Substratzustand) über den energetisch höher liegenden Übergangszustand nach EP (in den Produktzustand) überführen, muss man den Magneten (den Katalysator) so anordnen, dass seine Anziehungskraft nicht auf EA wirkt (oben), sondern auf den Übergangszustand (unten).

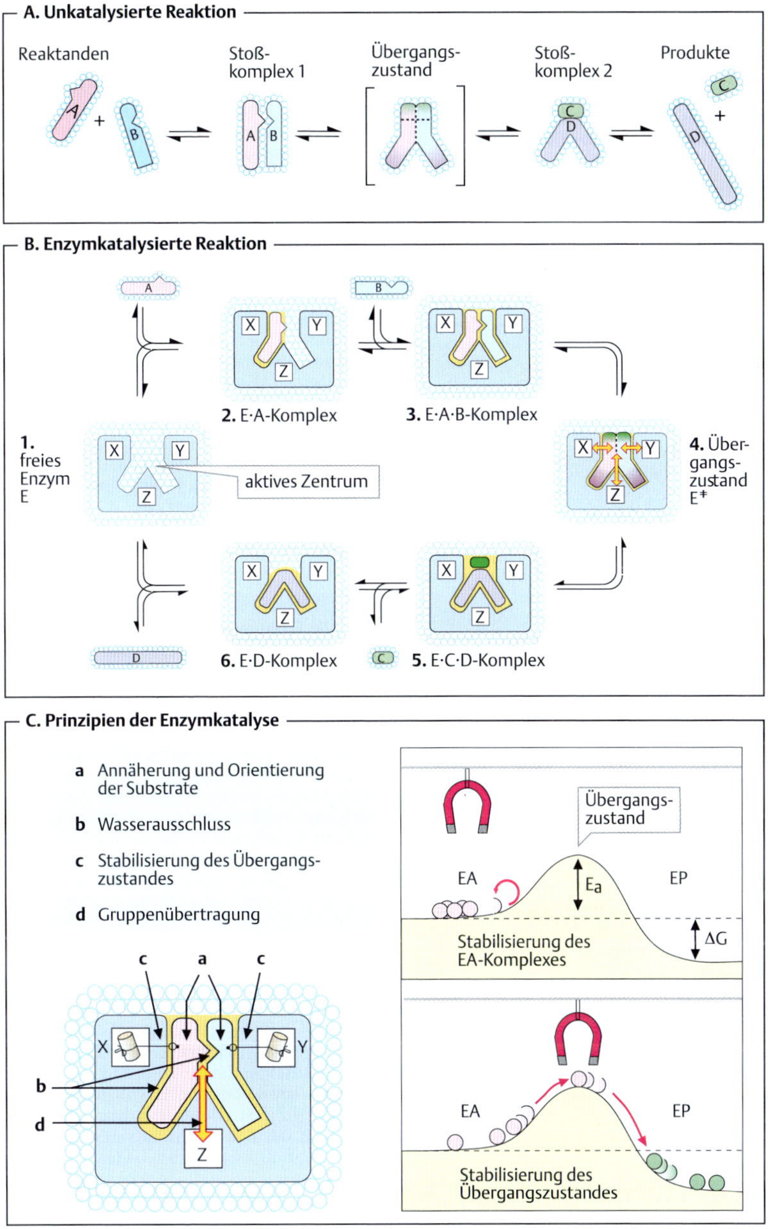


Abb. 3.2 Enzymkatalyse

## Enzymkinetik I

Die **Kinetik** enzymkatalysierter Reaktionen (die Abhängigkeit der Reaktionsgeschwindigkeit von den Reaktionsbedingungen) wird in erster Linie von den *Eigenschaften des Katalysators* bestimmt. Sie ist deshalb komplexer als die Kinetik unkatalysierter Umsetzungen.

### A. Michaelis-Menten-Kinetik

In Abwesenheit eines Enzyms (links) ist die Reaktionsgeschwindigkeit v proportional zur Konzentration des Stoffes A. Die Konstante k ist die Geschwindigkeitskonstante der unkatalysierten Reaktion. Da die Geschwindigkeitskonstante $k_{cat}$ der katalysierten Reaktion weit höher ist als k, ist auch ihre Geschwindigkeit $v_e$ viel größer als v. Die Differenz $v_e$–v wird als **Enzymaktivität** bezeichnet. Die empfohlene Einheit ist das **Katal** (kat, diejenige Aktivität, die pro Sekunde 1 mol Substrat umsetzt). Gebräuchlicher, weil praktischer, ist immer noch die **Internationale Einheit** (U, 1 µmol Umsatz pro Minute).

Wie alle Katalysatoren schafft das Enzym E einen neuen Reaktionsweg (rechts): Zunächst wird A an das freie Enzym gebunden. Unter der Annahme, dass sich diese Reaktion im chemischen Gleichgewicht befindet, kann man das Massenwirkungsgesetz anwenden und damit die Konzentrationen [E], [A] und [EA] verknüpfen. Die **Michaelis-Konstante** $K_m$ beschreibt also die Gleichgewichtslage der Substratbindung. Führt man die Gesamtkonzentration des Enzyms $[E]_g$ ein und eliminiert [E], erhält man für die Konzentration [EA] den Ausdruck $[EA] = [E]_g \cdot [A]/(K_m + [A])$. Die Bildung von B aus EA ist – wie die Umwandlung A→B – eine Reaktion 1. Ordnung, d.h. es gilt $v = k_{cat} \cdot [EA]$. Kombiniert man diese Gleichung mit dem für EA abgeleiteten Ausdruck, erhält man die **Michaelis-Menten-Gleichung** $v = k_{cat} \cdot [E]_g \cdot [A]/(K_m + [A])$.

Die Gleichung enthält zwei *Variablen* (v und [A]) und zwei *Parameter*, die nicht von der Substratkonzentration [A] abhängen: Das Produkt $k_{cat} \cdot [E]_g$ ist der Grenzwert der Reaktionsgeschwindigkeit bei sehr hohem [A], die sog. **Maximalgeschwindigkeit $V_{max}$**. Die **Michaelis-Konstante $K_m$** charakterisiert die *Affinität* des Enzyms zu seinem Substrat. Sie entspricht derjenigen Substratkonzentration, bei der v die Hälfte von $V_{max}$ erreicht. Eine *hohe* Affinität des Enzyms zum Substrat führt also zu einem *niedrigen $K_m$-Wert* und umgekehrt. Von den beiden Enzymen deren *Substratsättigungskurven* in den Diagramm **1** und **2** dargestellt sind, hat Enzym b die höhere Affinität zu A, sein $V_{max}$ ist dagegen niedriger als das von Enzym a.

Das Michaelis-Menten-Modell enthält vereinfachende Annahmen (die Substratbindung befindet sich im chemischen Gleichgewicht, die Bildung von B ist irreversibel, E und EA sind die einzigen Enzymformen). *Nur wenn alle diese Annahmen zutreffen*, entsprechen $K_m$ der Dissoziationskonstante von EA und $k_{cat}$ der Geschwindigkeitskonstanten der Produktbildung.

Da sich v asymptotisch $V_{max}$ nähert, ist es schwierig, aus Diagrammen von v gegen [A] verlässliche Werte für $V_{max}$ und $K_m$ abzulesen. Um dies zu umgehen, kann man die Michaelis-Menten-Gleichung so umformen, dass die Messpunkte auf einer *Geraden* liegen. Im **Lineweaver-Burk-Diagramm** (rechts unten) wird 1/v gegen 1/[A] aufgetragen. Die Schnittpunkte der Ausgleichsgeraden mit den Achsen liefern dann $1/V_{max}$ bzw. $-1/K_m$. Graphiken dieser Art sind zwar anschaulich, zur Bestimmung von $V_{max}$ und $K_m$ aus experimentellen Daten aber weniger geeignet. Dazu werden heute Computerprogramme eingesetzt, die die Michaelis-Menten-Gleichung direkt an die Messpunkte anpassen.

### B. Bisubstratreaktion

Fast alle Enzyme haben mehr als ein Substrat bzw. Produkt. Andererseits werden selten mehr als zwei Substrate *gleichzeitig* gebunden. Für Bisubstratreaktionen des Typs A + B → C + D gibt es eine Reihe möglicher Reaktionsabläufe. Neben *sequentiellen Mechanismen* (S. 84), bei denen alle Substrate gebunden werden, bevor es zur Produktfreisetzung kommt, findet man auch Abläufe, bei denen das erste Substrat A nach der Bindung sofort gespalten wird. Ein Teil des Substrats A bleibt am Enzym gebunden und wird nach Freisetzung des ersten Produktes P1 auf das zweite Substrat B übertragen. Diesen sog. **„Ping-Pong-Mechanismus"** nutzen z.B. die *Transaminasen* (S. 176). Im Lineweaver-Burk-Diagramm (rechts) ist ein Ping-Pong-Mechanismus an der Parallelverschiebung der Geraden bei Variation von [B] zu erkennen.

▸ **Weitere Informationen.** Viele Enzyme bilden Zwischenprodukte, bei denen ein Teil des Substrats kovalent an das Enzym gebunden ist. Eine derartige **kovalente Katalyse** findet sich z.B. auch bei den Serin-Proteinasen (S. 172), die Acylenzym-Intermediate bilden.

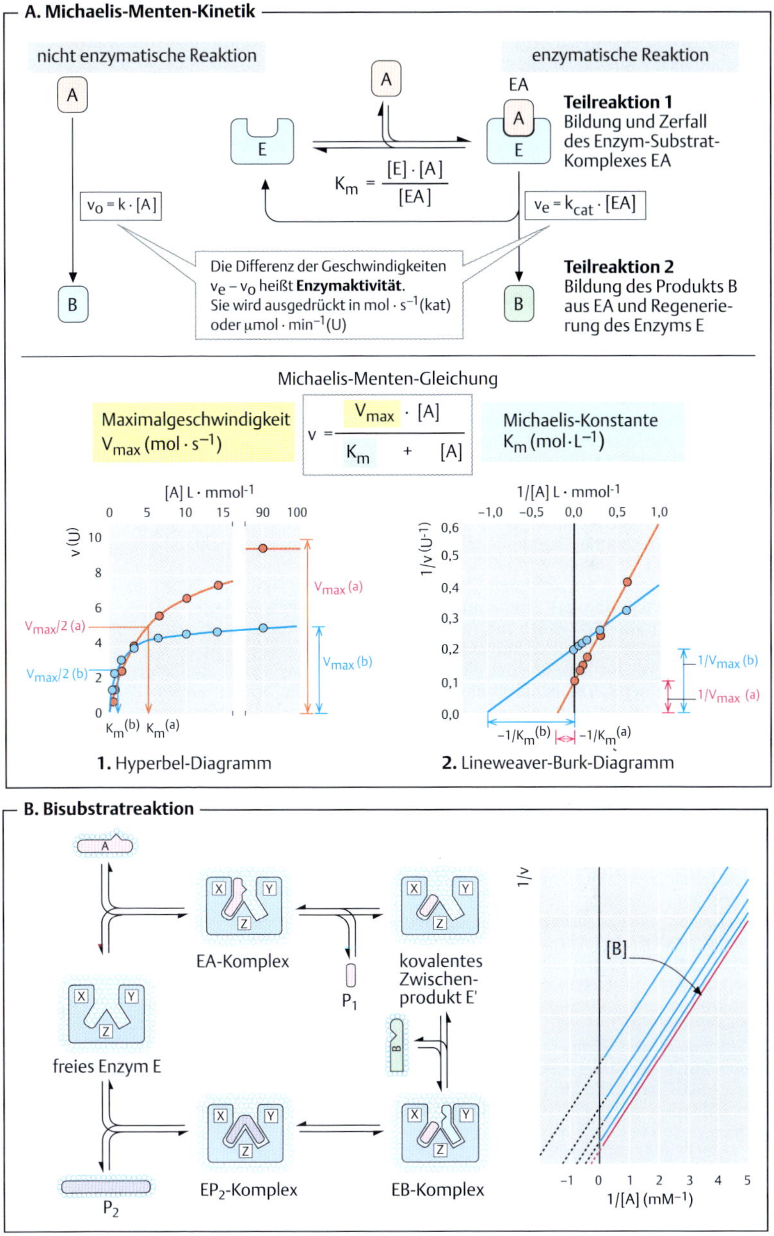


Abb. 3.3 Enzymkinetik I

## Enzymkinetik II

Die katalytischen Eigenschaften von Enzymen und damit ihre Aktivität (S. 86) werden von zahlreichen Faktoren beeinflusst, die alle optimiert und kontrolliert werden müssen, wenn man Aktivitätsmessungen in sinnvoller und reproduzierbarer Weise durchführen will. Zu diesen Faktoren gehören physikalische Größen (Temperatur, evtl. Druck), chemische Eigenschaften der Lösung (pH-Wert, Ionenstärke) und die Konzentrationen aller relevanten Substrate, Cofaktoren und Hemmstoffe.

### A. pH- und Temperaturabhängigkeit der Enzymaktivität

Die Wirkung von Enzymen ist stark vom pH-Wert (S. 24) abhängig. Trägt man die Aktivität gegen den pH-Wert auf, erhält man meist eine mehr oder weniger symmetrische *Glockenkurve* (links). Das **pH-Optimum**, d. h. der pH-Wert, bei dem die Aktivität maximal ist, liegt für tierische Enzyme häufig in der Nähe des pH-Wertes der Zellen (also bei pH 7), es gibt aber auch Ausnahmen. So zeigt die im sauren Magenlumen aktive Proteinase *Pepsin* (S. 280) ein Optimum bei pH 2, andere Enzyme sind bei pH-Werten von über 9 am aktivsten. Die Glockenform der Aktivitäts-pH-Profile entsteht dadurch, dass Aminosäure-Reste mit ionisierbaren Gruppen in der Seitenkette für die Katalyse essenziell sind. Im Beispiel sind dies eine basische Gruppe B ($pK_a = 8$), die protoniert sein muss, um wirksam zu sein, und eine zweite Aminosäure AH ($pK_a = 6$), die nur im dissoziierten Zustand katalytisch aktiv ist. Am pH-Optimum bei 7 liegen beide Gruppen zu etwa 90 % in der aktiven Form vor, bei höheren und tieferen Werten geht jeweils eine der Gruppen zunehmend in den inaktiven Zustand über.

Die **Temperaturabhängigkeit** der enzymatischen Aktivität (rechts) ist in der Regel unsymmetrisch. Mit steigender Temperatur wirkt sich zunächst die Reaktionsbeschleunigung durch die gesteigerte Wärmebewegung der Moleküle aus (S. 30). Bei einer bestimmten Temperatur wird das Enzym dann instabil und seine Aktivität geht innerhalb eines geringen Temperaturintervalls durch Denaturierung (S. 70) verloren. Die *Temperatur-Optima* von Enzymen aus höheren Organismen überschreiten selten 50 °C, während Enzyme aus thermophilen Bakterien noch bei 100 °C aktiv sein können.

### B. Coenzyme

Enzyme, die Gruppenübertragsreaktionen katalysieren, benötigen in der Regel Hilfsmoleküle, sogenannte **Coenzyme** (S. 96). Ihre Aufgabe ist es, die zu übertragende Gruppe bereitzustellen oder sie im Laufe der Reaktion vorübergehend zu übernehmen. Da Coenzyme für sich allein nicht katalytisch aktiv sind, wäre der weniger gebräuchliche Begriff „*Cosubstrate*" eigentlich zutreffender. Im Gegensatz zu den Substraten, für die ein gegebenes Enzym spezifisch ist (S. 82), arbeiten Coenzyme mit vielen Enzymen unterschiedlicher Substratspezifität zusammen.

Nach der Art ihrer Wechselwirkung mit dem Enzym unterscheidet man lösliche Coenzyme von prosthetischen Gruppen. **Lösliche Coenzyme** (**1**) werden während der Reaktion wie Substrate gebunden, chemisch verändert und dann wieder freigesetzt. Die ursprüngliche Form des Coenzyms wird durch eine zweite, unabhängige Reaktion regeneriert. Als **prosthetische Gruppen** (**2**) bezeichnet man dagegen Coenzyme, die fest (manchmal sogar kovalent) an ein Enzym gebunden sind und dieses während der Reaktion nicht verlassen. Der nach Austritt des ersten Produkts am Coenzym gebundene Teil des Substrats wird dann in einer zweiten Reaktion auf ein weiteres Substrat oder Coenzym *desselben* Enzyms übertragen.

Viele Coenzyme sind aromatische Verbindungen, die von tierischen Zellen nicht von Grund auf synthetisiert werden können. Ihre Vorstufen müssen deshalb als **Vitamine** (S. 408) mit der Nahrung zugeführt werden.

### C. Metalle als Cofaktoren

Auch Metall-Ionen können als Cofaktoren von Enzymen dienen. Ihre Aufgaben sind sehr unterschiedlich: Manche stabilisieren die native Konformation des aktiven Zentrums, andere beteiligen sich an Redox-Reaktionen (S. 22) oder erleichtern die Katalyse, indem sie chemische Bindungen im Substrat polarisieren. Die Tabelle nennt wichtige Beispiele für metallabhängige Enzyme. Metalle mit Cofaktor-Funktion werden vom Organismus nur in geringen Mengen benötigt. Sie gehören deshalb zur Gruppe (S. 12) der sogenannten **Spurenelemente** (S. 400).

## A. pH- und Temperaturabhängigkeit der Enzymaktivität

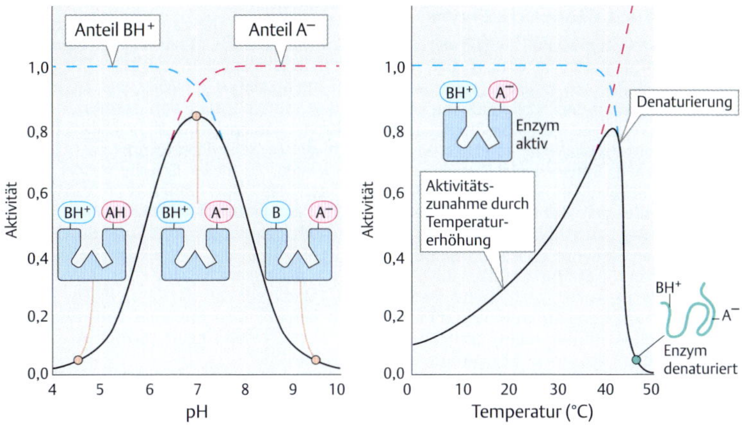


## B. Coenzyme

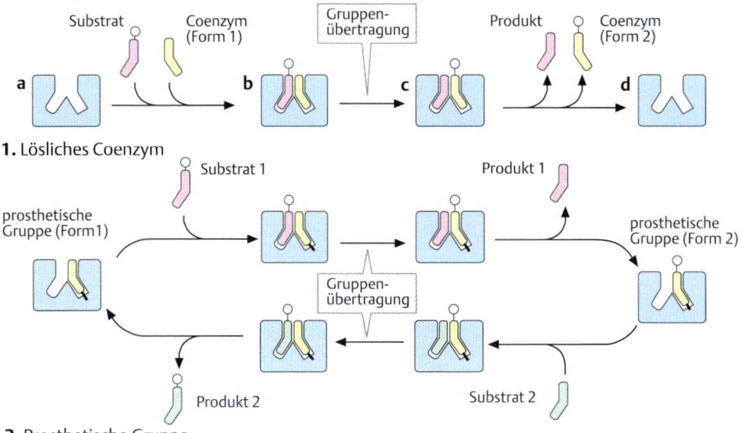


## C. Metalle als Cofaktoren

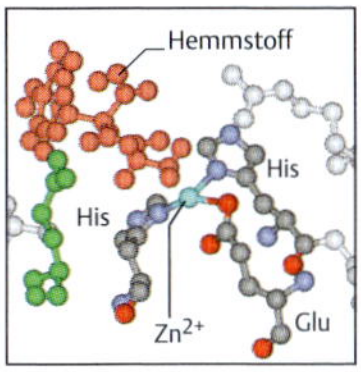


aktives Zentrum der CP A

| Cofaktor | Enzyme (Beispiele) |
|---|---|
| $Zn^{2+}$ | Carboanhydrase, Alkohol-Dehydrogenase, Peptidasen |
| $Mg^{2+}$ | ATP-abhängige Enzyme , Phosphohydrolasen |
| $Mn^{2+}$ | Arginase, Superoxid-Dismutase, Photosystem II |
| $Fe^{2+}/Fe^{3+}$ | Cytochrome, Katalase, Peroxidasen, Aconitase |
| $Cu^{2+}$ | Cytochrom-Oxidase, Aminooxidasen, Tyrosinase |
| $Mo^{2+}$ | Xanthin-Dehydrogenase |
| $Na^{+}$, $K^{+}$ | $Na^{+}/K^{+}$-ATPase, $H^{+}/K^{+}$-ATPase |

**Abb. 3.4** Enzymkinetik II

## Allosterische Regulation

### A. Isosterische und allosterische Enzyme

Das Michaelis-Menten-Modell (S. 86) der Enzymkatalyse geht davon aus, dass sich die Raumstruktur (S. 70) des Enzyms (seine *Konformation*) nicht verändert. Viele Enzyme können jedoch in verschiedenen Konformationen vorliegen, die unterschiedliche katalytische Eigenschaften haben. **Allosterische Enzyme** erkennt man an S-förmigen (*sigmoidalen*) Sättigungskurven, die sich durch die Michaelis-Menten-Gleichung nicht beschreiben lassen. Im **isosterischen** Fall (nur *eine* Enzymkonformation, **1**) nimmt die Bindungsstärke (die Steigung der Sättigungskurve, gestrichelte Kurve) mit steigendem [A] stetig ab, weil die Zahl freier Bindungsstellen immer mehr zurückgeht. Bei **allosterischen** Enzymen (**2**) nimmt dagegen die Bindungsstärke mit steigendem [A] zunächst zu, weil das freie Enzym von einer weniger affinen Konformation (eckige Symbole) allmählich in eine Form mit höherer Affinität (runde Symbole) überführt wird. Erst bei hohem [A] macht sich wieder der Mangel an freien Bindungsstellen bemerkbar und die Bindungsstärke geht zurück.

Die Affinität allosterischer Enzyme ist also nicht konstant, sondern hängt von Art und Konzentration seiner Liganden ab. Hemmstoffe und Aktivatoren (sogenannte **Effektoren**) beeinflussen die Aktivität allosterischer Enzyme, indem sie bestimmte Konformationen stabilisieren (**B**). Diese Effekte spielen eine wichtige Rolle bei der Stoffwechselregulation (S. 110).

### B. Allosterische Effekte

Die allosterische Kontrolle der Enzymaktivität besprechen wir am Beispiel der **Aspartat-Carbamyltransferase** (ACTase) des Bakteriums *Escherichia coli*. Die ACTase ist ein Schlüsselenzym (S. 110) der Pyrimidin-Biosynthese (S. 192) und katalysiert die Übertragung eines Carbamyl-Restes von Carbamylphosphat auf die Aminogruppe von L-Aspartat. Allosterische Enzyme wie die ACTase erkennt man an ihren **sigmoidalen Substratsättigungskurven** (**A**). Da in diesen Fällen die Affinität des Enzyms zum Substrat von dessen Konzentration [A] abhängt, gibt man statt der Michaelis-Konstanten $K_m$ (S. 86) die *Substratkonzentration bei halbmaximaler Geschwindigkeit* ($[A]_{0,5}$) an. Der sigmoidale Verlauf der Kurve wird durch den **Hill-Koeffizienten h** beschrieben. Für isosterische Enzyme ist h = 1, mit steigender Sigmoidizität nimmt h zu.

*Allosterische Effektoren* beeinflussen – je nach Enzym – die Maximalgeschwindigkeit V, die Halbsättigungskonzentration $[A]_{0,5}$ und den Hill-Koeffizienten h. Wird vor allem V verändert, spricht man von einem **„V-System"**. Sehr viel häufiger sind **„K-Systeme"**, bei denen sich allosterische Effekte nur auf $[A]_{0,5}$ und h auswirken. Zu dieser Gruppe gehört auch die ACTase. Sie wird durch Cytidintriphosphat (CTP), ein Endprodukt des anabolen Pyrimidinstoffwechsels, gehemmt und durch die Vorstufe ATP aktiviert. Der Inhibitor CTP führt zu einer *Rechtsverschiebung* der Kurve, wobei $[A]_{0,5}$ und h zunehmen (Kurve II). Der Aktivator ATP bewirkt dagegen eine *Linksverschiebung* der Kurve; er verringert sowohl $[A]_{0,5}$ als auch h (Kurve III).

Allosterische Enzyme sind meist *Oligomere* aus 2 bis 12 Untereinheiten (S. 66). Die ACTase z. B. besteht aus 6 katalytischen (blau) und 6 regulatorischen Untereinheiten (gelb). Letztere binden die allosterischen Effektoren CTP und ATP (grün). Wie auch Hämoglobin (S. 298) kann die ACTase in zwei Konformationen vorliegen, dem weniger aktiven **T-Zustand** (engl. *t*ense) und dem aktiveren **R-Zustand** (engl. *r*elaxed). Substrate und Effektoren beeinflussen das Gleichgewicht zwischen beiden Zuständen und führen so zu sigmoidalem Sättigungsverhalten. Mit zunehmender Aspartat-Konzentration wird das Gleichgewicht mehr und mehr zur aktiveren R-Form verschoben. Auch ATP stabilisiert durch Bindung an die regulatorischen Untereinheiten die R-Konformation. Bindung von CTP an die gleiche Stelle fördert dagegen den Übergang in den inaktiven T-Zustand.

Die strukturellen Unterschiede zwischen R- und T-Konformation sind im Falle der ACTase besonders dramatisch. Beim T→R-Übergang entfernen sich die katalytischen Untereinheiten um 1,2 nm voneinander, außerdem rotieren die Untereinheiten um die Symmetrieachse. Die Konformationen der Untereinheiten selbst ändern sich dagegen nur wenig.

▸ **Weitere Informationen.** Allosterische Effekte spielen auch beim Sauerstofftransport durch **Hämoglobin** (S. 298) eine entscheidende Rolle. Als Effektoren wirken in diesem Fall neben dem Aktivator $O_2$ auch der Hemmstoff 2,3-Bisphosphoglycerat.

## A. Isosterische und allosterische Enzyme

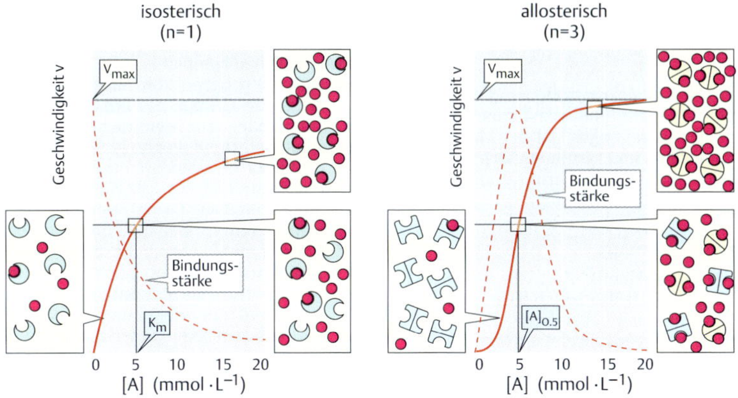


## B. Allosterische Effekte

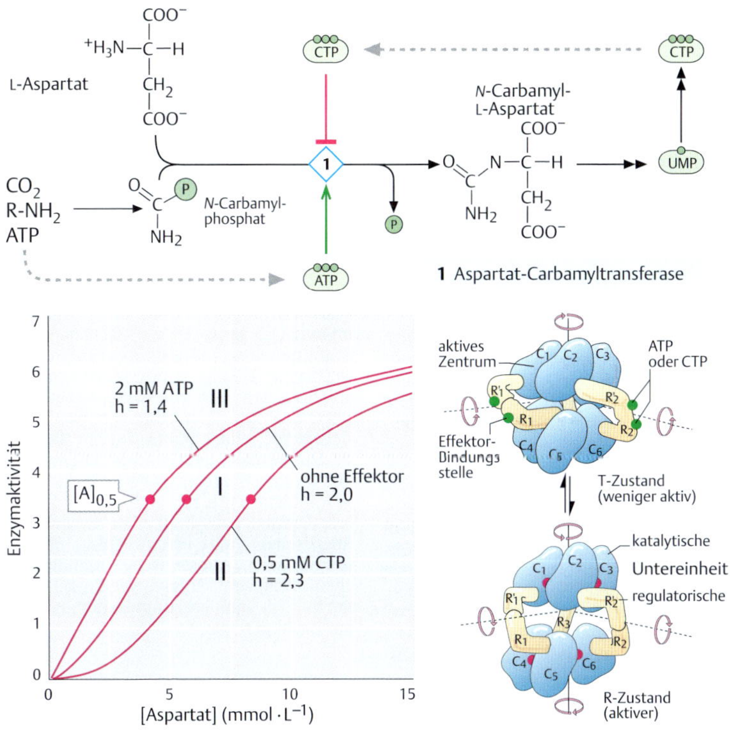


**Abb. 3.5** Allosterische Regulation

## Hemmstoffe

Viele Stoffe greifen in den Ablauf des Stoffwechsels ein, indem sie Enzym-Aktivitäten beeinflussen. Von besonderer Bedeutung sind dabei **Enzym-Hemmstoffe** (*Inhibitoren*). Ein großer Teil aller **Arzneistoffe** wirkt als Enzym-Inhibitor. Deshalb sind enzymkinetische Experimente ein wichtiger Teil der Medikamentenentwicklung und -prüfung. Auch natürliche *Metabolite* sind als Hemmstoffe an Regulationsprozessen (S. 110) beteiligt.

### A. Enzymhemmung

Wie in Enzymkinetik II (S. 88) besprochen, wird die Aktivität der meisten Enzyme durch physikalische und chemische Einflüsse in *unspezifischer* Weise beeinträchtigt. Dazu gehören extreme Temperaturen und pH-Werte sowie organische Lösungsmittel und Schwermetalle. Andere Hemmstoffe beeinflussen *spezifisch* nur bestimmte Enzyme. Die meisten Inhibitoren wirken **reversibel**, d. h. sie hinterlassen keine bleibenden Veränderungen am Enzym. Es gibt aber auch **irreversible** Hemmstoffe, die ihr Zielenzym kovalent und damit permanent modifizieren, z. B. *Penicillin* (S. 264) oder die *Prazole* (S. 282).

### B. Hemmtypen

Die Wirkungsweise eines Hemmstoffs, seinen **Hemmtyp**, bestimmt man, indem man die Kinetik (S. 86) der ungehemmten und der gehemmten Reaktion vergleicht (**C**). Auf diese Weise lassen sich z. B. *kompetitive Hemmstoffe* von *nichtkompetitiven unterscheiden*. Für die Stoffwechselregulation besonders wichtig ist die *allosterische Hemmung* (S. 90).

**Kompetitiv** wirkende Inhibitoren (links) sind in der Regel *Substratanaloge*, d. h. Verbindungen, die in ihren Eigenschaften einem Substrat des Zielenzyms ähneln. Weil Substrat und Inhibitor um die *gleiche* Bindungsstelle am Enzym konkurrieren (engl. to compete), nennt man den vorliegenden Hemmtyp **kompetitiv**. Kompetitive Hemmstoffe werden vom Enzym gebunden, können aber nicht weiter umgesetzt werden und besetzen deshalb *reversibel* einen Teil der vorhandenen Enzym-Moleküle. In Gegenwart des Hemmstoffs braucht man deshalb eine *höhere* Substratkonzentration, um halbmaximale Geschwindigkeit zu erreichen: die Michaelis-Konstante $K_m$ steigt (**C**). Hohe Konzentrationen des Substrats verdrängen den Inhibitor wieder. Deshalb wird die Maximalgeschwindigkeit $V_{max}$ (S. 86) durch kompetitive Inhibitoren nicht beeinflusst. Auch *Analoge des Übergangszustandes* wirken im Allgemeinen kompetitiv.

Reagiert ein Hemmstoff mit einer funktionell wichtigen Gruppe des Enzyms, ohne die Substratbindung zu beeinträchtigen, ist der Hemmtyp **nichtkompetitiv** (rechts). In diesem Fall bleibt $K_m$ unverändert, dagegen nehmen $k_{cat}$ und damit auch $V_{max}$ ab. Auch irreversible Inhibitoren ergeben formal einen nichtkompetitiven Hemmtyp, weil die Konzentration an aktivem Enzym $[E]_g$ abnimmt. Beeinflusst ein Hemmstoff sowohl $K_m$ als auch $V_{max}$, spricht man von **gemischter Hemmung**. Ein Sonderfall der gemischten Hemmung wird als **unkompetitiv** bezeichnet. Dieser Hemmtyp liegt vor, wenn der Inhibitor $V_{max}$ und $K_m$ um den gleichen Faktor vermindert. Rein unkompetitive Hemmstoffe sind allerdings sehr selten. Eine mögliche Ursache für diesen Hemmtyp ist die selektive Bindung des Inhibitors an den EA-Komplex.

**Allosterische Inhibitoren** binden an separate Bindungsstellen außerhalb des aktiven Zentrums. Dadurch kommt es zu einer *Konformationsänderung* des Enzymproteins, die indirekt die Aktivität vermindert (S. 90). Allosterische Effekte treten in der Regel nur bei *oligomeren Enzymen* auf. Die Kinetik solcher Systeme lässt sich mit dem Michaelis-Menten-Modell nicht beschreiben.

### C. Hemmkinetik

Im Lineweaver-Burk-Diagramm (rechts) lässt sich die Wirkung von Hemmstoffen besonders anschaulich darstellen. Bei dieser Art der Auftragung (1/v gegen 1/[A]) (S. 86) entspricht der Schnittpunkt der Ausgleichsgeraden mit der Ordinaten $1/V_{max}$, während der Abszissenabschnitt den Wert von $-1/K_m$ ergibt. Deshalb schneiden sich die in Abwesenheit (blau) und Gegenwart eines *kompetitiven* Hemmstoffs (k, grün) erhaltenen Geraden auf der Ordinate ($1/V_{max}$ unverändert), während *nichtkompetitive* Inhibitoren (nk, rot) eine Gerade mit größerem Ordinatenabschnitt aber unverändertem Abszissenabschnitt liefern ($1/V_{max}$ erhöht, $K_m$ unverändert). **Allosterische** Inhibitoren machen sich im Lineweaver-Burk-Diagramm durch nach oben gekrümmte Kurven bemerkbar (nicht gezeigt).

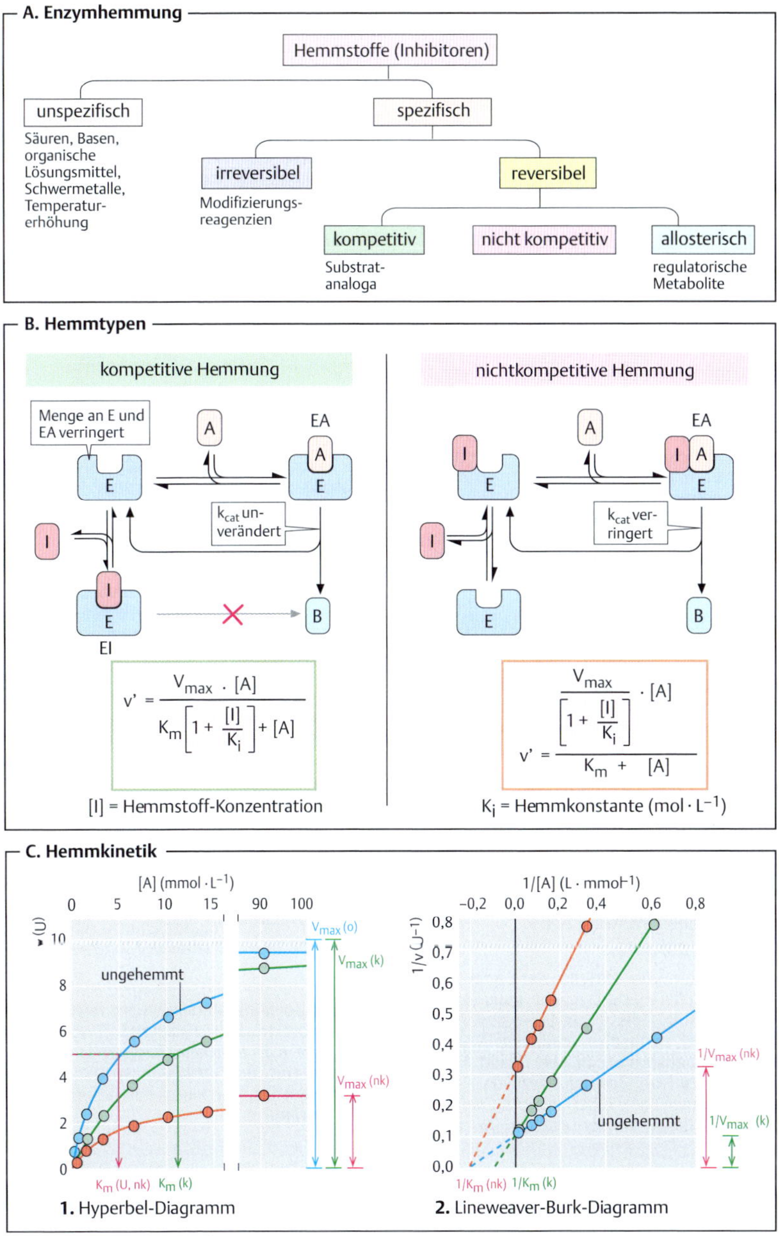


**Abb. 3.6** Hemmstoffe

## Enzymatische Analyse

Enzyme spielen in der *biochemischen Analytik* eine wichtige Rolle. In biologischem Material, z. B. in Körperflüssigkeiten, kann man schon kleinste Mengen eines Enzyms durch Bestimmung seiner katalytischen Aktivität nachweisen. Darauf beruht die Serumenzymdiagnostik (S. 104). Enzyme werden aber auch als *Reagenzien* zur Bestimmung von Metabolit-Konzentrationen, z. B. des Blutzuckerspiegels (**C**), eingesetzt. Bei den meisten enzymatischen Analyseverfahren bedient man sich der Spektralphotometrie.

### A. Prinzip der Spektralphotometrie

Viele Stoffe *absorbieren* Licht im sichtbaren oder ultravioletten Spektralbereich. Diese Eigenschaft kann man zur Konzentrationsbestimmung nutzen. Das Ausmaß der Lichtabsorption hängt von der Art und Konzentration des Stoffes, aber auch von der Wellenlänge des verwendeten Lichts ab. Man verwendet daher **monochromatisches Licht**, d. h. Licht definierter Wellenlänge, das man mithilfe eines *Monochromators* aus weißem Licht isolieren kann. Monochromatische Licht der Intensität $I_0$ durchstrahlt ein rechteckiges Gefäß aus Glas oder Quarz (eine *Küvette*), in dem sich eine Lösung des absorbierenden Stoffes befindet. Die Intensität I des austretenden, geschwächten Lichtes wird durch einen *Detektor* gemessen. Die **Absorption A** einer Lösung (früher als *Extinktion* bezeichnet) ist definiert als *negativer dekadischer Logarithmus des Quotienten* $I/I_0$ (z. B. ist $A = 1$ wenn $I/I_0 = 0{,}1 = 10^{-1}$). Das **Lambert-Beer'sche Gesetz** besagt, dass A der Konzentration c des absorbierenden Stoffes und der Schichtdicke d der Lösung proportional ist. Der **Absorptionskoeffizient ε** hängt, wie bereits erwähnt, von der Art der Substanz und von der Wellenlänge ab.

### B. Aktivitätsbestimmung der Lactat-Dehydrogenase

Zur Bestimmung der Aktivität der Lactat-Dehydrogenase (LDH) (S. 82) macht man sich die Tatsache zunutze, dass zwar das reduzierte Coenzym NADH, nicht aber oxidiertes $NAD^+$ bei 340 nm Licht absorbiert. In Abb. **1** sind *Absorptions-Spektren* (d. h. Auftragungen von A gegen die Wellenlänge) der Substrate und Coenzyme der LDH-Reaktion wiedergegeben. Das unterschiedliche Absorptionsverhalten von $NAD^+$ und NADH zwischen 300 und 400 nm beruht auf der Veränderung des Nicotinamid-Rings bei Oxidation oder Reduktion (S. 22). Zur Aktivitätsbestimmung gibt man zunächst eine Lösung von Lactat und $NAD^+$ in die Küvette und registriert die Absorption bei einer *konstanten Wellenlänge* von 340 nm. Die unkatalysierte LDH-Reaktion ist extrem langsam. Deshalb werden erst nach Zugabe des Enzyms messbare Mengen von NADH gebildet, und die Absorption steigt an. Da die Geschwindigkeit der Absorptionszunahme $\Delta A/\Delta t$ nach dem Lambert-Beer'schen Gesetz der Reaktionsgeschwindigkeit $\Delta c/\Delta t$ proportional ist, kann man mithilfe des Absorptionskoeffizienten ε bei 340 nm oder durch Vergleich mit Standardlösungen die LDH-Aktivität berechnen.

### C. Enzymatische Glucose-Bestimmung

Die meisten Biomoleküle zeigen im sichtbaren oder ultravioletten Spektralbereich keine messbare Absorption. Außerdem liegen sie meist als Gemisch mit anderen, ähnlichen Verbindungen vor, auf die chemische Testverfahren ebenfalls ansprechen würden. Beide Probleme kann man umgehen, wenn man mithilfe eines geeigneten *Enzyms* aus dem zu bestimmenden Metaboliten selektiv einen Farbstoff erzeugt, dessen Absorption man messen kann.

Ein zur Kontrolle des Blutzuckerspiegels (S. 386) häufig verwendetes Verfahren zur Glucose-Bestimmung (**1**) umfasst zwei hintereinander geschaltete enzymatische Reaktionen: Das für Glucose spezifische Enzym *Glucose-Oxidase* (GOD; gewonnen aus Pilzen) erzeugt zunächst Gluconolacton und Wasserstoffperoxid ($H_2O_2$), das im zweiten Schritt, katalysiert durch eine *Peroxidase* (POD), eine farblose Vorstufe zu einem grünen Farbstoff oxidiert (**2**). Wenn die in der Probe vorhandene Glucose verbraucht ist, ist die Menge des gebildeten Farbstoffs, die man aus seiner Lichtabsorption ermitteln kann, ebenso so groß wie die ursprünglich vorhandene Menge an Glucose.

Die Glucose-Oxidase/Peroxidase-Reaktion lässt sich auch als Schnelltest zur Bestimmung von Glucose im Urin einsetzen (S. 446). Dazu verwendet man käufliche Teststreifen aus Papier, die mit den notwendigen Reagenzien (den beiden Enzymen und der farblosen Vorstufe) getränkt sind.

## A. Prinzip der Spektralphotometrie

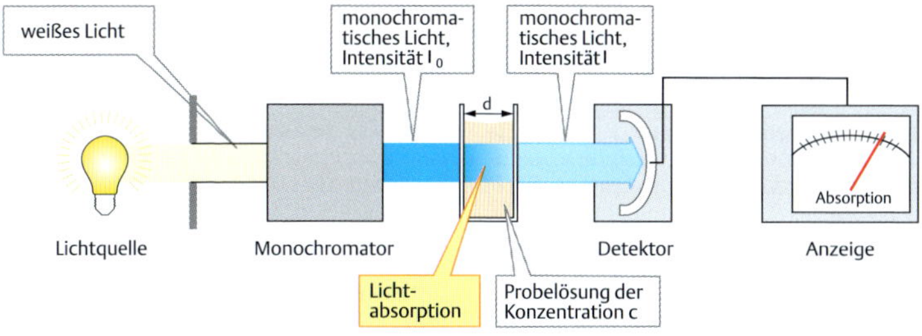


Absorption $A = -\log \frac{I}{I_0} = \varepsilon \cdot c \cdot d$ Lambert-Beer'sches Gesetz

## B. Aktivitätsbestimmung der Lactat-Dehydrogenase

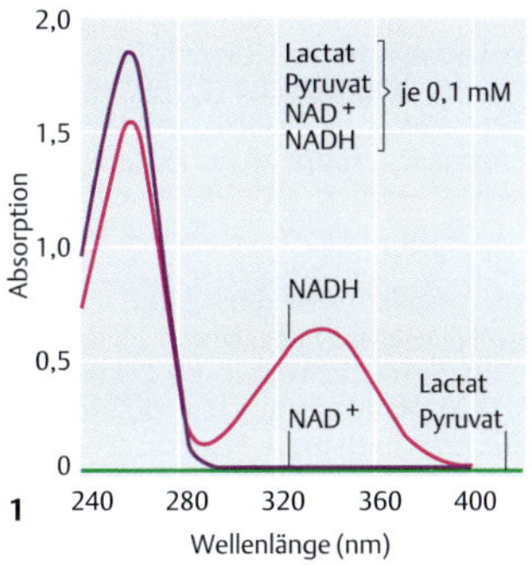


1

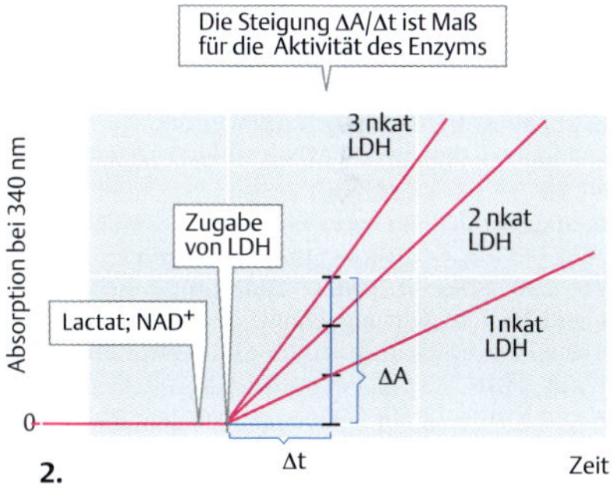


2.

## C. Enzymatische Glucose-Bestimmung

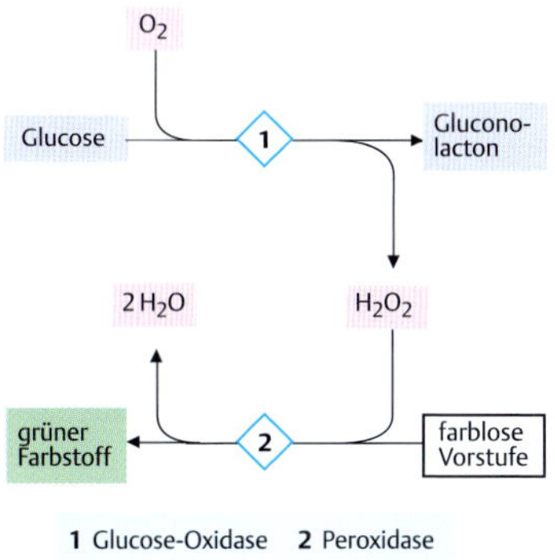


1. Reaktion

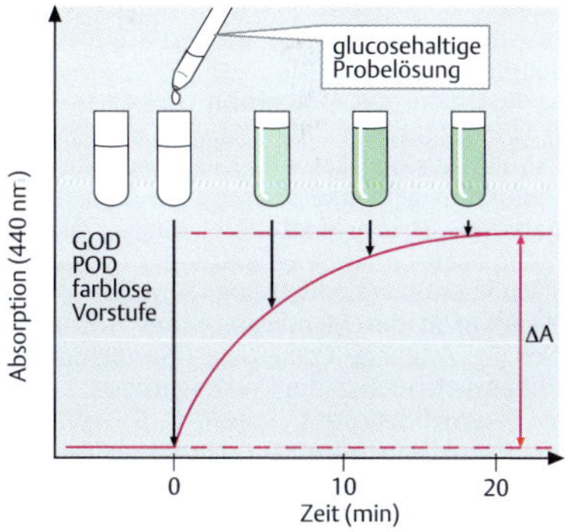


2. Durchführung

Abb. 3.7 Enzymatische Analyse

## Coenzyme I

### A. Redox-Coenzyme

Alle Oxidoreduktasen sind auf die Mitwirkung von Coenzymen (S. 88) angewiesen. Coenzyme mit Redox-Funktion können in *löslicher Form* (L) oder als *prosthetische Gruppe* (P) wirken. Je nach Verbindung übertragen sie unterschiedliche Arten von *„Reduktionsäquivalenten"* (S. 22) ($e^-$, $e^- + H^+$ oder $H^-$). Ihre Normalpotenziale $E^{0'}$ sind in einer Tabelle bei den Redox-Prozessen (S. 23) angegeben.

Die Pyridin-Nucleotide **NAD⁺** und **NADP⁺** (**1**) sind als Coenzyme von Dehydrogenasen weit verbreitet. Sie transportieren *Hydrid-Ionen* (S. 22) ($2e^-$ und 1 $H^+$) und wirken *immer* in gelöster Form. NADH überträgt Reduktionsäquivalente von katabolen Stoffwechselwegen zur Atmungskette und dient damit dem Energiestoffwechsel. Dagegen ist NADPH das wichtigste *Reduktionsmittel* bei Biosynthesen (S. 106). Es entsteht überwiegend im Hexosemonophosphat-Weg (S. 142) und ist u. a. zur Biosynthese von Fettsäuren und Cholesterol sowie zur Biotransformation notwendig.

Die Flavin-Coenzyme **FMN** und **FAD** (**2**) enthalten als redoxaktive Gruppe das *Flavin* (Isoalloxazin), ein dreikerniges N-haltiges Ringsystem, das bei der Reduktion maximal zwei Elektronen und zwei Protonen aufnehmen kann. FMN und FAD tragen am Flavin den phosphorylierten Zuckeralkohol *Ribitol (Rit)*. FAD entsteht aus FMN durch Verknüpfung mit AMP. Funktionell sind beide Coenzyme vergleichbar. Man findet sie *in Dehydrogenasen, Oxidasen* und *Monooxygenasen*. Im Unterschied zu den Pyridin-Nucleotiden entstehen bei Reaktionen der Flavine *radikalische Zwischenstufen* (S. 22). Um Schädigungen von Zellbestandteilen zu vermeiden, bleiben die Flavine deshalb stets als prosthetische Gruppen im Enzymprotein gebunden.

Die Funktion von **Ubichinon** (Coenzym Q, **4**) als Überträger von Reduktionsäquivalenten wird in der Atmungskette (S. 130) besprochen. Bei Reduktion geht das *Benzochinon* Q in das aromatische *Hydrochinol* (Ubichinol, $QH_2$) über. Die Isoprenoid-Seitenkette des Ubichinons kann unterschiedlich lang sein. Sie hält das Molekül in der Membran, wo es frei beweglich ist. Ähnliche Coenzyme (Plastochinone) finden sich auch in der Photosynthese.

Die L-**Ascorbinsäure** (Vitamin C, **5**) ist ein starkes Reduktionsmittel. Sie schützt als **Antioxidans** (S. 300) in unspezifischer Weise vor oxidativer Schädigung, ist aber auch essenzieller **Cofaktor** verschiedener Mono- und Dioxygenasen. Ascorbinsäure ist beteiligt an der Hydroxylierung von Prolin- und Lysinresten während der Biosynthese von Collagen (S. 364), an der Synthese der Catecholamine (S. 450) und Gallensäuren (S. 334) sowie am Abbau von Tyrosin. Die reduzierte Form des Coenzyms ist eine relativ starke Säure und bildet Salze, die **Ascorbate**. Die oxidierte Form wird als **Dehydroascorbinsäure** bezeichnet.

In der **Liponsäure** (**5**) wirkt eine intramolekulare *Disulfidbrücke* als redoxaktive Gruppe. Durch Reduktion geht sie in das entsprechende *Dithiol* über. Liponsäure ist in der Regel als prosthetische Gruppe kovalent mit einem Lysin-Rest (R) des Enzyms verknüpft und wird dann als **Liponamid** bezeichnet. Liponamid ist vor allem an der oxidativen Decarboxylierung von 2-Oxosäuren (S. 122) beteiligt. Ein vergleichbares Disulfid/Dithiol-System ist auch das Peptid-Coenzym **Glutathion** (S. 300) (nicht gezeigt).

**Häm-Coenzyme** mit Redox-Funktion (**6**) gibt es in der *Atmungskette* (S. 130), in der *Photosynthese* sowie in *Monooxygenasen* (S. 338) und *Peroxidasen*. Hämhaltige Proteine mit Redoxfunktion werden als *Cytochrome* bezeichnet. In Cytochromen wechselt das Eisen – im Gegensatz zu Hämoglobin und Myoglobin – seine Wertigkeit (zwischen + 2 und + 4). Es gibt mehrere Häm-Klassen (a, b und c), die sich in der Art der Substituenten $R_1$ bis $R_3$ unterscheiden (S. 132). Hämoglobin, Myoglobin und die Häm-Enzyme enthalten Häm b. Zwei Häm-Gruppen vom Typ a finden sich in der Cytochrom c-Oxidase, während Häm c im Cytochrom c vorkommt, wo es über Thioether-Bindungen kovalent mit Cystein-Resten des Poteinanteils verknüpft ist.

▸ **Weitere Informationen.** Die sogenannten *Eisen-Schwefel-Cluster* (nicht gezeigt) werden bei den Redox-Systemen der Atmungskette (S. 132) besprochen. Es handelt sich dabei um Mehrfachkomplexe aus Eisen und Schwefel (am häufigsten sind Komplexe der Zusammensetzung 4Fe-4S und 2Fe-2S). Zu den selten vorkommenden Redox-Coenzymen gehören außerdem das *Tetrahydrobiopterin* (S. 180) (THB) und *Metallionen*, die ihre Oxidationsstufe wechseln können, z. B. die Redoxsysteme $Fe^{3+}$/$Fe^{2+}$ in sogenannten Nichthäm-Enzymen oder $Cu^{2+}$/$Cu^{1+}$ als Cofaktor von Oxygenasen (S. 132).

## A. Redox-Coenzyme

| Coenzym | oxidierte Form | reduzierte Form |
|---|---|---|
| **1.** $NAD(P)^+$ NAD NADP ($L, 1 H^-$) | 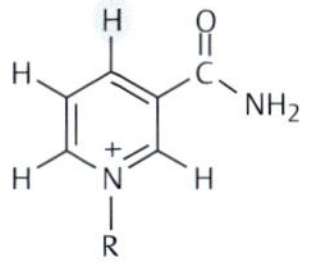 NAD: R' = H NADP: R' = P | 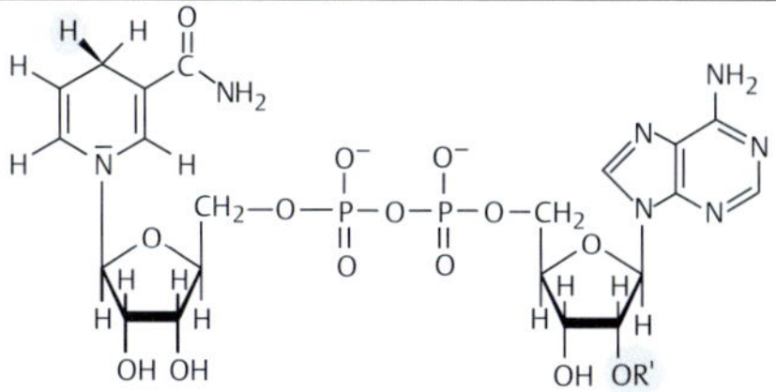 |
| **2.** Flavine (FAD, FMN) FAD ($P, 2e^-/2H^+$) | 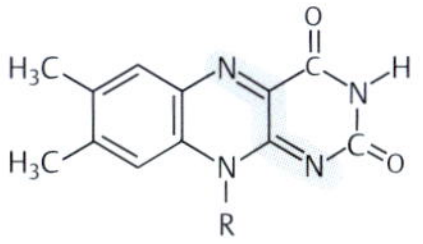 | 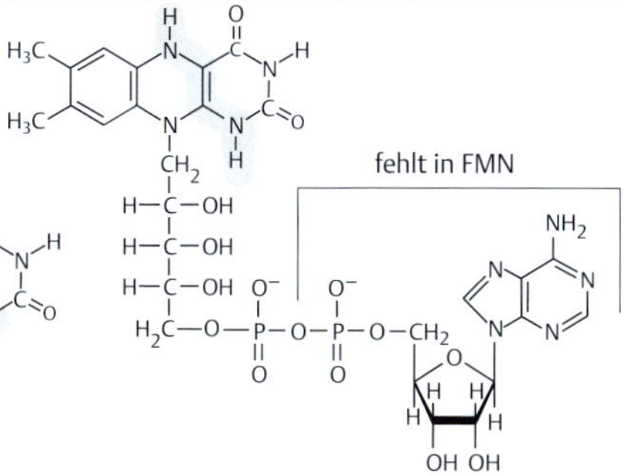 |
| **3.** Ubichinon (Coenzym Q) Q ($L, 2e^-/2H^+$) | 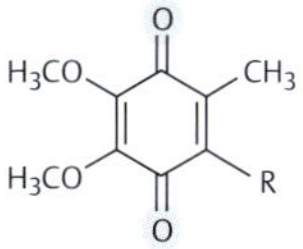 | 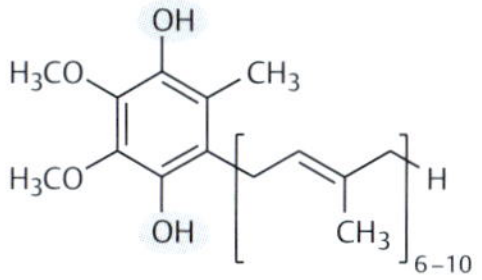 |
| **4.** Ascorbinsäure (Vitamin C) ($L, 2e^-/2H^+$) | 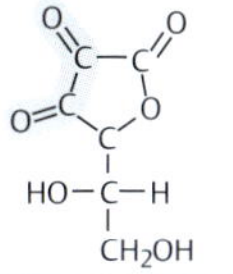 | 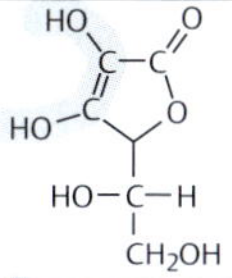 |
| **5.** Liponamid ($P, 2e^-/2H^+$) | 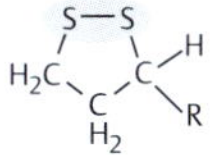 | 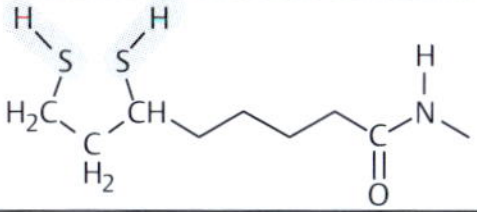 |
| **6.** Häm Häm ($P, 1e^-$) | 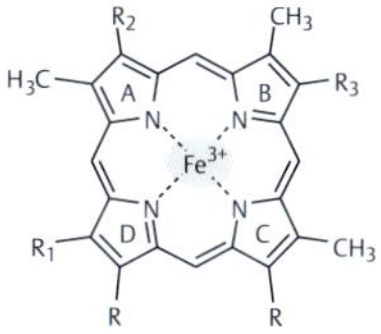 | 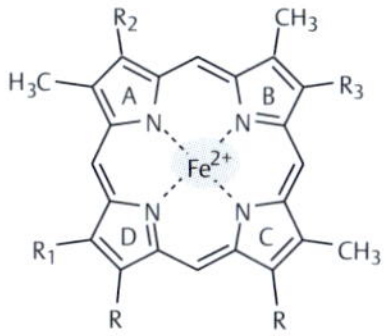 |

**Abb. 3.8** Coenzyme I

## Coenzyme II

### A. Gruppen übertragende Coenzyme I

Die **Nucleosidphosphate** (**1**) sind nicht nur Vorstufen für die Nucleinsäure-Biosynthese, viele von ihnen haben auch Coenzym-Funktion. Sie dienen der *Energiekonservierung* und ermöglichen durch *energetische Kopplung* (S. 116) den Ablauf endergoner Prozesse. Häufig werden Metabolite durch Übertragung von Phosphat-Resten (Phosphorylierung) reaktionsfähiger gemacht („aktiviert"). So liefert die Verknüpfung mit Nucleosiddiphosphat-Resten (vor allem UDP und CDP) reaktionsfähige Vorstufen (S. 102) für die Synthese von Polysacchariden und Lipiden. Die endergone Knüpfung von Bindungen durch *Ligasen* (Enzymklasse 6) ist stets von Nucleosidtriphosphaten abhängig.

Acylreste werden in der Regel durch Übertragung auf **Coenzym A** (**2**) aktiviert. In diesem Coenzym ist *Pantethein* über eine Phosphorsäureanhydrid-Bindung mit 3'-Phospho-ADP verknüpft. Pantethein besteht aus drei amidartig verbundenen Komponenten, dem *Pantoinat* sowie *β-Alanin* und *Cysteamin*, biogene Amine, die durch Decarboxylierung von Aspartat bzw. Cystein gebildet werden. Die Verbindung aus Pantoinsäure und β-Alanin (*Pantothenat*) hat für den Menschen Vitamincharakter (S. 410). Bei Reaktionen der Thiol-Gruppe des Cysteamin-Restes mit Carbonsäuren entstehen **Thioester**, z. B. Acetyl-CoA. Diese Reaktion ist stark endergon und deshalb an exergone Prozesse gekoppelt. Thioester stellen die aktivierte Form von Carbonsäuren dar, weil Acylreste im Acyl-CoA auf hohem chemischem Potenzial stehen und sich leicht auf andere Moleküle übertragen lassen. Davon wird im Stoffwechsel häufig Gebrauch gemacht.

**Thiamindiphosphat** (TPP, **3**) ist in der Lage, in Kooperation mit Enzymen Aldehyde oder Ketone zu *Hydroxyalkyl-Gruppen* zu aktivieren und sie dann an andere Moleküle weiterzugeben. Diese Art der Übertragung ist z. B. bei der Transketolase-Reaktion (S. 142) von Bedeutung. Auch bei der Decarboxylierung von Oxosäuren fallen Hydroxyalkyl-Reste an. Sie werden als Aldehyde freigesetzt oder auf Liponamid-Reste von 2-Oxosäure-Dehydrogenasen (S. 122) übertragen. Funktioneller Bestandteil von TPP ist der schwefel- und stickstoffhaltige *Thiazol*-Ring.

**Pyridoxalphosphat** (**4**) ist das wichtigste Coenzym im Stoffwechsel der Aminosäuren. Seine Rolle bei *Transaminierungen* wird ausführlich behandelt (S. 176). Auch an anderen Reaktionen von Aminosäuren wie *Decarboxylierungen* und *Dehydratisierungen* ist Pyridoxalphosphat regelmäßig beteiligt. Die hier dargestellte Aldehyd-Form (links) tritt im Allgemeinen nicht frei auf. In Abwesenheit von Substraten ist die Aldehyd-Gruppe mit der ε-Amino-Gruppe eines Lysin-Rests als *Aldimin* (*Schiff-Base*) kovalent verknüpft. **Pyridoxaminphosphat** (rechts) ist ein Zwischenprodukt bei Transaminierungsreaktionen. Durch Reaktion mit 2-Oxosäuren geht es wieder in die Aldehyd-Form über.

**Biotin** (**5**) ist das Coenzym aller *Carboxylasen*. Ähnlich wie Pyridoxalphosphat ist es über die Carboxy-Gruppe amidartig mit einem Lysin-Rest der Carboxylase verbunden. Diese Verknüpfung wird durch ein spezifisches Enzym katalysiert. Biotin reagiert mit Hydrogencarbonat ($HCO_3^-$) unter ATP-Verbrauch zu ***N*-Carboxy-Biotin**. Aus dieser aktivierten Form heraus wird *Kohlendioxid* ($CO_2$) auf andere Moleküle übertragen, in die auf diese Weise eine Carboxy-Gruppe eingeführt wird. Beispiele für biotinabhängige Reaktionen dieser Art sind die Bildung von Oxalacetat aus Pyruvat (S. 126) und die Synthese von Malonyl-CoA aus Acetyl-CoA (S. 160).

„Aktiviertes Methyl" in Form von ***S*-Adenosyl-Methionin** (SAM, **6**) ist an vielen Methylierungsreaktionen beteiligt, z. B. an der Synthese von Kreatin (S. 358), an der Umwandlung von Noradrenalin in Adrenalin (S. 450), an der Methylierung von DNA (S. 246).

SAM stammt aus dem Abbauweg der proteinogenen Aminosäure *Methionin*, auf die der Adenosyl-Rest eines ATP-Moleküls übertragen wird. Nach Abgabe der aktivierten Methyl-Gruppe bleibt *S*-Adenosyl-Homocystein (SAH) zurück, das in zwei Schritten wieder in Methionin umgewandelt werden kann. Zunächst entsteht durch Abspaltung des Adenosin-Restes die nicht proteinogene Aminosäure Homocystein, auf die mithilfe von $N^5$-Methyl-THF erneut eine Methyl-Gruppe übertragen wird (S. 185). Alternativ kann *Homocystein* auch zu Propionyl-CoA abgebaut werden.

## A. Gruppen übertragende Coenzyme I

| Coenzym | freie Form | beladene Form | wichtige Enzyme |
|---|---|---|---|
| **1.** Nucleosid-phosphate<br>(P)<br>B–Rib<br>B–Rib–(P)<br>B–Rib–(P)(P) | 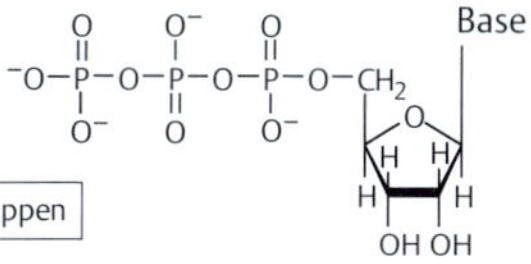<br>übertragene Gruppen | | Phospho-transferasen<br>Nucleotidyl-transferasen<br>Ligasen |
| **2.** Coenzym A<br>CoA<br>Acyl-Reste | 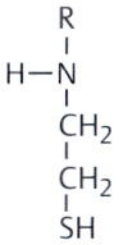 | 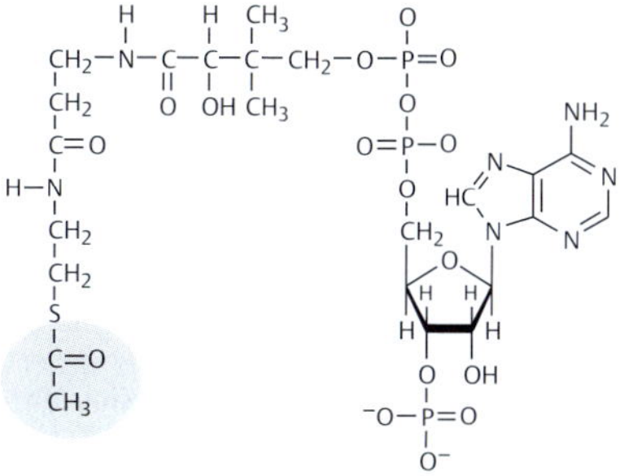 | Acyltrans-ferasen<br>CoA-Trans-ferasen |
| **3.** Thiamin-diphosphat<br>TPP<br>Hydroxy-alkyl-Reste | 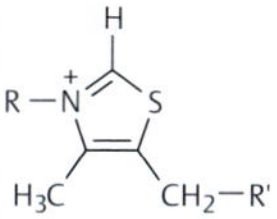 | 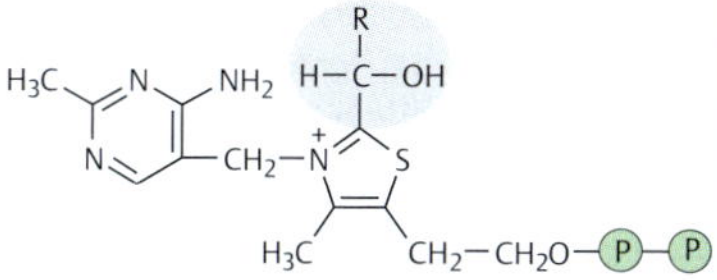 | Decarboxylasen<br>Oxosäure-Dehydrogenasen<br>Transketolase |
| **4.** Pyridoxal-phosphat<br>PLP<br>$NH_2$-Gruppen<br>Aminosäure-Reste | 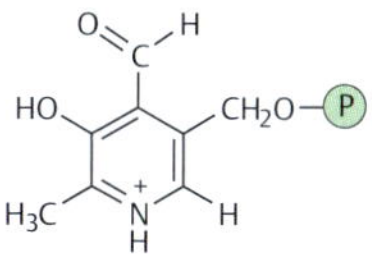 | 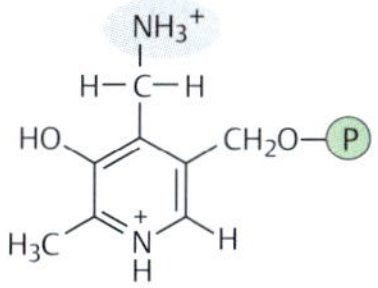 | Transaminasen<br>viele Lyasen |
| **5.** Biotin<br>$CO_2$ | 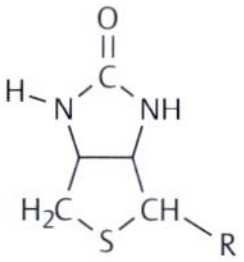 | 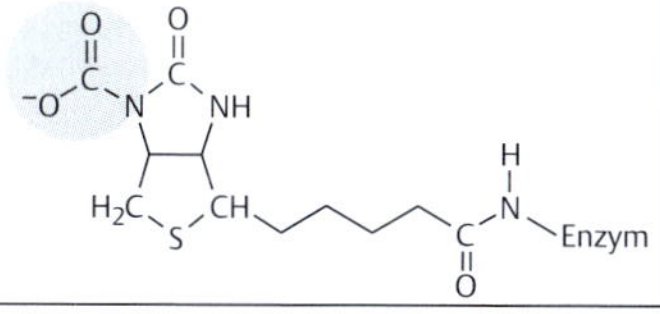 | Carboxylasen |
| **6.** *S*-Adenosyl-methionin<br>SAM<br>$CH_3$-Gruppen | 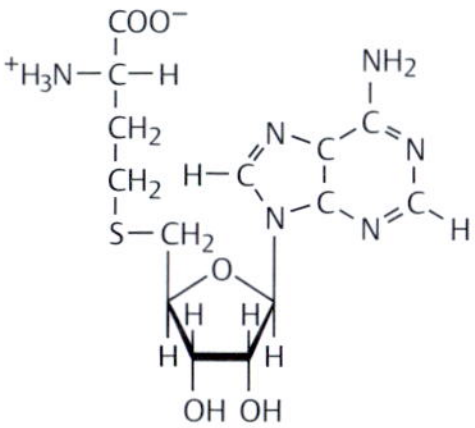 | 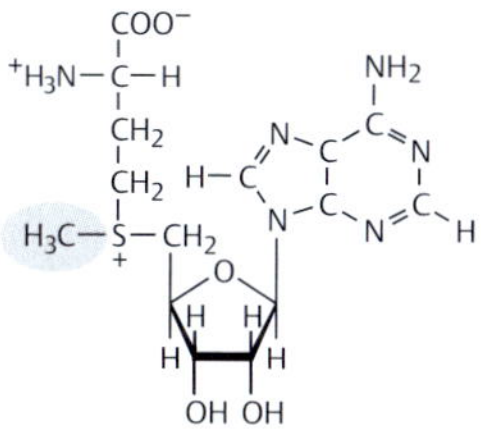 | Methyltrans-ferasen |

Abb. 3.9 Coenzyme II

## Coenzyme III

### A. Gruppen übertragende Coenzyme II

**Tetrahydrofolat** (THF, **3**) ist ein Coenzym, das $C_1$-*Reste* unterschiedlicher Oxidationsstufen übertragen kann. THF entsteht aus dem Vitamin *Folsäure* (S. 410) durch zweimalige Hydrierung des heterozyklischen *Pterin*-Rings. Die zu übertragenden $C_1$-Einheiten sind an N-5, N-10 oder an beide der genannten Stickstoff-Atome gebunden. THF und seine Derivate spielen eine zentrale Rolle im $C_1$-Stoffwechsel (S. 194).

Die wichtigsten Formen des Coenzyms sind:

- (a) **$N^5$-Formyl-THF** und (b) **$N^{10}$-Formyl-THF**. Der Formyl-Rest beider Verbindungen befindet sich auf der Oxidationsstufe einer Carbonsäure. $N^{10}$-Formyl-THF liefert während der Synthese von Purinbasen zwei C-Atome des Purinrings (S. 192).
- (c) **$N^5$,$N^{10}$-Methenyl-THF** und (d) **$N^5$,$N^{10}$-Methylen-THF**. Beide tragen $C_1$-Reste auf der Stufe eines Aldehyds. Das $N^5$,$N^{10}$-**Methylen**-Derivat entsteht überwiegend aus THF und Serin, das dabei in Glycin übergeht. Es liefert u. a. die Methylgruppe der Thymidin-Nucleotide (S. 194) und ist deshalb für die DNA-Synthese unentbehrlich. Das bei der Reaktion entstehende *Dihydrofolat* muss über THF wieder zu $N^5$,$N^{10}$-Methylen-THF regeneriert werden. Diese Reaktionsfolge ist der *Angriffspunkt wichtiger Cytostatika* (S. 470).
- (e) **$N^5$-Methyl-THF**. Diese Verbindung, in der die Methyl-Gruppe auf der Stufe eines Alkohols steht, wird durch Reduktion von $N^5$,$N^{10}$-Methylen-THF (S. 194) gebildet. Sie liefert die Methylgruppe von *Methylcobalamin* (s. u.) und ist deshalb u. a. unentbehrlich für die Rückbildung von *Methionin* aus Homocystein (S. 98).

Wegen der Bedeutung der Folat-Coenzyme für die DNA-Synthese und damit für die Zellproliferation (S. 460) wirkt sich ein Folsäuremangel besonders auf Zellen aus, die sich rasch teilen, z. B. auf die blutbildenden Zellen im Knochenmark. Andererseits bieten Eingriffe in den THF-Stoffwechsel Möglichkeiten zur Chemotherapie von Tumoren (S. 470). Die Sulfonamid-Antibiotika (S. 264) hemmen das Wachstum von Mikroorganismen, indem sie deren Folat-Synthese beeinträchtigen.

Die **Cobalamine** (**4**) bilden die chemisch komplexeste Gruppe der Coenzyme. Sie stellen zudem die einzigen Naturstoffe dar, in denen das Übergangsmetall *Cobalt* als essenzieller Bestandteil enthalten ist. Höhere Organismen können Cobalamin-Coenzyme nicht selbst synthetisieren und sind deshalb auf die Versorgung mit **Vitamin $B_{12}$** (Cobalamin) als Vorstufe angewiesen (S. 410). Der Tagesbedarf an Vitamin $B_{12}$ beträgt nur 1–2 µg. Da normalerweise die tausendfache Menge in der Leber gespeichert ist, treten Avitaminosen erst sehr spät auf. Zur Behandlung eines Vitamin $B_{12}$-Mangels wird in der Medizin meist das stabilere *Cyanocobalamin* eingesetzt. Ein Cobalamin-Mangel beruht häufig nicht auf einer ungenügenden Zufuhr des Vitamins selbst, sondern auf dem Fehlen von „Intrinsic Factor", einem im Magen gebildeten Glycoprotein, das für die Resorption des Vitamins im Dünndarm notwendig ist.

Zentraler Bestandteil der Cobalamine ist der zu den Tetrapyrrolen gehörende **Corrinring**, in dessen Mitte das Cobalt-Ion koordiniert ist. Eine der Seitenketten des Rings trägt an ihrem Ende ein Nucleotid mit der ungewöhnlichen Base *Dimethylbenzimidazol*. Liganden des Metall-Ions sind die vier N-Atome der Pyrrolringe, ein Stickstoff des Dimethylbenzimidazols und eine **Gruppe X**, die metallorganisch, d. h. *überwiegend kovalent* gebunden ist. Für den Menschen wichtige Cobalamin-Coenzyme sind:

**Methylcobalamin** mit einer Methyl-Gruppe als Gruppe X. Diese Verbindung fungiert als Coenzym von *Methyltransferasen*. Im menschlichen Stoffwechsel wird sie im Cytoplasma ausschließlich zur Rückbildung von Methionin (S. 194) aus Homocystein benötigt („Remethylierung").

**Adenosylcobalamin** (Coenzym $B_{12}$). Dieses Derivat trägt am Metall-Atom einen kovalent gebundenen Adenosyl-Rest. Diese mitochondriale Verbindung ist Coenzym verschiedener *Isomerasen*, die Umlagerungen nach einem radikalischen Mechanismus katalysieren. Das Radikal entsteht dabei durch die *homolytische Spaltung* der Bindung zwischen Metall und Adenosyl-Gruppe. Die einzige Reaktion dieser Art im tierischen Stoffwechsel ist die Umlagerung von *Methylmalonyl-CoA* zu Succinyl-CoA, die den Abbau der ungeradzahligen Fettsäuren und der verzweigten Aminosäuren Valin und Isoleucin abschließt (S. 180).

## A. Gruppen übertragende Coenzyme II

<table>
<tr><th>Coenzym</th><th></th><th>wichtige Enzyme</th></tr>
<tr><td>1. Tetra-hydrofolat<br><br>THF<br><br>$C_1$-Gruppen<br><br>a) $N^5$-Formyl<br>b) $N^{10}$-Formyl<br>c) $N^5N^{10}$-Methenyl<br>d) $N^5N^{10}$-Methylen<br>e) $N^5$-Methyl</td><td>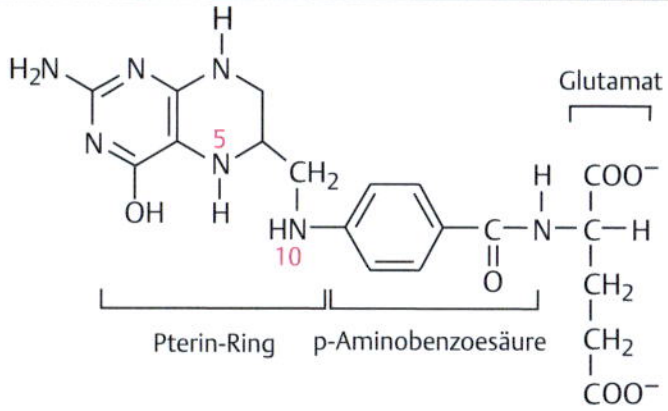

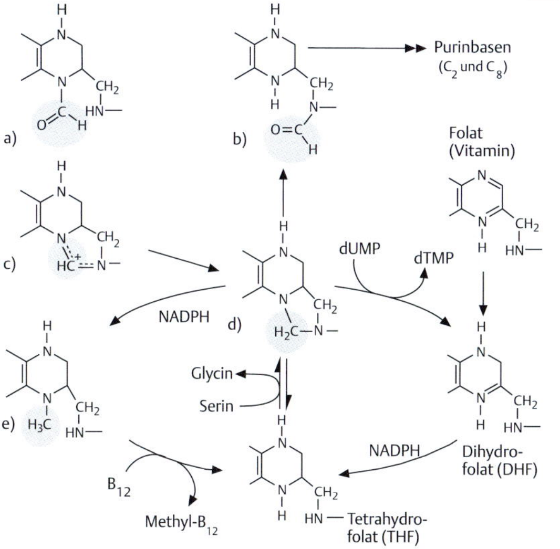
</td><td>$C_1$-Transferasen</td></tr>
<tr><td>2. Cobalamin-Coenzyme<br><br>$B_{12}$</td><td>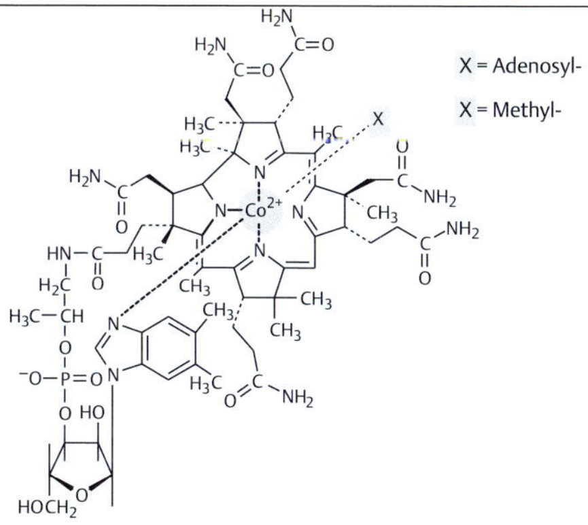
</td><td>Mutasen<br><br>Methyltransferasen</td></tr>
</table>

**Abb. 3.10** Coenzyme III

## Coenzyme IV

Viele Coenzyme dienen dazu, wenig reaktionsfähige Moleküle oder Gruppen zu *aktivieren*. Die Aktivierung besteht in der Ausbildung reaktionsfähiger Zwischenverbindungen, in denen die betreffende Gruppe auf so hohem chemischem Potenzial (S. 26) steht, dass sie in einer exergonen Reaktion (S. 116) auf andere Moleküle übertragen werden kann. Ein bekanntes Beispiel für eine derart aktivierte Verbindung (S. 98) ist Acetyl-CoA (S. 54), die *„aktivierte Essigsäure"*.

ATP und die anderen **Nucleosidtriphosphat-Coenzyme** übertragen nicht nur Phosphat-Reste, sondern liefern auch die Nucleotid-Komponenten für Aktivierungsreaktionen. Auf dieser Seite besprechen wir Metabolite oder Gruppen, die im Stoffwechsel durch Verknüpfung mit Nucleosiden oder Nucleotiden aktiviert werden.

### A. Metabolit-Aktivierung durch Nucleotide

#### 1. Uridindiphosphat-Glucose (UDP-Glucose)

Der Einbau weiterer Glucose-Reste in Polymere wie Glycogen oder Stärke ist ein endergoner Vorgang. Die notwendige Aktivierung der **Glucose**-Bausteine erfolgt in mehreren Schritten, bei denen pro Glucose zwei ATP verbraucht werden. Nach der Phosphorylierung freier Glucose zu Glucose-6-phosphat (**a**) und Isomerisierung zu Glucose-1-phosphat (**b**) entsteht durch Reaktion mit Uridintriphosphat (UTP) **UDP-Glucose** (**c**), in der die anomere OH-Gruppe an C-1 des Zuckers mit Phosphat verknüpft ist. Diese „energiereiche" Verbindung (ein Acetalphosphat) erlaubt die exergone Übertragung von Glucose-Resten auf Glycogen (S. 146) oder auf andere Akzeptoren.

Die Energetik der Teilreaktionen zeigt, dass sowohl die Bildung von UTP aus UDP und ATP wie die Synthese von UDP-Glucose aus UTP und Glucose-1-phosphat im Gleichgewicht stehen (die Änderung der freien Enthalpie $\Delta G^{0\prime}$ ist annähernd 0). Angetrieben wird der ganze Vorgang durch die stark exergone Hydrolyse des bei Reaktion **d** abgespalteten *Diphosphats* zu zwei Phosphat-Resten (**e**). Nur dadurch wird die Bildung von UDP-Glucose so exergon, dass sie fast vollständig abläuft. Die Übertragung eines Glucose-Restes von UDP-Glucose auf Glycogen (**f**) ist mit $\Delta G^{0\prime} = -13{,}5\ \text{kJ} \cdot \text{mol}^{-1}$ ebenfalls deutlich exergon. Die Verschiebung eines Reaktionsgleichgewichts durch die Entfernung eines der Reaktionsprodukte wird im Stoffwechsel häufig genutzt, so z. B. in der Pyruvat-Kinase-Reaktion (S. 140) oder im Harnstoffzyklus (S. 182).

UDP-Glucose (S. 330) („aktivierte Glucose") wird nicht nur zur Glycogen-Synthese verwendet, sondern ist auch die Vorstufe von UDP-Galactose und UDP-Glucuronsäure und damit Ausgangssubstanz für Lactose, Glycosaminoglycane und Glucuronide.

Ähnlich wie Glucose kann auch Glucuronsäure von UDP aktiviert werden. **UDP-Glucuronat** dient u. a. zur Konjugatbildung bei der Biotransformation (S. 336).

#### 2. Cytidindiphosphat-Cholin (CDP-Cholin)

Nach einem ähnlichen Prinzip wird der Aminoalkohol **Cholin** (S. 164) für den Einbau in Phospholipide aktiviert. Cholin wird zunächst durch ATP zu Cholinphosphat phosphoryliert (**a**), das mit CTP reagiert und dadurch unter Abspaltung von Diphosphat in **CDP-Cholin** übergeht. Im Gegensatz zur UDP-Glucose (**1**) wird von CDP-Cholin aus aber nicht freies Cholin übertragen, sondern Cholinphosphat, das mit Diacylglycerol das Phosphatidylcholin (Lecithin) liefert. In ähnlicher Weise wie Cholin werden auch andere Alkoholkomponenten von Phospholipiden aktiviert, so z. B. Ethanolamin und *myo*-Inositol.

#### 3. Phosphoadenosinphosphosulfat (PAPS)

Sulfat-Reste kommen als stark polare, permanent negativ geladene Gruppen in verschiedenen Biomolekülen vor, z. B. in *Glycosaminoglycanen* (S. 366) und in *Konjugaten* von Steroidhormonen und Xenobiotika (S. 336). Der Einbau von **Sulfat** dient vornehmlich dazu, das Wasserbindungsvermögen bzw. die Wasserlöslichkeit der betreffenden Moleküle zu erhöhen.

Bei der Synthese von **PAPS**, dem *„aktivierten Sulfat"*, reagiert zunächst ATP mit anorganischem Sulfat zu Adenosinphosphosulfat (APS, **a**), einer Zwischenstufe, die bereits die „energiereiche" gemischte Anhydrid-Bindung zwischen Phosphorsäure und Schwefelsäure enthält. Im zweiten Schritt wird dann die 3'-OH-Gruppe des APS unter erneutem Verbrauch von ATP phosphoryliert. Nach der Übertragung des Sulfat-Restes auf OH-Gruppen (**c**) bleibt schließlich Adenosin-3,5'-diphosphat zurück.

## A. Metabolit-Aktivierung durch Nucleotide

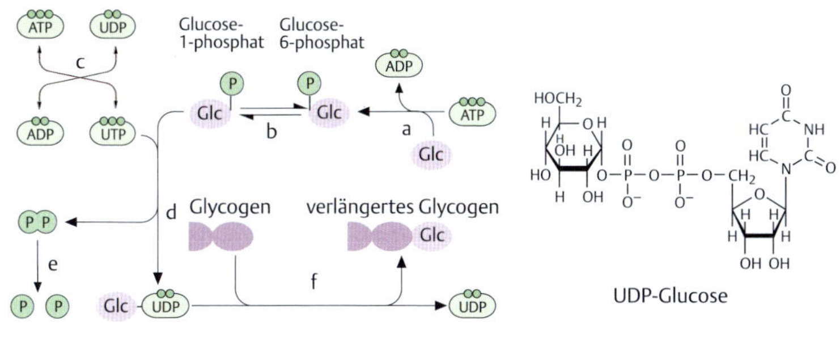


| | | | | |
|---|---|---|---|---|
| **c)** | ATP + UDP | ± 0 | kJ·mol$^{-1}$ | UTP + ADP |
| **d)** | UTP + Glucose-1-phosphat | ± 0 | kJ·mol$^{-1}$ | UDP-Glucose + Diphosphat |
| **e)** | Diphosphat + $H_2O$ | –33,5 | kJ·mol$^{-1}$ | 2 Phosphat |
| **d) + e)** | UTP + Glucose-1-phosphat | –33,5 | kJ·mol$^{-1}$ | UDP-Glucose + 2 Phosphat |
| **f)** | UDP-Glucose + Glycogen(n) | –13,5 | kJ·mol$^{-1}$ | UDP + Glycogen (n+1) |

**1.** Uridindiphosphat-Glucose (UDP-Glucose)

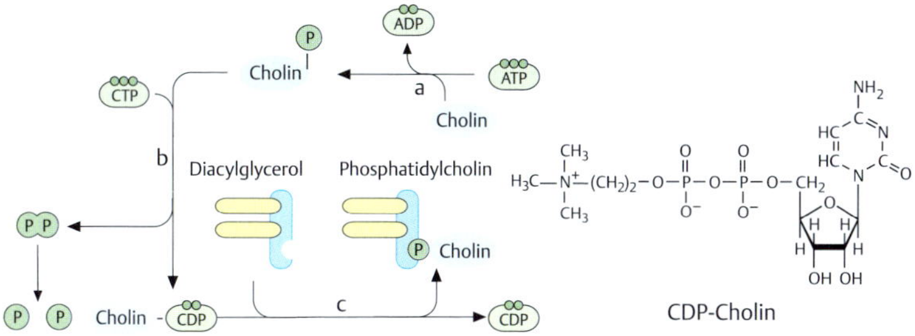


**2.** Cytidindiphosphat-Cholin (CDP-Cholin)

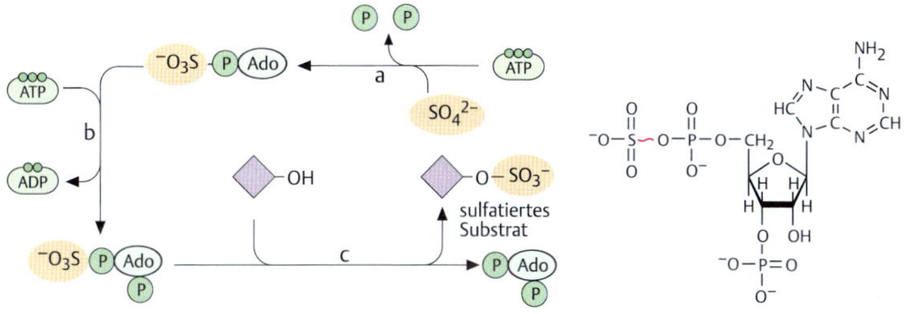


**3.** Phosphoadenosin-phosphosulfat (PAPS)

Abb. 3.11 Coenzyme IV

## Pathobiochemie

### A. Angeborene Enzymdefekte

Angesichts der zentralen Bedeutung der Enzyme für den Ablauf und die Regulation des Stoffwechsels ist es verständlich, dass genetisch bedingte Defekte von Enzymen oder ihr völliger Ausfall schwere Erkrankungen hervorrufen können. Bis heute wurden Hunderte von **angeborenen Stoffwechselstörungen** dieser Art beschrieben. Da der mütterliche Stoffwechsel Enzymdefekte des Fötus zunächst ausgleichen kann, zeigen sich ihre Symptome in der Regel erst einige Tage oder Wochen nach der Geburt. Insgesamt schätzt man ihre *Inzidenz* auf einen Fall unter 4000 bis 5000 Lebendgeburten. Heute wird deshalb in dafür ausgerüsteten Kliniken ein *Neugeborenen-Screening* durchgeführt, bei dem man mithilfe der Massenspektrometrie häufigere Stoffwechseldefekte an ungewöhnlich hohen bzw. niedrigen Konzentrationen bestimmter Metabolite im Blut erkennen kann. Eine frühe Diagnosestellung ist wichtig, weil Folgeschäden reduziert oder ganz vermieden werden können, wenn sofort mit der Therapie begonnen wird.

Ist das defekte Enzym Teil eines Stoffwechselwegs, und kann sein Ausfall nicht kompensiert werden, häufen sich im Organismus in der Regel das Substrat des Enzyms (hier B) und u. U. auch dessen Vorstufen (z. B. A) an. Außerdem kann es zu Nebenreaktionen kommen, die sonst keine Rolle spielen (hier die Umwandlung von B in D). Andererseits sind Metabolite, die *nach* dem defekten Schritt gebildet werden, in ihrer Konzentration vermindert oder fehlen ganz. Die Tabelle nennt für einige häufige Enzymdefekte charakteristische Veränderungen von Metabolitspiegeln. Die einzelnen Stoffwechselstörungen werden jeweils an anderer Stelle ausführlicher besprochen.

### B. Serumenzymdiagnostik

Normalerweise finden sich im Blut nur geringe Enzymaktivitäten. Kommt es jedoch zu Erkrankungen, bei denen Zellen geschädigt oder zerstört werden, treten intrazelluläre Enzyme ins Blut über und können dort anhand ihrer Aktivität nachgewiesen werden. Dieses Verfahren ist als **Serumenzymdiagnostik** bekannt. Es erlaubt nicht nur Rückschlüsse auf die Schwere des Gewebeschadens, sondern liefert auch Hinweise auf den Ort der Schädigung, weil einige Enzyme eine charakteristische Organverteilung zeigen. In Abbildung **1** sind schematisch die relativen Konzentrationen diagnostisch wichtiger Enzyme in Leber, Skelettmuskel und Herzmuskel dargestellt. So ist z. B. die *Aspartat-Aminotransferase* (GOT) in allen drei Geweben in vergleichbaren Mengen vorhanden, während die *Glutamat-Dehydrogenase* (GLDH) und die *Alanin-Aminotransferase* (Alanin-Transaminase, ALT, ALAT, GPT) in der Leber stark angereichert sind (S. 176). Dagegen kommt die *Kreatin-Kinase* (CK) (S. 358) vorwiegend in der Muskulatur vor.

Diese Verteilung spiegelt sich auch in der Enzymdiagnostik wider. So steigt nach einem Herzinfarkt, der das Myokard schädigt (**2a**), die CK-Aktivität im Blut innerhalb von 1–2 Tagen stark an und fällt dann etwas langsamer wieder ab. Auch die *Lactat-Dehydrogenase* (LDH) und die verwandte *Hydroxybutyrat-Dehydrogenase* (HBDH) werden freigesetzt. Bei den Transaminasen überwiegt GOT gegenüber GPT. Bei Lebererkrankungen, z. B. einer virusbedingten Hepatitis (**2b**), ist dagegen die leberspezifischere GPT-Aktivität im Serum deutlich höher als die der GOT. Die Spiegel von *alkalischer Phosphatase* (aP) und *γ-Glutamyltransferase* (γGT) ändern sich weniger deutlich.

Weitere Enzyme mit Relevanz für die Enzymdiagnostik werden im Abschnitt über Markerenzyme im Plasma und Serum (S. 312) besprochen.

### C. Angriffspunkte von Arzneimitteln

Abgesehen von den oben besprochenen Aspekten sind Enzyme auch deshalb von hohem medizinischem Interesse, weil sie die wichtigsten **Zielmoleküle** („Targets") **von Arzneistoffen** darstellen. Die Mehrzahl aller Wirkstoffe, die zur Chemotherapie von Erkrankungen eingesetzt werden, bindet spezifisch an funktionelle Proteine und beeinflusst deren Funktion. Wichtige Zielproteine sind neben *Enzymen* (**1**, oben), *Membrantransporter* (links oben) und vor allem *Rezeptoren* für Hormone (links unten) und *Neurotransmitter* (rechts unten). Abbildung **2** zeigt, dass diese Proteine zusammen über 90 % aller Arzneimittel-Targets ausmachen. Bei der Entwicklung neuer Wirkstoffe ist die genaue Kenntnis des jeweiligen Zielmoleküls von entscheidender Bedeutung.

## A. Angeborene Enzymdefekte

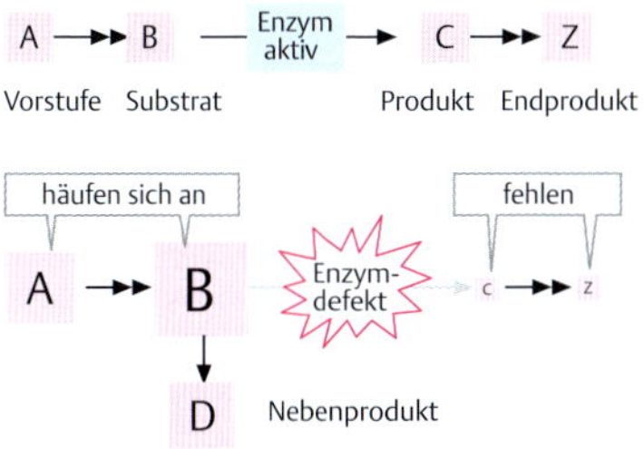


| Krankheit | Enzym | Auswirkungen |
|---|---|---|
| Phenyl-ketonurie | Phenylalanin-Hydroxylase | Phenylalanin (B) ↑<br>Phenylpyruvat (D) ↑<br>Tyrosin (C) ↓<br>Melanin (Z) ↓ |
| Galactos-ämie | Galactose-1-phosphat-Uridyltransferase | Galactose (A) ↑<br>Galactose-1-phosphat (B) ↑<br>Galactitol (D) ↑ |
| Propion-acidurie | Propionyl-CoA-Carboxylase | Propionyl-CoA (B) ↑<br>Propionsäure (D) ↑ |

## B. Serumenzymdiagnostik

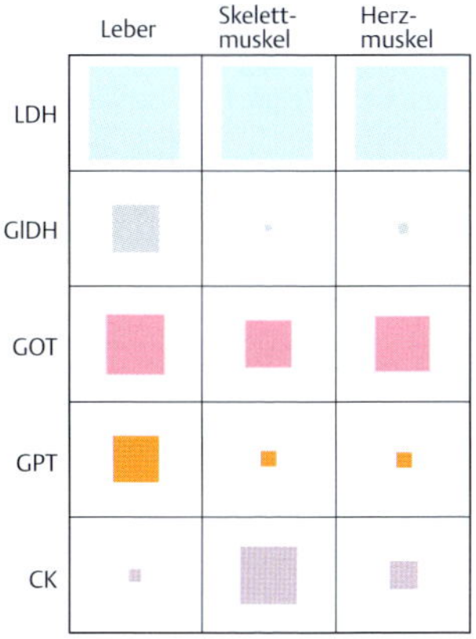


**1.** Enzymkonzentrationen in Leber und Muskel

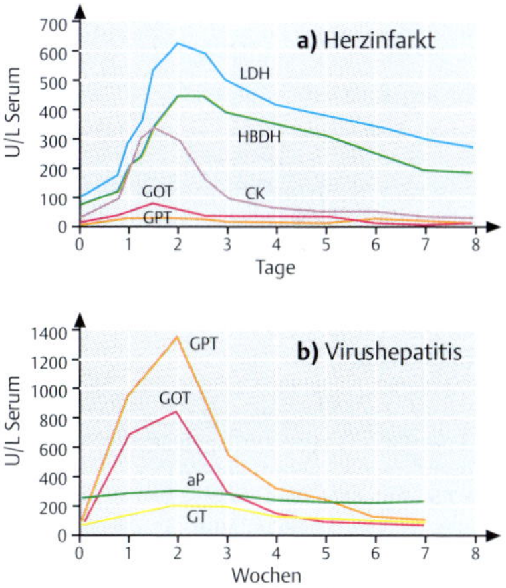


**2.** Serumenzymspiegel bei Erkrankungen

## C. Angriffspunkte von Arzneimitteln

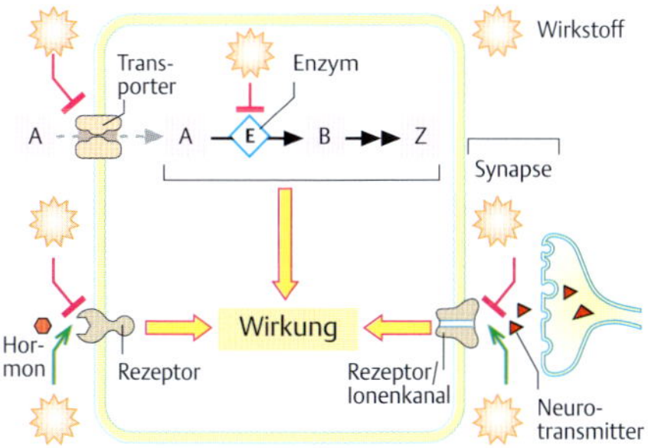


**1.** Zielmoleküle (Targets) von Arzneistoffen

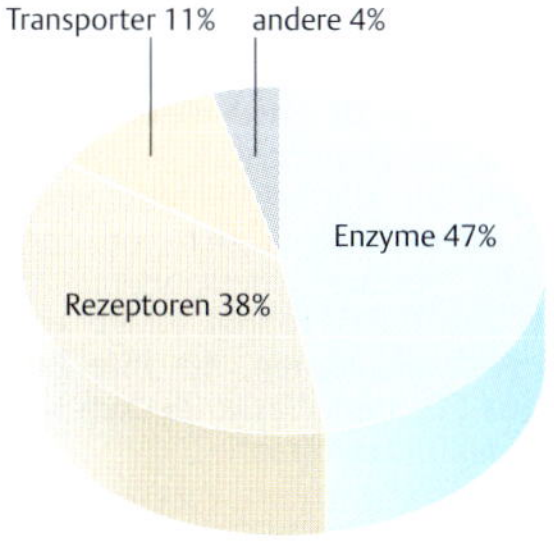


**2.** Prozentuale Anteile

**Abb. 3.12** Enzyme: Pathobiochemie

## Intermediärstoffwechsel I

In jeder Zelle laufen hunderte von chemischen Reaktionen ab, die zusammen den **Stoffwechsel** (*Metabolismus*) bilden. Die daran beteiligten chemischen Verbindungen heißen **Metabolite**. Geordnete Abfolgen chemischer Reaktionen mit hohem Durchsatz, sog. **Stoffwechselwege**, werden erst durch die Existenz spezifischer **Enzyme** (S. 82) möglich. Die Stoffwechselleistungen einer Zelle hängen also in erster Linie von ihrer Enzymausstattung ab, die wiederum genetisch festgelegt ist. Eine Reihe zentraler Stoffwechselwege ist den meisten Zellen und Organismen gemeinsam. Diese Wege, die dem Auf-, Ab- und Umbau wichtiger Metabolite sowie der Energiekonservierung dienen, bezeichnet man als **Intermediärstoffwechsel**.

### A. Ernährungsformen

Um zu leben, benötigen Zellen organische und anorganische *Stoffe* sowie *Energie*. Der tierische (und damit der menschliche) Stoffwechsel repräsentiert nur eine von vielen **Ernährungsformen**, die sich im Laufe der Evolution entwickelt haben. Nach der Art und Weise, wie die genannten Grundbedürfnisse gedeckt werden, kann man die heutigen Lebewesen in größere Gruppen einteilen.

Entscheidende Kriterien sind dabei 1) die *Energiequelle* (Strahlungsenergie oder chemische Energie?), 2) die zur Speicherung von chemischer Energie in Form von ATP (s. u.) notwendige *Elektronenquelle* (organische oder anorganische Verbindungen?) und 3) die *Herkunft der Kohlenstoffatome* (organische Verbindungen oder $CO_2$?). Organismen, die organische Verbindungen aus $CO_2$ aufbauen können, nennt man **autotroph** („sich selbst ernährend"). Zu dieser Gruppe gehören die Pflanzen und eine Reihe von Mikroorganismen. Grüne Pflanzen z. B. decken ihren Energiebedarf aus Sonnenlicht und nutzen Wasser als Elektronenquelle (**B**). Sie sind deshalb *photolithoautotroph*. Die Tiere benötigen organische Verbindungen für alle drei Funktionen und sind deshalb **heterotroph** („sich von anderen ernährend"), genauer: *chemoorganoheterotroph*. Extrem anspruchslos sind einige anaerob lebende Archaebakterien, die ihre Bedürfnisse allein aus $CO_2$ und Wasser decken können. Sie sind *chemolithoautotroph*.

### B. Autotrophe und heterotrophe Organismen

Da die *heterotrophen* Tiere nur vorgefertigte organische Verbindungen nutzen können, sind sie auf die Stoffwechselleistungen der *autotrophen* Pflanzen angewiesen (**A**). Pflanzen liefern ihnen nicht nur organische Moleküle, sondern auch den lebensnotwendigen *Sauerstoff*. Tatsächlich stammt fast der gesamte in der Atmosphäre vorhandene molekulare Sauerstoff aus der pflanzlichen **Photosynthese** (links). In der sogenannten *Lichtreaktion* wird dabei Wasser ($H_2O$) mithilfe des Sonnenlichts in Sauerstoff und „energiereiche" Elektronen in Form von NADPH umgewandelt. Das reduzierte Coenzym dient dann den Pflanzen dazu, aus $CO_2$ organische Verbindungen wie Glucose aufzubauen (*Dunkelreaktion*). Die Tiere (aber auch die Pflanzen) nutzen ihren **katabolen Stoffwechsel** (rechts, siehe **C**), um Glucose wieder zu $CO_2$ und $H_2O$ abzubauen und dabei nutzbare chemische Energie in Form von ATP (S. 114) zu gewinnen. Beide Prozesse kann man – wie in der Abbildung – als geschlossenen Kreislauf darstellen, der nichts anderes bewirkt als die Umwandlung von Lichtenergie in ATP.

### C. Stoffwechselwege

Im tierischen Stoffwechsel werden organische Vorstufen durch **katabole Stoffwechselwege** (rote Pfeile) zu kleineren Bruchstücken abgebaut. Der so entstandene *„Metabolit-Pool"* aus $C_2$- und $C_3$-Verbindungen wird entweder nach weiteren katabolen Umwandlungen zur Energiegewinnung in der **oxidativen Phosphorylierung** herangezogen oder durch **anabole Stoffwechselwege** (blaue Pfeile) wieder zu komplexeren Molekülen aufgebaut. Die katabolen Wege liefern reduzierte Coenzyme, welche sowohl die oxidative Phosphorylierung (in Form von NADH) als auch anabole Wege (in Form von NADPH) mit Elektronen (*„Reduktionsäquivalenten"*) versorgen.

In allen Zellen ist **Adenosintriphosphat** (ATP) (S. 114) die wichtigste Speicherform für chemische Energie. Die *exergone* Spaltung von ATP ermöglicht durch **energetische Kopplung** (S. 116) den Ablauf energieabhängiger (*endergoner*) Prozesse.

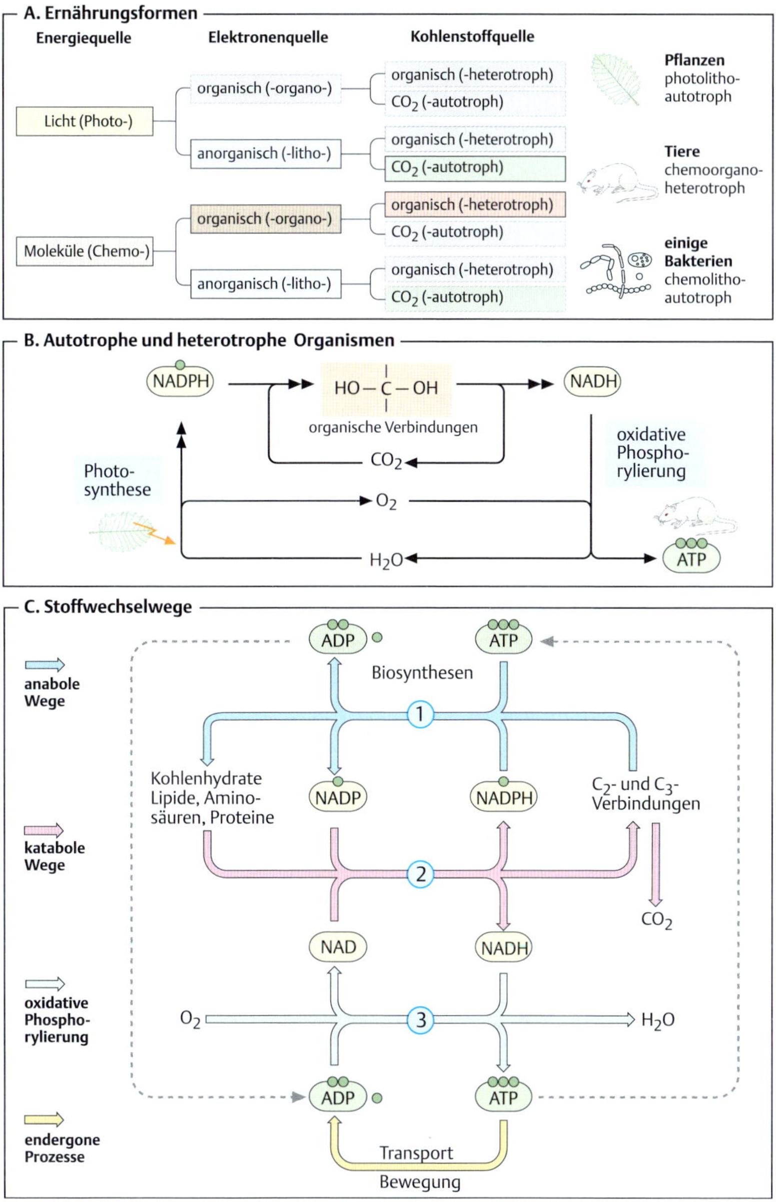


Abb. 3.13 Intermediärstoffwechsel I

## Intermediärstoffwechsel II

In der Tafel sind die wichtigsten Wege des menschlichen Intermediärstoffwechsels als *Flussdiagramm* dargestellt, um ihre Wechselbeziehungen und die Rolle zentraler Metabolite und Coenzyme im Stoffwechselgeschehen deutlich zu machen.

### A. Intermediärstoffwechsel: Übersicht

Die *polymeren* Inhaltsstoffe der **Nahrung** (Proteine, Kohlenhydrate, Nucleinsäuren sowie Fette, oben) können vom Organismus nicht direkt verwertet werden. Sie müssen zunächst durch Verdauungsenzyme (S. 280) in *Monomere* (Aminosäuren, Zucker, Nucleobasen und Fettsäuren) zerlegt werden, welche dann von den Zellen der Darmschleimhaut resorbiert und damit dem Stoffwechsel zugänglich gemacht werden.

Die mit der Nahrung aufgenommenen Metabolite werden zum großen Teil durch **katabole Stoffwechselwege** (rote Pfeile) zu kleineren Bruchstücken abgebaut. Die Gesamtheit der so entstandenen Produkte bezeichnet man als **„Metabolit-Pool"**. Der Pool enthält vorwiegend Moleküle mit 2 oder 3 C-Atomen, von denen mit *Pyruvat*, coenzymgebundenen *Acetyl-Resten* in Form von Acetyl-CoA (S. 54) und *Glycerol* nur drei besonders wichtige Vertreter dargestellt sind.

Je nach Stoffwechsellage werden die Moleküle des Metabolit-Pools nach weiteren Abbauschritten zur Energiegewinnung in der **oxidativen Phosphorylierung** herangezogen (s. u.) oder durch **anabole Stoffwechselwege** (blaue Pfeile) wieder zu größeren Molekülen zusammengebaut. Die Metabolite des Pools stellen deshalb Bindeglieder zwischen dem Stoffwechsel der Proteine, Kohlenhydrate und Lipide dar. So wird z. B. das beim Abbau von Glucose (**3**) gebildete *Pyruvat* zu *Acetyl-CoA* umgewandelt, aus dem wiederum Fettsäuren (**4**) und Isoprenoide (**5**) gebildet werden können. Beide Synthesen benötigen als Reduktionsmittel NADPH, das ebenfalls aus dem Glucoseabbau stammt (**1**). Auch zur Biosynthese von Glucose durch Gluconeogenese (**2**) kann Pyruvat herangezogen werden. Noch wichtiger sind jedoch Vorstufen, die aus dem Abbau von *Aminosäuren* (**7**) stammen und *Glycerol*, das beim Abbau von Fetten anfällt.

Zum Metabolit-Pool gehören auch die Intermediate des Citratzyklus (**6**). Dieser zyklische Stoffwechselweg hat katabole und anabole Aufgaben (S. 126): er ist **amphibol** (violetter Kreis).

Abfallprodukte des Abbaus organischer Stoffe im tierischen Stoffwechsel (ganz unten) sind *Kohlendioxid* ($CO_2$), *Wasser* ($H_2O$) und *Ammoniak* ($NH_3$). Der giftige Ammoniak wird durch den Harnstoffzyklus (**8**) in *Harnstoff* eingebaut und in dieser Form ausgeschieden (S. 182).

Chemische Energie wird von allen Organismen vorwiegend in Form von **Adenosintriphosphat** (ATP) (S. 114) gespeichert. Zur *Bildung* von ATP muss Energie aufgewendet werden, d. h. diese Reaktion ist *endergon*. Andererseits wird bei der Spaltung von ATP in ADP und Phosphat wieder Energie frei. Die *exergone* Hydrolyse von ATP ermöglicht durch **energetische Kopplung** (S. 116) den Ablauf energieabhängiger Prozesse.

Der quantitativ wichtigste Weg zur ATP-Bildung ist in den meisten Zellen die sogenannte **oxidative Phosphorylierung** (S. 120). Dabei bilden katabole Stoffwechselwege zunächst eine Reihe verschiedener reduzierter Coenzyme (vor allem NADH und reduziertes Ubichinon, $QH_2$). Von diesen Verbindungen aus werden dann „energiereiche" Elektronen auf molekularen Sauerstoff übertragen. Diese stark exergone Redox-Reaktion wird durch die **Atmungskette** (S. 130) katalysiert. Die anfallende chemische Energie wird zunächst zum Aufbau eines elektrochemischen Gradienten (S. 118) genutzt, der wiederum die Energie zur Synthese von ATP (S. 132) aus ADP und anorganischem Phosphat liefert. Die meisten Organismen greifen unter *anaeroben* Bedingungen, d. h. in Abwesenheit von Sauerstoff, auf ATP zurück, das in der Glycolyse (**3**) entsteht. Diese weniger effiziente Art der ATP-Bildung bezeichnet man als **Gärung** (S. 120). Zusätzlich wird Pyruvat zum Gärungsprodukt **Lactat** reduziert um das in der Glycolyse gebildete NADH zu $NAD^+$ zu reoxidieren (nicht gezeigt). Mikroorganismen bilden auch andere Gärungsprodukte wie Ethanol oder Buttersäure.

Während NADH ausschließlich die oxidative Phosphorylierung versorgt, dient NADPH, ein sehr ähnliches Coenzym, als Reduktionsmittel für anabole Wege. NADPH wird vorwiegend im Hexosemonophosphat-Weg (HMW, **1**) gebildet (S. 142).

## A. Intermediärstoffwechsel: Übersicht

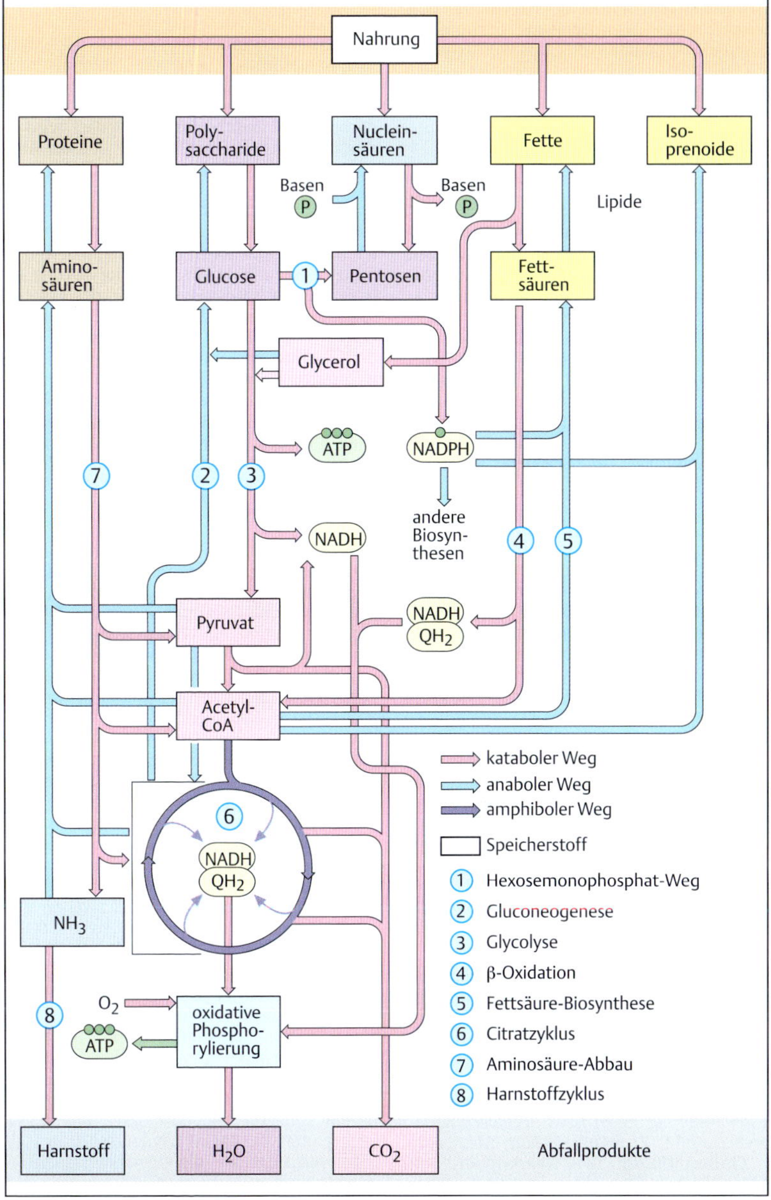


**Abb. 3.14** Intermediärstoffwechsel II

## Regulationsmechanismen I

Um Bildung und Abbau der Metabolite den physiologischen Erfordernissen anzupassen, werden die Aktivitäten aller Stoffwechselwege genau kontrolliert. Die wichtigsten der an dieser Kontrolle beteiligten Mechanismen zeigen wir hier in einer Übersicht.

### A. Schlüsselenzyme

Als Schlüsselenzyme bezeichnet man Enzyme, die die *langsamsten* und damit geschwindigkeitsbestimmenden Schritte eines Stoffwechselwegs katalysieren. Ihre Bedeutung lässt sich an einem Beispiel aus der Mechanik verdeutlichen: Die Menge des Wassers, die pro Zeiteinheit durch ein System verbundener Wasserbecken strömt, wird vom Durchmesser des *dünnsten* Verbindungsrohres bestimmt. Wird dieses erweitert, erhöht sich auch die ausfließende Wassermenge. Ein System dieser Art, das in ähnlicher Form auch bei Stoffwechselwegen vorliegt, nennt man (im Gegensatz zum stabilen chemischen Gleichgewicht) ein **Fließgleichgewicht**.

### B. Grundlegende Mechanismen der Stoffwechsel-Regulation

Die Kontrolle des Intermediärstoffwechsels findet auf mehreren Ebenen statt. Die meisten der daran beteiligten Regulationsmechanismen wirken auf Prozesse, welche die Synthese und/oder die Aktivität von Schlüsselenzymen beeinflussen.

▸ **Chromatinumbau.** Damit ein Gen überhaupt abgelesen werden kann, muss der entsprechende DNA-Abschnitt zugänglich sein. Wie im Kapitel über Chromatin (S. 244) besprochen, trifft dies nur für Gene zu, die im aufgelockerten *Euchromatin* liegen. *Deacetylierung* von Histonen (**2**) und *Methylierung* der DNA (**3**) verhindern die Transkription, während *Acetylierung* (**1**) und *Demethylierung* (**4**) sie begünstigen.

▸ **Transkriptionskontrolle.** Die Transkription der meisten Gene wird durch Regulatorproteine (*Transkriptionsfaktoren*) gesteuert, die im Promoter-Bereich der Gene an die DNA binden und die Transkription aktivieren oder hemmen (S. 254). Die Aktivität dieser Faktoren wiederum wird häufig durch *Phosphorylierung/Dephosphorylierung* (**5**, **6**) bzw. *Acetylierung/Deacetylierung* (**1**, **2**) reguliert. Auch *Metabolite* (A, Z) beeinflussen die Transkription von Schlüsselenzmen, entweder direkt oder über die Ausschüttung von *Hormonen*. Beispiele dafür finden sich z. B. bei der Regulation durch Metabolite (S. 112).

▸ **Interkonversion.** Schneller als die Transkriptionskontrolle wirkt die *Interkonversion* von Enzymen. In diesem Fall liegt das Enzym bereits an seinem Wirkort vor, ist aber zunächst noch inaktiv. Erst bei Bedarf wird es durch ein *aktivierendes Enzym*, welches Aminosäurereste modifiziert, in die katalytisch aktive Form überführt. Wird der Stoffwechselweg nicht mehr benötigt, versetzt ein *inaktivierendes Enzym* das Schlüsselenzym wieder in die inaktive Ruheform. Diese Modifizierungen bestehen häufig in der *Phosphorylierung* (**5**) bzw. *Dephosphorylierung* (S. 426) des Proteins (**6**). Die daran beteiligten *Protein-Kinasen* bzw. *Protein-Phosphatasen* (S. 426) werden unter dem Einfluss von Second-Messengern (S. 422) oft ihrerseits durch Phosphorylierung/Dephosphorylierung reguliert. Auch die *Acetylierung* von Proteinen durch *Acetyltransferasen* (**1**) bzw. ihre *Deacetylierung* durch *Deacetylasen* (**2**) sowie die *proteolytische Aktivierung* (S. 172) bzw. *Inaktivierung* (S. 284) (**7**) sind verbreitete Interkonversionsmechanismen.

▸ **Modulation durch Liganden.** Die Feinkontrolle der Enzymaktivität erfolgt durch **Liganden** (Substrate, Produkte, Coenzyme u. a.), die als *allosterische Effektoren* (S. 90) die Enzymaktivität modulieren. Häufig beobachtet man eine Hemmung durch unmittelbare Reaktionsprodukte (hier B, *Produkthemmung*), durch Endprodukte der ganzen Reaktionskette (hier Z, *„feed-back"-Hemmung*) oder durch Metabolite aus ganz anderen Stoffwechselwegen. Vorstufen einer Reaktionskette (hier X) können durch Aktivierung von Enzymen ihre eigene Verwertung stimulieren. Wichtig für den Fluss durch einen Stoffwechselweg ist auch die *Verfügbarkeit von Coenzymen*. Wird das Coenzym eines Schlüsselenzyms durch einen zweiten, unabhängigen Stoffwechselweg regeneriert, kann die Geschwindigkeit dieses zweiten Weges die des ersten begrenzen (**8**), siehe z. B. Regulation des Energiestoffwechsels (S. 134).

▸ **Kompartimentierung.** Auch der Transport von Substraten und/oder Coenzymen aus einem anderen Zellkompartiment zum Wirkort kann die Aktivität eines Schlüsselenzyms limitieren (**9**). Manchmal werden auch Schlüsselenzyme selbst in ein anderes Zellkompartiment verlagert und dort durch Inhibitoren festgehalten. Bei Bedarf werden sie dann – als Folge von Hormon- oder Metabolitsignalen – wieder an ihre Wirkorte zurückgebracht, z. B. Glukokinase (S. 150).

**A. Schlüsselenzyme**

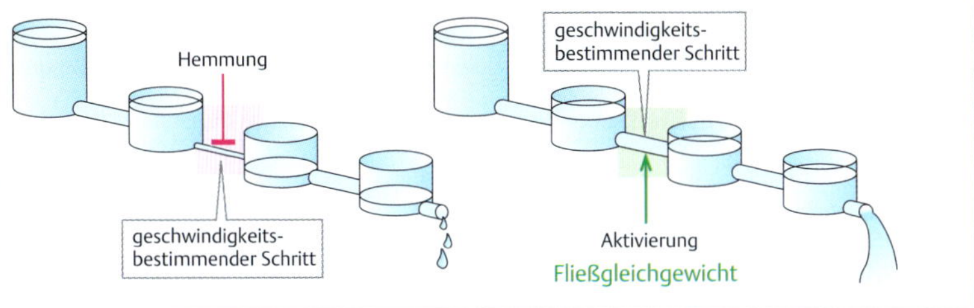


**B. Grundlegende Mechanismen der Stoffwechsel-Regulation**

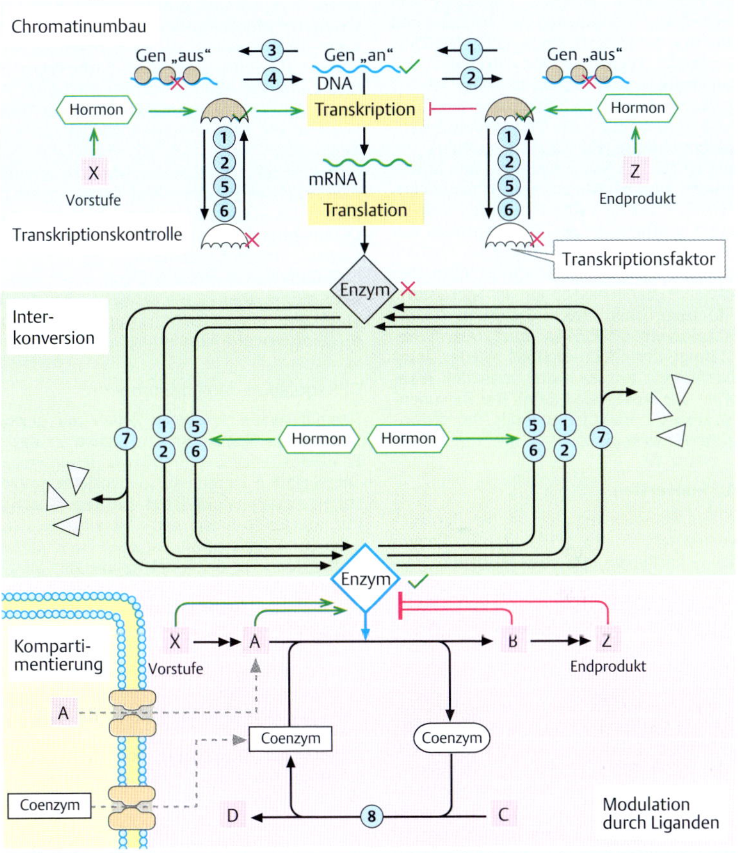


**1** Acetylierung **2** Deacetylierung **3** Methylierung **4** Demethylierung **5** Phosphorylierung **6** Dephosphorylierung **7** Proteolyse **8** Regeneration des Coenzyms **9** Verfügbarkeit von Substrat und/oder Coenzym

**Abb. 3.15** Regulationsmechanismen I

## Regulationsmechanismen II

Die vorliegende Tafel erläutert die auf der Vorseite besprochenen Prinzipien der Stoffwechselregulation anhand typischer Fälle. Viele weitere Beispiele werden an anderer Stelle im Zusammenhang mit dem Stoffwechsel einzelner Metabolitgruppen besprochen.

### A. Transkriptionskontrolle

Die Leber ist neben der Niere das einzige Organ, das Glucose nicht nur über die *Glycolyse* abbauen sondern durch *Gluconeogenese* (S. 144) auch neu bilden kann. Würden beide Wege gleichzeitig ablaufen, entstünde ein *sinnloser Zyklus*, der nutzlos ATP verbrauchen und die Hepatocyten schwer schädigen würde. Die *reziproke Regulation* von Glycolyse und Gluconeogenese stellt sicher, dass nur jeweils einer der beiden Wege abläuft. Sie wird u. a. über die Transkription der **Phosphoenolpyruvat-Carboxykinase** (PEP-CK, [**1**]) gesteuert.

Die PEP-CK, ein Schlüsselenzym der Gluconeogenese, wird bei Glucosemangel (links) unter dem Einfluss des Glucocorticoids *Cortisol* vermehrt synthetisiert. Der Mechanismus der Transkriptionskontrolle (S. 254) durch Cortisol wird im Detail auch im Abschnitt über den Wirkungsmechanismus lipophiler Signalstoffe (S. 434) besprochen. Auch das Sirtuin Sirt2 (S. 394) aktiviert die PEP-CK durch Deacetylierung. Steigt der Glucosespiegel wieder, wird *Insulin* (S. 444) ausgeschüttet, das die Transkription der PEP-CK und damit die Gluconeogenese über die Inaktivierung des Transkriptionsfaktors *Foxo* hemmt.

### B. Interkonversion

Besonders komplex reguliert ist die **Pyruvat-Dehydrogenase** (S. 122) (PDH, [**2**]), ein Enzym an der Schnittstelle zwischen Kohlenhydrat- und Lipidstoffwechsel. Die PDH wird durch eine spezifische *Protein-Kinase* [**3**] durch Phosphorylierung inaktiviert, und durch eine ebenfalls PDH-spezifische *Phosphatase* [**4**] wieder aktiviert. Kinase und Phosphatase wiederum werden durch Hormone und Metabolite reguliert. So aktivieren die Reaktionsprodukte *Acetyl-CoA* und *NADH* die Kinase und hemmen die PDH-Aktivität (Produkthemmung). *NADH* erzielt denselben Effekt auch durch Hemmung der Phosphatase. Auch die Protein-Deacetylase Sirt4 (S. 394) hemmt die PDH. Aktivierende Einflüsse auf die PDH haben *Insulin* und die Vorstufe *Pyruvat*, welche beide die Kinase hemmen, sowie $Ca^{2+}$, das die Phosphatase aktiviert.

### C. Kompartimentierung

Der Stoffwechsel der Fettsäuren ist auf zwei Zellkompartimente verteilt: Der Abbau aktivierter Fettsäuren (Acyl-CoA) durch *β-Oxidation* findet in der Mitochondrien-Matrix statt, während die *Fettsäure-Biosynthese*, an die sich die Bildung von Acyl-CoA anschließt, im Cytoplasma abläuft. Auch hier muss durch *reziproke Regulation* vermieden werden, dass neu gebildete Acyl-CoA-Moleküle sofort wieder abgebaut werden. Dies wird dadurch erreicht, dass *Malonyl-CoA*, das nur bei laufender Fettsäurebiosynthese in höheren Konzentrationen auftritt, durch Hemmung der **Carnitin-Acyltransferase I** [**5**] (S. 156) die Aufnahme von Acyl-CoA in die Mitochondrien verhindert. Wird die Konzentration von Acyl-CoA dagegen zu hoch, hemmt dieses die **Acetyl-CoA-Carboxylase** [**6**], und damit die Bildung von Malonyl-CoA. Dadurch wird die Hemmung des Acyl-CoA-Transports in die Mitochondrien wieder aufgehoben.

Ist in der Mitochondrien-Matrix reichlich Acetyl-CoA vorhanden, wird daraus *Citrat* gebildet, das die Mitochondrien verlässt um im Cytoplasma als Vorstufe für die Fettsäuresynthese zu dienen. Durch Aktivierung der Acetyl-CoA-Carboxylase fördert Citrat seine eigene Verwertung. Dies ist ein typisches Beispiel für die Aktivierung eines Wegs durch eine Vorstufe *(„feed-forward-Aktivierung“)*.

### D. Regulation durch Metabolite

Normalerweise benötigen Zellen nur geringe Mengen an Nucleotiden. Lediglich in der S-Phase des Zellzyklus (S. 460) und bei intensiver Transkription werden sie als Nucleinsäurevorstufen massenhaft benötigt. Die Regulation der Purinnucleotid-Biosynthese ist ein gutes Beispiel für **Rückkopplungs-(„feed-back“-)Hemmung**. Mehrere Schlüsselenzyme des Weges, darunter die „frühen“ Enzyme *PRPP-Synthase* [**7**] und die *Phosphoribosyl-Aminotransferase* [**8**], werden durch Adenin- und Guanin-Nucleotide allosterisch gehemmt. Deshalb kommt die Neubildung von Purin-Nucleotiden rasch zum Erliegen, wenn die Produkte des Weges nicht sofort in Nucleinsäuren eingebaut werden.

Auch die Biosynthese von Pyrimidin-Nucleotiden, u. a. durch die ACTase, wird auf diese Weise gesteuert.

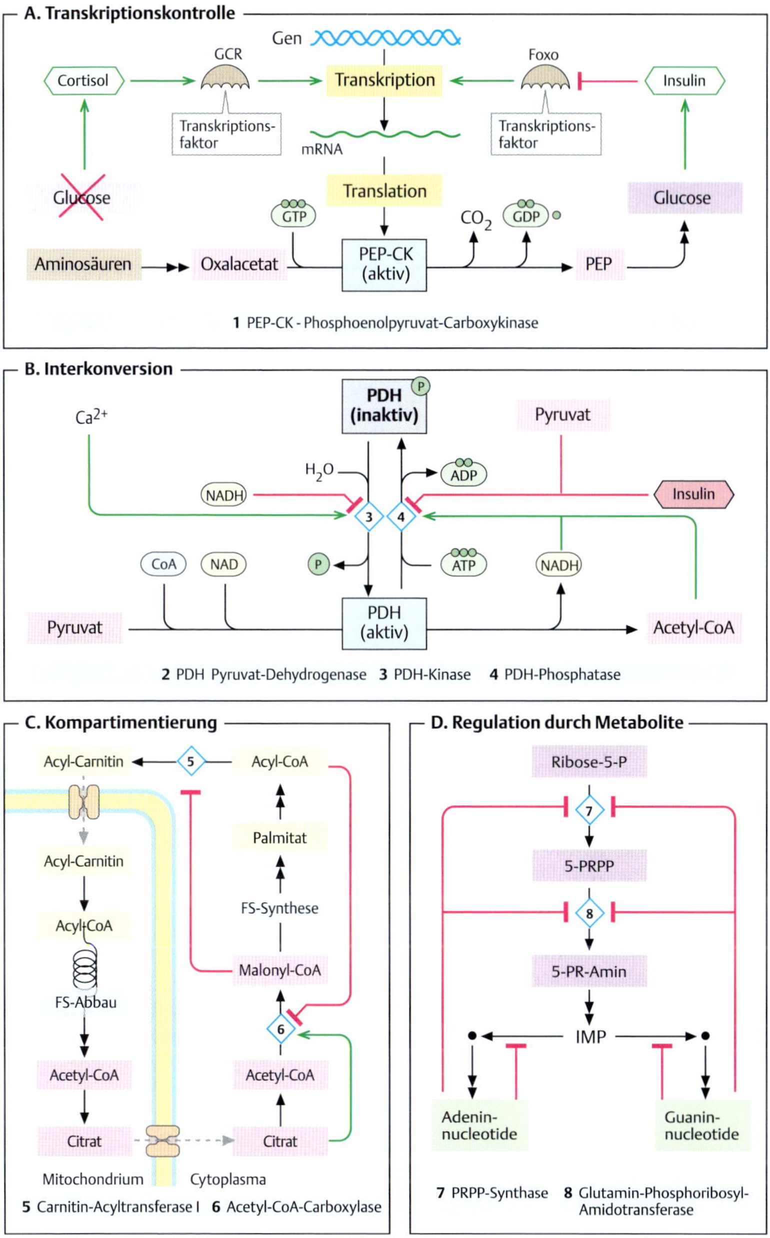


**Abb. 3.16** Regulationsmechanismen II

## ATP

Das Nucleotid-Coenzym **Adenosintriphosphat** (ATP) dient in allen Zellen als wichtigste **Speicherform für chemische Energie.** Die Spaltung von ATP ist stark exergon. Die dabei frei werdende Energie ($\Delta G$) wird genutzt, um durch *energetische Kopplung* (S. 26) endergone Vorgänge wie Biosynthesen, Bewegungs- und Transport-Prozesse anzutreiben. Andere *Nucleosidtriphosphat-Coenzyme* (GTP, CTP und UTP) haben ähnliche chemische Eigenschaften wie ATP, werden jedoch im Stoffwechsel für andere Aufgaben eingesetzt (S. 102).

### A. ATP: Struktur

ATP ist ein *Nucleosidtriphosphat*, in dem eine Kette aus drei Phosphat-Resten mit der 5'-OH-Gruppe des Nucleosids Adenosin (S. 74) verknüpft ist. Man kennzeichnet diese Phophat-Reste mit $\alpha$, $\beta$ und $\gamma$. Das $\alpha$-Phosphat ist mit der Ribose durch eine *Phosphorsäureester-Bindung* verbunden. Bei den Verknüpfungen *zwischen* den Phosphat-Resten untereinander handelt es sich dagegen um erheblich labilere *Phosphorsäureanhydrid-Bindungen*. Das eigentlich wirksame Coenzym ist in der Regel der Komplex von ATP mit einem $Mg^{2+}$-Ion, das koordinativ an die $\alpha$- und $\beta$-Phosphat-Reste gebunden ist ($Mg^{2+} \cdot ATP^{4-}$), der Einfachheit halber spricht man jedoch meist nur von ATP.

### B. Hydrolyse-Energien

Das in **A** gezeigte Formelbild der Phosphat-Reste mit Einfach- und Doppelbindungen gibt die tatsächliche Ladungsverteilung im ATP nicht korrekt wieder. Die Sauerstoff-Atome aller drei Phosphat-Reste sind etwa gleich stark negativ geladen (orange), während die Phosphor-Atome Zentren positiver Ladung darstellen (grün). Der Hauptgrund für die Instabilität der Phosphorsäureanhydrid-Bindungen ist die *Abstoßung zwischen diesen negativ geladenen Sauerstoff-Atomen*, die bei der Abspaltung eines Phosphat-Restes teilweise aufgehoben wird. Außerdem ist das bei der Hydrolyse von ATP gebildete freie Phosphat-Anion *besser hydratisiert* und *stärker mesomeriestabilisiert* als der entsprechende Rest im ATP. Auch dies trägt zum stark exergonen Charakter der ATP-Hydrolyse bei.

Die Änderung der freien Enthalpie $\Delta G^{0'}$ (S. 28) der Hydrolyse der Phosphoräureanhydrid-Bindungen beträgt bei pH 7 *unter Standardbedingungen* –30 bis –35 $kJ \cdot mol^{-1}$. Welche der Anhydrid-Bindungen im ATP gespalten wird, hat dabei auf den Wert von $\Delta G^{0'}$ nur geringen Einfluss (**1**, **2**). Selbst die Hydrolyse von Diphosphat (**4**) ergibt noch mehr als –30 $kJ \cdot mol^{-1}$. Dagegen liefert die Spaltung der Ester-Bindung zwischen Ribose und Phosphat (**3**) nur –9 $kJ \cdot mol^{-1}$.

In der Zelle ist das effektive $\Delta G$ der ATP-Hydrolyse noch erheblich größer, weil die Konzentrationen von ATP, ADP und $P_i$ viel niedriger sind als unter Standardbedingungen (= 1 $mol \cdot L^{-1}$) und ATP im Überschuss über ADP vorliegt. Auch der pH-Wert und die $Mg^{2+}$-Konzentration beeinflussen den Wert von $\Delta G$. Die *physiologische Energieausbeute* der ATP-Hydrolyse zu ADP und anorganischem Phosphat ($P_i$) liegt vermutlich bei etwa –50 $kJ \cdot mol^{-1}$.

### C. Formen der ATP-Bildung

Nur wenige Verbindungen enthalten Phosphat-Reste mit einem chemischen Potenzial (S. 28), das hoch genug ist, um sie auf ADP übertragen zu können und dadurch die **Synthese von ATP** zu ermöglichen. Vorgänge, die anorganisches Phosphat auf ein so hohes Potenzial bringen, nennt man **Substratketten-Phosphorylierungen** (S. 116). Reaktionen dieser Art kommen nur in der Glycolyse (S. 140) und im Citratzyklus (S. 124) vor.

Der größte Teil des zellulären ATP entsteht nicht auf die eben beschriebene Art und Weise (d. h. durch Tansfer von Phosphat-Resten von organischen Molekülen auf ADP), sondern durch **oxidative Phosphorylierung** (S. 130). Dieser Prozess findet in Mitochondrien (bei Pflanzen auch in Chloroplasten) statt und ist energetisch an einen Protonengradienten über einer Membran gekoppelt. Diese $H^+$-Gradienten werden durch eine Elektronen-Transportkette aufgebaut und dienen dem Enzym *ATP-Synthase* (S. 132) als Energiequelle zur direkten Verknüpfung von anorganischem Phosphat mit ADP. Die oxidative Phosphorylierung ist – im Gegensatz zur Substratketten-Phosphorylierung – von der Anwesenheit von Sauerstoff (d. h. *aeroben* Bedingungen) abhängig.

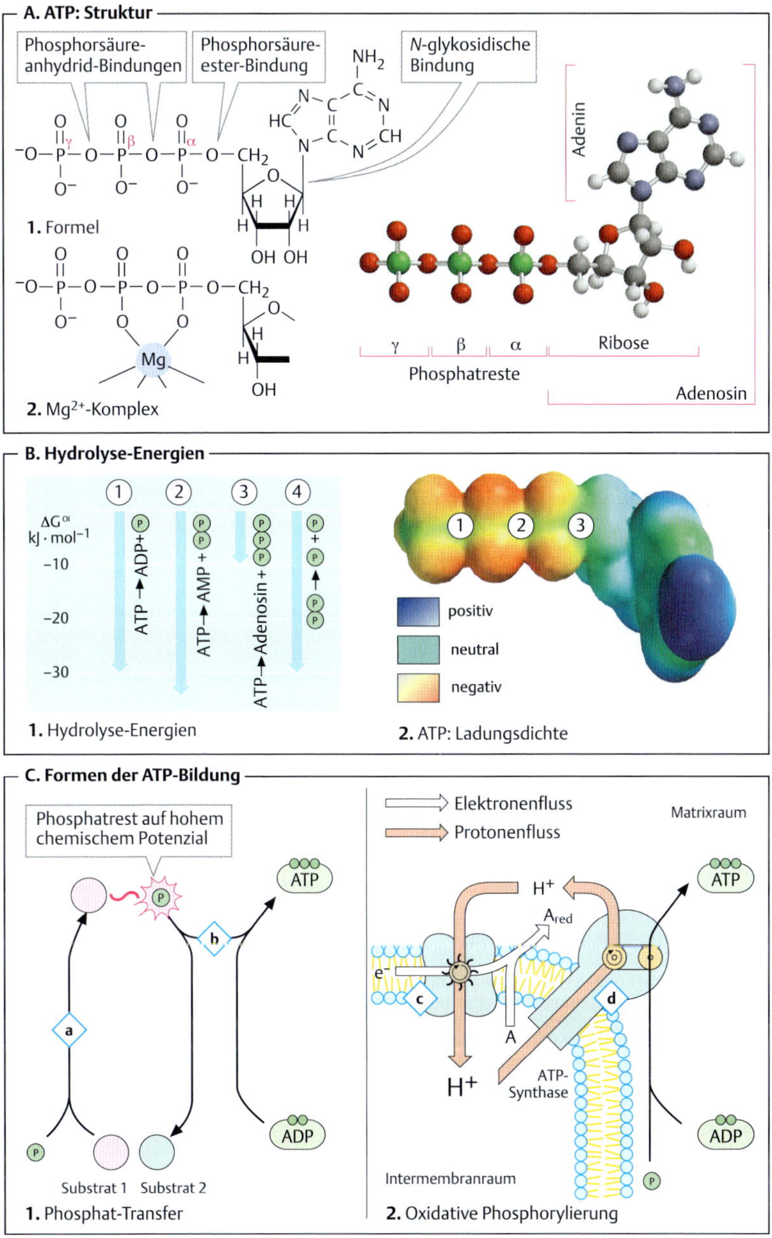
A. ATP: Struktur
Phosphorsäure-anhydrid-Bindungen
Phosphorsäure-ester-Bindung
N-glykosidische Bindung
1. Formel
2. Mg2+-Komplex
Adenin
γ
β
α
Ribose
Phosphatreste
Adenosin
B. Hydrolyse-Energien
ΔG°' kJ · mol−1
−10
−20
−30
ATP → ADP + P
ATP → AMP + PP
ATP → Adenosin + PPP
PP → P + P
positiv
neutral
negativ
1. Hydrolyse-Energien
2. ATP: Ladungsdichte
C. Formen der ATP-Bildung
Phosphatrest auf hohem chemischem Potenzial
ATP
ADP
Substrat 1
Substrat 2
1. Phosphat-Transfer
Elektronenfluss
Protonenfluss
Matrixraum
H+
Ared
A
ATP-Synthase
Intermembranraum
2. Oxidative Phosphorylierung

Abb. 3.17 ATP

## Energetische Kopplung

Unter energetischer Kopplung versteht man einen Mechanismus, bei dem ein energieabhängiger (endergoner) Vorgang funktionell so an einen zweiten, Energie liefernden (exergonen) Prozess gekoppelt wird, dass der Gesamtvorgang freiwillig abläuft (S. 26). So ist z. B. in einer Taschenlampe die endergone Erzeugung von Licht an eine exergone chemische Reaktion gekoppelt, während ein Elektromotor den exergonen Fluss von Elektronen zu endergoner mechanischer Arbeit nutzt.

### A. Energetische Kopplung

Lebende Zellen koppeln endergone Vorgänge aller Art an eine bestimmte chemische Reaktion, nämlich die Spaltung von **Adenosintriphosphat** (ATP) (S. 114) in ADP und Phosphat bzw. AMP und Diphosphat. ATP und ähnliche Moleküle werden deshalb oft als „energiereiche" Verbindungen bezeichnet. Dieser Ausdruck ist allerdings missverständlich: Die Bindungsenergien zwischen den Atomen im ATP sind nicht größer als in anderen Molekülen, wohl aber die Energiemengen (S. 28) (gemessen als $\Delta G$), die bei der Phosphat-Übertragung von ATP auf andere Moleküle umgesetzt werden.

Um die Gruppenübertragungspotenziale „energiereicher" Verbindungen einschätzen zu können, vergleicht man willkürlich die Änderung der freien Enthalpie $\Delta G^{0'}$ (S. 28) bei ihrer *Hydrolyse* (S. 114). Dies bedeutet jedoch nicht, dass ATP bei energetisch gekoppelten Reaktionen tatsächlich hydrolysiert wird. Würde man die ATP-Hydrolyse und einen endergonen Prozess einfach nebeneinander ablaufen lassen, würde die Hydrolyse lediglich Wärme liefern, ohne den endergonen Vorgang zu beeinflussen. Zur chemischen Kopplung müssen beide Reaktionen so verzahnt werden, dass ein *gemeinsames Zwischenprodukt* entsteht. Dieser Zusammenhang ist hier am Beispiel der **Glutamin-Synthetase-Reaktion** dargestellt.

Die direkte Übertragung von $NH_4^+$ auf Glutamat ist endergon ($\Delta G^{0'} = +14\,kJ \cdot mol^{-1}$), kann also unter Standardbedingungen nicht spontan ablaufen (S. 28). In der Zelle wird die Reaktion in zwei exergone Schritte zerlegt: Zunächst wird der γ-Phosphat-Rest von ATP auf Glutamat übertragen. Dabei entsteht ein „energiereiches" *gemischtes Säureanhydrid*. Im zweiten Schritt wird der Phosphat-Rest des Zwischenprodukts durch $NH_3$ substituiert, und es entstehen Glutamin und freies Phosphat. Die Energiebilanz der Gesamtreaktion ($\Delta G^{0'} = -17\,kJ \cdot mol^{-1}$) entspricht der Summe der freien Enthalpieänderungen der direkten Glutaminbildung ($\Delta G^{0'} = +14\,kJ \cdot mol^{-1}$) und der ATP-Hydrolyse ($\Delta G^{0'} = -31\,kJ \cdot mol^{-1}$), obwohl ATP in Wirklichkeit gar nicht hydrolysiert wurde.

### B. Substratketten-Phosphorylierung

In der Zelle gibt es nur einige wenige Metabolite, die Phosphat in einer exergonen Reaktion auf ADP übertragen und damit ATP (S. 114) bilden können. Bei ihrer Synthese wird anorganisches Phosphat oder esterartig gebundenes Phosphat in Bindungen mit hohem Phosphatübertragungs-Potenzial überführt. Reaktionen dieser Art bezeichnet man als *„Substratketten-Phosphorylierungen"*, weil sie Teilschritte von Stoffwechselwegen („Substratketten") sind.

In der **Glycerinaldehyd-3-phosphat-Dehydrogenase**-Reaktion, einem Teilschritt der Glycolyse (links), wird die Aldehyd-Gruppe von Glycerinaldehyd-3-phosphat zur Carboxy-Gruppe oxidiert. Im Laufe der Reaktion wird zusätzlich ein anorganisches Phosphat in das Produkt eingeführt, sodass ein gemischtes Säureanhydrid (1,3-Bisphosphoglycerat) entsteht. Die **Phosphopyruvat-Hydratase** (Enolase, Mitte) katalysiert die Abspaltung von Wasser aus 2-Phosphoglycerat. Im gebildeten *Enolphosphat* (Phosphoenolpyruvat) befindet sich der Phosphat-Rest – im Gegensatz zum 2-Phosphoglycerat – auf extrem hohem Potenzial ($\Delta G^{0'}$ der Hydrolyse: $-62\,kJ \cdot mol^{-1}$). Eine dritte Reaktion dieses Typs ist die Bildung von *Succinylphosphat*, die als Teilschritt der **Succinyl-CoA-Ligase** (Thiokinase)-Reaktion im Citratzyklus vorkommt. Hier wird wieder anorganisches Phosphat in eine gemischte Säureanhydrid-Bindung eingeführt und von dort aus auf GDP oder ADP übertragen. Succinylphosphat ist dabei nur Zwischenprodukt, das vom Enzym nicht freigesetzt wird.

In der Literatur wird der Begriff „Substratketten-Phosphorylierung" uneinheitlich gebraucht. Manche Autoren (auch wir) verstehen darunter die Reaktionen, bei denen Phosphat auf hohes Potenzial gebracht wird, andere verwenden ihn für die nachfolgenden Reaktionen, in denen aus den energiereichen Zwischenprodukten ATP oder GTP gebildet wird.

## A. Energetische Kopplung

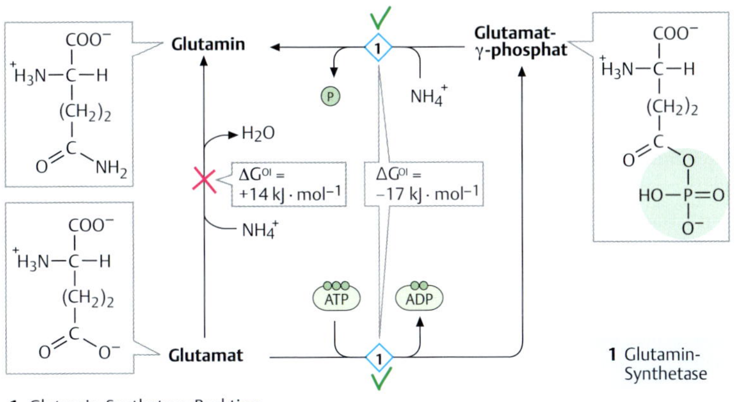


**1.** Glutamin-Synthetase-Reaktion

| | | | | | | | | |
|---|---|---|---|---|---|---|---|---|
| Reaktion 1: | Glutamat | + | $NH_3$ | —— + 14 kJ · mol⁻¹ → | Glutamin | + | $H_2O$ | |
| Reaktion 2: | ATP | + | $H_2O$ | —— – 31 kJ · mol⁻¹ → | ADP | + | (P) | |
| Summe: | Glutamat | + | $NH_3$ + ATP | – – 17 kJ · mol⁻¹ → | Glutamin | + | ADP | + (P) |

**2.** Energiebilanz

## B. Substratketten-Phosphorylierung

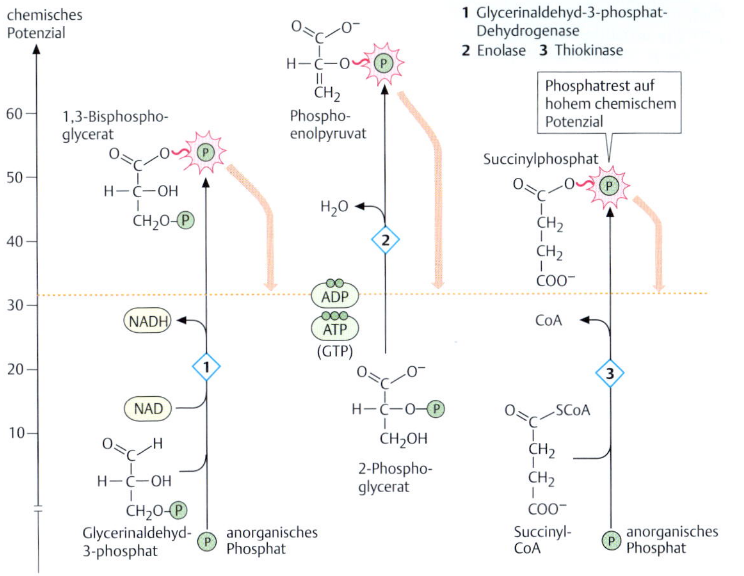


**Abb. 3.18** Energetische Kopplung

## Energiekonservierung an Membranen

Stoffwechselenergie lässt sich nicht nur in Form „energiereicher" Verbindungen speichern (S. 116), sondern auch dadurch, dass elektrische Ladungen unter Energieaufwand voneinander getrennt und durch eine isolierende Schicht daran gehindert werden, sich wieder gleichmäßig zu verteilen. In der Technik bezeichnet man ein solches System als *Kondensator*. Nach dem gleichen Prinzip wird auch an biologischen Membranen Energie gespeichert („konserviert"). Die Membran wirkt als Isolator, als Ladungen fungieren elektrisch geladene Atome und Moleküle (*Ionen*).

### A. Elektrochemischer Gradient

Innerhalb und außerhalb lebender Zellen sind viele Ionen ($Na^+$, $K^+$, $Ca^{2+}$, $Cl^-$ u. a.) ungleich verteilt (**1**). Dies beruht auf aktiven Transportprozessen (**B**) und auf der Tatsache, dass biologische Membranen selektive, teilweise gesteuerte **Ionenkanäle** (S. 418) enthalten, die den Durchtritt einzelner Ionenarten kontrollieren. Ob und in welcher Richtung ein gegebenes Ion eine Membran passiert, hängt vom **elektrochemischen Gradienten** ab, d. h. von den Konzentrationen des Ions auf beiden Seiten der Membran (dem *Konzentrationsgradienten*) und von der elektrischen *Potenzialdifferenz* zwischen Innen- und Außenraum, dem **Membranpotenzial**.

Quantitativ wird das Verhalten einer gegebenen Ionenart durch die **Nernst-Gleichung** $\Delta\Psi_G = (R \cdot T/F \cdot n) \cdot \ln(c_{außen}/c_{innen})$ beschrieben. Dabei ist $\Delta\Psi_G$ das Membranpotenzial (in Millivolt, mV), bei dem *kein* Nettotransport des betreffenden Ions durch die Membran stattfindet (**Gleichgewichtspotenzial**). Der Faktor $R \cdot T/F \cdot n$ hat für einwertige Ionen bei 25 °C den Wert 26 mV. Damit ergibt sich z. B. aus Tabelle (**2**) für $K^+$ ein Gleichgewichtspotenzial von etwa −90 mV, d. h. ein Wert in der gleichen Größe wie das Ruhepotenzial. Für $Na^+$-Ionen dagegen ist $\Delta\Psi_G$ mit + 70 mV weit höher als das Ruhepotenzial. $Na^+$-Ionen strömen deshalb sofort in die Zelle ein, wenn sich $Na^+$-Kanäle öffnen (S. 374).

Das Membranpotenzial ruhender Zellen (**Ruhepotenzial**) beträgt −50 bis −90 mV, d. h. auf der Innenseite der Plasmamembran herrscht ein Überschuss an negativen Ladungen. Zum Ruhepotenzial tragen vor allem die Kationen $Na^+$ und $K^+$ sowie $Cl^-$ und organische Anionen bei (**1**). Daten zu den Konzentrationen dieser Ionen außerhalb und innerhalb tierischer Zellen und den entsprechenden Permeabilitätskoeffizienten sind in der Tabelle (**2**) zusammengestellt.

### B. $Na^+/K^+$-ATPase

Die Hauptursache für die ungleiche Verteilung von $Na^+$- und $K^+$-Ionen innerhalb und außerhalb lebender Zellen und damit für ihr Membranpotenzial ist eine aktive *Natrium-Kalium-Pumpe* in der Plasmamembran, die unter ATP-Verbrauch ständig 3 $Na^+$-Ionen im Tausch gegen 2 $K^+$-Ionen nach außen transportiert. Diese sogenannte **$Na^+/K^+$-ATPase** [**1**] kommt in allen Zellen vor und ist für einen erheblichen Teil des gesamten ATP-Verbrauchs des Körpers verantwortlich. Die leistungssteigernde Wirkung des Herzglycosids **Digitoxin** aus dem roten Fingerhut (*Digitalis pupurea*) beruht auf einer Hemmung der *$Na^+/K^+$-ATPase*.

Der katalytische Zyklus der $Na^+/K^+$-Pumpe (**2**) umfasst mehrere Stadien. Zunächst bindet sie auf der Innenseite der Membran 3 $Na^+$-Ionen (oben rechts). Die Phosphorylierung eines Aspartat-Restes in der α-Untereinheit führt daraufhin zu einer Konformationsänderung und zur Freisetzung der $Na^+$-Ionen auf der Außenseite. Im nächsten Schritt werden dort 2 $K^+$-Ionen gebunden. Durch Hydrolyse des Aspartylphosphats kehrt das Enzym in seine Ausgangskonformation zurück und ist nach Freisetzung der $K^+$-Ionen auf der Innenseite bereit, einen neuen Zyklus zu beginnen.

### C. Protonengradienten

Auch Oxonium-Ionen (S. 24) ($H_3O^+$, „$H^+$-Ionen") können elektrochemische Gradienten bilden. Solche **Protonengradienten** sind im Rahmen der *oxidativen Phosphorylierung* entscheidend an der zellulären ATP-Synthese beteiligt (S. 130). Wie bei allen Ionen hängt ihr Energieinhalt vom Konzentrationsgradienten ab, d. h. von der **pH-Differenz ΔpH** zwischen beiden Seiten der Membran. Außerdem leistet das **Membranpotenzial ΔΨ** einen Beitrag. Aus beiden Größen ergibt sich die **protonenmotorische Kraft Δp**, ein Maß für die chemische Arbeit, die der $H^+$-Gradient leisten kann. So liefert z. B. der Protonengradient über der inneren Mitochondrienmembran (S. 132) etwa 24 kJ pro mol $H^+$.

## A. Elektrochemischer Gradient

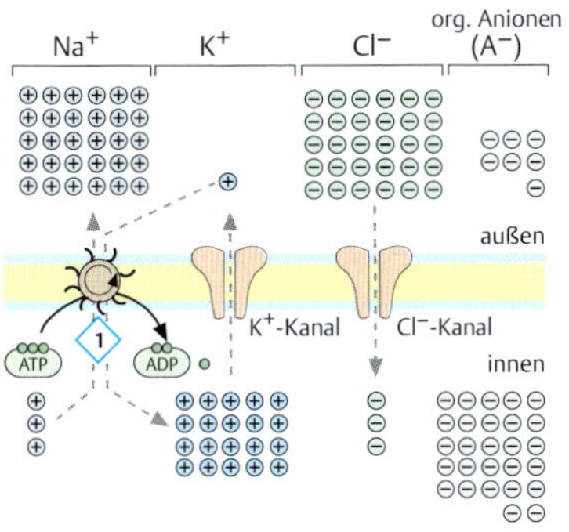


1. Ionenverteilung

1 $Na^+/K^+$-ATPase

| Ion | Konzentrationen | | Permeabilität | Gleichgewichtspotenzial |
|---|---|---|---|---|
| | Cytoplasma | Extrazellularbereich | | |
| | mM | mM | relativ zu $K^+$ | mV |
| $K^+$ | 140 | 5 | 1 | –90 |
| $Na^+$ | 10 | 145 | 0,02 | +70 |
| $Cl^-$ | 7 | 150 | 2 | –80 |
| $A^-$ | 140 | 34 | 0 | – |

2. Gleichgewichtspotenziale

## B. $Na^+/K^+$-ATPase

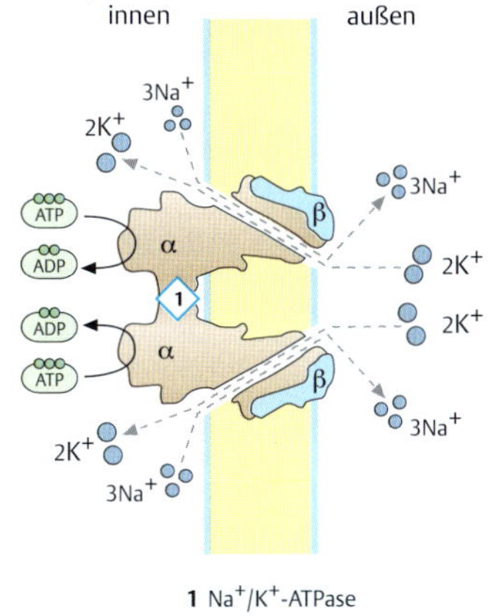


1 $Na^+/K^+$-ATPase

1. Aufbau

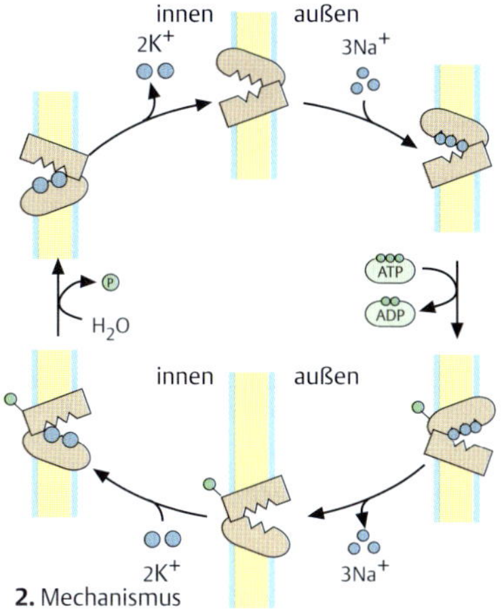


2. Mechanismus

## C. Protonengradienten

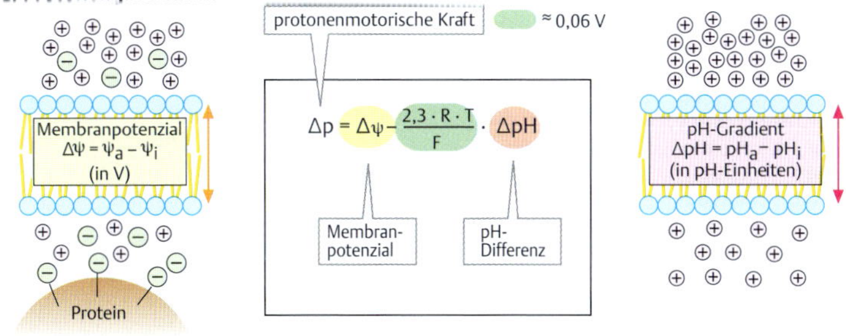


Abb. 3.19 Energiekonservierung an Membranen

## Übersicht

Als Energiestoffwechsel bezeichnet man die Gesamtheit aller Stoffwechselwege und Reaktionen, die in der Zelle der Bereitstellung chemischer Energie in Form von ATP (S. 114) dienen. Während der Evolution haben sich sehr unterschiedliche Ernährungsformen (S. 106) herausgebildet. Die Tiere und damit auch der Mensch betreiben einen rein *chemoheterotrophen* Stoffwechsel. Zur ATP-Bildung sind sie auf organische Verbindungen angewiesen, die mit der Nahrung aufgenommen und dann über *katabole* Stoffwechselwege oxidativ abgebaut werden. Welche Moleküle abgebaut werden können und ob der Abbau partiell oder vollständig verläuft, hängt davon ab, ob *molekularer Sauerstoff* ($O_2$) verfügbar ist oder nicht.

In Gegenwart ausreichender Mengen von $O_2$ (**aerober Zustand**, **1**) können alle Arten von Metaboliten zur Energiegewinnung herangezogen werden. Dazu gehören Glucose, Fettsäuren, Aminosäuren und alle anderen Verbindungen, die sich über katabole Wege in den Citratzyklus einschleusen lassen. In Abwesenheit von $O_2$ (**anaerober Zustand**, **2**) oder bei vorübergehendem Sauerstoffmangel (Hypoxie) bleibt im Stoffwechsel der Säugetiere als einzige Möglichkeit zur ATP-Bildung der Abbau von *Glucose* über die anaerobe Glycolyse (**1a**, **1b**).

Unter **aeroben Bedingungen** (links) wird ATP fast ausschließlich durch oxidative Phosphorylierung gewonnen (**6**). **Fettsäuren** gelangen nach Aktivierung zu *Acyl-Co* (**2**) über den Carnitin-Shuttle (S. 156) in die Mitochondrien und werden dort durch die β-Oxidation (**4**) in CoA-gebundene Acetyl-Reste zerlegt. **Glucose** wird im Cytoplasma durch die Glycolyse (S. 140) in Pyruvat umgewandelt, welches in der Mitochondrien-Matrix durch oxidative Decarboxylierung (**3**) weiter zu Acetyl-CoA abgebaut wird. Das im Cytoplasma gebildete NADH erreicht die Mitochondrien-Matrix über den Malat-Shuttle (S. 128). Die gebildeten Acetyl-Reste werden im Citratzyklus (**5**) zu $CO_2$ oxidiert. Auch der Abbau von **Aminosäuren** (S. 178) erzeugt Acetyl-Reste oder Produkte, die direkt in den Zyklus einfließen können. Die reduzierten Coenzyme (NADH, $QH_2$) werden über die Atmungskette auf Sauerstoff übertragen. Dabei wird chemische Energie frei, die über einen Protonengradienten zur ATP-Bildung genutzt wird (**6**).

Im **anaeroben Zustand** (rechts oben) können NADH und $QH_2$ nicht mehr durch die Amungskette reoxidiert werden. Dadurch kommt nicht nur die mitochondriale ATP-Synthese zum Erliegen, sondern fast der gesamte Stoffwechsel der Mitochondrien-Matrix. Dann ist die Zelle völlig auf die ATP-Bildung durch die anaerobe **Glycolyse** angewiesen. Soll dieser Prozess kontinuierlich ablaufen, muss das im Cytoplasma gebildete NADH ständig wieder reoxidiert werden. Dazu reduzieren tierische Zellen unter anaeroben Bedingungen Pyruvat zu Lactat und geben dieses ans Blut ab. Prozesse dieser Art nennt man **Gärungen**. Ihre ATP-Ausbeute ist gering, so entstehen bei der Lactatbildung nur 2 ATP pro Glucose.

Will man die Zahl der im aeroben Zustand gebildeten ATP-Moleküle abschätzen, muss man den sog. **P/O-Quotienten** kennen, d. h. das molare Verhältnis von gebildetem ATP („P") zu gebildetem Wasser („O"). Während des Transports von zwei Elektronen von NADH über die Atmungskette auf $O_2$ werden nach heutiger Kenntnis etwa 10 Protonen in den Intermembran-Raum transportiert, von Ubichinol ($QH_2$) aus sind es nur 6. Die ATP-Synthase (S. 132) benötigt zur Synthese eines ATP etwa drei $H^+$, sodass maximal P/O-Quotienten von etwa **3 bzw. 2** möglich sind.

Legt man diese P/O-Quotienten zugrunde, ergibt sich eine Ausbeute von bis zu 38 ATP pro mol Glucose. Die tatsächliche Ausbeute ist jedoch deutlich niedriger da auch der Transport einiger Metabolite (S. 128) in die Mitochondrien-Matrix und der Austausch von $ATP^{4-}$ gegen $ADP^{3-}$ vom $H^+$-Gradienten angetrieben werden. Die tatsächlichen P/O-Quotienten für die Oxidation von NADH und $QH_2$ liegen daher eher bei **2,5 bzw. 1,5**. Mit diesen Zahlen erhält man eine Ausbeute von etwa **32 ATP pro Glucose**. Auch dieser Wert ist jedoch nicht konstant, sondern kann durch Entkoppler (UCPs) (S. 134) und andere Mechanismen dem Bedarf angepasst werden.

▸ **Weitere Informationen.** Die in der Tabelle genannten Regulationseffekte im Energiestoffwechsel betreffen vor allem reversible Wirkungen von Liganden auf Schlüsselenzyme der einzelnen Wege. In letzter Zeit zeigte es sich, dass darüber hinaus $NAD^+$-abhängige Protein-Deacetylasen, sog. **Sirtuine**, eine zentrale Rolle als Regulatoren des Intermediärstoffwechsels spielen. Der Reaktionsmechanismus dieser Enyzme und wichtige Angriffspunkte im Stoffwechsel werden an anderer Stelle besprochen (S. 386).

## A. Energiestoffwechsel: Übersicht

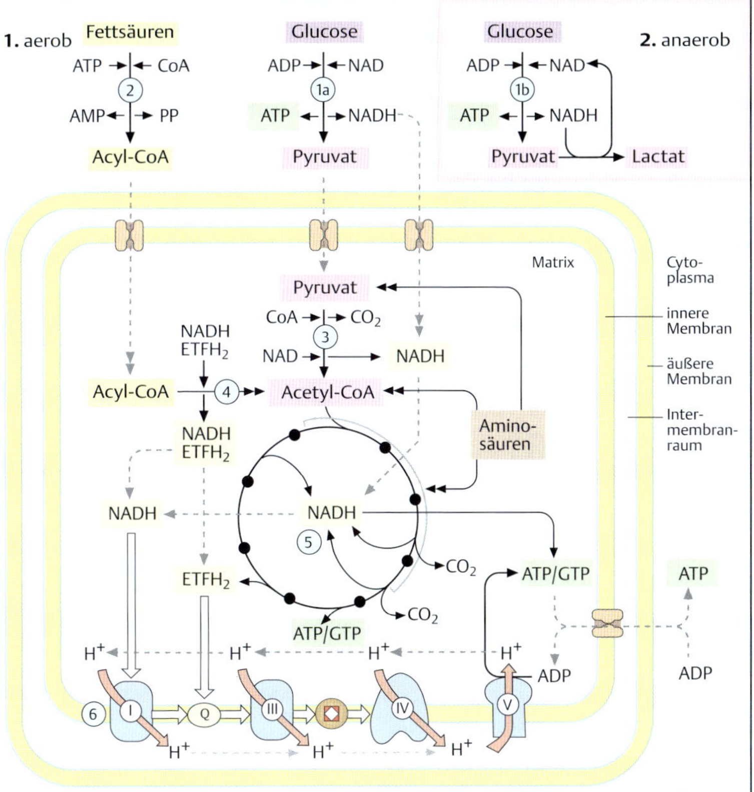


| Prozess | Name | Edukt(e)/Produkt(e) | Schlüssel-enzym(e) | reguliert durch |
|---|---|---|---|---|
| 1a | aerobe Glycolyse (CP) | Glucose → 2 Pyruvat | Hexokinase<br>PFK<br>Pyruvatkinase | G6P ⊥<br>ATP ⊥ Citrat ⊥<br>ATP ⊥, Acetyl-CoA |
| 1b | anaerobe Glycolyse (CP) | Glucose → 2 Lactat | | |
| 2 | Fettsäure-Aktivierung (ÄMM) | Fettsäure → Acyl-CoA | CPT 1 | Malonyl-CoA ⊥ |
| 3 | Oxidative Decarboxylierung (MM) | Pyruvat → Acetyl-CoA | Pyruvat-DH | Pyruvat ↑, NADH ⊥ |
| 4 | β-Oxidation (MM) | Acyl-CoA → n Acetyl-CoA | – | $[NAD^+]/[NADH]$ |
| 5 | Citratzyklus (MM) | Acetyl-CoA → 2 $CO_2$ | Citrat-Synthase<br>Iso-citrat-DH<br>Oxoglu-tarat-DH | Citrat ⊥, NADH ↑<br>Succinyl-CoA ⊥<br>ADP ↑, $Ca^{2+}$ ↑<br>ATP ⊥, NADH ⊥<br>Succinyl-CoA ⊥<br>NADH ⊥ |
| 6 | Oxidative Phosphorylierung (IMM) | NADH, $ETFH_2$, $O_2$, ADP → $NAD^+$, ETF, $H_2O$, ATP | – | $[NAD^+]/[NADH]$<br>[ADP]/[ATP] |

ÄMM: Äußere Mitochondrienmembran, CP: Cytoplasma, DH: Dehydrogenase, IMM: Innere Mitochondrienmembran, MM: Mitochondrien-Matrix

**Abb. 3.20** Energiestoffwechsel: Übersicht

## Oxosäure-Dehydrogenasen

Im Intermediärstoffwechsel gibt es *Multienzym-Komplexe*, welche die **oxidative Decarboxylierung** von 2-Oxosäuren und die Übertragung des gebildeten Acyl-Restes auf Coenzym A katalysieren. Als Elektronen-Akzeptor fungiert dabei $NAD^+$. Weitere Coenzyme der Reaktion sind Thiamindiphosphat, Liponamid und FAD. Zu den *Oxosäure-Dehydrogenasen* gehören a) der *Pyruvat-Dehydrogenase-Komplex* (PDH, Pyruvat → Acetyl-CoA), b) der *2-Oxoglutarat-Dehydrogenase-Komplex* im Citratzyklus (ODH, 2-Oxoglutarat → Succinyl-CoA) und c) Enzyme aus dem Katabolismus von Aminosäuren, z. B. der am Abbau von Valin, Leucin und Isoleucin beteiligte *Verzweigtketten-Dehydrogenase-Komplex* (S. 180).

### A. Pyruvat-Dehydrogenase: Reaktionen

Die Pyruvat-Dehydrogenase-Reaktion findet in der Mitochondrien-Matrix statt. Drei verschiedene Enzyme (E1 bis E3) bilden den PDH-Multienzymkomplex (**B**).

[1] Im ersten Schritt katalysiert die *Pyruvat-Dehydrogenase* [**E1**] die Decarboxylierung von Pyruvat und die Übertragung des gebildeten Hydroxyethyl-Restes auf Thiamindiphosphat (TPP). Das gleiche Enzym katalysiert dann die Oxidation der TPP-gebundenen Hydroxyethyl-Gruppe zum Acetyl-Rest. Dieser und die gewonnenen Reduktionsäquivalente werden auf Liponamid übertragen.

[2] Das zweite Enzym, die *Dihydroliponamid-Acetyltransferase* [**E2**], verschiebt den Acetyl-Rest von Liponamid auf Coenzym A, wobei reduziertes Dihydroliponamid zurückbleibt.

[3] Das dritte Enzym, die *Dihydroliponamid-Dehydrogenase* [**E3**], reoxidiert Dihydroliponamid unter Bildung von NADH. Die Elektronen werden zunächst von enzymgebundenem FAD übernommen und von diesem dann über eine katalytisch wirkende Disulfidbrücke der E3-Untereinheit (nicht gezeigt) auf gelöstes $NAD^+$ übertragen. Dieser Reaktionsweg ist nur möglich, weil sich das beteiligte FAD im Inneren des E3-Proteins in einer Umgebung befindet, die ihm ein ungewöhnlich niedriges Redox-Potenzial verleiht (S. 23).

Die fünf beteiligten **Coenzyme** sind mit den Enzym-Komponenten in unterschiedlicher Weise assoziiert. Thiamindiphosphat ist nichtkovalent an E1 gebunden, Liponamid ist kovalent mit einem Lysin-Rest von E2 verknüpft, und FAD ist als *prosthetische Gruppe* an E3 gebunden. $NAD^+$ und Coenzym A sind als lösliche Coenzyme nur vorübergehend mit dem Komplex assoziiert.

Wichtig für die PDH-Katalyse sind die räumlichen Beziehungen zwischen den Bestandteilen des Komplexes. Das kovalent gebundene Liponamid-Coenzym ist Teil einer mobilen Domäne von E2 und deshalb sehr beweglich. Dieser sog. *Liponamid-Arm* schwingt während der Katalyse zwischen E1 und E3 hin und her. Auf diese Weise kann Liponamid sowohl mit dem an E1 gebundenen TPP als auch mit gelöstem Coenzym A und dem als Elektronen-Akzeptor dienenden FAD in E3 in Wechselwirkung treten.

### B. PDH-Komplex von *Escherichia coli*

*Der PDH-Komplex des Bakteriums Escherichia coli* ist besonders gut untersucht. Er hat eine Masse von $5{,}3 \cdot 10^6$ Da und ist mit einem Durchmesser von über 30 nm größer als ein Ribosom. Der Komplex besteht aus insgesamt 60 Polypeptiden (**1**, **2**): 24 Moleküle E2 (8 Trimere) bilden den würfelförmigen Kern des Komplexes. Jede der 6 Flächen dieses Würfels ist von einem Dimeren aus E3-Komponenten besetzt, während den 12 Kanten des Würfels dimere E1-Moleküle aufliegen. Die tierischen Oxosäure-Dehydrogenasen sind ähnlich aufgebaut, unterscheiden sich aber in der Zahl der Untereinheiten und deren Massen.

▸ **Weitere Informationen.** Die praktisch irreversible PDH-Reaktion hat eine strategische Position an der Schnittstelle zwischen Kohlenhydrat- und Fettsäurestoffwechsel und liefert zudem Acetyl-Reste für den Citratzyklus. Die Aktivität der PDH wird deshalb streng reguliert. In tierischen Zellen ist die **Interkonversion** (S. 112) besonders wichtig. Mehrere PDH-spezifische *Protein-Kinasen* inaktivieren die E1-Komponente durch Phosphorylierung, während *Protein-Phosphatasen* sie wieder reaktivieren. Die Bindung der Kinasen und Phosphatasen an den Komplex wiederum wird durch Substrate und Produkte reguliert.

## A. Pyruvat-Dehydrogenase: Reaktionen

Pyruvat + $NAD^+$ + Coenzym A ⟶ Acetyl-CoA + $CO_2$ + $NADH+H^+$

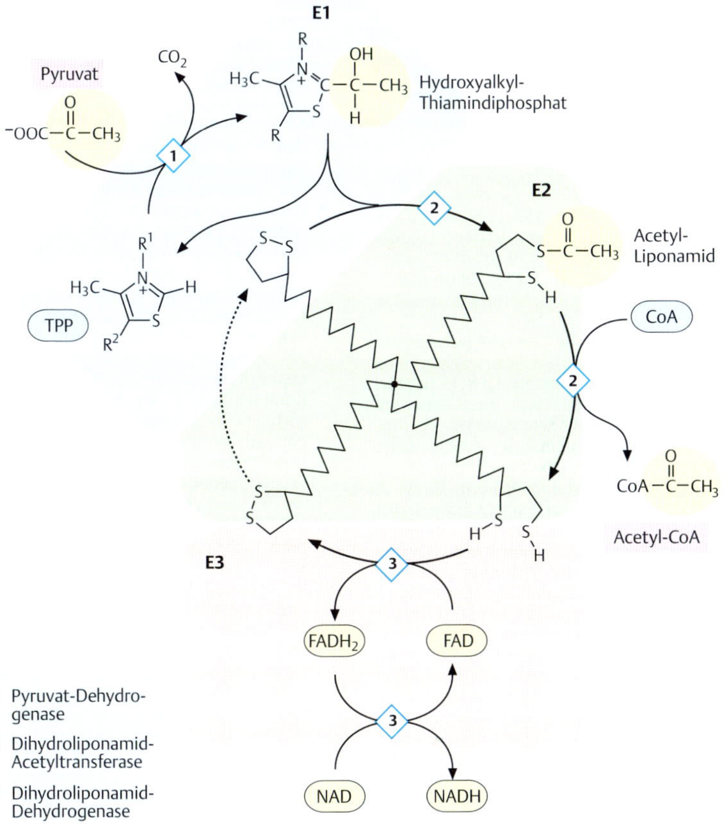


1 Pyruvat-Dehydrogenase

2 Dihydroliponamid-Acetyltransferase

3 Dihydroliponamid-Dehydrogenase

## B. PDH-Komplex von *Escherichia coli*

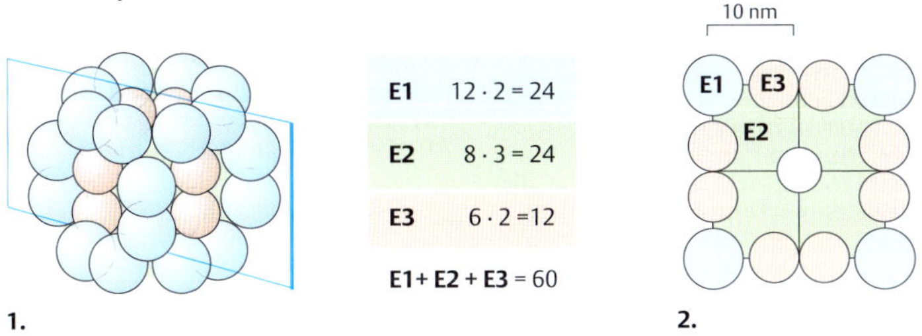


| | |
|---|---|
| **E1** | 12 · 2 = 24 |
| **E2** | 8 · 3 = 24 |
| **E3** | 6 · 2 = 12 |

**E1** + **E2** + **E3** = 60

Abb. 3.21 Oxosäure-Dehydrogenasen

## Citratzyklus

Der **Citratzyklus** ist ein zyklischer Stoffwechselweg in der Mitochondrien-Matrix. In acht Schritten oxidiert er Acetyl-Reste ($CH_3$-CO-) zu Kohlendioxid ($CO_2$). Die dabei gewonnenen Reduktionsäquivalente werden auf $NAD^+$ und Ubichinon übertragen und von diesen an die Atmungskette (S. 130) weitergegeben. Weitere Funktionen des Zyklus im Stoffwechsel werden bei den Funktionen des Citratzyklus (S. 126) besprochen.

### A. Reaktionen

Das Acetyl-CoA, das den Zyklus mit Acetyl-Resten speist, stammt vor allem aus der *β-Oxidation* (S. 156) der Fettsäuren und aus der *Pyruvat-Dehydrogenase-Reaktion* (S. 122). Beide Prozesse finden ebenfalls in der Mitochondrien-Matrix statt.

[1] Im ersten Schritt des Zyklus katalysiert die *Citrat-Synthase* [**1**] die Übertragung eines Acetyl-Restes von **Acety-CoA** (S. 54) auf das Trägermolekül Oxalacetat. Vom Produkt dieser exergonen Reaktion, der Tricarbonsäure **Citrat**, hat der Zyklus seinen Namen.

[2] In der nächsten Reaktion wird Citrat zu **Isocitrat** isomerisiert. Dabei wird lediglich die Hydroxy-Gruppe innerhalb des Moleküls verschoben. Das entsprechende Enzym heisst *Aconitat-Hydratase* („Aconitase", [**2**]), weil während der Reaktion als enzymgebundenes Zwischenprodukt das ungesättigte Aconitat auftritt (nicht gezeigt). Die Isomerisierung verläuft stereospezifisch und liefert ausschließlich (2*R*,3*S*)-Isocitrat. Eisenfreie Aconitase ist als Fe-Sensor auch an der Regulation des Eisenstoffwechsels (S. 404) beteiligt.

[3] Nun folgt der erste Oxidationsschritt: Die *Isocitrat-Dehydrogenase* [**3**] oxidiert die Hydroxy-Gruppe des Isocitrats zur Keto-Gruppe. Gleichzeitig wird eine der Carboxy-Gruppen als $CO_2$ abgespalten, und es entstehen **2-Oxoglutarat** (alter Name: α-Ketoglutarat) und NADH.

[4] Auch der nächste Schritt zum **Succinyl-CoA** umfasst eine Oxidation und eine Decarboxylierung. Er wird von der *2-Oxoglutarat-Dehydrogenase* [**4**] katalysiert, einen Multienzym-Komplex, der dem PDH-Komplex (S. 122) sehr ähnlich ist. Bei dieser Reaktion wird erneut NADH gebildet.

[5] Die nachfolgende Spaltung des Thioesters Succinyl-CoA in **Succinat** und Coenzym A durch die sog. *Thiokinase* [**5**] ist stark exergon und wird zur Synthese von **ATP** (S. 114) genutzt (*Substratketten-Phosphorylierung*). Gewebe mit vorwiegend anaboler Funktion enthalten ein Isoenzym der Thiokinase, das nicht ATP, sondern GTP bildet, welches als Coenzym für die Gluconeogenese und die Proteinsynthese dienen kann.

[6] Durch die bisher beschriebenen Reaktionen wird der Acetyl-Rest vollständig zu $CO_2$ oxidiert. Gleichzeitig wird aber auch das Trägermolekül Oxalacetat zu Succinat reduziert. Drei weitere Reaktionen des Zyklus regenerieren nun aus Succinat wieder Oxalacetat: Zunächst oxidiert die *Succinat-Dehydrogenase* [**6**] Succinat zu **Fumarat**. Im Gegensatz zu den anderen Enzymen des Zyklus ist die Succinat-Dehydrogenase ein integrales Protein der inneren Mitochondrienmembran. Sie wird deshalb als Komplex II auch der Atmungskette zugerechnet. Die Succinat-Dehydrogenase enthält FAD als prosthetische Gruppe, eigentlicher Elektronen-Akzeptor der Reaktion ist aber das **Ubichinon**.

[7] An die Doppelbindung des Fumarats wird nun durch die *Fumarase* [**7**] Wasser addiert und es entsteht das chirale (2*S*)-**Malat**.

[8] Im letzten Schritt des Zyklus wird Malat durch die *Malat-Dehydrogenase* [**8**] wieder zu **Oxalacetat** oxidiert, wobei noch einmal NADH entsteht. Damit ist der Kreis geschlossen, und der Zyklus kann erneut beginnen. Da das Gleichgewicht der Reaktion weit auf Seiten des Malats liegt, hängt die Bildung von Oxalacetat durch [**8**] von der stark exergonen Reaktion [**1**] ab, die es sofort wieder aus dem Gleichgewicht entfernt.

In der **Bilanz** wandelt der Citratzyklus pro Umlauf einen Acetyl-Rest und 2 $H_2O$ in 2 $CO_2$ um. Gleichzeitig entstehen 1 ATP, 3 NADH + $H^+$ und 1 reduziertes Ubichinon ($QH_2$). Durch oxidative Phosphorylierung gewinnt die Zelle aus diesen reduzierten Coenzymen etwa 9 Moleküle ATP (S. 132), zusammen mit dem direkt gebildeten ATP also 10 ATP pro Acetyl-Gruppe.

**A. Citratzyklus**

$$\text{Acetyl-CoA} + 3\,NAD^+ + Q + ADP + P_i + 2\,H_2O \rightarrow 2\,CO_2 + 3\,NADH + 3\,H^+ + QH_2 + ATP + CoA$$

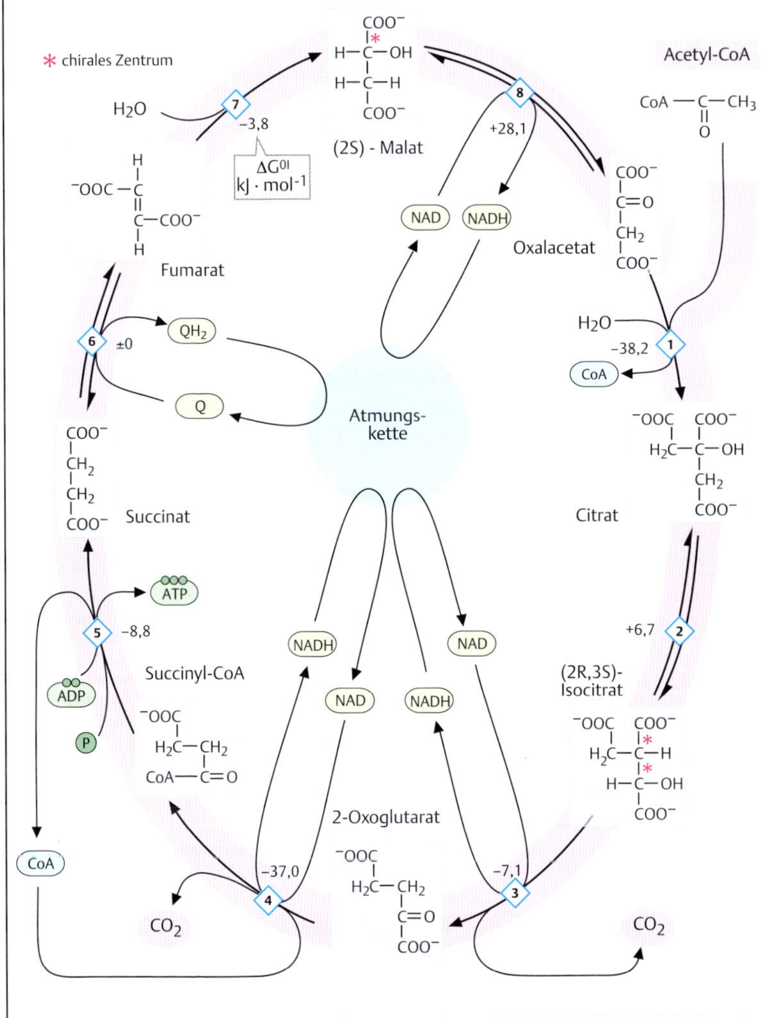


**1** Citrat-Synthase
**2** Aconitat-Hydratase
**3** Isocitrat-Dehydrogenase
**4** 2-Oxoglutarat-Dehydrogenase-Komplex
**5** Thiokinase
**6** Succinat-Dehydrogenase
**7** Fumarase
**8** Malat-Dehydrogenase

**Abb. 3.22** Citratzyklus: Reaktionen

## Citratzyklus: Stoffwechselfunktionen

### A. Citratzyklus: Funktionen

Der Citratzyklus (S. 124) wird oft anschaulich als „Drehscheibe des Intermediärstoffwechsels" beschrieben. Tatsächlich hat er sowohl katabole als auch anabole Funktionen, er ist **amphibol**.

Als **kataboler Weg** leitet er die **„Endoxidation"** der Energiesubstrate ein. Viele katabole Stoffwechselwege münden in Zwischenprodukte des Citratzyklus oder liefern Metabolite wie Pyruvat oder Acetyl-CoA, die in den Zyklus einfließen können. Dort werden ihre C-Atome zu $CO_2$ oxdiert. Die gewonnenen Reduktionsäquivalente dienen dann der *oxidativen Phosphorylierung*, d. h. zur aeroben ATP-Bildung (S. 114).

Der Citratzyklus liefert außerdem **Vorstufen für anabole Wege**. Zwischenprodukte des Zyklus werden umgewandelt in

- Glucose (Gluconeogenese, Vorstufen: Oxalacetat und Malat) (S. 144),
- Porphyrine (Vorstufe: Succinyl-CoA) (S. 198),
- Aminosäuren (Vorstufen: 2-Oxoglutarat, Oxalacetat) (S. 184),
- Fettsäuren und Isoprenoide (Vorstufe: Citrat, s. u.).

Die Zwischenprodukte des Citratzyklus liegen in den Mitochondrien nur in sehr geringen Mengen vor. Bei der Oxidation von Acetyl-CoA zu $CO_2$ werden sie immer wieder regeneriert, ihre Konzentrationen bleiben daher im zeitlichen Mittel konstant. Anabole Stoffwechselwege, die Intermediate des Zyklus abziehen (z. B. die Gluconeogenese), würden die in den Mitochondrien vorhandenen geringen Mengen in kurzer Zeit verbrauchen, wenn nicht an anderen Stellen wieder Metabolite in den Zyklus einfließen und die verbrauchten Verbindungen ersetzen würden. Umsetzungen, die in dieser Weise den Zyklus auffüllen, bezeichnet man als **anaplerotische Reaktionen**. Dagegen nennt man Reaktionen, die überschüssige Metabolite aus dem Zyklus abziehen **kataplerotisch**. Zu dieser Gruppe gehören Transaminierungen, die Oxalacetat und 2-Oxoglutarat verbrauchen (S. 178).

Der Abbau der meisten Aminosäuren hat anaplerotischen Charakter (S. 178), weil dabei Intermediate des Zyklus oder Pyruvat entstehen (*glucogene Aminosäuren*). In der Tat wird die Gluconeogenese überwiegend durch den Abbau von Aminosäuren unterhalten. Ein besonders wichtiger anaplerotischer Schritt im tierischen Stoffwechsel führt von Pyruvat zum Oxalacetat. Diese ATP-abhängige Reaktion wird durch die *Pyruvat-Carboxylase* [**4**] katalysiert. Auf diesem Wege können Pyruvat liefernde Aminosäuren und Lactat zur Gluconeogenese herangezogen werden.

*Acetyl-CoA wirkt* dagegen im tierischen Stoffwechsel *nicht anaplerotisch*. Sein Kohlenstoffgerüst wird im Zyklus vollständig zu $CO_2$ oxidiert und steht deshalb für Biosynthesen nicht mehr zur Verfügung. Weil der Fettsäureabbau ausschließlich Acetyl-CoA liefert, sind Tiere nicht in der Lage, Fettsäuren in Glucose umzubauen. Im Hunger werden deshalb zunächst nicht die Fettreserven angegriffen, sondern Proteine. Die freigesetzten Aminosäuren können, im Gegensatz zu Fettsäuren, den Blutzuckerspiegel aufrechterhalten (S. 392).

Der Citratzyklus nimmt nicht nur das Acetyl-CoA aus dem Fettsäureabbau auf, er liefert auch das Material für die *Biosynthese von Fettsäuren* und Isoprenoiden. Acetyl-CoA, das im Matrix-Raum der Mitochondrien durch die Pyruvat-Dehydrogenase (S. 122) gebildet wird, kann die innere Mitochondrien-Membran nicht passieren. Deshalb wird der Acetyl-Rest durch die mitochondriale *Citrat-Synthase* mit Oxalacetat zu Citrat kondensiert. Dieses verlässt die Mitochondrien im Antiport (S. 128) gegen Malat (rechts). Im Cytoplasma wird es durch die ATP-abhängige *Citrat-Lyase* [**1**] wieder in Acetyl-CoA und Oxalacetat gespalten. Das gebildete Oxalacetat wird durch eine cytoplasmatische *Malat-Dehydrogenase* [**2**] zu Malat reduziert, das über den schon erwähnten Antiport ins Mitochondrium zurückkehrt. Alternativ dazu kann Malat durch das *„Malat-Enzym"* [**3**] unter Decarboxylierung zu Pyruvat oxidiert werden. Das gebildete NADPH dient ebenfalls der Fettsäure-Biosynthese.

▸ **Weitere Informationen.** Pflanzen und Bakterien sind in der Lage, über den sogenannten **Glyoxylatzyklus** Acetyl-CoA in Succinat umzuwandeln und dieses dann in den Citratzyklus einzuschleusen. Für diese Organismen wirkt deshalb auch der Fettsäureabbau anaplerotisch. In Pflanzen ist dieser Weg in besonderen Organellen, den *Glyoxysomen*, lokalisiert.

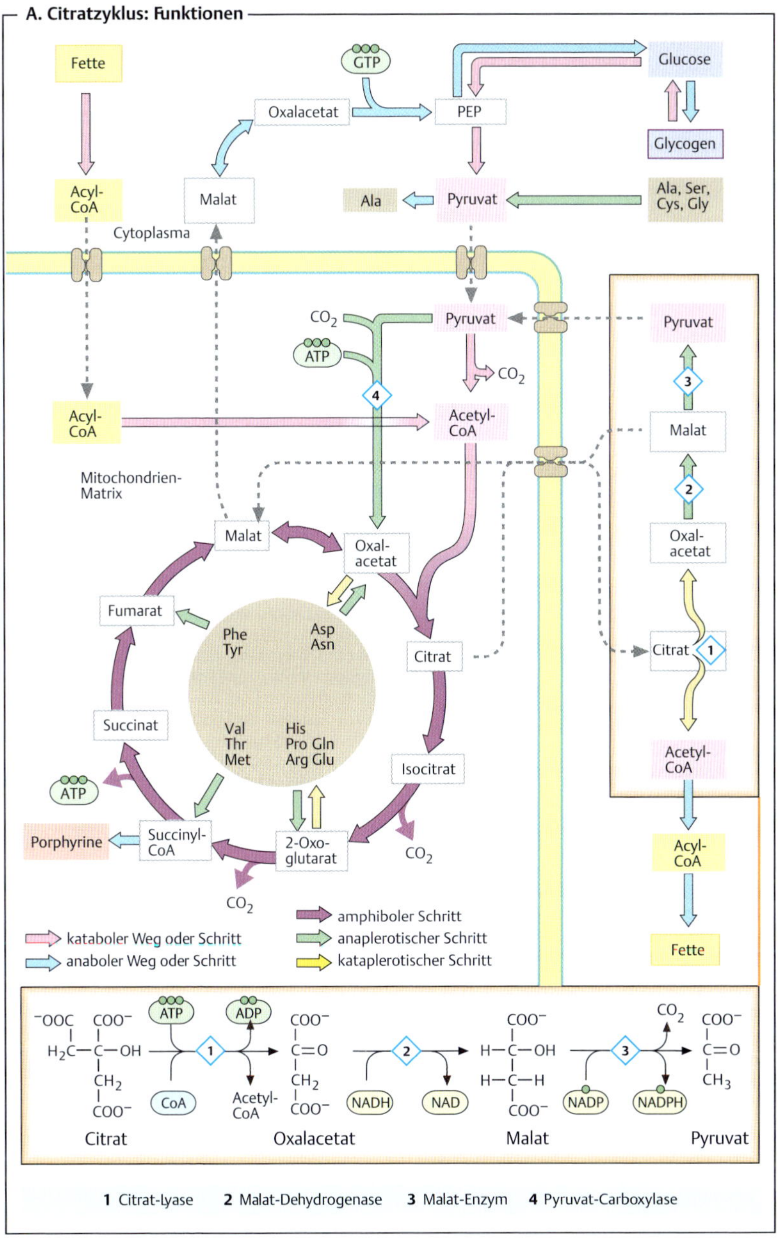


**Abb. 3.23** Citratzyklus: Stoffwechselfunktionen

## Mitochondrialer Transport

Mitochondrien sind von zwei Membranen umgeben (S. 226). Die *äußere Membran* enthält **Porine** (S. 226), die Moleküle mit Massen bis zu 10 kDa passieren lassen. Dagegen ist die *innere Membran* auch für kleine Moleküle undurchlässig (Ausnahmen sind Gase wie $O_2$ und $CO_2$). Alle Substrate des mitochondrialen Stoffwechsels wie auch dessen Produkte müssen deshalb mithilfe spezifischer **Transporter** durch die innere Membran geschleust werden.

### A. Metabolit-Transport

Richtung und Intensität des Metabolit-Transports durch die innere Mitochondrienmembran hängen von der Stoffwechsellage ab. In der Abb. sind Transportprozesse dargestellt, die im katabolen (links) und anabolen Fall (rechts) die Metabolit-„Pools" in Cytoplasma und Mitochondrien-Matrix verbinden.

**Kohlenhydrate** werden im Cytoplasma zu *Pyruvat* abgebaut, welches die Matrix über den *Monocarboxylat-Transporter* (**1**) erreicht. Das ebenfalls anfallende NADH wird indirekt über *Shuttles* (**3**) aufgenommen (siehe **C**). **Fettsäuren** gelangen in Form von Acyl-CoA über den *Carnitin-Shuttle* (S. 156) (**2**) in die Matrix. **Aminostickstoff** erreicht die Matrix überwiegend als Glutamin und Glutamat. Das in der Matrix gebildete **ATP** gelangt im Austausch gegen ADP ins Cytoplasma.

Bei anabolen Stoffwechsellagen werden als Vorläufer der Gluconeogenese bzw. Fettsäure-Biosynthese vorwiegend **Oxalacetat** und **Citrat** aus den Mitochondrien exportiert. Die beteiligten Transporter werden in **B** besprochen.

### B. Transportformen

An die Hydrolyse von ATP gekoppelter Transport, d. h. primär-aktiver Transport im engeren Sinne (S. 210), spielt in den Mitochondrien keine wesentliche Rolle. Triebkraft der meisten Transportvorgänge sind der **Protonengradient** und das **Membranpotenzial** (S. 118) über der inneren Membran. Durch die 10–100-mal höhere $H^+$-Konzentration im Intermembranraum (S. 130) und die ungleiche Ionenverteilung ist das Potenzial auf der Matrixseite um 180–200 mV negativer als außen. Dies begünstigt alle Transportprozesse, bei denen in der Bilanz negative Ladung aus der Matrix in den Intermembranraum oder positive in die Matrix verlagert werden. Wie die Ladungen der transportierten Metabolite (rote Zahlen) zeigen, trifft dies z. B. für die *ADP/ATP-Translocase* und den *Tricarboxylat-Transporter* zu.

Das im Cytoplasma gebildete **Pyruvat** (links) wird im Antiport gegen $OH^-$ in die Matrix importiert. Dieser Vorgang ist zwar *elektroneutral*, die $OH^-$-Ionen reagieren aber im Intermembranraum mit den dort vorhandenen $H^+$-Ionen irreversibel zu $H_2O$. Dadurch wird ein Konzentrationsgradient von $OH^-$ aufrechterhalten. Auch der Cotransport von **Phosphat** und $H^+$ über den *Phosphat-Transporter* wird durch den Protonengradienten angetrieben.

### C. Malat- und Glycerophosphat-Shuttle

Da für NADH in der inneren Membran kein Transporter existiert, wird cytoplasmatisches NADH auf indirektem Wege in die Matrix importiert.

Beim **Malat-Shuttle** (links), der z. B. in Herz, Leber und Nieren aktiv ist, wird im Cytoplasma durch die Malat-Dehydrogenase [**1a**] Oxalacetat mithilfe von NADH zu Malat reduziert. Dieses gelangt im Antiport gegen 2-Oxoglutarat in die Matrix, wo das mitochondriale Isoenzym der MDH [**1b**] Oxalacetat und NADH regeneriert. Letzteres wird durch die Atmungskette reoxidiert, während Oxalacetat, für das in der inneren Membran kein Transporter zur Verfügung steht, zunächst durch die Aspartat-Transaminase [**2a**] zu Aspartat transaminiert wird. Aspartat verlässt die Matrix wieder und liefert im Cytoplasma erneut Oxalacetat für Schritt [**1a**] und Glutamat für den Rücktransport in die Matrix [**2b**]. In der Bilanz wird NADH ohne ATP-Verbrauch vom Cytoplasma in die Matrix verschoben.

Der **Glycerophosphat-Shuttle** (rechts) ist in der Skelettmuskulatur und im Gehirn höherer Tiere aktiv. Bei diesem Prozess wird cytoplasmatisches NADH dazu verwendet, Dihydroxyaceton-3-phosphat, ein Intermediat der Glycolyse, zu **Glycerol-3-phosphat** zu reduzieren [**3a**]. Dieses gelangt durch Porine in den Intermembranraum und wird an der Außenseite der inneren Membran durch die *Glycerol-3-phophat-Dehydrogenase* [**3b**] wieder zu Dihydroxyaceton-3-phosphat oxidiert. Die Reduktionsäquivalente werden über **Ubichinon** (**Q**) an die Atmungskette weitergegeben.

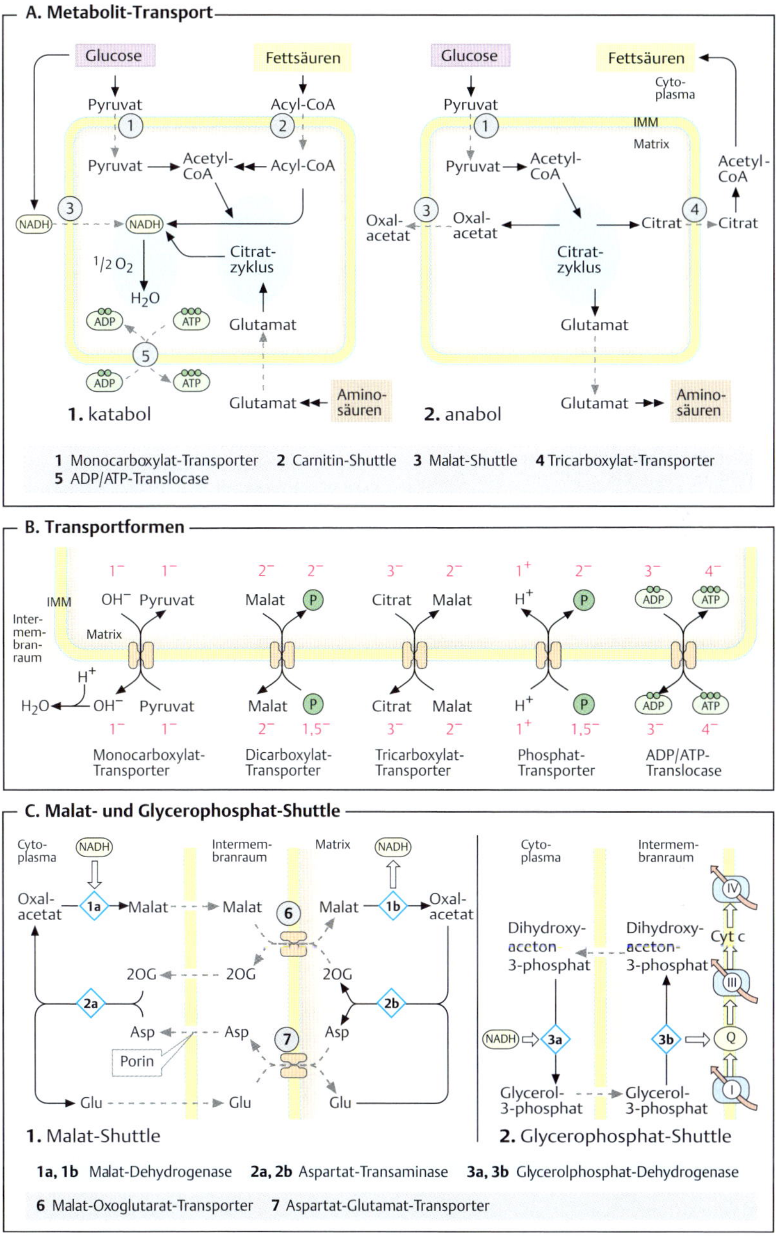


Abb. 3.24 Mitochondrialer Transport

## Atmungskette

Die *Atmungskette* ist ein Teilprozess der *oxidativen Phosphorylierung* (S. 120). Sie katalysiert den stufenweisen Transport von Elektronen von NADH oder reduziertem Ubichinon ($QH_2$) auf molekularen Sauerstoff. Wegen der großen Differenz der Redox-Potenziale von Donor (NADH bzw. $QH_2$) und Akzeptor ($O_2$) ist die Reaktion stark exergon (S. 26). Ein großer Teil der gewonnenen Energie wird zum Aufbau eines Protonengradienten über der inneren Mitochondrien-Membran und dieser schließlich mithilfe der *ATP-Synthase* zur ATP-Bildung genutzt.

### A. Komponenten der Atmungskette

Die **Elektronentransportkette** umfasst drei große Protein-Komplexe (**Komplexe I, III und IV**), die in die innere Mitochondrienmembran integriert sind, und zwei bewegliche Überträgermoleküle, **Ubichinon** (Coenzym Q) und **Cytochrom c**. Auch die eigentlich zum Citratzyklus gehörende *Succinat-Dehydrogenase* wird als **Komplex II** der Atmungskette zugeordnet. Die *ATP-Synthase* (S. 132) wird manchmal als **Komplex V** bezeichnet, obwohl sie nicht am Elektronentransport teilnimmt.

Die Komplexe der Atmungskette (S. 132) sind aus zahlreichen Untereinheiten aufgebaut und enthalten proteingebundene **Redox-Cofaktoren** (S. 96). Dazu gehören *Flavine* (FMN oder FAD in den Komplexen I und II), *Eisen-Schwefel-Cluster* (in I, II und III) und *Häm-Gruppen* (in II, III und IV). Von den mehr als 80 Polypeptiden der Atmungskette werden nur 13 vom mitochondrialen Genom (S. 136) kodiert. Alle anderen sind kerncodiert und müssen nach ihrer Synthese im Cytoplasma in die Mitochondrien importiert werden.

Elektronen gelangen auf verschiedenen Wegen in die Atmungskette. Bei der Oxidation von NADH durch *Komplex I* gelangen sie über FMN und Fe/S-Cluster zum Ubichinon (Q). Die bei der Oxidation von Succinat, Acyl-CoA, und weiteren Substraten anfallenden Elektronen werden durch die *Succinat-Dehydrogenase* oder andere *mitochondriale Dehydrogenasen* über enzymgebundenes $FADH_2$ und das Elektronen transportierende Flavoprotein (ETF) (S. 156) auf Ubichinon übertragen. Ubichinol gibt Elektronen an den *Komplex III* weiter, der sie über zwei Häm-Gruppen des b-Typs, einen Fe/S-Cluster und Häm $c_1$ auf das kleine Häm-Protein *Cytochrom c* überträgt. Dieses transportiert die Elektronen zum Komplex IV, der *Cytochrom-c-Oxidase*. Die Cytochrom-c-Oxidase enthält als redoxaktive Bestandteile zwei Kupfer-Zentren ($Cu_A$ und $Cu_B$) und die Häme a und $a_3$, über die die Elektronen schließlich zum *Sauerstoff* gelangen. Bei der 2-Elektronen-Reduktion von ½ $O_2$ entsteht – zumindest formal – das stark basische $O^{2-}$-Anion, das durch Bindung von zwei Protonen in Wasser übergeht. An den Elektronenfluss gekoppelt ist der **Aufbau eines Protonengradienten** (S. 118) durch Komplexe I, III und IV.

### B. Anordnung

Der Protonentransport durch die Komplexe I, III und IV verläuft *vektoriell* von der Matrix in den Intermembranraum. Werden Elektronen durch die Atmungskette transportiert, erhöht sich in diesem Raum die $H^+$-Konzentration, d. h. der pH-Wert sinkt dort um etwa eine pH-Einheit. Für jedes gebildete $H_2O$-Molekül werden etwa 10 $H^+$-Ionen in den Intermembranraum gepumpt. Ist die innere Membran intakt, erlaubt im Wesentlichen nur die *ATP-Synthase* (S. 132) den Rückfluss von Protonen in die Matrix. Darauf beruht die regulatorisch wichtige Kopplung von Elektronentransport und ATP-Bildung (S. 134).

Wie erwähnt, sind die Komplexe I bis V alle in die innere Membran des Mitochondriums integriert, stehen jedoch normalerweise nicht miteinander in Kontakt, da die Elektronen durch Ubichinon und Cytochrom c übertragen werden. Ubichinon ist wegen seiner langen, unpolaren Seitenkette in der Membran frei beweglich. Das wasserlösliche Cytochrom c findet sich an der *Außenseite* der inneren Membran.

Die NADH-Oxidation durch Komplex I geschieht an der *Innenseite* der Membran, also im Matrixraum, wo auch Citratzyklus und β-Oxidation, die wichtigsten NADH-Lieferanten, lokalisiert sind. Auch die $O_2$-Reduktion und ATP-Bildung laufen in der Matrix ab. Das gebildete ATP wird im Antiport gegen ADP in den Intermembranraum transportiert (S. 128), von wo es über Porine ins Cytoplasma gelangt.

▸ **Weitere Informationen.** Die ATP-Synthase-Reaktion, d. h. die vom $H^+$-Gradienten getriebene ATP-Synthese, ist reversibel. Bei ausreichend hohen ATP-Konzentrationen wirkt das Enzym als ATPase vom F-Typ (S. 212) und pumpt dann Protonen von der Matrix in den Intermembranraum.

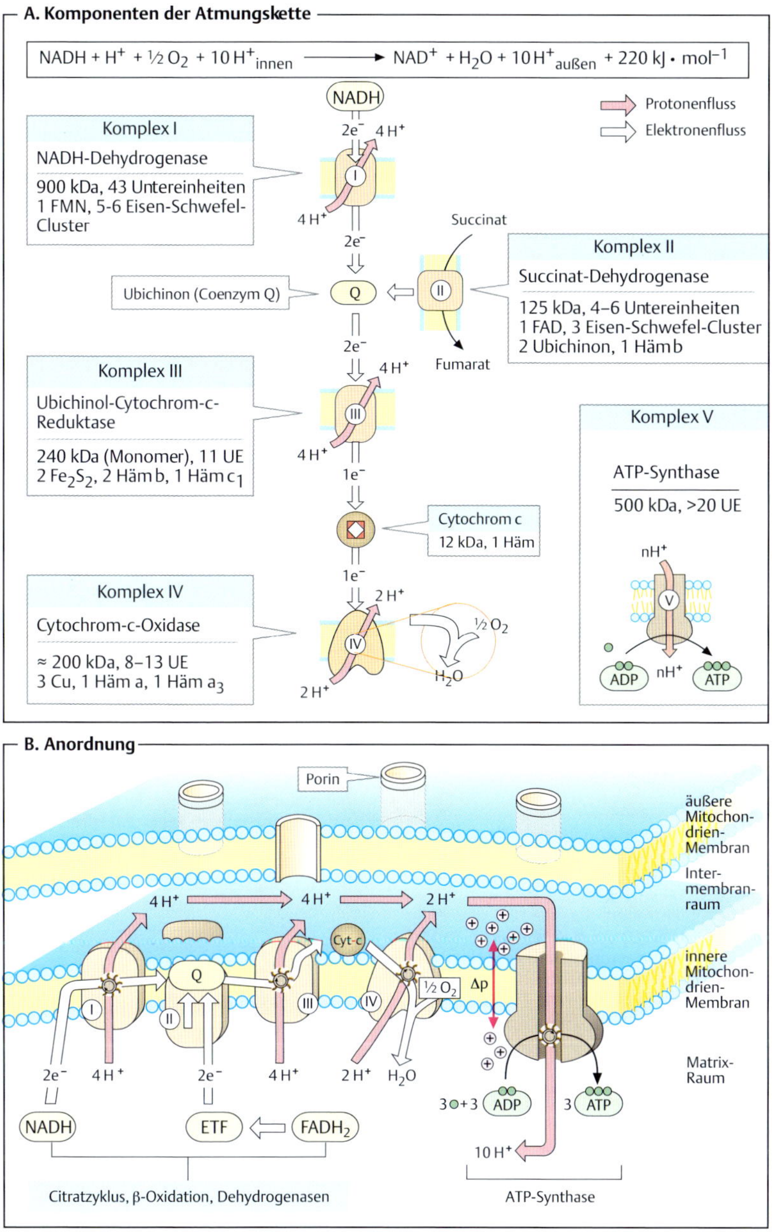


**Abb. 3.25** Atmungskette

## ATP-Synthese

In der **Atmungskette** (S. 130) werden Elektronen von NADH oder Ubichinol ($QH_2$) auf $O_2$ übertragen. Die gewonnene Energie dient zum **Aufbau eines Protonengradienten** über der inneren Mitochondrienmembran. Die **Synthese von ATP** schließlich ist an den Rückfluss der Protonen vom Intermembran-Raum in die Matrix gekoppelt.

### A. Redox-Systeme der Atmungskette

Die von NADH abgegebenen Elektronen gelangen nicht direkt zum Sauerstoff, sondern schrittweise. Dabei durchlaufen sie mindestens zehn zwischengeschaltete Redox-Systeme, von denen die meisten als **prosthetische Gruppen** in den Komplexen I, III und IV gebunden sind. Die große Zahl der am Elektronentransport beteiligten Coenzyme überrascht zunächst. Wie in Redox-Prozesse (S. 22) besprochen, ist jedoch bei Redox-Reaktionen die Änderung der freien Enthalpie ΔG, d. h. die geleistete chemische Arbeit, nur von der Differenz der Redox-Potenziale von Donor und Akzeptor abhängig. Durch das Einfügen weiterer Redox-Systeme ändert sich die Energieausbeute der Reaktion nicht.

Im Falle der Atmungskette entspricht die Differenz der Normalpotenziale des Donors ($NAD^+$/NADH, $E^{0'} = -0{,}32$ V) und des Akzeptors ($O_2/H_2O$, $E^{0'} = +0{,}82$ V) einer Energiedifferenz $\Delta G^{0'}$ von mehr als 200 kJ · mol$^{-1}$. Dieser große Betrag wird in kleinere „Pakete“ zerlegt, deren Größe durch die Differenz der Redox-Potenziale der jeweiligen *Zwischenprodukte* gegeben ist. Diese Zerlegung ist für die erstaunlich hohe Energieausbeute der Atmungskette von etwa 60 % verantwortlich.

In der Abbildung sind die wichtigen Redox-Systeme des mitochondrialen Elektronentransports und ihre ungefähren Redox-Potenziale dargestellt. Diese Potenziale bestimmen den Weg der Elektronen, da die Glieder einer **Redox-Reihe** (S. 22) nach steigendem Redox-Potenzial angeordnet sein müssen, wenn der Transport spontan verlaufen soll.

Im **Komplex I** gelangen die Elektronen von *NADH + H⁺* zunächst auf *FMN* (S. 96) und passieren dann mehrere *Eisen/Schwefel (Fe/S)-Cluster*. Diese Redox-Systeme sind nur im Inneren von Proteinen stabil. Je nach Typ enthalten sie 2 bis 6 Eisen-Ionen, die mit anorganischem Sulfid und SH-Gruppen von Cystein-Resten Komplexe bilden. *Ubichinon* (Coenzym Q) (S. 96) ist ein beweglicher Überträger, der Elektronen von den Komplexen I und II sowie von ETF übernimmt und an **Komplex III** weitergibt. Auch *Häm-Gruppen* sind in mehreren Varianten am Elektronentransport beteiligt. Häme vom Typ b entsprechen dem im Hämoglobin (S. 298). Häm c im Cytochrom c ist kovalent mit dem Protein verknüpft, während der Tetrapyrrolring von Häm a isoprenyliert ist und eine Formyl-Gruppe trägt. Im **Komplex IV** reagieren ein *Kupfer-Ion* ($Cu_B$) und das Häm $a_3$ direkt mit Sauerstoff. Kohlenmonoxid (CO), Cyanid ($CN^-$) und Azid ($N_3^-$) blockieren die $O_2$-Bindung an den Komplex. Auf dieser Wirkung beruht die hohe Toxizität von CO und HCN (Blausäure). Andere Inhibitoren der Atmungskette wie Rotenon und Antimycin A interagieren spezifisch mit den Komplexen I oder III.

### B. ATP-Synthase

Die $H^+$-transportierende *ATP-Synthase* (**Komplex V**) ist eine komplizierte „molekulare Maschine“. Das Enzym besteht aus zwei Teilen, einem in die Membran integrierten *Protonenkanal* ($F_o$, von „**O**ligomycin-sensitiv“) und einer in die Matrix ragenden *katalytischen Einheit* ($F_1$). Der $F_o$-Teil setzt sich aus 12 die Membran durchspannenden c-Peptiden und einer a-Untereinheit zusammen. Der „Kopf“ des $F_1$-Teils wird von je drei α- und β-Untereinheiten gebildet, zwischen denen drei aktive Zentren liegen. Der „Stiel“ zwischen $F_o$ und $F_1$ besteht aus je einer γ- und ε-Untereinheit. Zwei weitere Polypeptide, b2 und δ, bilden eine Art „Stator“. Er fixiert die α- und β-Untereinheiten relativ zum $F_o$-Teil.

Der katalytische Zyklus lässt sich in drei Phasen einteilen, die jedes der drei aktiven Zentren der Reihe nach durchläuft. Zunächst werden ADP und $P_i$ gebunden, dann wird die Anhydridbindung geknüpft, und schließlich wird das Produkt abgespalten. Immer wenn Protonen durch das $F_o$-Kanalprotein in die Matrix fließen, gehen alle drei aktiven Zentren von ihrem momentanen Zustand in den jeweils nächsten über. Man konnte zeigen, dass die Energie des Protonentransports zunächst in eine Rotation der γ-Untereinheit umgesetzt wird, die wiederum die Konformation der relativ zum $F_o$-Teil stationären α- und β-Untereinheiten zyklisch verändert und dadurch die ATP-Bildung antreibt.

**A. Redox-Systeme der Atmungskette**

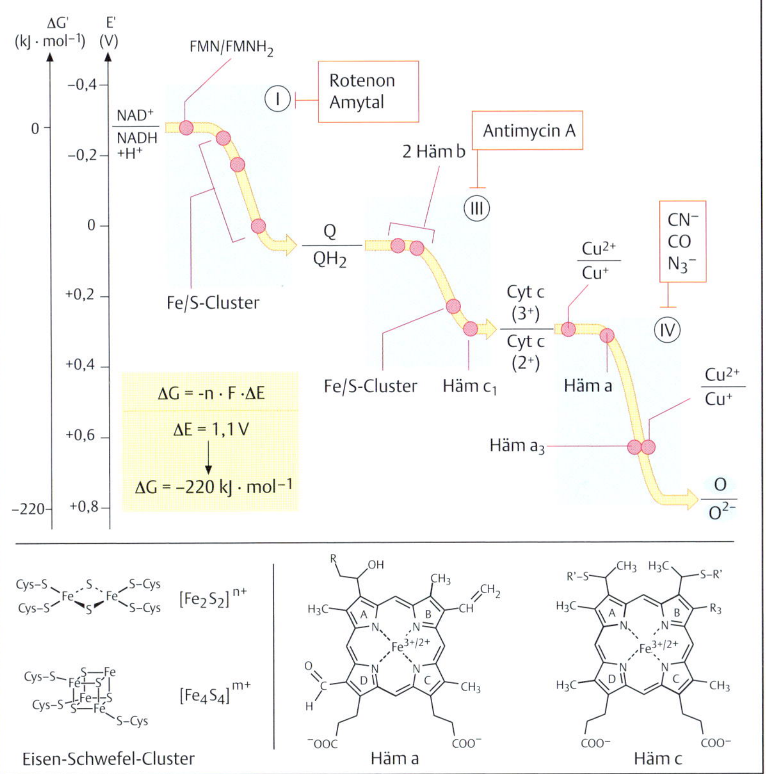


**B. ATP-Synthase**

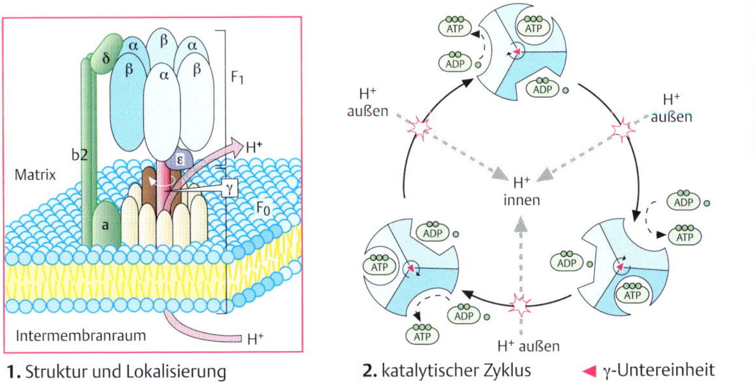


**Abb. 3.26** ATP-Synthese

## Regulation des Energiestoffwechsels

Nährstoffabbau und ATP-Bildung müssen ständig dem wechselnden Energiebedarf des Körpers angepasst werden. Die Notwendigkeit, Produktion und Verbrauch von ATP zu koordinieren, ergibt sich schon aus der Tatsache, dass die *Gesamtmengen* an Coenzymen im Organismus gering sind. Der menschliche Körper bildet pro Tag etwa 65 kg ATP, enthält aber insgesamt nur 3–4 g an Adenin-Nucleotiden (AMP, ADP und ATP). Jedes ADP-Molekül muss also täglich viele tausend Mal zu ATP phosphoryliert und wieder dephosphoryliert werden.

### A. Atmungskontrolle

Ein einfacher Regulationsmechanismus, der die ATP-Bildung „automatisch" dem ATP-Verbrauch anpasst, wird als **Atmungskontrolle** bezeichnet. Er beruht darauf, dass Citratzyklus (**1**), Atmungskette (**2**) und ATP-Synthese (**3**) über gemeinsame Coenzyme *gekoppelt* sind.

Verbraucht eine Zelle wenig ATP (**1**), steht in den Mitochondrien kaum ADP zur Verfügung. Ohne ADP ist aber die *ATP-Synthase* (**3**) nicht in der Lage, den Protonengradienten über der inneren Membran abzubauen. Dies wiederum hemmt den Elektronentransport in der Atmungskette, sodass NADH nicht mehr zu $NAD^+$ reoxidiert werden kann. Das resultierende hohe $NADH/NAD^+$-Verhältnis hemmt schließlich den Citratzyklus und verlangsamt damit auch den Abbau der Substrate $AH_2$. Umgekehrt stimuliert starker ATP-Verbrauch (**2**) über den gleichen Mechanismus Nährstoffabbau und Atmungskette. Wird der Aufbau eines $H^+$-Gradienten verhindert, z. B. durch Entkopplung (**3**, siehe **B**), laufen Substrat-Oxidation (**1**) und Elektronentransport (**2**) viel schneller ab als sonst. Statt ATP entsteht dabei allerdings nur Wärme.

### B. Entkoppler

Substanzen, die Oxidation und Phosphorylierung funktionell voneinander trennen, bezeichnet man als **Entkoppler**. Sie bauen den Protonengradienten ab, indem sie $H^+$-Ionen ohne Beteiligung der ATP-Synthase vom Intermembranraum zurück in die Mitochondrien-Matrix schleusen.

Entkoppelnd wirken z. B. Schädigungen der inneren Membran oder lipidlösliche Stoffe, die Protonen durch die Membran transportieren können, z. B. **2,4-Dinitrophenol** (**1**). Ein körpereigener Entkoppler ist das Protein **UCP-1** (uncoupling protein I, „Thermogenin", **2**), ein Ionenkanal in Mitochondrien des ***braunen Fettgewebes***. Braunes Fett kommt bei Neugeborenen und in Winterschläfern vor und dient ausschließlich der Wärmebildung. Bei Kälte wird durch *Noradrenalin* (S. 450) die ***hormonsensitive Lipase*** [**1**] aktiviert (S. 344). Durch die verstärkte Lipolyse entstehen in den Adipocyten große Mengen freier Fettsäuren, die den $H^+$-Transport durch das UCP-1 aktivieren. Dadurch wird der Fettsäureabbau vom ADP-Angebot unabhängig, d. h. er verläuft mit maximaler Geschwindigkeit und setzt nur Wärme frei. Inzwischen wird zunehmend klar, dass es auch in anderen Zellen UCPs gibt, die durch Hormone wie Thyroxin (S. 442) gesteuert werden. Dadurch regulieren sie die Ausbeute an ATP, den sog. Grundumsatz.

### C. AMP-abhängige Protein-Kinase

Ein weiterer globaler Regulationsmechanismus, der die Aktivität anaboler und kataboler Wege in Abhängigkeit vom ATP-Angebot steuert, beruht auf der Aktivität einer besonderen Protein-Kinase (S. 426), die durch Adenosinmonophosphat (AMP) aktiviert wird. Diese sog. *AMP-abhängige Protein-Kinase* (AMPK) wirkt vor allem in Leber, Muskulatur und ZNS.

Anabole Wege und endergone Prozesse wie die Muskelkontraktion verbrauchen viel ATP und erhöhen dadurch den intrazellulären ADP-Spiegel. Steigt dieser an, wandelt die *Adenylat-Kinase* [**2**] (S. 358) vermehrt ADP in ATP und **AMP** um. Letzteres aktiviert die AMPK, die daraufhin zahlreiche Schlüsselenzyme des Intermediärstoffwechsels phosphoryliert (S. 110). Dadurch werden ATP-verbrauchende anabole Wege gehemmt und ATP-produzierende katabole Wege aktiviert. Steigt der ATP-Spiegel wieder, vermindert dies das Angebot an AMP und damit die Aktivität der Kinase.

In der Leber fördert die AMPK z. B. die β-Oxidation der Fettsäuren und die Ketogenese (S. 332), während die Fettsäure-Biosynthese durch Inaktivierung der Acetyl-CoA-Carboxylase (S. 160) gehemmt wird. Im Muskel fördert die AMPK u. a. die Glucoseaufnahme über eine Aktivierung von Glut-4 (S. 150) und hemmt die Glycogenbildung.

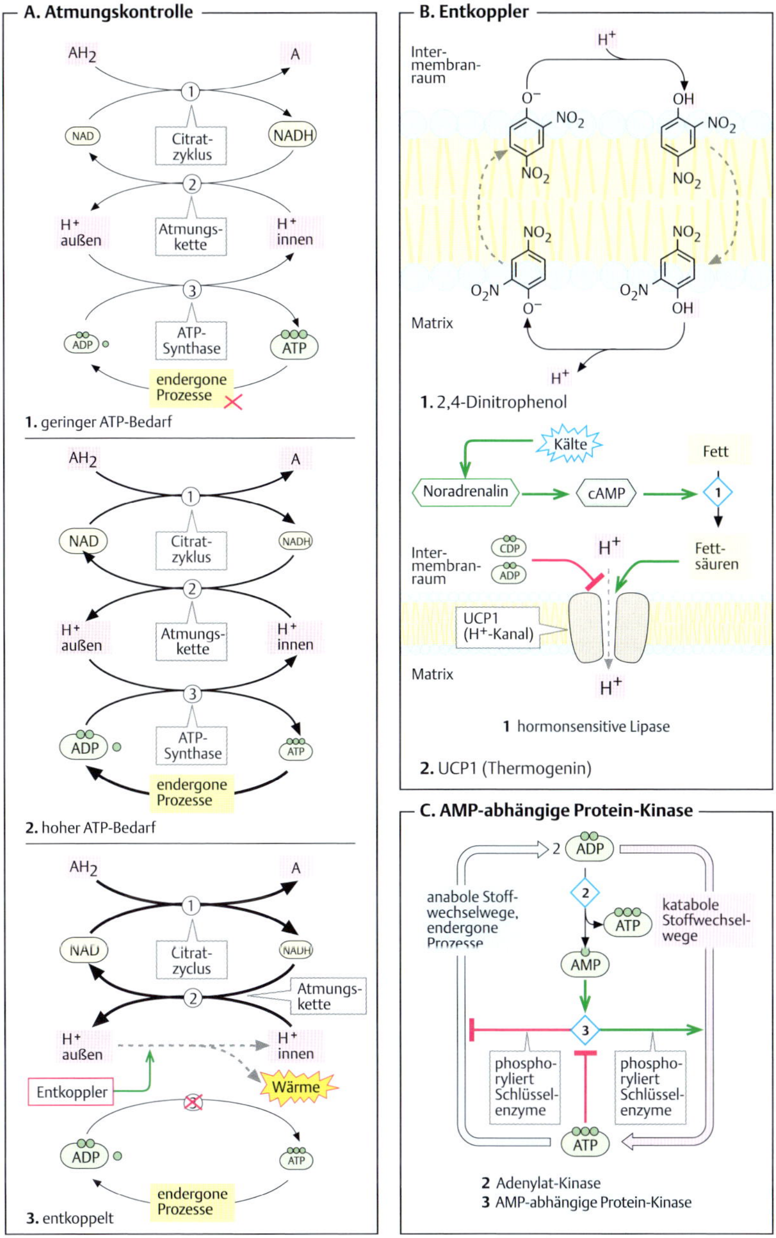


**Abb. 3.27** Regulation des Energiestoffwechsels

## Pathobiochemie

Die in den Mitochondrien lokalisierte *oxidative Phosphorylierung* stellt in Gegenwart von molekularem Sauerstoff ($O_2$) den größten Teil des zellulären ATP bereit (S. 120). Deshalb sind Organe mit hohem ATP-Verbrauch (Gehirn, rote Muskelfasern u. a.) auf diese effektivere Art der Energiegewinnung angewiesen. Sie sind durch akuten oder chronischen Sauerstoffmangel (*Hypoxie*, **A**) und durch Defekte in der Mitochondrienfunktion (**B**) besonders gefährdet. Vor allem das ZNS aber auch das Myokard werden schon durch kurze Unterbrechungen der $O_2$-Versorgung (bei Schlaganfall bzw. Herzinfarkt) irreversibel geschädigt. Ein besseres Verständnis der biochemischen Prozesse, die dabei in den Zellen ablaufen, könnte die Therapie dieser häufigen Erkrankungen wesentlich verbessern.

### A. Hypoxie

Bei erhöhtem Bedarf oder verringertem Angebot an $O_2$ wird die Sauerstoffversorgung der Organe durch eine Reihe physiologischer und biochemischer Mechanismen sichergestellt. Ein vorübergehender $O_2$-Mangel lässt sich so ganz oder teilweise kompensieren (**1**): Die *Lunge* verstärkt die $O_2$-Aufnahme durch höhere Atmungsfrequenz und größeres Atemzugsvolumen, während das *Herz* durch schnellere und stärkere Kontraktionen die pro Zeiteinheit transportierte Blutmenge erhöht. In den *Erythrocyten* sorgen allosterische Effektoren des Hämoglobins wie 2,3-Bisphosphoglycerat (S. 302) dafür, dass vermehrt $O_2$ an die Gewebe abgegeben wird. Längerfristig erhöht sich unter hypoxischen Bedingungen durch die Wirkung von Hormonen wie Erythropoetin (Epo) auch die Zahl der Erythrocyten (der *Hämatokrit*). Heute weiß man, dass es auch in den Körperzellen Mechanismen gibt, die den Stoffwechsel an eine Hypoxie anpassen. Eine zentrale Rolle spielen dabei Transkriptionsfaktoren (S. 252), die als *Hypoxie-induzierte Faktoren* (HIF) bezeichnet werden.

Am besten untersucht ist der Genaktivator **HIF-1α**. Er bindet als Komplex mit HIF-1β an die DNA und verstärkt über den Mediator CBP/p300 (S. 255) die Transkription von Genen, deren Produkte unter hypoxischen Bedingungen benötigt werden. Dazu gehören zahlreiche Enzyme der Glycolyse und anderer Stoffwechselwege, aber auch das Blut bildende Hormon Epo (s. o.) und Wachtumsfaktoren, die längerfristig die Gefäßversorgung der Gewebe verbessern.

Inzwischen ist geklärt, warum HIF-1α nur bei Hypoxie aktiv ist (**2**): Bei normalem $O_2$-Angebot (**Normoxie**, links) hydroxylieren Prolyl- und Asparaginyl-Hydroxylasen [**1**] Prolin- und Asparaginreste von HIF-1α. Nach Bindung des **VHL-Proteins** an das hydroxylierte Protein wird der Komplex durch das Proteasom (S. 172) abgebaut. Fehlt $O_2$ (**Hypoxie**, rechts) bleibt die Hydroxylierung aus und HIF-1α kann mit HIF-1β zum aktiven Transkriptionsfaktor zusammentreten.

### B. Mitochondriale Erkrankungen

Neben dem Zellkern enthalten auch Mitochondrien funktionelle DNA (mtDNA) (S. 226). Das **mitochondriale Genom** macht allerdings weniger als 0,1 % der gesamten DNA der Zelle aus. Beim Menschen besteht die mtDNA aus einem zirkulären Doppelstrang aus 16 569 Basenpaaren, der 37 Gene enthält. Die meisten codieren für RNAs, die zur Translation benötigt werden, und nur 13 für Proteine, die als Untereinheiten in Komplexen der Atmungskette vorkommen. Alle anderen mitochondrialen Proteine sind kerncodiert und müssen nach der Translation in die Mitochondrien importiert werden.

Krankheiten, die auf Mutationen der mtDNA zurückgehen, werden als **mitochondriale Erkrankungen** bezeichnet. Wichtige Störungen dieser Art werden in der Tabelle vorgestellt. Die klinischen Bilder reichen von milden Verläufen bis zu schweren Organschädigungen, die schon im frühen Kindesalter auftreten können. Gewebe mit hohem Energiebedarf sind am stärksten betroffen. Häufige Symptome sind eine Beeinträchtigung der Muskelfunktion (*Myopathien*) und neurologische Störungen.

Eine viel diskutierte (aber noch nicht ausreichend belegte) Theorie führt die zunehmende Degeneration der Organe im **Alter** auf die Anhäufung von Mutationen im mitochondrialen Genom zurück. Tatsächlich sind Mutationen der mtDNA besonders zahlreich, da in den Mitochondrien mutagen wirkende „reaktive Sauerstoffspezies“ (ROS) (S. 300) in hohen Konzentrationen vorkommen, und gleichzeitig wirksame DNA-Reparaturenzyme (S. 266) fehlen.

## A. Hypoxie

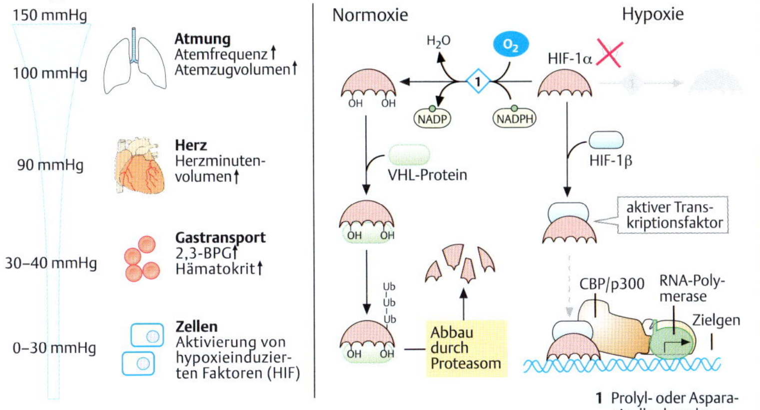


**1.** Kompensationsmöglichkeiten **2.** Wirkungsweise von HIF-1α

## B. Mitochondriale Erkrankungen

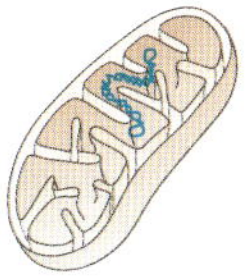

Die mtDNA codiert für

- 2 rRNA
- 22 tRNA
- 7 Untereinheiten von Komplex I
- 1 Untereinheit von Komplex III
- 3 Untereinheiten von Komplex IV
- 2 Untereinheiten von Komplex V

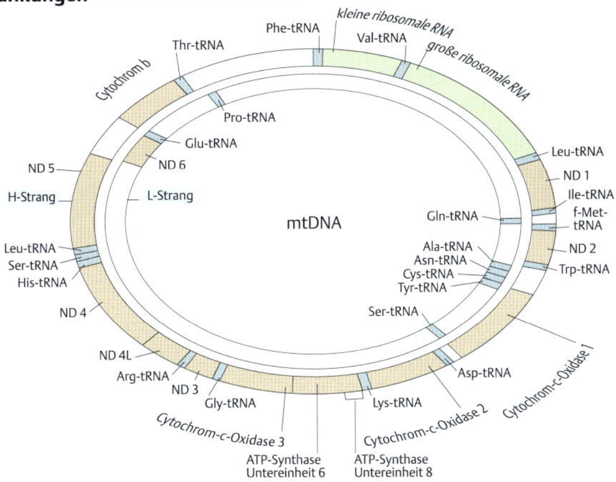


| Erkrankung | Symptome | Ursache |
|---|---|---|
| KSS (Kearns-Sayre-Syndrom) | Lähmungen von Augenmuskulatur und Augenlidern, Pigmentdegeneration der Retina | meist größere mtDNA-Deletionen |
| MELAS (Enzephalomyopathie und Lactatazidose mit Schlaganfall) | schlaganfallähnliche Episoden, mitochondriale Myopathie, Lactatazidose im Blut | meist Punktmutation im Gen der $tRNA^{Leu(UUR)}$ |
| MERRF (Myoklonusepilepsie mit „ragged red fibers") | unwillkürliche Muskelzuckungen, epileptische Anfälle, Veränderungen von Muskelfasern, Polyneuropathie | meist Punktmutation im Gen der $tRNA^{Lys}$ |
| FRDA (Friedreich-Ataxie) | Störungen der Bewegungskoordination (Ataxie) | Mutationen im Gen des Proteins Frataxin, das für die Synthese von Fe/S-Clustern benötigt wird. |

**Abb. 3.28** Energiestoffwechsel: Pathobiochemie

## Übersicht

Die **Kohlenhydrate** bilden eine große Gruppe von Biomolekülen (S. 38), die als Untergruppen die Zucker (*Monosaccharide*) und deren Polymere (*Oligo- und Polysaccharide*) umfasst. Von den zahlreichen Monosacchariden (S. 40) werden im tierischen Stoffwechsel nur wenige verwendet. Dazu gehören vor allem die Aldohexose D-*Glucose* und ihre Derivate sowie D-*Galactose*, D-*Mannose* und die Ketohexose D-*Fructose*. Pentosen dienen Tieren in erster Linie als Nucleinsäure-Bausteine. *Oligosaccharide* kommen als Komponenten von Glycolipiden und Glycoproteinen (S. 44) sowie in der Milch vor, während tierische *Polysaccharide* mit wenigen Ausnahmen als *Reserve-Kohlenhydrate* fungieren, s. Chitin (S. 42), Proteoglycane (S. 368).

### A. Kohlenhydratstoffwechsel: Übersicht

Im Zentrum des Kohlenhydratstoffwechsels steht **Glucose-6-phosphat**, ein Phosphorsäureester der Glucose, der den Ausgangs- oder Endpunkt mehrerer Stoffwechselwege bildet. Glucose und die anderen Zucker (Fructose, Galactose und Mannose) werden als freie Monosaccharide durch passiven oder sekundär-aktiven Transport (S. 210) in die Zelle aufgenommen (**1**) und im Cytoplasma durch Phosphotransferasen (*Kinasen*) sofort in 6- oder 1-Stellung phosphoryliert. Die Phosphorylierung dient dazu, die Zucker in der Zelle festzuhalten, da die Plasmamembran keine Transporter für Zuckerphosphate enthält.

▸ **Stoffwechselwege.** Glucose-6-phosphat (Glc-6-P) wird – abhängig vom Organ und von den Bedürfnissen der Zelle – in unterschiedlicher Weise verstoffwechselt:

- Benötigt die Zelle ATP und/oder $C_2$- und $C_3$-Bausteine wird Glc-6-P über die **Glycolyse** (**2**) zu Pyruvat abgebaut. Die Glycolyse ist ein sehr alter Stoffwechselweg, der in nahezu allen Zellen vorkommt. In Abwesenheit von $O_2$ ist die Glycolyse der einzige Weg, der ATP erzeugen kann (**anaerobe Glycolyse**). In diesem Fall müssen aus Pyruvat Gärungsprodukte gebildet werden – im tierischen Stoffwechsel ist es Lactat – um NAD zu regenerieren. In Gegenwart von $O_2$ wird Pyruvat weiter zu Acetyl-CoA verstoffwechselt (**aerobe Glycolyse**), während NADH durch die Atmungskette reoxidiert wird.
- Die Neusynthese von Glucose durch die **Gluconeogenese** (**3**) findet fast ausschließlich in Leber und Niere statt. Die wichtigsten Vorstufen sind glucogene Aminosäuren (vor allem Alanin und Glutamin) sowie Lactat und Glycerol. Die Gluconeogenese kann glucoseabhängige Gewebe auch ohne externe Glucosezufuhr wochenlang versorgen.
- Der oxidative Teil des **Hexosemonophosphat-Wegs** (HMW, **4a**) erzeugt NADPH für anabole Stoffwechselwege sowie Pentosen für die Nucleotidsynthese. Der regenerative Teil des Weges (**4b**) wandelt Pentosen wieder in Hexosen um oder schleust sie in die Glycolyse ein, wenn zwar NADPH nicht aber Pentosen benötigt werden.
- Bei reichlichem Glucoseangebot wird Glucose-6-phosphat in Leber und Muskel über Glucose-1-phosphat in die aktivierte Form UDP-Glucose umgewandelt und zum Aufbau von Glycogen verwendet (**Glycogensynthese**, **5a**). Bei Glucosemangel wird gespeichertes Glycogen wieder zu Glucose abgebaut (**Glycogenolyse**, **5b**). Die Glycogenolyse in der Leber hält den Blutzuckerspiegel aufrecht, während sie im Muskel Glucose für die anaerobe Glycolyse liefert.
- Fructose, die z. B. für die Ernährung von Spermatozoen wichtig ist, kann über den **Polyol-Weg** (**6**) aus Glucose gebildet werden. Als Zwischenprodukt tritt dabei der Zuckeralkohol Sorbitol auf. Fructose aus der Nahrung wird über einen besonderen Stoffwechselweg zu Glycerinaldehyd und Dihydroxyaceton-3-phosphat abgebaut (**Fructoseabbau**, **7**).
- Galactose wird in der Leber nach Phosphorylierung zu Galactose-1-phosphat über das isomere Glucose-1-phosphat in Glucose-6-phosphat umgebaut (**Galactoseabbau**, **8**).

▸ **Regulation.** Bildung und Verbrauch von Glucose-6-phosphat werden durch ein Regulationssystem gesteuert, an dem mehrere Hormone (v. a. Insulin, Glucagon und Cortisol) sowie Metabolite beteiligt sind. Das System stellt u. a. sicher, dass periphere Organe, die ständig Glucose benötigen, über das Blut mit Glucose versorgt werden. Die Steuerung des Kohlenhydratstoffwechsels wird in Regulationsmechanismen II (S. 112), in Regulation des Kohlenhydratstoffwechsels (S. 150) und in Pathobiochemie (S. 152) ausführlich besprochen.

## A. Kohlenhydratstoffwechsel: Übersicht

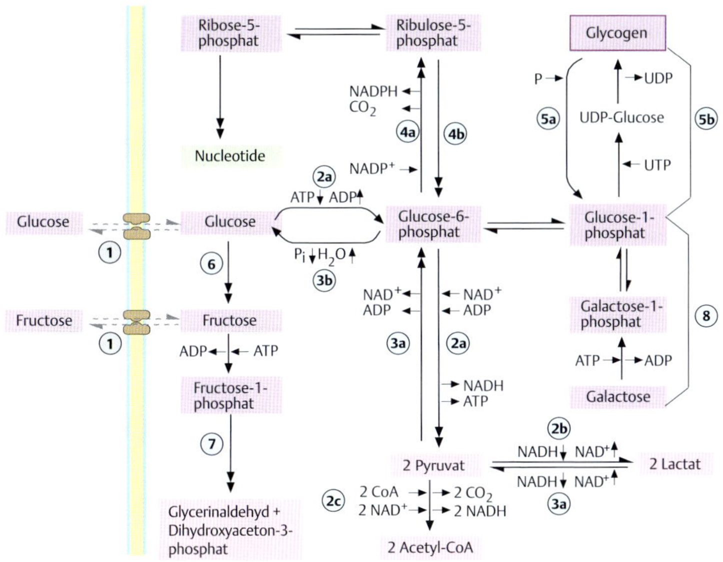


| Prozess | Name | Edukte → Produkte | Schlüsselenzym(e) | Reguliert durch |
|---|---|---|---|---|
| 1 | Zucker-transport (PM) | – | – | Ins↑ (Muskel, FG) |
| 2a+2c | aerobe Glycolyse (CP) | Glucose → 2 Pyruvat | Hexokinase<br>Glucokinase<br>Phosphofructokinase I<br><br>Pyruvat-Kinase | Glc-6-P↓<br>Ins↑, Cor↑, cAMP↓<br>Ins↑, AMP↑, Fru-2,6-bP↑<br>Cor↓, ATP↓, Citrat↓<br>Fru-1,6-bP↑, ATP↓, cAMP↓ |
| 2a+2b | anerobe Glycolyse (CP) | Glucose → 2 Lactat | s. o. | Angebot an Pyruvat und $NAD^+$ |
| 3a–3c | Gluconeogenese (MM, CP, gER) | Lactat, Glycerol, glucogene Aminosäuren → Glucose | Pyruvat-Carboxylase<br>PEP-Carboxykinase<br>F-1,6-bisphosphatase<br><br>Glc-6-phosphatase | Ins↓, Acetyl-CoA↑, cAMP↑<br>Ins↓, Cor↑, cAMP↑<br>Fru-2,6-bP↓, Ins↓, AMP↓,<br>Cor↑, cAMP↑<br>Ins↓, Cor↑, cAMP↑ |
| 4a+4b | HMW (CP) | Glc-6-P↔Ribulose-5-P | – | Ins↓ |
| 5a | Glycogenolyse (CP) | Glycogen → Glc-1-P | Phosphorylase | cAMP↑, AMP↑, $Ca^{2+}$↑, Ins↓ |
| 5b | Glycogenese (CP) | Glc-1-P → Glycogen | Glycogen-Synthase | Glc-6-P↑, Ins↑, cAMP↓ |
| 6 | Polyol-Weg | Glucose → Fructose | Aldehyd-Reduktase | Glucose↑, NO↓ |
| 7 | Fructose-Abbau | Fru → Glycerinaldehyd + Dihydroxyaceton-3-phosphat | Aldolase B | Ins↑, cAMP↓ |
| 8 | Galactose-Abbau | Galactose → Glc-1-P | | |

Cor: Cortisol, CP: Cytoplasma, FG: Fettgewebe, gER: glattes Endoplasmatisches Retikulum, HMW: Hexosemonophosphat-Weg, Ins: Insulin, MM: Mitochondrienmatrix, PM: Plasmamembran

**Abb. 3.29** Kohlenhydratstoffwechsel: Übersicht

## Glycolyse

Die Glycolyse ist ein kataboler Stoffwechselweg im Cytoplasma, der in fast allen Organismen und Zellen vorkommt – unabhängig davon, ob sie aerob oder anaerob leben. Die Bilanz des Weges ist einfach: Glucose wird in zwei Moleküle Pyruvat zerlegt, außerdem entstehen je zwei Moleküle ATP und NADH. In Gegenwart von Sauerstoff gelangen Pyruvat und NADH in die Mitochondrien und werden dort weiter umgesetzt (**aerobe Glycolyse**). Unter anaeroben Bedingungen müssen im Cytoplasma aus Pyruvat und NADH *Gärungsprodukte* wie Lactat oder Ethanol gebildet werden, um $NAD^+$ für den Fortgang der Glycolyse zu regenerieren (**anaerobe Glycolyse**). Im anaeroben Zustand ist die Glycolyse für tierische Zellen die *einzige* Möglichkeit, ATP zu gewinnen.

### A. Reaktionen

Die Glycolyse umfasst 10 Einzelschritte, darunter 3 Isomerisierungen und 4 Phosphat-Übertragungen. Die einzige Redox-Reaktion des Weges findet in Schritt [**6**] statt.

[1] **Glucose**, die über gewebsspezifische Glucose-Transporter (Glut) (S. 212) aus dem Blut in die Zellen gelangt, wird dort sofort zu **Glucose-6-phosphat** phosphoryliert. Da der Ester die Zelle nicht mehr verlassen kann, ist die *Hexokinase* [**1**] ein wichtiges Schlüsselenzym der Glycolyse. Ein Isoenzym in der Leber, die sog. *Glucokinase*, steht unter der Kontrolle von Insulin und wird u. a. durch Kompartimentierung reguliert (S. 150).

[2] Im nächsten Schritt wird Glucose-6-phosphat durch die *Glucose-6-phosphat-Isomerase* [**2**] zu **Fructose-6-phosphat** umgelagert.

[3] Nun wird erneut unter ATP-Verbrauch phosphoryliert, und es entsteht **Fructose-1,6-bisphosphat**. Die *Phosphofructokinase* [**3**] ist das zweite wichtige Schlüsselenzym des Weges. Ihre Aktivität wird durch Hormone und Metabolite genau reguliert (S. 148).

[4] Die $C_6$-Verbindung Fructose-1,6-bisphosphat wird nun durch die *Aldolase A* [**4**] in die $C_3$-Verbindungen **Glycerinaldehyd-3-phosphat** (Glyceral-3-phosphat) und das isomere **Dihydroxyaceton-3-phosphat** (Glyceron-3-phosphat) zerlegt.

[5] Beide Produkte stehen, katalysiert durch die *Triosephosphat-Isomerase* [**5**], in schnellem Gleichgewicht.

[6] Glycerinaldehyd-3-phosphat wird nun durch die *Glycerinaldehyd-3-phosphat-Dehydrogenase* [**6**] unter Bildung von NADH oxidiert. Dabei wird *anorganisches* Phosphat in das Molekül aufgenommen (S. 114) („*Substratketten-Phosphorylierung*"), und es entsteht **1,3-Bisphosphoglycerat**. Dieses Intermediat enthält eine *gemischte Säureanhydrid-Bindung*, in der der Phosphat-Rest auf hohem chemischem Potenzial steht.

[7] Katalysiert durch die *Phosphoglycerat-Kinase* [**7**] wird der „energiereiche" Phosphat-Rest auf ADP übertragen und es entstehen **3-Phosphoglycerat** und ATP. Die ATP-Bilanz ist damit ausgeglichen.

[8] Die *Phosphoglycerat-Mutase* [**8**], verschiebt nun den verbliebenen Phosphat-Rest in die 2-Stellung und erzeugt damit das isomere **2-Phosphoglycerat.**

[9] Durch Abspaltung von Wasser entsteht mithilfe der *Enolase* [**9**] aus 2-Phosphoglycerat das Enolphosphat (S. 18). **Phosphoenolpyruvat** (PEP). Durch diese Reaktion wird auch der zweite Phosphat-Rest auf hohes chemisches Potenzial gehoben.

[10] Im letzten Schritt überträgt die *Pyruvat-Kinase* [**10**] diesen Rest auf ADP. Das verbleibende Enolpyruvat lagert sich sofort in das weitaus stabilere **Pyruvat** um. Die Pyruvat-Kinase-Reaktion ist ebenfalls streng reguliert. Sie gehört neben Schritt 7 und der Thiokinase-Reaktion im Citratzyklus (S. 124) zu den drei Reaktionen, die im tierischen Stoffwechsel unabhängig von der Atmungskette ATP erzeugen können.

In der Glycolyse werden zunächst zwei Moleküle ATP zur Aktivierung verbraucht (Schritte **1** und **3**). Später werden *pro $C_3$-Fragment* zwei ATP gebildet (Schritte **7** und **10**). Insgesamt bleibt also ein kleiner Nettogewinn von 2 mol ATP/mol Glucose.

Nur drei Reaktionen (Schritte **1**, **3** und **10**) gehen mit hohen Änderungen der freien Enthalpie $\Delta G$ einher. In diesen Fällen liegt das Gleichgewicht weit auf der Seite der Produkte (S. 28). Alle anderen Reaktionen sind frei reversibel. Sie werden auch bei der Gluconeogenese (S. 144) in umgekehrter Richtung beschritten, wobei dieselben Enzyme aktiv sind wie beim Glucoseabbau. Die nicht umkehrbaren Schritte **1**, **3** und **10** werden in der Gluconeogenese umgangen.

**A. Glycolyse: Reaktionen**

Glucose + 2 $NAD^+$ + 2 ADP + 2 $P_i$ ⟶ Pyruvat + 2 NADH + 2 $H^+$ + 2 ATP

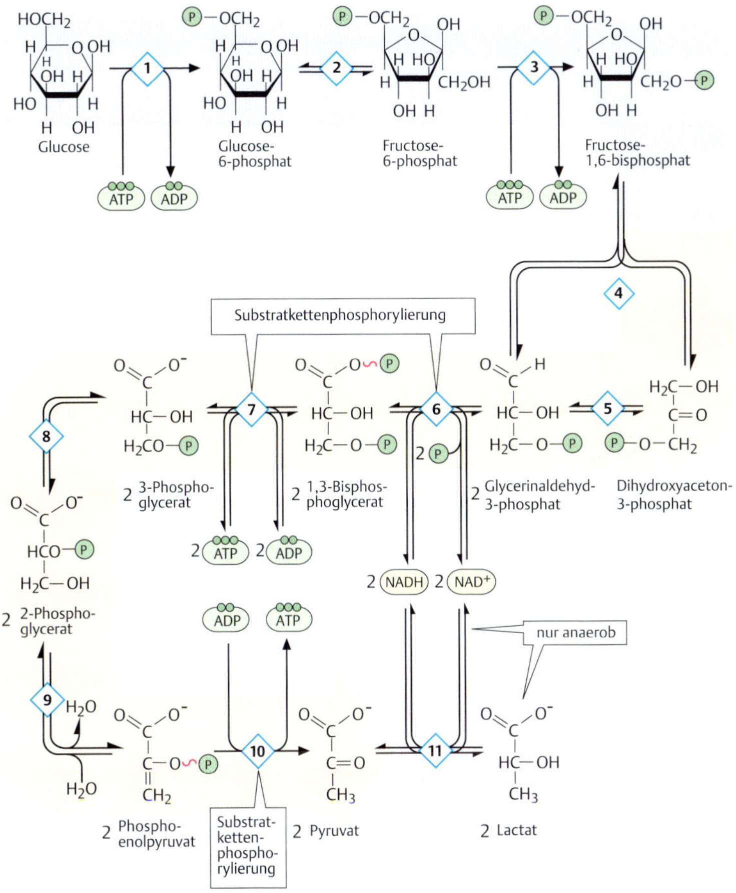


**1** Hexokinase
**2** Glucose-6-phosphat-Isomerase
**3** Phosphofructokinase
**4** Aldolase A
**5** Triosephosphat-Isomerase
**6** Glycerinaldehyd-3-phosphat-Dehydrogenase
**7** Phosphoglycerat-Kinase
**8** Phosphoglycerat-Mutase
**9** Enolase
**10** Pyruvat-Kinase
**11** Lactat-Dehydrogenase

**Abb. 3.30** Glycolyse: Reaktionen

## Hexosemonophosphat-Weg

Der Hexosemonophosphat-Weg (HMW, häufig auch als *Pentosephosphat-Weg* bezeichnet) ist ein oxidativer Stoffwechselweg im Cytoplasma, der wie die Glycolyse von **Glucose-6-phosphat** ausgeht. Er liefert zwei wichtige Vorstufen für anabole Prozesse: **NADPH**, das z. B. für die Biosynthese der Fettsäuren (S. 160) und Isoprenoide (S. 166) benötigt wird, und **Ribose-5-phosphat**, eine Vorstufe der Nucleotidbiosynthese (S. 192).

### A. Reaktionen

Im **oxidativen Teil** des HMW (links) wird Glucose-6-phosphat in Ribulose-5-phosphat umgewandelt. Gleichzeitig werden 1 $CO_2$ und 2 NADPH gebildet. Der komplexere **regenerative Teil** wandelt – je nach Stoffwechsellage – einen Teil der gebildeten Pentosephosphate wieder in Hexosephosphate um oder schleust sie zum Abbau in die Glycolyse ein. In den meisten Zellen werden weniger als 10 % des Glucose-6-phosphats über den HMW abgebaut.

[1] Der oxidative Teil beginnt mit der Oxidation von **Glucose-6-phosphat** durch die *Glucose-6-phosphat-Dehydrogenase*. Dabei wird zum ersten Mal NADPH gebildet. Das zweite Produkt, **6-Phosphogluconolacton**, ist der intramolekulare Ester (*Lacton*) des 6-Phosphogluconats.

[2] Eine spezifische Hydrolase spaltet das Lacton und legt die Carboxy-Gruppe des **6-Phosphogluconats** frei.

[3] Das letzte Enzym des oxidativen Teils, die *Phosphogluconat-Dehydrogenase*, spaltet die Carboxylat-Gruppe des 6-Phosphogluconats als $CO_2$ ab und oxidiert gleichzeitig die Hydroxy-Gruppe an C-3 zur Oxo-Gruppe. Neben einem zweiten NADPH entsteht dabei die Ketopentose **Ribulose-5-phosphat**. Durch eine Isomerase wird daraus Ribose-5-phosphat, die Ausgangsverbindung der Nucleotidsynthese (oben).

Der **regenerative Teil** des HMW ist hier nur schematisch wiedergegeben. Seine Funktion besteht darin, die *Netto*-Produktion von NADPH und Pentosephosphaten dem aktuellen Bedarf der Zellen anzupassen. So ist normalerweise der Bedarf an NADPH weitaus höher als der an Pentosephosphaten. Unter diesen Bedingungen werden durch die dargestellten Schritte aus 6 Ribulose-5-phosphat zunächst 5 Moleküle Fructose-6-phosphat und daraus durch Isomerisierung 5 Glucose-6-phosphat regeneriert. Diese können im oxidativen Teil des HMW erneut NADPH liefern. Durch Wiederholung dieser Reaktionen wird schließlich ein Molekül Glucose-6-phosphat zu 6 $CO_2$ oxidiert. Dabei entstehen 12 NADPH. In der Bilanz werden auf diesem Weg also keine Pentosephosphate gebildet.

Wird neben NADPH auch Energie in Form von ATP benötigt, hat die Zelle die Möglichkeit, die Produkte des regenerativen Teils des HMW (Fructose-6-phosphat und Glycerinaldehyd-3-phosphat) in die Glycolyse einzuschleusen und weiter über Citratzyklus und Atmungskette zu $CO_2$ und $H_2O$ abzubauen. Insgesamt entstehen auf diese Weise aus 6 mol Glucose-6-phosphat 12 mol NADPH und etwa 150 mol ATP. Die Aktivität des HMW wird durch *Insulin* (S. 444) gesteigert. Dadurch wird nicht nur die Geschwindigkeit des Glucoseabbaus erhöht, sondern es wird auch vermehrt NADPH für die Fettsäure- und Isoprenoid-Synthese bereitgestellt.

Die Reaktionen des regenerativen Teils des HMW sind frei reversibel. Deshalb ist es ohne weiteres möglich, über den regenerativen Teil des Weges auch Hexosephosphate in Pentosephosphate umzuwandeln. Dies kann bei hohem Bedarf an Pentosephosphaten geschehen, z. B. während der DNA-Replikation in der S-Phase des Zellzylus (S. 460).

### B. Transketolase-Reaktion

Bei der Neukombination der Metabolite im regenerativen Teil des HMW sind zwei Enzyme besonders wichtig, die $C_2$- oder $C_3$-Fragmente von einem Zuckerphosphat auf eine anderes übertragen.

Die *Transketolase* **[6]** katalysiert den Transfer von $C_2$-Einheiten. Auf diese Weise werden z. B. zwei $C_5$-Zucker in den $C_7$-Ketozucker Sedoheptulose-7-phosphat und Glycerinaldehyd-3-phosphat umgewandelt oder umgekehrt (5 + 5 = 7 + 3). Coenzym der Reaktion ist *Thiamindiphosphat* (TPP) (S. 98), das auch in Oxosäure-Dehydrogenasen (S. 122) vorkommt.

In ähnlicher Weise, aber ohne Beteiligung von TPP, katalysiert die *Transaldolase* **[7]** die Übertragung von $C_3$-Fragmenten und wandelt so ein Heptosephosphat und eine Triosephosphat in ein Tetrosephosphat und ein Hexosephosphat um (7 + 3 = 4 + 6).

## A. Hexosemonophosphat-Weg

**A** 6 Glucose-6-phosphat + 12 $NADP^+$ ⟶ 6 Ribulose-5-phospat + 6 $CO_2$ + 12 NADPH + 12 $H^+$

**B** 6 Ribulose-5-phosphat + $H_2O$ ⇄ 5 Glucose-6-phosphat + $P_i$

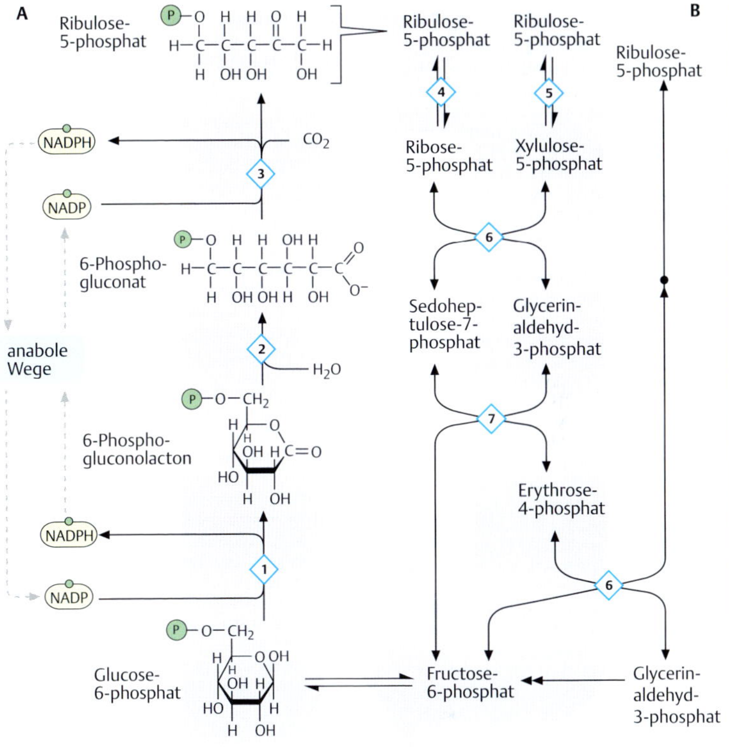


**1** Glucose-6-phosphat-Dehydrogenase **2** Gluconolactonase **3** Phosphogluconat-Dehydrogenase **4** Ribulose-5-phosphat-Isomerase **5** Ribose-5-phosphat-Epimerase **6** Transketolase **7** Transaldolase

## B. Transketolase-Reaktion

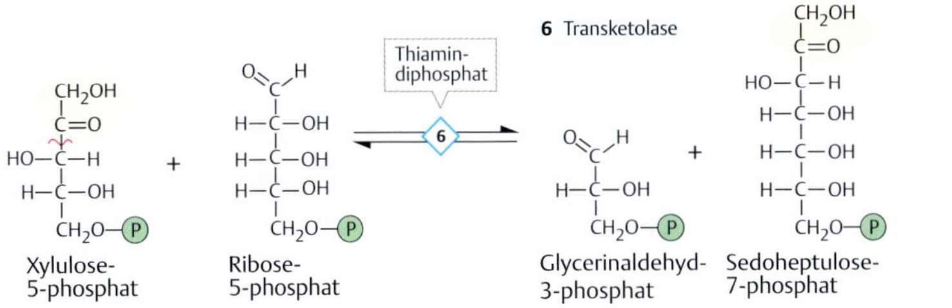


**Abb. 3.31** Hexosemonophosphat-Weg

## Gluconeogenese

Einige Gewebe wie *Gehirn* und *Erythrocyten* sind ständig auf die Zufuhr von Glucose (S. 386) angewiesen. Reichen die mit der Nahrung zugeführten Kohlenhydrate nicht aus, kann der Blutzuckerspiegel für einige Zeit durch *Abbau von Leber-Glycogen* (S. 146) aufrechterhalten werden. Sind diese Vorräte erschöpft, setzt die Neusynthese von Glucose (**Gluconeogenese**) ein. Auch hierfür ist vor allem die **Leber** verantwortlich. Daneben besitzen auch die Tubuluszellen der **Niere** eine hohe Gluconeogenese-Aktivität (S. 352). Vorstufen für die Gluconeogenese sind vor allem **glucogene Aminosäuren** (S. 178), die vorwiegend aus der Proteolyse im Muskel stammen. Eine weitere wichtige Vorstufe ist **Lactat**, das in den Erythrocyten und unter $O_2$-Mangel im Muskel gebildet wird. Auch **Glycerol** aus dem Abbau von Fett kann der Gluconeogenese dienen. Dagegen ist der Umbau von Fettsäuren in Glucose (S. 154) im tierischen Stoffwechsel *nicht* möglich. Durch Gluconeogenese kann der menschliche Organismus täglich mehrere hundert Gramm Glucose bilden.

### A. Reaktionen

Viele Teilreaktionen der Gluconeogenese werden von denselben Enzymen katalysiert, die auch in der Glycolyse aktiv sind; siehe zur Nummerierung (S. 141). Die Enzyme [**12**] bis [**15**] sind dagegen spezifisch für die Gluconeogenese und werden erst bei Bedarf unter dem Einfluss von *Cortisol* und *Glucagon* synthetisiert (S. 148). Während die Glycolyse ausschließlich im Cytoplasma abläuft, sind an der Gluconeognese auch die *Mitochondrien* und das *ER* beteiligt. Die Gluconeogenese verbraucht pro Glucose 4 ATP und 2 GTP, d. h. dreimal so viele Nucleosidtriphosphate wie von der Glycolyse erzeugt werden.

[11] Lactat als Vorstufe der Gluconeogenese stammt vor allem aus der Muskulatur (Corizyklus) (S. 358) und aus den Erythrocyten. Die Lactat-Dehydrogenase (S. 82) oxidiert es unter Bildung von NADH zu Pyruvat.

[12] Die ersten Schritte der eigentlichen Gluconeogenese finden in Mitochondrien statt. Ursache für diesen „Umweg" ist die Gleichgewichtslage der stark exergonen Pyruvat-Kinase-Reaktion ($\Delta G = -62\ kJ \cdot mol^{-1}$) (S. 116). Die Spaltung eines ATP würde nicht ausreichen, um Pyruvat direkt in Phosphoenolpyruvat (PEP) zu überführen. Pyruvat wird daher zunächst über den Monocarboxylat-Transporter (S. 128) in die Mitochondrien-Matrix transportiert und dort in einer biotinabhängigen Reaktion durch die Pyruvat-Carboxylase zu Oxalacetat carboxyliert. Oxalacetat ist auch ein Zwischenprodukt des Citratzyklus. Alle Aminosäuren, deren Abbau in den Zyklus mündet oder Pyruvat liefert, sind deshalb glucogen (S. 178). Das in der Mitochondrien-Matrix gebildete Oxalacetat wird über Reaktionen des Malat-Shuttles (S. 128) aus den Mitochondrien exportiert.

[13] Im Cytoplasma wird Oxalacetat durch PEP-Carboxykinase unter Verbrauch von GTP (nicht ATP!) in Phosphoenolpyruvat umgewandelt. Die weiteren Schritte bis zum Fructose-1,6-bisphosphat stellen die Umkehrung der entsprechenden Reaktionen der Glycolyse dar. Dabei wird für die Bildung von 1,3-Bisphosphoglycerat pro $C_3$-Fragment ein weiteres ATP verbraucht.

Zwei Gluconeogenese-spezifische Phosphatasen spalten nacheinander die beiden Phosphat-Reste von Fructose-1,6-bisphosphat ab. Zwischengeschaltet ist die Isomerisierung von Fructose-6-phosphat zu Glucose-6-phosphat, ebenfalls eine Reaktion der Glycolyse.

[14] Die durch die Fructose-1,6-bisphosphatase katalysierte Reaktion ist ein wichtiger Regulationspunkt in der Gluconeogenese (S. 168).

[15] Das letzte Enzym des Weges, die Glucose-6-phosphatase (S. 146) kommt in Leber und Niere vor, nicht aber im Muskel. Sie ist als integrales Membranprotein im Inneren des glatten ER lokalisiert. Spezifische Transporter vermitteln den Eintritt von Glucose-6-phosphat ins ER und die Rückkehr der dort gebildeten Glucose ins Cytoplasma. Von dort wird sie schließlich über den Transporter Glut-2 (S. 212) ins Blut abgegeben.

Freies **Glycerol**, das vorwiegend aus dem Fettabbau stammt, wird zunächst in 3-Stellung phosphoryliert [**16**]. Das gebildete **Glycerol-3-phosphat** wird durch eine $NAD^+$-abhängige Dehydrogenase zu **Dihydroxyaceton-3-phosphat** oxidiert [**17**] und so in die Gluconeogenese eingeschleust. Auch ein FAD-abhängiges mitochondriales Enzym kann diese Reaktion katalysieren („Glycerophosphat-Shuttle") (S. 128).

## A. Gluconeogenese

$$2\ \text{Pyruvat} + 4\ ATP + 2\ GTP + 2\ NADH + 2\ H^+ \rightarrow \text{Glucose} + 4\ ADP + 6\ P_i + 2\ GDP + 2\ NAD^+$$

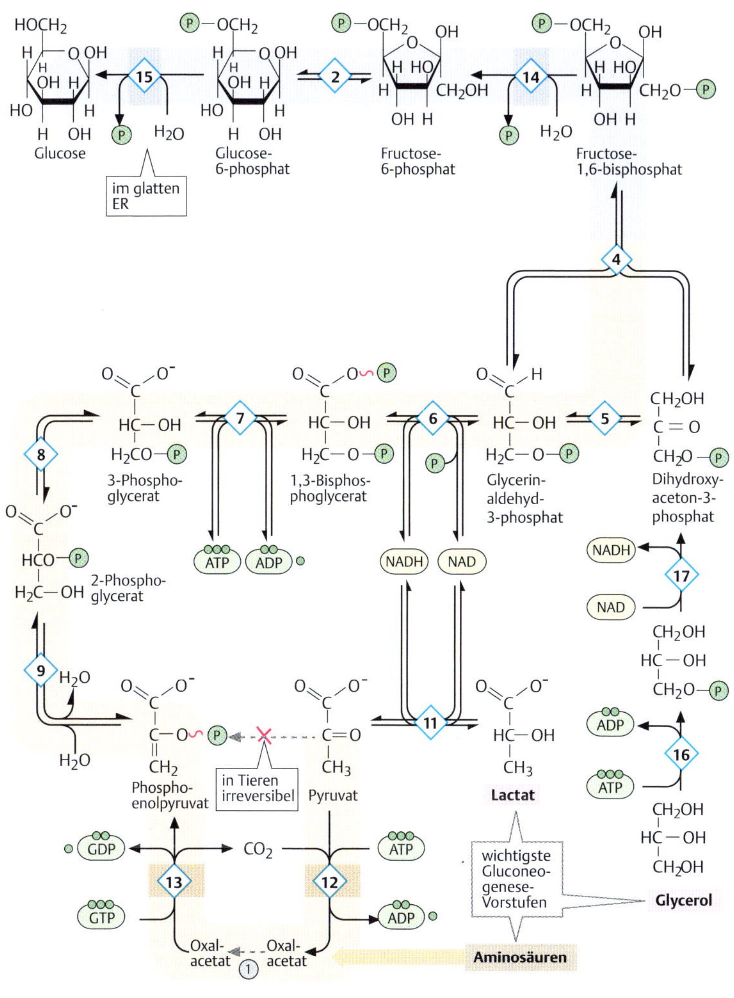


Enzyme 2 – 11 siehe Glycolyse

**12** Pyruvat-Carboxylase (Biotin)
**13** PEP-Carboxykinase (GTP)
**14** Fructose-bisphosphatase
**15** Glucose-6-phosphatase
**16** Glycerol-Kinase
**17** Glycerol-3-phosphat-Dehydrogenase

**Abb. 3.32** Gluconeogenese

## Glycogenstoffwechsel

Das Polysaccharid Glycogen (S. 42) dient im tierischen Organismus als **Kohlenhydrat-Reserve**, aus der bei Bedarf Glucosephosphate und Glucose freigesetzt werden können. Die Speicherung von Glucose selbst wäre nicht sinnvoll, weil hohe Konzentrationen das Zellinnere stark hypertonisch machen und zu einem Einstrom von Wasser führen würden. Das unlösliche Makromolekül Glycogen ist dagegen osmotisch wenig aktiv.

### A. Glycogenhaushalt

Der menschliche Organismus kann maximal 450 g Glycogen speichern (S. 386), davon bis zu 150 g in der *Leber* und fast den ganzen Rest in der *Muskulatur*. Der Glycogengehalt der anderen Organe ist gering. Das **Leberglycogen** dient vor allem der *Aufrechterhaltung des Blutzuckerspiegels* in der Postresorptionsphase (S. 392). Der Glycogengehalt der Leber ist deshalb sehr variabel. Bei anhaltendem Hunger fällt er fast auf Null ab. Danach übernimmt die Gluconeogenese (S. 144) die Versorgung des Organismus mit Glucose. Das **Glycogen der Muskeln** dient diesen als *Energiereserve* und ist nicht an der Blutzuckerregulation beteiligt, weil der Muskel keine Glucose-6-phosphatase besitzt und deshalb Glucose nicht ins Blut freisetzen kann. Der Glycogengehalt der Muskulatur schwankt weniger stark als der der Leber.

### B. Reaktionen

Tierisches Glycogen ist – ähnlich wie das pflanzliche Amylopectin (S. 42) – ein *verzweigtes Homopolymer der Glucose*. Die Glucose-Reste sind α1→4-glycosidisch verknüpft. Etwa jeder 10. Rest ist zusätzlich über eine α1→6-Bindung mit einer weiteren Glucose verbunden. Diese Verzweigungen werden durch weitere α1→4-verknüpfte Reste verlängert. So entstehen baumartige Strukturen aus bis zu 50 000 Glucoseresten ($M > 1 \cdot 10^7$ Da).

Das Leber-Glycogen wird nie vollständig abgebaut. Im Allgemeinen werden lediglich die nichtreduzierenden Enden des „Bäumchens" verkürzt oder – bei reichlichem Glucoseangebot – verlängert.

[2] Da das Knüpfen glycosidischer Bindungen zwischen Zuckern *endergon* ist, wird zunächst durch Umsetzung von Glucose-1-phosphat mit UTP die aktivierte Form **UDP-Glucose** (S. 102), gebildet (**2**).

[3] Die *Glycogen-Synthase* [**3**] überträgt nun der Reihe nach Glucose-Reste von UDP-Glucose auf die nicht reduzierenden Enden der vorhandenen „Zweige".

[4] Hat die wachsende Kette eine bestimmte Länge erreicht (> 11 Reste) wird an ihrem Ende durch das *verzweigende Enzym* [**4**] ein Oligosaccharid aus 6–7 Resten abgespalten und im Inneren derselben oder einer benachbarten Kette in α1→6-Bindung wieder angefügt. Diese **Verzweigungen** werden dann durch die Glycogen-Synthase weiter ausgebaut.

[5] Die verzweigte Struktur des Glycogens ermöglicht die rasche Freisetzung von Zuckerresten. Das wichtigste abbauende Enyzm, die *Glycogen-Phosphorylase* [**5**], spaltet vom nichtreduzierenden Ende her nacheinander Glucose-Bausteine als **Glucose-1-phosphat** ab. Je größer die Zahl dieser Enden ist, desto mehr Phosphorylase-Moleküle können gleichzeitig angreifen. Die Bildung von Glucose-1-phosphat statt Glucose hat den Vorteil, dass kein ATP aufgewendet werden muss, um die freigesetzten Reste in die Glycolyse oder den Hexosemonophosphat-Weg einzuschleusen.

[6] + [7] Bedingt durch die Struktur der Glycogen-Phosphorylase, kommt der Abbau jeweils 4 Reste vor den Verzweigungen zum Stillstand. Zwei weitere Enzyme beseitigen diese Haltepunkte: Zunächst wird durch eine *Glucanotransferase* ein Trisaccharid von der Seitenkette ans Ende der Hauptkette verlagert [**6**]. Eine *1,6-Glucosidase* [**7**] spaltet dann den verbleibenden, einzelnen Rest als freie Glucose ab und hinterlässt eine unverzweigte Kette, die der Phosphorylase wieder zugänglich ist.

### C. Glycogenin

Die unlöslichen Glycogenmoleküle sind über das reduzierende Ende mit einem besonderen Protein, dem **Glycogenin** verknüpft. Glycogenin hat Enzymeigenschaften und katalysiert die kovalente Bindung der ersten Glucose an einen seiner eigenen Tyrosin-Reste und die Verlängerung um bis zu 7 zusätzliche Glucosereste. Erst dann wird die *Glycogen-Synthase* wirksam und besorgt die weitere Verlängerung.

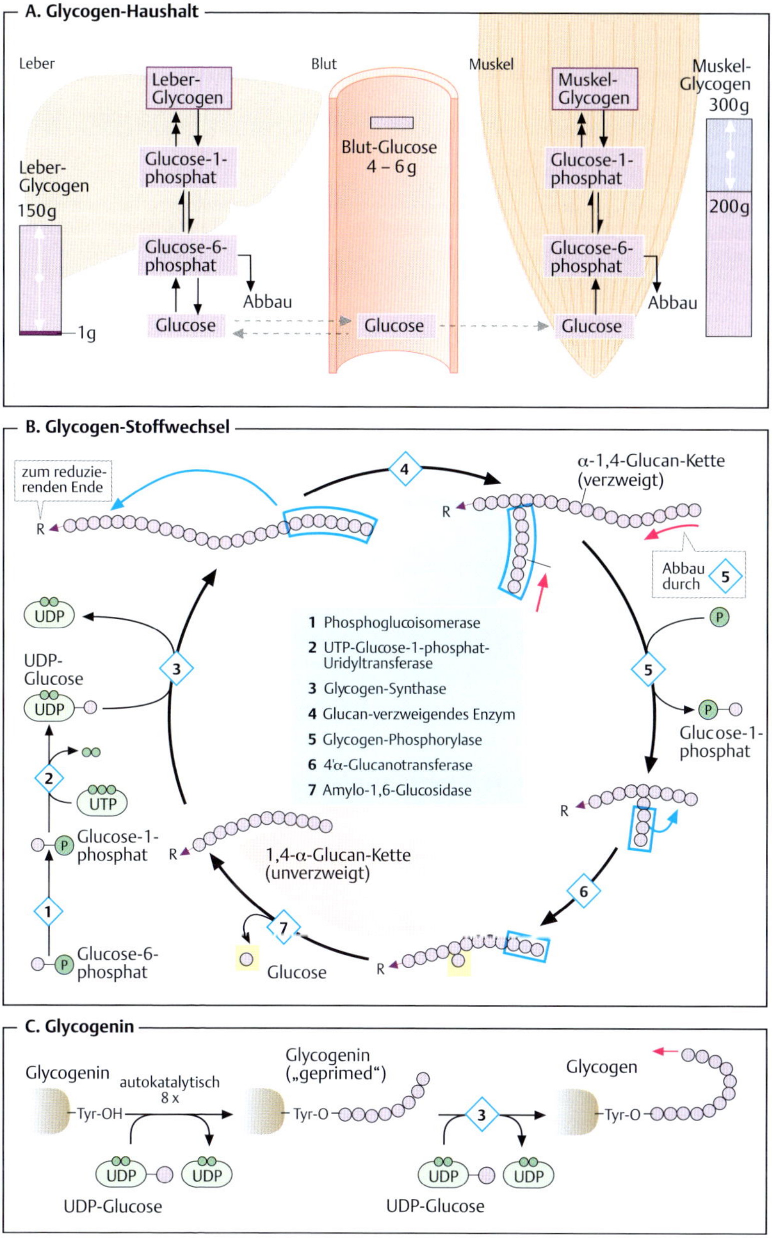


Abb. 3.33 Glucogenstoffwechsel

## Regulation des Kohlenhydratstoffwechsels I

### A. Steuerung des Kohlenhydratstoffwechsels

Der Stoffwechsel der Kohlenhydrate unterliegt komplexen Regulationsmechanismen, an denen *Hormone, Metabolite* und *Coenzyme* beteiligt sind. Das hier gezeigte vereinfachte Schema gilt für die **Leber**, die im Kohlenhydratstoffwechsel (S. 330) zentrale Funktionen übernimmt. Einige der dargestellten Mechanismen sind in anderen Geweben nicht wirksam.

Zu den wichtigsten Leistungen der Leberzellen gehört es, überschüssige Glucose in Form von Glycogen zu speichern und daraus bei Bedarf wieder Glucose freizusetzen (*Pufferfunktion*). Sind die Glycogenvorräte erschöpft, kann die Leber Glucose durch Neusynthese (S. 144) bereitstellen (*Gluconeogenese*). Außerdem baut sie, wie alle Gewebe, Glucose über die Glycolyse ab. Diese Funktionen müssen aufeinander abgestimmt sein. So ist es z. B. nicht sinnvoll, dass Glycolyse und Gluconeogenese *gleichzeitig* ablaufen, und auch Glycogen-Synthese und Glycogenabbau dürfen nicht zur selben Zeit stattfinden. Diese *sinnlosen Zyklen* werden dadurch verhindert, dass für wichtige Schritte beider Wege zwei *verschiedene* Enzyme existieren, die nur die anabole bzw. die katabole Reaktion katalysieren und unterschiedlich gesteuert werden. Nur diese **Schlüsselenzyme** sind hier gezeigt.

▸ **Hormone.** Zu den Hormonen, die in den Kohlenhydratstoffwechsel eingreifen, gehören die Peptide *Insulin* (S. 444) und *Glucagon* (S. 448), das Glucocorticoid *Cortisol* (S. 436) und das Catecholamin *Adrenalin* (S. 450).

**Insulin** aktiviert die *Glycogen-Synthase* [**1**] (S. 150) und induziert Enzyme der Glycolyse. [**3**, **5**, **7**]. Gleichzeitig unterdrückt es die Synthese mehrerer Gluconeogenese-Enzyme [**4**, **6**, **8**, **9**] (S. 254). **Glucagon**, der wichtigste Gegenspieler des Insulins, hat die umgekehrte Wirkung: Es induziert Enzyme der Gluconeogenese [**4**, **6**, **8**, **9**] und reprimiert die *Pyruvat-Kinase* [**7**], ein Schlüsselenzym der Glycolyse. Weitere Wirkungen des Glucagons beruhen auf der *Interkonversion* von Enzymen. Sie werden durch den Second-Messenger *cAMP* vermittelt. Auf diese Weise wird die Synthese von Glycogen gehemmt [**1**], der Glycogenabbau dagegen aktiviert [**2**]. Ähnliche Wirkung auf die Leber hat **Adrenalin**. Auch die Hemmung der *Pyruvat-Kinase* [**7**] durch Glucagon beruht auf einer Interkonversion.

Glucocorticoide, vor allem **Cortisol**, induzieren alle Schlüsselenzyme der Gluconeogenese [**4**, **6**, **8**, **9**]. Gleichzeitig induzieren sie Enzyme des Aminosäureabbaus und tragen dadurch zur Bereitstellung von Gluconeogenese-Vorstufen bei.

▸ **Metabolite.** Hohe Konzentrationen von **ATP** und **Citrat** hemmen die Glycolyse durch allosterische Regulation der *Phosphofructokinase* [**5**]. ATP hemmt außerdem die *Pyruvat-Kinase* [**7**]. Ähnlich wirkt **Acetyl-CoA**. Alle diese Metabolite entstehen durch Glucoseabbau (*Endprodukthemmung*). **ADP** und **AMP** sind Signale für ATP-Mangel (S. 134), sie aktivieren den Glucoseabbau und hemmen die Gluconeogenese.

### B. Fructose-2,6-bisphosphat

Eine wichtige Rolle im Kohlenhydratstoffwechsel spielt **Fructose-2,6-bisphosphat** (Fru-2,6-bP). Dieser Metabolit wird in den Hepatocyten in geringen Mengen aus Fructose-6-phosphat gebildet und hat rein *regulatorische Funktion*: Er stimuliert die Glycolyse durch allosterische Aktivierung der *Phosphofructokinase* [**5**] und unterdrückt die Gluconeogenese durch Hemmung der *Fructose-1,6-bisphosphatase* [**6**].

Bildung und Abbau von Fru-2,6-bP werden durch ein- und dasselbe Protein katalysiert [**10a,b**]. Liegt das Enzym unphosphoryliert vor [**10a**], wirkt es als *Kinase* und führt zur *Bildung* von Fru-2,6-bP. Nach Phosphorylierung durch die cAMP-abhängige Protein-Kinase A wirkt es als *Phosphatase* [**10b**] und katalysiert nun den *Abbau* von Fru-2,6-bP zu Fructose-6-phosphat. Das Gleichgewicht zwischen [**10a**] und [**10b**] wird durch Hormone gesteuert. Der durch Adrenalin und Glucagon erhöhte cAMP-Spiegel *senkt* über vermehrte PK-A-Aktivität die Fru-2,6-bP-Konzentration und hemmt damit die Glycolyse, während die Gluconeogenese aktiviert wird. Umgekehrt aktiviert Insulin über [**10a**] die Bildung von Fru-2,6-bP und damit die Glycolyse. Zusätzlich hemmt Insulin (S. 444) die Glucagon-Wirkung durch Senkung des cAMP-Spiegels.

▸ **Weitere Informationen.** Die Regulation des Kohlenhydratstoffwechsels durch Sirtuine wird bei der Integration des Stoffwechsels (S. 394) besprochen

**A. Steuerung des Kohlenhydratstoffwechsels**

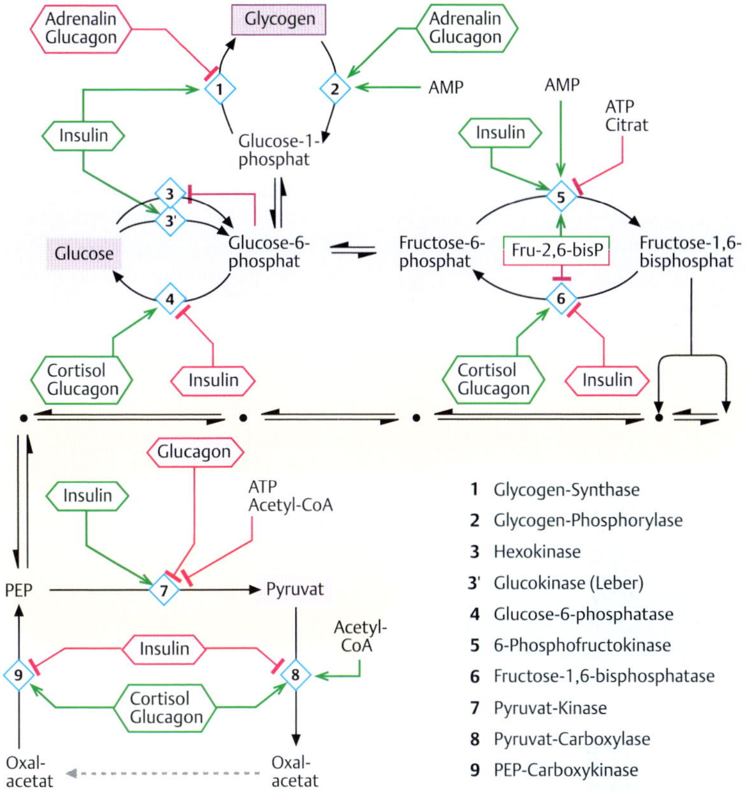


**1** Glycogen-Synthase
**2** Glycogen-Phosphorylase
**3** Hexokinase
**3'** Glucokinase (Leber)
**4** Glucose-6-phosphatase
**5** 6-Phosphofructokinase
**6** Fructose-1,6-bisphosphatase
**7** Pyruvat-Kinase
**8** Pyruvat-Carboxylase
**9** PEP-Carboxykinase

**B. Fructose-2,6-bisphosphat**

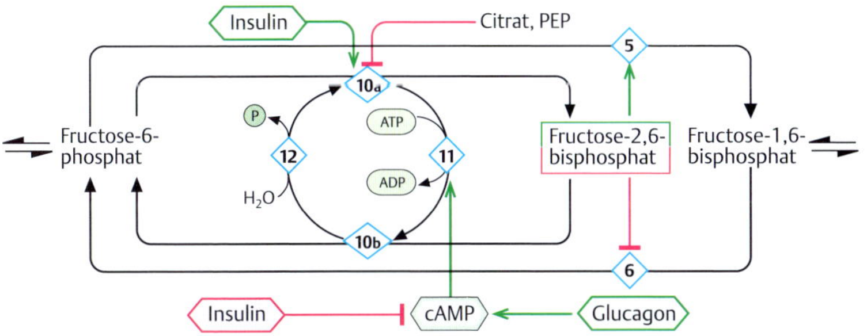


**10a** Fructose-6-phosphat-2-Kinase
**10b** Fructose-2,6-bisphosphatase-2
**11** Protein-Kinase A
**12** Protein-Phosphatase

Abb. 3.34 Regulation des Kohlenhydratstoffwechsels I

## Regulation des Kohlenhydratstoffwechsels II

Auf dieser Seite besprechen wir weitere Mechanismen, die für die Regulation des Kohlenhydratstoffwechsels in Leber und Muskulatur von Bedeutung sind.

### A. Translokation der Glucokinase

Die Leber enthält mehrere Formen (*Isoenzyme*) der Hexokinase. Besonders wichtig ist das hoch wirksame Isoenzym **Glucokinase** (GK, Hexokinase IV). Bei niedrigem Blutzuckerspiegel ist die GK unwirksam, da sie unter diesen Bedingungen durch *Translokation* (S. 110) in den Zellkern verlagert und dort an ein regulatorisches Protein (GKRP) gebunden wird. Im mikroskopischen Bild (rechts) ist gut zu erkennen, dass die rot fluoreszierende GK dann in den rundlichen Kernen konzentriert ist (oben). Steigt die Blutglucose stark an, wird die GK innerhalb weniger Minuten wieder zurück ins Cytoplasma transportiert (unten). Das „Verstecken" der GK im Kern verhindert, dass die bei Glucosemangel durch Glycogenolyse gebildete Glucose intrazellulär in Glucose-6-phosphat umgewandelt wird, das die Zelle nicht verlassen kann. Auch andere Enzyme aus Glycolyse und Gluconeogenese werden durch Translokation reguliert.

### B. Regulation des Glycogenstoffwechsels

Für die Glucosehomöostase im Organismus ist vor allem die Leber verantwortlich (S. 330). Bei erhöhtem Blutzuckerspiegel nehmen die Hepatocyten Glucose aus dem Blut auf und wandeln sie in **Glycogen** (S. 42) und andere Metabolite um, während bei Glucosemangel aus dem Glycogenabbau stammende Glucose ins Blut freigesetzt wird. Die Geschwindigkeit der Glycogenbildung wird durch die Aktivität der *Glycogen-Synthase* (unten rechts) bestimmt, während der Abbau durch die *Glycogen-Phosphorylase* (S. 146) (unten links) kontrolliert wird. In der Abb. sind Angriffspunkte der Peptidhormone *Insulin* (S. 444) und Glucagon (S. 448) im Glycogenstoffwechsel in vereinfachter Form dargestellt.

Sinkt der Blutzuckerspiegel, wird aus dem Pankreas **Glucagon** ausgeschüttet, das die Glycogenolyse aktiviert und die Glycogen-Synthese hemmt. Es bindet an Rezeptoren in der Plasmamembran und führt durch Aktivierung der Adenylat-Zyklase [**1**] zur Bildung des *Second-Messengers* **cAMP** (S. 422). Die durch cAMP aktivierte *Protein-Kinase A* (PK-A, [**3**]) hat mehrere Angriffspunkte: Sie inaktiviert durch *Phosphorylierung* die Glycogen-Synthase und beendet dadurch den Aufbau von Glycogen. Zudem aktiviert sie eine weitere Protein-Kinase [**4**], die schließlich die inaktive Form der Glycogen-Phosphorylase durch Phosphorylierung in die aktive Form überführt, s. **Interkonversion** (S. 110). Die aktive Phosphorylase setzt aus Glycogen über Zwischenstufen Glucose frei, die ins Blut abgegeben wird. Sinkt der cAMP-Spiegel wieder, gewinnen *Protein-Phosphatasen* [**6**] die Oberhand, die verschiedene Phosphoproteine der Kaskade dephosphorylieren und damit den Glycogenabbau stoppen und die Glycogensynthese wieder in Gang setzen.

Bei hohem Blutzuckerspiegel steigert **Insulin** die Glycogensynthese und stoppt die Glycogenolyse. Über Zwischenprodukte hemmt es die *Protein-Kinase GSK-3* [**5**] (S. 444) und verhindert so die Inaktivierung der Glycogen-Synthase. Zudem wirkt Insulin dem Glucagon entgegen, indem es durch Aktivierung der *cAMP-Phosphodiesterase* (PDE, [**2**]) den cAMP-Spiegel senkt. Schließlich aktiviert Insulin bestimmte *Protein-Phosphatasen* [**6**] und schaltet so den Glycogenstoffwechsel vom katabolen in den anabolen Modus um.

### C. Anaerobe ATP-Produktion im Muskel

Der anaerob arbeitende Muskel ist zur ATP-Bildung auf die Glycolyse angewiesen. Dazu nimmt er Glucose über den insulinabhängigen Transporter **Glut-4** (S. 212) aus dem Blut auf oder gewinnt sie durch den Abbau von Glycogen. Verschiedene Regulationsmechanismen passen die Geschwindigkeit des Glycogenabbaus der zu verrichtenden Muskelarbeit an: Bei starkem ATP-Verbrauch sammelt sich **AMP** an, das als Signal für Energiemangel dient. Im Muskel aktiviert es nicht nur die Phosphorylase (**1**) sondern auch die *AMP-abhängige Protein-Kinase* (S. 134), die u. a. die Glucoseaufnahme über Glut-4 steigert (nicht gezeigt). Auch das Stresshormon **Adrenalin** aktiviert die Glycogenolyse über die PK-A (**B**). Die in der Glycolyse gebildeten $H^+$-Ionen werden im Cotransport mit Lactat ins Blut exportiert.

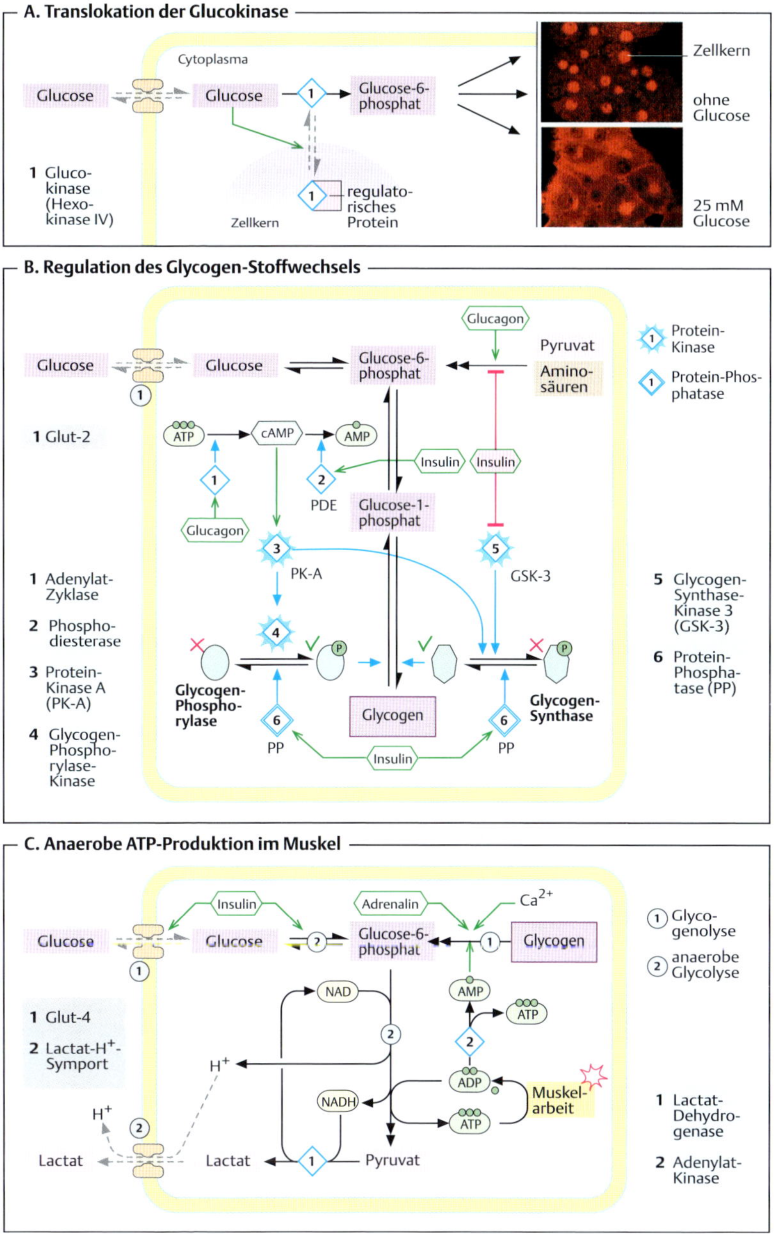


**Abb. 3.35** Regulation des Kohlenhydratstoffwechsels II (A. aus Yáñez AJ, Garcia-Rocha M, Bertinat R et al. Subcellular localization of liver FBPase is modulated by metabolic conditions. FEBS Letters 2004; 577: 154–158)

## Pathobiochemie

Wegen der essenziellen Rolle der Glucose für alle Zellen sind Defekte in zentralen Stoffwechselwegen wie Glycolyse oder Gluconeogenese im Allgemeinen mit dem Leben nicht vereinbar. Dagegen sind angeborene Enzymdefekte (S. 104) im Stoffwechsel von Fructose, Galactose und Glycogen relativ häufig.

### A. Hereditäre Fructoseintoleranz und Galactosämie

Der Abbau der Fructose (S. 330) ist zunächst von dem der Glucose unabhängig. Erst im zweiten und dritten Schritt entstehen Produkte, die in die Glycolyse einfließen können. Der häufigste angeborene Defekt dieses Weges ist die sog. **hereditäre Fructoseintoleranz** (Häufigkeit in Europa 1 : 20 000). Betroffen ist in der Regel die *Aldolase B* [**1**], welche das zunächst gebildete Fructose-1-phosphat in Glycerinaldehyd und Dihydroxyaceton-3-phosphat zerlegt. Akute Symptome (Übelkeit, Verdauungsstörungen, neurologische Ausfälle) treten nur auf, wenn die Säuglinge fructosehaltige Nahrung (z. B. Früchte, Honig oder Haushaltszucker) zu sich nehmen. Bei chronischer Verabreichung kann es zu irreversiblen Leberschäden kommen. Die biochemische Ursache dieser Störungen ist eine *Verarmung der Zellen an ATP und Phosphat*, da zugeführte Fructose zwar phosphoryliert aber nicht weiter abgebaut werden kann. Zudem staut sich *Fructose-1-phosphat* an, das u. a. Glycolyse und Glycogenolyse hemmt. Die Therapie beschränkt sich auf Einhaltung einer möglichst fructosearmen Diät.

Die klassische Form der **Galactosämie** (Häufigkeit 1 : 40 000) beruht auf einem Mangel an *Galactose-1-phosphat-Uridyltransferase* [**2**]. Fällt dieses Enzym aus, kann Galactose (S. 330) nicht mehr in die Glycolyse eingeschleust werden. Erhalten erkrankte Neugeborene Milch und damit Lactose (S. 40), reagieren sie mit Erbrechen, Nahrungsverweigerung und Krämpfen. Hinzu kommen Funktionsstörungen von Leber und Niere, die zum Tode führen können, wenn die Krankheit nicht erkannt wird. Im Blut und den betroffenen Organen reichern sich neben dem freien Monosaccharid auch Metabolite wie *Galactose-1-phosphat* und der reduktiv gebildete Zuckeralkohol *Galactitol* an, der besonders die Augenlinsen schädigt und die Glycogensynthese hemmt. Die meisten Folgeschäden der Galactosämie lassen sich durch eine galactosearme Diät vermeiden.

### B. Glycogenspeicherkrankheiten

Unter dem Begriff „Glycogenspeicherkrankheiten" oder **Glycogenosen** fasst man angeborene Störungen des Glycogenstoffwechsels zusammen. Ihre Gesamtinzidenz in Deutschland liegt bei einem Fall unter 10 000 bis 20 000 Lebendgeburten. Man kennt heute mindestens 12 Formen, von denen viele nach ihren Erstbeschreibern benannt sind. Wichtige Glycogenosen, ihre Ursachen und Symptome sind in der Tabelle zusammengefasst. Bei uns entfallen etwa 70 % aller Fälle auf die Typen I, II und VI, während die anderen Formen in der Regel sehr selten sind.

Glycogenosen betreffen vor allem Organe mit intensivem Glycogenstoffwechsel, d. h. Leber, Muskulatur oder beide. Häufig (aber nicht immer) führt die Ablagerung großer Mengen an Glycogen zur Vergrößerung und/oder Schädigung dieser Gewebe. Neben Muskelschwäche gehört auch eine Hypoglycämie (erniedrigter Blutzuckerspiegel) zu den typischen Symptomen.

Als Beispiel für die Pathogenese einer Glycogenose betrachten wir **Typ I** (die *von-Gierke-Krankheit*), der bereits 1952 als Enzymdefekt erkannt wurde. Geschädigt ist in diesem Fall die *Glucose-6-phosphatase* [**3**] mit der Folge, dass die Leber Glucose, die aus dem Glycogenabbau oder aus der Gluconeogenese stammt, nicht mehr ins Blut freisetzen kann. Die Muskulatur, der das Enzym ohnehin fehlt (S. 146), ist nicht betroffen.

Das erste Symptom der Krankheit kurz nach der Geburt ist eine schwere *Hypoglycämie*, die auf Glucagon nicht anspricht. Hinzu kommen Wachstumsstörungen und eine allmähliche Lebervergrößerung (*Hepatomegalie*). Da Glucose-6-phosphat nicht mehr zu Glucose hydrolysiert werden kann, wird es vermehrt über andere Wege (Glycolyse, Hexosemonophosphat-Weg und Glycogensynthese) verstoffwechselt. Dadurch kommt es neben der gesteigerten Glycogenbildung auch zu einer *Lactacidose* und zur vermehrten Synthese von Purinbasen, die sich in einer *Hyperuricämie* (S. 196) äußert. Lipidabbau und die Ketonkörperbildung sind ebenfalls erhöht (*Ketonämie*). Zum Ausgleich der stoffwechselbedingten Hypoglycämie müssen die Patienten ständig Kohlenhydrate zu sich nehmen.

## A. Hereditäre Fructoseintoleranz und Galactosämie

**1** Aldolase B **2** Galactose-1-phosphat-Uridyltransferase

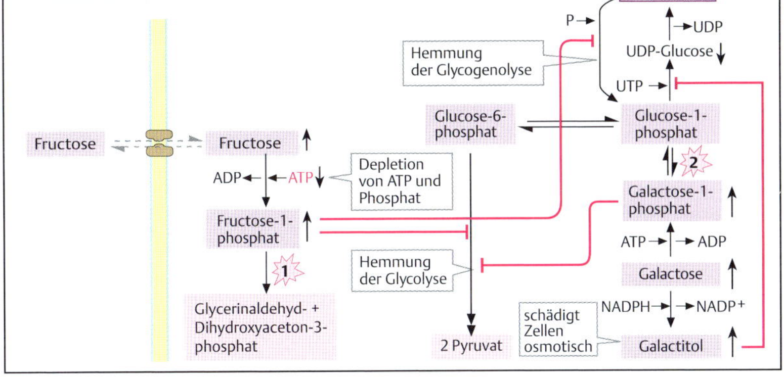


## B. Glycogenspeicherkrankheiten

| Typ | Name | Betroffenes Enzym | Symptome |
|---|---|---|---|
| 0 | – | Glycogen-Synthase | Fettleber, Hypoglycämie beim Fasten |
| I | von Gierke | Glucose-6-phosphatase | Hepatomegalie, Hypoglycämie, Lactacidose, Ketonämie, Hyperuricämie |
| II | Pompe | saure α-Glycosidase | Hepatomegalie, Muskelschwäche |
| III | Cori-Forbes | 4'-α-Glucanotransferase | Hepatomegalie, Leberzirrhose, Hypoglycämie, Herzschwäche |
| IV | Anderson | Glucan verzweigendes Enzym | Zirrhose, Muskelschwäche |
| V | McArdle | Glycogen-Phosphorylase (Muskel) | Muskelschwäche, Krampfneigung |
| VI | – | Glycogen-Phosphorylase (Leber) | Hepatomegalie, Hypoglycämie beim Fasten, Ketonämie |

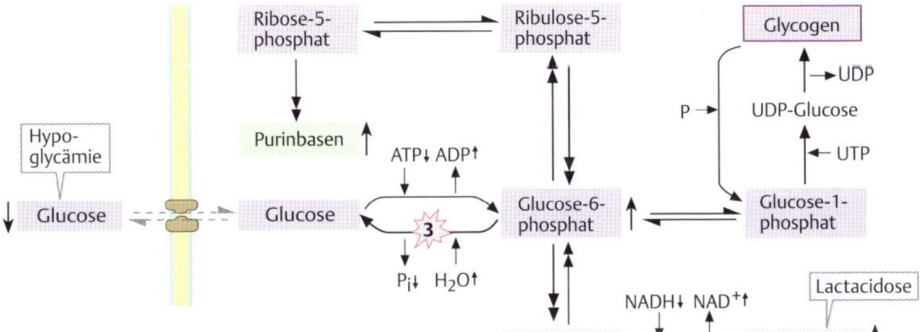


**3** Glucose-6-phosphatase

Glycogenose Typ I (von Gierke)

**Abb. 3.36** Kohlenhydratstoffwechsel: Pathobiochemie

## Übersicht

Unter dem Begriff **Lipide** fasst man zahlreiche Verbindungen sehr unterschiedlicher Struktur zusammen, deren einzige gemeinsame Eigenschaft ihr ausgesprochen hydrophober (wasserfeindlicher) Charakter ist. Eine Übersicht über die wichtigsten Strukturklassen der Lipide wird bei der Einteilung der Lipide (S. 46) gezeigt.

Mit Ausnahme der *Isoprenoide* (oben rechts) enthalten fast alle Lipide, die im menschlichen Stoffwechsel von Bedeutung sind, als Grundkörper einen Alkohol (*Glycerol* oder *Sphingosin*), der mit *Fettsäuren* und weiteren Komponenten verknüpft ist. Der Stoffwechsel der Fettsäuren steht deshalb im Zentrum des Lipidstoffwechsels.

### A. Lipidstoffwechsel: Übersicht

Wegen der großen Zahl der Reaktionswege im Lipidstoffwechsel sind Teile des Schemas vereinfacht und nicht alle beteiligten Cofaktoren gezeigt. Während der Auf- und Abbau von Fettsäuren durch lösliche Enzyme katalysiert wird, werden größerer Lipide durch Enzyme umgesetzt, die in Membranen besonders des glatten Endoplasmatischen Retikulums (gER) integriert sind.

► **Stoffwechselwege**

- Bevor Fettsäuren abgebaut oder in andere Verbindungen eingebaut werden können, müssen sie mit Coenzym A zu reaktiveren *Acyl-CoA-Derivaten* verknüpft werden (**Fettsäureaktivierung**, **1**)
- Der Abbau von aktivierten Fettsäuren durch **β-Oxidation** (**2**) findet vor allem in der Mitochondrien-Matrix statt. Er liefert *Acetyl-CoA* und reduzierte Coenzyme (NADH und $QH_2$), die zur ATP-Produktion in der Atmungskette genutzt werden. Den Transport von Acyl-CoA in die Mitochondrien besorgt der *Carnitin-Shuttle* (S. 156) (nicht gezeigt).
- Acetyl-CoA ist auch das Ausgangsmaterial für die **Fettsäurebiosynthese** (**3**), die – im Gegensatz zum Fettsäureabbau – im Cytoplasma abläuft. Als Reduktionsmittel dient NADPH, das vorwiegend aus dem Hexosemonophosphat-Weg stammt. Das notwendige Acetyl-CoA wird aus Citrat gewonnen, das aus dem Mitochondrium exportiert wurde (S. 128).
- Die Fettsäurebiosynthese liefert die gesättigte $C_{16}$-Fettsäure *Palmitinsäure*. Längere Fettsäuren werden im glatten Endoplasmatischen Retikulum durch **Fettsäureverlängerung** (**4**) synthetisiert, siehe Einzelheiten (S. 162).
- Der menschliche Stoffwechsel kann in begrenztem Umfang aus gesättigten Fettsäuren ungesättigte herstellen (**Fettsäure-Desaturierung**, **5**). Allerdings ist die Einführung von Doppelbindungen nur bis C-9 möglich. Das wichtigste Produkt der Desaturasen ist *Ölsäure*.
- *Neutralfette* (Triacylglycerole) werden aus Acyl-CoA und Glycerol-3-phosphat durch stufenweise Übertragung von Acylresten synthetisiert (**Lipogenese**, **6**). Als wichtiges Zwischenprodukt tritt *Phosphatidat* auf, das durch Phosphatabspaltung Diacylglycerol liefern oder weiter zu Phospholipiden umgesetzt werden kann (s. u.).
- Zum Abbau der Fette (**Lipolyse**, **7**) setzen *Lipasen* nacheinander die drei Acylreste als Fettsäure-Anionen frei.
- Die Ausgangsverbindung für alle Steroide ist *Cholesterol*. Seine Synthese ist ein vielstufiger Prozess, der in der Leber und peripheren Geweben abläuft (**Cholesterolsynthese**, **8**).
- Die stark amphipathischen Gallensäuren sind die quantitativ wichtigsten Cholesterolabkömmlinge. Sie werden in der Leber synthetisiert (**Gallensäuresynthese**, **9**) und dienen als Emulgatoren für Fette und andere Lipide in Galle und Darm.
- Die **Steroidhormonsynthese** (**10**) ist kompliziert. Sie wird durch spezialisierte Zellen in Hormondrüsen besorgt.
- Die **Ketonkörper** (**11**) sind Produkte des Fettsäureabbaus in der Leber. Vor allem im Hungerzustand (S. 392) dienen sie als wertvolle Energiesubstrate für Muskulatur, ZNS und andere Organe.
- In der **Phosplipidsynthese** (**12**) werden Aminoalkohole oder Inositol auf Phosphatidat und Diacylglycerol übertragen, wobei i. a. aktivierte CDP-Derivate als Vorstufen dienen.
- Die **Sphingolipidsynthese** (**13**) verläuft ähnlich, wobei *Ceramid* als Vorstufe dient. Im Gegensatz zu den Glycerolipiden tragen die meisten Sphingolipide (S. 52) als polare Komponente anstelle des Phosphats ein Mono- oder Oligosaccharid.

## A. Lipidstoffwechsel: Übersicht

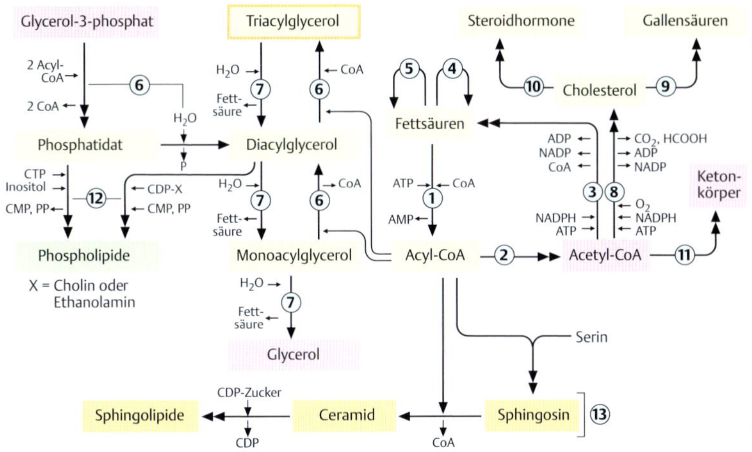


| | Name | Edukte → Produkte | Schlüsselenzym(e) | reguliert durch |
|---|---|---|---|---|
| 1 | FS-Aktivierung (äMM, PM) | Fettsäure → Acyl-CoA | | |
| 2 | β-Oxidation (MM) | Acyl-CoA → n Acetyl-CoA | Carnitin-Acyltransferase I | $NAD^+$/NADH-Verhältnis<br>Angebot an Acyl-CoA<br>Nahrungslipide ↑ |
| 3 | Fettsäuresynthese (CP) | n Acetyl-CoA → Acyl-CoA | Citrat-Lyase<br>Acetyl-CoA-Carboxylase<br>Fettsäure-Synthase | Ins ↑, Cor ↓<br>Ins ↑, Citrat ↑<br>Cor ↓, AMPK ↓, Acyl-CoA ↓<br>Ins ↑, Cor ↓ |
| 4 | FS-Verlängerung (gER) | FS → verlängerte FS | – | – |
| 5 | FS-Desaturierung (gER) | gesättigte FS → unges. FS | – | – |
| 6 | Lipogenese (gER) | Glycerol, Acyl-CoA → Triacylglycerol | – | Hormone, u. a. Ins ↑, Leptin ↓, Somatotropin ↓ |
| 7 | Lipolyse (PM, CP) | Triacylglycerol → Glycerol, Fettsäuren | Lipoprotein-Lipase<br>hormonsensitive Lipase | Ins ↑ (FG)<br>cAMP ↑, Ins ↓ |
| 8 | Cholesterolsynthese (CP, gER) | Acetyl-CoA → Cholesterol | HMG-CoA-Reduktase | Ins ↑, $T_3$ ↑, Cholesterol ↓, cAMP ↓, AMPK ↓ |
| 9 | Gallensäuresynthese | Cholesterol → Gallensäuren | 7α-Hydroxylase | Gallensäuren ↓ |
| 10 | Steroidhormon-synthese (gER) | Cholesterol → Hormone | Cholesterolester-Hydrolase, StAR-Protein | glandotrope Hormone |
| 11 | Ketonkörperbildung | Acetyl-CoA → Ketonkörper | – | – |
| 12 | Phospholipid-synthese (gER) | Diacylglycerol → Phospholipide | | |
| 13 | Sphingolipidsynthese | Sphingosin → Sphingolipide | | |

äMM: äußere Mitochondrienmembran, Cor: Cortisol, CP: Cytoplasma, FG: Fettgewebe, FS: Fettsäure
gER: glattes Endoplasmatisches Retikulum, Ins: Insulin, MM: Mitochondrienmatrix, PM: Plasmamembran

**Abb. 3.37** Lipidstoffwechsel: Übersicht

## Fettsäureabbau: β-Oxidation

Nach der Aufnahme in die Zellen werden die Fettsäuren aktiviert, es entsteht **Acyl-CoA** (S. 154). Für diese Reaktion gibt es mehrere *Acyl-CoA-Synthetasen* mit unterschiedlicher Substratspezifität und Lokalisation. Auch der dann folgende Abbauweg der Fettsäuren hängt von ihrem Typ ab. *Kurz-* ($C_4$–$C_6$) und *mittelkettige Fettsäuren* ($C_8$–$C_{10}$) werden mithilfe eines Monocarboxylat-Transporters (S. 129) in die Mitochondrien aufgenommen und dort in der Matrix zu Acyl-CoA aktiviert. *Langkettige Fettsäuren* ($C_{12}$–$C_{18}$) werden an der äußeren Mitochondrienmembran zu Acyl-CoA aktiviert und dann mithilfe des **Carnitin-Shuttles** durch die innere Mitochondrienmembran transportiert. Dort werden die kurz-, mittel- und langkettigen Fettsäuren durch **β-Oxidation** abgebaut. *Sehr langkettige Fettsäuren* ($> C_{18}$) und *verzweigtkettige Fettsäuren* werden dagegen in die *Peroxisomen* (S. 230) transportiert und dort verstoffwechselt.

### A. Transport langkettiger Fettsäuren

Für langkettige Fettsäuren ($C_{12}$–$C_{18}$) gibt es in der inneren Mitochondrienmembran ein gruppenspezifisches Transportsystem. Die Acyl-Gruppen werden in der äußeren Mitochondrienmembran durch *Carnitin-Acyltransferase I* [**1a**] auf **Carnitin** übertragen, bevor sie von einem *Acyl-Carnitin/Carnitin-Antiporter* als **Acyl-Carnitin** im Tausch gegen freies Carnitin in die Mitochondrien-Matrix eingeschleust werden. Dort katalysiert das mitochondriale Isoenzym, die *Carnitin-Acyltransferase II* [**1b**], die Rückübertragung des Acyl-Restes auf CoA.

Dieser **Carnitin-Shuttle** ist der *geschwindigkeitsbestimmende Schritt* des mitochondrialen Fettsäureabbaus. Neben langkettigen Fettsäuren hemmt besonders **Malonyl-CoA** die Carnitin-Acyltransferase (S. 156) und damit die Aufnahme von Fettsäuren in die Matrix. Die Bildung von Malonyl-CoA durch *Acetyl-CoA-Carboxylase* ist gewebespezifisch sorgfältig kontrolliert.

### B. Fettsäureabbau: β-Oxidation

Der Abbau der Fettsäuren in der Mitochondrien-Matrix geschieht durch eine Folge von oxidativen Reaktionen. Diese bilden eine Reaktionsspirale, durch die die aktivierten Fettsäuren schrittweise zu $C_2$-Einheiten als aktivierte Essigsäure (**Acetyl-CoA**) zerlegt werden. Bei diesem Prozess wird jeweils die $CH_2$-Gruppe des Acyl-Rests an C-3 (dem β-C-Atom) zur Keto-Gruppe oxidiert. Daher rührt die Bezeichnung **β-Oxidation**. Die anfallenden reduzierten Coenzyme werden der Atmungskette zugeführt. Räumlich und funktionell ist die β-Oxidation deshalb eng mit dem *Citratzyklus* (S. 124) und der *Atmungskette* (S. 130) verknüpft.

[1] Erster Teilschritt der β-Oxidation ist eine *Dehydrierung* des **Acyl-CoA** an C-2 und C-3. Es entsteht ein ungesättigtes **$\Delta^2$-Enoyl-CoA**-Derivat mit *trans*-ständiger Doppelbindung. Die beiden H-Atome werden von der FAD-haltigen *Acyl-CoA-Dehydrogenase* zunächst auf das **Elektronentransferierende Flavoprotein (ETF)** übertragen. Die *ETF-Dehydrogenase* [**5**] gibt sie von diesem an Ubichinon (Co Q) weiter, eine Komponente der *Atmungskette* (S. 130).

[2] Es folgt die Addition eines Wassermoleküls an die Doppelbindung des Enoyl-CoA (*Hydratisierung*) unter Bildung von **β-Hydroxyacyl-CoA**.

[3] In der anschließenden Reaktion wird die OH-Gruppe an C-3 zur Carbonyl-Gruppe oxidiert (*Dehydrierung*). Dabei entsteht **β-Ketoacyl-CoA**, die Reduktionsäquivalente werden auf **$NAD^+$** übertragen, das sie an die *Atmungskette* weiterreicht.

[4] Nun wird β-Ketoacyl-CoA durch eine *Acyl-Transferase* in **Acetyl-CoA** und ein um 2 C-Atome **verkürztes Acyl-CoA** zerlegt (sog. *„thioklastische Spaltung"*).

Die β-Oxidation wird von verschiedenen *Isoenzymen* katalysiert, die auf Fettsäuren unterschiedlicher Länge spezialisiert sind.

Zum vollständigen Abbau langkettiger Fettsäuren muss der Zyklus mehrfach durchlaufen werden, für Stearyl-CoA (C18 : 0) z. B. achtmal. Bei vollständigem oxidativem Abbau liefert ein Molekül Palmitinsäure etwa 111 Moleküle ATP, was einer Energie von $5500\,kJ \cdot mol^{-1}$ entspricht. Diese hohe Energieausbeute macht Fette zur idealen Speicherform metabolischer Energie. Zwischen den Mahlzeiten dient die β-Oxidation von Fettsäuren vielen Geweben wie Muskulatur oder Nieren der Energiegewinnung, in der Leber dagegen der Erzeugung von Ketonkörpern. Im Gehirn und den Erythrocyten findet keine β-Oxidation statt.

▸ **Weitere Informationen.** Außer der Carnitin-Acyltransferase, dem wichtigsten Schlüsselenzym des Fettsäureabbaus (**A**), regulieren auch die Sirtuine 1 und 3 (S. 394) die β-Oxidation. Sirt3 aktiviert die Acyl-CoA-Dehydrogenase durch Deacetylierung, während Sirt1 die Transkription relevanter Gene fördert.

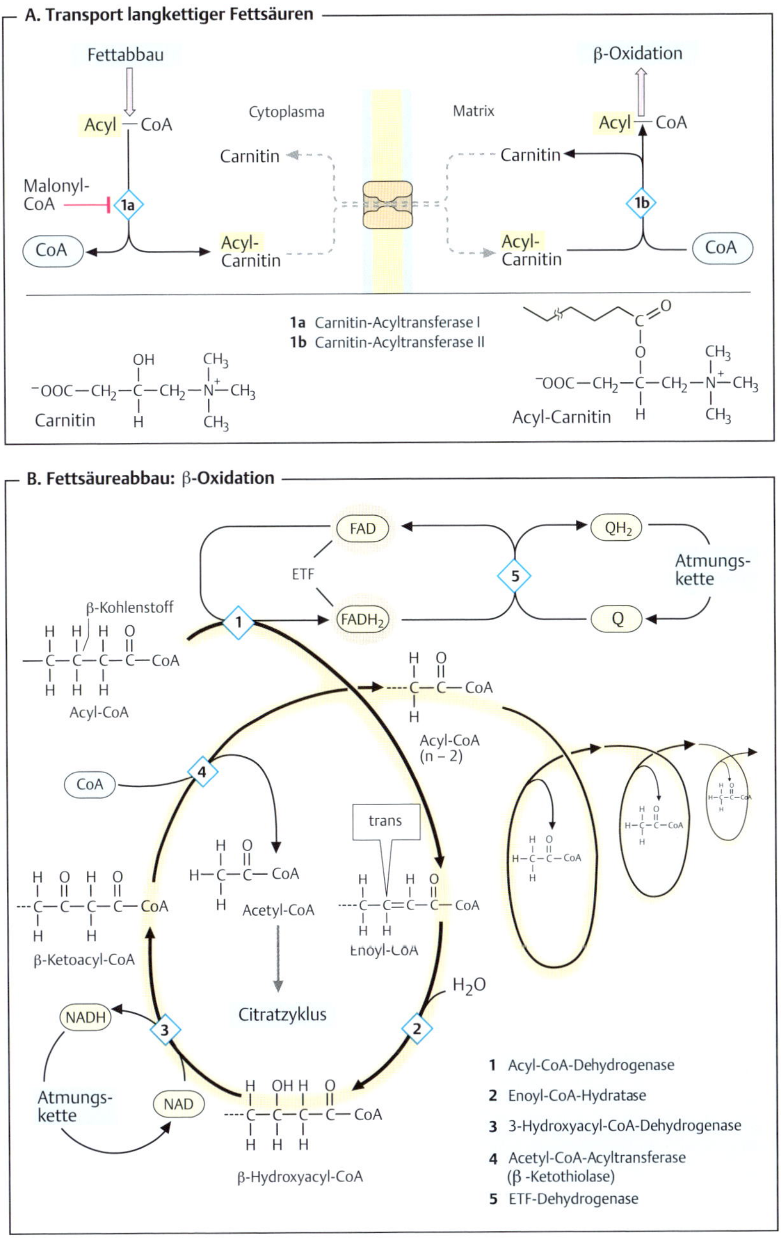


**Abb. 3.38** Fettsäureabbau: β-Oxidation

## Fettsäureabbau: Nebenwege

### A. Abbau von ungesättigten Fettsäuren

Ungesättigte Fettsäuren tragen meist eine *cis*-Doppelbindung in Position 9 oder 12, z. B. die Linolsäure (18 : 2; 9,12). Ihr Abbau verläuft wie der einer gesättigten Fettsäure in den Mitochondrien durch β-Oxidation, bis die C-9-*cis*-Doppelbindung erreicht ist. Da die *Enoyl-CoA-Hydratase* nur Substrate mit *trans*-ständiger Doppelbindung umsetzen kann, wird das entsprechende Enoyl-CoA durch eine *Isomerase* vom *cis*-Isomeren in das *trans*-Isomere umgewandelt [**1**]. Dann kann der Abbau durch β-Oxidation weitergehen, bis im nächsten Zyklus ein verkürztes *trans*-$\Delta^2$-*cis*-$\Delta^4$-Derivat anfällt. Dieses lässt sich nicht wie oben isomerisieren, sondern es wird NADPH-abhängig zur *trans*-$\Delta^3$-Verbindung reduziert [**2**]. Nach Umlagerung durch die *Enoyl-CoA-Isomerase* [**1**] kann schließlich der Abbau über die β-Oxidation zu Ende geführt werden.

### B. Weitere Wege zum Abbau von Fettsäuren

1. **Fettsäuren mit einer ungeraden Zahl an C-Atomen** werden wie „normale" Fettsäuren in den Mitochondrien durch *β-Oxidation* (S. 156) abgebaut. Dabei entsteht im letzten Schritt der β-Oxidation jedoch statt Acetyl-CoA **Propionyl-CoA**. Diese aktivierte $C_3$-Carbonsäure, die auch im Aminosäurestoffwechsel entstehen kann, wird zu **Succinyl-CoA** umgewandelt.
2. Der Abbau von **Fettsäuren mit Methylverzweigungen**, wie z. B. der Phytansäure, beginnt in den *Peroxisomen* mit einer *α-Oxidation* (S. 230), bei der eine α-Hydroxylase das α-C-Atom hydroxyliert. Durch weitere Oxidationsschritte wird die Fettsäure zur **Pristansäure** decarboxyliert. Es folgen Reaktionen der peroxisomalen *β-Oxidation*, die alternierend **Acetyl-CoA** und **Propionyl-CoA** freisetzen. Bei einer Kettenlänge von etwa 8 C-Atomen wird die verzweigtkettige Fettsäure in die Mitochondrien transferiert und dort als mittelkettige Fettsäure weiter abgebaut.
3. In geringem Umfang können Fettsäuren auch im **Endoplasmatischen Retikulum** durch **ω-Oxidation** abgebaut werden. Dabei wird die endständige Methylgruppe der Fettsäure durch ein Cytochrom-P450-System (S. 338) hydroxyliert und weiter durch Dehydrogenasen zur Carbonsäuregruppe oxidiert. Die entstehenden **Dicarbonsäuren** können durch β-Oxidation weiter abgebaut werden bis zu Dicarbonsäuren mit 6 bis 10 C-Atomen. Diese sind hinreichend wasserlöslich, können andernorts als mittellange Fettsäuren abgebaut oder mit dem Urin ausgeschieden werden.

Tab. 3.1

| Fettsäuren (FS) | Ort der Aktivierung | Transport | Abbau | Reaktionen |
|---|---|---|---|---|
| **kurz-** ($C_4$-$C_6$) und **mittelkettige** ($C_8$-$C_{10}$) FS | in Mitochondrien (Mitos)-Matrix | in Mitos | **β-Oxidation** in Mitos | – |
| **langkettige** ($C_{12}$-$C_{18}$), gesättigte FS | äußere Mito-Membran | Carnitin-Shuttle in Mitos | **β-Oxidation** in Mitos | – |
| **überlange** FS ($\geq C_{18}$), **methylverzweigte** FS **Xenobiotika** | Membran der Peroxisomen | in Peroxisomen (Pos) | α- und **β-Oxidation** in Pos → mittel- und kurz-kettige FS, weiterer Abbau in Mitos | Bei β-Oxidation in Pos kein ATP-Gewinn sondern $H_2O_2$-Bildung |
| **ungesättigte**, langkettige FS ($C_{12}$-$C_{18}$) | äußere Mito-Membran | Carnitin-Shuttle in Mitos | **β-Oxidation** in Mitos | Verschiebung von DB, Reduktion von *trans*-DB |
| **ungeradzahlige** FS, z. B. Margarinsäure ($C_{17}$) | äußere Mito-Membran | Carnitin-Shuttle in Mitos | **β-Oxidation** in Mitos | Endprodukt: Propionyl-CoA |
| einige **FS und Xenobiotika** | – | im ER | **ω-Oxidation** im ER | Produkte: $C_6$–$C_{10}$-Dicarbonsäuren |

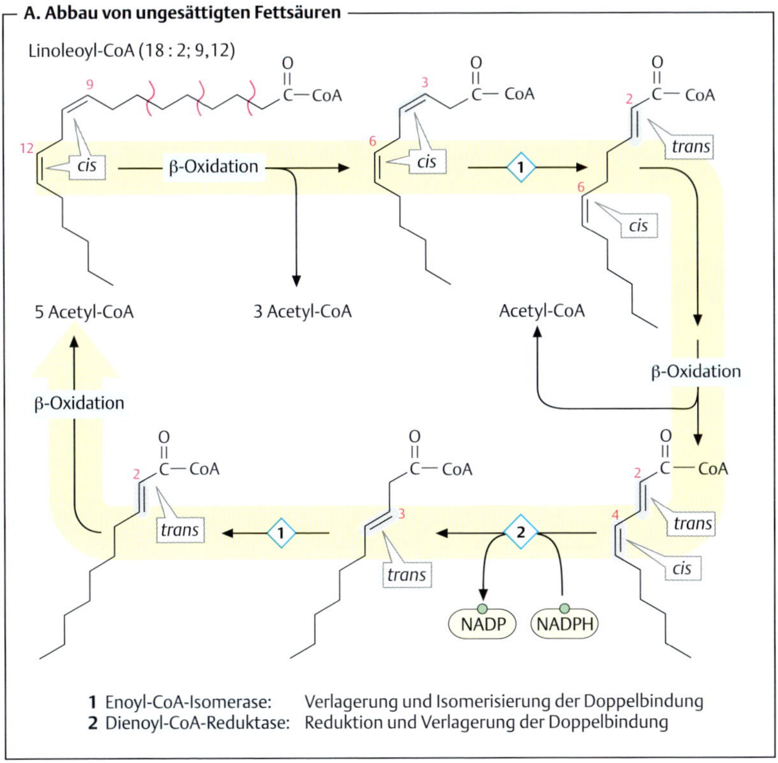


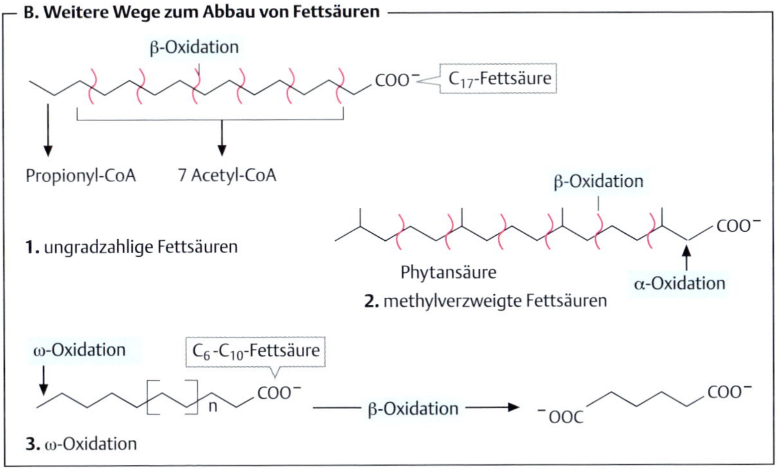


**Abb. 3.39** Fettsäureabbau: Nebenwege

## Fettsäurebiosynthese

Sobald die Nahrung einen Überschuss an verwertbarer Energie bereitstellt, bildet der Körper **Fettsäuren**. Dabei ist *Glucose* neben Proteinen die wichtigste Quelle.

Die Biosynthese der Fettsäuren geschieht hauptsächlich in der *Leber* und daneben auch im *Fettgewebe*. Die einzelnen Reaktionsschritte werden von einem multifunktionellen Enzymsystem katalysiert, der **Fettsäure-Synthase**. Dieses Enzymsystem ist im Cytoplasma lokalisiert und benötigt als Startermolekül **Acetyl-CoA**. In einer zyklischen Reaktion wird dieser Acetyl-Rest siebenmal um jeweils eine $C_2$-Einheit verlängert. **NADPH** dient dabei als Reduktionsmittel. Endprodukt der Reaktion ist die gesättigte $C_{16}$-Fettsäure **Palmitinsäure**, die anschließend in andere Fettsäuren umgewandelt werden kann (S. 162).

### A. Fettsäurebiosynthese

▸ **1. Reaktionen.** Das *Schlüsselenzym* der Fettsäuresynthese ist die **Acetyl-CoA-Carboxylase** [**1**]. Sie liefert das benötigte Malonyl-CoA durch ATP-abhängige Carboxylierung von Acetyl-CoA. Die Carboxylase ist der Fettsäure-Synthase vorgeschaltet. Das biotinhaltige Enzym wird *insulin*abhängig durch Dephosphorylierung aktiviert und durch die AMPK (S. 134) inaktiviert. Auch stimulieren Insulin und Glucose über den Transkriptionsfaktor SREBP-1c. *Citrat* ist ein allosterischer Aktivator. *Palmitoyl-CoA*, das Endprodukt des Synthesewegs, hemmt allosterisch.

Die eigentliche Synthese der Fettsäuren wird durch einen zyklischen Prozess von der **Fettsäure-Synthase** katalysiert, einem multifunktionellen Enzym (s. u.). Der erste Zyklus der Fettsäuresynthese beginnt mit der Übertragung eines **Acetyl-Restes** auf die periphere Cystein-Gruppe (Cys-SH; s. u.) [**2**]. Gleichzeitig kommt es zum Transfer eines Malonyl-Restes von **Malonyl-CoA** auf die zentrale 4-Phosphopantethein-Gruppe (Pan-SH; s. u.) [**3**]. Die Kette wird verlängert durch Kondensation des Acetyl- bzw. in späteren Zyklen des Acyl-Restes mit der Malonyl-Gruppe unter gleichzeitiger Decarboxylierung [**4**]. Die folgenden drei Reaktionsschritte (Reduktion der 3-Oxo-Gruppe [**5**], Dehydratisierung des 3-Hydroxyacyl-Derivats [**6**] und dessen erneute Reduktion [**7**]) entsprechen im Prinzip der Umkehrung der β-Oxidation, nutzen aber zur Reduktion **NADPH** statt NADH. Lieferanten des NADPH sind Reaktionen des **Hexosemonophosphat-Wegs** (S. 126) und das sogenannte Malat-Enzym (S. 126). Der verlängerte Acyl-Rest wird schließlich auf den peripheren Cystein-Rest zurück übertragen [**2**], so dass der Zyklus durch erneute Beladung des Pan-SH mit einem Malonyl-Rest wieder beginnen kann. Nach sieben Zyklen, bei einer Länge des Acyl-Rests von 16 C-Atomen, wird das **Palmitat** hydrolytisch freigesetzt [**8**].

▸ **2. Struktur der Fettsäure-Synthase.** Die Reaktionen der Fettsäuresynthese [**2**]–[**8**] finden an einem kompakten Enzymsystem statt, der **Fettsäure-Synthase**. Bei Wirbeltieren besteht sie aus zwei identischen Peptidketten, die zusammen ein X-förmiges Dimer bilden. Jede Peptidkette (272 kDa) katalysiert alle sieben Teilreaktionen, die zur Palmitat-Synthese notwendig sind.

Beide Untereinheiten können einen Acyl-Rest als *Thioester* an zwei verschiedenen SH-Gruppen binden: an einem peripheren **Cystein-Rest** (Cys-SH) und einer zentralen **4'-Phosphopantethein-Gruppe** (Pan-SH), die dem Coenzym A (S. 98) ähnelt. Pan-SH ist kovalent an einen Proteinabschnitt gebunden, den man als **Acyl-Carrier-Protein** (ACP) bezeichnet. Dieser Teil fungiert als langer Arm, der das Substrat von Reaktionszentrum zu Reaktionszentrum weiterreicht. Dabei kooperieren die beiden Untereinheiten der Fettsäure-Synthase. Das Enzym ist daher nur als Dimer funktionsfähig.

Räumlich sind die Enzym-Aktivitäten [**2**]–[**8**] in Domänen gegliedert. Die Aktivitäten [**2**] und [**3**] katalysieren den **Eintritt der Substrate** Acetyl-CoA/Acyl-CoA und Malonyl-CoA; die anschließende Kondensation der beiden Reaktionspartner [**4**] dient der **Kettenverlängerung**. Dann folgen eine **Reduktion** der Oxo-Gruppe, eine **Wasserabspaltung** und eine **Reduktion** der C=C-Doppelbindung. In einem letzten Schritt des Zyklus wird die wachsende Fettsäurekette auf die Startposition (periphere Cys-SH) rückübertragen [**2**] oder bei passender Länge als **Produkt freigesetzt** [**8**].

Die räumliche Zusammenfassung hintereinandergeschalteter Reaktionen in einem einzigen, *multifunktionellen Enzym* bietet mehrere Vorteile gegenüber getrennten Enzymen: Konkurrenzreaktionen werden verhindert, die einzelnen Reaktionsschritte verlaufen koordiniert wie auf einem Fließband und sie sind auf Grund geringer Diffusionsverluste besonders effizient.

**A. Fettsäurebiosynthese**

$$8\ \text{Acetyl-CoA} + 7\ \text{ATP} + 14\ \text{NADPH} + 14\ H^+ \longrightarrow \text{Palmitat} + 8\ \text{CoA} + 7\ \text{ADP} + 7\ P_i + 14\ \text{NADP}^+$$

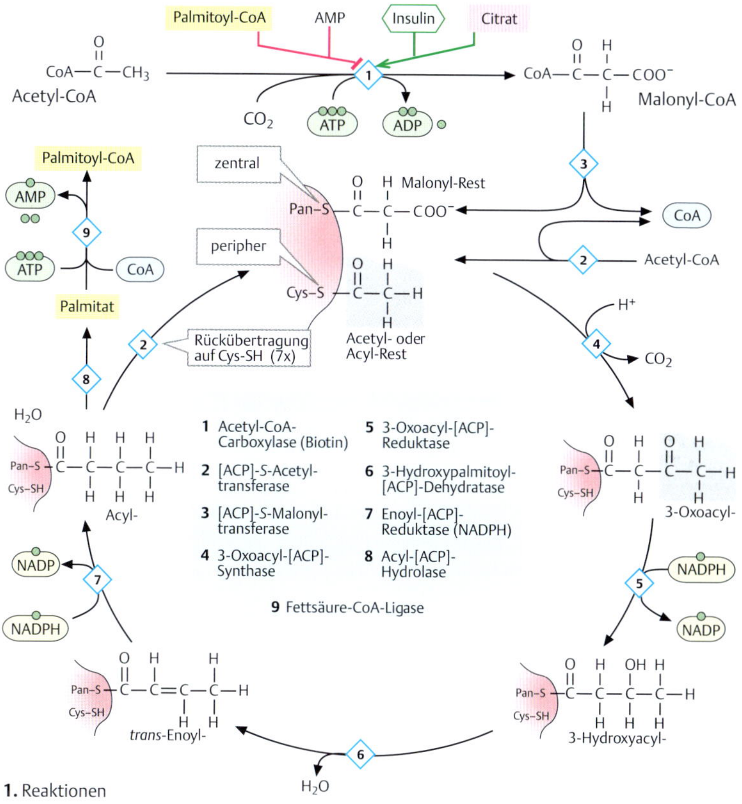


**1.** Reaktionen

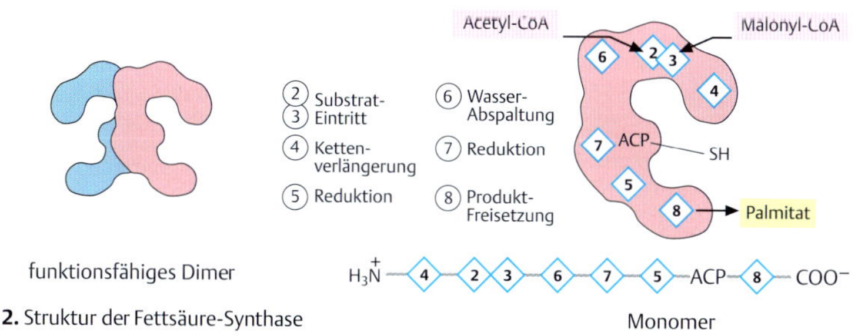


**2.** Struktur der Fettsäure-Synthase

**Abb. 3.40** Fettsäurebiosynthese

## Fettsäurestoffwechsel: weitere Reaktionen

Fettsäuren werden im Körper hauptsächlich in Leber und Fettgewebe synthetisiert (S. 154) oder sie entstammen der Nahrung (S. 286). Sie können vom Körper durch Kürzen, Verlängern oder Einführung von Doppelbindungen in andere Fettsäuren umgewandelt werden. So kann das Produkt der Fettsäurebiosynthese (S. 160), Palmitat, z. B. durch Verlängern in Stearat und noch längere Fettsäuren oder durch Dehydrieren in Palmitoleinsäure übergehen.

### A. Fettsäureverlängerung

Nach seiner Biosynthese wird die $C_{16}$-Carbonsäure Palmitinsäure als erstes durch ATP-abhängige Aktivierung mit Coenzym A verknüpft [**1**]. Damit ist die Fettsäure aktiviert. Die Verlängerung des Palmitoyl-CoA und anderer aktivierter Fettsäuren geschieht im *Endoplasmatischen Retikulum* (ER). Dort kann mithilfe von Malonyl-CoA das Acyl-CoA um zwei C-Atome verlängert werden. **Palmitoyl-CoA** kann zu **Stearyl-CoA** ($C_{18}$) umgewandelt werden und dann zu Arachinsäure ($C_{20}$). Weitere Reaktionen führen zu den **überlangen $C_{22}$- und $C_{24}$-Fettsäuren**. Die Bildung dieser Fettsäuren hat besondere Bedeutung für das Gehirn, in dessen Lipide sie eingebaut werden.

Im Unterschied zur Fettsäurebiosynthese an der Fettsäure-Synthase (S. 160) laufen diese Reaktionen im ER in getrennten Schritten an der Fettsäure-CoA-Verbindung ab statt in Bindung an das Acyl-Carrier-Protein (ACP) der Fettsäure-Synthase. Es werden dazu ebenfalls pro $C_2$-Einheit ein **Malonyl-CoA** und zwei **NADPH** benötigt.

### B. Bildung von ungesättigten Fettsäuren

Die Einführung von Doppelbindungen in Fettsäuren durch *Desaturasen* geschieht ebenfalls im ER und erfordert molekularen Sauerstoff, NADPH und Cytochrom $b_5$. Fettsäure-Desaturasen des Menschen können damit Doppelbindungen zwischen C-9 und C-10 einführen. Dadurch geht, wie im Beispiel gezeigt, Stearinsäure in **Ölsäure** über oder (nicht gezeigt) Palmitinsäure in **Palmitoleinsäure**. Andere Positionen, an denen Doppelbindungen im Menschen in Fettsäuren eingeführt werden können, sind C-4, C-5 und C-6. Eine Dehydrierung oberhalb von C-9 ist im Menschen nicht möglich.

### C. Bildung von Arachidonsäure aus Linolsäure

Wegen der Unfähigkeit, Doppelbindungen in Fettsäuren hinter C-9 einzuführen, kann der Mensch **mehrfach ungesättigte Fettsäuren** wie Linolsäure, Linolensäure und Arachidonsäure nicht aus Acetyl-Resten aufbauen. Die **ω-6-Fettsäure** Linolsäure und die **ω-3-Fettsäure** Linolensäure sind deshalb essenziell. Die Zählweise der C-Atome von Fettsäuren ist im Kapitel über Lipide (S. 48) beschrieben.

Durch Verlängerung um eine $C_2$-Einheit [**2**] und Einführung von zwei Doppelbindungen [1 und 3] kann aber aus der ω-6-Fettsäure Linolsäure die ω-6-Fettsäure Arachidonsäure aufgebaut werden. Insofern ist diese mehrfach ungesättigte Fettsäure nur dann essenziell, wenn Linolsäure in der Nahrung fehlt.

Die mehrfach ungesättigten Fettsäuren (polyunsaturated fatty acids, **PUFA**), zu denen die Arachidonsäure, Dihomo-γ-Linolensäure sowie die Eicosapentaensäure (EPA) zählen, werden für die Synthese von Signalstoffen benötigt, die zur Gruppe der **Eicosanoide** (S. 454) gehören. Linolsäure ist auch der Vorläufer noch längerer mehrfach ungesättigter Fettsäuren des Gehirns und darüber hinaus ein wichtiger Bestandteil von Hautlipiden.

Die wichtigste Nahrungsquelle für die mehrfach ungesättigten Fettsäuren sind pflanzliche Öle und Fisch. Pflanzen können Doppelbindungen auch über C-9 hinaus in Fettsäuren einbauen. Ihre ω-3- und ω-6-Fettsäuren sind deshalb ein wertvoller Nahrungsbestandteil. Fische können selbst keine mehrfach ungesättigten Fettsäuren synthetisieren. Sie akkumulieren diese aber aus ihrer Nahrung. Letztlich stammen auch ihre mehrfach ungesättigten Fettsäuren aus Pflanzen (Plankton).

Die von tierischen und pflanzlichen Desaturasen erzeugten ungesättigten Fettsäuren tragen die Doppelbindung stets in *cis*-Konfiguration. Fettsäuren mit *trans*-ständigen Doppelbindungen (sog. **Transfettsäuren**) entstehen in größerem Umfang durch mikrobielle Verdauungsprozesse bei Wiederkäuern und durch Erhitzen, z. B. bei der technischen Raffination von Speisefetten. Ob Transfettsäuren ein gesundheitliches Risiko für kardiovaskuläre Erkrankungen darstellen, ist noch unklar.

## A. Fettsäureverlängerung

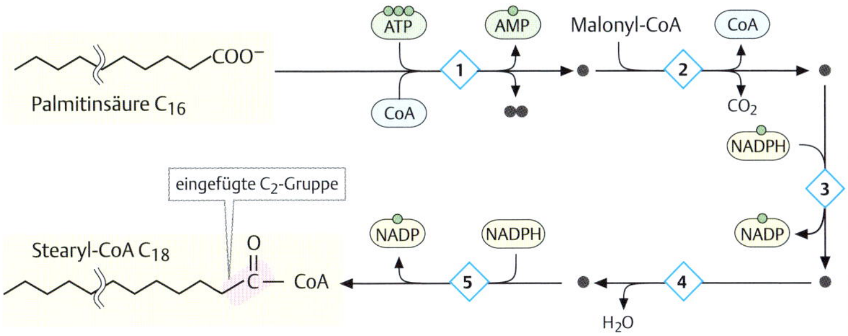


**1** Fettsäure-CoA-Ligase **2** 3-Oxoacyl-CoA-Synthase **3** 3-Oxoacyl-CoA-Reduktase **4** 3-Hydroxyacyl-CoA-Dehydratase **5** Enoyl-CoA-Reduktase

## B. Bildung von ungesättigten Fettsäuren

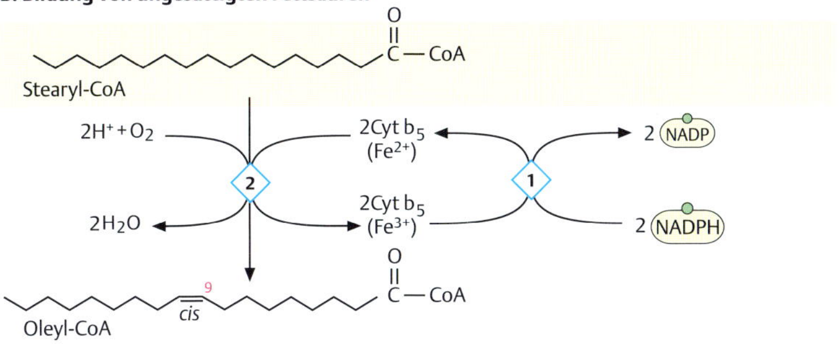


**1** Cytochrom-b$_5$-Reduktase (FAD) **2** Fettsäure-CoA-Desaturase (Cyt b$_5$, Fe)

## C. Bildung von Arachidonsäure aus Linolsäure

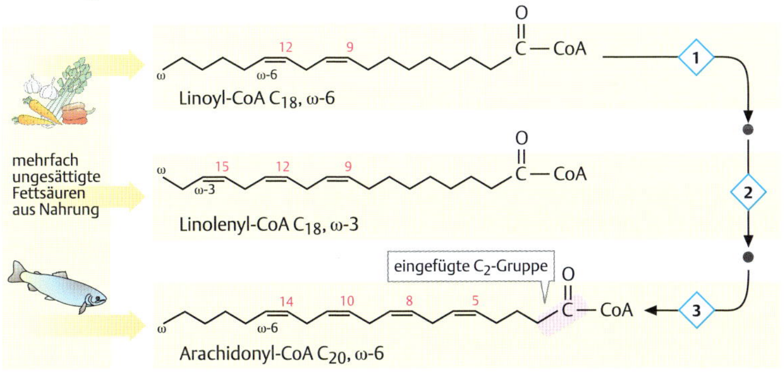


**1** Δ$^6$-Desaturase **2** Kettenverlängerung **3** Δ$^5$-Desaturase

**Abb. 3.41** Fettsäurestoffwechsel: weitere Reaktionen

## Biosynthese komplexer Lipide

Zusammengesetzte Lipide, wie die Neutralfette (Triacylglycerole), Phospho- und Glycolipide, werden über gemeinsame Reaktionswege aufgebaut. Die meisten der beteiligten Enzyme sind mit den Membranen des *glatten Endoplasmatischen Retikulums* (gER) assoziiert.

### A. Biosynthese von Fetten und Phosphoglyceriden

Die Biosynthese von **Glycerolipiden**, d. h. Fetten und Phosphoglyceriden, beginnt mit **Glycerol-3-phosphat** (links unten). In der *Leber*, der *Niere* und der *Darmmucosa* kann es durch Reduktion von Dihydroxyaceton-3-phosphat oder durch Phosphorylierung von Glycerol gebildet werden, das dem Blut entnommen wird. Enzym ist die Glycerol-Kinase. Im *Fettgewebe* fehlt die Glycerol-Kinase. Deswegen wird dort Glycerol-3-phosphat (S. 344) durch Reduktion des Glycolyse-Zwischenprodukts oder durch Glyceroneogenese erzeugt.

Der Verlauf der Glycerolipid-Synthese ist in Leber, Fettgewebe und Darmgewebe gleich:

[1] Die Veresterung des Glycerol-3-phosphats mit einer langkettigen Fettsäure ergibt ein stark amphipathisches **Lysophosphatidat**. Bei dieser Reaktion wird ein Acyl-Rest von der aktivierten Vorstufe **Acyl-CoA** auf die Hydroxygruppe an C-1 übertragen.

[2] Eine zweite Veresterung dieser Art führt zu einem **Phosphatidat**. An C-2 des Glycerols werden meist *ungesättigte Acyl-Reste* eingebaut. Phosphatidate (Anionen von Phosphatidsäuren) sind die *Schlüsselmoleküle* der Biosynthese von Fetten und Phosphoglycerolipiden.

[3] Zur Biosynthese von Fetten (Triacylglycerolen) wird der Phosphat-Rest hydrolytisch entfernt. Dabei entstehen **Diacylglycerole (DAG)**.

[4] Durch Übertragung eines weiteren Acyl-Restes auf DAG werden **Triacylglycerole** gebildet. Damit ist die Biosynthese der **Neutralfette** abgeschlossen. Von der Leber werden sie in VLDL verpackt und ans Blut abgegeben. In Adipocyten werden sie in Form unlöslicher Fett-Tröpfchen gespeichert.

[5] Wie im Abschnitt über die Resorption und Resynthese der Lipide (S. 286) beschrieben, werden im Darmlumen Nahrungsfette vorwiegend zu **Monoacylglycerolen** abgebaut. Die Zellen der Darmschleimhaut bauen aus ihnen wieder Neutralfette auf. Auch dieser Weg führt über **DAG**. Schließlich werden die **Fette** in den Enterocyten in Chylomikronen verpackt und an die Lymphe abgegeben.

Auch die Biosynthese der Phosphoglycerolipide geht von DAG aus. Die Kopfgruppe des Lipids (Phosphat mit Alkohol) kann auf zwei Wegen angeknüpft werden: Entweder werden dazu die Kopfgruppe (Weg [**6**]) oder die DAG-Gruppe (Weg [**7**]–[**10**]) aktiviert.

[6] Durch Übertragung eines Phosphocholin-Restes auf die freie OH-Gruppe entsteht **Phosphatidylcholin** (Lecithin). Der Phosphocholin-Rest stammt von der aktivierten Vorstufe **CDP-Cholin** (S. 102). Entsprechend wird **Phosphatidylethanolamin** aus CDP-Ethanolamin und DAG gebildet. **Phosphatidylserin** entsteht aus Phosphatidylethanolamin durch Austausch des Aminoalkohols (nicht gezeigt).

[7] Die Biosynthese von **Phosphatidylinositol** geht nicht von DAG sondern von Phosphatidat aus. Durch Übertragung eines CMP-Restes entsteht zunächst das aktivierte DAG **CDP-Diacylglycerol**.

[8] Substitution des CMP-Restes durch Inositol liefert dann **Phosphatidylinositol** (**PtdIns**).

[9] PtdIns kommt in der Plasmamembran vor. Dort kann es zu **Phosphatidylinositol-4-phosphat** (**PtdInsP**) phosphoryliert werden.

[10] Eine zusätzliche Phosphorylierung liefert schließlich **Phosphatidylinositol-4,5-bisphosphat** (**PtdInsP$_2$**). PtdInsP$_2$ ist die Vorstufe der Second-Messenger *2,3-Diacylglycerol* (DAG) und *Inositol-1,4,5-trisphosphat* (InsP$_3$) (S. 422).

Auch **Cardiolipin** (S. 50), das spezifische Lipid der inneren Mitochondrienmembran, entsteht aus CDP-Diacylglycerol durch Übertragung auf ein Phosphatidylglycerol (nicht gezeigt).

Weitere Reaktionen dienen dazu, Phospholipide ineinander umzuwandeln, z. B. Phosphatidylserin durch Decarboxylierung in Phosphatidylethanolamin und dieses durch Methylierung mit *S*-Adenosyl-Methionin in Phosphatidylcholin.

Die hier nicht gezeigte **Biosynthese von Sphingolipiden** beginnt mit der Bildung von **Ceramid** (S. 52). Dazu werden **Serin** und **Palmitoyl-CoA** unter Decarboxylierung verknüpft, dann mit NADPH reduziert, mit einer überlangen Fettsäure als Amid verbunden und durch Dehydrierung in eine ungesättigte Verbindung überführt. Das Ceramid entspricht dem Diacylglycerol. Es kann durch Übertragung von aktivierten Zuckern in **Cerebroside** und **Ganglioside** überführt werden oder durch Übertragung von aktivierten Kopfgruppen (s. o.) in **Sphingomyelin**.

**A. Biosynthese von Fetten und Phosphoglyceriden**

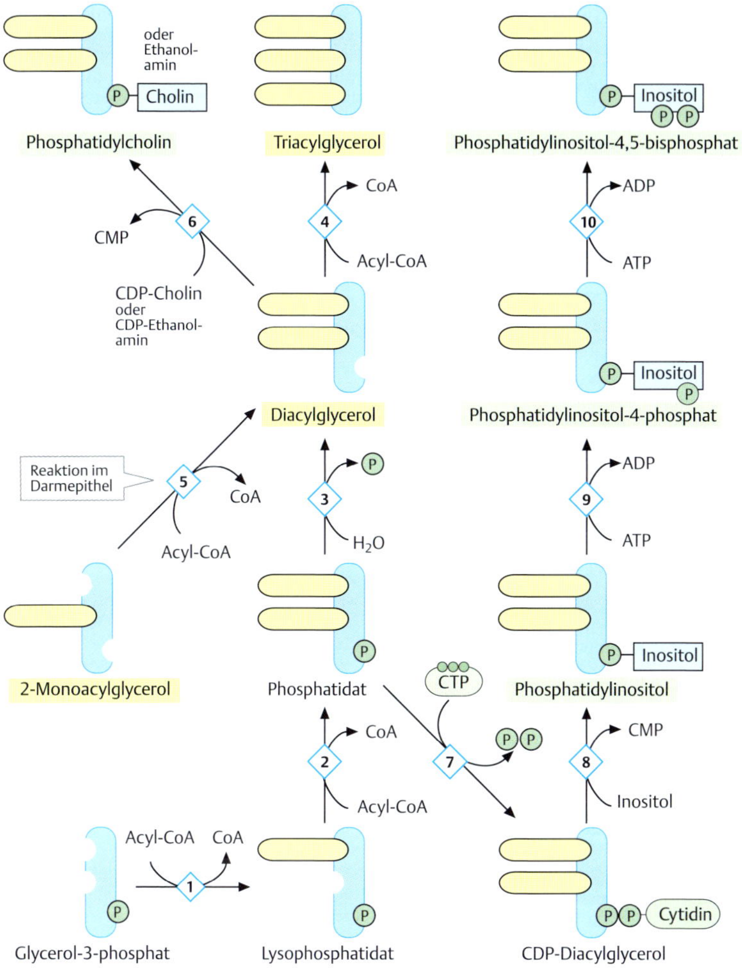


**1** Glycerol-3-phosphat-Acyltransferase
**2** 1-Acylglycerol-3-phosphat-Acyltransferase
**3** Phosphatidat-Phosphatase
**4** Acylglycerol-Palmitoyltransferase
**5** Diacylgycerol-Acyltransferase
**6** 1-Alkyl-2-Acetylglycerol-Cholinphosphotransferase
**7** Phosphatidat-Cytidyltransferase
**8** CDP-Diacylglycerol-Inositol-3-Phosphatidyltransferase
**9** Phosphatidylinositol-Kinase
**10** Phosphatidylinositol-4-phosphat-Kinase

**Abb. 3.42** Biosynthese komplexer Lipide

## Biosynthese von Cholesterol

Cholesterol ist ein wesentlicher Bestandteil tierischer *Zellmembranen* (S. 208). Der Tagesbedarf (etwa 1 g) kann vom Körper vollständig durch Eigensynthese gedeckt werden. Bei gemischter Kost entstammt jedoch nur etwa die Hälfte des Cholesterols der *körpereigenen Biosynthese*. Diese findet in vielen Zellen des Organismus statt, vor allem jedoch in der Leber (etwa 50 %) und dem Darm; der Rest des Cholesterols wird aus der *Nahrung* aufgenommen.

Der größte Teil des Cholesterols wird in die Lipidschicht der **Plasmamembranen** eingebaut oder in **Gallensäuren** (S. 334) umgewandelt. Ein sehr geringer Teil des Cholesterols dient zur Biosynthese der **Steroidhormone** (S. 440). Außerdem wird bis zu 1 g Cholesterol pro Tag unverändert in die ***Galle*** abgegeben und ausgeschieden.

Die Absorption von Cholesterol und pflanzlichen Sterolen (S. 56) (Phytosterole) aus dem Darmlumen in die Enterocyten geschieht durch einen noch nicht voll verstandenen Transportmechanismus. Die **Phytosterole** und ein Teil des Cholesterols werden unter ATP-Verbrauch wieder ins Darmlumen zurücktransportiert.

### A. Biosynthese von Cholesterol

Cholesterol gehört zu den Isoprenoiden (S. 54), deren Synthese von **Acetyl-CoA** ausgeht. In einer langen und komplizierten Reaktionskette wird aus $C_2$-Bausteinen das $C_{27}$-Sterol aufgebaut. Man kann die Biosynthese des Cholesterols in vier Abschnitte einteilen. Im ersten Abschnitt (**1**) entsteht im Cytosol aus drei Molekülen Acetyl-CoA **Mevalonat**, eine $C_6$-Verbindung. Im zweiten Abschnitt (**2**) wird **Mevalonat** in **Isopentenyldiphosphat**, das „aktive Isopren" umgewandelt. Im dritten Abschnitt (**3**) werden sechs dieser $C_5$-Moleküle zum **Squalen**, einer $C_{30}$-Verbindung, verknüpft. Schließlich wird Squalen zyklisiert und unter Abspaltung von drei C-Atomen in Cholesterol umgewandelt (**4**).

**Bildung von Mevalonat:** Die Umsetzung von Acetyl-CoA zu Acetacetyl-CoA und weiter zum **3-Hydroxy-3-methylglutaryl-CoA** (3-HMG-CoA) entspricht dem Biosyntheseweg der *Ketonkörper* (S. 332), findet aber nicht wie die Ketonkörpersynthese in den Mitochondrien statt, sondern am glatten Endoplasmatischen Retikulum. Im nächsten Schritt wird die 3-HMG-Gruppe vom CoA abgespalten und gleichzeitig mithilfe von NADPH zu **Mevalonat** reduziert. Die **3-HMG-CoA-Reduktase** ist das *Schlüsselenzym* der Cholesterolbiosynthese. Sie wird durch *Repression* der Transkription (Effektoren: Sterole), durch proteolytischen Abbau (Effektoren: Cholesterol und Gallensäuren), sowie durch *Interkonversion* (Effektoren: Hormone) gesteuert. Insulin und Thyroxin stimulieren das Enzym, Glucagon hemmt es durch cAMP-abhängige Phosphorylierung. Auch bei hoher Zufuhr von Nahrungs-Cholesterol wird die 3-HMG-CoA-Reduktase gehemmt.

**Bildung von Isopentenyldiphosphat:** Mevalonat wird unter ATP-Verbrauch zu **Isopentenyldiphosphat** decarboxyliert. Aus diesem Baustein werden alle Isoprenoide (S. 54) aufgebaut.

**Bildung von Squalen:** Aus Isopentenyldiphosphat entsteht durch Isomerisierung **Dimethylallyldiphosphat**. Die beiden $C_5$-Moleküle kondensieren zu **Geranyldiphosphat** und durch Addition eines weiteren Isopentenyldiphosphats zu **Farnesyldiphosphat**. Dieses kann durch *Kopf-an-Kopf-Reaktion* zu **Squalen** dimerisieren. Farnesyldiphosphat ist auch Ausgangspunkt für andere Polyisoprenoide wie Dolichol und Ubichinon (S. 54).

**Bildung von Cholesterol:** Squalen, ein lineares Isoprenoid, wird unter $O_2$-Verbrauch zu **Lanosterol** zyklisiert, einem $C_{30}$-Sterol, aus dem dann in weiteren Reaktionsschritten drei Methyl-Gruppen oxidativ abgespalten werden, wodurch das Endprodukt **Cholesterol** entsteht. Ein Teil dieser Reaktionen wird von *Cytochrom $P_{450}$-Systemen* (S. 338) katalysiert.

Der geschilderte Biosynthese-Weg ist im *glatten Endoplasmatischen Retikulum* lokalisiert. Die notwendige Energie stammt aus den verwendeten CoA-Derivaten sowie aus ATP. Reduktionsmittel bei der Bildung von Mevalonat und Squalen, sowie bei den letzten Schritten der Cholesterolbiosynthese ist stets **NADPH**. Charakteristisch ist eine Gliederung der Zwischenprodukte des Reaktionswegs in drei Gruppen: CoA-Verbindungen, Diphosphate und sehr lipophile, in Wasser schlecht lösliche Verbindungen (Squalen bis Cholesterol), die in der Zelle an **Sterol-Carrier** gebunden sind.

▸ **Weitere Informationen.** Die Transkription vieler Gene für Enzyme der Cholesterol-, Fettsäure- und Phospholipid-Biosynthese wird durch Transkriptionsfaktoren der **SREBP-Familie** reguliert, die an ein sog. *sterol regulatory element* (SRE) im Promoterbereich ihrer Zielgene binden. Der Faktor SREBP2 induziert bevorzugt sterolregulierte Gene, aktiviert aber auch die Fettsäuresynthese.

**A. Biosynthese von Cholesterol**

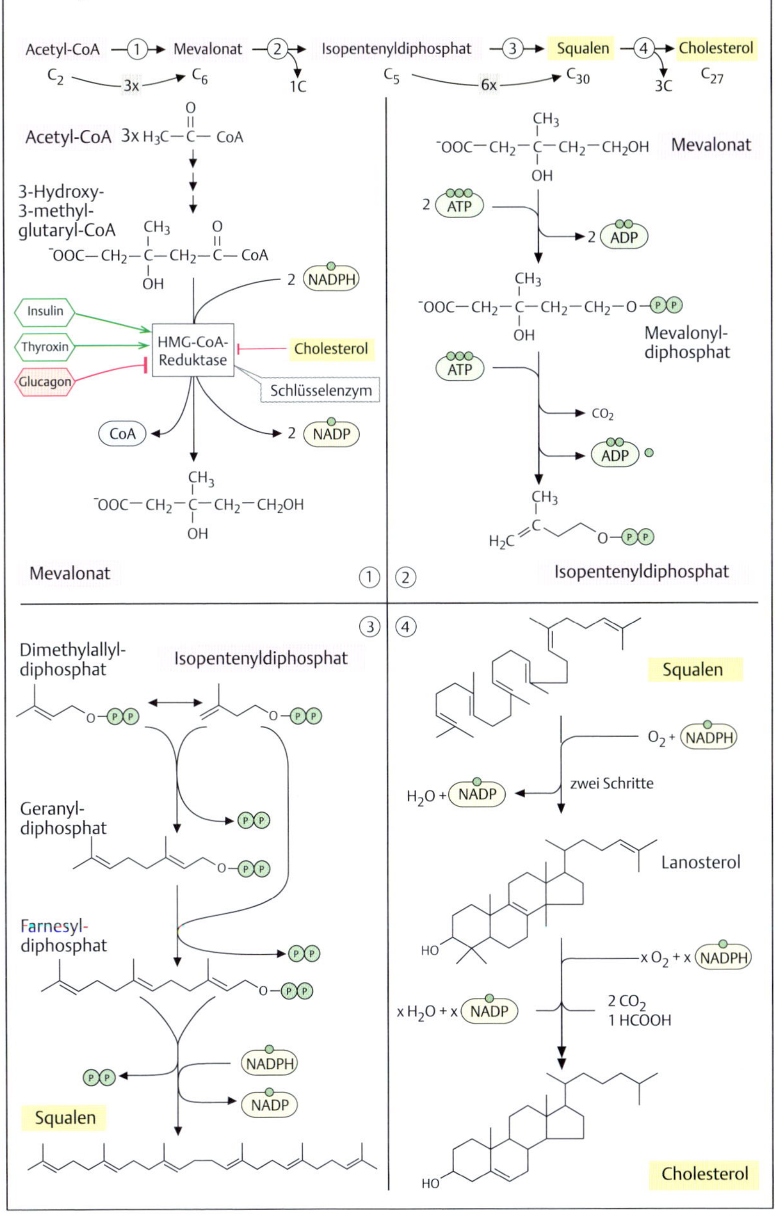


**Abb. 3.43** Biosynthese von Cholesterol

## Pathobiochemie

Defekte des Lipidstoffwechsels sind häufig. In vielen Fällen sind sie Begleiterscheinung anderer Erkrankungen, z. B. von *Adipositas* (S. 346), *Diabetes mellitus* (S. 446) oder *Dyslipidämien* (S. 312) und werden dort besprochen.

### A. Störungen des Lipidstoffwechsels (Beispiele)

Primäre Störungen gehen auf genetische Defekte im Lipidstoffwechsel zurück, sekundäre Störungen haben die eigentliche Ursache außerhalb des Lipidstoffwechsels. Die Tabelle gibt einige Beispiele.

**Leberverfettung**, ein Beispiel für eine sekundäre Störung, kann durch einen gesteigerten Alkohoholkonsum (S. 340) ausgelöst werden. Beim **Ethanolabbau** anfallendes NADH und Acetat hemmen die Gluconeogenese und den Fettsäureabbau. Gleichzeitig werden die Synthese von Ketonkörpern und Fettsäuren stimuliert. Die dabei vermehrt gebildeten Fette können nicht ausreichend ans Blut abgegeben werden, weil der Acetaldehyd die VLDL-Bildung stört.

**Morbus Gaucher** (S. 228) ist mit einer Inzidenz von etwa 1 : 40 000 in Mitteleuropa die häufigste angeborene **Lipidspeicherkrankheit**. Sie stellt ein Beispiel für lysosomale Speicherkrankheiten dar. Morbus Gaucher wird autosomal rezessiv vererbt. Die Krankheit geht auf einen Mangel an funktionsfähiger **Glucocerebrosidase** in den Lysosomen von Makrophagen zurück. Das Enzym spaltet dort Glucocerebroside, die hauptsächlich aus Erythro- und Leukocyten stammen, in Glucose und Ceramid (S. 52). Der Enzymmangel in den Makrophagen besonders von Leber, Milz und Knochenmark führt dort zu einer Akkumulation der nicht abgebauten **Cerebroside** (S. 52). Die Makrophagen schwellen dann an und werden zu sog. **Gaucher-Zellen**. Es resultiert eine Vergrößerung und Funktionsstörung der betroffenen Organe. Durch Infusion von gentechnologisch erzeugter Glucocerebrosidase ist eine Therapie möglich. Neben Morbus Gaucher treten auch andere Erkrankungen des Sphingosinstoffwechsels (*Sphingolipidosen*) auf, die alle den Abbau von Sphingolipiden betreffen und zu Ablagerungen führen.

Das **Refsum-Syndrom** ist eine seltene Abbaustörung von Isoprenoiden, die sich durch verschiedene Formen von neurologischen Störungen auszeichnet. **Phytol** (S. 54), ein Bestandteil des Chlorophylls und anderer pflanzlicher Stoffe, wird in Tieren normalerweise zu **Phytansäure** oxidiert und diese als verzweigte Fettsäure durch **α-Oxidation** und anschließende β-Oxidation in den **Peroxisomen** abgebaut (S. 158). Gestört ist meist die *Phytanoyl-CoA-Hydroxylase*, das Enzym der α-Oxidation.

Das **Atemnotsyndrom** tritt bei Neugeborenen auf, die nicht genügend **Surfactant** in ihren Lungen bilden. Diese Flüssigkeit ist eine Mischung verschiedener oberflächenaktiver Substanzen, vor allem des Phospholipids **Lecithin** (S. 50). Sie sorgt entscheidend für eine Entfaltung und Formerhaltung der Alveolen der Lunge, damit diese ihre Arbeit aufnehmen kann.

Der **Transport von Fettsäuren in die Mitochondrien** (S. 154) kann an verschiedenen Stellen beeinträchtigt werden. Betroffen sein können **Carnitin** (S. 156), die beiden *Carnitin-Palmitoyl-Transferasen* oder die *Acylcarnitin-Translokase*. Die Defekte treten in erster Linie in der Muskulatur auf und führen zu Muskelschwäche, Myoglobinurie und Fettablagerungen.

Der **MCAD-Defekt** ist ein Beispiel für eine erbliche Störung eines Enzyms im Fettsäureabbau. Bei dieser Krankheit ist die *Acyl-CoA-Dehydrogenase* (S. 156) für mittelkettige Fettsäuren funktionsunfähig. Fettsäuren mit etwa 6–12 C-Atomen häufen sich dann in den Mitochondrien an und stören den Stoffwechsel, besonders den Citratzyklus.

### B. Hypercholesterolämie

Liegt der Cholesterolspiegel über 200 mg · $dL^{-1}$ bzw. 5,2 mmol · $L^{-1}$, so gilt er als erhöht (Hypercholesterolämie; → verstärktes Risiko von kardiovaskulären Erkrankungen). Damit der Spiegel konstant bleibt, werden die Bildung und der Verbrauch von Cholesterol sorgfältig abgeglichen. Es kann über den Transkriptionsfaktor **SREP-2** (sterol regulatory element binding protein) die Enzyme seiner Biosynthese kontrollieren. Das wichtigste Enzym ist dabei die HMG-CoA-Reduktase (S. 166).

Um den Blutspiegel von Cholesterol zu senken, wurde mit den **Statinen** eine Gruppe von Pharmaka entwickelt. Sie greifen in die Biosynthese des Cholesterols ein und hemmen die HMG-CoA-Reduktase, das geschwindigkeitsbestimmende Enzym des Biosynthesewegs. Die Formel des gezeigten Statins **Pravastatin** macht deutlich, dass der Hemmstoff dem Substrat der Reaktion sehr ähnlich ist. Die Statine binden an die HMG-CoA-Reduktase im aktiven Zentrum und hemmen kompetitiv die Bildung von Mevalonat. Solche Statine werden in großem Umfang eingesetzt, um das Risiko für einen Herzinfarkt zu senken.

## A. Störungen des Lipidstoffwechsels (Beispiele)

| Defekte | Ursache | Resultat |
|---|---|---|
| Leberverfettung | Übermäßiger Ethanolkonsum | Hemmung des Fettsäureabbaus durch Mangel an $NAD^+$ und Anhäufung von NADH |
| Morbus Gaucher | Glucocerebrosidase in Makrophagen fehlt oder ist funktionsunfähig | Glucocerebroside reichern sich in Makrophagen an |
| Refsum-Syndrom | Unfähigkeit, Phytol und seine Derivate abzubauen. Defekt der Phytanoyl-CoA-Hydroxylase (erster Schritt der α-Oxidation) | verschiedene Neuropathien |
| Atemnot-Syndrom | Unfähigkeit, Lungen-Surfactant zu bilden | Der Mangel an Surfactant (u.a. von Lecithin) führt zu schwerer Atemnot, besonders bei Neugeborenen. |
| Defekt im Transport von Fettsäuren in die Mitochondrien | Defekt des Carnitin-Transportsystems, der Carnitin-Palmitoyl-Transferase I oder II (CPTI oder II) oder der Acylcarnitin-Translocase | Hypoglycämie, Hypoketose, Fettablagerungen, Kardiomyopathie |
| MCAD-Defekt (medium-chain acyl-CoA-dehydrogenase deficiency) | Einschränkung der Oxidation mittelkettiger Fettsäuren mit etwa 6–12 C-Atomen | Hypoglykämie wegen eingeschränkter Energieproduktion aus Fettsäuren, Lethargie und Koma |

## B. Hypercholesterolämie

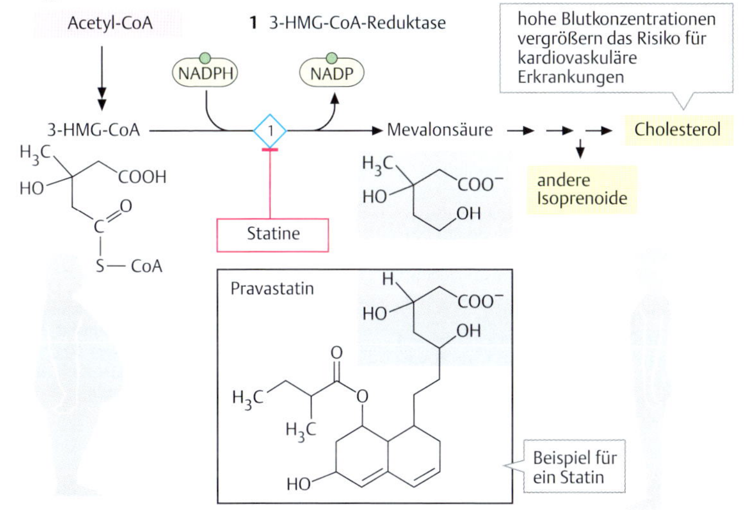


Abb. 3.44 Lipidstoffwechsel: Pathobiochemie

## Übersicht

Proteine bilden mengenmäßig die wichtigste Gruppe der körpereigenen Makromoleküle. Ein 70 kg schwerer Mensch enthält etwa 10 kg Protein, den größten Teil davon in der Muskulatur. Im Vergleich dazu ist der Anteil der anderen stickstoffhaltigen Verbindungen gering.

Der Stoffwechsel der Proteine umfasst zwei große Bereiche: 1. den Auf- und Abbau der *Proteine* selbst und 2. die Synthese und den Abbau ihrer Bausteine, der *proteinogenen Aminosäuren* (S. 60). Die Biosynthese der Proteine (S. 220) durch Translation (S. 260) am Ribosom und ihre nachfolgende Reifung im ER sind komplexe Prozesse, die im Rahmen der Molekular- und Zellbiologie behandelt werden. Dagegen sind Biosynthese und Abbau der Aminosäuren Teilbereiche des normalen Intermediärstoffwechsels, die eng mit dem Citratzyklus verknüpft sind.

### A. Aminosäurestoffwechsel: Übersicht

Trotz der großen Zahl der biochemisch wichtigen Aminosäuren zeigen die katabolen und anabolen Stoffwechselwege der Aminosäuren eine Reihe von Gemeinsamkeiten, die auf den Folgeseiten besprochen werden. Dabei konzentrieren wir uns auf die sogenannten *nicht essenziellen Aminosäuren*, d. h. Aminosäuren, die der Mensch selbst aufbauen kann. Eine weitere wichtige Unterscheidung ist die zwischen *glucogenen* und *ketogenen* Aminosäuren. Glucogene Aminosäuren (im Schema grün hervorgehoben) können als Vorstufe der Gluconeogenese dienen, während ketogene Aminosäuren (orange) Ketonkörper bzw. Acetyl-CoA liefern, die nicht in Glucose umgebaut werden können.

► **Stoffwechselwege:**

- Man schätzt, dass der Mensch täglich 300–400 g Protein zu Aminosäuren abbaut (**Proteolyse, 1**). Andererseits wird etwa die gleiche Menge an Aminosäuren wieder in Proteine eingebaut (**Proteinbiosynthese, 2**). Der hohe Proteinumsatz im Organismus rührt daher, dass viele Proteine mit Halbwertszeiten von 2–8 Tagen relativ *kurzlebig* sind. Besonders kurzlebig sind *Schlüsselenzyme* des Intermediärstoffwechsels, die z. T. nach wenigen Stunden wieder abgebaut und durch neue Moleküle ersetzt werden. Dieser ständige Auf- und Abbau bietet den Zellen die Möglichkeit, die Mengen und damit die Aktivitäten wichtiger Enzyme rasch dem Bedarf anzupassen. Dagegen sind Strukturproteine wie die Histone oder das Hämoglobin besonders langlebig. Die *intrazelluläre Proteolyse* geschieht zum Teil in Lysosomen (S. 228). Außerdem gibt es im Cytoplasma sog. Proteasomen (S. 172), die fehlgefaltete oder überalterte Proteine abbauen.
- Der Abbau der meisten Aminosäuren beginnt mit einer **Transaminierung** (**3**). Dabei wird die α-Aminogruppe der Aminosäure auf *2-Oxoglutarat* übertragen, das dadurch in *Glutamat* übergeht, während aus der Aminosäure eine andere 2-Oxosäure entsteht, die weiter abgebaut wird. Umgekehrt besteht der letzte Schritt in den Biosynthesewegen vieler Aminosäuren in einer Transaminierung. In diesem Fall wird eine Aminogruppe von Glutamat auf die entsprechende 2-Oxosäure übertragen.
- Zur Freisetzung von Ammoniumionen ($NH_4^+$) aus Glutamat und zur Regenerierung von 2-Oxoglutarat dient die **oxidative Desaminierung** (**4**). Dieser Schritt findet vorwiegend in der Leber statt und bildet eine wichtige Eingangsreaktion für den Harnstoffzyklus (S. 182).
- Neben der oxidativen Desaminierung gibt es **andere Desaminierungen** (**5**). Auch sie liefern $NH_4^+$ und eine 2-Oxosäure, z. B. Pyruvat.
- Der weitere Abbau der durch Transaminierung oder Desaminierung freigesetzen 2-Oxosäuren beginnt häufig mit einer **oxidativen Decarboxylierung** (**6**). Dabei wird $CO_2$ abgespalten und der verbleibende Acylrest auf Coenzym A übertragen, außerdem entsteht NADH. Die so gebildeten Acyl-CoA-Derivate werden auf verschiedenen Wegen zu Endprodukten abgebaut, die Zwischenprodukte des Citratzyklus sind oder in diesen einfließen können.
- Ammoniak ($NH_3$) und die mit ihm im Gleichgewicht stehenden Ammoniumionen ($NH_4^+$) sind neurotoxisch und müssen daher vor der Ausscheidung in weniger schädliche Produkte umgewandelt werden. Dies geschieht im **Harnstoffzyklus** (**7**), einem Stoffwechselweg der Leber. Er wandelt Hydrogencarbonat ($HCO_3^-$) und zwei $NH_4^+$-Ionen unter Energieverbrauch in Harnstoff um, der über den Urin ausgeschieden wird.

## A. Aminosäurestoffwechsel: Übersicht

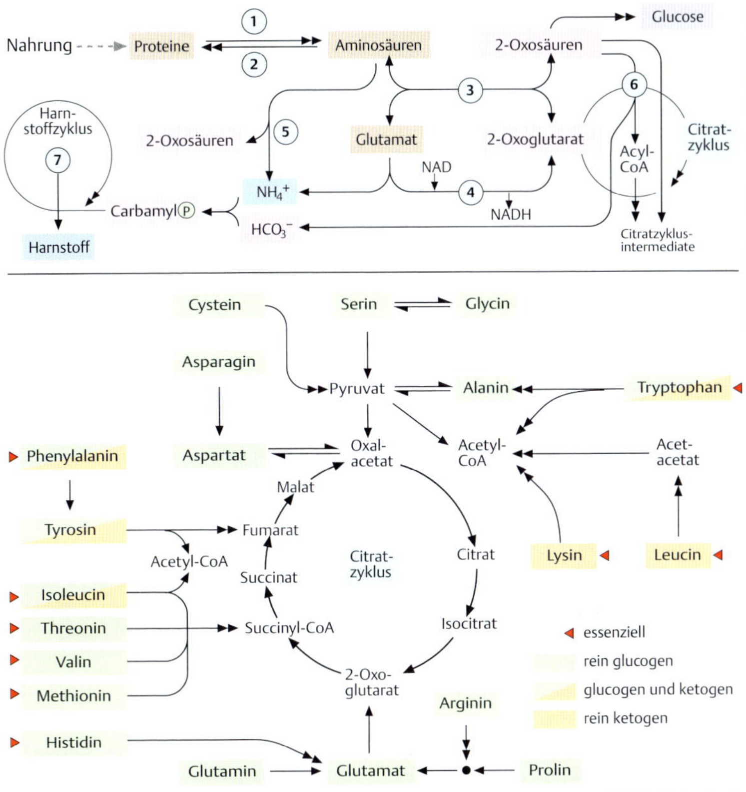


| Nr. | Name | Edukte → Produkte | katalysiert durch | Bemerkungen |
|---|---|---|---|---|
| 1 | Proteolyse | Protein → Aminosäuren | Proteinasen Peptidasen | intrazellulär und extrazellulär |
| 2 | Proteinbiosynthese (Translation) | Aminosäuren → Protein | Aminoacyl-tRNA-Synthetasen, Ribosom | – |
| 3 | Transaminierung | AS(1) + OS(2) → OS(1) + AS(2) | viele Aminotransferasen | an Abbau und Biosynthese beteiligt |
| 4 | oxidative Desaminierung | Glu + $NAD^+$ → 2-OG + NADH + $NH_4^+$ | Glutamat-Dehydrogenase | ATP⊥, GTP⊥ ADP↑, Leucin↑ |
| 5 | andere Desaminierungen | AS + $H_2O$ → OS + $NH_4^+$ AS(1) + $H_2O$ → AS(2) + $NH_4^+$ | Desaminasen | eliminierend (Ser, Thr) hydrolytisch (Gln, Asn) |
| 6 | oxidative Decarboxylierung | 2-OS + $NAD^+$ + CoA → Ac-CoA + NADH + $HCO_3^-$ | Ketosäure-Dehydrogenasen | im Abbau von Ala, Thr, Met, Val, Leu, Ile, Asp, Glu, Lys |
| 7 | Harnstoffzyklus (Leber) | $HCO_3^-$ + $NH_4^+$ + Aspartat → Harnstoff + Fumarat | mehrere Enzyme | Arg↑, *N*-Acetyl-Glu↑ COR↑, Glucagon↑ |

AS: Aminosäure, COR: Cortisol, 2-OG: 2-Oxoglutarat, OS: 2-Oxosäure

**Abb. 3.45** Proteinstoffwechsel: Übersicht

## Proteolyse

Enzyme, die die Hydrolyse von Peptidbindungen katalysieren (*Proteinasen* und *Peptidasen*), gibt es nicht nur im Lumen des Magen-Darm-Trakts (S. 280), sondern auch auf der Oberfläche von Zellen und im Zellinneren. Neben dem Abbau von Proteinen und Peptiden erfüllen sie weitere, spezialisierte Aufgaben, z. B. bei der Stoffwechselregulation (S. 110), bei der Blutgerinnung (S. 306), bei der Apoptose (S. 464) oder im Rahmen des Komplementsystems (S. 318).

### A. Proteolytische Enzyme

Nach ihrem Angriffspunkt im Substratmolekül unterteilt man die proteolytischen Enzyme in **Endopeptidasen** und **Exopeptidasen**. Die Endopeptidasen oder *Proteinasen* spalten Peptidbindungen *im Inneren* von Peptidketten. Sie „erkennen" und binden kurze Aminosäuresequenzen des Proteins und hydrolysieren dann mehr oder weniger spezifisch Bindungen zwischen bestimmten Aminosäureresten. Die **Proteinasen** werden nach ihren Reaktionsmechanismen klassifiziert. Bei den *Serin-Proteinasen* (s. **C**) ist z. B. ein Serin-Rest im Enzym für die Katalyse wichtig, bei den *Cystein-Proteinasen* ist es ein Cystein-Rest usw. Die Tabelle nennt Beispiele für jede Klasse.

*Exopeptidasen* greifen Peptide vom Ende her an. Peptidasen, die am *N*-Terminus (S. 66) ansetzen, nennt man **Aminopeptidasen**, während **Carboxypeptidasen** den *C*-Terminus erkennen. Die **Dipeptidasen** schließlich hydrolysieren nur Dipeptide.

### B. Proteasom

Die funktionellen Proteine einer Zelle müssen vor Proteinasen geschützt werden, um einen vorzeitigen Abbau zu verhindern. Ein Teil der intrazellulär wirksamen proteolytischen Enzyme ist deshalb in Lysosomen (S. 228) eingeschlossen. Die dort wirksamen Proteinasen werden auch als **Cathepsine** bezeichnet.

Ein zweites, sorgfältig reguliertes System zum Proteinabbau ist im Cytoplasma lokalisiert. Es besteht aus großen Proteinkomplexen (Masse $2 \cdot 10^6$ Da), den **Proteasomen**. Proteasomen enthalten einen fassartigen Kern, der aus 28 Untereinheiten besteht und einen Sedimentationskoeffizienten (S. 260) von 20S aufweist. Die proteolytische Aktivität (hier als Schere dargestellt) ist im Inneren des fassartigen 20S-Komplexes lokalisiert und damit abgeschirmt. Die Öffnungen des Fasses werden durch 19S-Partikel verschlossen, die den Zugang zum Kern kontrollieren.

Proteine, die zum Abbau im Proteasom vorgesehen sind (z. B. fehlgefaltete oder überalterte Moleküle), werden markiert, indem sie kovalent mit Ketten des kleinen Proteins **Ubiquitin** verknüpft werden. Das Ubiquitin wird zuvor durch Einführung reaktiver Thioester-Gruppen aktiviert. Mit Ubiquitin markierte („ubiquitinierte") Moleküle werden vom 19S-Partikel erkannt, unter ATP-Verbrauch entfaltet und dann ins Innere des Kerns geschoben, wo der Abbau stattfindet. Ubiquitin wird nicht abgebaut, sondern nach erneuter Aktivierung wiederverwendet.

### C. Serin-Proteinasen

Eine große Gruppe von Proteinasen enthält Serin im aktiven Zentrum. Zu den Serin-Proteinasen gehören z. B. die Verdauungsenzyme *Trypsin*, *Chymotrypsin* und *Elastase*, viele *Gerinnungsfaktoren*, sowie das fibrinolytische Enzym *Plasmin* und seine *Aktivatoren*.

Wie in Schutz vor Selbstverdau (S. 282) beschrieben, werden die Pankreas-Proteinasen als **Proenzyme** (Zymogene) sezerniert. Ihre Aktivierung beruht ebenfalls auf proteolytischen Spaltungen. Sie ist hier am **Trypsinogen**, der Vorstufe des Trypsins, im Einzelnen dargestellt (**1**). Die Aktivierung des Trypsinogens beginnt mit der Abspaltung eines *N*-terminalen Hexapeptids durch die *Enteropeptidase* („Enterokinase"), eine spezifische Serin-Proteinase, die in der Membran des Darm-Epithels lokalisiert ist. Das Spaltprodukt (β-Trypsin) ist bereits katalytisch aktiv und spaltet weitere Trypsinogen-Moleküle an den rot markierten Stellen (autokatalytische Spaltung). Auch die Vorstufen von Chymotrypsin, Elastase, Carboxypeptidase A u. a. werden durch Trypsin aktiviert.

Das aktive Zentrum des Trypsins ist in Abb. **2** dargestellt. Ein Serin-Rest des Enzyms (Ser-195) greift, unterstützt von einem Histidin- und einem Aspartat-Rest (His-57, Asp-102), die zu spaltende Bindung nucleophil an (roter Pfeil). Die Spaltstelle im Substrat-Peptid liegt auf der *C*-terminalen Seite eines Lysin-Restes, dessen Seitenkette während der Katalyse in einer speziellen „Bindungstasche" des Enzyms (links) fixiert wird.

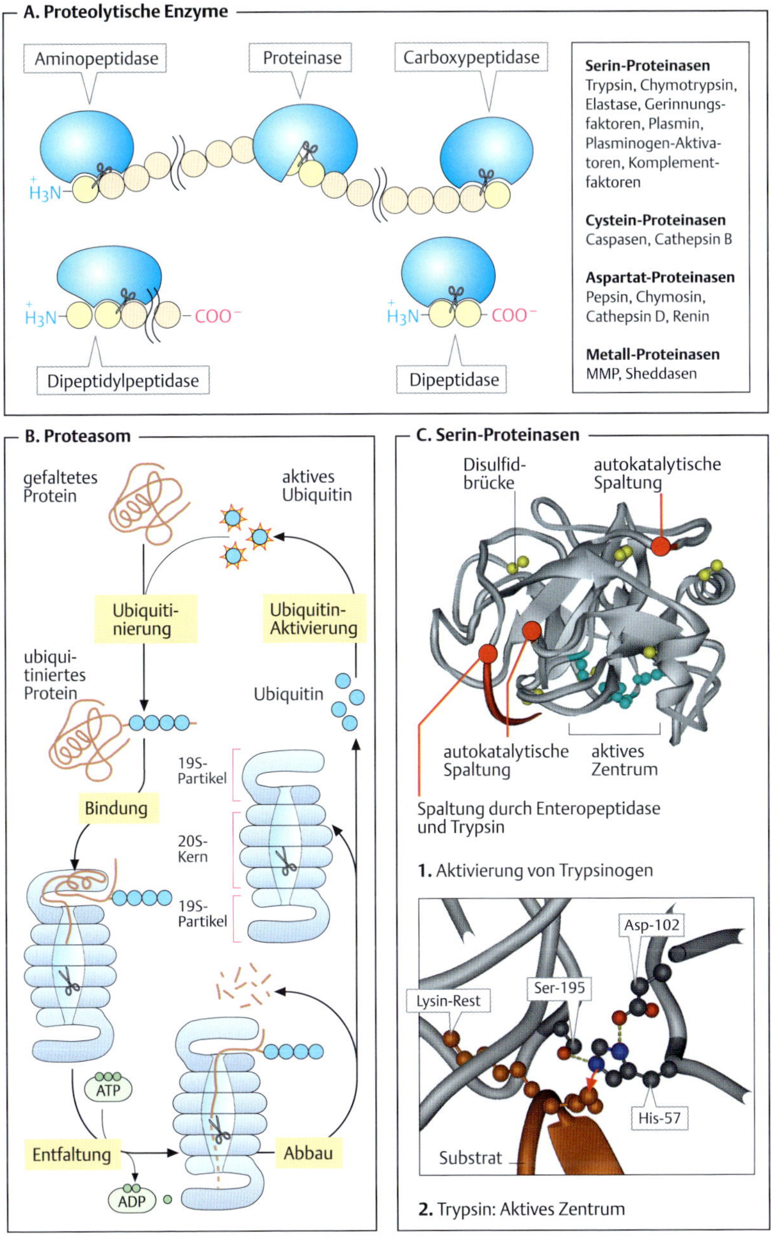


**Abb. 3.46** Proteolyse (C. Quelle PDB: 2TGA)

## Wege des Stickstoffs

### A. Stickstoffverbindungen

Die N-Atome in biologisch wichtigen Stickstoffverbindungen können Oxidationsstufen zwischen –3 (Ammoniak, $NH_3$) und +5 (Nitrat, $NO_3^-$) annehmen. Während Pflanzen und Mikroorganismen auch höher oxidierte Stickstoffverbindungen nutzen (**B**), treten im Stoffwechsel der Tiere mit Ausnahme von NO (S. 424) stickstoffhaltige Moleküle überwiegend auf der Oxidationsstufe des Ammoniaks auf.

Das gasförmige **Ammoniak** ($NH_3$), eine mäßig starke Base, steht im Gleichgewicht mit seiner konjugierten Säure, dem **Ammoniumion** ($NH_4^+$). Da der $pK_a$-Wert des Systems bei 9,2 liegt, dominiert beim physiologischen pH-Wert von 7,4 die Säure $NH_4^+$ mit fast 98 % (rechts). Deshalb sprechen wir in diesem Buch nur dann von $NH_3$, wenn wirklich die Base gemeint ist. Während das geladene Ammonium-Ion biologische Membranen nicht passieren kann, ist das neutrale $NH_3$ gut membrangängig. Dies ist bei der Ausscheidung von $NH_3/NH^{4+}$ von Bedeutung (S. 352).

### B. Stickstoffkreislauf in der Natur

In der Atmosphäre kommt elementarer Stickstoff ($N_2$) in unbegrenzten Mengen vor. Bevor er in den biologischen Stickstoffkreislauf eingehen kann, muss er allerdings zu $NH_3$ reduziert werden (**Stickstofffixierung**, **4**). Dazu sind nur wenige Arten von Bakterien und Blaualgen in der Lage (siehe **C**).

Die meisten Bakterien und Pflanzen können ihren Stickstoffbedarf durch **Ammonium-Assimilation** decken. Dabei wird $NH_4^+$ durch die *Glutamat-Dehydrogenase* (GDH, [**1**]) als α-Aminogruppe in Glutamat oder durch die *Glutamin-Synthetase* [**2**] in die Amidgruppe von Glutamin eingebaut. Glutamat spielt im Stoffwechsel der Aminosäuren eine zentrale Rolle, weil es bei Transaminierungen (S. 176) als universeller Donor für $NH_2$-Gruppen dient und auf diese Weise die Synthese anderer Aminosäuren ermöglicht.

Der Mensch kann seinen Stickstoffbedarf nicht durch $NH_4^+$-Assimilation decken, weil seine GDH andere Eigenschaften hat als die von Pflanzen und Mikroorganismen. Außerdem wird in der Mitochondrien-Matrix, wo die GDH lokalisiert ist, die $NH_4^+$-Konzentration durch die *Carbamylphosphat-Synthetase* [**5**] so niedrig gehalten, dass keine effektive Synthese von Glutamat möglich ist. Der Mensch ist deshalb völlig auf vorgefertigte Aminosäuren angewiesen, die er mit den Proteinen in seiner pflanzlichen und tierischen Nahrung aufnimmt.

Weitere Reaktionen im Stickstoffkreislauf, die $NH_4^+$ erzeugen oder verbrauchen, sind ebenfalls Mikroorganismen und Pflanzen vorbehalten. Die **Nitratreduktion** erzeugt $NH_4^+$ aus $NO_3^-$, während **nitrifizierende** Bakterien die umgekehrte Reaktion durchführen. Aus landwirtschaftlicher Sicht ist die **Denitrifizierung** unerwünscht, da sie wertvolles Nitrat in elementaren Stickstoff umwandelt.

Höhere Tiere benötigen spezielle Stoffwechselwege zur **Ausscheidung von Stickstoff**. *Ureotelische Organismen*, zu denen der Mensch gehört, bilden *Harnstoff* (S. 182) und scheiden ihn mit dem Urin aus. Da dies mit einem erheblichen Wasserverlust verbunden ist, wandeln *uricotelische Tiere* (z. B. Vögel und Reptilien) zur Wassereinsparung Glutamin in *Harnsäure* um, die in fester Form abgegeben wird.

### C. Symbiotische Stickstoff-Fixierung

Stickstoff fixierende Organismen leben frei im Boden oder in **Symbiose** mit Pflanzen. Von besonderer wirtschaftlicher Bedeutung ist die Symbiose zwischen Bakterien der Gattung *Rhizobium* und Hülsenfrüchtlern (*Fabales*) wie Klee, Bohnen oder Erbsen. Diese Pflanzen erreichen durch die Symbiose einen hohen Proteingehalt und sind deshalb ernährungsphysiologisch wertvoll.

In der Symbiose mit *Fabales* leben die Bakterien als sogenannte *Bakteroide* in **Wurzelknöllchen** innerhalb pflanzlicher Zellen. Die Pflanze versorgt die Bakteroide mit Nährstoffen, andererseits profitiert sie vom fixierten Stickstoff, den die Symbionten bereitstellen. Das $N_2$-fixierende Enzym der Bakterien ist die *Nitrogenase*. Sie besteht aus zwei Komponenten: Ein *Fe-Protein*, das als Redoxsystem einen $[Fe_4S_4]$-Cluster (S. 130) enthält, übernimmt Elektronen vom *Ferredoxin* und gibt sie an die zweite Komponente, das *FeMo-Protein*, weiter. Dieses molybdänhaltige Protein überträgt die Elektronen auf $N_2$ und erzeugt so über verschiedene Zwischenstufen Ammonium-Ionen ($NH_4^+$).

**A. Stickstoffverbindungen**

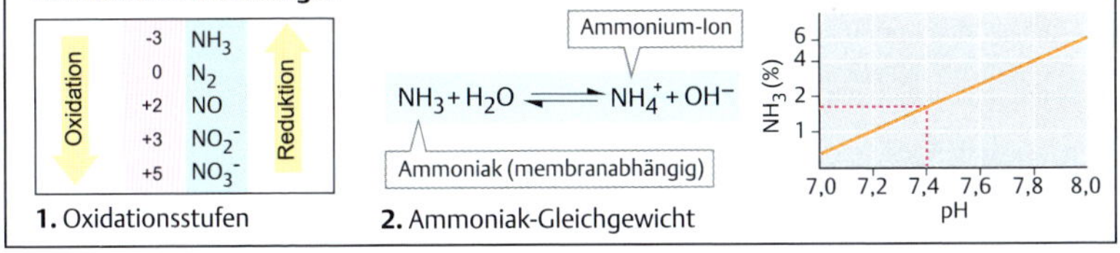


**B. Stickstoffkreislauf in der Natur**

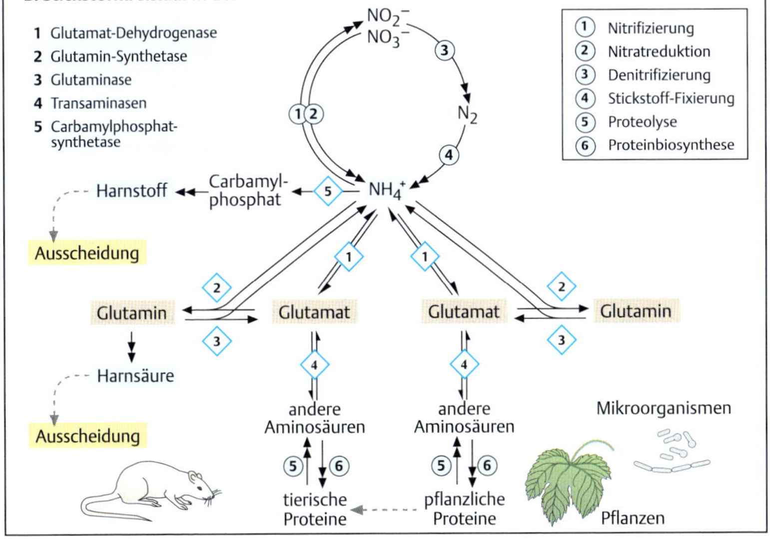


**C. Symbiotische Stickstoff-Fixierung**

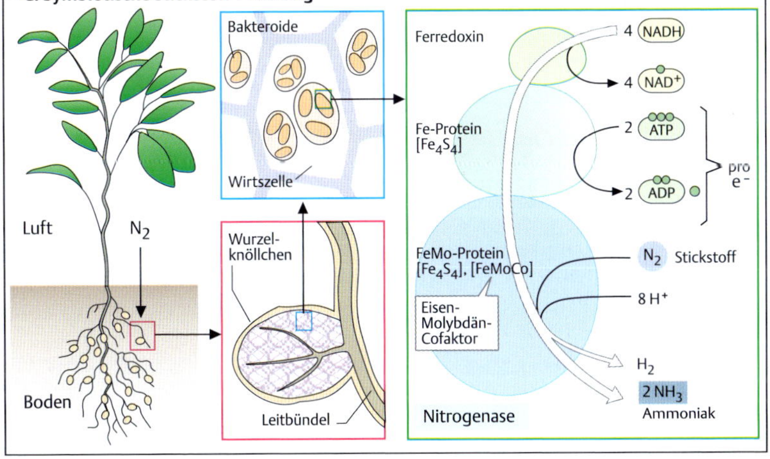


**Abb. 3.47** Wege des Stickstoffs

## Transaminierung und Desaminierung

Beim Abbau von Proteinen fällt Aminostickstoff an, der sich im Gegensatz zum Kohlenstoff nicht zur oxidativen Energiegewinnung eignet. Die Aminogruppen der meisten Aminosäuren werden deshalb, soweit sie nicht für Biosynthesen wiederverwendet werden, zunächst durch Transaminierung auf 2-Oxoglutarat übertragen. Aus dem auf diese Weise gebildeten Glutamat wird in einem zweiten Schritt durch Desaminierung $NH_4^+$ freigesetzt, welches schließlich in Harnstoff (S. 182) eingebaut und in dieser Form ausgeschieden wird.

### A. Transaminierung

Unter den $NH_2$-Übertragungsreaktionen sind **Transaminierungen** (**1**) besonders wichtig. Sie werden von *Aminotransferasen* („Transaminasen") katalysiert und kommen im katabolen wie im anabolen Aminosäurestoffwechsel vor. Bei Transaminierungen wird die Aminogruppe einer Aminosäure (Aminosäure 1) auf eine 2-Oxosäure (Oxosäure 2) übertragen. Aus der Aminosäure entsteht dabei eine 2-Oxosäure (**a**), aus der ursprünglichen Oxosäure eine Aminosäure (**b**). Die $NH_2$-Gruppe wird vorübergehend von enzymgebundenem Coenzym **Pyridoxalphosphat** (PLP) (S. 98) übernommen, das dadurch in *Pyridoxaminphosphat* übergeht.

Die Tabelle (**2**) nennt Beispiele für Aminotransferasen und die an der jeweiligen Reaktion beteiligten Substrate. Sie zeigt u. a. am Beispiel der GABA-Aminotransferase, dass durch Transaminierung auch Aldehyde in Amine oder Amine in Aldehyde umgewandelt werden können.

Die Funktion des Coenzyms bei der Transaminierung ist in Abb. **3** im Detail dargestellt. In Abwesenheit von Substraten ist die Aldehyd-Gruppe des Pyridoxalphosphats kovalent an einen Lysin-Rest der Transaminase gebunden (nicht gezeigt). Diese Art von Verbindung bezeichnet man als **Aldimin** oder „Schiff-Base". Während der Reaktion verdrängt Aminosäure 1 (AS1) den Lysin-Rest, und es bildet sich ein neues Aldimin. Durch Isomerisierung wird dann die Doppelbindung verschoben. Das so gebildete **Ketimin** wird schließlich hydrolysiert, und es entstehen die 2-Oxosäure und **Pyridoxaminphosphat**.

Im zweiten Teil der Reaktion laufen diese Schritte *in umgekehrter Richtung* ab: Pyridoxaminphosphat und die zweite 2-Oxosäure (OS2) bilden ein Ketimin, das zum Aldimin isomerisiert. Zuletzt wird die zweite Aminosäure (AS2) abgespalten und das Coenzym regeneriert.

### B. Desaminierung

Wird die $NH_2$-Gruppe einer Aminosäure als Ammoniak freigesetzt, spricht man von einer **Desaminierung**. Dafür gibt es mehrere verschiedene Mechanismen:

Bei der **hydrolytischen Desaminierung** wird die Amidgruppe in der Seitenkette von Glutamin durch eine *Glutaminase* [**2**] hydrolytisch gespalten, wobei Glutamat und ein Ammoniumion $NH_4^+$ entstehen. In einer analogen Reaktion zerlegen *Asparaginasen* Asparagin in Aspartat und $NH_4^+$.

Besonders wichtig ist die **oxidative Desaminierung**, die im menschlichen Stoffwechsel nur Glutamat betrifft. Bei dieser Reaktion wird die α-Amino-Gruppe der Aminosäure zunächst zur Imino-Gruppe *oxidiert*, wobei die Reduktionsäquivalente auf NAD oder NADP übertragen werden. Im zweiten Schritt wird dann die Imino-Gruppe hydrolytisch gespalten. Dabei entsteht wie bei der Transaminierung eine 2-Oxosäure. Die oxidative Desaminierung von Glutamat findet vor allem in der Leber statt, wo auf diese Weise, katalysiert durch die *Glutamat-Dehydrogenase* [**3**], aus Glutamat 2-Oxoglutarat und $NH_4^+$ gebildet werden.

Durch **eliminierende Desaminierung** werden *Serin* und *Threonin* zu Pyruvat bzw. 2-Oxobutyrat und $NH_4^+$ abgebaut. Bei dieser Reaktion wird – katalysiert durch die *Serin (Threonin)-Dehydratase* [**4**] – zunächst ein $H_2O$-Molekül aus der Seitenkette der Aminosäure eliminiert (daher „Dehydratase"). Dabei entsteht ein ungesättigtes Zwischenprodukt, das sich spontan in ein Ketimin umlagert. Dieses wird im zweiten Schritt unter $H_2O$-Aufnahme wie oben zu $NH_3$ und Pyruvat (bzw. 2-Oxobutyrat) hydrolysiert.

Auch *Histidin* wird im ersten Reaktionsschritt des Abbauwegs eliminierend desaminiert. Diese Reaktion folgt allerdings einem anderen Mechanismus als die Desaminierung von Serin und Threonin.

## A. Transaminierung

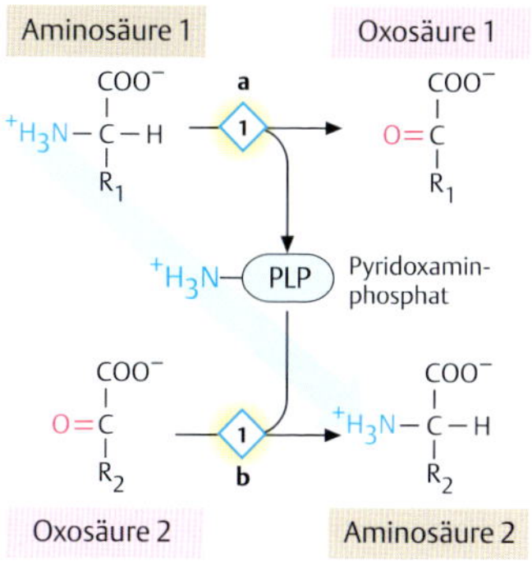


**1.** Prinzip der Transaminierung

| Enzym | Abkürzungen | Aminosäure 1<br>Oxosäure 2 | Oxosäure 1<br>Aminosäure 2 |
|---|---|---|---|
| Alanin-Amino-transferase | ALT<br>ALAT<br>GPT | Alanin<br>2-Oxoglutarat | Pyruvat<br>Glutamat |
| Aspartat-Amino-transferase | AST<br>ASAT<br>GOT | Aspartat<br>2-Oxoglutarat | Oxalacetat<br>Glutamat |
| Phenyl-alanin-Amino-transferase | | Phenylalanin<br>2-Oxoglutarat | Phenylpyruvat<br>Glutamat |
| GABA-Amino-transferase | | GABA<br>2-Oxoglutarat | Succinat-SA*<br>Glutamat |

* Succinat-4-semialdehyd

**2.** Wichtige Transaminasen

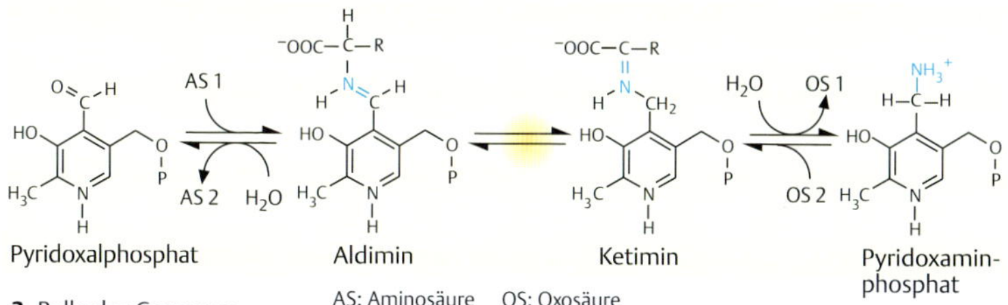


**3.** Rolle des Coenzyms

AS: Aminosäure OS: Oxosäure

## B. Desaminierung

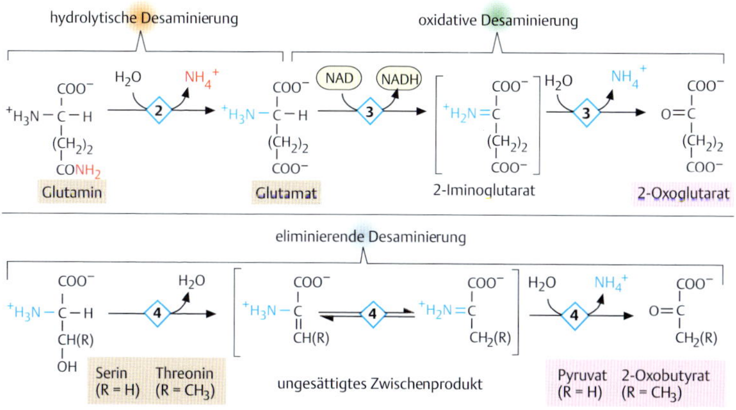


**1** Aminotransferase (Transaminase)
**2** Glutaminase
**3** Glutamat-Dehydrogenase
**4** Serin(Threonin)-Dehydratase

**Abb. 3.48** Transaminierung und Desaminierung

## Aminosäureabbau I

Trotz der großen Zahl der proteinogenen Aminosäuren ist die Zahl der Endprodukte, die bei ihrem Abbau entstehen, relativ gering. Zu diesen Produkten gehören vier Intermediate des Citratzyklus (*2-Oxoglutarat, Succinyl-CoA, Fumarat, Oxalacetat*) sowie *Pyruvat*. Hinzu kommen *Acetacetat* und *Acetyl-CoA* (S. 180).

### A. Glucogene und ketogene Aminosäuren

Da Oxalacetat den Ausgangspunkt der *Gluconeogenese* (S. 144) darstellt, bezeichnet man Aminosäuren, deren Abbau einen Citratzyklus-Metaboliten oder Pyruvat liefert, als **glucogene** (glucoplastische) **Aminosäuren**. Mit zwei Ausnahmen (Lysin und Leucin, s. u.) sind alle proteinogenen Aminosäuren glucogen. Mengenmäßig stellen glucogene Aminosäuren die wichtigsten Vorstufen der Gluconeogenese dar. Gleichzeitig wirken sie **anaplerotisch**, d. h. sie füllen den Citratzyklus auf, um die vom Zyklus ausgehenden anabolen Reaktionen zu speisen (S. 126).

Aminosäuren, die beim Abbau *Acetyl-CoA* oder *Acetacetat* liefern, heißen **ketogene** (ketoplastische) **Aminosäuren**. Die Abbauprodukte lassen sich im tierischen Stoffwechsel nicht in die Gluconeogenese einschleusen, weil es keine Möglichkeit gibt, sie in Oxalacetat oder andere Gluconeogenesevorstufen umzubauen (die C-Atome von Acetyl-CoA werden im Citratzyklus zu $CO_2$ oxidiert und stehen deshalb für die Gluconeogenese nicht mehr zur Verfügung). Ketogene Aminosäuren können aber zur Synthese von Ketonkörpern, Fettsäuren und Isoprenoiden (S. 154) herangezogen werden.

Einige Aminosäuren liefern *glucogene und ketogene* Abbauprodukte. Zu dieser Gruppe gehören Phenylalanin, Tyrosin, Tryptophan und Isoleucin. Nur *Leucin* und *Lysin* sind *rein* ketogen.

### B. Abbau der nicht essenziellen Aminosäuren

*Nicht essenzielle Aminosäuren* (S. 184) sind solche, die der menschliche Organismus selbst herstellen kann. Alle Aminosäuren dieser Gruppe werden beim Abbau in höchstens drei Reaktionsschritten durch Desaminierung und/oder Transaminierung (S. 176) in den Citratzyklus eingeschleust. *Glutamat* und *Aspartat* lassen sich durch Transaminierung direkt in Metabolite des Zyklus (2-Oxoglutarat bzw. Oxalacetat) umwandeln. Im Glutamat laufen die Abbauwege von *Glutamin*, *Arginin* und *Prolin* zusammen (siehe auch **C**), während *Cystein*, *Serin*, *Glycin* und *Alanin* über Pyruvat abgebaut werden.

### C. Stoffwechsel von Glutamat

Glutamat steht im Zentrum von Stoffwechselwegen, die dem Auf- und Abbau der Aminosäuren *Alanin*, *Aspartat*, *Prolin* und *Arginin* dient. Alanin und Aspartat sind mit Glutamat über Transaminierungsreaktionen unmittelbar verbunden. Die daran beteiligten Aminotransferasen (*Alanin-Transaminase* [**2**] und *Aspartat-Transaminase* [**3**]) haben wichtige Funktionen im Stickstoffstoffwechsel der Leber (S. 182), Isoenzyme der Aspartat-Transaminase sind außerdem am *Malat-Shuttle* (S. 128) beteiligt. Die Aktivitäten beider Transaminasen im Blut werden im Rahmen der sog. *Serum-Enzymdiagnostik* (S. 312) zur Diagnose verschiedener Erkrankungen herangezogen.

Abbau und Biosynthese von Prolin und Arginin verlaufen über das gleiche Zwischenprodukt – das zyklische *$\Delta^1$-Pyrrolincarboxylat*. Es wird durch eine NADH-abhängige Dehydrogenase [**4**] reduktiv aus Glutamat gebildet und steht mit seiner offenkettigen Form *γ-Glutamat-Semialdehyd* im chemischen Gleichgewicht. Eine weitere Reduktion des $\Delta^1$-Pyrrolincarboxylats [**5**] liefert eine proteinogene Aminosäure mit Ringstruktur, das **Prolin**. Die Semialdehydform dagegen lässt sich durch Transaminierung der Aldehyd-Gruppe [**6**] in das nicht proteinogene **Ornithin** umwandeln. Diese Reaktion zeigt, dass nicht nur 2-Oxosäuren, sondern auch Aldehyde transaminiert werden können. Ein weiteres Beispiel für diesen Reaktionstyp ist die Transaminierung von GABA zu Succinat-Semialdehyd im sog. „GABA-Shunt" (S. 380).

Da Ornithin ein Zwischenprodukt des Harnstoffzyklus (S. 182) ist, lässt es sich durch Reaktionen des Zyklus in **Arginin** umwandeln. Dies geschieht allerdings nicht in der Leber, sondern in der Niere (S. 352). Würde man dem Harnstoffzyklus der Leber größere Mengen von Arginin entziehen, kämen der Zyklus und damit die $NH_4^+$-Entgiftung zum Stillstand.

Der Abbau der genannten Aminosäuren verläuft über die gleichen Reaktionsschritte, die alle reversibel sind.

## A. Glucogene und ketogene Aminosäuren

| Aminosäure | Abbauprodukt(e ) |
|---|---|
| **Rein glucogen** | |
| Alanin | Pyruvat |
| Arginin | 2-Oxoglutarat |
| Asparagin | Oxalacetat |
| Aspartat | Oxalacetat |
| Cystein | Pyruvat |
| Glutamat | 2-Oxoglutarat |
| Glutamin | 2-Oxoglutarat |
| Glycin | Pyruvat |
| Histidin | 2-Oxoglutarat |
| Methionin | Pyruvat, Succinyl-CoA |
| Prolin | 2-Oxoglutarat |
| Serin | Pyruvat |
| Threonin | Succinyl-CoA |
| Valin | Succinyl-CoA |
| **Glucogen und ketogen** | |
| Isoleucin | Succinyl-CoA, Acetyl-CoA |
| Phenylalanin | Fumarat, Acetacetat |
| Tryptophan | Pyruvat, Acetyl-CoA |
| Tyrosin | Fumarat, Acetacetat |
| **Rein ketogen** | |
| Leucin | Acetacetat, Acetyl-CoA |
| Lysin | Acetyl-CoA |

rein glucogene Aminosäure
rein ketogene Aminosäure
glucogene und ketogene Aminosäure

## B. Abbau der nicht essenziellen Aminosäuren

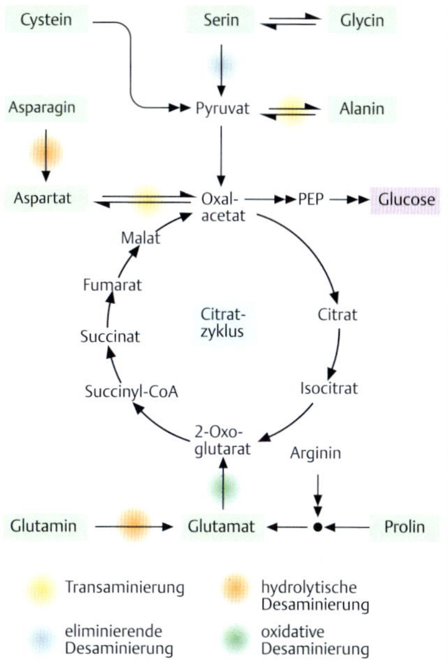


## C. Stoffwechsel von Glutamat

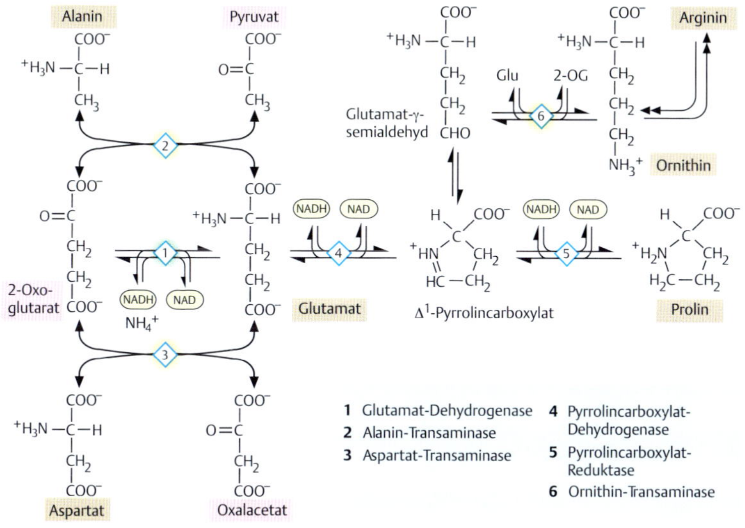


**Abb. 3.49** Aminosäureabbau I

## Aminosäureabbau II

*Essenzielle Aminosäuren* (S. 184) können vom menschlichen Stoffwechsel nicht selbst synthetisiert werden. Da ihr Abbau erheblich komplizierter ist als der der nicht essenziellen Aminosäuren, sind ihre Abbauwege hier nur schematisch dargestellt. Glucogene Aminosäuren sind grün hinterlegt. Rein ketogene Aminosäuren sind durch orange Hinterlegung gekennzeichnet, während Aminosäuren mit glucogener *und* ketogener Wirkung mit beiden Farben markiert sind. Die Endprodukte des Abbaus glucogener Aminosäuren sind in grüner Schrift wiedergegeben, die Produkte der ketogenen in Rot.

### A. Abbau der essenziellen Aminosäuren

Die Abbauwege der meisten essenziellen Aminosäuren beginnen mit einer *Transaminierung*, bei der die Aminogruppe unter Bildung von Glutamat auf 2-Oxoglutarat übertragen wird (links). Die so gebildeten 2-Oxosäuren (OS1-OS5) werden durch *oxidative Decarboxylierung* unter Abspaltung von $CO_2$ in CoA-Derivate überführt, die dann auf unterschiedlichen Wegen weiter abgebaut werden. Das Prinzip der oxidativen Decarboxylierung wird am Beispiel der Pyruvat-Dehydrogenase (PDH) besprochen (S. 122). Die am Aminosäureabbau beteiligten *Oxosäure-Dehydrogenasen* arbeiten ähnlich wie die PDH. So gibt es einen *„Verzweigtketten-Dehydrogenase-Komplex“* welcher die Umsetzung der aus Valin und Isoleucin gebildeten 2-Oxosäuren katalysiert.

*Threonin* wird durch eliminierende Desaminierung (S. 176) in 2-Oxobutyrat (OS6) überführt. Dieser Metabolit entsteht auch beim Abbau von *Methionin* nach Demethylierung der Thioethergruppe und Übertragung der Thiolgruppe auf Serin unter Bildung von Cystein. Der weitere Abbau von 2-Oxobutyrat zu Succinyl-CoA ist in **B** ausführlich dargestellt.

Für *Tryptophan* und *Histidin* existieren besondere Abbauwege. Der aliphatische Teil des Tryptophanmoleküls wird als Alanin abgespalten, während der Abbau des Indolrings Acetyl-CoA liefert. Histidin wird zunächst eliminierend desaminiert und dann in mehreren Schritten zu Glutamat abgebaut.

Die rein ketogenen Aminosäuren *Lysin* und *Leucin* liefern beim Abbau ausschließlich Acetacetat und/oder Acetyl-CoA. Im rechten Teil der Abbildung markieren rote Pfeile diejenigen Schritte, die an der Oxidation von Acetacetat bzw. Acetyl-CoA zu $CO_2$ beteiligt sind. Der Abbau von Acetacetat zu Acetyl-CoA ist im Abschnitt über den Ketonkörperabbau (S. 388) dargestellt.

### B. Abbau zu Succinyl-CoA

Die Abbauwege von Threonin, Methionin, Isoleucin und Valin münden in eine Reaktionsfolge, die 2-Oxobutyrat in Succinyl-CoA umwandelt. Auch der Abbau der Nucleobase Thymin (S. 190) endet hier (nicht gezeigt). Aus 2-Oxobutyrat entsteht zunächst durch *oxidative Decarboxylierung* [**1**] Propionyl-CoA, das im nächsten Schritt [**2**] zu Methylmalonyl-CoA carboxyliert wird. Die abschließende Umlagerung zu Succinyl-CoA wird durch die *Methylmalonyl-CoA-Mutase* [**3**] katalysiert. Dieser Schritt ist – abgesehen von der Remethylierung von Homocystein zu Methionin (S. 194) – die einzige Reaktion im tierischen Stoffwechsel, die das von Vitamin $B_{12}$ abgeleitete *Cobalamin* (S. 100) als Coenzym benötigt.

### C. Tyrosinstoffwechsel

Die Aminosäure Tyrosin ist im tierischen Stoffwechsel nicht nur Proteinbaustein, sondern auch Vorstufe mehrerer Hormone und Grundbaustein des braunen Pigments *Melanin*. Tyrosin gehört zu den bedingt essenziellen Aminosäuren (S. 184), da es durch Hydroxylierung aus dem essenziellen Phenylalanin gebildet werden kann. Die *Phenylalanin-Hydroxylase* [**4**] und die *Tyrosin-Hydroxylase* [6] zählen zu den wenigen Enzymen, die *Tetrahydrobiopterin* (THB) als Coenzym nutzen. Angeborene Defekte der Phenylalanin-Hydroxylase führen zum Krankheitsbild der *Phenylketonurie* (S. 186).

Eine zweite Hydroxylierung des aromatischen Rings im Tyrosin ergibt L-**D**ihydr**o**xy**p**henyl**a**lanin (L-Dopa). Weitere Reaktionen führen zu den *Catecholaminen* (S. 450), einer Gruppe von Signalstoffen zu denen auch *Adrenalin* gehört. Bei der Oxidation von Tyrosin durch die *Tyrosinase* [**5**] ist L-Dopa nur Zwischenprodukt, das vom gleichen Enzym sofort weiter zum o-Dichinon *Dopachrom* oxidiert wird. Dopachrom polymerisiert dann, unterstützt durch weitere Enzyme, zum braunen Pigment *Melanin*, das in Haut, Haaren und in der Iris des Auges abgelagert wird, wo es als Lichtschutz und als Antioxidanz dient.

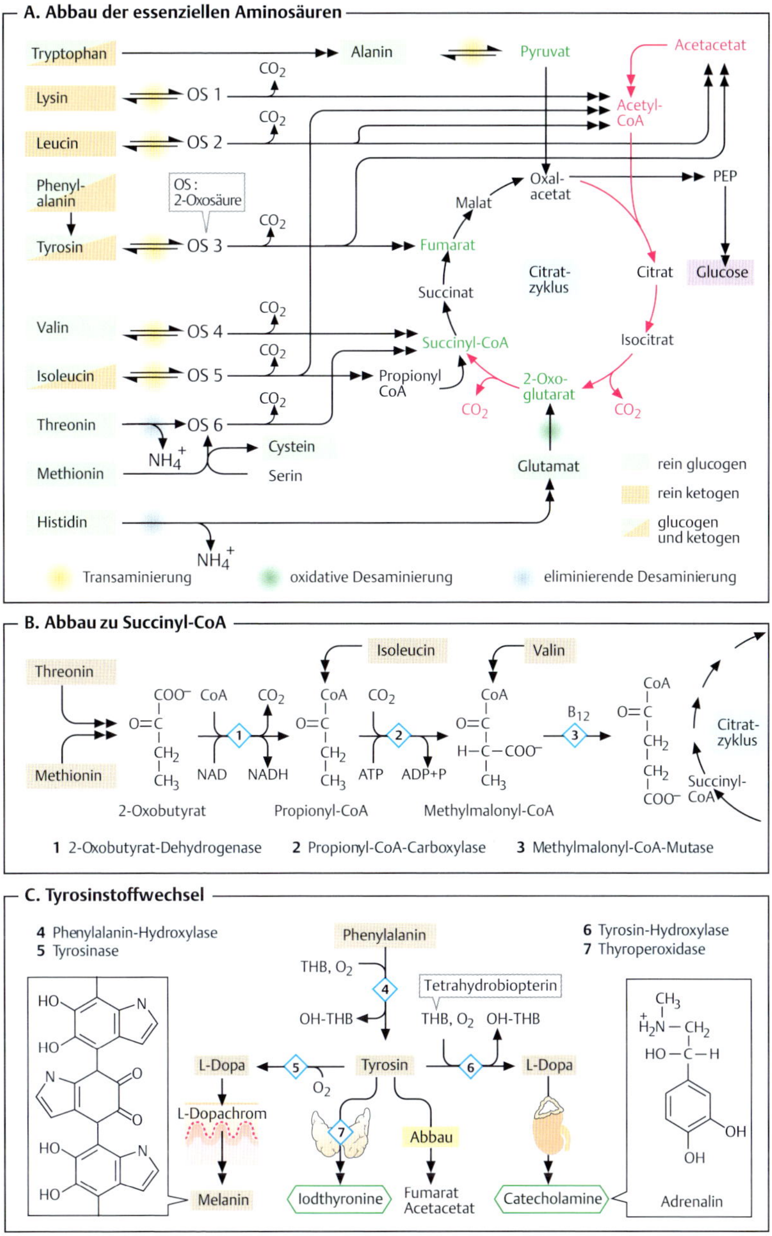


Abb. 3.50 Aminosäureabbau II

## Harnstoffzyklus

Ammoniumionen ($NH_4^+$) sind toxisch und schädigen vor allem das Gehirn. Deshalb wird ihre Konzentration im Blut normalerweise unter 40 µmol · $L^{-1}$ gehalten. Dies wird dadurch erreicht, dass $NH_4^+$ im Blutplasma nicht frei, sondern als Aminostickstoff von Aminosäuren transportiert wird (S. 388). In der Leber wird aus diesen Aminosäuren wieder $NH_4^+$ freigesetzt (**A**) und dieses in den nicht giftigen Harnstoff eingebaut (**B**).

### A. Aminosäurestoffwechsel der Leber

Außer der Harnstoffsynthese selbst (**B**), findet auch die Bildung ihrer Vorstufen ($NH_4^+$ und Aspartat, s. u.) in der Leber statt. Der in den Geweben anfallende Aminostickstoff wird im Blut vor allem in Form von **Glutamin** (Gln) und **Alanin** (Ala) zur Leber transportiert. Dort wird Gln durch die *Glutaminase* [**3**] hydrolytisch zu **Glutamat** (Glu) und $NH_3$ desaminiert. Die Aminogruppe des Alanins wird durch die *Alanin-Aminotransferase* [**1**] auf **2-Oxoglutarat** (2-OG) übertragen. Bei dieser Transaminierung entsteht ebenfalls Glutamat. Aus Glutamat wird schließlich durch oxidative Desaminierung $NH_3$ freigesetzt. Diese Reaktion wird durch die *Glutamat-Dehydrogenase* [**4**] katalysiert, ein für die Leber typisches Enzym. Auch **Aspartat** (Asp), der zweite Aminogruppendonor im Harnstoffzyklus, entsteht aus Glutamat. Die dafür verantwortliche *Aspartat-Aminotransferase* [**2**] kommt wie auch die *Alanin-Aminotransferase* [**1**] in hoher Aktivität in der Leber vor.

### B. Harnstoffzyklus

Im Gegensatz zu Ammoniak ist Harnstoff, das Diamid der Kohlensäure, nicht basisch und ungiftig. Der Grund für die fehlende Basizität ist der mesomere Charakter des Moleküls. Die freien Elektronenpaare der beiden Stickstoff-Atome sind über die ganze Struktur *delokalisiert* und deshalb nicht mehr in der Lage, Protonen zu binden. Als kleines, ungeladenes Molekül kann Harnstoff biologische Membranen passieren. Außerdem lässt er sich leicht mit dem Blut transportieren und im Urin ausscheiden.

Harnstoff entsteht *hauptsächlich in der Leber und in geringerem Umfang auch in der Niere* in einer zyklischen Reaktionsfolge (dem **Harnstoffzyklus**). Der Zyklus beginnt in den Mitochondrien und wird im Cytoplasma fortgesetzt. Die beiden Stickstoff-Atome des Harnstoffs stammen aus $NH_4^+$ und **Aspartat**, die Ketogruppe wird vom **Hydrogencarbonat** ($HCO_3^-$) geliefert bzw. vom $CO_2$, das mit $HCO_3^-$ im Gleichgewicht steht.

[1] Im ersten Reaktionsschritt wird im Mitochondrium aus Hydrogencarbonat ($HCO_3^-$) und $NH_4^+$ unter Verbrauch von 2 ATP das **Carbamylphosphat** gebildet. In dieser Verbindung steht der Carbamylrest (-O-CO-$NH_2$) auf hohem chemischem Potenzial. In Lebermitochondrien macht die *Carbamylphosphat-Synthetase 1* [**1**] etwa 20 % der Matrixproteine aus.

[2] Im folgenden Schritt wird der Carbamyl-Rest auf **Ornithin** übertragen, eine nicht proteinogene Aminosäure die dadurch in das ebenfalls nicht proteinogene **Citrullin** übergeht. Dieses gelangt über einen Transporter (ORNT1) im Austausch gegen Ornithin ins Cytoplasma.

[3] Die zweite $NH_2$-Gruppe des späteren Harnstoff-Moleküls wird von **Aspartat** geliefert, das mit Citrullin zu **Argininosuccinat** kondensiert. Für diese endergone Reaktion wird ATP zu AMP und Diphosphat ($PP_i$) gespalten wird. Um das Gleichgewicht der Reaktion zur Seite des Produkts zu verschieben, wird Diphosphat durch Hydrolyse aus dem Gleichgewicht entfernt.

[4] Die Abspaltung von Fumarat aus Argininosuccinat führt zur proteinogenen Aminosäure **Arginin**, die im tierischen Stoffwechsel auf diesem Wege synthetisiert wird.

[5] Im letzten Schritt wird aus der Guanidinogruppe des Arginins durch Hydrolyse Isoharnstoff freigesetzt (nicht gezeigt), der sich sofort in **Harnstoff** umlagert. Außerdem wird Ornithin regeneriert, das über ORNT1 in die Mitochondrien zurückkehrt (**1**) und dort dem Zyklus erneut zur Verfügung steht.

Das in Schritt [**4**] entstandene **Fumarat** könnte zwar über cytoplasmatische Enzyme wieder in Aspartat umgewandelt werden (Reaktionsfolge Fumarat → Malat → Oxalacetat → Aspartat), neuere Erkenntnisse zeigen jedoch, dass es vorwiegend zur *Gluconeogenese* genutzt wird.

Die Geschwindigkeit der Harnstoffbildung wird fast ausschließlich über Reaktion [**1**] gesteuert, indem ***N*-Acetyl-Glutamat** als allosterischer Effektor die *Carbamylphosphat-Synthetase II* aktiviert. Die Konzentration von Acetyl-Glutamat wiederum hängt vom Arginin- und ATP-Spiegel und von weiteren Faktoren ab.

**A. Aminosäurestoffwechsel der Leber**

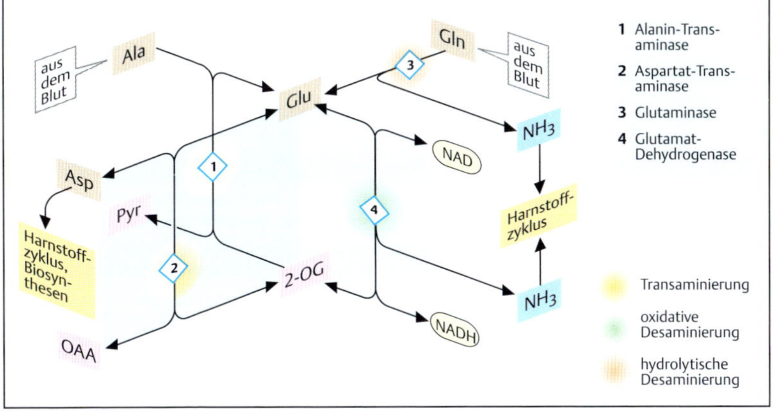


**B. Harnstoffzyklus**

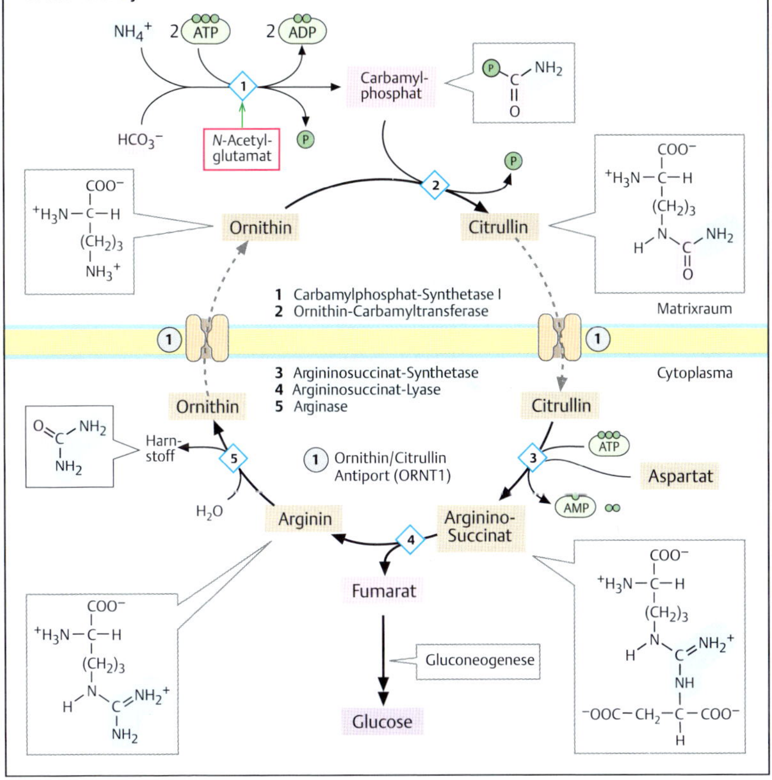


**Abb. 3.51** Harnstoffzyklus

## Biosynthese von Aminosäuren

### A. Synthese der nicht essenziellen Aminosäuren

Alle Aminosäuren, die durch Transaminierung aus 2-Oxosäuren des Intermediärstoffwechsels entstehen, sowie deren Amide können vom Menschen selbst gebildet werden. Dies sind die Mitglieder der **Glutamat-Familie** (Glu, Gln, Pro, Arg, abgeleitet von 2-Oxoglutarat), der **Aspartat-Familie** (darunter allerdings nur Asp und Asn, abgeleitet von Oxalacetat) und **Alanin** (abgeleitet von Pyruvat). Auch die Aminosäuren der **Serin-Familie** (Ser, Gly, Cys) können vom Menschen selbst synthetisiert werden.

Ein Vergleich des Schemas mit dem Abbau der nicht essenziellen Aminosäuren (S. 179) zeigt, dass viele nicht essenzielle Aminosäuren durch Umkehrung von Reaktionen synthetisiert werden, die auch an ihrem Abbau beteiligt sind. Nicht umkehrbar ist die Desaminierung (S. 176) von Serin zu Pyruvat. Serin entsteht deshalb in zwei Schritten aus 3-Phosphoglycerat, einem Zwischenprodukt der Glycolyse.

### B. Aminosäurebedarf

Während Pflanzen und Mikroorganismen alle Aminosäuren vollständig aufbauen können, haben die Säugetiere im Verlauf der Evolution die Fähigkeit zur Synthese von etwa der Hälfte der 20 proteinogenen Aminosäuren verloren. Diese unentbehrlichen **„essenziellen" Aminosäuren** müssen sie deshalb als Bestandteile von Proteinen mit der Nahrung aufnehmen. So ist der tierische Stoffwechsel nicht mehr in der Lage, die *aromatischen Aminosäuren* (Phenylalanin und Tryptophan) aufzubauen. Tyrosin (S. 180) ist bedingt essenziell, weil es aus Phenylalanin gebildet werden kann. Auch die *verzweigtkettigen Aminosäuren* (Valin, Leucin, Isoleucin) sowie *Threonin*, *Methionin* und *Lysin* sind essenziell. Ob *Histidin* für den Erwachsenen essenziell ist, ist noch nicht abschließend geklärt. Zumindest während des Wachstums scheint eine Zufuhr mit der Nahrung unentbehrlich zu sein.

Der *Tagesbedarf* an essenziellen Aminosäuren hängt stark vom Alter und von der Lebensweise ab. Die Angaben in der Tabelle stellen Mittelwerte für einen gesunden Erwachsenen von 70 kg dar.

**Bedingt essenzielle Aminosäuren** sind solche, die aus einer anderen Aminosäure gebildet werden können, wenn diese in ausreichender Menge zur Verfügung steht. Die Tabelle nennt ihre Namen und die jeweiligen Vorstufen.

Die ernährungsphysiologische Wertigkeit von Proteinen hängt entscheidend von ihrem Gehalt an essenziellen Aminosäuren ab. Pflanzliche Proteine, z. B. solche aus Getreide, sind oft arm an Lysin oder Methionin, während tierische Proteine alle Aminosäuren in ausgewogenem Verhältnis enthalten (Ausnahme: Collagene). Aber auch Pflanzen, z. B. Sojabohnen, können hochwertiges Protein liefern.

### C. Synthese der essenziellen Aminosäuren

Die Biosynthesewege der essenziellen Aminosäuren in Mikroorganismen und Pflanzen sind hier nur grob schematisch wiedergegeben. Lysin, Methionin, Threonin und Isoleucin entstehen aus *Aspartat*. Eine weitere wichtige Vorstufe ist *Pyruvat*, aus dem Valin und Leucin gebildet werden. Die Synthese der aromatischen Aminosäuren und die des Histidins gehen von *Ribose-5-phosphat* aus. Alle diese Wege sind komplex und umfassen bis zu elf Reaktionsschritte.

### D. Cysteinstoffwechsel

Cystein ist die einzige proteinogene Aminosäure mit einer *Thiolgruppe* (-SH) in der Seitenkette. Zwei Cysteinmoleküle lassen sich über ihre SH-Gruppen oxidativ zum Disulfid **Cystin** verknüpfen. Die gleiche Reaktion zwischen zwei Cysteinresten eines Proteins führt zu einer intramolekularen **Disulfidbrücke**. In Proteinen stellen solche Brücken die einzige *kovalente* Wechselwirkung dar, die die Konformation stabilisiert (S. 70). Allerdings findet man Disulfidbrücken mit wenigen Ausnahmen nur in extrazellulären Proteinen, weil im Zellinneren reduzierende Verbindungen wie Glutathion (s. u.) in so hoher Konzentration vorliegen, dass Disulfide wieder reduktiv gespalten werden.

Durch enzymatische Oxidation der Thiolgruppe des Cysteins zur Sulfonsäure entsteht die nicht proteinogene Aminosäure **Taurin**. Sie kommt in Gallensalzen (S. 334), als Neurotransmitter, aber auch frei im Zellinneren vor. Ein Cysteinrest ist auch zentraler Bestandteil des antioxidativen Tripeptids **Glutathion** (S. 302). Zur Synthese des Glutathions wird Cystein unter ATP-Verbrauch schrittweise enzymatisch mit Glutamat und dann mit Glycin verknüpft.

**A. Synthese der nicht essenziellen Aminosäuren**

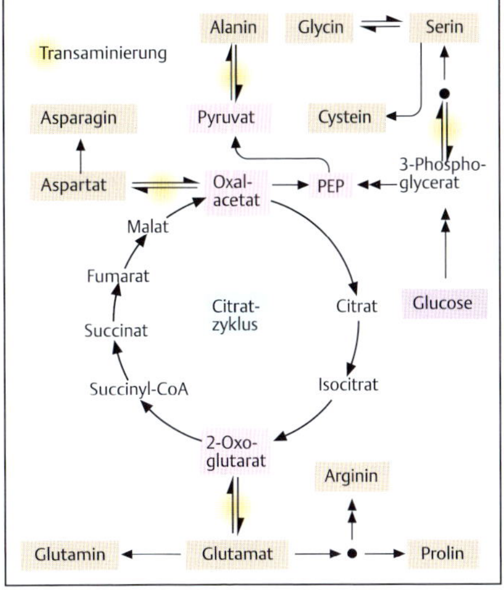


**B. Aminosäurebedarf**

| Aminosäure | Vorstufe | täglicher Bedarf (g) |
|---|---|---|
| **Essenziell** | | |
| Histidin | – | 1,4 |
| Isoleucin | – | 1,3 |
| Leucin | – | 1,8 |
| Lysin | – | 1,5 |
| Methionin | – | 1,7 |
| Phenylalanin | – | 1,8 |
| Threonin | – | 0,9 |
| Tryptophan | – | 0,4 |
| Valin | – | 1,3 |
| **Bedingt essenziell** | | |
| Asparagin | Aspartat | – |
| Arginin | Glutamat | – |
| Cystein | Serin | – |
| Glutamin | Glutamat | – |
| Glycin | Serin | – |
| Prolin | Glutamat | – |
| Tyrosin | Phenylalanin | – |

**C. Synthese der essenziellen Aminosäuren**

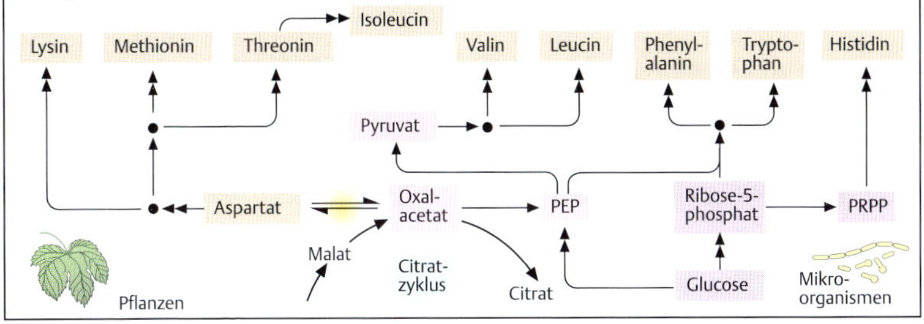


**D. Cysteinstoffwechsel**

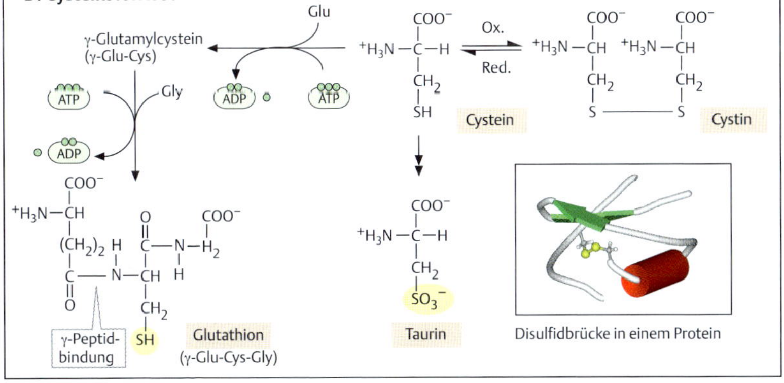


Abb. 3.52 Biosynthese von Aminosäuren

## Pathobiochemie

Die meisten Störungen des Aminosäurestoffwechsels betreffen Enzyme, die am Abbau essenzieller Aminosäuren beteiligt sind, oder Aminosäuretransporter. Auch Defekte von Enzymen des Harnstoffzyklus sind relativ häufig (**B**).

### A. Defekte im Aminosäureabbau

**Phenylketonurie**. In Europa gehört die Phenylketonurie (PKU) mit einer Inzidenz von etwa 1 : 10 000 (d. h. einem Fall unter 10 000 Lebendgeburten) zu den häufigsten Enzymdefekten überhaupt. Deshalb gehört sie zu den Stoffwechselstörungen, nach denen im Rahmen des sog. *Neugeborenen-Screenings* routinemäßig gefahndet wird.

Die meisten Fälle von PKU beruhen auf einem Defekt der *Phenylalanin-Hydroxylase* [**1**]. Da Phenylalanin nicht mehr zu Tyrosin hydroxyliert werden kann, staut es sich im Blut und in den Zellen an und wird durch Nebenreaktionen in Produkte umgewandelt, die normalerweise kaum eine Rolle spielen. Durch Transaminierung von Phenylalanin entsteht das Keton *Phenylpyruvat*, das u. a. im Urin ausgeschieden wird (daher der Name Phenylketonurie) oder zu *Phenyllactat* weiter reduziert wird. Ein anderer Nebenweg führt zum *Phenylacetat*.

Das Vorliegen einer PKU lässt sich anhand der stark erhöhten Phenylalaninspiegel im Blut eindeutig nachweisen. Wird die Störung nicht rechtzeitig erkannt, kommt es zu verzögerter geistiger Entwicklung und schließlich zu irreversiblen Gehirnschädigungen. Als Hauptursache gilt die verstärkte Transaminierung von Phenylalanin im Gehirn. Diese verbraucht so viel 2-Oxoglutarat, dass der Citratzyklus und damit die Energieproduktion der Neuronen beeinträchtigt werden. Die Therapie besteht in einer besonderen, phenylalaninarmen Diät, die sofort beginnen und über Jahre aufrechterhalten werden muss.

Defekte der *Homogentisat-Dioxygenase* [**3**] im Abbauweg des Tyrosins sind Ursache der **Alkaptonurie**. Das angestaute Substrat Homogentisat oxidiert mit der Zeit nicht enzymatisch zu braunschwarzen Farbstoffen, die sich in den Geweben ablagern und den Urin dunkel färben. Harmloser ist der **Albinismus**, der meist auf Defekten der *Tyrosinase* (S. 180) [**2**] beruht. Das fehlende Melanin resultiert in sehr heller Hautfarbe und weißblonden Haaren mit erhöhter Lichtempfindlichkeit.

Bei der relativ seltenen **Homocystinurie** (**2**) führt die Ansammlung von Homocystein im Blut durch Schädigung der Gefäßendothelien zu erhöhter Thromboseneigung. Viele Patienten leiden deshalb schon im Jugendalter an Schlaganfällen und koronaren Herzerkrankungen. Weitere Symptome sind Störungen der geistigen Entwicklung und Schädigungen im Auge. Die biochemischen Ursachen liegen in der gestörten Verwertung von *Homocystein*, einem Zwischenprodukt des Methioninabbaus. Homocystein wird entweder durch die *Cystathionin-β-Synthase* [**4**] weiter abgebaut oder durch die *Methionin-Synthase* [**5**] wieder zu Methionin remethyliert. Defekte beider Enzyme aber auch Störungen im $C_1$-Stoffwechsel (S. 194) können die Erkrankung auslösen.

Ebenfalls selten sind zwei Störungen im Abbau der verzweigtkettigen Aminosäuren. Bei der sog. **„Ahornsirupkrankheit“** ist die Verzweigtketten-Dehydrogenase defekt (S. 180). Der Name stammt vom charakteristischen Geruch des Urins nach Ahornsirup oder Maggi. Kann Methylmalonyl-CoA nicht mehr zu Succinyl-CoA isomerisiert werden (S. 180), staut sich die freie Säure an und löst eine metabolische Acidose und andere Symptome aus (**Methylmalonat-Acidämie**).

### B. Defekte im Harnstoffzyklus

Der vollständige Ausfall eines der Enzyme des Harnstoffzyklus (S. 182) wäre mit dem Leben nicht vereinbar. Es gibt jedoch eine Reihe partieller Defekte, die jedes Enzym des Zyklus, aber auch den *Ornithin/Citrullin-Antiporter* (ORNT1) oder das Hilfsenzym *Acetylglutamat-Synthase* betreffen können.

Die Störungen dieser Art machen sich durch einen unterschiedlich starken Anstieg der $NH_4^+$-Konzentration im Blut (*Hyperammoniämie*) bemerkbar, der 1–2 Tage nach der Geburt einsetzt. Da $NH_4^+$ stark neurotoxisch ist, kommt es in der Folge zu einer schweren Symptomatik mit Erbrechen, Nahrungsverweigerung und Krampfanfällen, die bei einem Teil der Erkrankungen zu Koma und Tod führt, wenn nicht behandelt wird. Die Langzeittherapie besteht in einer lebenslangen eiweißarmen Diät. Außerdem hilft in manchen Fällen die Verabreichung derjenigen Metabolite, die aufgrund des jeweiligen Defekts nicht mehr gebildet werden können.

## A. Defekte im Aminosäureabbau

| Name (Häufigkeit) | Betroffene(s) Enzym(e) | Symptome |
|---|---|---|
| Phenylketonurie (1:10 000) | Phenylalanin-Hydroxylase | Verzögerte geistige Entwicklung, neurologische Defekte |
| Alkaptonurie (1:25 000) | Homogentisat-Dioxygenase | Schwarzfärbung des Urins, Arthritis |
| Albinismus (1:20 000) | Tyrosinase | Ausfall der Melanisierung |
| Homocystinurie (1:150 000) | Cystathionin-β-Synthase Methionin-Synthase | Thromboseneigung, Linsenektopie, geistige Retardation |
| „Ahornsirupkrankheit" (1:100 000) | Verzweigtketten-Dehydrogenase | Gedeihstörung, Lethargie, neurologische Defekte |
| Methylmalonat-Acidämie (1:30 000) | Methylmalonyl-CoA-Mutase | Acidose, Gedeihstörung |

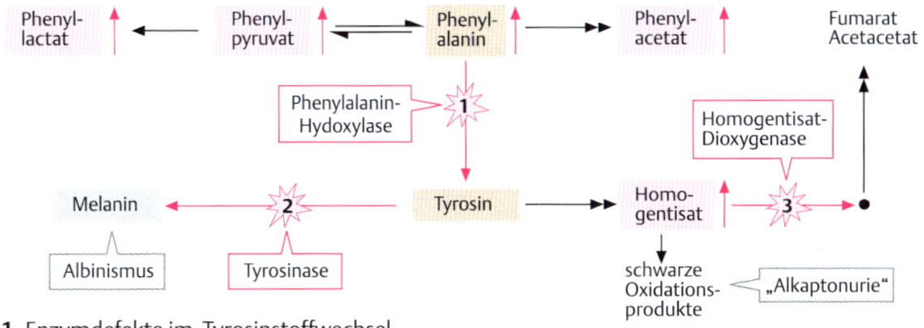


**1.** Enzymdefekte im Tyrosinstoffwechsel

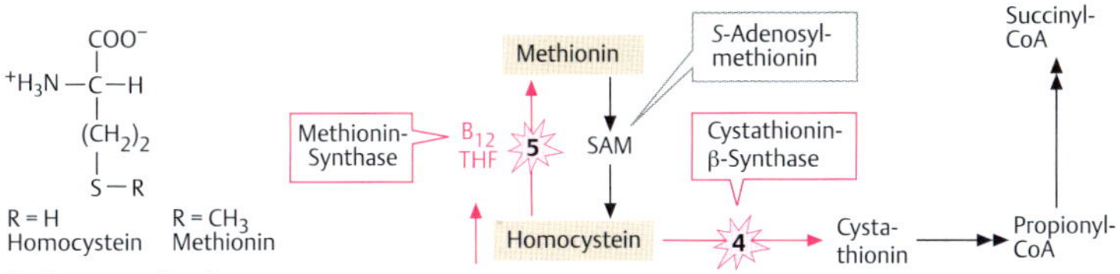


**2.** Homocystinurie

## B. Defekte im Harnstoffzyklus

| Name | Betroffene(s) Protein(e) | Symptome |
|---|---|---|
| Hyperammoniämie Typ I | Carbamylphosphat-Synthetase | starke Hyperammoniämie ab dem 2. Lebenstag |
| Hyperammoniämie Typ II | Ornithin-Carbamyltransferase | Krämpfe, Hyperventilation, Lethargie, Appetitlosigkeit, Erbrechen |
| Citrullinämie Typ I | Argininosuccinat-Synthetase | Koma und Tod, wenn unbehandelt |
| Argininosuccinatämie | Argininosuccinat-Lyase | |
| *N*-Acetylglutamat-Synthetasemangel | *N*-Acetylglutamat-Synthetase | |
| HHH-Syndrom (sehr selten) | ORNT 1 | sporadische Entwicklungsstörungen |

**Abb. 3.53** Proteinstoffwechsel: Pathobiochemie

## Übersicht

Nucleotide bestehen aus einer *Pentose* (Ribose oder Desoxyribose) einer heterozyklischen *Base* und mindestens einem *Phosphat-Rest*. Ihre Aufgaben in der Zelle sind vielfältig. Nucleotide dienen nicht nur als Bausteine von Nucleinsäuren, sondern auch als Coenzyme (S. 102) und als Signalmoleküle (S. 422).

### A. Nucleotidstoffwechsel: Übersicht

Da fast alle Zellen Replikation und Transkription betreiben und zudem für ihren Stoffwechsel zahlreiche Nucleotid-Coenzyme benötigen, sind die Stoffwechselwege zur Synthese der Nucleobasen und zu ihrem Einbau in Nucleotide und Nucleinsäuren in allen Geweben vorhanden. Dabei zeigen sich deutliche Unterschiede im Stoffwechsel der Purine und der Pyrimidine.

Wichtige Zwischenstufen bei der Synthese von Purin- und Pyrimidinnucleotiden sind in der Formeldarstellung wiedergegeben. Die Purinbiosynthese liefert als erstes vollständiges Nucleotid *Inosinmonophosphat* (IMP) mit der Base *Hypoxanthin*. IMP dient nur als Vorstufe für AMP und GMP und als Zwischenprodukt im Purinabbau, kommt aber nicht in Nucleinsäuren vor und wirkt auch nicht als Coenzym.

Das erste komplette Pyrimidinnucleotid ist *Uridinmonophosphat* (UMP). Es ist ein Baustein der RNA und dient nach zweifacher Phosphorylierung zu UTP als Coenzym (S. 102) zur Aktivierung von Zuckern.

Die Methylierung von Uracil in 5'-Position liefert Thymidinmonophosphat (TMP). Dieses Nucleotid kommt als Baustein in tRNAs (S. 76) vor. Als DNA-Baustein weitaus häufiger ist *Desoxythymidinmonophosphat* (dTMP). Die Umwandlung von Uracil in Thymin findet dabei auf der Stufe des Desoxyuridinmonophosphats (dUMP) statt.

Die Frage, warum in DNA Thymin statt Uracil vorkommt, lässt sich nicht eindeutig beantworten. Plausibel ist jedoch folgende Erklärung: Mutagene (S. 266) wie Nitrit können Cytosin zu Uracil desaminieren, das mit A statt mit C paart (S. 78). Wäre Uracil statt Thymin DNA-Bestandteil, ließe sich desaminiertes Guanin nicht von „korrektem" Uracil unterscheiden, was die Reparatur des Schadens unmöglich machen und so die Mutationsrate enorm erhöhen würde.

Stoffwechselwege:

- Die **Purin-Biosynthese** (**1**) ist ein langwieriger Stoffwechselweg mit zehn Zwischenstufen. Er beginnt mit 6'-Phosphoribosyldiphosphat (PRPP), an dem der Purinring Stück für Stück zusammengebaut wird. Die Purine gehören zu den wenigen aromatischen Verbindungen, die im tierischen Stoffwechsel von Grund auf gebildet werden können.
- Angesichts der aufwendigen Synthese des Purinrings ist es nicht verwunderlich, dass Purinbasen in der Regel nicht abgebaut, sondern zu etwa 90 % zur Nucleotidsynthese wiederverwertet werden (**Wiederverwertung von Purinbasen, 2**).
- Die **Pyrimidin-Biosynthese** (**3**) verläuft anders als die Purinsynthese. Zunächst wird aus nur zwei Komponenten (Carbamylphosphat und Aspartat) der Vorläufer des Sechsrings gebildet. Die Kohlenhydratkomponente wird erst kurz vor Ende des Weges mit dem Ring verknüpft.
- Zur Synthese der Nucleosiddi- und -triphosphate werden an die Mononucleotide durch ATP-abhängige *Kinasen* weitere Phosphat-Reste angefügt (**Phosphorylierung, 4** und **5**).
- **Replikation** (**6**) und **Transkription** (**7**) der DNA sind äußerst komplexe Prozesse, an denen Dutzende von Proteinen beteiligt sind; siehe im Detail Replikation (S. 250) und Transkription (S. 252).
- Ein wichtiger Teilschritt bei der Synthese von DNA-Bausteinen ist die **Ribonucleotid-Reduktion** (**8**). Sie findet auf der Stufe der Diphosphate statt und wandelt Ribose- und Desoxyribose-Reste um. Die *Ribonucleotid-Reduktase* nutzt einen Radikalmechanismus und ist streng reguliert.
- Der **Purin-Abbau** (**9**) endet beim Menschen und manchen Tiergruppen bei der Harnsäure, einer Verbindung mit intaktem Purinring, die wegen ihrer schlechten Löslichkeit im Körper ausfallen kann. Bei anderen Organismen resultiert der Abbau in besser wasserlöslichen Produkten.
- Der **Pyrimidin-Abbau** (**10**) liefert Endprodukte, die sich problemlos in den Intermediärstoffwechsel einschleusen lassen.

## A. Nucleotidstoffwechsel: Übersicht

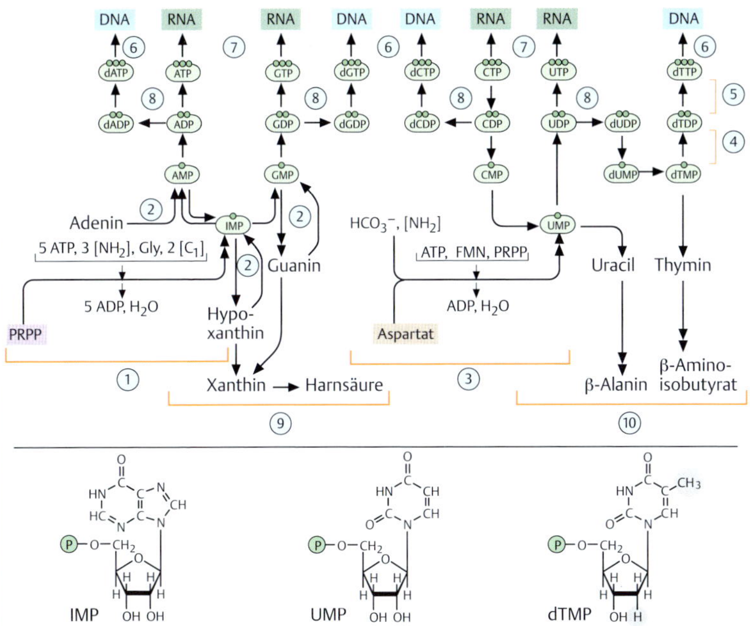


| Nr. | Name | Edukte → Produkte | katalysiert durch | reguliert durch |
|---|---|---|---|---|
| 1 | Purin-Biosynthese | PRPP → IMP → AMP, GMP | mehrere Enzyme | Nucleotide ⊥ |
| 2 | Wiederverwertung von Purinbasen | Base + PRPP → Nucleosid-monophosphat + PP | APRT, HGPRT | – |
| 3 | Pyrimidin-Biosynthese | Asp, $HCO_3^-$, $[NH_2]$ → UMP | mehrere Enzyme | CMP⊥, CTP⊥, UTP⊥, PRPP ↑ |
| 4 | Phosphorylierung | NMP + ATP → NDP + ADP | Nucleosid-mono-phosphat-Kinase | – |
| 5 | Phosphorylierung | NDP + ATP → NTP + ADP | Nucleosid-diphosphat-Kinase | – |
| 6 | Replikation | dsDNA → 2 dsDNA | DNA-Polymerasen | – |
| 7 | Transkription | dsDNA → hnRNA, rRNA, tRNA | RNA-Poylmerase | Transkriptions-faktoren |
| 8 | Ribonucleotid-Reduktion | NDP + NADPH → dNDP + NADP | Ribonucleotid-Reduktase | ATP↑, dATP⊥ |
| 9 | Purin-Abbau | AMP, GMP → Rib-P + $NH_4^+$ + Harnsäure | mehrere Enzyme | – |
| 10 | Pyrimidin-Abbau | CMP → UMP → Uracil → β-Alanin<br>dTMP → Thymin → β-Aminoisobutyrat | mehrere Enzyme | – |

APRT: Adenin-Phosphoribosyltransferase; HGPRT: Hypoxanthin-Guanin-Phosphoribosyltransferase;
NMP: Nucleosid-monophosphat; NDP: Nucleosid-diphosphat; dNDP: Desoxynucleosid-diphosphat; Rib-P: Ribose-5-phosphat

**Abb. 3.54** Nucleotidstoffwechsel: Übersicht

## Nucleotidabbau

Der Abbau von Purinen und Pyrimidinen ist vom Prinzip her unterschiedlich. Purine werden im menschlichen Organismus zu Harnsäure abgebaut und in dieser Form ausgeschieden. Der Purinring bleibt dabei intakt. Im Gegensatz dazu wird der Ring der Pyrimidinbasen (Uracil, Thymin und Cytosin) in kleine Fragmente zerlegt, die wieder in den Stoffwechsel eingeschleust oder ausgeschieden werden können.

### A. Abbau von Nucleotiden

▸ **Purine (links).** Das Purin-Nucleotid **Guanosinmonophosphat** (**GMP**, **1**) wird durch hydrolytische Dephosphorylierung zu *Guanosin* und dann durch Abspaltung von Ribose-5-phosphat zur freien Base *Guanin* (Gua) abgebaut. Im nächsten Schritt wird Guanin durch Desaminierung in die Purinbase *Xanthin* umgewandelt. Im wichtigsten Abbauweg des **Adenosinmonophosphats** (**AMP**) wird durch die *Adenosin-Desaminase* [**1**] bereits das Nucleotid desaminiert, und es entsteht *Inosinmonophosphat* (IMP). Aus IMP wird auf ähnliche Weise wie beim GMP die Purinbase *Hypoxanthin* freigesetzt.

Ein- und dasselbe Enzym, die molybdänhaltige *Xanthin-Dehydrogenase* [**2**], überführt dann Hypoxanthin in Xanthin und Xanthin in **Harnsäure**. Bei jedem dieser Reaktionsschritte wird eine Oxogruppe in das Substrat eingeführt. Sie stammt aus dem Wasser, als Reduktionsmittel dient NADH.

Früher hielt man die Xanthin-Dehydrogenase für eine Oxidase („Xanthin-Oxidase"), die molekularen Sauerstoff $O_2$ als Cosubstrat verwendet und Wasserstoffperoxid ($H_2O_2$) freisetzt. Dies beruht auf Artefakten, die bei der Isolierung von Xanthin-Dehydrogenase aus Geweben auftreten und dem Enzym aufgrund oxidativer und proteolytischer Veränderungen im Reagenzglas die Eigenschaften einer Oxidase verleihen.

Fast alle Säugetiere führen den Purinabbau fort, indem sie Harnsäure mithilfe der *Uricase* unter Ringöffnung zum besser löslichen **Allantoin** abbauen und dieses ausscheiden. Die Primaten, unter ihnen auch der Mensch, sind zur Bildung von Allantoin jedoch nicht in der Lage. Bei ihnen ist deshalb *Harnsäure* die Ausscheidungsform der Purine. Dasselbe gilt für Vögel und viele Reptilien (uricotelische Tiere) (S. 174). Andere Tiere bauen Allantoin weiter zu Allantoinsäure oder zu Harnstoff und Glyoxylat ab. Die schlechte Wasserlöslichkeit von Harnsäure kann beim Menschen zu Problemen führen, wenn der Harnsäurespiegel pathologisch erhöht ist, *Hyperuricämie* (S. 196).

▸ **Pyrimidine (rechts).** Beim Abbau der **Pyrimidin-Nucleotide** werden als wichtige Zwischenprodukte zunächst die Basen *Uracil* (Ura) und *Thymin* (Thy) freigesetzt. Beide werden auf ähnliche Art und Weise weiter abgebaut: Der Pyrimidinring wird zunächst reduziert und dann hydrolytisch gespalten. Im nächsten Schritt entsteht unter Abspaltung von $CO_2$ und $NH_3$ als Abbauprodukt von Uracil das *β-Alanin*, das durch weiteren Abbau in Acetat, $CO_2$ und $NH_3$ zerlegt werden kann. Analog entsteht aus *β-Aminoisobutyrat*, dem Abbauprodukt des Thymins, über Methylmalonyl-CoA schließlich Succinyl-CoA (S. 180), das in den Citratzyklus eingeschleust werden kann.

▸ **Wiederwertungsreaktionen (unten).** Die Nucleotide gehören zu den komplexesten aller Metabolite. Ihre Biosynthese (S. 192) ist langwierig und mit hohem Energieaufwand verbunden. Es ist deshalb für die Zellen von Vorteil, wenn Nucleobasen nicht vollständig abgebaut, sondern zur Biosynthese von Nucleotiden wiederverwertet werden. Dies gilt vor allem für die Purinbasen Adenin und Guanin. Im tierischen Organismus werden sie zu etwa 90 % durch Verknüpfung mit Phosphoribosyldiphosphat (PRPP) wieder zu Nucleosidmonophosphaten aufgebaut. Der Anteil der wiederverwerteten Pyrimidinbasen ist sehr viel geringer. Diese Wiederverwertungsreaktionen werden auch als *„salvage pathways"* bezeichnet (engl. salvage = Bergung).

Die wichtigsten Enzyme zur Wiederverwertung von Purinbasen sind die für Adenin spezifische *Adenin-Phosphoribosyltransferase* [**3**] und die *Hypoxanthin-Guanin-Phosphoribosyltransferase* (HGPRT, [**4**]), die Hypoxanthin in IMP und Guanin in GMP umwandelt. Angeborene Defekte beider Enzyme können schwere Hyperuricämien (S. 196) auslösen.

▸ **Weitere Informationen.** Im arbeitenden Muskel läuft der sogenannte **Purinnucleotidzyklus** ab, der aus Aspartat und IMP unter GTP-Verbrauch in zwei Schritten *Fumarat* bildet, welches anaplerotisch auf den Citratzyklus wirkt. Das entstandene AMP wird dann durch Enzym [**1**] wieder in IMP umgewandelt.

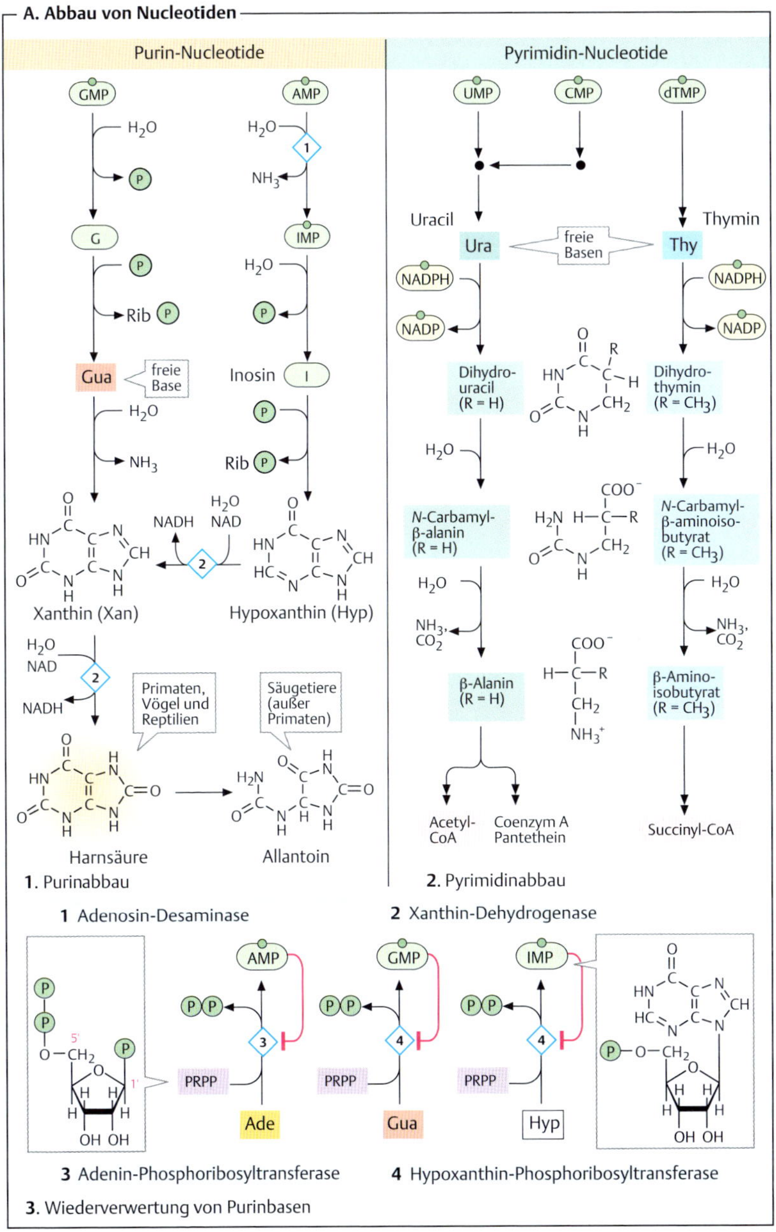


**Abb. 3.55** Nucleotidabbau

## Purin- und Pyrimidinbiosynthese

Die in den Nucleinsäuren vorkommenden Basen sind Derivate der aromatischen Heterozyklen *Purin* und *Pyrimidin* (S. 74). Die Biosynthese dieser Moleküle ist langwierig, aber für fast alle Zellen lebensnotwendig.

### A. Bausteine der Nucleobasen

Der **Pyrimidinring** wird aus drei Komponenten aufgebaut: Das Stickstoff-Atom N-1 und die Kohlenstoffatome C-4 bis C-6 werden von *Aspartat* geliefert. C-2 stammt aus $HCO_3^-$, und das zweite Stickstoff-Atom N-3 geht aus der Amidgruppe von *Glutamin* hervor.

Die Synthese des **Purinrings** ist komplizierter: Der einzige größere Baustein ist das *Glycin*, aus dem C-4 und C-5 sowie N-7 hervorgehen. Alle anderen Atome des Rings werden einzeln eingebaut. C-6 stammt aus $HCO_3^-$. Amidgruppen von Glutamin stellen die Atome N-3 und N-9. Als Aminogruppen-Donor für den Einbau von N-1 fungiert *Aspartat*, das dabei wie im Harnstoffzyklus (S. 182) in Fumarat übergeht. Die Kohlenstoffatome C-2 und C-8 schließlich gehen auf Formyl-Gruppen von *$N^{10}$-Formyl-Tetrahydrofolat* (S. 194) zurück.

### B. Pyrimidin- und Purinsynthese

Zentrale Zwischenprodukte bei der Biosynthese der Nucleinsäure-Bausteine sind die Mononucleotide *Uridinmonophosphat* (UMP) in der Pyrimidin-Reihe und *Inosinmonophosphat* (IMP, Base: Hypoxanthin) bei den Purinen. Der Verlauf der Synthese ist für die Pyrimidine und die Purine grundlegend verschieden. Im ersten Fall wird zunächst der Pyrimidin-Ring aufgebaut und dann mit Ribose-5'-phosphat zu einem Nucleotid verknüpft. Dagegen geht die Synthese der Purine unmittelbar von Ribose-5'-phosphat aus. An diesem Trägermolekül wird dann der Ring Schritt für Schritt zusammengebaut.

Die Vorstufen für die Synthese des Pyrimidin-Rings sind *Carbamylphosphat*, das aus Glutamin, 2 ATP und $HCO_3^-$ entsteht (**1a**), und die Aminosäure *Aspartat*. Beide Bausteine werden zu *N*-Carbamyl-Aspartat verknüpft (**1b**) und dann durch Ringschluss in *Dihydroorotat* umgewandelt (**1c**). Bei Säugetieren finden die Schritte **1a** bis **1c** im Cytoplasma statt und werden durch ein- und dasselbe multifunktionelle Enzym katalysiert. Im folgenden Schritt (**1d**) wird Dihydroorotat durch eine FMN-abhängige Dehydrogenase zu Orotat oxidiert, das mit *Phosphoribosyldiphosphat* (PRPP) zum Nucleotid *Orotidin-5'-monophosphat (OMP)* verknüpft wird. Durch Decarboxylierung entsteht schließlich **Uridin-5'-monophosphat (UMP)**. Die beiden letzten Schritte werden durch dasselbe Enzym, die bifunktionelle *UMP-Synthase*, katalysiert.

Die Purin-Biosynthese geht von PRPP aus (die Namen der Zwischenprodukte sind in der Tabelle angegeben). Der Aufbau des Rings beginnt mit der Übertragung einer Amino-Gruppe, aus der das spätere N-9 hervorgeht (**2a**). Glycin und eine Formylgruppe aus $N^{10}$-Formyl-THF liefern dann die restlichen Atome des Fünfrings (**2b**, **2c**). Bevor der Fünfring geschlossen wird (in Schritt **2f**), werden zunächst die Atome N-3 und C-6 des Sechsrings eingefügt (**2d**, **2e**). Der Aufbau des Rings setzt sich fort mit N-1 und C-2 (**2g**, **2i**). Im letzten Schritt (**2j**) wird auch der Sechsring geschlossen, und es entsteht **Inosin-5'-monophosphat (IMP)**.

| Reaktion | Produkt |
|---|---|
| 2a | Phosphoribosylamin |
| 2b | Glycinamid-Ribonucleotid |
| 2c | Formylglycinamid-Ribonucleotid |
| 2d | Formylglycinamidin-Ribonucleotid |
| 2e, f | 4-Carboxy-5-aminoimidazol-Ribonucleotid |
| 2g, h | 5-Aminoimidazol-4-carboxamid-Ribonucleotid |
| 2i | 5-Formamidoimidazol-4-carboxamid-Ribonucleotid |
| 2j | Inosinmonophosphat (IMP) |

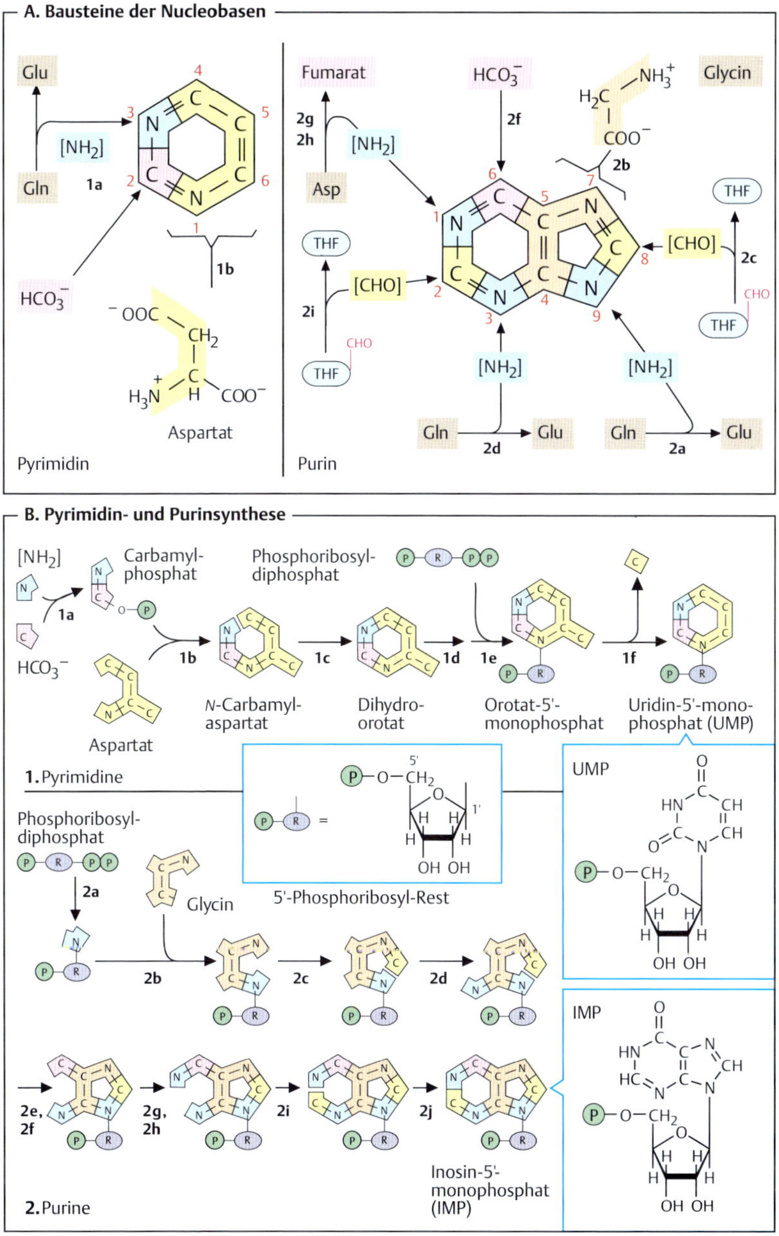


Abb. 3.56 Purin- und Pyrimidinbiosynthese

## Nucleotidbiosynthese

Die Neusynthese von Purinen und Pyrimidinen liefert die Nucleosidmonophosphate IMP bzw. UMP (S. 192). Aus diesen Vorstufen werden alle anderen Nucleotide und Desoxynucleotide gebildet. Die Nucleotidsynthese durch Wiederverwertung von Basen wird beim Nucleotidabbau (S. 190) besprochen.

### A. Nucleotidsynthese: Überblick

Die Synthese der **Purin-Nucleotide** (**1**) geht von Inosinmonophosphat (**IMP**) aus. Die darin enthaltene Base *Hypoxanthin* wird in jeweils zwei Schritten in Adenin oder Guanin umgewandelt. Die Nucleosidmonophosphate **AMP** und **GMP** werden dann durch *Nucleosidphosphat-Kinasen* [**4**] zu den Diphosphaten **ADP** und **GDP** und diese schließlich durch *Nucleosiddiphosphat-Kinasen* [**5**] zu den Triphosphaten **ATP** und **GTP** phosphoryliert. Die Nucleosidtriphosphate dienen als RNA-Bausteine oder fungieren als Coenzyme (S. 98). Die Umwandlung der Ribonucleotide in Desoxyribonucleotide geschieht auf der Stufe der *Diphosphate* und wird durch die *Ribonucleotid-Reduktase* [**1**] katalysiert (**C**).

Die Biosynthesewege der **Pyrimidin-Nucleotide** (**2**) sind weniger übersichtlich als die der Purine. Das erste Produkt **UMP** wird zunächst zum Di- und dann zum Triphosphat **UTP** phosphoryliert. Erst UTP wird durch die *CTP-Synthase* [**2**] in **CTP** umgewandelt. Da auch die Pyrimidin-Nucleotide auf der Diphosphatstufe zu Desoxyribonucleotiden reduziert werden, muss CTP zunächst durch eine *Phosphatase* zu **CDP** hydrolysiert werden, bevor **dCDP** und **dCTP** entstehen können.

Der DNA-Baustein Desoxythymidintriphosphat (**dTTP**) wird in mehreren Schritten aus UDP synthetisiert. Die Base Thymin wird auf der Nucleosidmonophosphat-Stufe durch Methylierung von **dUMP** gebildet. Die für diesen Schritt verantwortliche *Thymidylat-Synthase* [**3**] und ihr Hilfsenzym *Dihydrofolat-Reduktase* (**B**, Enzym [**8**]) sind wichtige Zielenzyme von Cytostatika (S. 470).

### B. $C_1$-Stoffwechsel

Derivate des Coenzyms **Tetrahydrofolat** (THF) (S. 100) fungieren im Nucleotidstoffwechsel und in vielen weiteren Reaktionen als Überträger von $C_1$-Gruppen. So stammen zwei C-Atome des Purinrings vom *$N^{10}$-Formyl-THF*. Bei der Methylierung von dUMP zu dTMP durch die *Thymidylat-Synthase* [**7**] kommt die Methylgruppe vom *$N^5$,$N^{10}$-Methylen-THF*. Die wichtigste Reaktion zur Regenerierung dieses Coenzyms wird von der *Serin-Hydroxymethyltransferase* [**6**] katalysiert, die Serin in Glycin umwandelt. Auch die *Remethylierung* von Homocystein zu Methionin durch die *Methionin-Synthase* (S. 186) [**10**] ist vom $C_1$-Stoffwechsel abhängig. Die Methylgruppe gelangt dabei von *$N^5$-Methyl-THF* über *Methylcobalamin* (S. 100) auf Homocystein.

### C. Ribonucleotid-Reduktase

Der DNA-Baustein *2'-Desoxyribose* wird nicht als freier Zucker synthetisiert, sondern entsteht durch Reduktion von Ribonucleosiddiphosphaten. Diese Ribonucleotid-Reduktion ist ein komplexer Vorgang, an dem mehrere Proteine beteiligt sind. Die notwendigen Reduktionsäquivalente stammen vom **NADPH**. Sie werden jedoch nicht direkt vom Coenzym auf das Substrat übertragen, sondern durchlaufen zunächst eine mehrstufige *Redox-Reihe*. Im ersten Schritt reduziert die *Thioredoxin-Reduktase* [**11**] über enzymgebundenes FAD ein kleines Redox-Protein, das **Thioredoxin**. Dabei wird eine Disulfidbrücke im Thioredoxin gespalten. Die entstandenen SH-Gruppen reduzieren wiederum eine katalytisch aktive Disulfidbrücke in der *Ribonucleotid-Reduktase* [**1**]. Die so gebildeten freien SH-Gruppen sind die eigentlichen Elektronendonatoren bei der Reduktion der Ribonucleotiddiphosphate. Außerdem ist ein **Tyrosinradikal** im Enzym an der Reaktion beteiligt. Es erzeugt zunächst ein Substratradikal (**1**). Dieses spaltet Wasser ab und geht dadurch in ein Radikal-Kation über (**2**). Durch Reduktion entsteht schließlich der Desoxyribose-Rest, und das Tyrosinradikal wird regeneriert (**3**).

Die Regulation der Ribonucleotid-Reduktase ist komplex. Über zwei allosterische Bindungsstellen (a und b) in den R1-Untereinheiten werden Substratspezifität und Aktivität des Enzyms kontrolliert. ATP und dATP erhöhen bzw. vermindern die Aktivität der Reduktase durch Bindung an Stelle a. Andere Nucleotide treten mit Stelle b in Wechselwirkung und verändern dadurch die Substratspezifität des Enzyms.

**A. Nucleotidsynthese: Überblick**

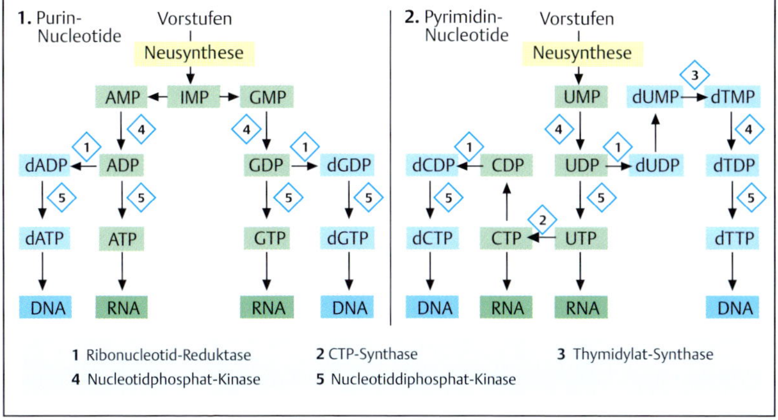


**B. $C_1$-Stoffwechsel**

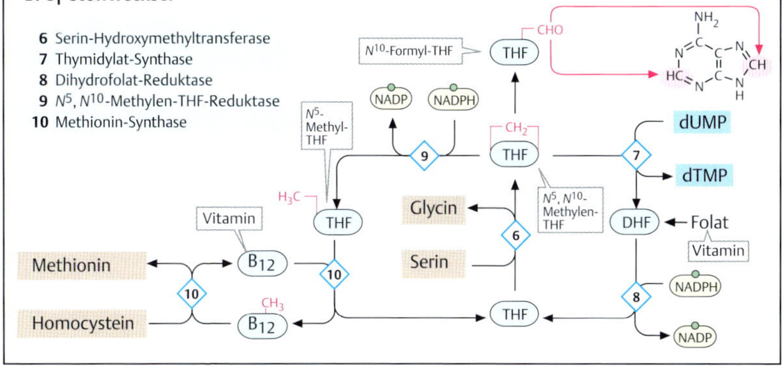


**C. Ribonucleotid-Reduktase**

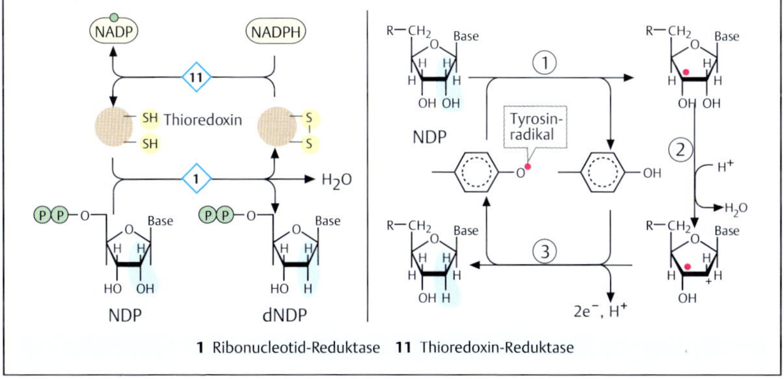


Abb. 3.57 Nucleotidbiosynthese

## Pathobiochemie

Störungen im Nucleotidstoffwechsel können Biosynthese und Abbau der Nucleotide betreffen (**A**). Besonders häufig sind Krankheitsbilder, die mit einem erhöhten Harnsäurespiegel einhergehen. Ursachen und Behandlung der Hyperuricämien werden in Abschnitt **B** gesondert besprochen.

### A. Pathobiochemie des Nucleotidstoffwechsels

Die **Orotsäure-Acidurie** ist die häufigste erbliche Stoffwechselkrankheit im anabolen Pyrimidinstoffwechsel. Sie beruht auf Defekten der *UMP-Synthase*, eines bifunktionellen Enzyms, das im tierischen Stoffwechsel die letzten beiden Schritte der Pyrimidinbiosynthese (S. 193) katalysiert (Schritte 1e und 1f). Das Krankheitsbild ist gekennzeichnet durch Wachstumsstörungen, eine Anämie und die exzessive Ausscheidung von Orotsäure im Urin. Um den Ausfall der Pyrimidinsynthese zu kompensieren, behandelt man mit Injektionen von Uridin oder Cytidin.

Mutationen im Gen der *Adenosin-Desaminase* (ADA) (S. 190) können eine Immundefizienz auslösen, die als **SCID** (**s**evere **c**ombined **i**mmuno**d**eficiency) bekannt ist. Die ADA desaminiert nicht nur Adenosin, sondern auch das aus dem DNA-Abbau stammende *Desoxyadenosin*. Fällt die ADA aus, wird das angesammelte Desoxyadenosin über dAMP zu dATP phosphoryliert, welches die Biosynthese der Desoxynucleotide hemmt. Es kommt zum Untergang von Lymphocyten und damit zur Immunschwäche, der viele Kinder erliegen, wenn sie nicht durch eine sterile Umgebung vor Krankheitserregern geschützt werden. SCID ist bisher eine der wenigen Erkrankungen, bei denen die Gentherapie (S. 274) Erfolge erzielt hat.

Die **Xanthinurie** beruht auf Defekten der *Xanthin-Dehydrogenase* (S. 190). Als Folge erscheinen große Mengen von Xanthin in Blut und Urin, die zur Steinbildung in Nieren und Harnwegen führen können.

### B. Hyperuricämien

Die Tatsache, dass der Purinabbau beim Menschen bereits auf der Stufe der Harnsäure (S. 190) endet, ist ungünstig, da Harnsäure und ihre Salze, die Urate, *schlecht wasserlöslich* sind. Bei hohem Harnsäureangebot oder gestörter Harnsäureverwertung kann die Harnsäurekonzentration im Blut so stark ansteigen (*Hyperuricämie*), dass es zur Ablagerung von Uratkristallen im Körper kommt.

Der Säurecharakter der Harnsäure ist an der üblichen Formeldarstellung nicht ohne weiteres zu erkennen (**1**). Wie alle Purine tritt Harnsäure in zwei **tautomeren Formen** auf, der *Lactamform* (oben) und der *Lactimform* (Mitte; *Tautomere* sind Isomere, die sich nur in der Position von H-Atomen und Doppelbindungen unterscheiden). Die OH-Gruppe an C-8 der Lactimform ist mit einem $pK_a$ von 5,8 relativ sauer und kann nach Dissoziation mit Metallionen wie $Na^+$ Salze bilden, die **Urate**. Die Ablagerung von Uratkristallen in Gelenken bei Hyperuricämien ist Ursache der sehr schmerzhaften Anfälle von akuter **Gicht**, die häufig im Grundgelenk der Großzehe beginnen („Podagra"). Später kommt es zu chronischen Entzündungen der betroffenen Gelenke und zur Bildung von Gichtknötchen (Tophi) unter der Haut.

Für Hyperuricämien gibt es zahlreiche Ursachen (**2**). In den meisten Fällen ist die *gestörte Harnsäureausscheidung* in der Niere verantwortlich, die erblich bedingt und durch Alkohol oder andere toxische Substanzen ausgelöst sein kann. Auch die *übermäßige Bildung* von Harnsäure ist eine häufige Ursache. Sie kann auf stark purinreicher Nahrung (Leber, Fisch, Fleischbrühe) oder auf übermäßigem Purinabbau beruhen, wie er z. B. bei der Therapie von Tumoren auftritt („*Tumorlysesyndrom*"). Auch eine Glycogenose vom Typ I (S. 152) kann Ursache einer Hyperuricämie sein. Dem seltenen, erblichen *Lesch-Nyhan-Syndrom* liegt meist ein Defekt der *Hypoxanthin-Phosphoribosyltransferase* (HGPRT) (S. 190) zugrunde. Die gestörte Wiederverwertung der Purinbasen führt in diesem Fall zu einer Hyperuricämie, die von schweren neurologischen Störungen mit Autoagression begleitet ist.

Zur Behandlung von Hyperuricämien eignet sich neben diätetischen Maßnahmen *Allopurinol*, ein kompetitiver Hemmstoff der Xanthin-Dehydrogenase. Dieses Substratanaloge unterscheidet sich vom Substrat Hypoxanthin lediglich in der Anordnung der Atome im Fünfring. *Colchicin* (S. 233), ein Wirkstoff aus der Herbstzeitlosen, hindert Leukocyten an der Aufnahme von Uratkristallen und lindert auf diese Weise die chronische Arthritis.

## A. Pathobiochemie des Nucleotidstoffwechsels

| Krankheit | Ursache | Symptome | Therapie |
|---|---|---|---|
| Orotsäure-Acidurie | Defekte der OPRT/ ODC a) | Orotat im Urin, Wachstumsstörungen, Anämie | Gabe von Uridin und Cytidin |
| Hyperuricämien | | | |
| 1. Gicht | ungünstige Ernährung, Enzymdefekte, Nierenerkrankungen | Ansammlung von Uratkristallen, chronische Arthritis | Diät, Allopurinol, Entzündungshemmer |
| 2. Lesch-Nyhan-Syndrom | Defekte der HGPRT b) (Purin-Wiederverwertung) | starke Hyperuricämie, neurol. Störungen, Autoaggression | Allopurinol, unterstützende Maßnahmen |
| 3. Tumorlyse-Syndrom | starker Nucleinsäureabbau nach Chemotherapie | extreme Hyperuricämie | Gabe von Urat-Oxidase |
| SCID c) | Defekte der Adenosin-Desaminase (ADA) | Immunschwäche durch Lymphocytenverlust | Substitution von ADA |
| Xanthinurie | Defekte der Xanthin-Dehydrogenase | Xanthinämie, Nierensteine | – |

a) OPRT: Orotat-Phosphoribosyltransferase; ODC: Orotat-Decarboxylase b) HGPRT: Hypoxanthin-Guanin-Phosphoribosyltransferase c) SCID: severe combined immunodeficiency disease

## B. Hyperuricämien

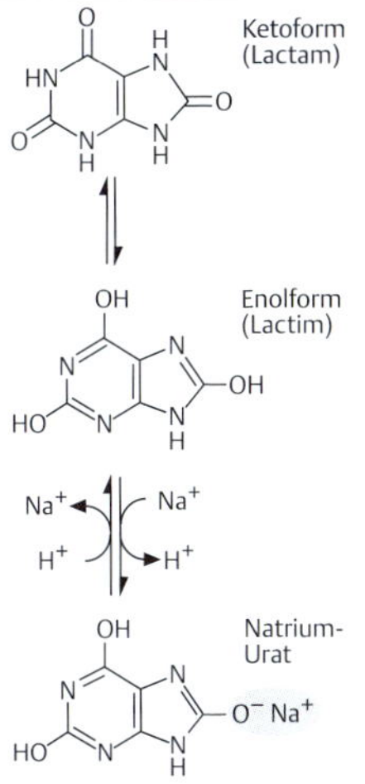


**1.** Formen der Harnsäure

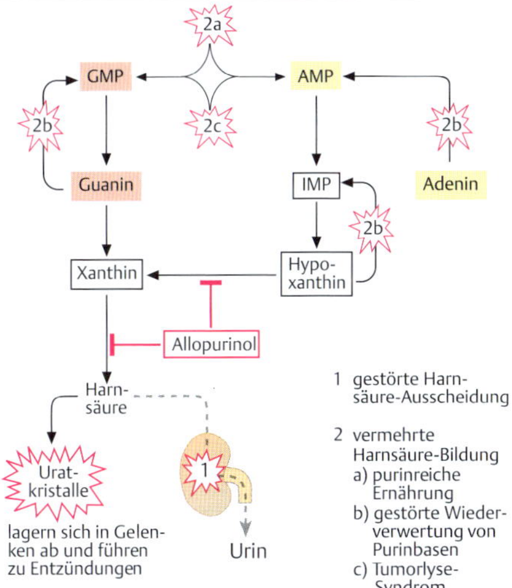


**2.** Ursachen einer Hyperuricämie

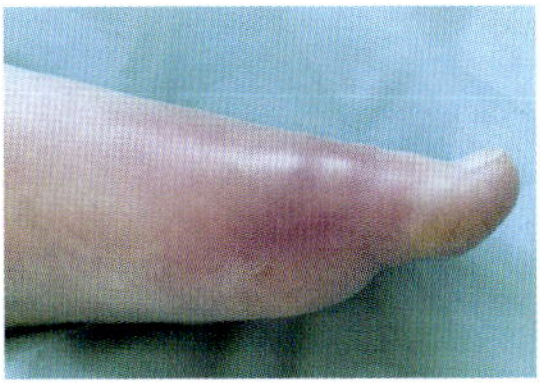

**3.** Gichtherd am großen Zeh

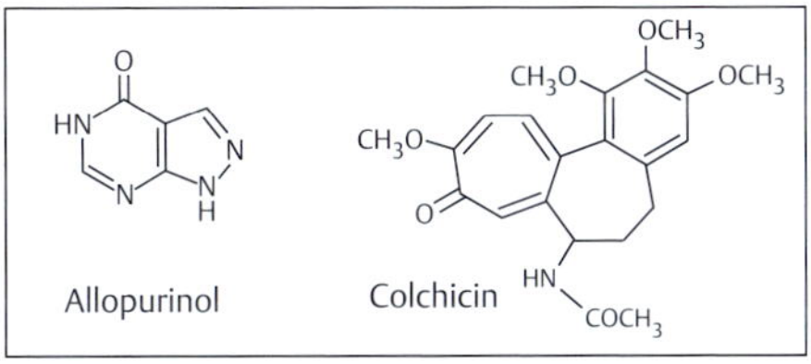


**4.** Wirkstoffe zur Chemotherapie der Gicht

**Abb. 3.58** Nucleotidstoffwechsel: Pathobiochemie (B. aus Battegay E, Hrsg. Differenzialdiagnose Innerer Krankheiten. Thieme; 2017)

## Häm-Biosynthese

Häm, ein eisenhaltiger Tetrapyrrol-Farbstoff, ist Bestandteil $O_2$-bindender Proteine (S. 298) und Coenzym (S. 96) verschiedener Oxidoreduktasen. Die Biosynthese des Häms ist in allen Zellen möglich, geschieht aber überwiegend (zu etwa 85 %) im Knochenmark. Ein geringerer Teil wird von der Leber gebildet. An der Hämsynthese sind Mitochondrien und Cytoplasma beteiligt.

### A. Biosynthese des Häms

Der Aufbau des Tetrapyrrol-Rings beginnt im Mitochondrium.

[1] Aus **Succinyl-CoA**, einem Zwischenprodukt des Citratzyklus, entsteht durch Kondensation mit **Glycin** und anschließende Decarboxylierung **5-Aminolaevulinat** (ALA). Die für diesen Schritt verantwortliche *ALA-Synthase* ist das Schlüsselenzym des ganzen Weges. Die Synthese der ubiquitär vorkommenden ALA-Synthase 1 (ALAS1) wird durch das Endprodukt Häm *reprimiert*, bereits vorhandenes Enzym wird durch Hämatin allosterisch gehemmt. Dies ist ein typischer Fall von Endprodukt- oder *„feed-back"-Hemmung*. Neben der ALAS1 gibt es in Erythroblasten ein spezielles Isoenzym (ALAS2), das unterschiedlich reguliert wird: So führt z. B. Sauerstoffmangel zu verstärkter Transkription des ALAS2-Gens, während Eisenmangel die Translation der ALAS2-mRNA verhindert.

[2] 5-Aminolaevulinat verlässt nun die Mitochondrien. Im Cytoplasma kondensieren zwei Moleküle zu **Porphobilinogen**, das bereits den **Pyrrol-Ring** enthält. Die *Porphobilinogen-Synthase* wird durch Blei-Ionen gehemmt. Bei akuten *Blei-Vergiftungen* findet man daher erhöhte Konzentrationen von ALA in Blut und Urin.

[3] In den nächsten Schritten des Synthesewegs entsteht die für Porphyrine charakteristische **Tetrapyrrol-Struktur**. Dabei werden, katalysiert durch die *Hydroxymethylbilan-Synthase*, vier Moleküle Porphobilinogen unter Abspaltung der $NH_2$-Gruppen zu **Uroporphyrinogen III** verknüpft.

[4] Zur Bildung dieser Zwischenstufe ist ein zweites Enzym, die *Uroporphyrinogen-III-Synthase*, erforderlich. Fehlt dieses Enzym, wird ein „falsches" Isomeres, das Uroporphyrinogen I, gebildet.

Das Tetrapyrrol des Uroporphyrinogens III ist von dem des Häms noch deutlich verschieden. So fehlt das zentrale Eisenatom, und der Ring enthält erst 8 der 11 Doppelbindungen. Außerdem trägt das Ringsystem nur geladene Seitenketten R (4 Acetat- und 4 Propionat-Reste). Da Häm-Gruppen im unpolaren Inneren von Proteinen wirken, müssen die polaren Seitenketten zum größten Teil in weniger polare Gruppen umgewandelt werden.

[5] Zunächst werden die vier Acetat-Reste ($R_1$) zu Methyl-Gruppen decarboxyliert. Das gebildete **Koproporphyrinogen III** gelangt wieder in die Mitochondrien. Die weiteren Schritte werden durch Enzyme katalysiert, die an oder in der *inneren Mitochondrien-Membran* lokalisiert sind.

[6] Zwei der Propionat-Gruppen werden durch eine *Oxidase* ($R_2$) in Vinyl-Reste umgewandelt. Mit der Bildung von **Protoporphyrinogen IX** ist die Modifizierung der Seitenketten abgeschlossen.

[7] Im nächsten Schritt wird durch erneute Oxidation das konjugierte π-Elektronensystem des **Protoporphyrin IX** ausgebildet.

[8] Zum Schluss wird zweiwertiges Eisen in den Ring eingebaut. Auch hierfür gibt es ein spezielles Enzym, die *Ferrochelatase*. Das auf diesem Wege gebildete **Häm** oder **Fe-Protoporphyrin IX** findet sich z. B. in Hämoglobin und Myoglobin (S. 358), wo es nichtkovalent gebunden ist, und in verschiedenen Oxidoreduktasen (S. 230).

▸ **Weitere Informationen.** Man kennt eine Reihe erblicher oder erworbener Störungen der Porphyrin-Synthese, sogenannte **Porphyrien**, die zum Teil schwere Krankheitsbilder hervorrufen. Viele dieser Erkrankungen führen zur Ausscheidung von Häm-Vorstufen im Stuhl oder im Urin, der dadurch tiefrot gefärbt sein kann. Auch die Ablagerung von Porphyrinen in der Haut wird beobachtet. Durch Lichteinwirkung kommt es dann zur Bildung entstellender, schlecht heilender Blasen. Auch neurologische Störungen sind bei Porphyrien häufig. Möglicherweise gehen die mittelalterlichen Legenden über menschliche Vampire („Dracula") auf Porphyriepatienten zurück (Lichtscheu, bizarres Äußeres, Verhaltensstörungen, Trinken von Blut zur Aufnahme von Häm, das einige Porphyrie-Formen deutlich bessert).

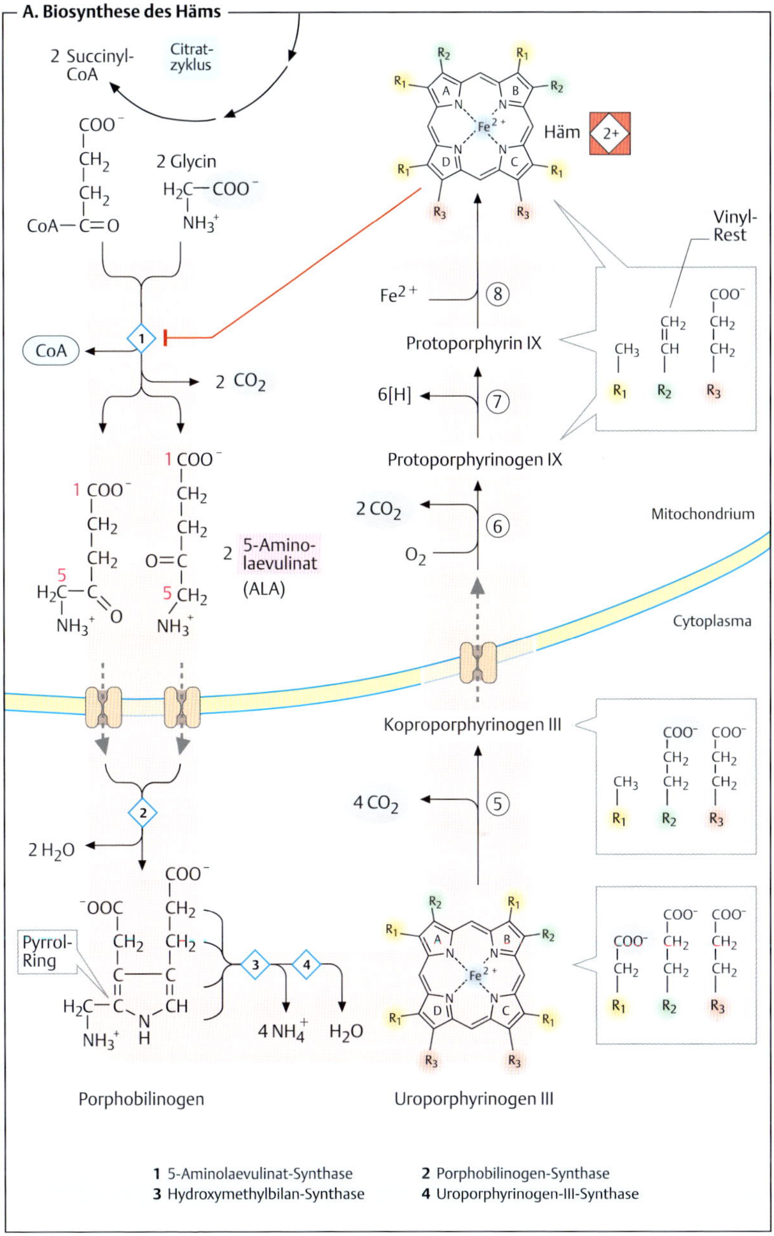


**Abb. 3.59** Häm-Biosynthese

## Porphyrinabbau

### A. Abbau von Häm-Gruppen

**Häm-Gruppen** (S. 96) finden sich im menschlichen Organismus überwiegend als prosthetische Gruppe des Hämoglobins in Erythrocyten. Pro Stunde werden im menschlichen Organismus etwa 100–200 Millionen überalterte Erythrocyten abgebaut. Ihr Abbau beginnt im mononucleären Phagocytensytem (MPS) von Milz, Leber und Knochenmark.

[1] Nach der Abtrennung des Proteinanteils (Globin) wird der Tetrapyrrol-Ring des Häms zwischen den Ringen A und B durch die *Häm-Oxygenase* [**1**] oxidativ gespalten. Die Reaktion benötigt molekularen Sauerstoff und NADPH und liefert das grüne **Biliverdin** sowie CO (Kohlenmonoxid!) und $Fe^{2+}$. Das Eisen steht zur Wiederverwendung zur Verfügung (S. 404).

[2] In einer weiteren Redoxreaktion wird Biliverdin durch die *Biliverdin-Reduktase* [**2**] zu orangefarbenem **Bilirubin** reduziert.

Die Farbe des Häms und anderer *Porphyrinsysteme* kommt durch die zahlreichen konjugierten Doppelbindungen zustande. Im Häm liegt eine zyklische Konjugation vor (s. Formel, rot hinterlegt), die durch Reaktion [**1**] aufgehoben wird. Reaktion [**2**] trennt das π-System in zwei kleinere getrennte Systeme (s. Bilirubin-Formel, gelb hinterlegt). Den allmählichen Farbwechsel von Blaurot über Grün nach Gelb beim Hämabbau kann man leicht an einem Bluterguss (Hämatom) unter der Haut beobachten.

Zum weiteren Abbau wird das Bilirubin mit dem Blut zur Leber transportiert. Da es schlecht wasserlöslich ist, wird es zum Transport an **Albumin** gebunden. Bestimmte Pharmaka, die ebenfalls an Albumin binden, können zu einem Anstieg des freien Bilirubins führen.

[3] Die Hepatocyten nehmen das Bilirubin aus dem Blut auf und konjugieren es im Endoplasmatischen Retikulum mithilfe von **UDP-Glucuronsäure** zu besser wasserlöslichen **Bilirubinmono-** und **-diglucuroniden**. Dazu knüpft die *UDP-Glucuronyl-Transferase* [**3**] esterartige Bindungen zwischen der OH-Gruppe an C-1 der Glucuronsäure und Carboxy-Gruppen des Bilirubins, vgl. Stoffwechsel der UDP-Glucose (S. 330). Die Glucuronide werden durch aktiven Transport in die **Galle** ausgeschieden und bilden dort die sog. **Gallenfarbstoffe**.

Die Bildung der Glucuronide ist der geschwindigkeitsbestimmende Schritt des hepatischen Bilirubinstoffwechsels. Pharmaka wie z. B. *Phenobarbital* können sowohl die Konjugatbildung als auch den Transportprozess induzieren.

Im Darm wird ein Teil der Bilirubin-Konjugate durch bakterielle *β-Glucuronidasen* wieder gespalten. Das freigesetzte Bilirubin wird dann über Zwischenstufen zu farblosem **Stercobilinogen** reduziert, das z. T. wieder zu orange bis gelb gefärbtem Stercobilin oxidiert wird. Die Endprodukte des Gallenfarbstoff-Stoffwechsels im Darm werden größtenteils mit dem Kot ausgeschieden, zum kleineren Teil auch wieder resorbiert (*enterohepatischer Kreislauf*). Bei starkem Häm-Abbau taucht Stercobilinogen als **Urobilinogen** im Urin auf, wo es durch Oxidationsprozesse zu **Urobilin** nachdunkelt.

Neben Hämoglobin liefern auch andere *Häm-Proteine* (Myoglobin, Cytochrome, Katalase, Peroxidase) Häm-Gruppen, die auf dem gleichen Wege abgebaut werden. Sie tragen aber zur täglichen Gallenfarbstoffbildung von etwa 250 mg nur etwa 10–15 % bei.

### Weitere Informationen

▸ **Hyperbilirubinämien.** Ein erhöhter Bilirubin-Spiegel (> 10 mg · $L^{-1}$) wird als *Hyperbilirubinämie* bezeichnet. Das Bilirubin diffundiert dann aus dem Blut in die Gewebe der Peripherie und färbt sie gelb (**Ikterus** oder „Gelbsucht").

Ein Ikterus kann verschiedene Ursachen haben: Wird durch erhöhten Erythrocytenabbau (Hämolyse) mehr Bilirubin produziert, kommt es zum *hämolytischen Ikterus*. Ist die Konjugation des Bilirubins in der Leber beeinträchtigt, z. B. durch Hepatitis oder Leberzirrhose, entsteht ein *hepatozellulärer Ikterus*, der mit einer Erhöhung des unkonjugierten *(„indirekten")* Bilirubins im Blut einhergeht. Ist dagegen der Abfluss der Galle gestört (*Verschluss-Ikterus* durch Gallensteine oder Pankreaskopftumore) steigt das konjugierte („*direkte*") Bilirubin im Blut an. Der in der Regel harmlose *Neugeborenen-Ikterus* verschwindet nach einigen Tagen von selbst. In schweren Fällen kann allerdings unkonjugiertes Bilirubin die Blut-Hirn-Schranke passieren und zu Gehirnschäden führen *(Kernikterus)*.

**A. Abbau von Häm-Gruppen**

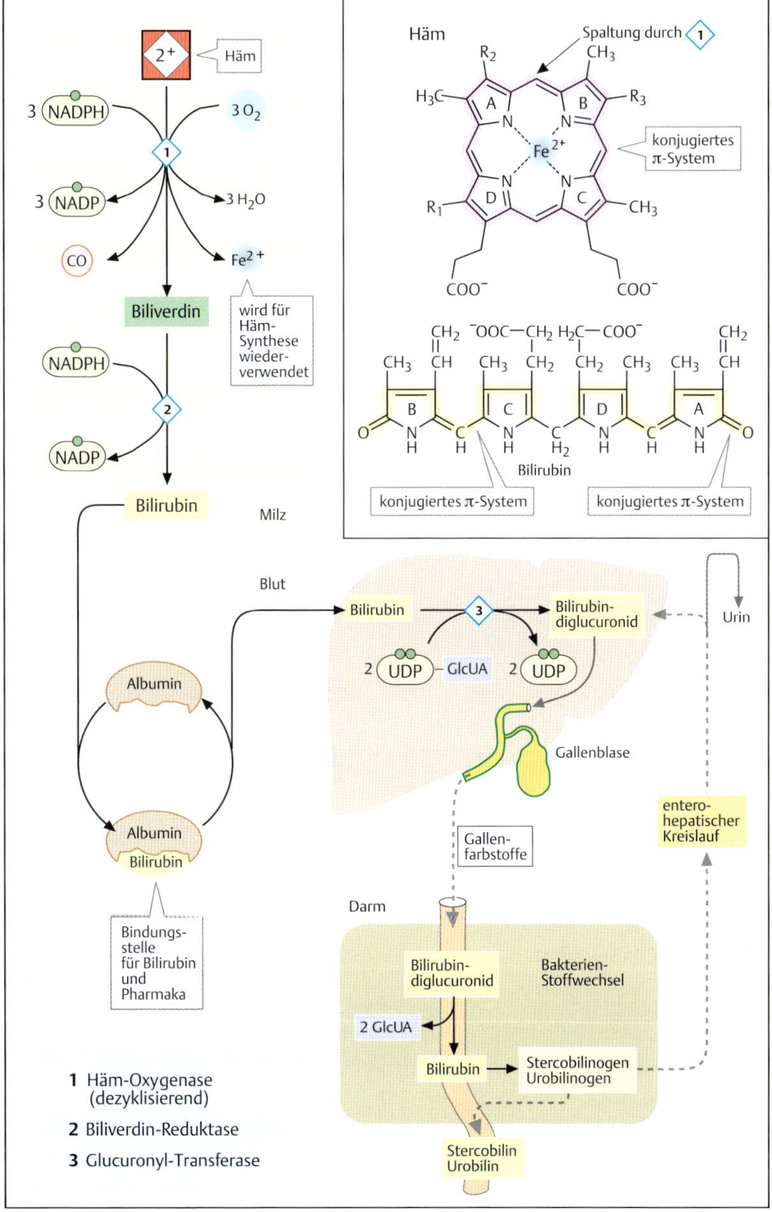


1 Häm-Oxygenase (dezyklisierend)

2 Biliverdin-Reduktase

3 Glucuronyl-Transferase

**Abb. 3.60** Porphyrinabbau

# Kapitel 4

# Zellorganellen

## Aufbau der Zelle

Die grundlegende Einheit der Organismen ist die Zelle.

### A. Vergleich von Prokaryonten und Eukaryonten

Die gegenwärtig lebenden Organismen lassen sich in zwei große Gruppen einteilen, die Prokaryonten und die Eukaryonten. Vertreter der **Prokaryonten** sind die Bakterien (*Eubakterien* und *Archaea*). Sie sind fast alle Einzeller mit Größen von wenigen µm ($10^{-6}$ m). Zu den **Eukaryonten** zählen die *Pilze*, die *Pflanzen* und die *Tiere*. Unter ihnen findet man sowohl Einzeller als auch Mehrzeller. Vielzellige Eukaryonten bestehen aus vielen meist verschiedenen Zelltypen, die auf unterschiedliche Aufgaben spezialisiert sind. Eukaryotische Zellen sind erheblich größer als prokaryotische (Volumenverhältnis etwa 2000 : 1). Das wichtigste Unterscheidungsmerkmal gegenüber den Prokaryonten ist aber der Besitz eines **Zellkerns**.

Eukaryonten zeigen gegenüber Prokaryonten eine größere Spezialisierung und Komplexität von Struktur und Funktion. Eukaryotische Zellen sind durch *Kompartimente* strukturiert (s. u.). Der Stoffwechsel und die Synthese von Makromolekülen sind auf diese Reaktionsräume verteilt und werden getrennt gesteuert. In Prokaryonten sind diese Prozesse dagegen einfacher organisiert und räumlich eng gekoppelt.

Obwohl Speicherung und Weitergabe der genetischen Information bei Pro- und Eukaryonten nach den gleichen Prinzipien ablaufen, gibt es auch in dieser Hinsicht Unterschiede. Eukaryotische DNA besteht aus sehr langen, linearen Molekülen aus insgesamt $10^7$ bis über $10^{10}$ *Basenpaaren* (bp), von denen nur ein kleiner Bruchteil für genetische Informationen genutzt wird. Die *Gene* (20 000–50 000 pro Genom) sind bei Eukaryonten in der Regel von nichtkodierenden Bereichen (*Introns*) unterbrochen. Die eukaryotische DNA ist im Zellkern lokalisiert (Ausnahme: mitochondriale DNA) und bildet dort zusammen mit Histonen und weiteren Proteinen das Chromatin (S. 244).

Die DNA der Prokaryonten ist ringförmig, viel kürzer (bis $5 \cdot 10^6$ bp) und im Cytoplasma lokalisiert. Sie wird fast vollständig zur Informationsspeicherung genutzt und enthält keine Introns.

### B. Aufbau einer tierischen Zelle

Es gibt im Menschen mindestens 200 verschiedene Zellarten. Die Abbildung zeigt die Grundstrukturen einer tierischen Zelle in starker Vereinfachung. Die Angaben über die Anteile der Kompartimente am Zellvolumen (gelb hinterlegt) und ihre Häufigkeit (blau) beziehen sich auf *Hepatocyten* (Leberzellen) von Säugetieren.

Die eukaryotische Zelle ist durch Membranen untergliedert. Nach außen wird sie durch eine **Plasmamembran** abgegrenzt. Innerhalb der Zelle befindet sich ein großer Raum mit vielen gelösten Bestandteilen, das **Cytoplasma**. Weitere Membranen unterteilen den Innenraum in *Kompartimente* (geschlossene Reaktionsräume). Membranumgebene Reaktionsräume der Zelle mit besonderen Funktionen bezeichnet man als **Zellorganellen**.

Die größte Organelle ist der **Zellkern** (S. 224). Er ist im Lichtmikroskop noch gut zu erkennen. Mit der äußeren Membran des Zellkerns ist das **Endoplasmatische Retikulum** (ER) verbunden, ein in sich geschlossenes System aus flachen Höhlen und Röhren (S. 216). Eine weitere von Membranen gebildete Organelle, die wie ein Päckchen geschichteter Scheiben aussieht, ist der **Golgi-Apparat** (S. 216). **Endosomen** und **Exosomen** sind bläschenartige Kompartimente (Vesikel), die am Stoffaustausch der Zelle (S. 214) mit ihrer Umgebung beteiligt sind. Für den Stoffwechsel der Zelle besonders wichtige Organellen sind die **Mitochondrien** (S. 226), die etwa Bakteriengröße haben. **Lysosomen** (S. 228) und **Peroxisomen** (S. 230) sind kleinere, kugelförmige Organellen mit Spezialaufgaben. Die ganze Zelle ist durchzogen von einem Gerüstsystem aus Proteinen, das als **Cytoskelett** (S. 232) bezeichnet wird.

Pflanzenzellen besitzen zusätzlich Plastiden, z. B. die **Chloroplasten**, in denen die Photosynthese abläuft. Im Inneren der Pflanzenzellen befindet sich eine große, flüssigkeitsgefüllte **Vakuole**. Wie auch Bakterien und Pilze besitzen Pflanzenzellen eine feste **Zellwand** aus Polysacchariden und Proteinen.

## A. Vergleich von Prokaryonten und Eukaryonten

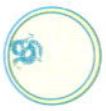


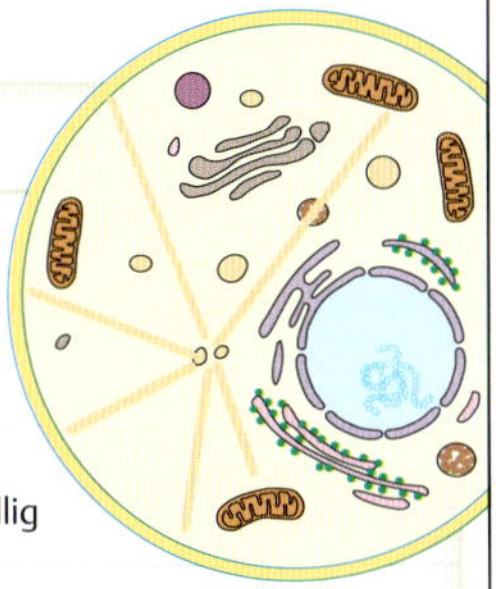


| Prokaryonten | | Eukaryonten |
|---|---|---|
| Eubakterien<br>Archaebakterien | **Organismen** | Pilze<br>Pflanzen<br>Tiere |
| einzellig | **Organisationsform** | ein- oder mehrzellig |
| nicht vorhanden | **Organellen, Cytoskelett, Zellteilungsapparat** | vorhanden, kompliziert, spezialisiert |
| klein, ringförmig,<br>keine Introns, Plasmide | **DNA** | groß, im Zellkern, viele Introns |
| einfach, im Cytoplasma | **RNA: Synthese und Reifung** | kompliziert, im Zellkern |
| einfach, mit RNA-Synthese gekoppelt | **Protein: Synthese und Reifung** | kompliziert, im Cytoplasma und rauen Endoplasmatischen Retikulum |
| anaerob oder aerob<br>sehr anpassungsfähig | **Stoffwechsel** | überwiegend aerob, kompartimentiert |
| nein | **Endo- und Exocytose** | verschiedene Formen |

## B. Aufbau einer tierischen Zelle

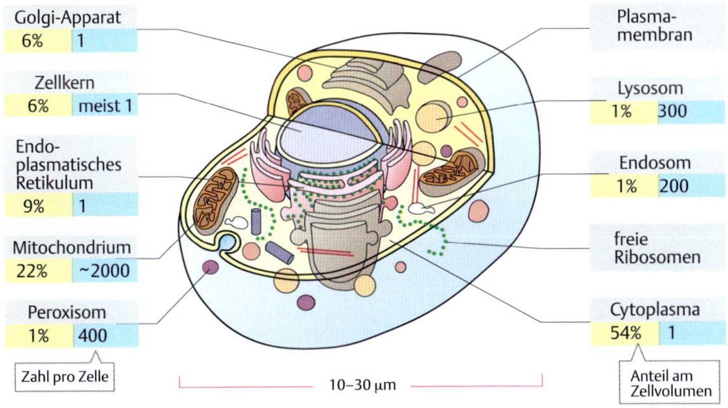


**Abb. 4.1** Aufbau der Zelle

## Zellbestandteile und Cytoplasma

Das Gram-negative Bakterium *Escherichia coli* (*E. coli*) ist ein in der Regel harmloser, darmbewohnender Symbiont der Säugetiere. Der Aufbau und die Eigenschaften dieses Organismus sind besonders gut bekannt.

### A. Bestandteile einer Bakterienzelle

Eine einzelne *E. coli*-Zelle hat ein **Volumen** von ca. 0,88 $\mu m^3$. Davon entfallen jeweils ⅙ auf Membranen und die DNA (das sog. „*Nucleoid*"). Den übrigen Innenraum der Zelle bezeichnet man als **Cytoplasma**.

Hauptbestandteil von *E. coli* ist – wie bei allen Zellen – mit 70 % **Wasser**. Die übrigen Komponenten sind **Makromoleküle** (Proteine, Nucleinsäuren, Polysaccharide), **kleine organische Moleküle** und **anorganische Ionen**. Unter den Makromolekülen haben die Proteine den größten Anteil, auf sie entfallen ca. 55 % der Trockenmasse der Zelle. Es lässt sich abschätzen, dass im Cytoplasma von *E. coli* etwa 250 000 Proteinmoleküle (durchschnittliche Masse 40 kDa) vorhanden sind. In der etwa tausendfach größeren eukaryotischen Zelle schätzt man die Zahl der Proteinmoleküle auf mehrere Milliarden.

### B. Blick in eine Bakterienzelle

Die Abbildung zeigt schematisch einen Blick in das **Cytoplasma** von *E. coli*. Die Vergrößerung beträgt etwa 1 Million. Ein einzelnes C-Atom hätte bei dieser Vergrößerung die Dimensionen eines Salzkorns, ein ATP-Molekül wäre so groß wie ein Reiskorn. Der gezeigte Ausschnitt entspricht einem Würfel mit der Kantenlänge von 100 nm. Dies ist etwa 1/600 des Zellvolumens von *E. coli*. Um die Makromoleküle besser sichtbar zu machen, wurden in der Darstellung alle kleinen Moleküle wie Wasser, Cofaktoren und Stoffwechsel-Produkte weggelassen.

In dem gezeigten Ausschnitt des Cytoplasmas sind enthalten:

- mehrere hundert **Makromoleküle**, die für die Proteinbiosynthese notwendig sind, nämlich 30 Ribosomen, mehr als 100 Proteinfaktoren, 30 Aminoacyl-tRNA-Synthetasen, 340 tRNA-Moleküle, 2–3 mRNAs, die eine Länge von etwa 10 Kantenlängen haben, und 6 Moleküle RNA-Polymerase.
- etwa 330 weitere Enzymmoleküle, darunter 130 Glycolyseenzyme und 100 Enzyme des Citratzyklus.
- 30 000 **kleine organische Moleküle** mit einer Masse von 100 bis 1000 Da, wie z. B. Metabolite des Intermediärstoffwechsels und Coenzyme. Sie sind in 10-facher Vergrößerung im Ausschnitt rechts unten gezeigt.
- und schließlich 50 000 **anorganische Ionen**. Der Rest ist Wasser.

Das Bild macht deutlich, dass das Cytoplasma ein mit Makromolekülen und kleineren organischen Molekülen dicht angefülltes Kompartiment ist. Es hat wegen der hohen Konzentration an Makromolekülen eine gelartige Konsistenz. Die Abstände zwischen organischen Molekülen sind gering. Sie sind nur durch wenige Wassermoleküle getrennt.

Alle Moleküle befinden sich in Bewegung. Wegen ständiger Zusammenstöße kommen sie aber nur ungerichtet voran und nehmen einen zickzackförmigen Weg. Proteine sind wegen ihrer großen Masse besonders langsam. Immerhin legen sie aber in 1 ms eine Strecke von durchschnittlich 5 nm zurück, was etwa ihrer eigenen Länge entspricht. Statistisch gesehen erreicht ein Protein in weniger als einer Sekunde jeden Ort der Bakterienzelle.

### C. Wichtige Leistungen des Cytoplasmas

In Eukaryonten stellt das Cytoplasma mit etwas mehr als 50 % des Zellvolumens das quantitativ wichtigste zelluläre Kompartiment dar. Es ist der *zentrale Reaktionsraum der Zelle*. In ihm laufen – häufig in Interaktion mit anderen Kompartimenten – viele Wege des Intermediärstoffwechsels ab, z. B. die **Glycolyse**, der **Hexosemonophosphat-Weg**, der größte Teil der **Gluconeogenese**, der **Glycogenstoffwechsel** und die **Fettsäurebiosynthese**. Auch die Biosynthese der Proteine (**Translation**) (S. 260) findet im Cytoplasma statt. Dagegen sind katabole Wege wie der Fettsäureabbau, der Citratzyklus und die sog. oxidative Phosphorylierung in den Mitochondrien lokalisiert (S. 226). Durch die räumliche Trennung werden sinnlose Zyklen zwischen auf- und abbauenden Reaktionswegen vermieden und es ist eine getrennte Regulation möglich.

### A. Bestandteile einer Bakterienzelle

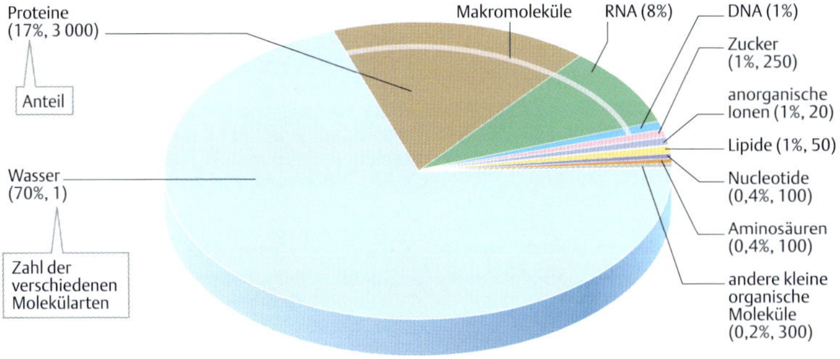


### B. Blick in eine Bakterienzelle

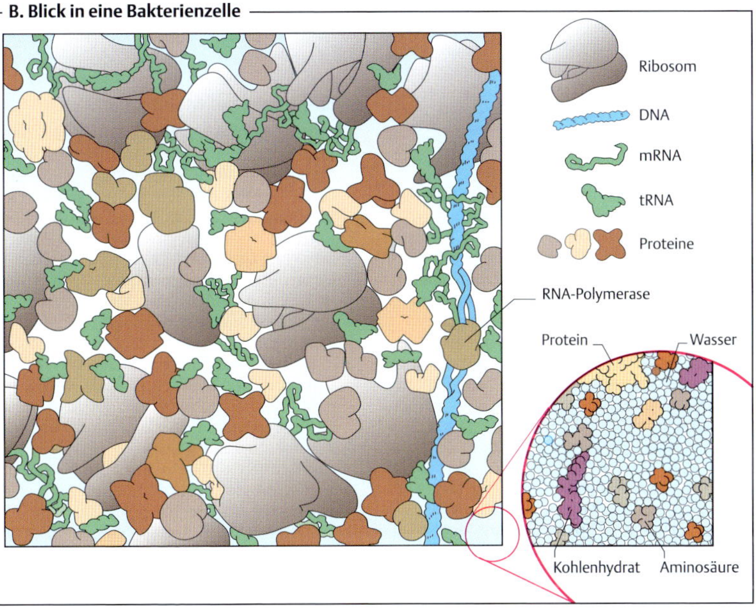


### C. Wichtige Leistungen des Cytoplasmas

| Reaktionsweg | Aufgabe |
|---|---|
| Translation | Biosynthese von Proteinen an Ribosomen |
| Glycolyse | Abbau von Glucose zu Pyruvat bzw. Lactat |
| Gluconeogenese | Aufbau von Glucose |
| Fettsäurebiosynthese | Aufbau von Palmitat aus Acetyl-CoA |
| Hexosemonophosphat-Weg | Erzeugung von NADPH, Umwandlung von Hexosen und Pentosen ineinander |
| Glycogenstoffwechsel | Speicherung von Glucose als Glycogen |

**Abb. 4.2** Zellbestandteile und Cytoplasma

## Struktur und Bestandteile

### A. Struktur einer Plasmamembran (Ausschnitt)

Alle biologischen Membranen sind nach einem einheitlichen Muster aufgebaut. Sie bestehen aus einer kontinuierlichen, etwa 5 nm dicken **Doppelschicht** aus **amphipathischen Lipiden**, in die **Proteine** eingebettet sind. Einige Membranen tragen auf der Außenseite zusätzlich **Kohlenhydrate**, die an Lipide oder Proteine gebunden sind. Die Anteile von Lipiden, Proteinen und Kohlenhydraten sind je nach Zell- und Membrantyp sehr unterschiedlich.

Die **Membranlipide** sind stark *amphipathische Moleküle* mit einer polaren, hydrophilen „*Kopfgruppe*" und einem unpolaren, hydrophoben „*Schwanz*". In Membranen werden sie durch einen hydrophoben Effekt (S. 34) und schwache Van-der-Waals-Kräfte zusammengehalten. Sie sind deshalb gegeneinander verschieblich. Dies verleiht den Membranen einen mehr oder weniger flüssigen Charakter. Diese **Fluidität** der Membranen hängt in erster Linie von ihrer Lipid-Zusammensetzung und der Temperatur ab. Die Fluidität ist umso höher, je größer der Anteil an ungesättigten Lipiden ist. Auch der Gehalt an *Cholesterol* beeinflusst die Membranfluidität. In lokal begrenzten Bereichen bildet Cholesterol mit Sphingolipiden und bestimmten Glykoproteinen und -Lipiden Mikrodomänen mit besonderen Funktionen, sog. **Lipid rafts** (Lipidflöße).

Wie die Lipide sind auch die Proteine in der Membran beweglich. Werden sie nicht durch besondere Mechanismen festgehalten, schwimmen sie in der Lipidschicht wie in einer zweidimensionalen Flüssigkeit. Man beschreibt biologische Membranen deshalb auch als „**flüssiges Mosaik**". Lipide und Proteine lassen sich *innerhalb* eines Membranblattes leicht verschieben, dagegen ist ein spontaner Wechsel zwischen beiden Blättern („**Flip/Flop**") bei Proteinen selten und bei Lipiden (mit Ausnahme von Cholesterol) nur mit Hilfe spezieller Enzyme, sog. *Phospholipidtranslokatoren*, möglich. *Flippasen* verschieben bestimmte Phospholipide von der extrazellulären zur cytosolischen Seite, *Floppasen* ausgewählte Phospholipide in die Gegenrichtung. *Scramblasen* können negativ geladene Phospholipide hin- und hertransportieren.

### B. Membranlipide

Das Bild zeigt im Modell einen kleinen Ausschnitt aus einer Membran. Die **Phospholipide** bilden die wichtigste Gruppe der Membranlipide. Zu ihnen zählen *Phosphatidylcholin* (Lecithin), *Phosphatidylethanolamin*, *-serin*, *-inositol* und *Sphingomyelin*, siehe Strukturen (S. 50). Daneben findet sich in den Membranen tierischer Zellen auch **Cholesterol** (Ausnahme: innere Mitochondrienmembran). **Glycolipide** wie die Cerebroside und Ganglioside bilden zusammen mit den *Glycoproteinen* die äußere Zellhülle (**Glycocalyx**).

Die Membranlipide sind asymmetrisch verteilt. Im äußeren Blatt finden sich mehr Ptd-cholin und Sphingomyelin. Dagegen treten Ptd-serin und Ptd-ethanolamin vermehrt im inneren Blatt auf. Ptd-inositol kommt nur auf der inneren Seite vor und die Glycolipide nur außen.

### C. Funktionen der Membranen

1. Die **Abgrenzung und Isolierung von Zellen und Organellen** durch Membranen bieten einen physikalischen und chemischen Schutz gegen die Umgebung. Eine intakte Plasmamembran ist Voraussetzung für die Konzentrationsunterschiede von Stoffen zwischen Intra- und Extrazellularbereich.
2. **Kontrollierter Stofftransport**, der das *interne Milieu* bestimmt und Voraussetzung für die *Homöostase* ist, d. h. die Konstanthaltung von Stoffkonzentrationen und physiologischen Parametern. Ein selektiver Stofftransport durch Poren, Kanäle und Transporter (S. 212) wird wegen der Abgrenzung der Zellen und Organellen durch die Membransysteme notwendig.
3. **Aufnahme extrazellulärer Signale** und ihre Weiterleitung an das Zellinnere (S. 414), ebenso die Abgabe von Signalen.
4. **Enzymatische Katalyse**. An Membranen, also im Grenzbereich zwischen Lipid- und Wasserphase, sind wichtige Enzyme lokalisiert. Dort finden Reaktionen mit unpolaren Substraten statt. Beispiele sind die *Biosynthese von Lipiden* (S. 164) und der *Stoffwechsel von unpolaren Fremdstoffen* (S. 336). Auch Reaktionen zur Energieumwandlung wie die *oxidative Phosphorylierung* (S. 118) finden an oder in Membranen statt.
5. **Interaktion mit anderen Zellen** zur Fusion und Bildung von Geweben sowie die Verknüpfung mit der extrazellulären Matrix (S. 214).
6. **Verankerung des Cytoskeletts** (S. 232) zum Erhalt der Zell- bzw. Organellen-Gestalt und als Grundlage von Bewegungsvorgängen.

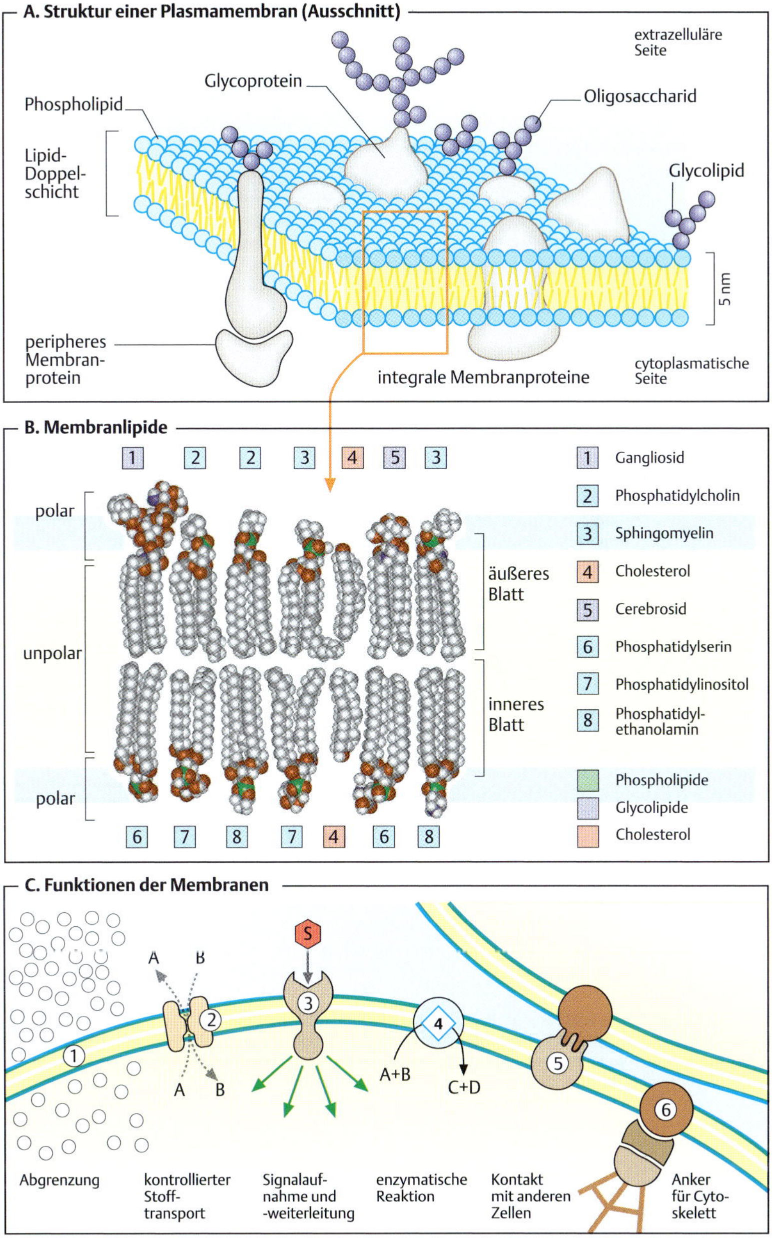


**Abb. 4.3** Membranen: Struktur und Bestandteile

## Transportprozesse

Membranen enthalten neben den Lipiden auch Proteine. Solche **Membranproteine** erfüllen verschiedene Aufgaben: sie dienen als *Transporter, Kanäle, Rezeptoren, Enzyme* oder *Strukturproteine* und sind entweder fester Bestandteil der Membranen (*integrale*) oder mit ihnen nur lose verbunden (*periphere Membranproteine*).

### A. Typen von Membranproteinen

**Integrale Membranproteine** durchspannen die Lipid-Doppelschicht vollständig. Die Bereiche der Peptidkette, die innerhalb der Doppelschicht liegen, bestehen meist aus 20 bis 25 überwiegend *hydrophoben* Aminosäureresten, die eine *rechtsgängige α-Helix* bilden. Membranproteine der **Typen I** und **II** enthalten nur eine **Transmembranhelix**, Proteine vom **Typ III** mehrere. Seltener aggregieren verschiedene Polypeptide der Typen I und II zu einem Transmembranprotein des **Typs IV**. Proteine der **Typen V** und **VI** tragen **Lipidanker**. Dies sind kovalent mit der Peptidkette verbundene Fettsäuren (*Palmitinsäure, Myristinsäure*), Isoprenoide (*Farnesol, Geranylgeraniol, Dolichol*) oder Glycolipide wie *Glycosyl-Phosphatidyl-Inositol* (**GPI**). Manche integralen Membranproteine, z. B. die *Porine* (S. 212), durchdringen die Membran mit *antiparallelen Faltblattstrukturen*. Wegen ihrer Form nennt man diese Tertiärstruktur „**β-Fass**" (engl. *β-barrel*).

**Periphere Membranproteine** (nicht gezeigt) sind nur von außen an die Membran angelagert. Sie können mit den Kopfgruppen der Phospholipide über $Ca^{2+}$-Ionen verbunden oder mit einem integralen Membranprotein über Protein-Protein-Interaktion assoziiert sein.

Viele Membranproteine auf der Außenseite von Zellen tragen kovalent gebundene, verzweigte Kohlenhydratketten mit etwa 15 Zuckerresten, sie sind also **Glycoproteine**.

### B. Passiver Transport

Membranen grenzen Reaktionsräume ab. Sie sind für die meisten Moleküle undurchlässig. Nur Gase wie $O_2$, $N_2$, und $NH_3$ und kleine, ungeladene Moleküle wie Glycerol oder Harnstoff sowie lipidlösliche Substanzen wie Steroide können Membranen durch **freie Diffusion** passieren. Dies ist die einfachste Form des Membrantransports. Wird die Diffusion durch integrale Membranproteine wie Kanalproteine oder Transporter unterstützt, spricht man von **erleichterter Diffusion**:

1. **Kanalproteine** besitzen eine polare Öffnung (**Pore**), durch die Ionen und andere hydrophile Verbindungen hindurchtreten können. So gibt es z. B. Kanäle (S. 418), die selektiv bestimmte Ionen passieren lassen (**Ionenkanäle**) und **Porine** (S. 212), die eher unspezifisch Moleküle bis zu einer gewissen Größe durchlassen.
2. **Transporter** erkennen und binden die zu transportierenden Moleküle und verhelfen ihnen durch eine Konformationsänderung zum Membrandurchtritt. Diese Proteine (*Permeasen*) sind damit Enzymen vergleichbar, allerdings mit dem Unterschied, dass sie statt einer enzymatischen Reaktion einen vektoriellen Transport „katalysieren". Wie Enzyme zeigen sie für jedes transportierte Molekül eine gewisse *Affinität* (ausgedrückt als Dissoziationskonstante $K_d$, in $mol \cdot L^{-1}$) und eine *maximale Transportkapazität* (V).

Die freie Diffusion und die von Ionenkanälen und Transportproteinen geförderten Transportvorgänge folgen stets einem *Konzentrationsgradienten*, d. h. der Transport geschieht vom Ort der höheren zum Ort der niedrigeren Konzentration. Bei Ionen spielt auch das *Membranpotenzial* eine Rolle, zusammenfassend spricht man dann vom **elektrochemischen Gradienten** (S. 118). Es handelt sich bei diesen Prozessen um einen **passiven Transport**, der stets „bergab" dem Gefälle eines Gradienten folgt.

### C. Aktiver Transport

Im Gegensatz dazu kann ein **aktiver Transport** (**1**) auch „bergauf", d. h. *gegen einen Konzentrations- oder Ladungsgradienten*, stattfinden. Er erfordert dann zusätzlich **Energie**, die in der Regel durch die Hydrolyse von **ATP** aufgebracht wird. **Transporter** sind Enzyme, die zunächst die „Fracht" (Cargo) auf einer Seite der Membran binden. Durch ATP-abhängige Phosphorylierung wird dann eine *Konformationsänderung* ausgelöst, die die Fracht auf der anderen Membranseite freisetzt.

Ein nicht spontan verlaufender Transportvorgang kann auch durch **Kopplung** an einen anderen, freiwillig verlaufenden Transportprozess möglich werden (**sekundär-aktiver Transport**) (**2**).

Die **Endocytose** (S. 214) (**3**) ist ein Transportprozess, mit dessen Hilfe Flüssigkeit und Partikel in membranumschlossenen Vesikeln aufgenommen werden. Die **Exocytose** (S. 214) ist der umgekehrte Prozess.

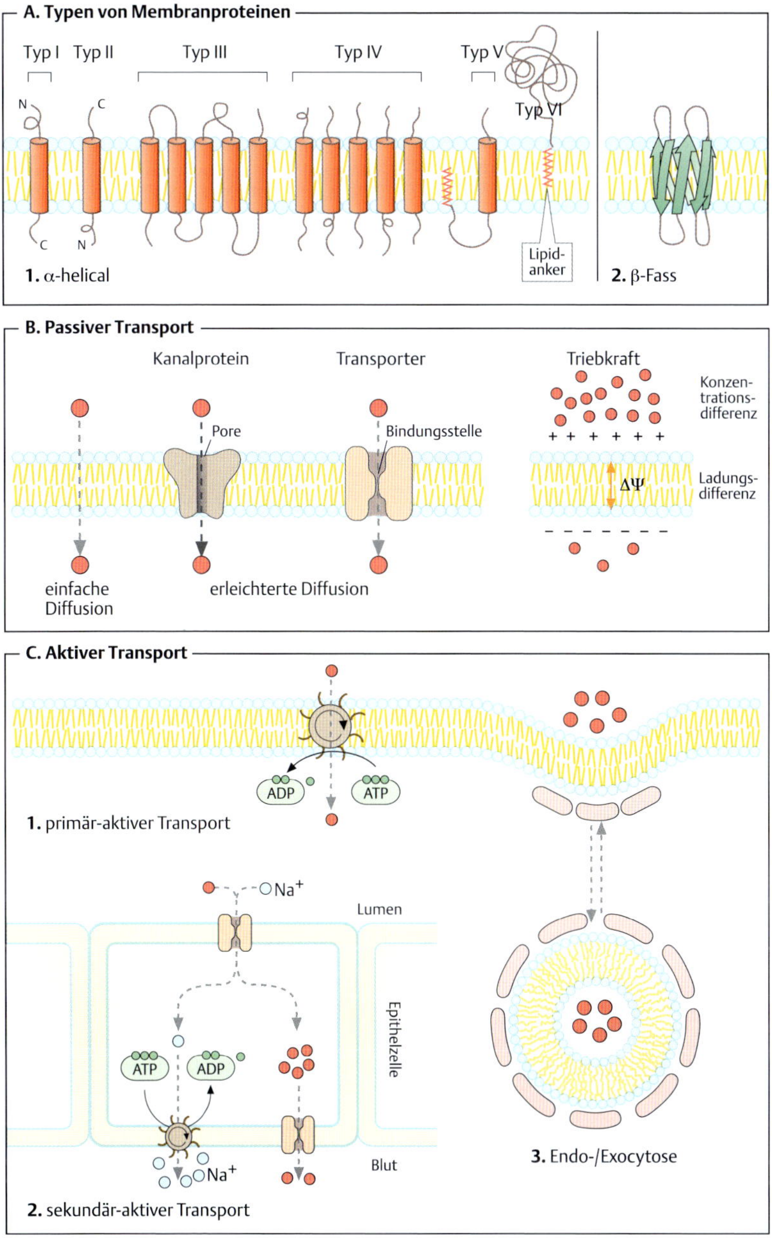


Abb. 4.4 Transportprozesse

## Transportproteine

Hier werden Membranproteine dargestellt, die als passive oder aktive **Transporter** fungieren. **Ionenkanäle** werden später behandelt (S. 418).

### A. Glucose-Transporter

Die Glucose-Transporter (**Glut**) transportieren Glucose durch die Zellmembran. Getrieben wird der Transport durch einen Konzentrationsunterschied der Glucose zwischen außen und innen, s. *erleichterte Diffusion* (S. 210). Die Glut bilden eine Familie verwandter Membranproteine mit unterschiedlicher Organverteilung, Substratspezifität und kinetischen Eigenschaften. Von den 14 verschiedenen Isoformen zeigen **Glut-1** und **Glut-3** eine relativ hohe Affinität für Glucose ($K_d$ ≈ ca. 1 mM). Sie transportieren außer Glucose auch Dehydroascorbat. Glut-1 kommt in der Plasmamembran fast *aller Zellen* vor und sorgt für eine Basisversorgung mit Glucose. Er findet sich auch in *Erythrocyten*, der *Blut-Hirn-Schranke* und den β-Zellen des *Pankreas*. Glut-3 versorgt die *Neuronen* mit Glucose.

**Glut-2** ist für den Glucosetransport in der *Leber* verantwortlich und tritt auch in *Niere* und den *Mucosazellen* des Darms auf. Diese Form hat eine hohe Kapazität und eine geringere Affinität für Glucose ($K_d$ = 15–20 mM). Deshalb hängt die Geschwindigkeit der Glucoseaufnahme durch Glut-2 stark vom Blutzuckerspiegel ab (normalerweise etwa 4–8 mM).

**Glut-4** ($K_d$ ≈ 5 mM), der vorwiegend in *Muskel-*, *Fett-* und *Herzzellen* exprimiert wird, unterliegt der Kontrolle durch **Insulin** (S. 444), das die Zahl der Transporter auf der Zelloberfläche innerhalb weniger Minuten auf das 20–30-fache erhöht.

**Glut-5** transportiert bevorzugt Fructose.

Die **$Na^+$-abhängigen Glucose-Transporter** (SGLT1 und 2) (S. 284) auf der luminalen Seite Glucose-absorbierender Zellen (S. 350) von Darm und Niere sind mit den Glut *nicht* verwandt.

Die Abbildung zeigt Glut-1. Er besteht aus einer einzigen Peptidkette, die mit zwölf α-Helices unterschiedlicher Länge die Membran durchspannt. Die Glucose wird von Peptidschleifen gebunden, die auf beiden Seiten aus der Membran ragen.

### B. Aquaporine

Aquaporine erleichtern die Passage von **Wasser** durch biologische Membranen. Sie bilden *hydrophile Poren*, die $H_2O$-Moleküle, nicht aber Ionen und größere Moleküle passieren lassen. Eine besonders hohe Konzentration zeigen die Aquaporine in *Erythrocyten* und der *Niere*. Das Aquaporin-2 in den Sammelrohren der Nierentubuli steht unter der Kontrolle des **antidiuretischen Hormons** (ADH, Vasopressin), das über cAMP die Verlagerung der Kanäle aus dem ER in die Plasmamembran bewirkt (S. 350).

Das dargestellte **Aquaporin-1** kommt im *proximalen Tubulus* und in der *Henle-Schleife* vor, wo es die Rücknahme von Wasser fördert (S. 350). Es enthält acht Transmembranhelices unterschiedlicher Länge und Orientierung. Im Zentrum des Proteins findet sich eine Engstelle, die nur $H_2O$-Moleküle überwinden können.

### C. Sarkoplasmatische $Ca^{2+}$-Pumpe

**Transport-ATPasen** transportieren Kationen, sie sind „Ionenpumpen". ATPasen vom **F-Typ**, wie die ATP-Synthase der Mitochondrien (S. 132), nutzen den Transport von $H^+$ zur *ATP-Synthese*. Enzyme vom **V-Typ** „pumpen" Protonen unter ATP-Verbrauch in Lysosomen (S. 228) und andere saure Zellkompartimente. Besonders zahlreich sind Transport-ATPasen vom **P-Typ**. Sie sind ATP-getriebene Kationen-Transporter.

Zum P-Typ gehört auch die dargestellte **$Ca^{2+}$-ATPase**. Sie hat im Muskel die Aufgabe, das zur Auslösung der Kontraktion ins Cytoplasma ausgeschüttete $Ca^{2+}$ ins Sarkoplasmatische Retikulum (SR) zurückzupumpen (S. 356). Das Molekül (**1**) besteht aus einer einzigen Peptidkette, die in verschiedene **Domänen** gefaltet ist. Im Transmembranteil, der von zahlreichen α-Helices gebildet wird, befinden sich Bindungsstellen für zwei $Ca^{2+}$-Ionen (blau). ATP wird an die cytoplasmatische N-Domäne (grün) gebunden.

Im katalytischen Zyklus des Enzyms (**3**) lassen sich vier Stadien unterscheiden. Zunächst führt die Bindung von ATP an die N-Domäne zur Aufnahme von zwei $Ca^{2+}$ in den Transmembranteil (**a**). Durch Phosphorylierung eines Aspartat-Restes in der P-Domäne (**b**) und Abdissoziation von ADP kommt es dann zu einer Konformationsänderung, die die $Ca^{2+}$-Ionen ins SR entlässt (**c**). Die Dephosphorylierung des Aspartat-Restes stellt schließlich den Ausgangszustand wieder her (**d**).

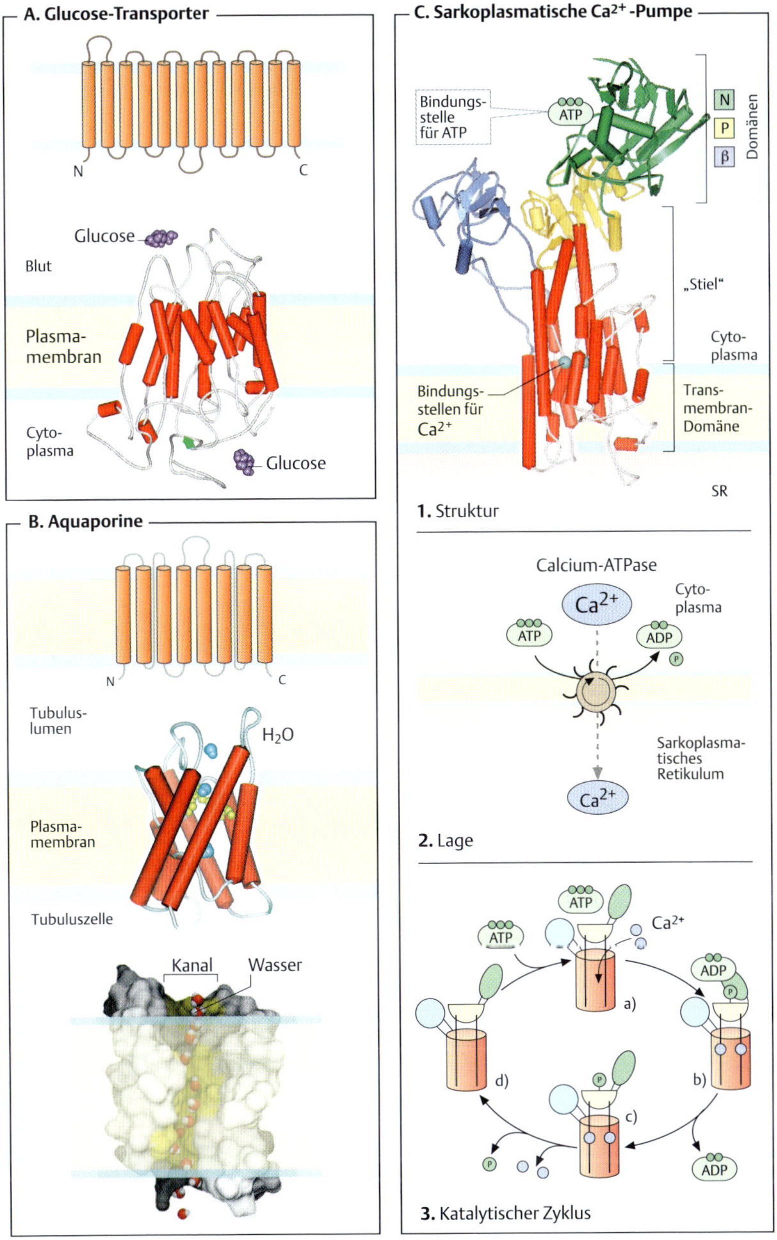


**Abb. 4.5** Transportproteine (Quelle PDB; A. 4PYP; B. 1IH5; C. 4H1W)

## Endo- und Exocytose

Der **vesikuläre Transport** durch Membranen beruht darauf, dass Membranen *Moleküle, Partikel* oder eine ganze *Zelle* vollständig umschließen. Die so gebildeten **Vesikel** transportieren ihren Inhalt und setzen ihn durch Fusion mit einer anderen Membran wieder frei. Man spricht von **Endocytose**, wenn der Inhalt der Vesikel in eine Zelle hinein transportiert wird, von **Exocytose**, wenn Zellinhalt ausgeschüttet wird. Damit die Gesamtfläche der Membranen der Zellen konstant bleibt, sind Endo- und Exocytose eng miteinander gekoppelt.

### A. Endocytose

Zellen können Material aus dem Extrazellularraum durch Endocytose in sich aufnehmen. Transportiert werden u. a. *Nahrungsstoffe, Rezeptoren* mit ihren *Liganden*, immunologische *Signalstoffe* sowie *Pathogene* und *Toxine*.

1. Durch **Phagocytose** werden große, feste Objekte aufgenommen, z. B. *Zellen*, die durch Apoptose gestorben sind, *Bakterien, Viren* und *Fremdkörper*. Die Plasmamembran faltet sich um das Objekt und verschließt es in einer großen **Vakuole**, die als **Phagosom** bezeichnet wird. Der endgültige Abbau des Inhalts findet in Lysosomen (S. 228) statt.
2. Durch **Pinocytose** werden *Extrazellularflüssigkeit* und darin *gelöste Moleküle*, z. B. Proteine, aufgenommen. Es bildet sich eine Einstülpung der Plasmamembran. Die flüssigkeitsgefüllte Struktur schnürt sich zu einem Vesikel ab, wandert ins Cytosol und verschmilzt dort mit Endosomen oder Lysosomen.
3. Durch **rezeptorvermittelte Endocytose** gewinnt der Prozess der Molekülaufnahme eine besondere Spezifität. Die Plasmamembran wölbt sich dabei nach innen (Bildung eines *coated pit*), schnürt sich ab und bildet ein cytoplasmatisches **Vesikel** (*coated vesicle*). An diesem Prozess sind **Hüllproteine** (*coat proteins*) beteiligt, von denen das **Clathrin** am besten untersucht ist (s. u.). Statt Clathrin kann auch **Caveolin** eine Abschnürung der Plasmamembran verursachen. Dabei bilden sich als **Caveolae** bezeichnete flaschenförmige Vesikel (nicht gezeigt). **Folsäure** wird z. B. von Zellen mithilfe von Caveolae aufgenommen, das Lipoprotein **LDL**, **Transferrin** und verschiedene **Proteohormone** (wie EGF) dagegen mithilfe der rezeptorvermittelten Endocytose.

### B. Rezeptorvermittelte Endocytose

Eine Grubenbildung der Cytoplasmamembran wird durch das **Adapterprotein AP2** ausgelöst, das eine Affinität für Phospholipide und Membranproteine mit besonderen Signalsequenzen besitzt (**1**). **Clathrin**-Moleküle lagern sich an AP2 und fördern die Einstülpung der Membran. (**2**) Bildung des ***coated pit***. Das G-Protein **Dynamin** sorgt schließlich für ein Abschnüren des Vesikels von der Plasmamembran. (**3**) Bildung des ***coated vesicle***. Dieses Vesikel verschmilzt mit Endosomen. Dabei werden Clathrin, AP2 und Dynamin freigesetzt (**4**).

**Clathrin** ist ein dreiarmiges Protein („*Triskelion*"). Mit ihren Armen lagern sich Chlathrine zusammen und bilden ein Gitterwerk, das die Membran mit ihrem Inhalt umschließt.

### C. Exocytose

Mit Hilfe der Exocytose geben Zellen vesikulären Inhalt in den Extrazellularbereich ab. So sezernieren *Hepatocyten* z. B. verschiedene Plasmaproteine ins Blut, *Plasmazellen* Antikörper und *Drüsenzellen* Hormone; *Nervenzellen* schütten durch Exocytose Neurotransmitter in den synaptischen Spalt aus (siehe Grafik).

An der Exocytose sind **SNARE-Proteine** beteiligt. Sie vermitteln das Andocken von Vesikeln an die Membran und die Fusion der Membranen. Zur Ausschüttung von Neurotransmittern aus Nervenzellen in den synaptischen Spalt bindet das **v-SNARE-Protein** (**v**esikuläres) **Synaptobrevin** der synaptischen Vesikel an die **t-SNARE-Proteine** (**t**arget) **Syntaxin** und **SNAP-25** der Zielmembran. An der Exocytose sind das G-Protein **Rab3** und das $Ca^{2+}$-bindende **Synaptotagmin** beteiligt. Dabei erlebt das Synaptotagmin durch Bindung von $Ca^{2+}$ eine Konformationsänderung, die die Bildung des SNARE-Fusionskomplexes auslöst.

Die **Toxine** der Bakterien *Clostridium tetani* und *C. botulinum*, die bei Wundinfektionen bzw. bei Fleischvergiftungen auftreten können, lösen **Wundstarrkrampf** und **Botulismus** aus. Sie hemmen spezifisch die Neurotransmitter-Freisetzung an Synapsen. Ihre spezifische Wirkung wird von *Zink-Proteasen* verursacht, die SNARE-Proteine spalten. Rekombinant hergestelltes **Botulinum-Toxin** („**Botox**"), wird u. a. zum Glätten von Hautfalten eingesetzt.

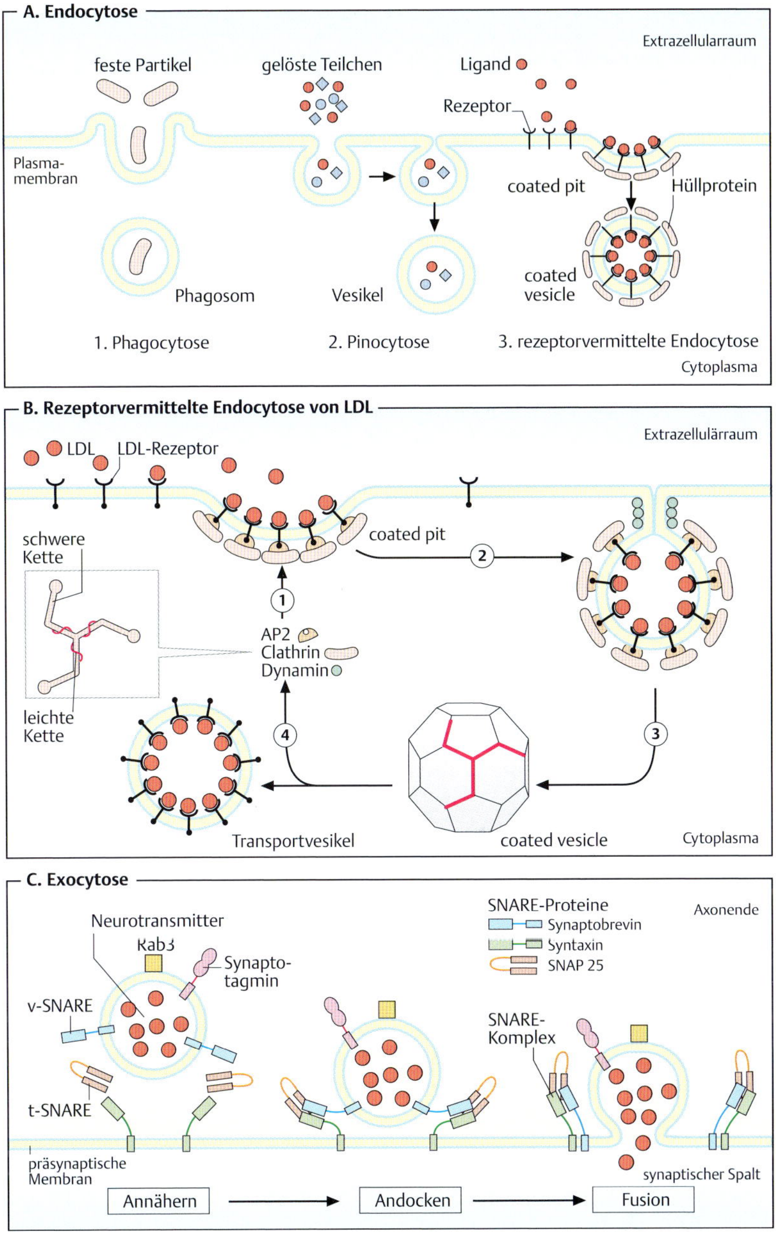


**Abb. 4.6** Endo- und Exocytose

## Aufbau und Funktionen

Das Endoplasmatische Retikulum (**ER**) ist ein ausgedehntes, geschlossenes Membransystem aus röhren- oder sackförmigen Strukturen. Im Bereich des Zellkerns geht das ER in die äußere Kernmembran über. Morphologisch unterscheidet man das **raue ER** (rER) vom **glatten ER** (gER). Auf den Membranen des rER finden sich **Ribosomen**, die auf dem gER fehlen. Andererseits ist das gER reich an membrangebundenen **Enzymen**, die Teilreaktionen des *Lipidstoffwechsels* sowie *Biotransformationen* katalysieren.

### A. Raues Endoplasmatisches Retikulum und Golgi-Apparat

Das **rER** (**1**) ist ein Ort aktiver **Proteinbiosynthese** (S. 260). Dort werden diejenigen Proteine gebildet, die für Membranen, Endosomen, Lysosomen und den Export aus der Zelle bestimmt sind. Die übrigen Proteine entstehen im Cytoplasma an Ribosomen, die nicht membrangebunden sind.

Die am rER (**1**) synthetisierten Proteine werden nach der Translation gefaltet und modifiziert, s. Proteinreifung (S. 222). Sie verbleiben entweder als Membranproteine im rER oder gelangen mithilfe von **Transportvesikeln** (**2**) zum **Golgi-Apparat** (**3**). Transportvesikel entstehen durch Abschnürung von Membranen und verschwinden durch Fusion wieder (S. 214). An den Transportprozessen sind **G-Proteine** (S. 420) der **Rab**-Familie beteiligt.

Der **Golgi-Apparat** (**3**) ist ein komplexes, ebenfalls geschlossenes System von abgeflachten Membran-Säckchen („Zisternen"), die in Stapeln übereinander geschichtet sind. Dort reifen Proteine, werden sortiert und verpackt. Man unterscheidet innerhalb des Golgi-Apparates den ***cis***-, den ***medialen*** und den ***trans*-Golgi-Bereich** sowie das ***trans*-Golgi-Netzwerk** (tGN). In diesen Abschnitten wird die im ER begonnene *posttranslationale Proteinmodifizierung* fortgesetzt.

Vom Golgi-Apparat aus werden die Proteine in Vesikeln zu verschiedenen Zielen der Zelle transportiert, z. B. zu *Lysosomen* (**4**) und *Peroxisomen*, zur *Cytoplasmamembran* (**6**) und zu *sekretorischen Vesikeln* (**5**), die ihren Inhalt durch Verschmelzen mit der Plasmamembran in den Extrazellularbereich ausschütten, s. **Exocytose** (S. 214). Der Proteintransport läuft entweder ständig (*konstitutiv*) ab oder er wird durch chemische Signale *reguliert*. Die Entscheidung darüber, welchen Weg ein Protein nimmt und ob dieser Transport konstitutiv oder reguliert ist, hängt von **Signalsequenzen** oder **Signalstrukturen** ab, die die Proteine wie Adressen mit sich tragen (S. 218). Außer Proteinen transportiert der Golgi-Apparat auch Membranlipide zu ihren Zielen.

### B. Glattes Endoplasmatisches Retikulum

Bereiche des ER ohne gebundene Ribosomen werden als **glattes Endoplasmatisches Retikulum** (gER) bezeichnet. In den meisten Zellen ist der Anteil des gER gering. Nur Zellen mit aktivem *Lipidstoffwechsel* zeigen ein ausgeprägtes gER. Meist ist es aus verzweigten, in sich geschlossenen Röhren aufgebaut.

Membranständige Enzyme im gER katalysieren die **Synthese von Lipiden** wie z. B. die *Phospholipidsynthese* (S. 164) sowie einige Schritte der *Cholesterolbiosynthese* (S. 166).

In den Hepatocyten ist der Anteil des gER besonders groß. Es enthält Enzyme, die die **Biotransformationen** katalysieren. Dies sind Reaktionen, bei denen unpolare Fremdstoffe (**Xenobiotica**) aber auch körpereigene Substanzen, wie z. B. **Steroide**, chemisch verändert werden, um sie zu inaktivieren und/oder für die Konjugation mit polaren Substanzen vorzubereiten, s. Phase I-Reaktionen (S. 336). An diesen Umsetzungen sind zahlreiche **Cytochrom P450**-Enzyme (S. 338) beteiligt, die man deshalb als Leitmoleküle des gER betrachten kann.

Das gER fungiert auch als intrazellulärer **Calciumspeicher**, der dazu beiträgt, den $Ca^{2+}$-Spiegel im Cytoplasma niedrig zu halten. Diese Funktion ist im **Sarkoplasmatischen Retikulum** (S. 356) besonders ausgeprägt, einer spezialisierten Form des gER in Muskelzellen. Zur Freisetzung und Wiederaufnahme von $Ca^{2+}$ enthalten die Membranen des gER signalkontrollierte $Ca^{2+}$-Kanäle und energieabhängige $Ca^{2+}$-ATPasen (S. 212).

Im gER der Leber läuft außerdem die Hydrolyse von Glucose-6-phosphat zu Glucose (S. 144) durch **Glucose-6-phosphatase** (S. 153) ab.

## A. Raues Endoplasmatisches Retikulum und Golgi-Apparat

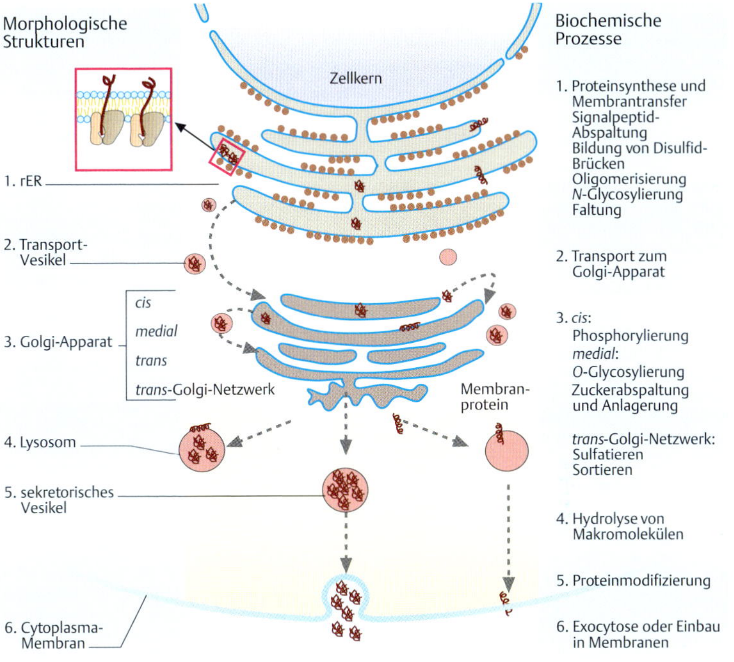


## B. Glattes Endoplasmatisches Retikulum

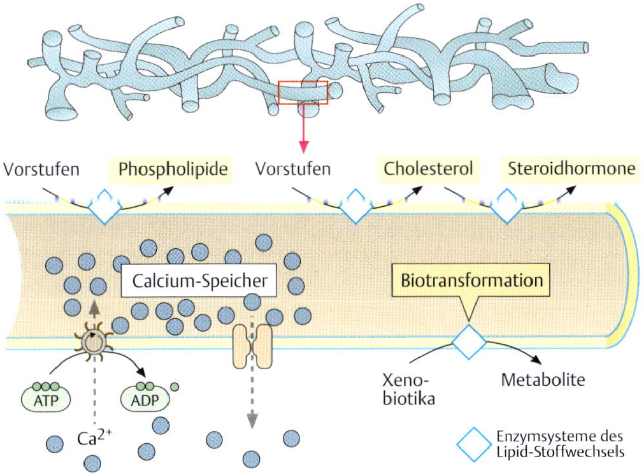


**Abb. 4.7** ER und Golgi-Apparat: Aufbau und Funktionen

## Proteinsortieren

Jede eukaryotische Zelle enthält etwa $10^{10}$ Proteinmoleküle von ca. 10–20 000 verschiedenen **Proteinarten**, die spezifisch auf die Bereiche der Zelle wie den gelösten Raum, Membranen und Organellen verteilt sind und dort ihre Aufgaben erfüllen.

### A. Proteintransport

Der **Transport** der Proteine vom Ort ihrer Synthese an Ribosomen zum Ort ihrer Funktion geschieht in vielen Fällen durch Membranen hindurch mithilfe von *Poren* (Zellkern) (S. 224), *Transportkomplexen* (Mitochondrien, Peroxisomen) oder mithilfe von *Vesikeln* (ER, Golgi-Apparat, Lysosomen, Endo- und Exosomen (S. 214), Plasmamembran, Extrazellularbereich). Um ihren Weg zu finden tragen die Proteine Signale (engl. *sorting signals*), die von Rezeptoren der Transportmaschinerie gelesen werden. Proteine ohne Signal verbleiben nach ihrer Synthese im Cytosol.

### B. Proteinsortieren

Die Biosynthese aller Proteine mit Ausnahme einiger in den Mitochondrien gebildeter Proteine beginnt an freien Ribosomen im Cytoplasma (oben). Bald trennen sich jedoch die Wege der Proteine, je nachdem für welches Ziel sie bestimmt sind. Proteine mit einem **Signalpeptid** für das ER (**1**), nehmen den *sekretorischen Weg* (rechts). Proteine ohne dieses Signal gehen den *cytoplasmatischen Weg* (links).

**Sekretorischer Weg.** Proteine, die ein **Signalpeptid** für das ER tragen, werden durch die Membran des ER in sein Lumen transferiert (S. 220). Die Anwesenheit zusätzlicher **Signalsequenzen** und **Signalregionen** oder ihr Fehlen entscheidet über den weiteren Transportweg.

Proteine mit *Stopp-Transfer-Sequenzen* (**4**) bleiben als integrale Membranproteine in der ER-Membran stecken. Durch *vesikulären Transport* gelangen sie dann in andere Membranen. Vom rER führt ihr Weg zum Golgi-Apparat und weiter zur Plasmamembran. Proteine, die im rER verbleiben sollen, z. B. Enzyme, finden mithilfe eines *Retentionssignals* (**2**) vom Golgi-Apparat zurück zum rER. Andere Proteine nehmen vom Golgi-Apparat aus den Weg zu den Lysosomen (S. 228) (**3**), zur Zellmembran (integrale Membranproteine oder konstitutive Exocytose) oder werden von sekretorischen Vesikeln (**8**) aus der Zelle transportiert (**9**, signalgesteuerte Exocytose).

**Cytoplasmatischer Weg.** Proteine ohne Signalpeptid für das ER werden an freien Ribosomen im Cytoplasma synthetisiert und verbleiben in diesem Kompartiment. Besondere **Translokationssignale** vermitteln den Weitertransport in die Mitochondrien (S. 226) (**5**), den Zellkern (**6**) oder die Peroxisomen (S. 230) (**7**).

### C. Translokationssignale

**Signalpeptide** sind kurze Abschnitte am *N*- bzw. *C*-Terminus oder innerhalb der Peptidkette. Als **Signalregionen** bezeichnet man Bereiche auf der Proteinoberfläche, die von bestimmten Abschnitten der Peptidkette oder von verschiedenen Ketten gebildet werden. Signalpeptide und -regionen sind *strukturelle Signale*, die meist von *Rezeptoren* auf Organellen erkannt werden. Sie schleusen die Proteine mithilfe weiterer Proteine in die Organellen ein (*selektiver Proteintransfer*). Strukturelle Signale können auch *Enzyme* aktivieren, welche die Proteine modifizieren und dadurch ihr weiteres Schicksal bestimmen. Beispiele sind lysosomale Proteine (S. 228) und Membranproteine mit Lipidanker (S. 210).

Signalpeptide am *N*-Terminus werden nach ihrer Nutzung von spezifischen Hydrolasen abgespalten (Symbol: Schere). Bei Proteinen mit mehreren aufeinanderfolgenden Signalsequenzen können dadurch nachfolgende Signale freigelegt werden. Signalpeptide, die mehrfach gelesen werden müssen, werden dagegen nicht abgespalten.

Der Transport von Proteinen wird durch das Zusammenspiel von Transportern, Rezeptoren, Translokatoren, G-Proteinen und Enzymen ermöglicht. Proteine, die in Mitochondrien importiert werden sollen, werden von **Chaperonen** (S. 222) der hsp70-Familie im entfalteten Zustand gehalten.

Mit der Biosynthese, Reifung und dem Sortieren der Proteine geht eine **Qualitätskontrolle** einher. Proteine, die falsch gefaltet sind, werden mit *Ubiquitin* markiert und in *Proteasomen* (S. 172) abgebaut.

Ein Defekt der Importsysteme in Organellen kann zu Krankheiten führen. Z.B. sind beim **Zellweger-Syndrom** Importproteine der *Peroxisomen* (S. 230) defekt. Bei der **I-Zellkrankheit** ist der Import von Hydrolasen in die *Lysosomen* (S. 228) gestört.

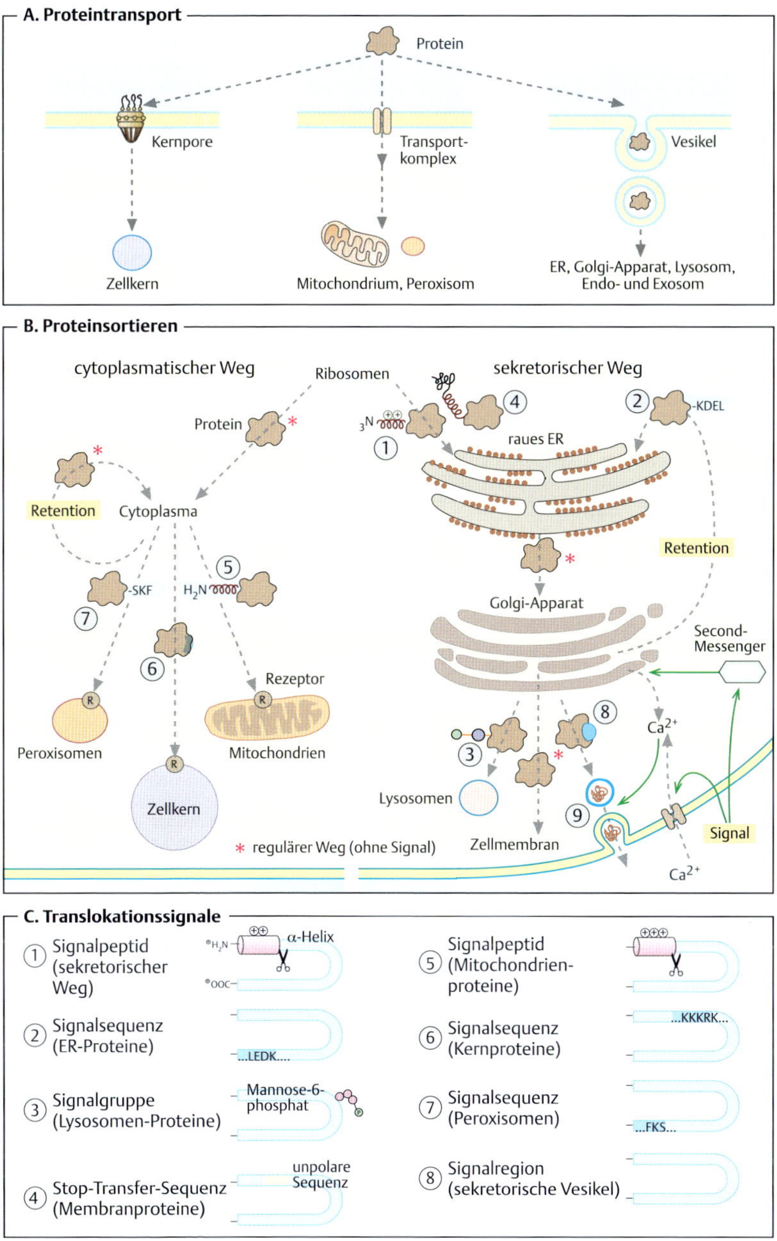


**Abb. 4.8** Proteinsortieren

## Proteinsynthese am rER

### A. Proteinsynthese am rauen Endoplasmatischen Retikulum (rER)

Die Proteinbiosynthese (S. 260) (**Translation**) beginnt für alle Proteine an freien Ribosomen im Cytoplasma (**1**). Proteine, die aus der Zelle exportiert oder in Lysosomen transportiert werden, sowie Membranproteine des ER, des Golgi-Apparates und der Plasmamembran tragen an ihrem N-Terminus ein **Signalpeptid für das ER.** Dies ist ein Abschnitt aus 15–60 Aminosäuren, in dem ein bis zwei stark basische Reste (Lys, Arg) in der Nähe des *N*-Terminus von einer stark hydrophoben Sequenz aus 10–15 Resten gefolgt werden (S. 218).

Sobald das Signalpeptid (rot) auf der Oberfläche des Ribosoms erscheint (**2**), bindet ein **Signal-Erkennungs-Partikel** (SRP, engl. *signal recognition particle*) an die Sequenz und unterbricht zunächst die Translation (**3**). Es ist ein Ribonucleoprotein mit GTPase-Aktivität. Das SRP bindet dann zusätzlich an einen **SRP-Rezeptor** in der Membran des rER und fixiert so das Ribosom am ER (**4**). Danach dissoziiert das SRP von Signalpeptid und SRP-Rezeptor ab und steht für Schritt 3 wieder zur Verfügung. Dieser endergone Prozess wird durch die Hydrolyse von GTP angetrieben (**5**). Die Translation setzt nun wieder ein. Der Rest des Proteins wird – noch ungefaltet – nach und nach durch einen engen Proteinkanal (**„Translocon"**), der mit den drei Proteinen Sec61α, β und γ gebildet wird, ins Lumen des rER eingeführt (**6**). Dort spaltet noch während der Translation (cotranslational) eine in der inneren ER-Membran lokalisierte **Signalpeptidase** das Signalpeptid ab (**7**). Dieser Schritt erzeugt aus dem **Prä-Pro-Protein** ein **Pro-Protein**, aus dem durch Faltung und **posttranslationale Modifizierungen** (**8**) im ER und im Golgi-Apparat schließlich das reife Protein entsteht.

Enthält das wachsende Polypeptid ein sog. **Stopp-Transfer-Signal** (S. 218), bleibt der entsprechende hydrophobe Abschnitt der Kette außerhalb des Translokons in der Membran stecken, und es entsteht ein *integrales Membranprotein*. Im Verlaufe der Translation kann eine weitere Signalsequenz den Transfer der Kette durch das Translokon wieder in Gang bringen. Die mehrfache Wiederholung dieses Vorgangs ergibt integrale Membranproteine mit mehreren Transmembran-Helices (S. 210).

### B. Proteinglycosylierung

Die meisten extrazellulären Proteine enthalten kovalent gebundene Oligosaccharid-Reste. So sind z. B. alle Plasmaproteine außer Albumin glycosyliert („glyciert"). Zahlreiche **Glycoproteine** auf der Zelloberfläche bilden zusammen mit Glycolipiden die **Glycocalyx** (S. 52). Die Kohlenhydrat-Anteile der Glycoproteine werden im Inneren des ER cotranslational auf die wachsende Kette übertragen und dann während der Passage durch ER und Golgi-Apparat in die endgültige Form gebracht. Enzyme, die die Zuckeranteile der Proteine modifizieren, sind besonders für den Golgi-Apparat (S. 216) typisch.

***N*-verknüpfte Oligosaccharide** (S. 44) sind stets mit der Säureamid-Gruppe von Asparagin-Resten verknüpft. Erscheint in der wachsenden Peptidkette eine **Glycosylierungssequenz** (-Asn-X-Ser(Thr)-, X = beliebige Aminosäure), überträgt eine *Transglycosylase* in der ER-Membran [**1**] ein vorgefertigtes **Kern-Oligosaccharid** aus 14 Hexose-Resten *en bloc* vom Trägermolekül **Dolichol-diphosphat** auf das Peptid. **Dolichol** (S. 54) ist ein langkettiges Isoprenoid aus 10–20 Isopreneinheiten, das in die ER-Membran eingebettet ist. Eine Hydroxygruppe am Ende des Moleküls ist mit Diphosphat verknüpft, an dem das Kern-Oligosaccharid in einer längeren Reaktionsfolge aufgebaut wird (im Detail nicht gezeigt). Die Kernstruktur besteht aus zwei Resten *N*-Acetylglucosamin (GlcNAc), einer verzweigten Gruppe von neun Mannose-Resten (Man) und drei terminalen Glucose-Resten (Glc).

Während der Passage des Pro-Proteins durch das ER und den Golgi-Apparat spalten *Glycosidasen* [**2**] die Glucose-Reste vollständig und die Mannosen teilweise wieder ab (*„Trimming"*) und erzeugen so Oligosaccharid-Reste vom **mannosereichen Typ** (S. 44). Im weiteren Verlauf übertragen verschiedene *Glycosyltransferasen* [**3**] zusätzliche Monosaccharide (u. a. GlcNAc, Galactose, Fucose und *N*-Acetylneuraminsäure) auf das mannosereiche Zwischenprodukt und erzeugen damit Oligosaccharid-Reste vom **komplexen Typ** (S. 44). Die Struktur des fertigen Oligosaccharids ist zellspezifisch und hängt von der Art und Aktivität der jeweils vorhandenen Glycosyltransferasen ab.

## A. Proteinsynthese am rauen Endoplasmatischen Retikulum

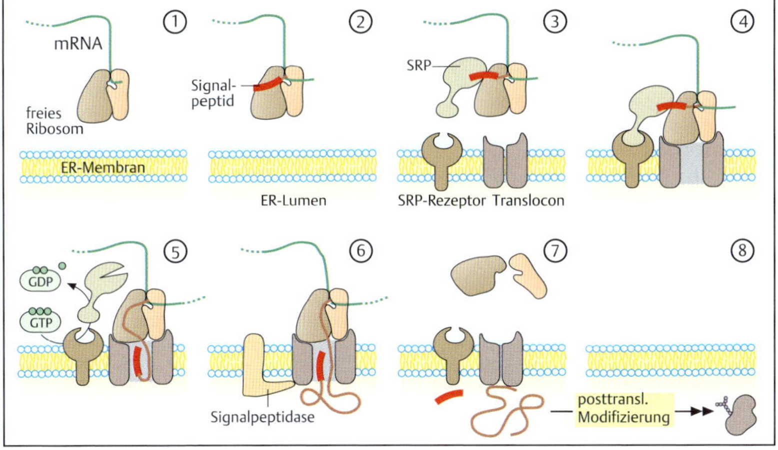


## B. Proteinglycosylierung

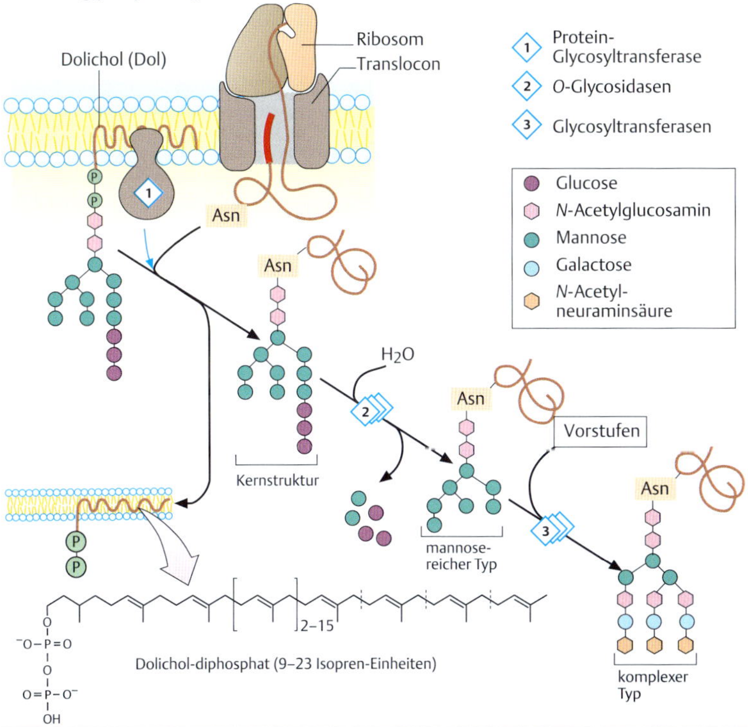


**Abb. 4.9** Proteinsynthese am rER

## Proteinreifung

Proteine, die für den sekretorischen Weg (S. 218) bestimmt sind, müssen sich nach der Translation zunächst im rER in die native Konformation falten. Dabei werden sie von verschiedenen *Hilfsproteinen* unterstützt.

### A. Proteinfaltung im rER

Um Fehlfaltungen der wachsenden Proteine während ihrer Biosynthese zu verhindern, binden **Chaperone** (s. **B**) im Lumen des ER an die Peptidkette und stabilisieren sie, bis die Translation beendet ist. Ein wichtiges Chaperon im ER ist **BiP** (*binding protein*).

Viele sezernierte Proteine, z. B. die Pankreas-Ribonuclease (S. 70) (RNAse), enthalten mehrere Disulfidbrücken, die erst nach der Translation oxidativ aus SH-Gruppen gebildet werden. Die acht Cystein-Reste der RNAse können im Prinzip 105 verschiedene Paarungen eingehen, wobei nur die Kombination von vier **Disulfidbrücken** (S. 71) ein aktives Enzym liefert. Dagegen können Fehlpaarungen die weitere Faltung blockieren und zu instabilen oder unlöslichen Konformationen führen. Das Enzym *Protein-Disulfid-Isomerase* [**1**] hat die Aufgabe, die Einstellung der Gleichgewichte zwischen gepaarten und ungepaarten Cysteinresten zu beschleunigen, damit sich Fehlpaarungen rasch wieder auflösen können, bis das Protein seine endgültige Konformation gefunden hat.

Die meisten Peptidbindungen in Proteinen nehmen die *trans*-Konformation (S. 16) ein, nur Bindungen zu Prolin-Resten (-X-Pro-) können sowohl *cis*- als auch *trans*-ständig vorliegen. In der nativen Konformation des Proteins muss jede X-Pro-Bindung die korrekte Konformation (*cis* oder *trans*) einnehmen. Da der unkatalysierte Übergang zwischen beiden Formen langsam ist, gibt es im ER *Peptidyl-Prolyl-cis-trans-Isomerasen* [**2**], die die Umlagerung beschleunigen.

### B. Chaperone und Chaperonine

Die meisten Proteine falten sich im Reagenzglas spontan zur nativen Konformation. In der Zelle, wo sehr hohe Proteinkonzentrationen herrschen (etwa 350 g · $L^{-1}$), ist dies schwieriger. Im ungefalteten Zustand neigen nämlich die *unpolaren Bereiche* der Peptidkette (gelb) auf Grund des hydrophoben Effekts (S. 34) dazu, in unlöslichen Produkten zu aggregieren (**2**). Außerdem sind ungefaltete Proteine durch Proteinasen leicht angreifbar. Zum Schutz von teilweise gefalteten Proteinen gibt es Hilfsproteine, die man als **Chaperone** (franz. „Anstandsdamen") bezeichnet, weil sie unreife Proteine vor schädlichen Kontakten bewahren. Einige Chaperone werden unter Temperaturstress vermehrt gebildet und heißen deshalb auch „**Hitzeschock-Proteine**" (hsp). Man unterscheidet mehrere hsp-Klassen. Verbreitet sind Chaperone vom Typ **hsp70** und sog. **Chaperonine** vom Typ **hsp60** (in Bakterien: GroEL/ES). Chaperone der Klasse **hsp90** haben besondere Schutzaufgaben für Steroidhormon-Rezeptoren (S. 434).

Während kleine Proteine die native Konformation oft ohne Hilfe erreichen (**1**), benötigen größere Moleküle zum Schutz vor Aggregation hsp70-Proteine (z. B. BiP), die als Monomere binden und sich ATP-abhängig auch wieder lösen können (**3**). **Chaperonine** bilden dagegen große fassartige Komplexe aus 14 Untereinheiten, in denen sich Proteine, abgeschirmt von der Umgebung, selbständig falten können (**4**; s. **C**).

### C. Funktion von GroEL/ES

Am bakteriellen **Chaperonin GroEL** wurde die Wirkungsweise von **hsp60** im Detail untersucht. Das Fass hat zwei Kammern, die während der Faltung des Gastproteins in der Kammer durch einen Deckel (**GroES**) verschlossen sind. Angetrieben durch die Hydrolyse von ATP, öffnen und schließen sich die Kammern im Gegentakt, d. h. die Freisetzung des gefalteten Proteins aus einer Kammer ist an die Aufnahme eines ungefalteten Peptids in die zweite gekoppelt.

Eine Anhäufung fehlgefalteter Proteine kann Krankheiten verursachen. So verursacht z. B. bei der **Sichelzellanämie** (S. 312) ein modifiziertes *Hämoglobin* die Aggregation des Blutfarbstoffes in den Erythrocyten. Bei **Prion-Krankheiten** wie der **Creutzfeldt-Jakob-Erkrankung** und dem **Rinderwahnsinn** (**BSE**) ändert das native *Protein PrP* seine Konformation in eine polymerisierende Struktur, die die Umwandlung weiterer PrP auslöst. An der Entstehung der **Alzheimer-Krankheit** (S. 384) ist das *Amyloid-β-Peptid* Aβ beteiligt, das sich durch Fehlfaltung zu langen Fibrillen polymerisiert, die sich im Gehirn anhäufen, als Plaques ablagern und neuronale Funktionen beeinträchtigen.

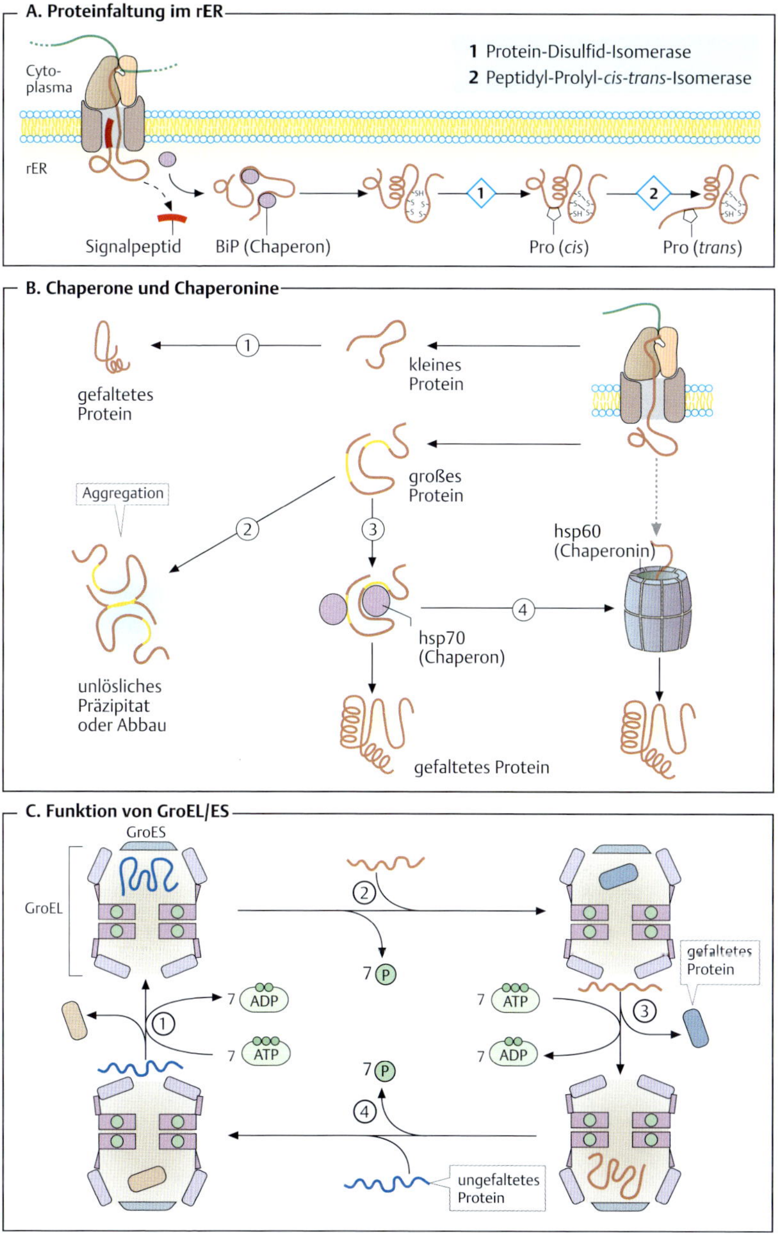


Abb. 4.10 Proteinreifung

## Zellkern

Der Zellkern stellt die größte Organelle der eukaryotischen Zelle dar. Mit einem Durchmesser von 10–20 µM ist er im Lichtmikroskop gut zu erkennen. Er ist Ort der *Speicherung, Replikation* und *Expression* der genetischen Information.

In der Regel besitzt jede Zelle einen Zellkern. Er fehlt allerdings den Erythrocyten; Myocyten dagegen besitzen viele Zellkerne.

Gegen das Cytoplasma ist der Zellkern durch die **Kernhülle** abgegrenzt, die aus einer **äußeren** und einer **inneren Kernmembran** besteht. Die beiden Kernmembranen sind durch den perinucleären Spalt voneinander getrennt. Die äußere Kernmembran geht in das raue Endoplasmatische Retikulum über und ist mit Ribosomen besetzt. Die innere Membran ist auf ihrer Innenseite mit einer Proteinschicht aus **Kernlaminen** (S. 366) überzogen, an der die Kernstrukturen verankert sind.

Der Zellkern ist mit **Nucleoplasma** gefüllt. Es enthält fast die gesamte **DNA** der Zelle (etwa 1 % ist mitochondriale DNA). Die Kern-DNA bildet zusammen mit Histonen und Gerüst-Proteinen das **Chromatin** (S. 244). Nur während der Zellteilung kondensiert das Chromatin zu *Chromosomen*. In dieser Phase zerfällt auch die Kernhülle.

In der Phase zwischen Teilungen, der *Interphase*, kann man elektronenmikroskopisch dichter gepacktes **Heterochromatin** von aufgelockertem **Euchromatin** unterscheiden. Im Bereich des Euchromatins findet aktive *Transkription* von DNA in mRNA statt. In vielen Kernen fällt ein besonders elektronendichter Bereich auf, der **Nucleolus**. Die DNA im Nucleolus enthält die Gene für rRNAs in zahlreichen Kopien.

### A. Leistungen des Zellkerns

Fast die gesamte RNA der Zelle wird im Zellkern synthetisiert. Bei diesem Prozess, der **Transkription** (S. 252), wird die Information der DNA in RNA umgeschrieben. rRNA entsteht vorwiegend im Nucleolus, während mRNA und tRNA im Bereich des Euchromatins gebildet werden. Auch die enzymatische Verdopplung der DNA, die **Replikation** (S. 250), findet im Zellkern statt.

Die Nucleotid-Bausteine für **Transkrip**tion und Replikation müssen aus dem Cytoplasma in den Zellkern importiert werden. Ihr Einbau in mRNA führt zu Primärprodukten, die durch Anlagerung zusätzlicher Nucleotide, Spaltung sowie durch Herausschneiden von Introns verändert werden, s. **RNA-Reifung** (S. 256). Erst wenn diese Vorgänge abgeschlossen sind, können die im Kern gebildeten RNA-Moleküle zur Protein-Synthese (**Translation**) (S. 260) ins Cytoplasma exportiert werden.

Da im Zellkern keine Proteine synthetisiert werden, müssen alle **Kernproteine** importiert werden: *Histone*, mit denen die DNA im Chromatin vergesellschaftet ist, sowie die sog. *Nicht-Histonproteine* (DNA- und RNA-Polymerasen, Hilfs- und Gerüstproteine, Transkriptionsfaktoren und ribosomale Proteine). Die rRNA lagert sich schon im Nucleolus mit Proteinen zu Ribosomen-Vorstufen zusammen.

**Schlüsselenzyme** des Stoffwechsels können reversibel aus dem Cytoplasma in den Zellkern transferiert werden (S. 150).

Eine besondere Stoffwechsel-Leistung des Zellkerns ist die **Biosynthese von $NAD^+$**. Die unmittelbare Vorstufe *Nicotinat-Mononucleotid* ($NMN^+$), entsteht im Cytoplasma, wird in den Nucleolus transportiert und dort in das Dinucleotid $NAD^+$ umgewandelt. Dieses gelangt schließlich zurück ins Cytoplasma.

### B. Transport zwischen Zellkern und Cytoplasma

Der Stoffaustausch zwischen Kern und Cytoplasma ist energieabhängig (Verbrauch von **GTP**), selektiv, gerichtet und reguliert. Er wird von etwa 1000 bis 10 000 **Kern-Porenkomplexen** pro Zellkern vermittelt, die in der Kernhülle lokalisiert sind. Die Kernporen bestehen aus zahlreichen Proteinen (**Nucleoporine**), die mehrere miteinander verbundene Ringe unterschiedlichen Durchmessers bilden. Niedermolekulare Substanzen und kleine Proteine durchdringen die Kernporen ohne Schwierigkeiten. Dagegen können größere Proteine (> 40 kDa) nur passieren, wenn sie eine **Kern-Lokalisierungssequenz** (S. 218) tragen. Sie werden im Cytoplasma von **Importinen** gebunden und so durch den Porenkomplex eskortiert. Im Kern gebildete mRNA, rRNA und Ribosomen-Untereinheiten gelangen dagegen als Komplexe mit **Exportinen** durch die Poren ins Cytoplasma. An der Be- und Entladung der *Importine* und *Exportine* ist das *G-Protein* **Ran** beteiligt (S. 420).

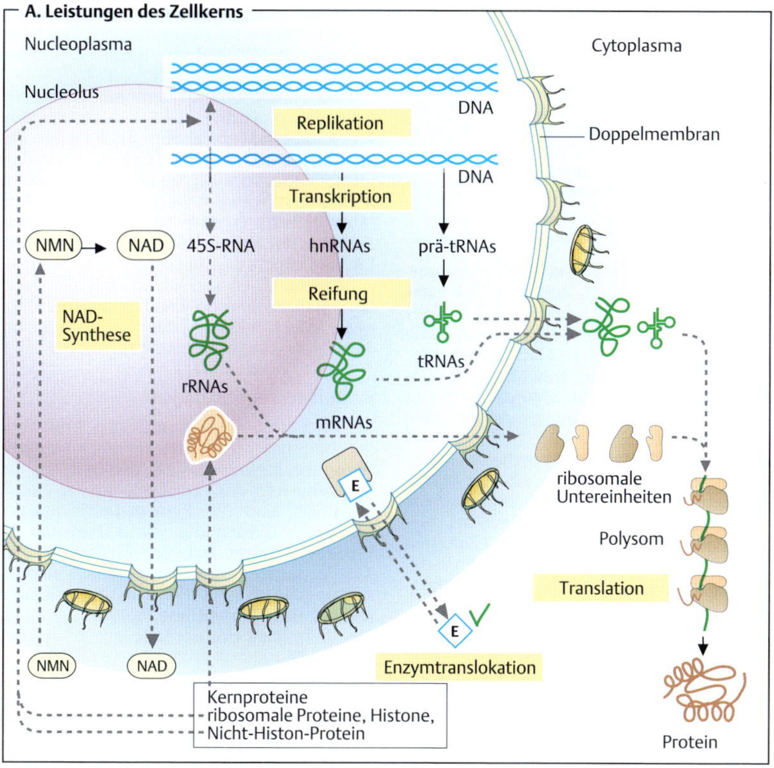


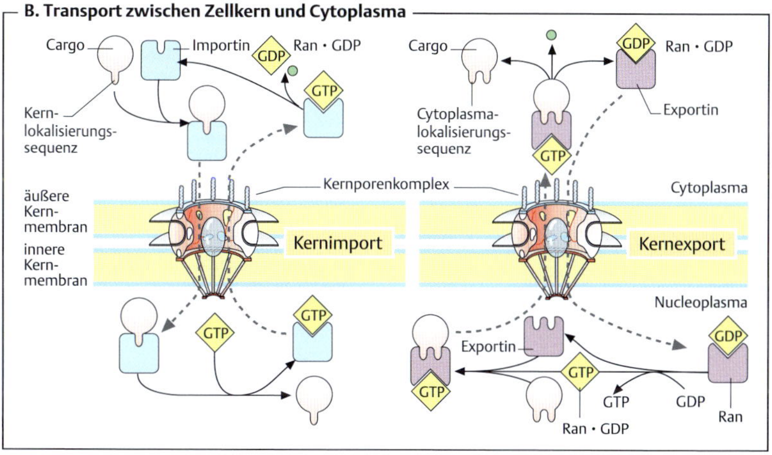


**Abb. 4.11** Zellkern

## Mitochondrien

Mitochondrien sind bakteriengroße Organellen (Größe etwa 1 · 2 µm), die in fast allen eukaryotischen Zellen vorkommen. Typisch sind etwa 2000 Mitochondrien pro Zelle, die zusammen etwa 25 % des Zellvolumens ausmachen. Mitochondrien dienen der Energieerzeugung der Zellen und zeigen eine Reihe weiterer Stoffwechselleistungen.

### A. Aufbau der Mitochondrien

Mitochondrien sind von zwei Membranen umschlossen, einer glatten, **äußeren** und einer stark eingefalteten oder röhrenförmigen, **inneren Mitochondrienmembran**, die eine große Oberfläche hat und den **Matrixraum** umschließt. Die Falten der inneren Membran werden als **Cristae** bezeichnet. Zwischen äußerer und innerer Membran befindet sich der **Intermembranraum**.

Anzahl und Gestalt der Mitochondrien sowie die Zahl ihrer Cristae können von Zelltyp zu Zelltyp sehr unterschiedlich sein. Gewebe mit intensivem oxidativen Stoffwechsel, wie z. B. der Herzmuskel, besitzen Mitochondrien mit besonders vielen Cristae. Innerhalb eines Gewebes variiert die Gestalt der Mitochondrien mit ihrem Funktionszustand.

Mitochondrien sind wahrscheinlich in einer frühen Phase der Evolution aus aeroben Bakterien entstanden, die mit anaerob lebenden Eukaryonten eine Symbiose eingegangen sind. Diese **Endosymbionten-Theorie** wird durch viele Befunde gestützt. So besitzen Mitochondrien eine eigene ringförmige **DNA** (ca. 5 DNA-Moleküle pro Mitochondrium) und eigene **Ribosomen**. Das mitochondriale Genom wurde im Laufe der Evolution immer kleiner. Beim Menschen enthält es noch 16 569 Basenpaare, die für 2 rRNAs, 22 tRNAs und 13 Proteine codieren (S. 136). Nur diese Proteine (meist Untereinheiten von Komplexen der Atmungskette) werden im Mitochondrium hergestellt. Alle anderen mitochondrialen Proteine werden vom Kerngenom codiert und müssen nach der Translation im Cytoplasma in die Mitochondrien importiert werden (S. 218). Auch die Mitochondrienhülle aus zwei Membranen stützt die Endosymbionten-Theorie. Die innere Membran, die sich vom ehemaligen Symbionten ableitet, hat eine Zusammensetzung, die an Prokaryonten erinnert. Sie enthält als einzige Membran das ungewöhnliche Lipid **Cardiolipin** (S. 50) jedoch kaum Cholesterol (S. 56).

Beide Mitochondrienmembranen sind sehr proteinreich. **Porine** (S. 212) in der äußeren Membran erlauben den Austausch kleiner Moleküle (< 10 kDa) zwischen Cytoplasma und Intermembranraum. Die innere Mitochondrienmembran ist dagegen besonders undurchlässig (Ausnahme für $O_2$ und $CO_2$). Zahlreiche **Transporter** in der inneren Membran sorgen für den Im- und Export wichtiger Metabolite (S. 128).

Mitochondrien vermehren sich nur durch Verdopplung ihrer DNA und Teilung der Organelle. Jedoch müssen dafür viele Proteine aus dem Cytosol importiert werden.

### B. Stoffwechselleistungen

Mitochondrien werden auch als *„Kraftwerke der Zelle"* bezeichnet, weil sie durch **oxidative Phosphorylierung** (S. 130) den größten Teil des zellulären ATP erzeugen. In der Matrix lokalisiert sind die **Pyruvat-Dehydrogenase** (PDH), der **Citratzyklus**, die **β-Oxidation** der Fettsäuren sowie Teile des **Harnstoffzyklus**. Mit der inneren Membran assoziiert sind die **Atmungskette**, die **ATP-Synthase** sowie Enzyme der **Häm-Biosynthese** (S. 198). Die innere Membran spielt eine wichtige Rolle bei der oxidativen Phosphorylierung: Da sie für Protonen undurchlässig ist, baut die Atmungskette an ihr einen **Protonengradienten** auf. In ihm wird die bei der NADH-Oxidation frei werdende chemische Energie konserviert (S. 128). Die ATP-Synthase nutzt dann die im Gradienten gespeicherte Energie zur Bildung von ATP. Auch einige der **Transportsysteme** (S. 128) hängen vom $H^+$-Gradienten ab.

Die undurchlässige innere Mitochondrienmembran sorgt für eine strikte Kompartimentierung von Coenzymen (z. B. $NAD^+$, NADH und CoA) und Metaboliten zwischen dem Matrixraum und dem cytoplasmatischen Raum. Für sie gibt es getrennte *Metabolitpools*.

Neben dem Endoplasmatischen Retikulum haben auch die Mitochondrien die Funktion eines intrazellulären **Calciumspeichers**. Auch beim *„programmierten Zelltod"*, der **Apoptose** (S. 464), spielen die Mitochondrien eine wichtige Rolle.

## A. Aufbau der Mitochondrien

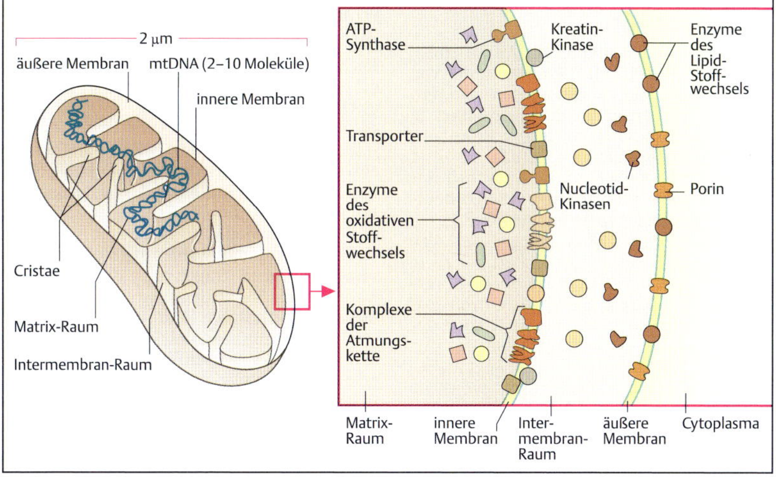


## B. Stoffwechselleistungen

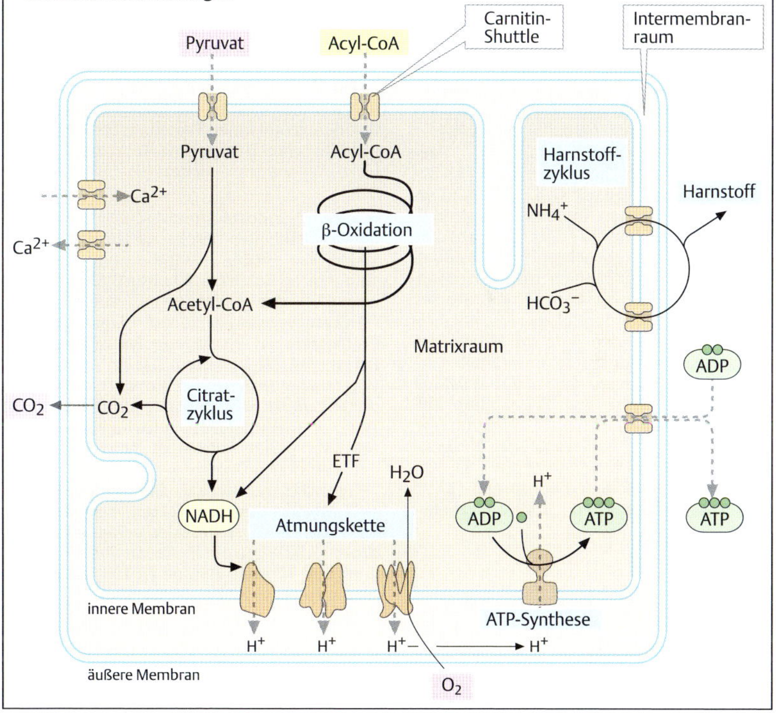


Abb. 4.12 Mitochondrien

## Lysosomen

### A. Aufbau und Inhalt

Tierische **Lysosomen** sind 0,2 bis 2,0 µm große, unterschiedlich geformte Organellen, die von einer einfachen Membran umgeben sind. Pro Zelle findet man einige hundert Lysosomen. In ihrer Membran sind ATP-getriebene **Protonenpumpen** des V-Typs aktiv (S. 212). Da sie $H^+$ in den Lysosomen anreichern, ist der Inhalt der Lysosomen mit pH-Werten von 4,5–5,0 deutlich saurer als das Cytoplasma (pH 7,0–7,3).

Die Lysosomen sind der *„Magen" der Zelle* und dienen dem Abbau von Zellbestandteilen. Zu diesem Zweck enthalten sie etwa 40 verschiedene **Hydrolasen**, die alle Arten von Makromolekülen abbauen können. Leitenzym der Lysosomen ist die *saure Phosphatase*. Das pH-Optimum der lysosomalen Enzyme liegt im Bereich von pH 5. Bei neutralem pH, wie er im Cytoplasma herrscht, sind die lysosomalen Enzyme nur wenig aktiv. Dies scheint ein Schutzmechanismus gegen ungewollte Selbstverdauung der Zelle zu sein, falls die Enzyme einmal ins Cytoplasma austreten.

### B. Aufgaben

Lysosomen dienen dem enzymatischen Abbau von Makromolekülen und Zellorganellen, die auf verschiedenen Wegen angeliefert werden. Das Beispiel zeigt den Abbau eines gealterten Mitochondriums durch *Autophagie*. Dazu schließt das Lysosom die Organelle ein (**1**). Das **primäre Lysosom** wandelt sich dabei zum **sekundären Lysosom** um, in dem der hydrolytische Abbau stattfindet (**2**). Die Spaltprodukte werden an die Zelle zurückgegeben. **Residualkörper** enthalten schließlich die unverdaulichen Reste des lysosomalen Abbauprozesses. Sie werden entweder durch Exocytose entsorgt oder verbleiben in der Zelle als **Lipofuscin**-Körner, die sich mit dem Alter ansammeln

Auch für den Abbau der Makromoleküle, die durch *Endocytose* und *Phagocytose* aufgenommen werden (S. 214), z. B. Lipoproteine, Proteohormone und Bakterien, sind die Lysosomen verantwortlich (*Heterophagie*). Sie verschmelzen dazu mit den **Endosomen** (**3**), in denen die endocytierten Stoffe angeliefert werden.

### C. Bildung und Transport lysosomaler Proteine

Die **primären Lysosomen** entstehen im Bereich des Golgi-Apparates. **Lysosomale Proteine** werden am rER (S. 216) gebildet und dort glycosyliert (**1**). Die folgenden Schritte (**2**) sind spezifisch für die lysosomalen Proteine. Endständige **Mannose-Reste** (Man) werden in einer Zweischritt-Reaktion an C-6 phosphoryliert. Dazu wird zunächst N-Acetylglucosamin-1-phosphat auf die OH-Gruppe an C-6 einer endständigen Mannose übertragen und dann N-Acetylglucosamin wieder abgespalten. Lysosomale Proteine tragen aus diesem Grund während des Sortierungsprozesses endständig **Mannose-6-phosphat** (Man-6-P).

In den Membranen des Golgi-Apparates finden sich **Man-6-P-spezifische Rezeptoren**. Sie erkennen die lysosomalen Proteine an diesem Rest und binden sie (**3**). Die Rezeptoren werden mithilfe von *Clathrin* lokal konzentriert. Das erlaubt ein Abschnüren des betreffenden Membranabschnittes und den Transport mithilfe von Transportvesikeln zu **Endolysosomen** (**4**), aus denen durch Reifung **primäre Lysosomen** entstehen (**5**). Schließlich werden die Phosphat-Gruppen von Man-6-P wieder abgespalten (**6**).

Durch Absinken des pH-Wertes in den Endolysosomen werden die Man-6-P-Rezeptoren von den gebundenen Proteinen befreit (**7**) und mithilfe von Transportvesikeln zurück zum Golgi-Apparat transportiert (**8**).

▸ **Weitere Informationen.** Eine Reihe erblicher Krankheiten beruht auf genetischen Defekten lysosomaler Enzyme, es sind die **„lysosomalen Speicherkrankheiten"**. Sie betreffen besonders den Abbau von Glycogen (S. 152) (→ **Glycogenosen**), Lipiden (→ **Lipidosen**) und Proteoglycanen (→ **Mucopolysaccharidosen**). Bei diesen Krankheiten häufen sich nichtumgesetzte Makromoleküle oder Abbauprodukte in den Lysosomen an und führen mit der Zeit zu irreversiblen Zellschädigungen. In schweren Fällen kommt es zu einem Ausfall der betroffenen Organe.

Typische lysosomale Speicherkrankheiten sind **Morbus Gaucher** (S. 168) (betroffen: Abbau von Glucocerebrosiden), **Tay-Sachs-Syndrom** (S. 52) (betroffen: Abbau von Gangliosiden) und **Morbus Pompe** (S. 153) (betroffen: Abbau von Glykogen).

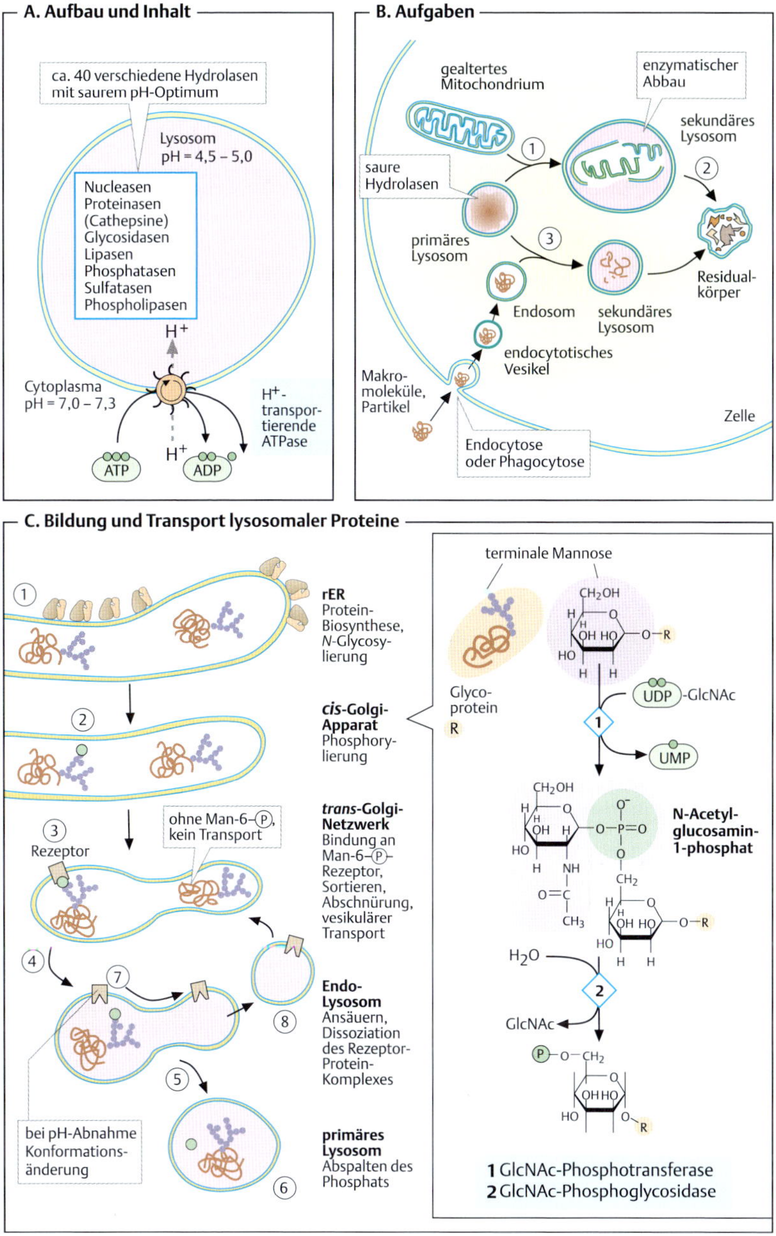


Abb. 4.13 Lysosomen

## Peroxisomen

Peroxisomen sind cytoplasmatische Organellen mit ähnlicher Größe (0,2–0,5 µm) wie Lysosomen. Sie kommen in allen Zellen vor. Leberzellen enthalten etwa 400 Peroxisomen, was ca. 1 % des Zellvolumens ausmacht. Peroxisomen sind von einer einfachen Membran umgeben und enthalten weder DNA noch Ribosomen. Sie entstehen am Endoplasmatischen Retikulum und können sich teilen.

### A. Oxidativer Stoffwechsel

Peroxisomen enthalten *Oxidasen* [**1**], die Sauerstoff zu **Wasserstoffperoxid** reduzieren und dabei verschiedene Substrate oxidieren können. Einige peroxisomale Enzyme nutzen das Wasserstoffperoxid zur Oxidation von Substraten ($H_2O_2 + SH_2 \rightarrow 2\ H_2O + S$), *Katalase* [**2**] kann es auch zu Wasser und Sauerstoff zerlegen ($2\ H_2O_2 \rightarrow 2\ H_2O + O_2$). Ein Beispiel für die Rolle der Peroxisomen im oxidativen Stoffwechsel ist der Abbau von *Ethanol* (S. 340) zu Ethanal durch Katalase. Auch *Methanol*, *Formaldehyd*, *Ameisensäure* und *Nitrit* werden von den Peroxisomen oxidiert und entgiftet.

Die gezeigte Katalase ist ein tetrameres Enzym. Zwei der vier Hämgruppen mit einem Eisenatom im Zentrum sind sichtbar.

### B. Aufgaben

Peroxisomen sind am oxidativen Abbau von sehr verschiedenen Lipid-Metaboliten und einigen Aminosäuren beteiligt. Dazu nutzen sie molekularen **Sauerstoff**, der dabei zu toxischem **Wasserstoffperoxid** ($H_2O_2$) reduziert wird. Wichtige Aufgaben der Peroxisomen sind die Verkürzung **überlanger** (> $C_{18}$) und **methylverzweigter Fettsäuren** (S. 158), die Umwandlung von Cholesterol in **Gallensäuren** (S. 334) und die Synthese von **Plasmalogenen** (Etherphospholipide) (S. 50).

Weitere Aufgaben der Peroxisomen sind die Entgiftung von **Glyoxylat** durch Umwandlung in Glycin mithilfe einer *Glyoxylat-Aminotransferase*, der Abbau von neutralen und basischen **D-Aminosäuren** durch $H_2O_2$-bildende D-*Aminosäure-Oxidasen*, die Hydrolyse von **lipophilen Epoxiden** und die oxidative Entsorgung von acetyliertem **Spermin** und **Spermidin**.

### C. Abbau überlanger und methylverzeigter Fettsäuren

In Peroxisomen kommt eine alternative Form der mitochondrialen β-Oxidation (S. 156) vor. Der peroxisomale Prozess dient der Verkürzung **sehr langkettiger Fettsäuren** (> $C_{18}$) und nicht der Energiegewinnung. Denn in den Peroxisomen werden beim ersten Dehydrierungsschritt der **β-Oxidation** die Reduktionsäquivalente direkt auf Sauerstoff übertragen. Es entsteht dabei **Wasserstoffperoxid**, das durch die *Katalase* (**A**) entgiftet wird. Die weiteren Reaktionen der β-Oxidation in Peroxisomen ähneln denen in Mitochondrien, auch wenn sich die Enzyme wesentlich unterscheiden.

Die Verkürzung der überlangen Fettsäuren um Acetyl-Einheiten bleibt bei einer Länge von $C_4$–$C_6$ stehen. Diese kurzkettigen Fettsäuren werden als *Carnitin*-Derivate ebenso wie die gebildeten Acetyl-Gruppen in die Mitochondrien transferiert und dort weiter abgebaut.

**Methylverzweigte Fettsäuren**, häufig Derivate von Isoprenoiden, werden durch **α-Oxidation** um $C_1$ verkürzt (S. 158), damit sie dann durch peroxisomale β-Oxidation weiter abgebaut werden können. Produkte mit einer Länge von etwa $C_8$ werden dann ebenfalls in die Mitochondrien transferiert.

### D. Peroxisomale Krankheiten

Diese betreffen entweder Schritte der peroxisomalen Biogenese oder einzelne mutierte Enzyme des Peroxisomenstoffwechsels.

Das **Zellweger-Syndrom** ist eine sehr seltene, schwere Erbkrankheit, die durch Defekte der Peroxisomen-Entstehung verursacht wird. Durch das Fehlen von Peroxisomen werden besonders Leber und Gehirn geschädigt.

Die **Adrenoleukodystrophie** geht auf eine Verminderung von *ABC-Transportern* (S. 342) in der Membran der Peroxisomen zurück. Für die Krankheit ist der Anstieg von überlangen Fettsäuren im Plasma charakteristisch.

Das **Refsum-Syndrom** beruht auf einem Defekt der *Phytanoyl-CoA-Hydroxylase*, die den ersten Schritt der α-Oxidation von Phytansäure katalysiert. Diese kann dann nicht mehr abgebaut werden (S. 158).

**A. Oxidativer Stoffwechsel**

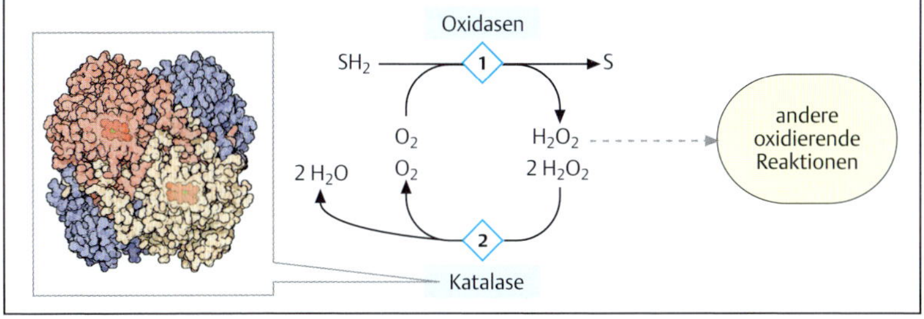


**B. Aufgaben**

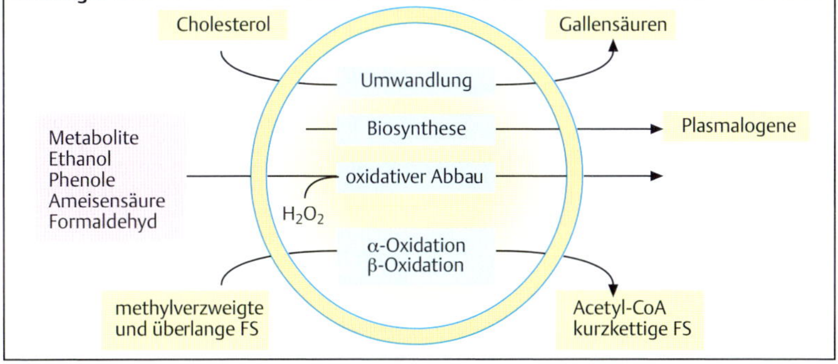


**C. Abbau überlanger und methylverzweigter Fettsäuren**

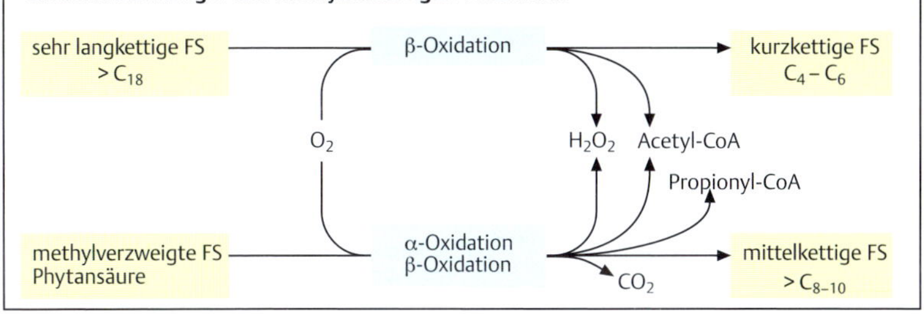


**D. Peroxisomale Krankheiten**

| Krankheit | Ursache | Defekt |
|---|---|---|
| Zellweger-Syndrom | gestörte Biosynthese der Peroxisomen durch Transportdefekt von Enzymen | Organschäden besonders in Leber und Gehirn, auffällige Veränderungen des Gesichts |
| Adreno-leukodystrophie | defekte ABC-Transporter für überlange Fettsäuren | Neurologische Störungen, Schwäche, Schwindel, Atrophie der NNR, Entmarkung im Gehirn |
| Refsum-Syndrom | Defekt des Phytansäure-Abbaus | Neuropathien, Seh-, Hör- und Herzstörungen |

**Abb. 4.14** Peroxisomen (A. Quelle PDB-Code: 1DGB)

## Komponenten

Das Cytoplasma eukaryotischer Zellen ist von einem dreidimensionalen **Gerüstsystem aus Filamenten** (Fasern) durchzogen. Dieses **Cytoskelett** dient dazu, die Form der Zellen aufrechtzuerhalten, die Position der Organellen zu fixieren, Moleküle und Aggregate in der Zelle zu transportieren und die Zelle zu bewegen.

Man teilt die Filamente *nach ihrem Durchmesser* in drei Gruppen ein: die dünnen **Mikrofilamente** (7–9 nm), die **Intermediärfilamente** (10–12 nm; IF) und die dicken **Mikrotubuli** (ca. 25 nm). Alle Filamente sind Polymere aus typischen Proteinbausteinen. Sie sind mit weiteren Proteinen assoziiert.

### A. Actin

Actin, das häufigste Protein in eukaryotischen Zellen, ist der Proteinbaustein der **Mikrofilamente** (*Actinfilamente*). Actin kommt als monomolekulares globuläres **G-Actin** und als polymeres filamentöses **F-Actin** vor. G-Actin ist ein relativ kleines, asymmetrisches Protein (42 kDa). Es kann reversibel zu dem helikalen F-Actin polymerisieren. Dieser Vorgang wird durch ATP gefördert, denn G-Actin trägt ein **ATP**-Molekül, das im F-Actin langsam zu ADP hydrolysiert wird. Diese *ATPase*-Aktivität verleiht dem Actin Enzymeigenschaften.

Da sich einzelne G-Actin-Moleküle immer in derselben Richtung aneinander lagern, zeigt auch das F-Actin *Polarität*. Es hat zwei Enden, an denen die Polymerisation unterschiedlich schnell abläuft. Sind die Enden nicht – wie in Muskelzellen – durch besondere Proteine stabilisiert, wächst das **(+)-Ende** des F-Actins bei einer kritischen Konzentration des G-Actins ständig, während das **(–)-Ende** gleichzeitig zerfällt (*„treadmilling“*).

Mit Pilzgiften kann man diese Teilprozesse blockieren. **Phalloidin**, ein Gift des Knollenblätterpilzes, hemmt durch Bindung an das (–)-Ende den Zerfall. Dagegen blockieren **Cytochalasine** durch Bindung an das (+)-Ende die Polymerisation.

**Actin-assoziierte Proteine.** Im Cytoplasma findet man mehr als 50 verschiedene Proteine, die spezifisch an G- und F-Actin binden. Die Anlagerung an Actin erfüllt vielfältige Aufgaben: Sie kann der Kontrolle des Pools von G-Actin dienen (Beispiel: **Profilin**), die Polymerisationsgeschwindigkeit des G-Actins beeinflussen (**Villin**), die Kettenenden von F-Actin stabilisieren (**Fragin**, **β-Actinin**), die Filamente untereinander oder mit anderen Zellkomponenten verbinden (**Villin**, **α-Actinin**, **Spectrin**) oder die Helix-Struktur von F-Actin zerstören (**Gelsolin**). Diese Proteine werden durch Protein-Kinasen (S. 426) gesteuert.

### B. Intermediärfilament-Proteine

Die Proteine der **Intermediärfilamente** (IF), Mitglieder von fünf Proteinfamilien, werden gewebsspezifisch exprimiert. Typische Vertreter sind die **Cytokeratine**, das **Desmin**, **Vimentin**, **saures fibrilläres Gliaprotein** (GFAP), **Neurofilament** und die **Kernlamine**. Diese IF-Proteine haben im Mittelteil eine stabähnliche Grundstruktur, die als *Superhelix* (S. 68) (*„coiled-coil“*) bezeichnet wird. Als Dimere lagern sie sich in antiparalleler Weise zu Tetrameren zusammen und durch eine gestaffelte Kopf-an-Kopf-Anordnung werden daraus **Protofilamente**. Acht Protofilamente bilden ein IF.

Im Gegensatz zu den Mikrofilamenten und den Mikrotubuli kommen Proteinmonomere von IF im Cytoplasma kaum vor. Ihre Polymerisation führt zu stabilen Filamenten, die keine Polarität besitzen. Die Bildung der IF wird durch Phosphorylierung/Dephosphorylierung kontrolliert.

### C. Tubuline

Grundbausteine der röhrenförmigen **Mikrotubuli** sind **α-** und **β-Tubulin**, zwei globuläre Proteine (53 und 55 kDa). Sie assoziieren zu α,β-Heterodimeren, die zu linearen Protofilamenten polymerisieren und einen ringförmigen Komplex bilden. Dieser wächst durch weitere Polymerisation zu einer langen Röhre aus. Pro Windung sind 13 Tubulin-Dimere nötig.

Wie die Mikrofilamente sind die Mikrotubuli polare, dynamische Strukturen mit einem (+)- und einem (–)-Ende. Das (–)-Ende ist meist durch Bindung an das **Centrosom** stabilisiert. Das (+)-Ende zeigt **dynamische Instabilität**. Es kann entweder langsam wachsen oder schnell kürzer werden. Dabei spielt **GTP** eine Rolle, welches von den Tubulinen gebunden und zu GDP hydrolysiert wird. **Mikrotubuli-assoziierte Proteine** (MAPs) kontrollieren ihre Struktur und Funktion.

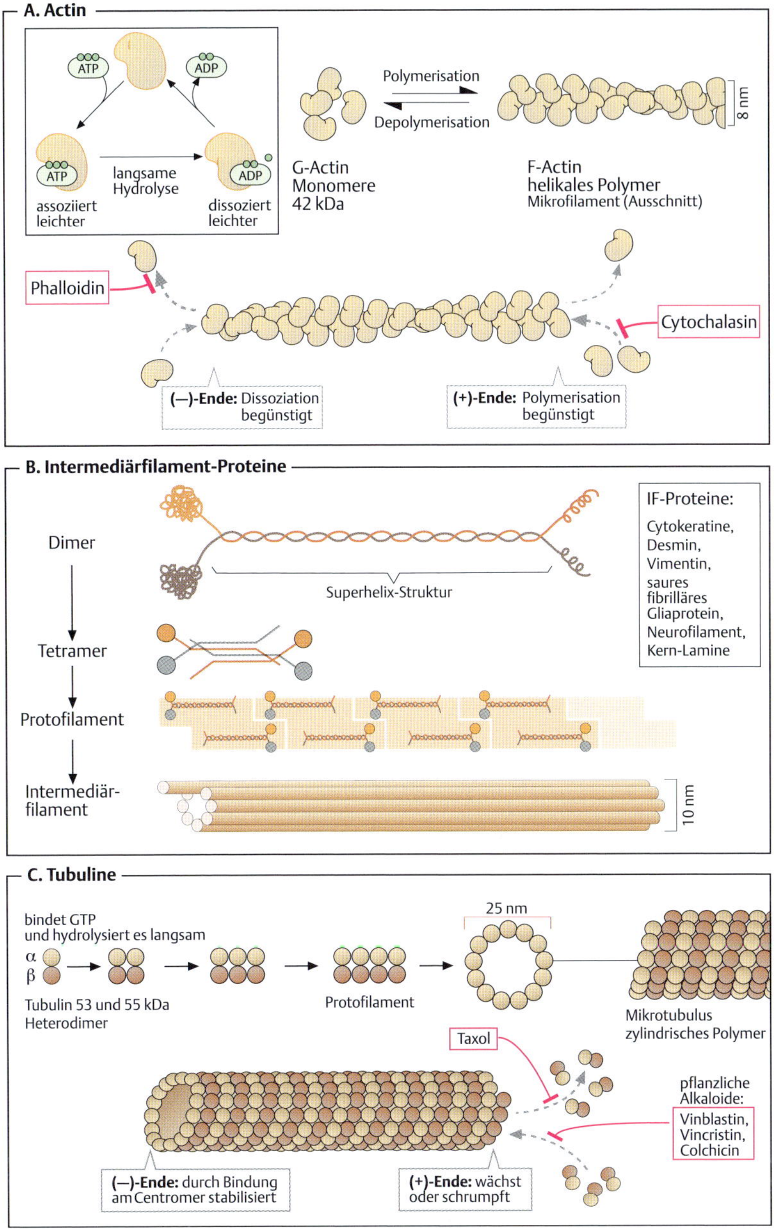


Abb. 4.15 Cytoskelett: Komponenten

## Struktur und Funktionen

Das Cytoskelett (S. 232) mit seinen assoziierten Proteinen erfüllt drei wesentliche Aufgaben:

- Es stellt das **mechanische Gerüst** der Zelle dar, das ihr die typische Gestalt verleiht und Membranen und Organellen miteinander verbindet. Das Gerüst hat dynamische Eigenschaften; es wird ständig auf- und abgebaut, um den Anforderungen und veränderlichen Lebensbedingungen der Zelle zu genügen.
- Es ist der **Motor für die Bewegung** tierischer Zellen. Nicht nur Muskelzellen (S. 354), sondern auch Zellen nichtkontraktiler Gewebe enthalten verschiedene *Motorproteine* (S. 236), mit deren Hilfe sie sich koordiniert und gerichtet bewegen können. Zellwanderung, Formänderungen beim Wachstum, Plasmaströmungen und die Zellteilung werden von Komponenten des Cytoskeletts ermöglicht.
- Es dient als **Schiene für den Transport** innerhalb der Zelle. Organellen und andere große Proteinkomplexe können mithilfe der Motorproteine an Filamenten entlangwandern (S. 236).

### A. Mikrofilamente und Intermediärfilamente

Als Beispiel für die Struktur und Funktion der Cytoskelettkomponenten ist schematisch ein Ausschnitt einer Darmepithelzelle mit ihren **Mikrovilli** gezeigt.

**Mikrofilamente** aus *F-Actin* durchziehen in geordneten Bündeln die Mikrovilli. Sie sind untereinander durch Actin-assoziierte Proteine (S. 232) verknüpft, insbesondere durch *Fimbrin* und *Villin*. *Calmodulin* und eine Myosin-ähnliche *ATPase* verbinden die Mikrofilamente seitlich mit der Plasmamembran. *Fodrin*, ein weiteres Mikrofilament-assoziiertes Protein, verankert die Actin-Fasern an der Basis miteinander, sowie mit der Cytoplasma-Membran und einem Netz aus **Intermediärfilamenten**.

In diesem Beispiel haben die Mikrofilamente eine überwiegend statische Funktion. In anderen Fällen ist Actin an dynamischen Prozessen beteiligt. Dazu gehören die Muskelkontraktion (S. 354), die Zellwanderung, die Phagocytose durch Immunzellen, die Bildung von Mikrospikes und Lamellipodien (Zellausläufer), sowie der akrosomale Prozess bei der Verschmelzung des Spermiums mit der Eizelle.

### B. Mikrotubuli

Gezeigt werden hier die **Mikrotubuli** einer Zelle. Sie weisen radial von einem zellkernnahen Zentrum, dem **Centrosom**, aus in alle Richtungen der Zelle. Ständig werden die röhrenförmigen Mikrotubuli an ihrem (+)-Ende auf- und abgebaut. Das (–)-Ende in der Centriole ist durch **Mikrotubuli-assoziierte Proteine** (MAP) blockiert (S. 232). Auch das (+)-Ende kann durch assoziierte Proteine stabilisiert werden, z. B. wenn die Mikrotubuli die Cytoplasmamembran erreicht haben.

Die Mikrotubuli sind an der Ausbildung der Zellgestalt beteiligt und dienen als Leitschienen für den Transport von Organellen. Im Zusammenwirken mit den MAPs *Dynein* und *Kinesin* können Mikrotubuli mechanische Arbeit leisten (S. 236), z. B. beim Transport der Mitochondrien, beim Bewegen von Cilien (haarähnliche Zellausstülpungen im Lungen-, Darmepithel und Oviduct) und der Flagellen von Spermien. Eine besondere Rolle spielen die Mikrotubuli auch in der Mitosephase der Zellteilung. In Nervenzellen bilden sie das Schienensystem der Axone, an denen der **anterograde Transport** in die Peripherie zu den Synapsen und der **retrograde Transport** zurück zum Zellkern stattfinden.

### C. Architektur

Die komplexe Struktur und netzartige Dichte des Cytoskeletts soll an einer menschlichen Leberzelle verdeutlicht werden, in der die drei typischen Cytoskelett-Komponenten mithilfe von fluoreszierenden Reagenzien sichtbar gemacht wurden:

1. Die aus F-Actin bestehenden **Mikrofilamente** fluoreszieren *blau*,
2. die von α- und β- Tubulin gebildeten **Mikrotubuli** *grün* und
3. die **Intermediärfilamente** *rot*
4. Beim Übereinanderlegen der Bilder sieht man besonders deutlich die unterschiedliche Verteilung der Cytoskelett-Komponenten.

Die Mikrotubuli ziehen mehrheitlich von einem zentralen Zentrum ([–]-Ende) in der Nähe des Zellkerns (dunkles Zentrum) zur Peripherie ([+]-Ende).

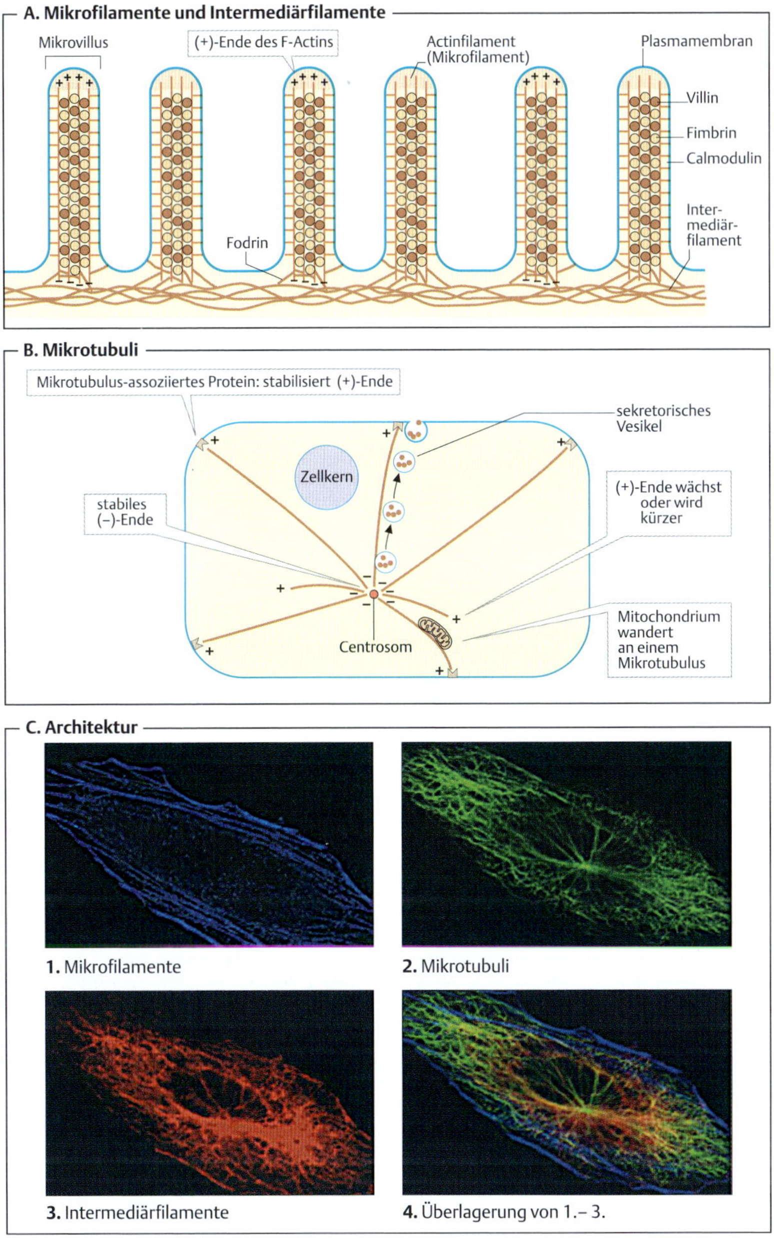


**Abb. 4.16** Cytoskelett: Struktur und Funktionen (C: aus Omary MB, Nam-On K, Guo-Zhong T et al. Heads and tails of intermediate filament phosphorylation: multiple sites and functional insights. Trends Biochem. Sci. 2006; 31: 383-394)

## Motorproteine

**Molekulare Motoren** („*Nanomotoren*") sind Proteine, die chemische Energie in mechanische Arbeit umsetzen. Als Energie wird die Hydrolyseenergie chemischer Bindungen von Nucleosidtriphosphaten oder die Energie elektrochemischer Gradienten genutzt, um *mechanische Arbeit* in Form von *Konformationsänderungen* der Motorproteine zu leisten.

Als molekulare Motoren sind neben *rotierenden* Proteinen, wie in der **ATP-Synthase** (S. 132), eine ganze Reihe von Enzymsystemen bekannt, die chemische Energie in *lineare Arbeit* umsetzen, z. B. **ribosomale Elongationsfaktoren** und RNA- und DNA-manipulierende Enzyme wie RNA- und DNA-Polymerase (S. 248). Im Cytoskelett kommen als Motorproteine **Myosine**, **Kinesine** und **Dyneine** vor (s. u.). Nur diese drei Proteinfamilien werden im engeren Sinn als „*molekulare Motoren*" bezeichnet, weil sie für die Muskelkontraktion und Cilienbewegung verantwortlich sind oder Fracht (**Cargo**) transportieren. Dabei nutzen sie die Energie, die bei der Hydrolyse von ATP frei wird, um sich mithilfe von Konformationsänderungen an Filamenten des Cytoskeletts entlang zu bewegen.

Diese Transportprozesse der Motorproteine des Cytoskeletts spielen eine Rolle für die *Muskelkontraktion*, die *Zellteilung*, den *intrazellulären Transport von Cargo*, d. h. von Organellen oder anderen Zellbestandteilen, für die *Endo*- und *Exocytose* und weitere Prozesse.

### A. Myosine

Der klassische Motor des Cytoskeletts ist das **Myosin** (S. 354) der Muskelfasern. Seine Polymere besorgen die *Muskelkontraktion* in Gemeinschaftsarbeit als dickes **Myosinfilament** durch Interaktion mit dünnen **Actinfilamenten** (Mikrofilamenten).

Die anderen mehr als 40 **unkonventionellen Myosine** kommen auch in Nichtmuskelzellen vor. Sie transportieren als *einzelne* Motorproteine eine Fracht entlang von Actin-Filamenten. Gezeigt wird ein Myosin vom **Typ V**. Es besteht aus zwei schweren und zwei leichten Ketten. Beteiligt sind die unkonventionellen Myosine an der Zellmotilität, der Endocytose, dem Vesikeltransport und der Cytokinese.

### B. Kinesine

Kinesine, deren viele Vertreter man in 14 Klassen einteilt, ähneln in der Struktur den Myosinen. Sie bestehen aus zwei schweren und zwei leichten Ketten. Im globulären Kopf der beiden schweren Ketten kann ATP gebunden werden. Die zu transportierende Fracht wird am anderen Ende der Kinesine mithilfe der leichten Ketten gebunden.

Kinesine arbeiten als einzelne Moleküle. Sie transportieren ihre Fracht entlang der **Mikrotubuli**, meistens *anterograd* in Richtung auf das (+)-Ende: Vesikel, Organellen, Teile des mitotischen Apparates, Chromosomen, mRNA, Proteine und andere Zellbestandteile.

### C. Dyneine

Dyneine kommen in zwei Typen vor: 1. in **Axonemata** von Zellen, die mithilfe von Flagellen und Cilien Bewegung erzeugen (z. B. Lungenepithel, Spermatozooen), und 2. im **Cytoplasma.** Dyneine sind komplexer aufgebaut als Kinesine und Myosine. Sie bestehen aus etwa zwölf Polypeptiden (total 1,5 MDa). Ihre beiden schweren Ketten enthalten einen planaren Ring, der von sieben Modulen gebildet wird. Die ATP-Bindung und -Spaltung in diesem Bereich führt zu einer Bewegung an den **Mikrotubuli**. Die ATPase zeigt ein sog. *AAA-Motiv* (**A**TPase **a**ssoziiert mit verschiedenen zellulären **A**ktivitäten). Der Umfang der Dynein-Bewegung ist lastabhängig und wird von **Dynactin** sowie vielen anderen Proteinen kontrolliert.

Dyneine sind für den *retrograden* Transport von Zellbestandteilen von der Zellmembran in Richtung des Mikrotubuli-organisierenden Zentrums (MTOC) zuständig.

### D. Wanderung von Kinesin und Dynein an Mikrotubuli

Die Abbildung zeigt die beiden Motorproteine **Kinesin** und **Dynein**, wie sie Cargo entlang eines **Mikrotubulus** transportieren, Kinesin in Richtung auf das (+)-Ende zur Peripherie der Zelle, Dynein zum (–)-Ende in das Zentrum. Die Wanderung ist ATP-getrieben.

Kinesine wandern in einem *Hand-über-Hand-mechanismus* an den Mikrotubuli entlang (unten). Für jeden Schritt von 8 nm wird ein Molekül ATP zu ADP hydrolysiert. Die cytoplasmatischen Dyneine haben eine lastabhängige Schrittlänge zwischen 8 und 32 nm. Sie hydrolysieren dafür ein Molekül ATP.

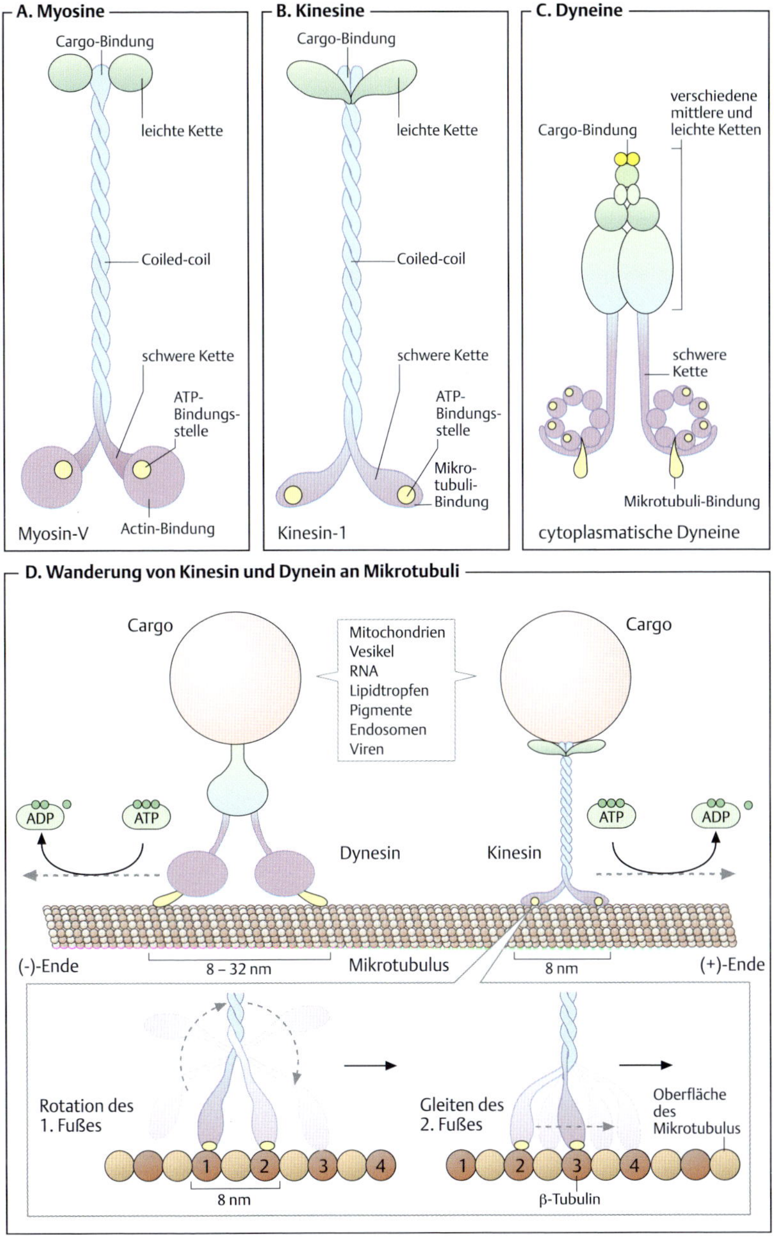


Abb. 4.17 Motorproteine

# Kapitel 5

## Molekulare Genetik



5

## Übersicht

Die Molekulare Genetik („Molekularbiologie") beschäftigt sich mit der Biochemie der Vorgänge, die an der Speicherung, Weitergabe und Expression der genetischen Information beteiligt sind.

### A. „Zentrales Dogma" der Molekularbiologie

Erst nachdem die klassische Genetik die Gesetzmäßigkeiten der Vererbung von Eigenschaften („*Phänen*") im Prinzip geklärt hatte, erkannte man in den 1950er und 1960er Jahren, welche Rolle Nucleinsäuren und Proteine dabei spielen. Es wurde klar, dass *Gene* (S. 242) DNA-Abschnitte sind, die in verschlüsselter („codierter") Form Informationen für den Aufbau von Proteinen oder RNAs enthalten. Das 1958 formulierte „zentrale Dogma" der Molekularbiologie beschreibt den Informationsfluss bei der *Expression* der Erbinformation (DNA → RNA → Protein).

### B. Expression der genetischen Information

Entscheidend für die meisten molekularbiologischen Prozesse ist die Fähigkeit von Nucleinsäuren, spezifische **Basenpaarungen** (S. 78) miteinander einzugehen.

▸ **Speicherung.** Die genetische Information aller Zellen ist in der Basensequenz ihrer DNA niedergelegt. RNA als genetisches Material kommt nur in Viren (S. 472) vor. Die meisten Gene codieren für Proteine, d. h. sie enthalten die Information für die Reihenfolge der Aminosäure-Reste eines Proteins (seine **Sequenz**). Jeder Aminosäure-Rest wird in der DNA durch ein Codewort (**Codon**) aus drei aufeinander folgenden Basenpaaren (ein **Triplett**) dargestellt. Auf DNA-Ebene gibt man Codons als Sequenz des Sinn-Strangs (S. 78) gelesen in 5'→3'-Richtung an. So lautet z. B. eines der DNA-Codons (S. 258) für die Aminosäure *Phenylalanin TTC* (**2**).

▸ **Replikation.** Bei der Zellteilung muss die gesamte Information an die Tochterzellen weitergegeben werden. Dazu wird in der S-Phase des Zellzyklus (S. 460) die DNA durch Replikation vollständig kopiert. Jeder Strang dient dabei als Matrize für die Synthese (S. 250) eines komplementären zweiten Stranges (**1**).

▸ **Transkription.** Zur Expression der genetischen Information muss eine DNA-Sequenz in eine Proteinsequenz umgesetzt werden. Da die DNA nicht selbst an der Proteinsynthese teilnimmt, muss die Information vom Kern zum Ort der Synthese im Cytoplasma übertragen werden. Hierzu wird der *Matrizen-Strang* im relevanten Teil des Gens in eine **hnRNA** (engl. heterogeneous nuclear RNA) umgeschrieben (*transkribiert*). Die Sequenz dieser RNA ist also zu der des *Matrizen-Strangs* komplementär (**3**) aber – abgesehen vom Austausch von Thymin gegen Uracil – mit der des Sinn-Strangs identisch. So entsteht aus dem DNA-Triplett *TTC* in der hnRNA das RNA-Codon *UUC*.

▸ **RNA-Reifung.** In Eukaryonten wird die gebildete hnRNA zunächst mehrfach modifiziert, bevor sie als **Messenger-RNA** (mRNA, **4**) den Zellkern verlassen kann. Bei der Reifung der RNA werden überflüssige Sequenzen (*Introns*) aus dem Molekül entfernt und beide Enden des Transkripts durch Anfügen zusätzlicher Nucleotide modifiziert (S. 256).

▸ **Translation.** Die reife mRNA gelangt ins Cytoplasma und bindet dort an **Ribosomen**, die die RNA-Information (S. 76) in eine Peptidsequenz umsetzen. Ribosomen (S. 260) bestehen aus über 100 Proteinen und mehreren rRNA-Molekülen (ribosomalen RNAs). Die rRNA spielt eine Rolle als Strukturelement und ist auch an der Bindung der mRNA an das Ribosom und als Ribozym an der Knüpfung der Peptid-Bindung beteiligt.

Die eigentliche Informationsübertragung beruht auf der Wechselwirkung der mRNA-Codons mit einer weiteren Art von RNA, der **Transfer-RNA** (tRNA) (S. 76). tRNAs präsentieren das zum jeweiligen mRNA-Codon komplementäre Triplett, das sogenannte *Anticodon* (im Beispiel *GAA*). Erscheint auf der mRNA das Codon *UUC*, bindet das Anticodon der Phe-t-$RNA^{Phe}$ an die mRNA (**5**) und bringt so den am 3'-Ende gebundenen Phenylalanin-Rest in eine Position, in der er die wachsende Polypeptid-Kette von der benachbarten tRNA übernehmen kann (**6**).

▸ **Aminosäureaktivierung.** Vor ihrer Bindung an die Ribosomen werden tRNAs durch spezifische Ligasen mit den richtigen Aminosäuren (S. 258) beladen (**7**). Die *Aminosäure-tRNA-Ligasen* sind es, die die Übertragung (*Translation*) der genetischen Information von der Nucleinsäure-Ebene auf die Protein-Ebene besorgen.

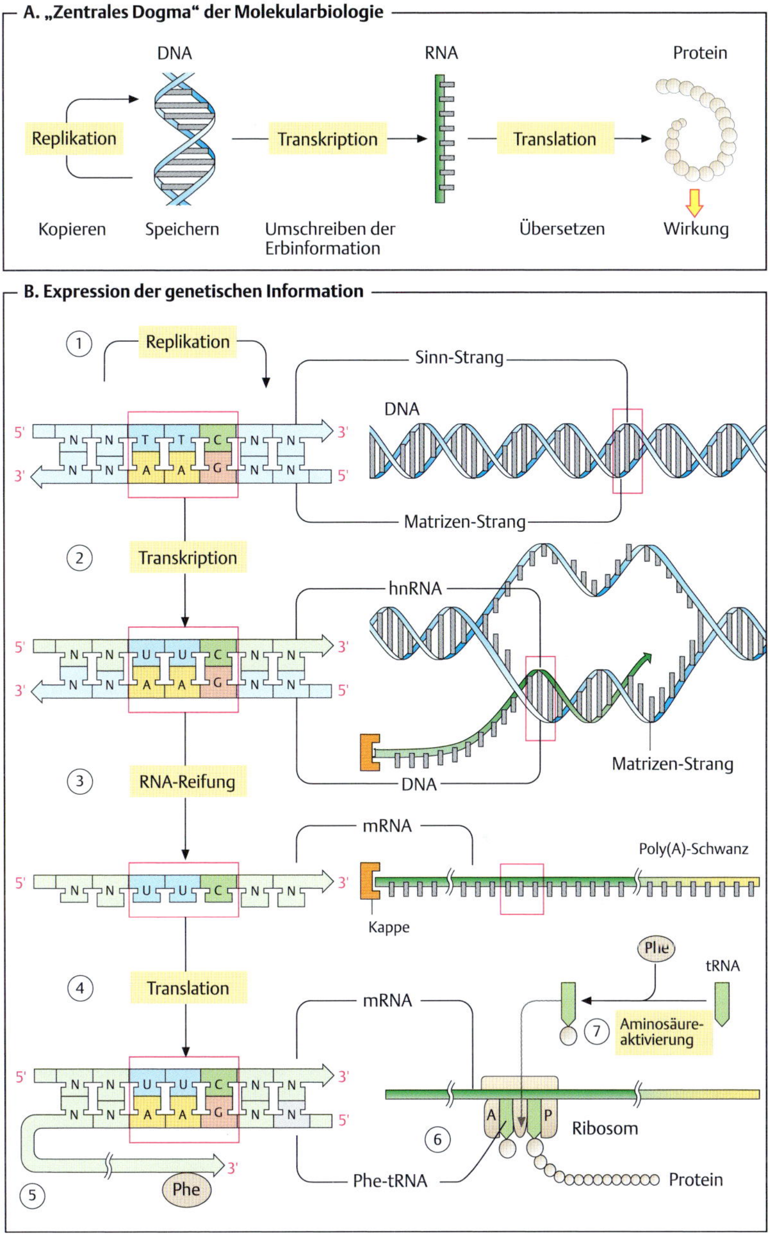


Abb. 5.1 Codierung und Expression der genetischen Information

## Gene und Genome

**Gene** sind *DNA-Abschnitte, die Informationen zur Synthese einer RNA tragen.* Zusätzlich zu den codierenden Bereichen enthalten Gene in der Regel auch Abschnitte, die der Regulation dienen (z. B. den *Promoter*-Bereich, s. u.), sowie bei Eukaryonten „intervenierende“ Sequenzen (*Introns*) ohne direkten Informationsgehalt (**B**). Die gesamte DNA eines Organismus wird als **Genom** bezeichnet (**C**).

### A. Genstruktur bei Prokaryonten

Mikroorganismen besitzen bei geringer Genomgröße relativ viele Gene (**C**). Bakterielle Gene enthalten keine Introns und werden oft gruppenweise reguliert. Ein **Operon** ist ein DNA-Abschnitt, in dem mehrere funktionell verwandte Gene hinter einem gemeinsamen Promoter angeordnet sind. Wird das Operon transkribiert, entstehen gleichzeitig mehrere mRNAs.

### B. Genstruktur bei Eukaryonten

Das Gen des Gluconeogenese-Enzyms *Phosphoenolpyruvat-Carboxykinase* (PEP-CK) (S. 144) ist typisch für ein eukaryotisches Gen. Das PEP-CK-Gen der Ratte hat eine Länge von fast 7000 bp (Basenpaaren). Allerdings tragen nur 1863 bp, verteilt auf 10 codierende Abschnitte (**Exons**, dunkelblau), die Information für die 621 Aminosäuren des Proteins. Der Rest entfällt auf den **Promoter** (rosa) und **Introns** (hellblau). Die Promoter-Region des Gens (etwa 1000 bp) dient der Regulation (S. 254). Die Transkription (S. 252) beginnt am 3’-Ende des Promoters („Transkriptionsstart“) und setzt sich fort bis die sog. Polyadenylierungssequenz überschritten ist.

Das Primärtranskript des PEP-CK-Gens (**hnRNA**) hat eine Länge von etwa 6200 bp. An beiden Enden enthält es noch Sequenzen, die nicht translatiert werden (engl. untranslated regions, UTR). Bei der RNA-Reifung (S. 256) werden die UTR sowie die den Introns entsprechenden, nicht kodierenden Abschnitte entfernt, außerdem werden beide Enden modifiziert. Die translatierbare reife **mRNA** hat nur noch die halbe Länge der hnRNA. Bei vielen eukaryotischen Genen ist der Anteil der Introns noch höher. So hat das Gen für die *Dihydrofolat-Reduktase* (S. 470) eine Länge von über 30 000 bp. Die Information ist auf 6 Exons verteilt, die zusammen nur etwa 6000 bp lang sind. Mit 2,2 Mbp ist das DMD-Gen eines der längsten im menschlichen Genom. Es codiert für das Muskelprotein Dystrophin.

### C. Genome

Enorme Fortschritte bei der DNA-Sequenzierung (S. 270) haben die Möglichkeit geschaffen, die Nucleotidsequenz ganzer Genome zu bestimmen. Inzwischen sind Tausende von Genomen vollständig sequenziert, darunter auch die vieler Menschen. Die vergleichende Analyse dieser Daten brachte unerwartete Ergebnisse. So ist die **Gesamtzahl der Gene** (linke Achse, rot) des *Menschen* oder der *Maus* mit etwa 20 000 nur etwa 3-mal so groß wie die der *Hefe* und selbst Bakteriengenome können bis zu 6000 Gene enthalten. Pflanzen wie der *Reis* haben in der Regel einen komplexeren Stoffwechsel als die Tiere und benötigen deshalb eine entsprechend größere Zahl an Genen. Der Einschub („Mausgenom“) zeigt den intakten Zellkern einer Maus, in dem die Chromosomen unterschiedlich angefärbt wurden.

Auch was die **Genomgröße** angeht (rechte Achse, blau), ist das menschliche Genom im Vergleich zu dem anderer Säugetiere unauffällig. Das haploide Genom des Menschen enthält etwa $3{,}5 \cdot 10^9$ bp (d. h. 3500 Megabasenpaare, Mbp). Sie verteilen sich auf 23 *Chromosomen*: 22 *Autosomen* und ein *Gonosom* (X und/oder Y). Jedes Chromosom (S. 245) besteht aus einem einzigen DNA-Molekül von 50 bis 250 Mbp und assoziierten Proteinen. Körperzellen enthalten zwei Sätze dieser Chromosomen: Sie sind *diploid*.

Nur etwa ein Viertel des menschlichen Genoms entfällt auf echte Gene, Pseudogene und genähnliche Sequenzen (darunter etwa 20 000 für Proteine codierende Gene, 22 000 nicht-codierende Gene, z. B. Gene für ncRNAs (S. 76) und 15 000 Pseudogene). Für Proteine codierende DNA-Abschnitte (Exons, **B**) machen nur 1–2 % des Genoms aus. Regulatorische Sequenzen belegen 20–40 %, während etwa die Hälfte von repetitiven (wiederholten) Sequenzen, z. B. STR (S. 272), Introns (**B**) und mobilen Elementen (Transposons) eingenommen wird. Die Funktion vieler nichtkodierender DNA-Abschnitte ist noch unklar. Die Gesamtzahl der Proteine, die der Mensch synthetisieren kann (das *Proteom*) ist weit höher ist als die Zahl der Gene im Genom, da durch *alternatives Spleißen* (S. 256) ein Gen für mehrere verschiedene Proteine codieren kann. In dieser Hinsicht ist das „zentrale Dogma“ der Molekularbiologie (S. 240) nicht streng gültig.

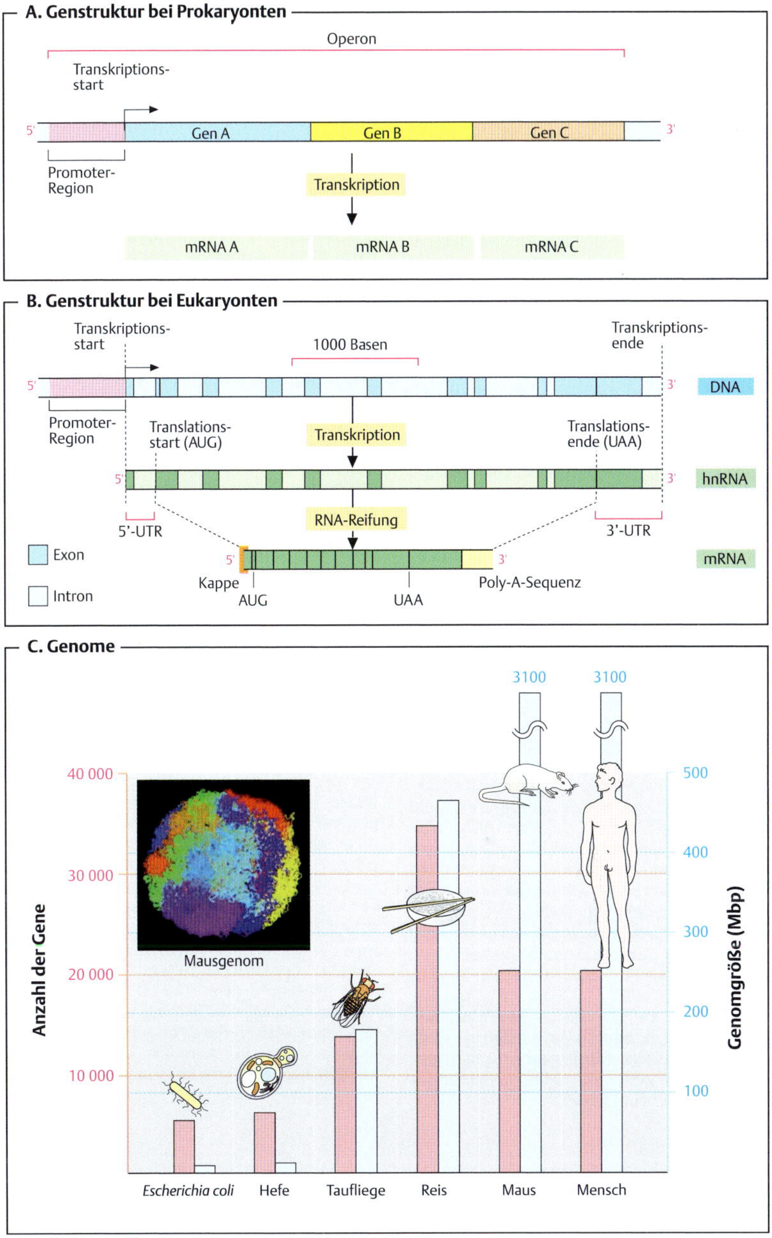


**Abb. 5.2** Gene und Genome (C. aus Stevens TJ, Lando D, Basu S et al. 3D structures of individual mammalian genomes studied by single-cell Hi-C. Nature 2017; 544 : 59–64)

## Chromatin

### A. Zusammensetzung

Im Zellkern von Eukaryonten (S. 224) liegt die DNA in Form von **Chromatin** vor. Dabei handelt es sich um Nucleoproteinkomplexe mit einem DNA-Anteil von etwa ⅓. Nur während der Mitose (S. 460) kondensiert das Chromatin zu lichtmikroskopisch sichtbaren **Chromosomen**, während es in der Interphase des Zellzyklus weitgehend aufgelockert ist. Morphologisch kann man dann dicht gepacktes **Heterochromatin** und weniger dichtes **Euchromatin** unterscheiden. Das Euchromatin ist der Ort aktiver Transkription (**B**).

Die Proteine des Chromatins teilt man in Histone und Nichthiston-Proteine ein. Die **Histone** sind kleine, stark basische Proteine, die direkt mit der DNA assoziiert sind. Sie tragen zur strukturellen Organisation des Chromatins bei und neutralisieren durch ihre basischen Aminosäuren die negativ geladenen Phosphat-Gruppen der DNA. Dies ergibt eine extrem dichte Packung der DNA im Zellkern, die es möglich macht, die 46 DNA-Moleküle des diploiden Genoms mit einer Gesamtlänge von etwa 2 m in einem Zellkern von 10 µm Durchmesser unterzubringen. Die Aminosäuresequenz der Histone hat sich im Laufe der Evolution kaum verändert. So unterscheiden sich z. B. die H4-Histone von Mensch und Weizen nur in einem einzigen Aminosäurerest.

Je zwei Histonmoleküle der Typen **H2A** (blau), **H2B** (grün), **H3** (gelb) und **H4** (rot) bilden einen oktameren Komplex, um den 146 bp DNA in 1,8 Windungen gewickelt sind. Diese Partikel mit einem Durchmesser von 7 nm bezeichnet man als **Nucleosomen**. An DNA-Abschnitte, die mit den **Histon-Oktameren** nicht direkt in Kontakt stehen („Linker"-DNA), bindet ein weiteres Histon (**H1**). Es bedeckt etwa 20 bp und unterstützt dadurch die Ausbildung spiralig gewundener Überstrukturen mit einem Durchmesser von 30 nm, sogenannter **Solenoide**. Wenn sich während der Mitose das Chromatin zu Chromosomen kondensiert, bilden die Solenoide **Schleifen** von 200 nm Länge, die schon etwa 80 000 bp enthalten. Die Schleifen sind an ein Gerüst aus Proteinen (**Kerngerüst**) gebunden, das wiederum etwa 20 Schleifen zu sog. **Minibanden** organisiert. Eine große Zahl gestapelter Minibanden ergibt schließlich ein Chromosom.

Die **Nichthiston-Proteine** sind sehr heterogen. Zu dieser Gruppe gehören *Strukturproteine* des Zellkerns, sowie viele *Transkriptionsfaktoren* (S. 254) und andere Proteine die an bestimmte DNA-Abschnitte binden und die Genexpression und andere Vorgänge steuern.

### B. Heterochromatin und Euchromatin

Die DNA im Zellkern tritt in zwei Formen auf, die sich elektronenmikroskopisch deutlich unterscheiden: **Heterochromatin** erscheint in Form kleiner kompakter, gut anfärbbarer Partikel, sogenannter Chromozentren, die im ganzen Kern verteilt oder mit der Kernhülle assoziiert sind. Dagegen ist **Euchromatin** schlecht anfärbbar und erscheint weitgehend strukturlos. Heterochromatin ist besonders häufig in Zellen, die transkriptionell wenig aktiv sind, während Zellen mit einem hohen Anteil an transkribierbaren Genen und aktiver Proteinsynthese deutlich mehr Euchromatin enthalten. Beim Heterochromatin kann man konstitutive und fakultative Formen unterscheiden. Konstitutives Heterochromatin enthält besonders viele repetitive Sequenzen und scheint auch strukturelle Funktionen zu haben. Dagegen kann im fakultativen Heterochromatin nach lokaler Auflockerung und Umbau auch Transkription stattfinden.

Der **Chromatinumbau** beruht vor allem auf kovalenten Modifizierungen der Nucleosomen. Die Histone im Oktamer tragen *N*-terminal bewegliche „Schwänze" aus etwa 20 Aminosäureresten, die aus den Nucleosomen herausragen (**A**, nur zwei der 8 Schwänze sind in voller Länge dargestellt). Sie sind besonders reich an basischen, positiv geladenen Aminosäureresten (Lysin und Arginin) die an Phosphatgruppen der DNA binden und so die Nucleosomen stabilisieren. Die kovalenten Modifizierungen, die am Chromatinumbau beteiligt sind, werden bei den Chromatinmodifizierungen (S. 246) besprochen. Besonders wichtig sind die Acetylierung von Lysinresten der Histone 3 und 4 sowie die Methylierung von Cytosinresten der DNA. Im Heterochromatin ist die DNA hypermethyliert und damit weitgehend inaktiv, während die Histone gering acetyliert und damit fest an die DNA gebunden sind. Im aufgelockerten Euchromatin findet man das umgekehrte Modifizierungsmuster.

A. Chromatin

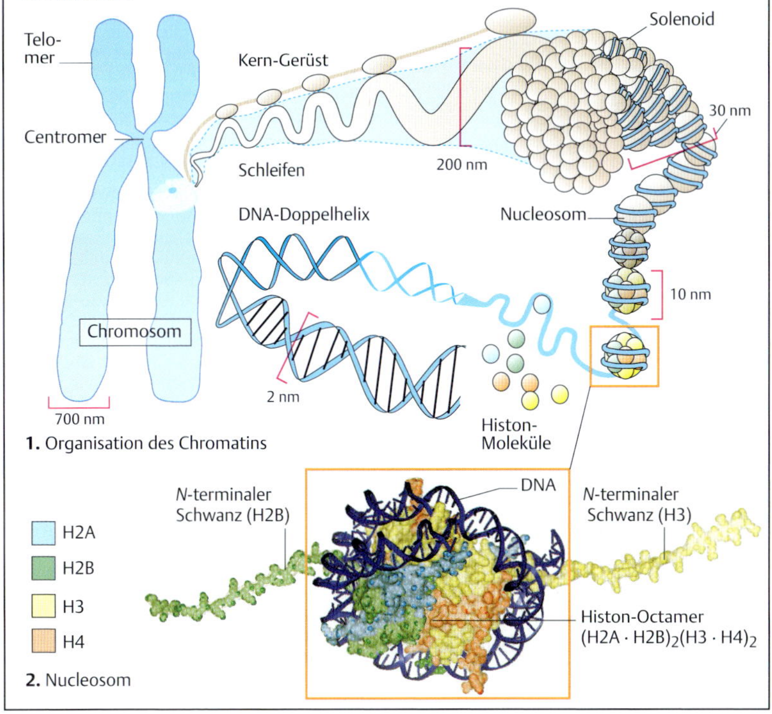


B. Euchromatin und Heterochromatin

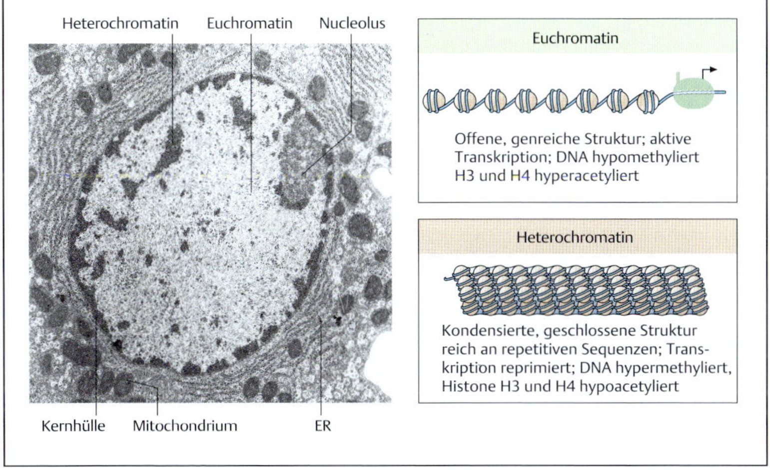


**Abb. 5.3** Chromatin (Quelle: A. PDB: 1AOI. B. nach Plattner H, Hentschel J, Hrsg. Zellbiologie, Thieme; 2017)

## Epigenetik

Während der Embryogenese entsteht aus einer einzigen Zelle, der Zygote, ein Organismus aus mehr als 200 Zellarten, die alle dasselbe Genom besitzen aber strukturell und funktionell verschieden sind. Grundlage der zellulären Individualität ist das **Epigenom** (*epi* – griech: auf), eine dem Genom übergeordnete Informationsebene, auf der festlegt ist, welche Gene die Zelle nutzt und welche dauerhaft abgeschaltet bleiben. Das Epigenom bildet sich während der Zelldifferenzierung schrittweise heraus und wird von ausdifferenzierten Zellen bei jeder Mitose an die Tochterzellen weitergegeben. Epigenome sind nicht unveränderlich, sondern unterliegen Umwelteinflüssen. Im Labor lassen sich Epigenome mittlerweile gezielt umprogrammieren, was neue Möglichkeiten für die medizinische Therapie eröffnet (**B**).

### A. Chromatinmodifizierungen

Die chemische Basis des Epigenoms sind kovalente Modifizierungen des Chromatins, an die Proteine und miRNAs (S. 76) binden, um die Chromatinstruktur und damit die Gen-Transkription zu regulieren. Modifiziert werden vor allem Histone (S. 244) und Cytosinreste in der DNA.

Die wichtigsten Histonmodifizierungen sind die Acetylierung von Lysinresten in den *N*-terminalen „Schwänzen" der Histone (S. 244) durch *Histon-Acetyltransferasen* (HAT, [**1**]) und die ein-, zwei- oder dreifache Methylierung von Lysinen durch *Histon-Methyltransferasen* (HMT, [**3**]). Diese Reaktionen lassen sich durch *Histon-Deacetylasen* (HDAC, [**2**]) bzw. *Histon-Demethylasen* (HDM, [**4**]) wieder rückgängig machen. Auch die Phosphorylierung von Serin- oder Threoninresten in Histonen kommt häufig vor. Die Effekte dieser Modifizierungen auf die Genaktivität sind komplex und hängen davon ab, welche Reste betroffen sind. In der Abbildung ist dies für Histon H3 exemplarisch dargestellt (rechts). Besonders wichtig sind hier die Lysinreste 4, 9 und 27, die alternativ entweder acetyliert (Ace) bzw. ein-, zwei- oder dreifach methyliert (1 m, 2 m, 3 m) vorliegen können. Während die Acetylierung von K27 und die Zwei- bzw. Dreifachmethylierung von K4 die Transkription fördern („Gen an"), hemmen zwei-oder dreifach methyliertes K4 und K27 die Transkription („Gen aus").

Die 5'-Methylierung von Cytosinresten in der DNA durch *DNA-Methyltransferasen* (DNMT, [**5**]) führt in der Regel zur Abschaltung der betroffenen Gene. Sie findet meist in sog. CpG-Inseln statt. Die Demethylierung von modifizierter DNA (**6**) ist ein komplizierter mehrstufiger Prozess.

### B. Stammzellen

**Stammzellen** sind wenig differenzierte Zellen, die noch nicht auf eine bestimmte Funktion festgelegt (determiniert) sind. Sie können sich durch Mitose vermehren oder durch Differenzierung stufenweise in spezialisiertere Zellarten übergehen. Je nach Differenzierungsgrad bezeichnet man sie als **totipotent** (diese Eigenschaft haben nur Zygoten), **pluripotent** oder **multipotent**. Pluripotent sind z. B. *embryonale Stammzellen*. Sie sind noch nicht auf einen bestimmten Gewebetyp geprägt.

Im Gegensatz dazu sind *adulte Gewebsstammzellen* multipotent, d. h. sie können sich nur zu Zellen einer bestimmten Linie, z. B. zu Blutzellen, weiterentwickeln. Ausdifferenzierte *somatische Zellen* bilden bei der Mitose normalerweise nur Zellen derselben Art – sie sind **unipotent**. Bei der Bildung embryonaler Stammzellen aus Zygoten nimmt der Methylierungsgrad der DNA zunächst stark ab, um dann bei der weiteren Differenzierung wieder anzusteigen.

Pluripotente Stammzellen bieten Möglichkeiten für neuartige medizinische Therapien. Allerdings ist das Arbeiten mit *embryonalen* Stammzellen in Deutschland verboten. Einen Ausweg bietet ein Verfahren, bei dem man durch Transduktion mit retroviralen Vektoren Gene für bestimmte Transkriptionsfaktoren in somatische Zellen einbringt und sie so in **induzierte pluripotente Stammzellen** (**iPS**) umwandelt (**1**). Da Retroviren das Genom der Zielzelle unkontrolliert verändern können, ist dieses Vorgehen allerdings nicht unproblematisch und klinisch noch nicht einsetzbar. Auch ausdifferenzierte Zellen lassen sich im Labor umprogrammieren (Transdifferenzierung, **3**). So ist es z. B. gelungen, Leberzellen in insulinproduzierende β-Zellen umzuwandeln. Eine Option für die Zukunft ist die Herstellung gewebsspezifischer induzierter multipotenter Stammzellen (**iMS**, **2**), mit denen man Gewebsschäden gezielt behandeln könnte.

### A. Chromatin-Modifizierungen

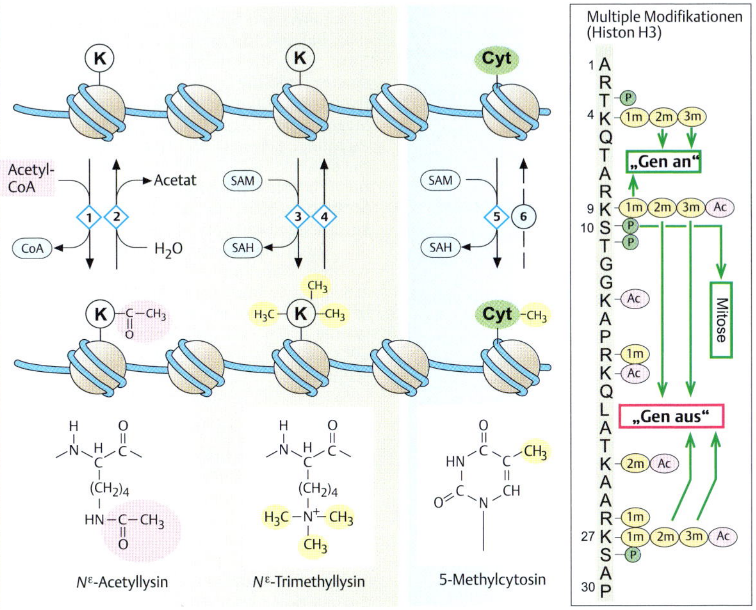


**1** Histon-Acetyltransferase (HAT)
**2** Histon-Deacetylase (HDAC)
**3** Histon-Methylase
**4** Histon-Demethylase
**5** DNA-Methyltransferase
**6** DNA-Demethylierung (mehrere Schritte)

### B. Stammzellen

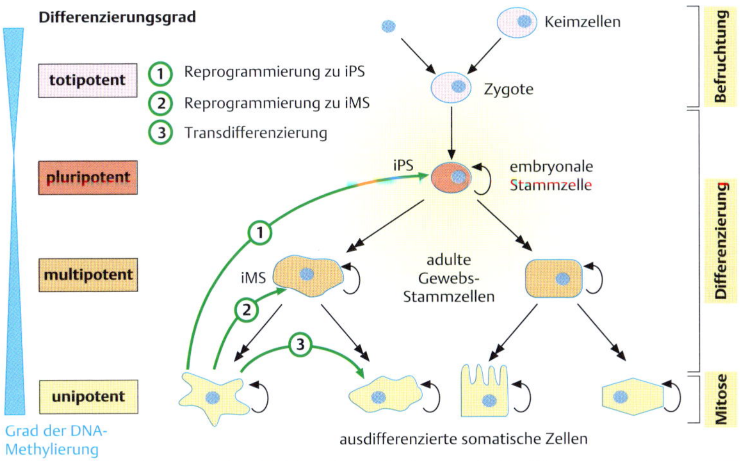


**Abb. 5.4** Epigenetik

## Nucleinsäure-modifizierende Enzyme

Enzyme, die Nucleinsäuren synthetisieren oder modifizieren, sind nicht nur im Zusammenhang mit der Speicherung und Expression der Erbinformation von Interesse. Enzyme aus dieser Gruppe sind auch unersetzliche Werkzeuge zur Sequenzierung und sequenzspezifischen Manipulation von DNA im Rahmen der sogenannten „Gentechnik" (S. 268).

### A. Enzyme im Nucleinsäurestoffwechsel

Wie alle biologischen Makromoleküle werden auch Nucleinsäuren durch *Hydrolyse* (S. 20) abgebaut. Enzyme, die diese Reaktion katalysieren, heißen **Nucleasen**. Ähnlich wie beim Abbau von Peptiden oder Polysacchariden gibt es *Exonucleasen* und *Endonucleasen*. Unspezifische Endonucleasen kommen im Pankreassekret (S. 280) vor (DNasen, RNasen). Die sog. *Restriktionsendonucleasen*, werden in Abschnitt **B** genauer besprochen. Enyzme, die vom Kettenende her Nucleotide abspalten, werden je nach Abbaurichtung in 5'→3'- und 3'→5'-Exonucleasen unterteilt.

**Nucleinsäure-Polymerasen** erzeugen komplementäre Kopien von RNA- oder DNA-Strängen. Je nach Vorlage („Matrize") und Produkt unterscheidet man verschiedene Gruppen. Ungewöhnlich sind die sog. *Reversen Transkriptasen*, die RNA-Matrizen in DNA umschreiben. Neben ihrer Rolle bei der Vermehrung von RNA-Viren (S. 472) sind sie auch in der Gentechnik (S. 274) von Bedeutung. Auch **Ligasen** und **Polynucleotid-Kinasen** werden im Labor eingesetzt. Als **Topoisomerasen** bezeichnet man Enzyme, welche bei Replikation und Transkription die Konformation der DNA modifizieren. Bakterielle Topoisomerasen sind Angriffspunkte von Antibiotika (S. 264).

### B. Restriktionsendonucleasen

Bei vielen gentechnischen Verfahren müssen definierte DNA-Fragmente isoliert und mit anderen DNA-Abschnitten neu kombiniert (S. 268) werden (*Klonierung*). Man benützt dazu Enzyme, die DNA auch in der Zelle schneiden und wieder zusammenfügen. Besonders wichtig sind die sog. *Restriktionsendonucleasen*, eine große Gruppe von Enzymen, die nur in Bakterien vorkommen und DNA-Doppelstränge sequenzspezifisch spalten.

Restriktionsenzyme werden mit Abkürzungen benannt, die auf den Ursprungsorganismus hinweisen. So wurde das Enzym *Eco*RI aus dem Bakterium *Escherichia coli* isoliert (daher *Eco*). Wie die meisten Restriktionsenzyme spaltet *Eco*RI die DNA-Doppelstränge an einem *Palindrom*, d. h. einem DNA-Abschnitt, in dem Strang und Gegenstrang (jeweils in 5'→3'-Richtung gelesen) *dieselbe* Sequenz haben, in diesem Fall 5'-GAATTC-3'. *Eco*RI spaltet die Phosphorsäurediester-Bindungen beider Stränge zwischen G und A. Dadurch entstehen komplementäre *überhängende Enden* (AATT), die durch Basenpaarung zusammengehalten werden. Man kann sie jedoch leicht trennen, z. B. durch Erwärmen. Kühlt man die Fragmente ab, hybridisieren die überhängenden Enden wieder in der richtigen Anordnung. Durch eine *DNA-Ligase* lassen sich die Spaltstellen wieder schließen.

### C. Wirkungsweise von DNA-Polymerasen

*DNA-abhängige DNA-Polymerasen* benötigen als Matrize eine einzelsträngige DNA. Anhand dieser Vorlage synthetisieren sie, ausgehend von einem bereits an die Matrize gebundenen kurzen RNA- oder DNA-Oligonucleotid (dem **Primer**), einen komplementären zweiten Strang. Substrate der DNA-Polymerasen sind die vier Desoxyribonucleosidtriphosphate **dATP**, **dGTP**, **dCTP** und **dTTP**.

Bei jedem Schritt wird zunächst das zur augenblicklichen Base im Matrizen-Strang komplementäre Nucleotid durch Basenpaarung gebunden. Dann greift die 3'-OH-Gruppe des zuletzt eingebauten Bausteins im neuen Strang nucleophil den α-Phosphat-Rest des gebundenen Nucleosid-triphosphats an. Dadurch kommt es unter Austritt von Diphosphat zur Knüpfung einer neuen Phosphorsäurediester-Bindung. Der beschriebene Mechanismus bringt mit sich, dass die Matrize nur in 3'→5'-Richtung abgelesen werden kann, d. h. der neu synthetisierte Strang wächst immer in **5'→3'-Richtung**. Einen ähnlichen Mechanismus nutzen auch *DNA-abhängige RNA-Polymerasen* in der Transkription (S. 252). DNA- und RNA-Polymerasen sind große Proteine aus zahlreichen Untereinheiten, deren Rolle zum Teil noch unklar ist.

## A. Enzyme im Nucleinsäurestoffwechsel

| Enzyme | wirken auf | Wirkung |
|---|---|---|
| **Nucleasen** | | |
| Endonucleasen (RNase, DNase) | RNA, DNA | Hydrolyse von Phosphosäurediester-Bindungen |
| Restriktionsendonucleasen | DNA | sequenzspezifische Spaltung beider Stränge |
| Exonucleasen | RNA, DNA | Nucleotidabspaltung vom Ende her |
| **Polymerasen** | | |
| DNA-abhängige DNA-Polymerasen | DNA | Synthese eines komplementären DNA-Abschnitts |
| DNA-abhängige RNA-Polymerasen | DNA | Synthese eines komplementären RNA-Abschnitts |
| RNA-abhängige DNA-Polymerasen | RNA | Synthese eines komplementären DNA-Abschnitts |
| **Polynucleotid-Kinasen** | DNA, RNA | Phosphatübertragung auf die 5'-OH-Gruppe |
| **Ligasen** | DNA | Verknüpfung zweier Polynucleotidstränge |
| **Topoisomerasen** | DNA | Entspiralisierung und Entwindung der Doppelhelix |
| **Methyltransferasen** | DNA | Übertragung von Methlygruppen auf C oderA |

## B. Restriktionsendonucleasen

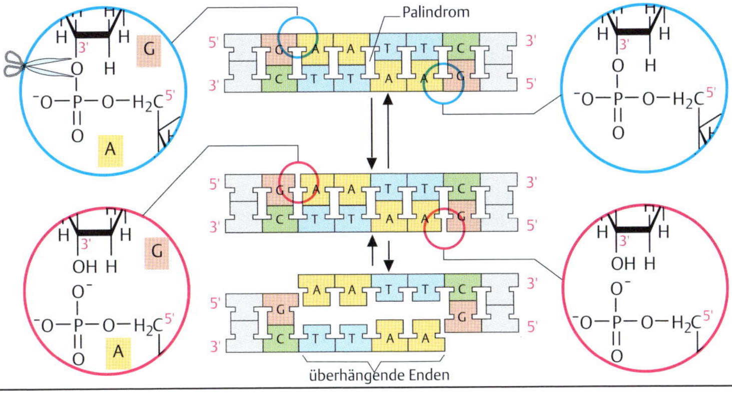


## C. Wirkungsweise von DNA-Polymerasen

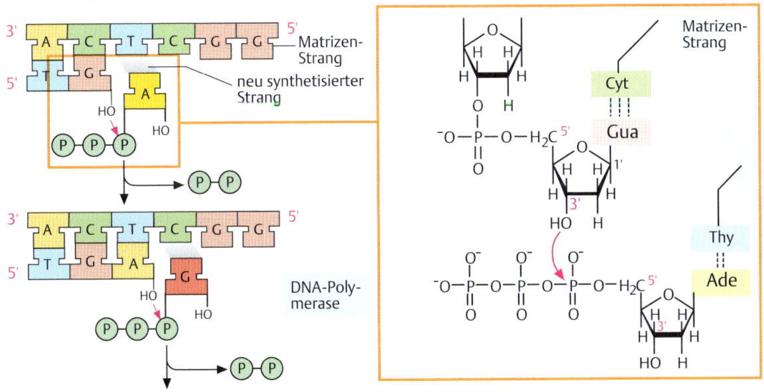


Abb. 5.5 Nucleinsäure-modifizierende Enzyme

## Replikation

Um die Erbinformation bei der Zellteilung an beide Tochterzellen weitergeben zu können, muss vor jeder Mitose eine vollständige Kopie des Genoms (S. 242) hergestellt werden. Dieser Vorgang, der in der S-Phase des Zellzyklus (S. 460) stattfindet, heißt **Replikation** (kurz für „identische Reduplikation").

### A. Replikationsgabel

Die Replikation beginnt an bestimmten Stellen der DNA, den **Replikationsursprüngen** (Abk. „ori", von engl. origin) und setzt sich von da in beide Richtungen fort. So entstehen zwei auseinander laufende **Replikationsgabeln**, in denen beide Stränge gleichzeitig repliziert werden (**B**). Um große tierische Genome in überschaubarer Zeit replizieren zu können, enthalten sie zahlreiche Replikationsursprünge im Abstand von 10 kbp bis einigen hundert kbp, an denen sich gleichzeitig Gabeln bilden können. Trotzdem dauert die Replikation tierischer Zellen mehrere Stunden.

An der Replikation der DNA sind zahlreiche Proteine beteiligt, von denen hier nur die wichtigsten gezeigt sind. In menschlichen Zellen sind dies eine *Topoisomerase* (Topo I), welche verdrillte DNA entspiralisiert, eine *Helicase* zur Trennung der beiden DNA-Stränge, *einzelstrangbindende Proteine*, ein *Primasekomplex* (Pol α/Primase) und ein *Gleitring* (engl. sliding clamp oder proliferating cell nuclear antigen, PCNA). Dies ist ein ringförmiger Proteinkomplex (rot) welcher die replizierende *Polymerase* (Pol δ) während der Replikation auf der DNA festhält. In Tieren gibt es viele verschiedene *DNA-abhängige DNA-Polymerasen* (Pol) (S. 248). Im Menschen wird das Kerngenom von Pol δ (zum Teil auch von Pol ε) repliziert, Pol γ besorgt die Replikation der mitochondrialen DNA (S. 136), während Pol β für Reparaturprozesse (S. 266) zuständig ist.

### B. Verlauf der Replikation

Da DNA immer von 3' nach 5' abgelesen wird (S. 248), kann während der Replikation nur einer der beiden Stränge, der sog. **Führungsstrang** (engl. leading strand, violett), *kontinuierlich* repliziert werden. Für den **Folgestrang** (engl. lagging strand, hellblau) ist die Ableserichtung der Bewegungsrichtung der Replikationsgabel *entgegengesetzt* (**1**). Würde auch dieser Strang kontinuierlich repliziert, würde sich die Gabel auflösen.

Um dies zu verhindern, wird am Folgestrang der neue Strang zunächst in Stücken synthetisiert, die man nach ihren Entdeckern **Okazaki-Fragmente** nennt. Jedes dieser Fragmente beginnt an seinem 5'-Ende mit einem Primer aus etwa 10 RNA-Nucleotiden (grün), die durch die Primase-Aktivität des *Pol-α/Primase-Komplexes* gebildet werden und als Startsequenz für die DNA-Polymerase dienen. Der Primer wird zunächst durch Pol α und dann durch Pol δ weiter verlängert (**2**, orange). Nach einigen Tausend Nucleotiden bricht die Synthese ab, und ein weiteres Fragment wird begonnen.

Die neu gebildeten Okazaki-Fragmente (OF) sind zunächst noch nicht miteinander verbunden und enthalten zudem am 5'-Ende noch RNA (**3**). In einiger Entfernung von der Gabel entfernen deshalb die *RNase H1* und die sog. *Flap-Endonuclease I* (FEN1) den RNA-Primer. Die Lücke wird von Pol δ mit DNA-Bausteinen aufgefüllt, bevor sie schließlich durch eine *DNA-Ligase* geschlossen wird. In den neu entstandenen DNA-Doppelhelices wurde jeweils nur *ein* Strang neu gebildet, d. h. die Replikation ist *semikonservativ*.

Während in Bakterien pro Sekunde 1000 Nucleotide (nt) und mehr repliziert werden, ist die Replikation in Eukaryonten viel langsamer (etwa 50 nt · $s^{-1}$), weil die neuen Nucleotide schon kurz nach ihrem Einbau auf korrekte Basenpaarung geprüft werden. Dieses **„Korrekturlesen"** wird durch Untereinheiten der Pol δ besorgt, die 3'→5'-Exonuclease-Aktivität (S. 248) besitzen und falsche Bausteine wieder entfernen. Deshalb kommt es im Mittel nur alle 100 000 Nucleotide zu einem Fehler.

▸ **Weitere Informationen.** In den meisten Körperzellen können die Enden der Chromosomen (die **Telomere**) bei der Replikation nicht vollständig verdoppelt werden. Deshalb werden sie bei jeder Zellteilung kürzer, bis schließlich keine Replikation mehr möglich ist. Tierische Einzeller, embryonale Zellen, Stammzellen (S. 246) und auch Tumorzellen (S. 468) besitzen eine reverse Transkriptase (**Telomerase**), ein Ribonucleoprotein, das die Telomere immer wieder ergänzt. Die genannten Zellarten sind daher potenziell unsterblich.

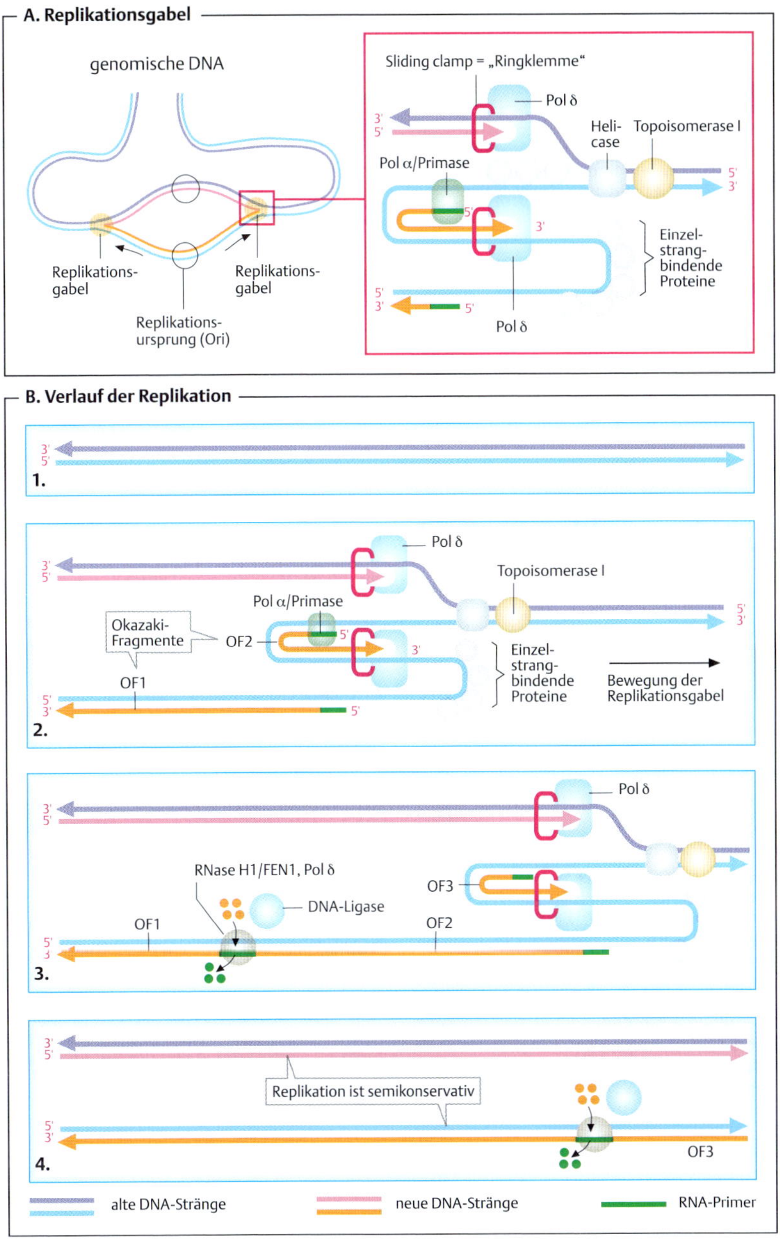


Abb. 5.6 Replikation

## Transkription

Um die in der DNA codierte genetische Information biologisch wirksam werden zu lassen, muss sie zunächst in RNA umgeschrieben (transkribiert) werden (S. 240). Die DNA dient dabei nur als Vorlage, sie wird durch die **Transkription** nicht verändert. Transkribierbare DNA-Abschnitte, die Informationen für ein definiertes Produkt tragen, nennt man **Gene** (S. 242).

### A. Transkription und RNA-Reifung: Überblick

Die **Transkription** wird durch *DNA-abhängige RNA-Polymerasen* (S. 248) katalysiert. Sie arbeiten ähnlich wie DNA-Polymerasen (S. 250), bauen aber *Ribonucleotide* (ATP, GTP, CTP und UTP) und nicht Desoxyribonucleotide in den neu synthetisierten Strang ein. Im Gegensatz zu DNA-Polymerasen benötigen sie *keinen Primer.*

Eukaryotische Zellen enthalten mindestens drei verschiedene Arten von RNA-Polymerasen. Die *RNA-Polymerase I* synthetisiert RNA-Moleküle mit einem Sedimentationskoeffizienten von 45S, (45S-RNA) die als Vorstufe für drei ribosomale RNAs dienen. Produkte der *RNA-Polymerase II* sind hnRNAs, aus denen später translatierbare mRNAs entstehen, sowie Vorstufen von snRNAs. Die *RNA-Polymerase III* schließlich transkribiert Gene, die für tRNAs, die 5S-rRNA und bestimmte snRNAs codieren. Aus den genannten Vorstufen entstehen dann durch **RNA-Reifung** (S. 256) funktionsfähige RNA-Moleküle. Die Polymerasen II und III werden durch α-*Amanitin*, ein Gift des Knollenblätterpilzes, gehemmt.

### B. Basaler Transkriptionskomplex

Bevor die RNA-Polymerase II die Transkription aufnehmen kann, muss sie mit zahlreichen weiteren Proteinen zum **basalen Transkriptionskomplex** zusammentreten. Der Komplex entsteht, indem am 3'-Ende des *Promoter-Bereichs* (S. 242) sog. *basale Transkriptionsfaktoren* in einer definierten Reihenfolge mit der DNA und dann miteinander und mit der Polymerase assoziieren. Der Vorgang beginnt häufig an einem kurzen DNA-Abschnitt, der wegen seiner typischen Sequenz als *„TATA-Box"* bezeichnet wird. Die TATA-Box liegt, vom Transkriptionsstartpunkt (Initiator, Symbol: ↱) aus gesehen, etwa 25 bp „stromaufwärts" (d. h. auf der 5'-Seite). Weitere Transkriptionsfaktoren (TF) wie *CTF* und *SP1* unterstützen die Bildung des basalen Komplexes, nachdem sie an etwas weiter entfernte DNA-Elemente („CAAT-Box" bzw. „GC-Box") gebunden haben. Zusätzlich zu diesen Elementen, die in den meisten Promotern vorkommen, gibt es weitere, *genspezifische Kontrollelemente*, die an der Feinregulation der Transkription beteiligt sind. An diese binden Transkriptionsfaktoren (S. 254), die für ein Gen oder eine Gruppe von Genen spezifisch sind.

Weil die genannten „Boxen" auf den zu transkribierenden Genen liegen, nennt man sie *cis-aktive Elemente.* Die Transkriptionsfaktoren dagegen sind Proteine, die von ganz anderen Genen codiert werden, sie heißen deshalb *trans-aktive Faktoren.*

Zum Aufbau des basalen Komplexes bindet zunächst der Faktor TFIID an den Promoter. TFIID, ein Aggregat aus zahlreichen Proteinen, enthält u. a. das *TATA-Box-bindende Protein* (TBP) und *TBP-assoziierte Faktoren*, sog. TAFs. An diesem Komplex wird mithilfe von TFIIB die RNA-Polymerase fixiert. Vor Beginn der Transkription binden weitere TFs, darunter der Faktor TFIIH, der *Helicase*-Aktivität besitzt und während der Elongation (**B**) die DNA-Stränge trennt. Insgesamt sind etwa 35 verschiedene Proteine am basalen Komplex beteiligt.

### C. Verlauf der Transkription

Am Ende der **Initiation** (**2**) wird die Polymerase an einer Domäne im *C*-terminalen Bereich mehrfach phosphoryliert, löst sich vom basalen Komplex und beginnt, in 3'-Richtung an der DNA entlang zu wandern. In einem kurzen Bereich trennt die Helicase-Aktivität des Komplexes die DNA-Doppelhelix in Einzelstränge. Durch Basenpaarung werden am *Matrizen-Strang* komplementäre Nucleosidtriphosphate gebunden und schrittweise mit dem in 5'→3'-Richtung wachsenden Transkript verknüpft (**Elongation**, **3**). Schon kurz nach Beginn der Elongation wird das 5'-Ende des Transkripts durch eine sog. „Kappe" (S. 256) geschützt. Nach Erreichen der Polyadenylierungssequenz (typische Sequenz: ·AATAA) wird die fertige hnRNA („heterogene nucleäre RNA") abgespalten (**Termination**, **4**). Kurz darauf beendet die RNA-Polymerase die Transkription und dissoziiert von der DNA ab.

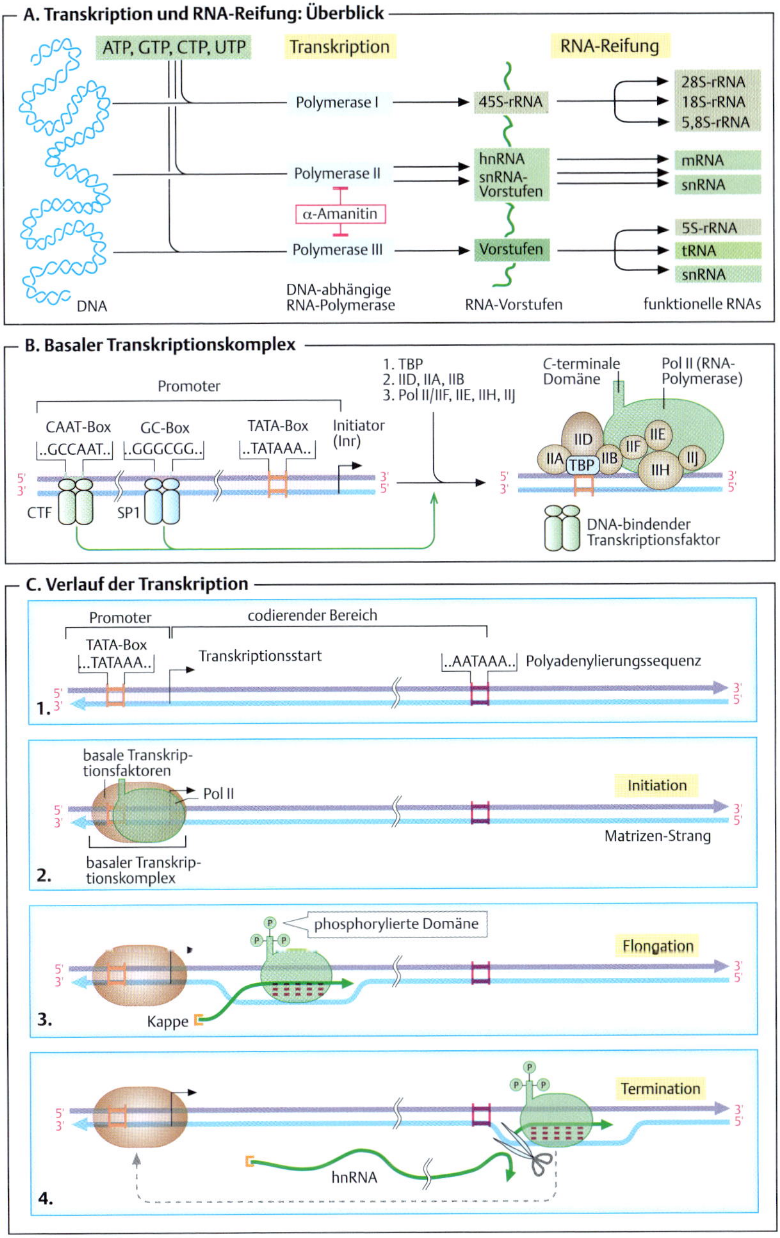


Abb. 5.7 Transkription

## Transkriptionskontrolle

Obwohl alle Körperzellen das komplette Genom enthalten, nutzen sie lediglich einen Bruchteil der dort codierten Information. Ständig transkribiert werden nur sog. *„Haushaltsgene“*, die für Strukturmoleküle oder Enzyme des Intermediärstoffwechsels codieren. Die meisten Gene werden nur in manchen Zellarten, in bestimmten Stoffwechselsituationen oder während der Differenzierung aktiv. Welche Gene transkribiert werden und welche nicht, wird durch **Transkriptionskontrolle** gesteuert. Um überhaupt transkribiert werden zu können, müssen Gene zunächst durch **Chromatinumbau** (S. 246) freigelegt werden. An der Feinkontrolle der Transkription beteiligen sich dann *DNA-Elemente* (Kontrollelemente, *cis*-aktive Elemente) im Promoterbereich der Gene und *Regulatorproteine* (Transkriptionsfaktoren, *trans*-aktive Faktoren), die an diese Elemente binden und dadurch die Transkription (S. 252) aktivieren oder hemmen. Kontrollelemente mit positiver Wirkung bezeichnet man als *Enhancer*, solche mit hemmendem Einfluss als *Silencer*.

### A. Transkriptionsfaktoren

Das menschliche Genom codiert für über 2000 verschiedene Transkriptionsfaktoren, die man nach der Struktur ihrer DNA-bindenden Domänen in Gruppen einteilt. Die Tabelle nennt wichtige Vertreter genspezifischer Transkriptionsfaktoren sowie Metabolite oder Hormone, deren Wirkung sie vermitteln. Als Beispiele sind die Wechselwirkungen von zwei Faktoren aus der HLH- bzw. bZIP-Gruppe mit der DNA-Doppelhelix dargestellt. Die Bindung des Glucocorticoid-Rezeptors, eines $Zn^{2+}$-Komplexes, an die DNA ist bei dem Aufbau der nucleären Rezeptoren (S. 434) beschrieben.

### B. Regulation der PEP-CK-Transkription in der Leber

Die *Phosphoenolpyruvat*-Carboxykinase (PEP-CK), ein Schlüsselenzym der Gluconeogenese (S. 144), steht unter der Kontrolle mehrerer Hormone. Cortisol, Glucagon und Thyroxin fördern die Transkription des PEP-CK-Gens, während Insulin sie hemmt.

Im Promoter des PEP-CK-Gens wurden bisher mehr als 10 **Kontrollelemente** identifiziert, die auf etwa 1000 bp verteilt sind (oben). Zu ihnen gehören *Hormon-Responseelemente* für Glucocorticoide (GRE), Thyroxin (TRE) und Insulin (IRE), sowie das cAMP-Responseelement (CRE), das die Glucagonwirkung vermittelt. Bevor ein Transkriptionsfaktor an sein Responseelement binden kann, muss er direkt oder indirekt durch einen Liganden – hier durch ein Hormon – aktiviert werden. Dies führt häufig zu einer Konformationsänderung und zur Dimerisierung des Faktors, welche erst die DNA-Binding ermöglicht. Im gebundenen Zustand stehen die Dimere in Kontakt mit einem **Coaktivator/Mediator-Komplex** (hier CBP/p300, PGC-1α und CRTC2), der wie ein Computer die einzelnen Inputs verrechnet (*Integration*) und das Ergebnis als mehr oder weniger stark aktivierendes oder hemmendes Signal an den basalen Transkriptionskomplex (S. 252) übermittelt.

Der Signaltransduktionsweg vom extrazellulären Hormon bis zum funktionsfähigen Transkriptionsfaktor ist von Fall zu Fall verschieden: Die extrazelluläre Bindung von **Glucagon** an seinen Rezeptor führt intrazellulär zur Bildung von cAMP (S. 422), welches die Protein-Kinase A aktiviert. Diese phosphoryliert den Faktor CREB, der darauf hin dimerisiert und in den Kern wandert. Im Falle von **Cortisol** (S. 434) bindet das Hormon im Cytoplasma an den Rezeptor (GR) und bewirkt dadurch die Abdissoziation von hsp90 (S. 222). Dies ermöglicht die Dimerisierung des Rezeptors und die Translokation zur Wirkstelle im Zellkern. Der Rezeptor für **Thyroxin** bildet erst im Zellkern zusammen mit einem sog. Orphan-Rezeptor (TRX) das transaktive Dimere. Die hemmende Wirkung von **Insulin** auf die PEP-CK-Transkription ist indirekt: Im Hungerzustand – d. h. in Abwesenheit von Insulin – bindet der Faktor Foxo1 (**A**) als Dimer an das IRE und aktiviert so die Transkription. In Gegenwart von Insulin wird Foxo1 im Cytoplasma phosphoryliert und an der Dimerisierung und Kerntranslokation gehindert.

Die Wirkung des Sirtuins Sirt2 auf die PEP-CK-Transkription wird im Abschnitt über Sirtuine (S. 394) besprochen.

## A. Transkriptionsfaktoren

| Faktor | Struktur | reguliert durch |
|---|---|---|
| SP1 | $Zn^{2+}$-Komplex | (basal) |
| CREB | bZIP | cAMP |
| Foxo1 | HLH | Insulin |
| HIF-1α | bHLH | $O_2$-Konzentration |
| SREBP | bHLH, bZIP | Cholesterol |
| GR | $Zn^{2+}$-Komplex | Cortisol |
| TR | $Zn^{2+}$-Komplex | Thyroxin |
| MR | $Zn^{2+}$-Komplex | Aldosteron |
| PPAR | $Zn^{2+}$-Komplex | Fettsäuren |

bZIP: Leucin-Zipper, HLH: Helix-Loop-Helix,
bHLH: basic Helix-Loop-Helix

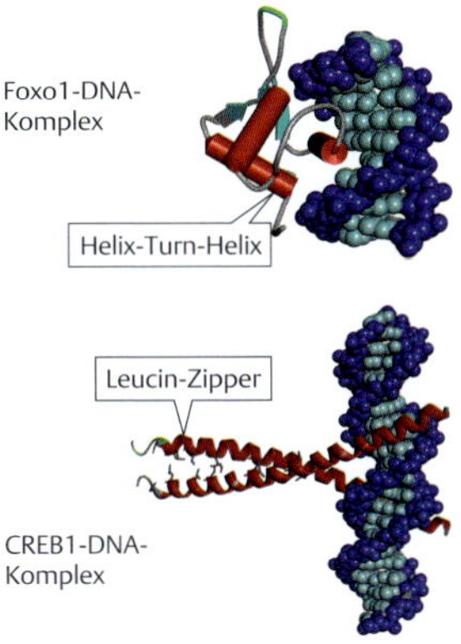


## B. Regulation der PEP-CK-Transkription in der Leber

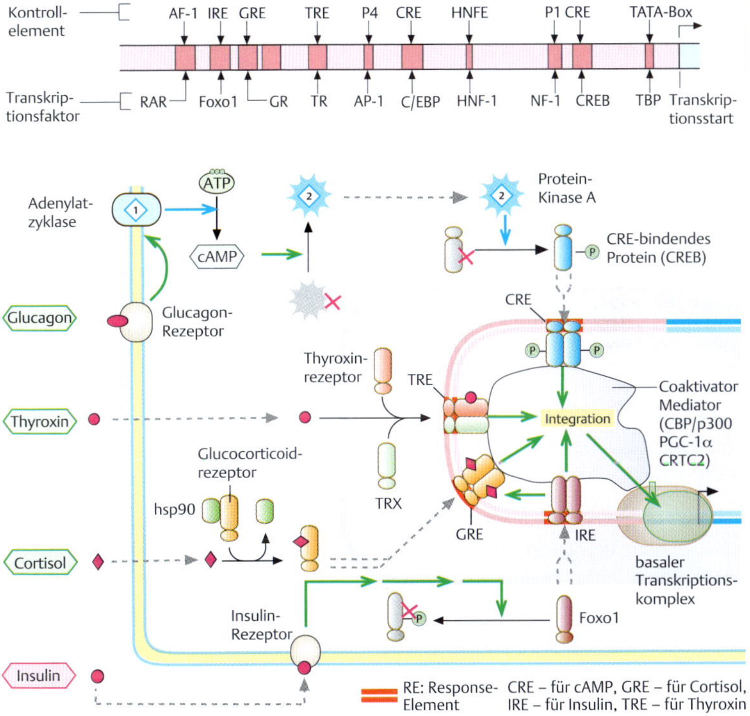


**Abb. 5.8** Transkriptionskontrolle (A. Quelle PDB: 5DUI, 1DH3)

## RNA-Reifung

Bevor die durch RNA-Polymerase II erzeugte hnRNA (S. 252) den Kern verlassen kann, um im Cytoplasma als Matrize für die Proteinsynthese zu dienen, muss sie zunächst mehrfach modifiziert werden. Noch während der Transkription werden beide Enden des Transkripts mit zusätzlichen Nucleotiden versehen (**A**). Anschließend werden diejenigen Abschnitte herausgeschnitten, die in der DNA den intervenierenden Gensequenzen (*Introns*) entsprechen (Spleißen, **B**). Andere Transkripte, z. B. die durch Polymerase I gebildete 45S-Vorstufe der rRNAs (S. 252), werden vor dem Export ins Cytoplasma durch Nucleasen in kleinere Fragmente zerlegt.

### A. 5'- und 3'-Modifizierung von mRNA

Schon kurz nach Beginn der Transkription wird in Eukaryonten das Ende der wachsenden RNA in mehreren Reaktionsschritten durch eine Struktur blockiert, die man als **„Kappe“** (engl. cap) bezeichnet. Bei hnRNAs besteht sie aus einem GTP-Rest, der an *N*-7 des Guanin-Rings methyliert ist. Der γ-Phosphat-Rest der Kappe ist über eine Ester-Bindung mit der freien 5'-OH-Gruppe der terminalen Ribose verknüpft. Nach Erreichen des „Polyadenylierungssignals“ (typische Sequenz: ··AAUAAA··) (S. 252) wird außerdem am freien 3'-Ende des Transkripts ein **Polyadenylat-„Schwanz“** aus bis zu 200 AMP-Bausteinen angefügt. Diese Reaktion wird durch eine spezielle *Polyadenylat-Polymerase* katalysiert. Erst nach diesen Schritten verlässt die mRNA als Komplex mit RNA-bindenden Proteinen den Zellkern.

Sowohl die Kappe als auch der PolyA-Schwanz spielen eine wesentliche Rolle bei der Initiation der eukaryotischen Translation (S. 260), indem sie helfen, die kleine Ribosomenuntereinheit auf der mRNA an der richtigen Stelle zu positionieren. Der Schutz vor vorzeitigem enzymatischem Abbau, den die zusätzlichen Nucleotide bieten, scheint weniger wichtig zu sein.

### B. Spleißen von hnRNA: Mechanismus

Unmittelbar nach der Transkription werden die Introns der hnRNA entfernt und die Exons zu einer durchgehenden, codierenden Sequenz verknüpft. Dieser Vorgang, das **Spleißen**, wird im Zellkern von komplizierten RNA-Protein-Komplexen unterstützt, die man als **Spleißosomen** bezeichnet. Die Bausteine dieser makromolekularen Maschinen sind sog. **snRNPs**, *small nuclear ribonucleoprotein particles*, gesprochen: „Snörps“). snRNPs treten in fünf verschiedenen Formen auf (U1, U2, U4, U5 und U6). Sie bestehen aus zahlreichen *Proteinen* und je einem Molekül *snRNA* (S. 76).

Um die Botschaft der RNA nicht zu zerstören, muss das Spleißen in sehr präziser Weise ablaufen. Anfang und Ende der hnRNA-Introns werden an charakteristischen Sequenzen erkannt (··AGGU·· am 5'-Ende bzw. ··[C,U]AGG·· am 3'-Ende). Wichtig ist auch der sog. *Verzweigungspunkt* im Inneren des Introns. Seine Sequenz ist weniger konserviert als die der endständigen Spleißstellen, enthält aber stets einen Adenosin-Rest (**A**). Beim Spleißen greift – unterstützt durch das Spleißosom (**C**) – die 2'-OH-Gruppe dieses Restes die Phosphorsäurediester-Bindung am 5'-Ende des Introns an und spaltet sie (**b**). Gleichzeitig wird eine ungewöhnliche 2'→5'-Bindung innerhalb des Introns geknüpft, das dadurch eine *lassoartige Form* annimmt (**c**, siehe Formel). Im zweiten Schritt des Spleißvorgangs greift die freie 3'-OH-Gruppe am Ende des 5'-ständigen Exons die A-G-Bindung am 3'-Ende des Introns an. Dadurch werden die beiden Exons verknüpft, und das Intron wird in Lasso-Form freigesetzt.

### C. Spleißosom

Wie oben beschrieben, sind es Reste der hnRNA, die die Bindungsspaltungen und -knüpfungen beim Spleißvorgang bewirken. Als Katalysator wirkt hier also nicht ein Protein-Enzym, sondern die RNA selbst. Katalytisch wirksame RNAs dieser Art nennt man *Ribozyme* (S. 82). Die Aufgabe der Spleißosomen ist es, durch Basenpaarungen zwischen snRNAs und Abschnitten der hnRNA die reagierenden Gruppen zu fixieren und zu orientieren. Die wahrscheinliche Situation vor dem Angriff des Adenosins am Verzweigungspunkt auf die 5'-Spleißstelle (**B**, Abb. **b**) ist im rechten Bildteil schematisch dargestellt. Das snRNA U1 fixiert in dieser Phase die 5'-Spleißstelle, U2 die Verzeigungsstelle und U5 die Enden der beiden Exons.

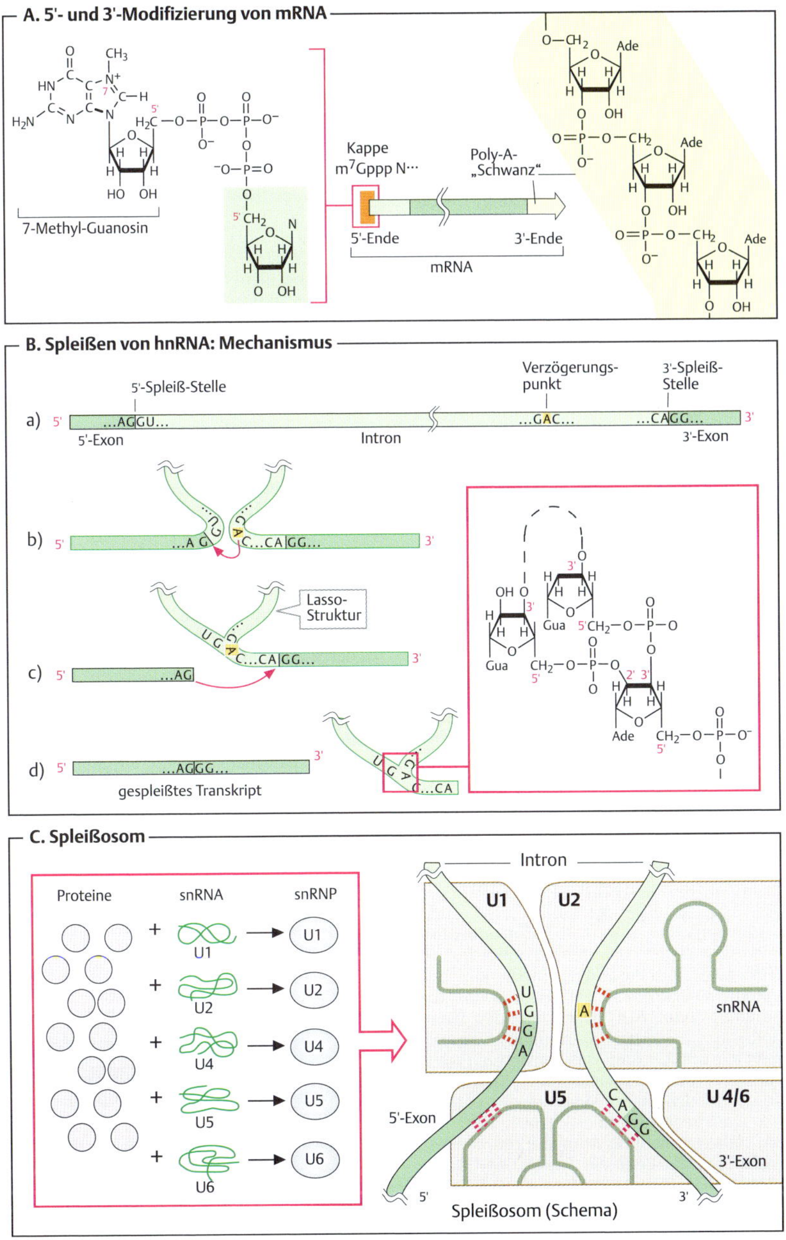


Abb. 5.9 RNA-Reifung

## Genetischer Code

### A. Der genetische Code

Der größte Teil der im Genom niedergelegten Information codiert für Aminosäure-Sequenzen von Proteinen (S. 242). Zur Herstellung (Expression) dieser Proteine muss also ein Text aus der „Nucleinsäuresprache" in die „Proteinsprache" übersetzt werden. Von daher stammt der Begriff **Translation** (Übersetzung) für die Protein-Biosynthese. Das für die Übersetzung geltende „Wörterbuch" ist der **genetische Code**.

Da es 20 proteinogene Aminosäuren (S. 60) gibt bzw. 21, wenn Selenocystein (S. 62) mitgezählt wird, muss die Nucleinsäuresprache mindestens ebenso viele Wörter (**Codons**) enthalten, wenn alle benannt werden sollen. Im Nucleinsäurealphabet gibt es aber nur 4 Buchstaben (A, G, C und U bzw. T). Um daraus 20 verschiedene Wörter bilden zu können, muss jedes Wort eine Länge von wenigsten 3 Buchstaben haben (bei 2 Buchstaben gäbe es nur $4^2 = 16$ Möglichkeiten). Tatsächlich bestehen die Codons aus 3 jeweils aufeinander folgenden Bausteinen (**Basen-Tripletts**).

In Abb. **2** ist der Standard-Code in „RNA-Sprache" (als Sequenz der Tripletts auf der mRNA, gelesen in $5' \rightarrow 3'$-Richtung) als *Kreisdiagramm* dargestellt. Ein Ablesebeispiel findet sich in Abb. **1**. Das Kreisdiagramm wird von innen nach außen gelesen. So codiert z. B. das Triplett CAU für die Aminosäure Histidin. Abgesehen vom Austausch von U gegen T sind die DNA-Codons auf dem *Sinnstrang* (S. 78) mit denen auf der mRNA identisch.

Da der genetische Code für 20 Aminosäuren $4^3 = 64$ Codons bereitstellt, gibt es für die meisten Aminosäuren mehrere synonyme Codons (der Code ist **degeneriert**) und entsprechend mehrere tRNAs. Die unterschiedlichen Tripletts für eine gegebene Aminosäure unterscheiden sich nur in der 3. Position. Punktmutationen dieser sog. *„Wobble"-Nucleotide* (engl. wobble = flattern) führen deshalb nicht unbedingt zum Austausch der codierten Aminosäure.

Für zwei Aminosäuren (Methionin und Tryptophan) gibt es nur ein Codon, wobei das Methionin-Codon **AUG** gleichzeitig den Translationsstart markiert (**Startcodon**). Deshalb tragen alle am Ribosom synthetisierten Proteine am *N*-Terminus zunächst einen Methioninrest, der jedoch in der Regel wieder entfernt wird. Drei weitere Tripletts (**UAA**, **UAG** und **UGA**) codieren nicht für Aminosäuren, sondern signalisieren das Ende der Translation (**Stopp-Codons**). UGA kann unter bestimmten Bedingungen auch zum Einbau von *Selenocystein* (Sec) führen (S. 62).

Der hier dargestellte Code gilt in der Natur fast universell, nur die Genome der Mitochondrien (S. 136) und die einiger Mikroorganismen weichen etwas davon ab. Deshalb ist es z. B. grundsätzlich möglich, menschliche Proteine in Bakterien zu exprimieren (S. 272).

### B. Aminosäure-Aktivierung

Für jede der 20 verschiedenen Aminosäuren gibt es einen Typ von *Aminosäure-tRNA-Ligase* [**1**], die im Cytoplasma die jeweiligen Transfer-RNAs (tRNA) (S. 76) mit der zugehörigen Aminosäure beladen. Diese Reaktion, die sogenannte **Aminosäure-Aktivierung**, ist ein endergoner Prozess und wird deshalb in zwei Schritten mit der Spaltung von ATP gekoppelt.

Zunächst wird die Aminosäure vom Enzym gebunden und reagiert dort mit ATP zu Diphosphat und einem „energiereichen" gemischten Säureanhydrid (**Aminoacyl-Adenylat**). Im zweiten Schritt, der vom gleichen Enzym katalysiert wird, greift die 3'-OH-Gruppe des terminalen Riboserestes der tRNA (bei anderen Ligasen die 2'-OH-Gruppe) die gemischte Anhydridbindung des Aminoacyl-Adenylats an. Bei dieser nucleophilen Substitution entstehen die beladene **Aminoacyl-tRNA** und AMP. In Aminoacyl-tRNAs ist die Carboxy-Gruppe der Aminosäure mit der 2'- oder 3'-OH-Gruppe der Ribose im terminalen Adenosin der Sequenz **·CCA-3'** verestert.

Die Genauigkeit der Translation hängt in erster Linie von der Substratspezifität der Aminosäure-tRNA-Ligasen ab. Falsch eingebaute Aminosäure-Reste werden nämlich später vom Ribosom nicht mehr erkannt. Ein *„Korrekturlese-Mechanismus"* sorgt deshalb noch im aktiven Zentrum der Ligase dafür, dass fälschlich eingebaute Aminoacyl-Reste sofort wieder abgespalten werden. Im Mittel tritt nur alle 1300 Aminosäure-Reste ein Fehler auf – eine erstaunlich niedrige Rate, wenn man bedenkt wie ähnlich sich manche Aminosäuren sind, z. B. Leucin und Isoleucin.

Für jede der 20 verschiedenen Aminosäuren gibt es einen Typ von Aminosäure-tRNA-Ligase [**1**], die im Cytoplasma die jeweiligen Transfer-RNAs (tRNA) (S. 76) mit der zugehörigen Aminosäure beladen. Diese Reaktion, die sogenannte Aminosäure-Aktivierung, ist ein endergoner Prozess und wird deshalb in zwei Schritten mit der Spaltung von ATP gekoppelt.

▸ **Weitere Informationen.** Im genetischen Code der **Mitochondrien** codiert AUA für Met (statt für Ile), UGA für Trp (statt für Stopp), während AGA und AGG als Stopp-Codons (d. h. nicht als Arg-Codons) interpretiert werden.

## A. Der genetische Code

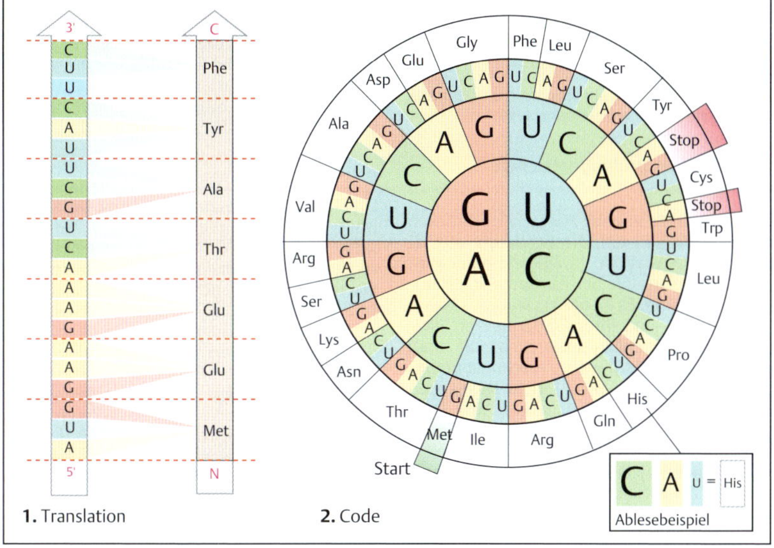


## B. Aminosäure-Aktivierung

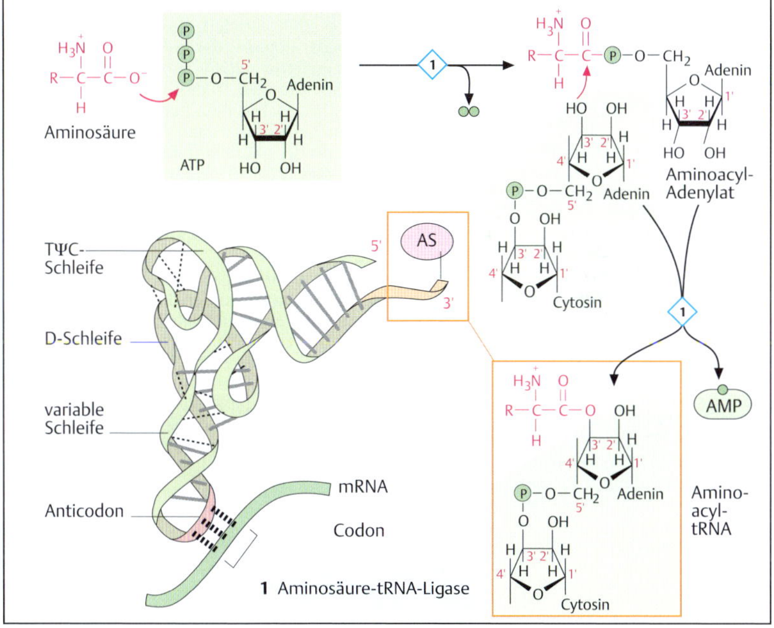


Abb. 5.10 Genetischer Code

## Translation I

Die Biosynthese der Proteine (**Translation**) läuft, wie auch die Aminosäure-Aktivierung (S. 258), im Cytoplasma ab. Sie wird durch komplexe Nucleoprotein-Partikel, die **Ribosomen**, katalysiert und verbraucht zur Deckung des Energiebedarfs vorwiegend GTP.

### A. Aufbau eines prokaryontischen Ribosoms

Ribosomen bestehen aus zwei unterschiedlich großen Untereinheiten, die wiederum aus **ribosomaler RNA** (**rRNA**) (S. 76) und einer großen Anzahl relativ kleiner ribosomaler **Proteine** aufgebaut sind. Es ist üblich, statt der Masse der Ribosomen und ihrer Komponenten *Sedimentationskoeffizienten* anzugeben, die man aus ihrem Verhalten bei der Zentrifugation berechnen kann. So haben bakterielle Ribosomen einen Sedimentationskoeffizienten von etwa 70 Svedberg (70S), die Werte für die Untereinheiten betragen etwa 30S und 50S (S-Werte sind nicht additiv). Die Ribosomen der Eukaryonten sind ähnlich aufgebaut, aber größer (80S für das komplette Ribosom, 40S und 60S für die Untereinheiten). Die Ribosomen der Mitochondrien (S. 136) und der pflanzlichen **Chloroplasten** sind mit denen der Prokaryonten vergleichbar.

Die Abbildung zeigt die vollständige Struktur eines Ribosoms des Bakteriums *Thermus thermophilus* im Komplex mit einer kurzen mRNA und drei tRNAs in den tRNA-Bindungsstellen A, P und E (s. **B**). Man erkennt, dass mRNA und tRNA zunächst an die kleine 30S-Untereinheit binden, bevor diese mit der 50S-Form zum vollständigen Ribosom zusammentritt. Mit einer Masse von $2{,}5 \cdot 10^6$ ist das *T. thermophilus*-Ribosom etwa 40mal so schwer wie ein Hämoglobin-Molekül.

Das menschliche Ribsosom ist mit einer Masse von $3{,}8 \cdot 10^6$ Da noch deutlich größer. Die kleine **40S-Untereinheit** besteht aus einem Molekül *18S-rRNA* und *mindestens 32 Proteinen*. Die größere **60S-Untereinheit** enthält drei Arten von rRNA mit Sedimentationskoeffizienten von *5S*, *5,8S* und *28S* sowie *mindestens 42 Proteine*. Zusammensetzung und Struktur der menschlichen rRNA werden im Abschnitt über ribosomale RNA (S. 76) besprochen.

In Zellen, die intensive Protein-Synthese betreiben, findet man Ribosomen häufig perlschnurartig aneinandergereiht als **Polysomen**. Diese Anordnung entsteht dadurch, dass mehrere Ribosomen gleichzeitig ein mRNA-Molekül translatieren. Die Ribosomen binden zunächst am 5'-Ende der mRNA und wandern während der Translation in Richtung des 3'-Endes, bis sie ein Stopp-Codon erreichen und wieder von der mRNA abfallen.

### B. Initiation der Translation

Die Translation beginnt mit einer **Initiationsphase**. In Eukaryonten führt sie in mehreren Schritten zum *80S-Initiationskomplex* (unten rechts), in dem die mit Methionin beladene Starter-tRNA (Met-tRNA$^{Met}$) am Startcodon der mRNA gebunden ist. Die Initiation wird von zahlreichen Proteinen unterstützt, von denen die *Initiationsfaktoren* eIF-1 bis eIF-4 besonders wichtig sind.

Zunächst binden die **Initiationsfaktoren** *eIF-1* und *eIF-3* an die kleine 40S-Untereinheit. Ein weiterer Faktor (*eIF-2*) bindet als Komplex mit GTP an die zuvor mit Methionin beladene Met-tRNA, die daraufhin mit der 40S-Untereinheit zu einem *Startkomplex* zusammentritt (Mitte). Gleichzeitig wird die aus dem Zellkern exportierte mRNA (S. 256), die bis zu diesem Zeitpunkt durch gebundene Proteine vor Abbau geschützt wird (nicht gezeigt), durch den Faktor *eIF-4* aktiviert, der an die am 5'-Ende liegende „Kappe" der mRNA (S. 256) bindet. Die aktivierte mRNA assoziiert daraufhin mit den Startkomplex, allerdings so, dass die Initiator-tRNA noch keinen Kontakt mit dem Startcodon aufnehmen kann. Im nächsten Schritt wandert der ganze Komplex aus 40S-Untereinheit, Met-tRNA$^{Met}$ und den gebundenen Faktoren in 3'-Richtung an der mRNA entlang, bis die tRNA das Startcodon AUG erreicht hat. Diesen ATP-abhängigen Suchvorgang nennt man **„Scanning"**.

Zuletzt bindet die 60S-Untereinheit an den Komplex. Dabei werden die Initiationsfaktoren wieder abgespalten, wobei das an IF-2 gebundene GTP zu GDP und $P_i$ hydrolysiert wird. Im **80S-Initiationskomplex** befindet sich die Methionin-tRNA$^{Met}$ in einer Bindungsstelle, die man als **Peptidyl-Stelle** (**P**) bezeichnet. Eine zweite Bindungsstelle, die **Akzeptor-Stelle** (**A**), ist in dieser Phase der Translation noch nicht besetzt (S. 262).

## A. Aufbau eines prokaryontischen Ribosoms

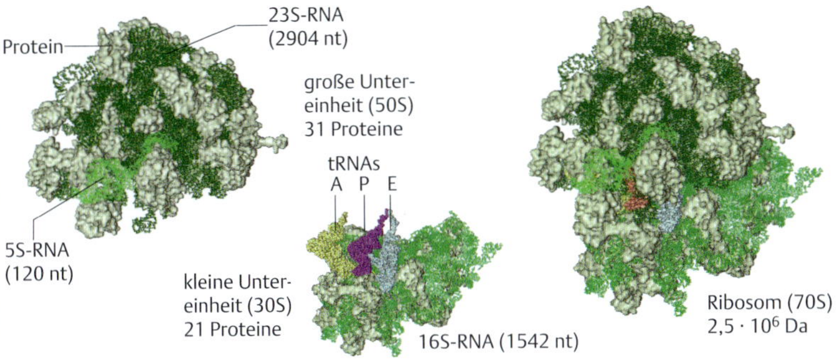


## B. Initiation der Translation

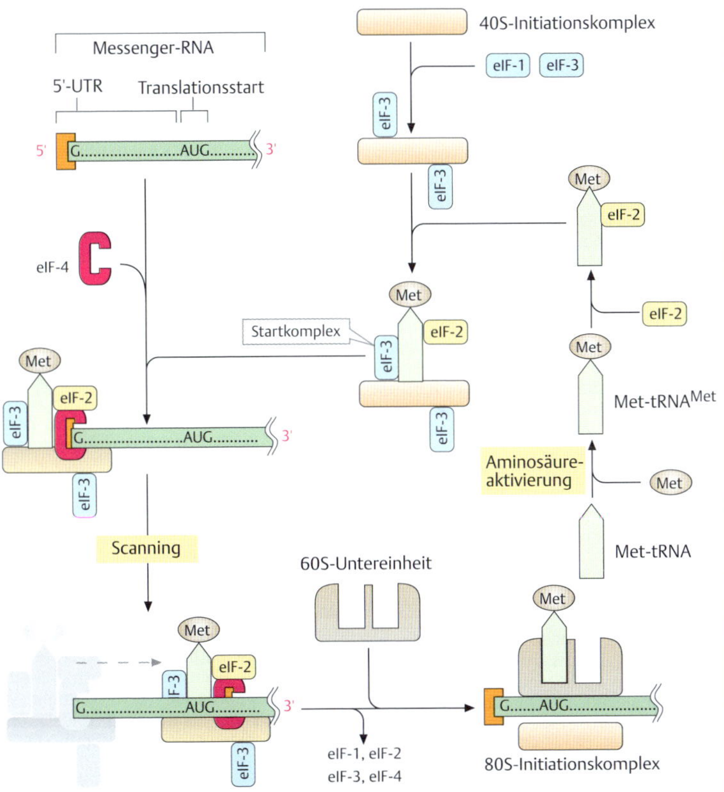


**Abb. 5.11** Translation I (A. Quelle PDB: 4V5D)

## Translation II

Nach der Initiation der Translation (S. 260) wird die Peptidkette um weitere Aminosäure-Reste verlängert (**Elongation**), bis das Ribosom auf der mRNA ein Stopp-Codon erreicht, und der Prozess abbricht (**Termination**).

### A. Elongation und Termination der Protein-Biosynthese

Die **Elongation** lässt sich in vier Phasen einteilen:

[1] **Bindung der Aminoacyl-tRNA**. Zu Beginn des Elongationszyklus ist die *Peptidyl-Stelle* (P) des Ribosoms von einer tRNA besetzt, die an ihrem 3'-Ende die ganze bis dahin fertig gestellte Peptidkette trägt (oben links). Nun bindet eine weitere, mit der darauf folgenden Aminosäure beladene tRNA (im Beispiel Val-tRNAVal) (S. 76) über ihr komplementäres Anticodon (S. 258) an das in der *Akzeptor-Stelle* (A) exponierte mRNA-Codon (hier GUG). Die tRNA bindet als Komplex mit einem GTP-haltigen Protein, dem *Elongationsfaktor eEF-1α*. Erst wenn das an den Faktor gebundene GTP zu GDP und Phosphat hydrolysiert ist, dissoziiert eEF-1α wieder ab. Da vorher die Bindung der tRNA an die mRNA noch locker ist, wirkt die GTP-Hydrolyse als Verzögerungsfaktor, der eine Überprüfung zulässt, ob die richtige tRNA gebunden ist. Ein weiteres Protein, der *Elongationsfaktor eEF-1βγ*, katalysiert später den Austausch von GDP gegen GTP und regeneriert so den eEF-1α/GTP-Komplex. eEF-1α ist mit den G-Proteinen der Signaltransduktion (S. 420) verwandt.

[2] Im nächsten Schritt findet die **Synthese der Peptidbindung** statt. Die ribosomale *Peptidyltransferase* katalysiert (ohne ATP- oder GTP-Verbrauch) die Übertragung der Peptidkette von der tRNA in der P-Stelle auf die $NH_2$-Gruppe des Aminosäure-Restes der tRNA in der A-Stelle. Die Peptidyltransferase-Aktivität der Ribosomen ist nicht in einem der ribosomalen Proteine, sondern in der 28S-rRNA lokalisiert. Katalytisch aktive RNAs dieser Art bezeichnet man als *Ribozyme* (S. 82). Man vermutet, dass die wenigen noch erhaltenen Ribozyme Überbleibsel aus der „RNA-Welt" sind, einer frühen Phase der Evolution, in der die Proteine noch nicht ihre heutige Bedeutung hatten.

[3] Nach der Übertragung des wachsenden Peptids auf die A-Stelle dissoziiert die freie tRNA in der P-Stelle ab, und ein weiterer GTP-haltiger Elongationsfaktor (eEF-2/GTP) bindet an das Ribosom. Die Hydrolyse des GTP in diesem Faktor liefert die Energie für die **Translokation**. Dabei wandert das ganze Ribosom auf der mRNA um drei Basen in Richtung des 3'-Endes. Die tRNA, welche die Peptidkette trägt, ist relativ zur mRNA stationär und gelangt bei der Translokation in die P-Stelle des Ribosoms, während in der A-Stelle das nächste mRNA-Codon erscheint (hier GUG).
Die nun unbeladene Val-tRNA dissoziiert von der E-Stelle ab. Damit ist das Ribosom bereit für den nächsten Elongationszyklus. Erscheint in der A-Stelle an Stelle eines Aminosäurecodons eines der drei Stopp-Codons (UAA, UAG oder UGA), beginnt die **Termination**.

[4] Zu Stopp-Codons gibt es keine komplementären tRNAs. Stattdessen bindet ein sogenannter *Releasing-Faktor (eRF)* an das Ribosom. Er katalysiert die hydrolytische Spaltung der Ester-Bindung zwischen t-RNA und dem *C*-Terminus der Peptidkette und setzt so das Protein frei.

[5] Die Hydrolyse von GTP durch Faktor eRF liefert die Energie zur Dissoziation des ganzen Komplexes in die Komponenten, die erneut in die Initiation eintreten können.

Der Energiebedarf der Proteinsynthese ist hoch: Für jeden Aminosäure-Rest werden vier energiereiche Phosphorsäureanhydrid-Bindungen hydrolysiert. Die Aminosäure-Aktivierung (S. 258) verbraucht zwei energiereiche Bindungen pro Aminosäure (ATP → AMP + PP), während die Elongation pro Zyklus zwei GTP benötigt. Zusätzlich werden für die Initiation und Termination je ein GTP pro Kette aufgewendet.

▸ **Weitere Informationen.** In prokaryotischen Zellen verlaufen Elongation und Termination der Translation ähnlich wie bei Eukaryonten, während die Initiation einen etwas anderen Weg nimmt. Das Ribosom bindet an eine besondere Bindungsstelle auf der mRNA. Die Starter-tRNA enthält bei Prokaryonten nicht Methionin, sondern *N*-Formyl-Methionin (fMet). Das „Scanning" (S. 260) entfällt. Mehrere Schritte der bakteriellen Translation sind Angriffspunkte wichtiger Antibiotika (S. 264).

## A. Elongation und Termination der Protein-Biosynthese

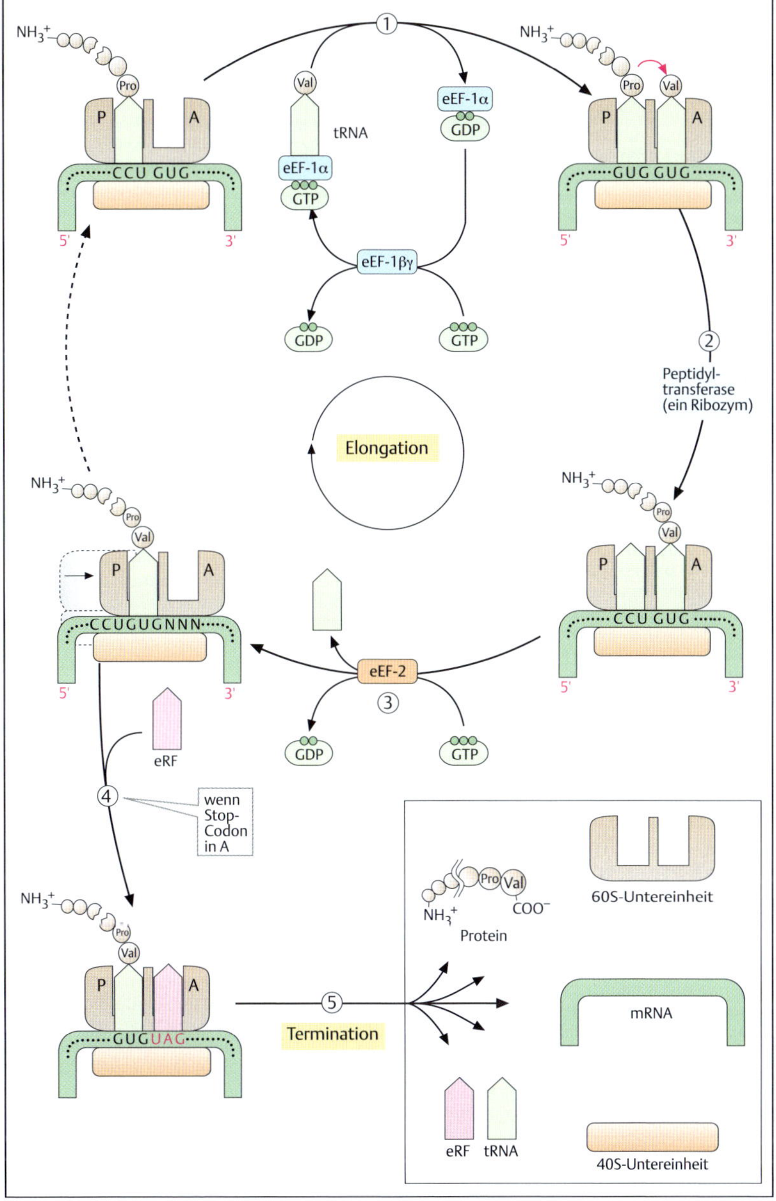


Abb. 5.12 Translation II

## Antibiotika

Als *Antibiotika* (Singular: Antibiotik*um*) bezeichnet man Stoffe, die schon in geringer Konzentration das Wachstum oder die Vermehrung von Bakterien und Pilzen hemmen. Sie sind heute aus der Therapie von Infektionskrankheiten nicht mehr wegzudenken. Substanzen, die nur die Vermehrung von Bakterien beeinträchtigen nennt man *bakteriostatisch* (bei Pilzen: fungistatisch). Werden die Zielzellen nicht nur in ihrem Wachstum gehemmt sondern abgetötet, spricht man von *bakterizider* (bzw. fungizider) *Wirkung*.

### A. Antibiotika: Übersicht

Fast alle natürlichen Antibiotika werden von Mikroorganismen produziert, vor allem von Bakterien der Gattung *Streptomyces* und von bestimmten Pilzen. Es gibt aber auch synthetische antibakterielle Wirkstoffe wie die Sulfonamide oder die Gyrase-Hemmer. In der Abbildung sind therapeutisch wichtige Antibiotika und ihre Angriffspunkte im bakteriellen Stoffwechsel dargestellt.

Die sogenannten **Interkalatoren** wie *Daunomycin* und *Actinomycin D* (unten) lagern sich in die DNA-Doppelhelix ein und stören damit sowohl die Replikation als auch die Transkription. Da die DNA in allen Zellen gleich ist, sind interkalierende Antibiotika auch für Eukaryonten äußerst toxisch. Sie werden deshalb ausschließlich als *Cytostatika* (S. 470) verwendet. Synthetische Hemmstoffe der bakteriellen DNA-Topoisomerase II (S. 250), die sog. **Gyrase-Hemmer** (Mitte), beeinträchtigen die Replikation von Bakterien und damit ihre Vermehrung.

Eine große Gruppe von Antibiotika hat ihren Angriffspunkt am bakteriellen Ribosom. Zu den **Translationshemmern** (links) gehören die *Tetracycline*, die als Breitband-Antibiotika gegen eine große Zahl verschiedener Erreger wirksam sind. *Aminoglycoside* mit *Streptomycin* als bekanntestem Vertreter greifen in alle Phasen der Translation ein. *Erythromycin* beeinträchtigt die normale Funktion der großen ribosomalen Untereinheit. *Chloramphenicol*, eine der wenigen natürlichen Nitroverbindungen, hemmt die ribosomale Peptidyltransferase. *Puromycin* schließlich imitiert eine Aminoacyl-tRNA und führt deshalb zum vorzeitigen Abbruch der Elongation.

Häufig verwendet werden auch **β-Lactam-Antibiotika** (rechts unten). Die Mitglieder dieser Gruppe, die *Penicilline* und *Cephalosporine*, werden von Pilzen synthetisiert und tragen einen reaktionsfähigen β-Lactam-Ring. Sie sind vorwiegend gegen Gram-positive Erreger gerichtet und hemmen die Zellwandsynthese dieser Organismen (**B**).

Die ersten rein synthetischen Antibiotika waren die **Sulfonamide** (rechts). Als Analoge der p-Aminobenzoesäure greifen sie in die Synthese der *Folsäure* ein, die als Vorstufe des Coenzyms THF (S. 100) unentbehrlich ist. **Transport-Antibiotika** wie *Gramicidin* oder *Valinomycin* (oben Mitte) haben die Eigenschaften von Ionenkanälen (S. 418). Ihre Einlagerung in die Plasmamembran der Bakterien führt zu Ionenverlusten, die die Zellen schädigen.

### B. Penicillin als „Selbstmordsubstrat"

Angriffspunkt der β-Lactam-Antibiotika ist ein Enzym, das für die Bildung der bakteriellen Zellwand unentbehrlich ist. Bei den sog. Gram-positiven Bakterien besteht die Zellwand aus langen Ketten des Polysaccharids *Murein*, die durch kurze Peptide quervernetzt sind. Ein Teilschritt der Bildung der Peptidvernetzungen wird durch die *Muramoylpentapeptid-Carboxypeptidase* katalysiert. Penicillin und die anderen β-Lactam-Antibiotika ähneln dem Substrat dieses Enzyms (einem Peptid mit der C-terminalen Sequenz D-Ala-D-Ala) und werden deshalb reversibel im aktiven Zentrum der Peptidase gebunden. Dies bringt den β-Lactam-Ring in Nachbarschaft zu einem essenziellen Serin-Rest des Enzyms. Durch nucleophile Substitution bildet sich eine stabile, kovalente Bindung zwischen Enzym und Hemmstoff, die das aktive Zentrum blockiert. Hemmstoffe dieser Art werden auch als *„Selbstmordsubstrate"* bezeichnet, da sie vom Enzym wie Substrate gebunden werden bevor sie es irreversibel inaktivieren. Der Ausfall des Carboxypeptidase führt zur Bildung instabiler Zellwände und dadurch zur Auflösung sich teilender Bakterien.

▸ **Weitere Informationen.** Ein ständig zunehmendes Problem bei der antimikrobiellen Therapie ist das Auftreten resistenter Krankheitserreger, die auf klassische Antibiotika nicht mehr ansprechen. Wesentliche Ursachen dieser Entwicklung sind die massenhafte Anwendung von Antibiotika in der Tierzucht und Therapiefehler, die zur Selektion resistenter Stämme beitragen.

**A. Antibiotika: Übersicht**

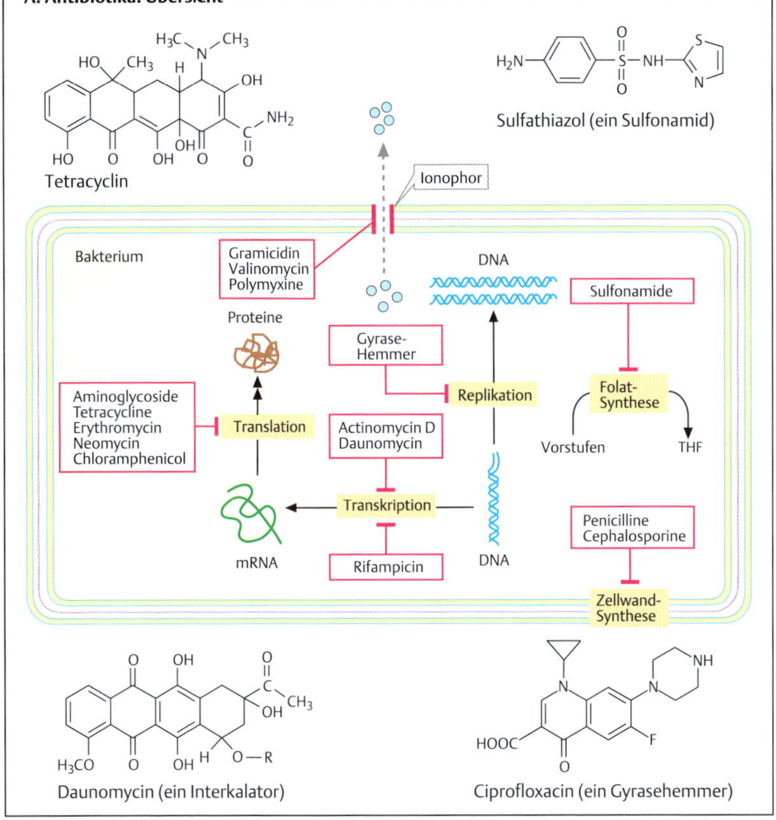


**B. Penicillin als „Selbstmord-Substrat"**

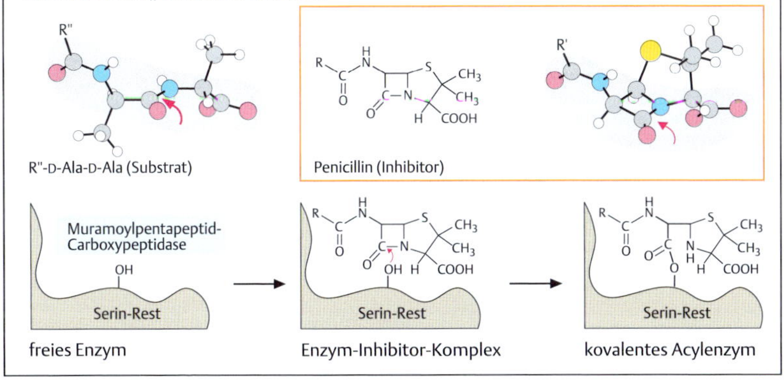


**Abb. 5.13** Antibiotika

## Mutation und Reparatur

Da die Erbinformation in der Basensequenz der DNA niedergelegt ist, wirken die Veränderungen von DNA-Basen oder ihrer Sequenz in der Regel erbgutverändernd (**mutagen**). Viele Mutagene schädigen auch die Wachstumskontrolle von Zellen und sind dann zusätzlich **kanzerogen** (S. 468).

Genveränderungen (**Mutationen**) gehören zu den entscheidenden positiven Faktoren der biologischen Evolution. Andererseits würde eine zu hohe Mutationshäufigkeit die Lebensfähigkeit von Einzelorganismen oder ganzen Arten in Frage stellen. Deshalb besitzen alle Zellen **Reparaturmechanismen**, die den größten Teil der durch Mutation entstandenen DNA-Veränderungen wieder beseitigen (**C**).

### A. Mutagene Agenzien

Mutationen können durch physikalische und chemische Einflüsse aber auch durch zufällige Fehler bei der Replikation oder Rekombination der DNA entstehen.

Unter den physikalischen Mutagenen ist vor allem die **ionisierende Strahlung** (γ-Strahlung, Röntgenstrahlung) zu nennen. Sie erzeugt in Zellen **freie Radikale** (Moleküle mit ungepaarten Elektronen), die extrem reaktionsfähig sind und die DNA schädigen können. Auch kurzwelliges **ultraviolettes Licht** (UV-Licht) hat mutagene Wirkung, die sich vor allem gegen Zellen der Haut richtet (Sonnenbrand). Die häufigste chemische Veränderung durch UV-Bestrahlung ist die Bildung von **Thymin-Dimeren**. Zwei benachbarte Thymin-Basen werden dabei kovalent miteinander vernetzt (**2**). Dies führt zum fehlerhaften Ablesen der DNA bei Replikation und Transkription.

Aus der Gruppe der **chemischen Mutagene** sind nur einige Beispiele gezeigt: *Salpetrige Säure* ($HNO_2$, Salz: Nitrit) und *Hydroxylamin* ($NH_2OH$) desaminieren Basen und wandeln dadurch Cytosin in Uracil und Adenin in Inosin um. **Alkylierende Verbindungen** (S. 470) tragen reaktive Gruppen, die mit DNA-Basen kovalente Verbindungen eingehen können. *Methyl-Nitrosamine* (**3**) setzen das reaktive Methyl-Kation ($CH_3^+$) frei, das in der DNA OH- und $NH_2$-Gruppen methyliert. Das gefährliche Kanzerogen *Benzo(a)pyren*, ein aromatischer Kohlenwasserstoff, wird erst im Organismus in die wirksame Form umgewandelt (**4**). Durch mehrfache Hydroxylierung eines der Ringe entsteht ein reaktives Epoxid, das z. B. mit $NH_2$-Gruppen von Guanin-Resten reagieren kann. Auch freie Radikale des Benzo(a)pyrens tragen zu seiner Toxizität bei.

### B. Auswirkungen

Salpetrige Säure führt zu **Punktmutationen** (**1**). Wird z. B. C in U umgewandelt, paart sich dieses bei der nächsten Replikation mit A statt mit G. Dadurch wird die Veränderung permanent. Mutationen, bei denen eine nicht durch drei teilbare Zahl von Nucleotiden eingeschoben oder entfernt wird, führen zum fehlerhaften Ablesen ganzer DNA-Abschnitte, weil sie das Leseraster verschieben (**Rasterschub-Mutation**). Dies ist in Abb. **2** an einem einfachen Beispiel gezeigt. Ab dem eingeschobenen C wird die resultierende mRNA bei der Translation anders interpretiert, so dass sich eine völlig neue Protein-Sequenz ergibt.

### C. Reparaturmechanismen

Ein wichtiger Mechanismus zur Beseitigung von DNA-Schäden ist die **Excisionsreparatur** (**1**). Eine spezifische *Excisionsendonuclease* entfernt dabei einen ganzen DNA-Abschnitt zu beiden Seiten der Fehlstelle. Anhand der Sequenz des Gegenstrangs wird die fehlende Sequenz durch eine *DNA-Polymerase* ersetzt. Eine *DNA-Ligase* schließt dann die Lücken wieder. Thymin-Dimere können durch **Photo-Reaktivierung** entfernt werden (**2**). Eine spezifische *Photo-Lyase* bindet an den Defekt und spaltet das Dimere bei Belichtung wieder in zwei Einzelbasen. Ein dritter Mechanismus ist die **Rekombinationsreparatur** (**3**, vereinfacht dargestellt). Dabei wird der Defekt bei der Replikation ausgespart. Die Lücke wird durch Verschiebung der entsprechenden Sequenz aus dem korrekt replizierten zweiten Strang geschlossen. Die dadurch neu entstandene Lücke wird durch Polymerase und Ligase aufgefüllt. Schließlich wird der ursprüngliche Defekt wie in Abb. **1** durch Excisionsreparatur beseitigt (nicht gezeigt). Der Ausfall von Reparaturenzymen kann schwere Erkrankungen auslösen.

▸ **Weitere Informationen.** Zur Beseitigung von Doppelstrangbrüchen in der DNA gibt es zusätzliche Reparaturmechanismen, die beim sog. Genome Editing (CRISPR/Cas) (S. 274) von Bedeutung sind.

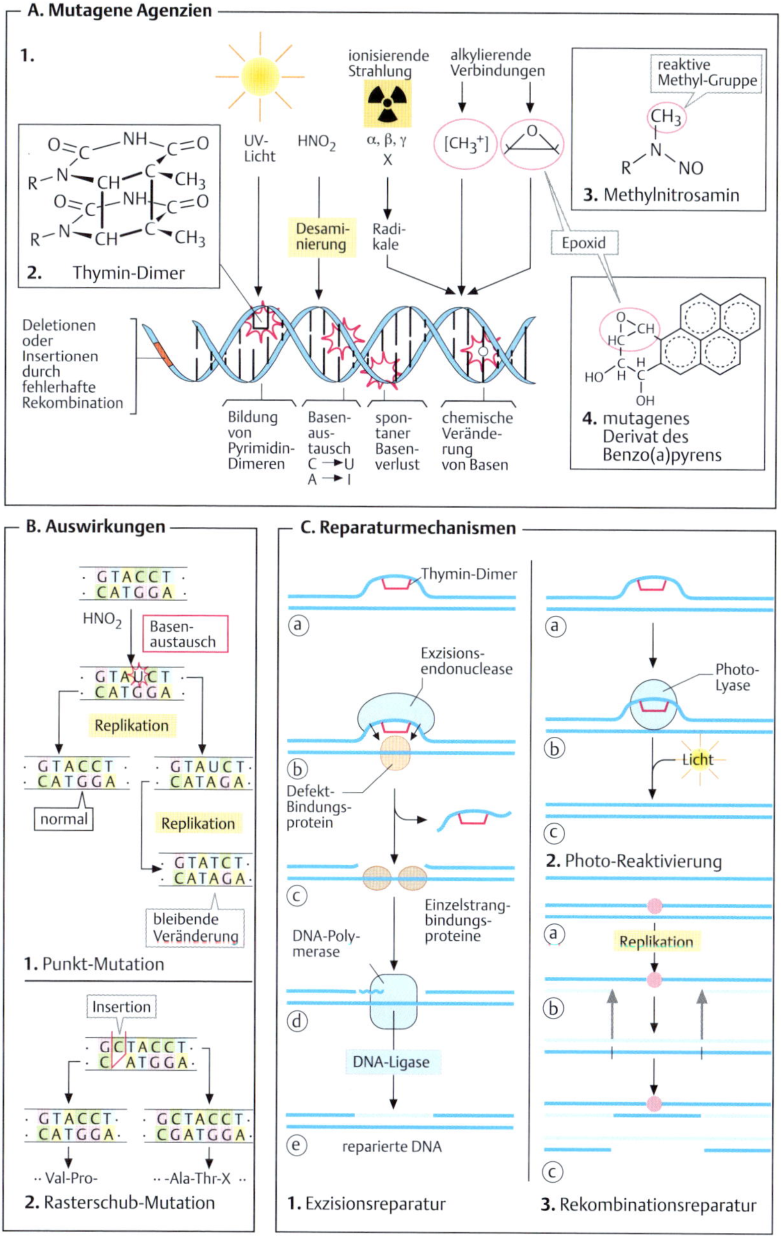


**Abb. 5.14** Mutation und Reparatur

## Klonieren von DNA

Der Aufschwung der Molekularen Genetik seit 1970 beruht weitgehend auf der Entwicklung und Verfeinerung von Methoden zur Analyse und Manipulation von DNA. Die sogenannte **Gentechnik** hat praktische Anwendungen auf vielen Gebieten: Sie stellt neue Methoden zur medizinischen Diagnose und zur Therapie (S. 274) von Krankheiten bereit (**B**), aber auch die gezielte Veränderung bestimmter Eigenschaften von Organismen ist heute möglich. So lässt sich z. B. durch Einbringen zusätzlicher Gene die Anfälligkeit von Kulturpflanzen gegenüber Schädlingen verringern. Da biologische Risiken bei Eingriffen in Genome nicht völlig auszuschließen sind, ist beim Umgang mit der Gentechnik verantwortungsvolles Handeln in besonderem Maße geboten.

Wir geben hier und auf den folgenden Seiten einen kurzen Überblick über wichtige Methoden der Gentechnik.

### A. Klonieren von DNA

Die meisten DNA-Abschnitte, z. B. Gene, kommen in der Zelle in sehr geringen Mengen vor. Um mit ihnen experimentell arbeiten zu können, muss man zunächst viele identische Kopien („**Klone**") herstellen. Das klassische Verfahren zum Klonieren von DNA nutzt die Fähigkeit von Bakterien, kurze ringförmige DNA-Abschnitte, sogenannte **Plasmide**, aufzunehmen und zu vermehren.

Der zu klonierende Abschnitt wird zunächst durch geeignete *Restriktionsendonucleasen* (S. 248) aus der Ursprungs-DNA herausgeschnitten. Der Einfachheit halber zeigen wir hier die Spaltung nur durch ein Enzym (die Endonuclease *Eco*RI); in der Praxis verwendet man meist zwei verschiedene Enzyme. Als Vehikel (*„Vektor"*) benötigt man ein Plasmid, das nur *eine Eco*RI-Spaltstelle enthält. Die Plasmid-Ringe werden durch *Eco*RI-Spaltung geöffnet und mit den isolierten DNA-Fragmenten gemischt. Da Fragment und Vektor dieselben überhängenden Enden haben (S. 248), hybridisiert ein Teil der Moleküle so, dass das zu klonierende Fragment in die Vektor-DNA integriert wird. Schließt man nun durch *DNA-Ligase* die Spaltstellen wieder, entsteht ein neukombiniertes *(„rekombinantes") Plasmid*.

Durch Vorbehandlung einer großen Zahl von Wirtszellen kann man erreichen, dass einige von ihnen das Plasmid aufnehmen (man nennt diesen Vorgang **Transformation**) und es bei ihrer Vermehrung zusammen mit ihrem eigenen Genom replizieren. Um sicher zu stellen, dass sich nur diejenigen Bakterien vermehren, die das Plasmid enthalten, verwendet man Plasmide, die den Wirtszellen *Resistenz* gegen ein bestimmtes Antibiotikum verleihen. Inkubiert man die Bakterien in Gegenwart dieses Antibiotikums, vermehren sich dann nur plasmidhaltige Zellen. Aus diesen isoliert man dann nach Vermehrung das Plasmid, spaltet es wieder mit *Eco*RI und trennt die Bruchstücke durch Agarosegel-Elektrophorese (S. 272). Das gesuchte Fragment kann anhand seiner Größe identifiziert, dann aus dem Gel extrahiert und für weitere Experimente verwendet werden.

### B. Überexpression von Proteinen

Zur Therapie mancher Krankheiten benötigt man Proteine, die im Organismus in so geringen Mengen vorkommen, dass ihre Isolierung in größerem Maßstab unwirtschaftlich oder unmöglich wäre. Solche Proteine kann man durch *Überexpression* in Bakterien oder eukaryotischen Zellen gewinnen. Dazu isoliert man die entsprechende mRNA, schreibt sie mithilfe einer *Reversen Transkriptase* (S. 248) in eine DNA um und kloniert die so erzeugte *cDNA* (copy-DNA) wie unter **A** beschrieben in ein **Expressionsplasmid**.

Solche Plasmide müssen außer dem zu exprimierenden Gen einen *Replikationsursprung* (S. 250) enthalten, der ihre Replikation durch die Wirtszelle ermöglicht. Zur gezielten Transkription des Gens muss außerdem ein induzierbarer Promoter vorhanden sein, z. B. der *lac*-Promoter. Nach *Transformation* und *Vermehrung* geeigneter Wirtszellen löst man durch **Induktion** eine effiziente *Transkription* des Gens aus. Durch *Translation* der gebildeten mRNA in der Wirtszelle entsteht dann das gewünschte Protein in großen Mengen. Auf diese Weise hergestellt werden z. B. Humaninsulin (S. 444), Plasminogen-Aktivatoren zur Auflösung von Blutgerinnseln (S. 308) und das Wachstumshormon Somatotropin (S. 448).

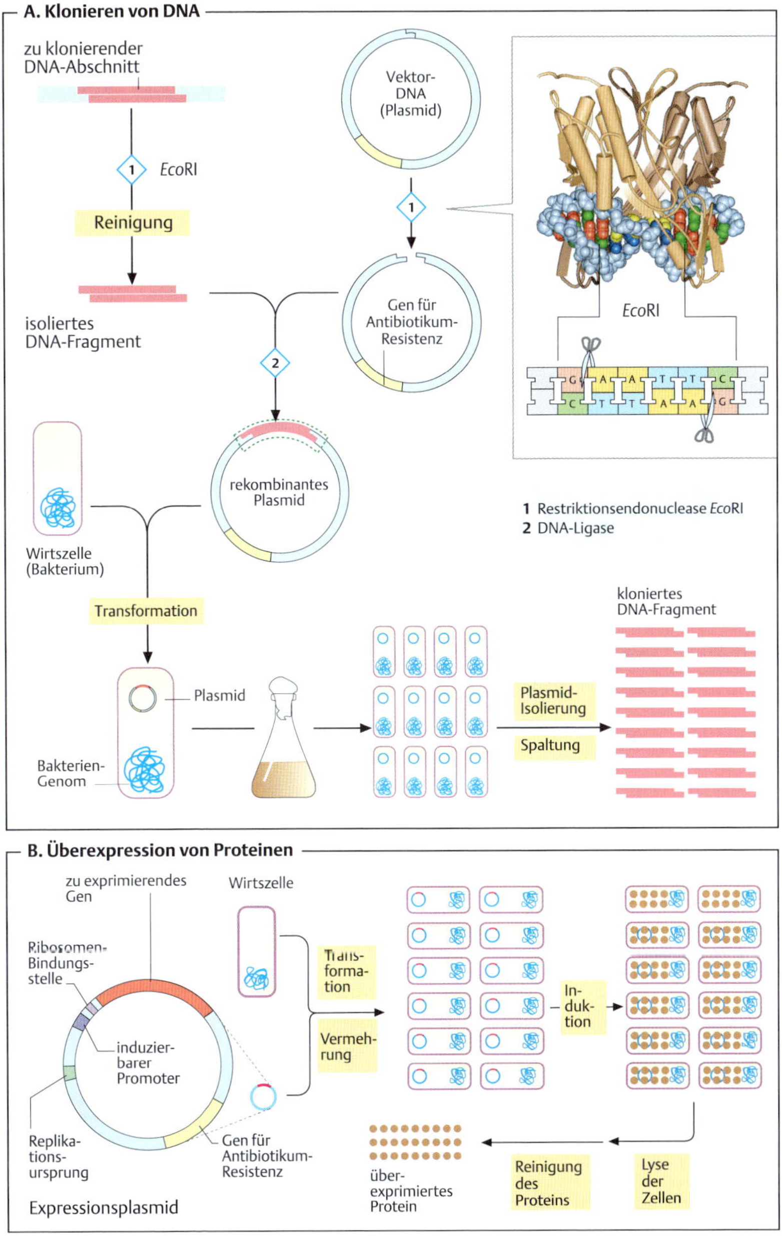


**Abb. 5.15** Klonieren von DNA (A. Quelle PDB: 1ERI)

## Sequenzieren von DNA

### A. Gen-Bibliotheken

In der Gentechnik ist es häufig erforderlich, einen noch nicht im Einzelnen bekannten DNA-Abschnitt zu isolieren, z. B. um seine Nucleotidsequenz zu bestimmen. Nach einem klassischen Verfahren kann man dazu auf sogenannte **DNA-Bibliotheken** zurückgreifen. Eine solche Bibliothek besteht aus einer großen Zahl von *Vektor-DNA-Molekülen*, die unterschiedliche Fragmente von *Fremd-DNA* enthalten. So wird z. B. eine Bibliothek genomischer DNA angelegt, indem man die Gesamt-DNA einer Zelle durch Restriktionsendonucleasen (S. 248) in Bruchstücke zerlegt und diese in Vektor-DNA einbaut. Als Vektoren für Gen-Bibliotheken eignen sich z. B. **Bakteriophagen** (kurz: Phagen) (S. 472). Gen-Bibliotheken bieten den Vorteil, dass man sie durch Hybridisierung mit Oligonucleotiden nach bestimmten DNA-Abschnitten durchsuchen kann.

Man beginnt damit, dass man einen kleinen Teil der Bibliothek ($10^5$ bis $10^6$ Phagen in einem kleinen Volumen) stark verdünnt und mit Wirtsbakterien mischt und auf einem Nährboden ausstreicht. Die Bakterien wachsen und bilden eine zusammenhängende, trübe Schicht von Zellen. Bakterien, die von Phagen befallen wurden, wachsen weniger schnell. In ihrer Umgebung ist der Bakterien-„Rasen" weniger dicht: es bildet sich eine runde, klarere Zone, ein sog. **Plaque**. Die Bakterien in einem solchen Plaque enthalten ausschließlich die Nachkommen eines einzelnen Phagen aus der Bibliothek. Man stellt nun einen Abdruck der Platte auf einer Kunststoff-Folie her und erhitzt diese. Dadurch haftet die Phagen-DNA an der Folie. Inkubiert man sie nun mit einem DNA-Fragment, das mit dem gesuchten DNA-Abschnitt hybridisiert (einer **Gen-Sonde**), bindet die Sonde an diejenigen Stellen des Abdrucks, an denen die gesuchte DNA haftet. Die Bindung der Gen-Sonde kann man nachweisen, wenn man sie zuvor chemisch oder enzymatisch markiert hat. Dann isoliert man Phagen aus den positiven Plaques der ursprünglichen Platte und vermehrt sie. Durch Restriktionsspaltung erhält man schließlich größere Mengen der gesuchten DNA.

Heute verwendet man zur Konstruktion von Gen-Bibliotheken statt Phagen meist spezielle Plasmide, die in Bakterien oder Hefezellen eingebracht und mit diesen vermehrt werden.

### B. Sequenzieren von DNA

Das klassische Verfahren zur Bestimmung von DNA-Sequenzen ist die sog. **Kettenabbruch-Methode**. Dazu kloniert man das DNA-Fragment in einem Vektor (**a**) aus dem man leicht den codierenden Einzelstrang isolieren kann. Diesen *hybridisiert* man mit einem **Primer**, einem kurzen, synthetisch hergestellten DNA-Fragment, das am 3'-Ende des eingefügten DNA-Abschnitts bindet (**b**).

Ausgehend von diesem Hybrid kann man nun den fehlenden zweiten Strang im Reagenzglas ergänzen, indem man die vier *Desoxyribonucleosidtriphosphate (dNTP)* sowie eine geeignete *DNA-Polymerase* zusetzt (**c**). Der Kunstgriff besteht darin, dass man außerdem kleine Mengen von *Didesoxyribonucleosidtriphosphaten (ddNTP)* zugibt. Der Einbau eines solchen ddNTP führt zum *Abbruch der Zweitstrang-Synthese*. Dies kann immer dann geschehen, wenn das entsprechende dNTP eingebaut werden müsste. In der Abb. ist dies am Beispiel von ddGTP im Detail gezeigt. Man erhält in diesem Fall Fragmente, die jeweils den Primer sowie 3, 6, 8, 13 oder 14 zusätzliche Nucleotide enthalten. Man führt *vier getrennte Reaktionen* mit jeweils einem der ddNTP durch (**c**) und trennt die Fragmente durch *Gelelektrophorese* (S. 272) (**d**), wo sie entsprechend ihrer Länge wandern.

Nach *Sichtbarmachen* (**e**) liest man die Reihenfolge der Fragmente in den einzelnen Spuren von unten nach oben ab (**f**) und erhält direkt die Nucleotidsequenz. Ein Ausschnitt aus einem solchen Sequenzgel und die zugehörige Proteinsequenz sind in Abb. **2** gezeigt.

► **Weitere Informationen.** Während man früher mit der Kettenabbruch-Methode pro Tag einige hundert Basenpaare sequenzieren konnte, sind es heute dank enormer technischer Fortschritte viele Millionen in wenigen Stunden. Bei der modernen **Hochdurchsatz-Sequenzierung** erspart man sich das zeitraubende Klonen und die langwierige elektrophoretische Trennung. Stattdessen werden in Sequenzierautomaten zahlreiche DNA-Fragmente an ein Trägermaterial (z. B. kleine Kügelchen) gebunden und parallel sequenziert, wobei der Baseneinbau durch Lichtblitze oder andere empfindliche Verfahren detektiert wird. Die so erhaltenen überlappenden Teilsequenzen werden dann im Computer zusammengesetzt. Auf diese Weise lässt sich heute das komplette menschliche Genom innerhalb eines Tages für weniger als 1000 € sequenzieren.

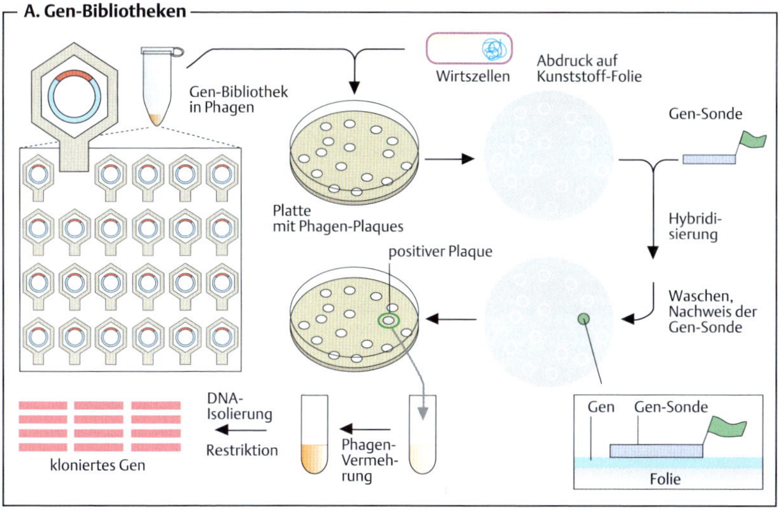


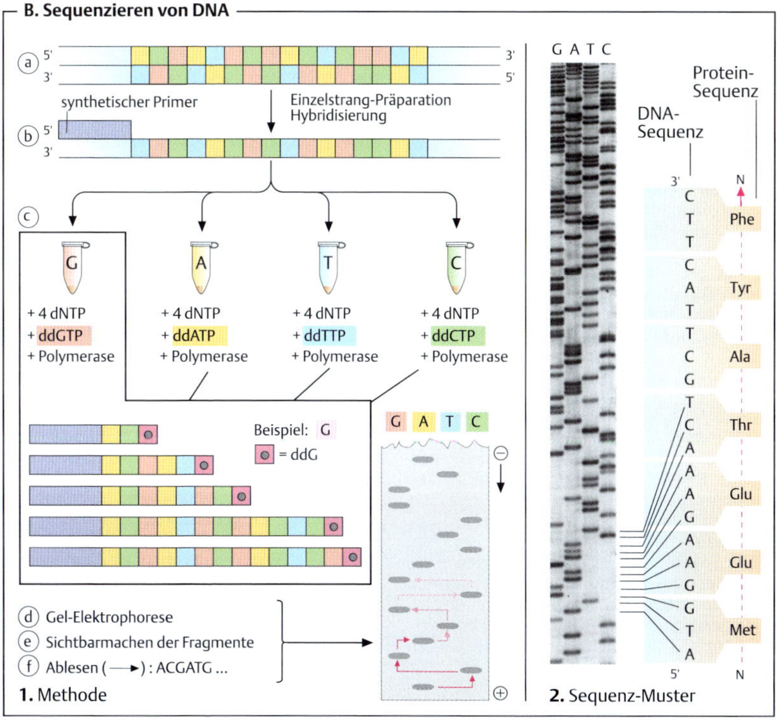


**Abb. 5.16** Sequenzieren von DNA

## PCR

### A. DNA-Elektrophorese

Ein technisch einfaches aber sehr effizientes Verfahren zur Trennung von DNA-Fragmenten ist die sog. **Gelelektrophorese**. Die Beweglichkeit von Molekülen in einem elektrischen Feld gegebener Stärke hängt von der Größe und Form der Moleküle und von ihrer Ladung ab. Im Gegensatz zu Proteinen, bei denen alle drei Faktoren variieren, ist bei Nucleinsäuren das Verhältnis von Masse zu Ladung konstant, da alle Nucleotidbausteine ähnliche Massen haben und jeweils eine negative Ladung tragen. Führt man die Elektrophorese in einem weitmaschigen Trägermaterial durch, das nicht nach Größe und Form trennt, hängt die Beweglichkeit nur noch von der Masse der Moleküle ab. Als Trägermaterial mit dieser Eigenschaft verwendet man in der Gentechnik Gele des Polysaccharids **Agarose** (S. 42). Agarose-Gele sind nicht sehr stabil und werden horizontal in einer Plastik-Kammer gegossen und auch so zur Trennung eingesetzt.

Um die getrennten Fragmente sichtbar zu machen, legt man die Gele nach dem Lauf in Lösungen von **Ethidiumbromid** ein. Dies ist ein Interkalator (S. 264), der nach Bindung an DNA unter UV-Licht eine rosafarbene Fluoreszenz zeigt, während er in wässriger Lösung kaum fluoresziert. Da Ethidiumbromid als mutagen gilt, stehen heute auch weniger toxische Farbstoffe mit vergleichbarer Wirkung zur Verfügung. Der rechte Teil der Abbildung zeigt das Ergebnis einer DNA-Elektrophorese, bei der in Bahn 2 ein Plasmid (S. 268) aus 7,2 kbp (1 kbp = 1000 bp) und in Bahn 1 die durch Spaltung mit einer Restriktionsendonuclease erhaltenen Fragmente (5,6 kbp und 1,6 kbp) aufgetragen wurden. Bahn M enthält DNA-Fragmente bekannter Länge zur Eichung („Marker").

### B. Polymerase-Kettenreaktion (PCR)

Die Polymerase-Kettenreaktion ist ein wichtiges Verfahren der Gentechnik, mit dem man beliebige DNA-Abschnitte (S. 268) ohne Restriktionsenzyme, Vektoren und Wirtszellen vermehren („**amplifizieren**") kann. Allerdings muss dazu die Nucleotidsequenz des Abschnitts bekannt sein. Benötigt werden zwei Oligonucleotide (**Primer**), die mit jeweils einem der Stränge auf beiden Seiten des zu amplifizierenden DNA-Abschnitts hybridisieren, eine ausreichende Menge der vier **Desoxynucleosidtriphosphate** und eine spezielle, hitzebeständige *DNA-Polymerase*. Die Primer werden durch chemische Synthese hergestellt, die Polymerase wird aus thermostabilen Bakterien gewonnen.

Zunächst erhitzt man den Ansatz auf etwa 90 °C, um die DNA-Doppelhelix in Einzelstränge zu zerlegen (**a**). Dann lässt man den Reaktionsansatz etwas abkühlen, um die Hybridisierung der Primer zu ermöglichen (**b**). Von diesen ausgehend werden nun von der Polymerase in beide Richtungen komplementäre DNA-Stränge synthetisiert (**c**). Dieser *Zyklus* (Zyklus 1) wird mit derselben Reaktionsmischung *20–30-mal wiederholt* (Zyklus 2 und folgende). Das zyklische Erhitzen und Abkühlen übernehmen computergesteuerte Thermostaten.

Schon nach dem dritten Zyklus bilden sich Doppelstränge, deren Länge dem Abstand der Primer entspricht. Ihr Anteil erhöht sich mit jedem Zyklus auf etwa das Doppelte, bis schließlich fast alle neu synthetisierten Abschnitte die richtige Länge haben.

### C. DNA-Typisierung

Die Möglichkeit, winzige Mengen von DNA durch PCR zu amplifizieren liegt auch der sog. DNA-Typisierung zugrunde. Dieses Verfahren dient dazu, kleine Mengen von biologischem Material, z. B. Spuren vom Tatort eines Verbrechens, eindeutig einer bestimmten Person zuzuordnen. Diese Methode beruht darauf, dass das menschliche Genom nichtkodierende, repetitive DNA-Sequenzen enthält, die von Person zu Person verschieden sind. Beim Menschen gibt es etwa 50 sog. *Minisatelliten*, die sich durch Verdopplung, Deletionen oder Insertionen in ihrer Länge stark unterscheiden. Sie enthalten sog. *short tandem repeats (STR)*, in denen sich bestimmte Dinucleotide (z. B. -T-X-) vielfach wiederholen. Jedes STR kommt in 5–15 verschiedenen Längen (Allelen) vor, von denen eine Person nur eines oder zwei besitzt. Bestimmt man nach PCR-Amplifizierung der DNA aus der Probe für mehrere STR die jeweiligen Allel-Kombinationen, entsteht ein „**genetischer Fingerabdruck**" der Person, von der die DNA stammt. Anhand von Vergleichsmaterial, z. B. Speichelproben, ist dann eine sichere Identifizierung möglich. Auch verlässliche Verwandtschaftsanalysen lassen sich mit dieser Methode durchführen.

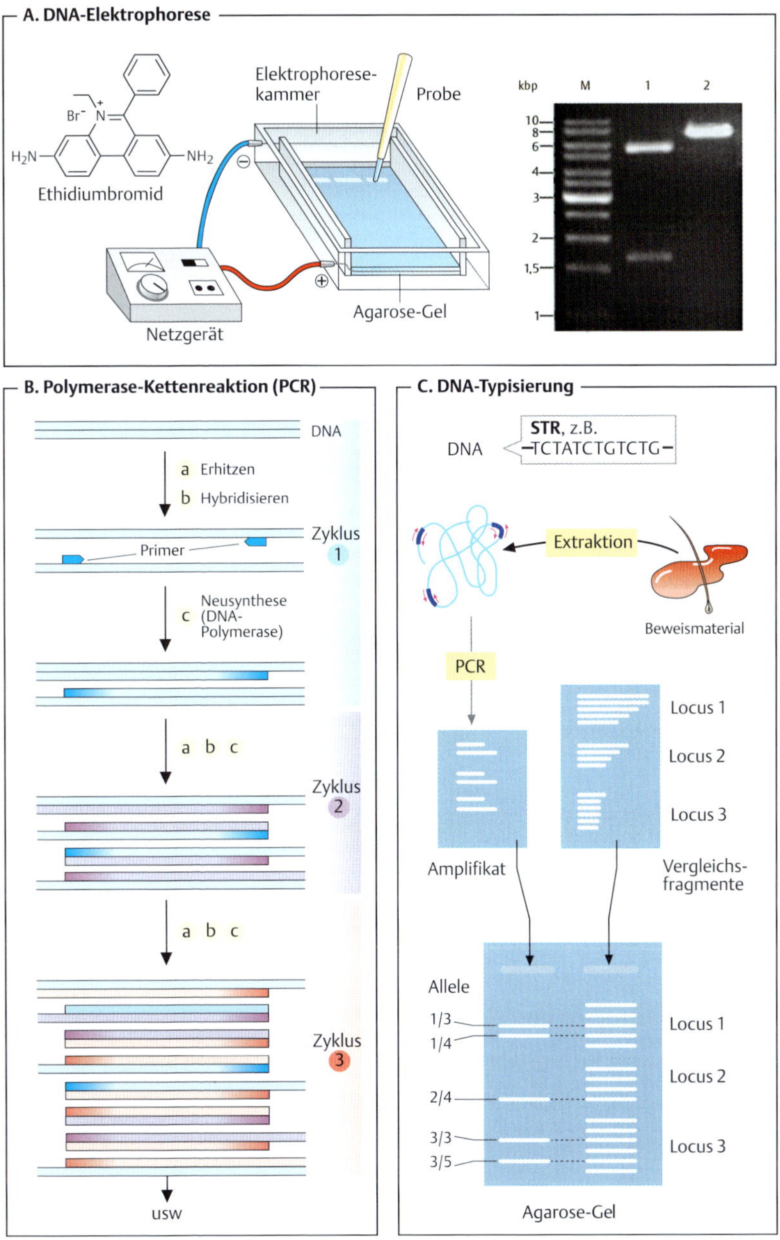
A. DNA-Elektrophorese
Br⁻ N⁺
H2N
NH2
Ethidiumbromid
Elektrophorese-kammer
Probe
Netzgerät
Agarose-Gel
kbp
M
1
2
10
8
6
4
3
2
1,5
1
B. Polymerase-Kettenreaktion (PCR)
DNA
a Erhitzen
b Hybridisieren
Zyklus 1
Primer
c Neusynthese (DNA-Polymerase)
a b c
Zyklus 2
a b c
Zyklus 3
usw
C. DNA-Typisierung
STR, z.B.
DNA –TCTATCTGTCTG–
Extraktion
Beweismaterial
PCR
Locus 1
Locus 2
Locus 3
Amplifikat
Vergleichs-fragmente
Allele
1/3
1/4
2/4
3/3
3/5
Locus 1
Locus 2
Locus 3
Agarose-Gel

Abb. 5.17 PCR

## Gentechnik in der Medizin

In der Medizin gewinnen gentechnische Verfahren zu diagnostischen und therapeutischen Zwecken immer mehr an Bedeutung. Noch im Entwicklungsstadium befinden sich gentechnische Ansätze zur Behandlung schwerer Erkrankungen (*Gentherapie*, **A**). Weitere Verfahren dienen der gezielten Inaktivierung oder Veränderung von Genen. Dazu gehören die sog. *RNA-Interferenz* (**B**) und das *Genome Editing* (**C**).

### A. Gentherapie

Viele Krankheiten, z. B. erbliche Stoffwechseldefekte oder Tumoren, lassen sich noch nicht adäquat behandeln. Man sucht deshalb nach Wegen um solche Erkrankungen durch Übertragung von Genen in die betroffenen Zellen zu therapieren (*Gentherapie*). Bisher sind nur wenige Verfahren dieser Art in der Klinik etabliert.

Von den vielen denkbaren Anwendungen der Gentherapie besprechen wir hier nur ein Beispiel: Fällt durch Mutation ein *Enzym E1* aus (Mitte), wird sein Substrat B nicht mehr in C umgewandelt und staut sich intrazellulär an. Dies kann zu Zellschädigungen durch B selbst oder durch ein daraus gebildetes toxisches Produkt X führen. Ein Behandlungsversuch mit intaktem Enzym E1 würde scheitern, da Proteine die Zellmembran nicht passieren können. Dagegen ist es im Prinzip möglich, ein Virus (S. 472) als Vektor zu nutzen um ein *Fremd-Gen* in die Zelle zu schleusen (meist werden Adeno- oder Retroviren eingesetzt). Das Genprodukt könnte das defekte E1 ersetzen oder B in ein harmloses Produkt Y umwandeln. Ein anderer Ansatz nutzt sog. *siRNA* (**B**). Im gezeigten Fall ließe sich so z. B. die Synthese von E2 und damit die Bildung des toxischen Produkts X verhindern.

### B. RNA-Interferenz

Wie im Abschnitt über Ribonucleinsäuren (S. 76) besprochen, wird die Expression von Genen auch durch kleine RNA-Moleküle (ncRNAs) reguliert. Sog. **siRNAs** (small interfering RNAs) entstehen z. B. aus Virus-DNA durch Replikation und Spaltung mithilfe einer Ribonuclease namens *„Dicer"* [**1**]. Die gebildeten einzelsträngigen RNA-Fragmente aus 21–23 Nucleotiden treten mit Proteinen zum sog. *RISC-Komplex* (RNA-induced silencing complex) zusammen und binden dann spezifisch an bestimmte mRNAs. Dies hemmt die Translation der betreffenden mRNA und führt außerdem mithilfe der katalytischen Komponente des Komplexes (*„Argonaut"*, [**2**]) zu ihrem Abbau, mit der Folge, dass das betreffende Gen nicht mehr wirksam werden kann (daher „silencing" – zum Schweigen bringen). Die Wirkung von **miRNAs** ist ähnlich wie die der siRNAs und wird ebenfalls vom RISC-Komplex vermittelt.

### C. Genome Editing (CRISPR/Cas)

Ein neues, hochpräzises Verfahren zur Veränderungen von Genen wird als *Genome Editing* bezeichnet. Diese sog. „Genschere" nutzt Elemente eines Systems namens **CRISPR/Cas**, das von Bakterien zur Abwehr von Bakteriophagen (S. 472) eingesetzt wird. Im Gegensatz zur Einschleusung von Fremdgenen mithilfe viraler Vektoren (**A**), bei der der Einbau zufällig erfolgt, lassen sich mit CRISPR/Cas Gene (auch pflanzliche und tierische) gezielt und punktgenau modifizieren.

Die entscheidende Komponente des Systems ist eine bakterielle Endonuclease (S. 248) namens **Cas9** [**3**]. Sie ist in der Lage, anhand einer komplementären Führungs-RNA (**sgRNA**, single guide RNA) neben sog. PAM-Sequenzen (5'-NGG-3') an doppelsträngige DNA zu binden und dann beide Stränge der Ziel-DNA an einer vorgegebenen Stelle zu schneiden. In tierischen Zellen kann der entstandene *Doppelstrangbruch* auf unterschiedliche Weise repariert werden: Bietet man zusätzlich eine doppelsträngige Donor-DNA an, kann man mithilfe des zelleigenen Reparatursystem (S. 266) **HDR** (homology directed repair) kurze Sequenzen oder einzelne Nucleotide in die Ziel-DNA einfügen. Fehlt eine Donor-DNA, wird das unspezifische Reparatursystem **NHEJ** (non-homologous end joining) aktiv und erzeugt Insertionen oder Deletionen, die das Zielgen in der Regel inaktivieren.

Bei der praktischen Anwendung des CRISPR/Cas-Systems geht man folgendermaßen vor: Zunächst fusioniert man eine synthetische crRNA, die einen zum Zielgen komplementären Abschnitt enthält, mit einer konstanten trcrRNA zu einer sgRNA, die dann nach Umschreiben in DNA zusammen mit dem cas9-Gen in ein Plasmid (S. 268) kloniert wird. Dieses wird dann – gegebenenfalls zusammen mit einer Donor-DNA – in eine Zielzelle, z. B. eine Stammzelle (S. 246) transfiziert, wo die Komponenten exprimiert werden und die gewünschte Veränderung der DNA hervorrufen.

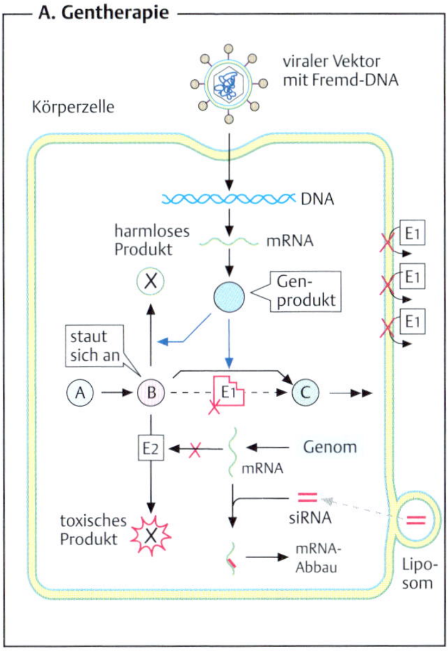


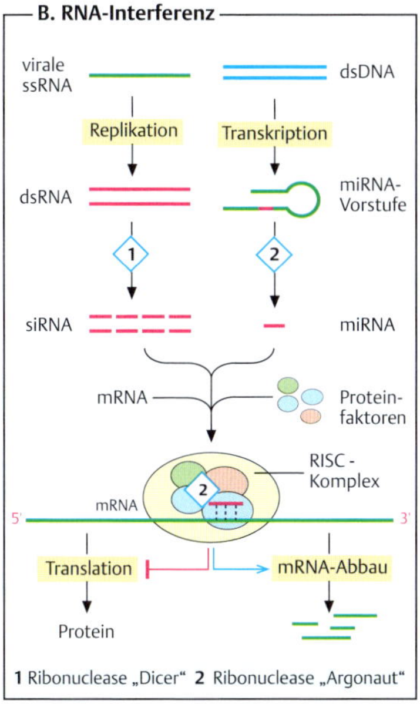


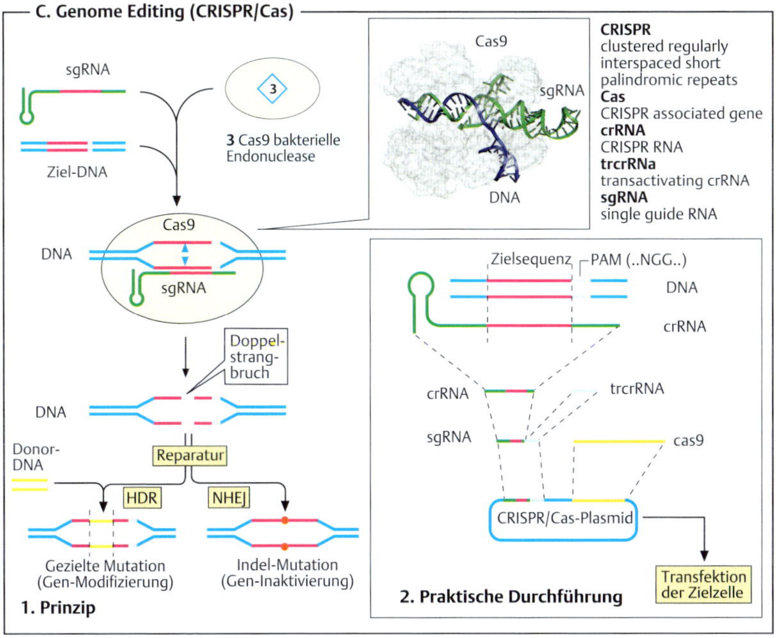


Abb. 5.18 Gentechnik in der Medizin (C. Quelle PDB: 5AXW)

# Kapitel 6

## Gewebe und Organe

## Übersicht

Die meisten Bestandteile der Nahrung (S. 398) kann der Organismus nicht direkt resorbieren. Erst nach ihrem Abbau zu kleineren Molekülen ist er in der Lage, die lebensnotwendigen Inhaltsstoffe aufzunehmen. Unter *Verdauung* versteht man die mechanische und enzymatische Zerlegung der Nahrungsstoffe und die *Resorption* der Spaltprodukte.

### A. Hydrolyse und Resorption von Nahrungsbestandteilen

Die Verdauung beginnt im Mund mit der mechanischen Zerkleinerung der Nahrung durch Kauen. Die Enzyme des Speichels dienen eher der Mundhygiene als dem Verdauungsprozess. Im Magen setzt dann der enzymatische Abbauprozess der Nahrungsbestandteile ein. Der Speisebrei wird dazu mit *Verdauungsenzymen* vermischt, die in den verschiedenen Verdauungssäften enthalten sind oder membrangebunden auf der Oberfläche des Darmepithels vorkommen (S. 284). Fast alle Verdauungsenzyme sind *Hydrolasen* (Enzyme Klasse 3) (S. 82); sie katalysieren die Spaltung zusammengesetzter Verbindungen unter Aufnahme von Wasser.

**Proteine** werden zunächst durch die *Salzsäure* (S. 282) des Magens denaturiert, was sie für die *Endopeptidasen* (Proteinasen) des Magensaftes und des Pankreassekrets leichter angreifbar macht. Die von Endopeptidasen freigesetzten Peptide werden durch *Exopeptidasen* weiter zu Aminosäuren gespalten. Diese werden schließlich von der Darmmukosa im Cotransport mit $Na^+$-Ionen resorbiert (sekundär-aktiver Transport) (S. 210). Für die einzelnen Gruppen von Aminosäuren gibt es jeweils getrennte Transportsysteme (S. 284).

**Kohlenhydrate** kommen in der Nahrung vorwiegend als Polymere (Stärke und Glycogen) vor. Sie werden durch die *Pankreas-Amylase* zu Oligosacchariden gespalten und dann durch *Glycosidasen*, die auf der Oberfläche des Darmepithels lokalisiert sind, zu Monosacchariden hydrolysiert. Glucose und Galactose werden in die Enterocyten sekundäraktiv im Cotransport mit $Na^+$-Ionen aufgenommen (S. 284). Außerdem gibt es für Monosaccharide im Darm auch passive Transportsysteme.

**Nucleinsäuren** werden durch die *Nucleasen* des Pankreas und des Dünndarms (Ribonucleasen und Desoxyribonucleasen) in ihre Bausteine zerlegt. Durch weiteren Abbau entstehen die Nucleobasen (Purin- und Pyrimidin-Derivate), Pentosen (Ribose und Desoxyribose), Phosphat und Nucleoside (Nucleobase-Pentose). Diese Spaltprodukte werden von der Darmwand im Bereich des Jejunums resorbiert.

**Lipide** stellen für die Verdauung ein besonderes Problem dar, weil sie in Wasser schlecht löslich sind. Vor dem enzymatischen Abbau müssen sie durch *Gallensalze* und *Phospholipide* der Galle emulgiert werden (S. 334). An der Wasser/Lipid-Grenzfläche greift dann die *Pankreas-Lipase* mithilfe der *Co-Lipase* die Triacylglycerole (S. 286) an. Spaltprodukte sind *Fettsäuren*, *2-Monoacylglycerole*, *Glycerol* sowie *Phosphat* aus dem Phospholipidabbau. Nach der Resorption in die Epithelzellen werden aus Fettsäuren, Glycerol und 2-Monoacylglycerolen wieder Fette resynthetisiert (S. 286) und an das Lymphsystem abgegeben. Leichter verdaulich sind die Lipide der Milch, die bereits als Emulsion vorliegen und z. T. kurzkettige Fettsäuren liefern. Ihre Spaltung beginnt bereits durch Lipasen des Speichels und des Magens.

**Anorganische Bestandteile** wie Wasser und Elektrolyte sowie die *Vitamine* werden vom Darm direkt resorbiert. Daran können komplizierte Transportsysteme beteiligt sein.

**Hochmolekulare, unverdauliche Nahrungsbestandteile**, z. B. die faserigen Bestandteile der pflanzlichen Zellwände, die vor allem aus *Cellulose* und *Lignin* bestehen, passieren den Darm unverändert und bilden neben Zellen der Darmflora und abgestoßenen Zellen der Darmschleimhaut die Hauptmenge der Faeces. Sie tragen als *Ballaststoffe* durch Wasserbindung und Förderung der Darmperistaltik positiv zur Verdauung bei.

Die von den Epithelzellen der Darmwand im Bereich von Jejunum und Ileum resorbierten Nahrungsbestandteile werden über die *Pfortader* (*Vena portae*) direkt der Leber zugeführt. Eine Ausnahme machen die Fette, das Cholesterol und die fettlöslichen Vitamine. Sie werden von den Enterocyten in Form von *Chylomikronen* (S. 286) zunächst an das *Lymphsystem* abgegeben und gelangen erst über den Milchbrustgang (*Ductus thoracicus*) ins Blut.

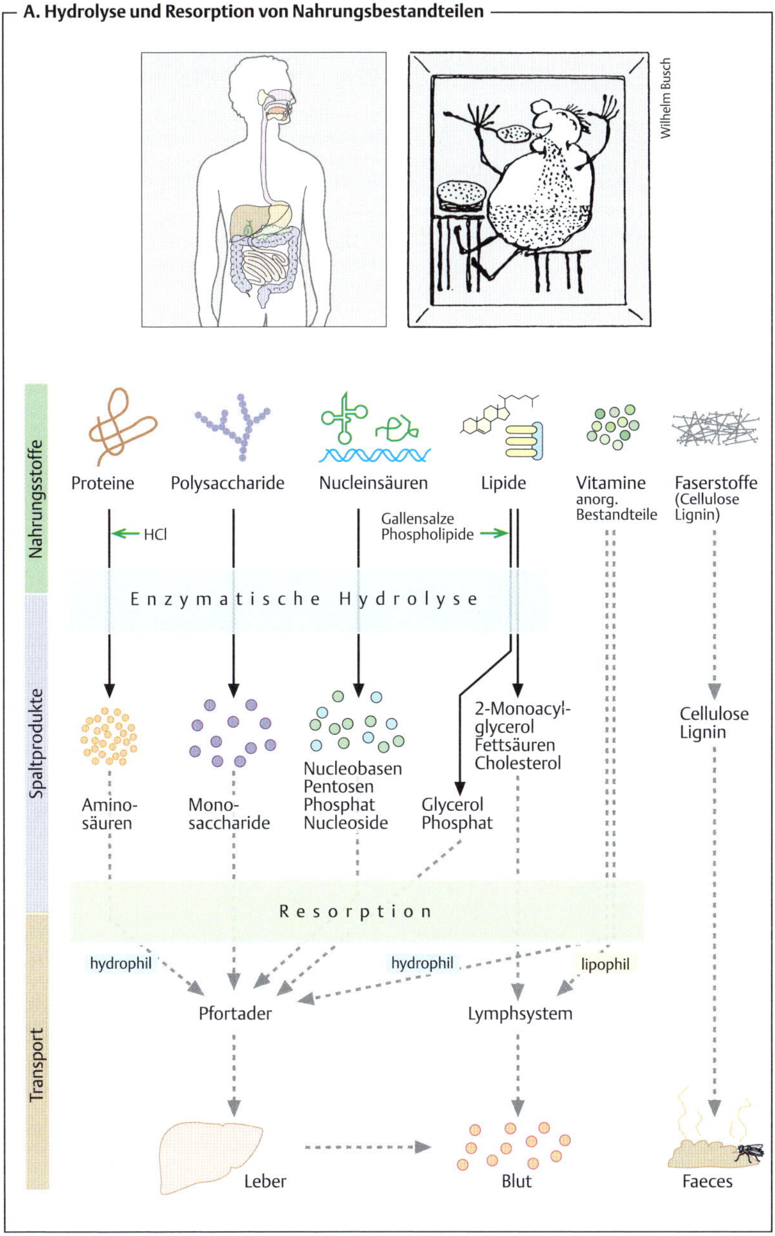


**Abb. 6.1** Verdauungssystem: Übersicht (A. aus Busch W, Balduin Bählamm – Maler Klecksel. Diogenes Verlag, Zürich; 1974)

## Verdauungssekrete

▶ **Speichel.** Die Speicheldrüsen sezernieren ein leicht alkalisches Sekret, das neben Wasser und Salzen **Glycoproteine** (Mucine) als Gleitmittel, **Antikörper** und *Enzyme* enthält. Die *α-Amylase* greift Polysaccharide an und eine *Lipase* beginnt mit der Hydrolyse von Neutralfetten mit kurz- und mittelkettigen Fettsäuren. Außerdem finden sich im Speichel weitere Komponenten, darunter *Haptocorrin*, ein Protein, das Vitamin $B_{12}$ bindet und es bei der Magenpassage vor Salzsäure schützt. Die *α-Amylase* und das *Lysozym*, ein Murein-spaltendes Enzym (S. 42), dienen wahrscheinlich weniger der Verdauung als der Kontrolle der bakteriellen Mundflora (S. 362).

▶ **Magensaft.** Im Magen wird der Nahrungsbrei mit Magensaft durchmischt. Dieses Sekret der Magenschleimhaut (S. 24) ist durch seinen Gehalt an **Salzsäure** stark sauer (pH 1–3). Es enthält außerdem **Schleim** (vorwiegend Glycoproteine, sog. *Mucine)*, die die Schleimhaut des Magens vor der Salzsäure schützen, **Salze** und *Pepsinogen* (S. 282), das Proenzym („Zymogen") der Aspartat-Proteinase (S. 172) *Pepsin*. Außerdem sezerniert die Magenschleimhaut den sog. **„intrinsischen Faktor"** (**IF**). Der Faktor kann Vitamin $B_{12}$ (den „extrinsischen Faktor") binden und es vom Haptocorrin übernehmen, wenn dieses im Dünndarm verdaut wird. Der IF ist für die Resorption des Vitamins im Ileum notwendig.

Im Magen beginnen Pepsin und verwandte Enzyme die enzymatische Verdauung der Proteine, die 1–3 Stunden dauert. Dann wird der saure Mageninhalt schubweise ins Duodenum (Zwölffingerdarm) entleert, wo er durch das alkalische Pankreassekret neutralisiert und mit Blasengalle vermischt wird.

▶ **Pankreassekret.** Das Pankreas (Bauchspeicheldrüse) bildet in den Acinus-Zellen ein durch seinen Gehalt an **Hydrogencarbonat** ($HCO_3^-$) alkalisches Sekret, dessen Pufferkapazität ausreicht, die Salzsäure des Magens zu neutralisieren. Im Pankreas-Sekret sind außerdem viele *Enzyme* enthalten, die die Hydrolyse hochmolekularer Nahrungsbestandteile katalysieren. Alle sind Hydrolasen mit pH-Optima im neutralen oder schwach alkalischen Bereich. Viele werden als Proenzyme („**Zymogene**") gebildet, ausgeschüttet und erst im Darmlumen enzymatisch aktiviert (S. 284).

*Trypsin*, *Chymotrypsin* und *Elastase* sind Endopeptidasen aus der Gruppe der Serin-Proteinasen (S. 172). Trypsin hydrolysiert spezifisch Peptidbindungen auf der C-Seite der basischen Aminosäuren Arg und Lys, während Chymotrypsin Peptidbindungen der unpolaren Aminosäuren Tyr, Trp, Phe und Leu bevorzugt. Elastase spaltet vorwiegend auf der C-Seite der aliphatischen Aminosäuren Gly, Ala, Val und Ile. Kleinere Peptide werden von *Carboxypeptidasen* (S. 172) angegriffen, die als Exopeptidasen einzelne Aminosäuren vom C-terminalen Ende der Peptide abspalten.

Die *α-Amylase*, die wichtigste Endoglycosidase des Pankreas, katalysiert die Hydrolyse von α1→4-Bindungen der polymeren Kohlenhydrate Stärke und Glycogen. Dabei werden Maltose, Maltotriose und einige andere Oligosaccharide frei.

Verschiedene pankreatische Enzyme hydrolysieren Lipide, darunter die *Lipase* mit ihrem Hilfsprotein **Co-Lipase** (S. 286), die *Phospholipase $A_2$* und die *Sterol-Esterase*. Gallensalze aktivieren die lipidspaltenden Enzyme durch Micellenbildung (s. u.).

Mehrere Hydrolasen, insbesondere die *Ribonuclease* (RNase) und die *Desoxyribonuclease* (DNase) bauen die in der Nahrung enthaltenen Nucleinsäuren ab.

▶ **Galle.** Die Leber bildet ein dünnflüssiges Sekret, das nach dem Entzug von Wasser und Salzen in der Gallenblase gespeichert und von dort in das Duodenum ausgeschüttet wird. Die wichtigsten Bestandteile der Galle sind **Wasser**, anorganische *Salze*, **Gallensäuren** und **Gallensalze** (S. 334), **Phospholipide**, **Gallenfarbstoffe** (S. 200) und **Cholesterol**. Gallensalze emulgieren zusammen mit den Phospholipiden wasserunlösliche Nahrungslipide und aktivieren die Lipasen. Ohne Galle werden die Fette nicht oder nur unvollständig gespalten. Die Folge ist ein sog. „Fettstuhl". Auch die Resorption der fettlöslichen Vitamine ist dann beeinträchtigt.

▶ **Dünndarm-Sekret.** Aus den Drüsen des Dünndarms (Lieberkühnsche und Brunnersche Drüsen) werden weitere **Verdauungsenzyme** in den Darm sezerniert. Zusammen mit Enzymen auf den Mikrovilli der Darmepithel-Zellen (*Peptidasen*, *Glycosidasen* u. a.) sorgen sie für die nahezu vollständige Hydrolyse der durch die Endoenzyme vorgespaltenen Nahrungsbestandteile.

Damit kann die Resorption der Nahrungsbestandteile beginnen.

## A. Verdauungssekrete

↓ Endoenzym

←- Exoenzym

### Speichel

Tagesmenge 1,0 –1,5 L, pH 7

| Bestandteile | Funktion oder Substrat |
|---|---|
| Wasser | befeuchtet Nahrung |
| Salze | |
| Schleim | macht Nahrung gleitfähig |
| Antikörper | binden Bakterien |
| α-Amylase | spaltet Stärke ↓ |
| Lysozym | greift Bakterienwand an ↓ |
| Lipase | spaltet Fette |

### Magensaft

Tagesmenge 2–3 L
pH 1

| Bestandteile | Funktion oder Substrat |
|---|---|
| Wasser | |
| Salze | |
| HCl | denaturiert Proteine, tötet Bakterien |
| Schleim | schützt Magenwand |
| Pepsine | spalten Proteine ↓ |
| Chymosin | fällt Casein aus ↓ |
| Triacylglycerol-Lipase | spaltet Fette |
| intrinsischer Faktor, Haptocorrin | binden Vitamin $B_{12}$ |

### Blasengalle

Tagesmenge 0,6 L
pH 6,9 –7,7

| Bestandteile | Funktion oder Substrat |
|---|---|
| Wasser | |
| $HCO_3^-$ | neutralisiert Magensäure |
| Gallensalze | fördern Lipid-Verdauung |
| Phospholipide | fördern Lipid-Verdauung |
| Gallenfarbstoffe | Ausscheidungsprodukte |
| Cholesterol | Ausscheidungsprodukt |

### Pankreassekret

Tagesmenge 0,7–2,5 L
pH 7,7

| Bestandteile | Funktion oder Substrat |
|---|---|
| Wasser | |
| $HCO_3^-$ | neutralisiert Magensäure |
| Trypsin | Proteine ↓ |
| Chymotrypsin | Proteine ↓ |
| Elastase | Proteine ↓ |
| Carboxypeptidasen | Peptide ←- |
| α-Amylase | Stärke und Glycogen ↓ |
| Triacylglycerol-Lipase | Fette |
| Co-Lipase | Cofaktor für Lipase |
| Phospholipase $A_2$ | Phospholipide |
| Cholesterol-Esterase | Cholesterol-Ester |
| Ribonuclease | RNA ↓ |
| Desoxyribonuclease | DNA ↓ |

### Dünndarm-Schleimhaut

Tagesmenge ?
pH 6,5–7,8

| Bestandteile | Funktion oder Substrat |
|---|---|
| Aminopeptidasen | Peptide ←- |
| Dipeptidasen | Dipeptide |
| α-Glucosidase | Oligosaccharide ↓ |
| Oligo-1,6-glucosidase | Oligosaccharide ↓ |
| β-Galactosidase | Lactose |
| Saccharase | Saccharose |
| α,α′-Trehalase | Trehalose |
| alkalische Phosphatase | Phosphorsäureester |
| Polynucleotidasen | Nucleinsäuren, Nucleotide ↓ |
| Nucleosidasen | Nucleoside ←- |
| Phospholipasen | Phospholipide |

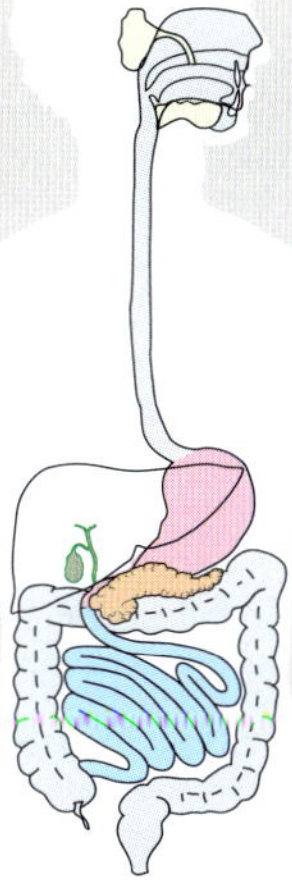

**Abb. 6.2** Verdauungssekrete

## Verdauungsprozesse

Nach der mechanischen Zerkleinerung der Nahrung findet der erste intensive chemische Verdauungsprozess im Magen statt. Dazu wird **Magensaft** sezerniert, der das Produkt mehrerer Zelltypen ist. **Belegzellen** (Parietalzellen) bilden Salzsäure, **Hauptzellen** geben Pepsinogen ab und die **Nebenzellen** schützen die Oberfläche des Magens mit einem Schleim, der sehr große Glycoproteine enthält, die **Mucine**.

### A. Salzsäurebildung

Die Sekretion von **Salzsäure** ($H^+$ und $Cl^-$) durch die Belegzellen ist ein aktiver Prozess, er verbraucht ATP und verläuft gegen einen Konzentrationsgradienten. Denn im Magenlumen mit einem pH von 1 ist die $H^+$-Konzentration etwa $10^6$-mal höher als in den Belegzellen, wo der pH bei 7 liegt.

Vorstufen für die exportierten $H^+$-Ionen sind Kohlendioxid (**$CO_2$**) und Wasser (**$H_2O$**). $CO_2$ diffundiert aus dem Blut in die Belegzellen, wo es durch *Carbonat-Dehydratase* (*Carboanhydrase*, [**1**]), mit $H_2O$ zu **$H^+$** und Hydrogencarbonat (**$HCO_3^-$**) reagiert. Die $H^+$-Ionen werden von der membrangebundenen *$H^+/K^+$-austauschenden ATPase* [**2**], einer *Transport-ATPase* vom *P-Typ* (S. 212), im Austausch gegen $K^+$ in das Magenlumen transportiert. Das zurückbleibende Hydrogencarbonat wird in einem elektroneutralen Antiport gegen Chlorid-Ionen (**$Cl^-$**) in das Interstitium und von dort an das Blut abgegeben. Die $Cl^-$-Ionen folgen den sezernierten Protonen durch einen Kanal in das Magenlumen.

Die Salzsäure im Magensaft ist für die Verdauung wichtig: Sie aktiviert das Zymogen **Pepsinogen** zur aktiven Proteinase **Pepsin** (S. 284). Salzsäure schafft einen optimalen pH für die Pepsin-Wirkung, sie denaturiert Nahrungsproteine, die dadurch von Proteinasen besser angegriffen werden können, und sie tötet Mikroorganismen ab und sterilisiert dadurch den Mageninhalt.

Die $H^+/K^+$-ATPase lässt sich durch **Prazole**, z. B. *Omeprazol*, sehr wirksam hemmen (S. 288).

### B. Regulation der Sekretion von Salzsäure, Mucinen und Pepsinogen

Die sekretorische Aktivität der *Belegzellen* (Sekret: HCl), *Nebenzellen* (Mucine) und *Hauptzellen* (Pepsinogen) wird durch Neurotransmitter, Hormone und Mediatoren kontrolliert.

Es ist erkennbar, dass die Regulation der sekretorischen Aktivitäten des Magens durch ein Netzwerk von Signalwegen geschieht, zu denen sowohl *externe Reize* (Peptide und Aminosäuren der Nahrung im Magenlumen) als auch *interne Reize* (Nervus vagus) und eine Rückkopplungsschleife ($H^+$ im Magenlumen) gehören.

Die *HCl-Sekretion* wird durch das Gewebspeptidhormon **Gastrin** angeregt, das aus den *G-Zellen* stammt, durch den Mediator **Histamin** (S. 452), das von den *ECL-Zellen* sezerniert wird, und vom vegetativen Nervensystem über den Neurotransmitter **Acetylcholin**. Hemmend wirken das Peptid **Somatostatin** aus den *D-Zellen* und bestimmte Prostaglandine (S. 454). Gastrin gehört zur Gruppe der **gastrointestinalen Hormone** (S. 452).

Die *Pepsinogenbildung* und *-Sekretion* in den *Hauptzellen* wird ebenfalls durch **Gastrin** und **Acetylcholin** stimuliert.

Die *Sekretion der Mucine* aus den *Nebenzellen* wird von **Acetylcholin**, **Sekretin** und **Prostaglandin $E_1$** ($PGE_1$) stimuliert und von **Glucocorticoiden** gehemmt.

### Weitere Informationen

▶ **Schutz vor Selbstverdau.** Der Magen und das Pankreas geben die meisten proteolytischen Enzyme in inaktiver Form als *Proenzyme* (Zymogene) ins Duodenum ab um eine Selbstverdauung zu verhindern. Im **Magen** wird das Pepsinogen in saurer Umgebung durch Abspaltung von Peptiden zu Pepsinen umgewandelt. Da ihr pH-Optimum im sauren Bereich liegt, sind die Pepsine nur bei dem niedrigen pH-Wert des Magensaftes aktiv. Gegen den Selbstverdau der Magenwand schützen die Mucine durch Bildung eines Schutzfilms. Im **Pankreas** bieten *Proteinase-Inhibitoren* einen zusätzlichen Schutz vor den Folgen einer vorzeitigen Aktivierung der Pankreas-Proteinasen. Sollten die Zymogene der Pankreashydrolasen vorzeitig aktiviert werden, dann werden sie durch Komplexbildung mit den Inhibitoren inaktiviert (S. 284). Im Pankreassekret nimmt das *Trypsinogen* eine Schlüsselrolle ein. Es wird erst im Darm von der *Enteropeptidase*, einem Membranenzym auf der Oberfläche der Enterocyten, proteolytisch in aktives Trypsin umgewandelt. Dieses aktiviert dann autokatalytisch weitere Trypsinogen-Moleküle und die anderen Proenzyme (S. 284).

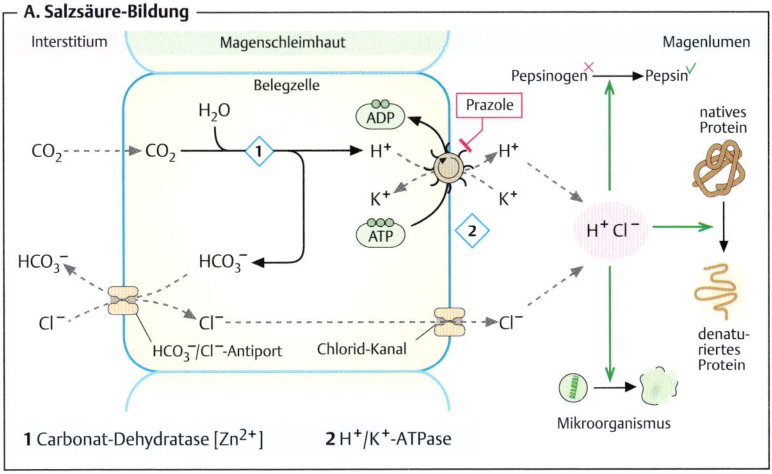


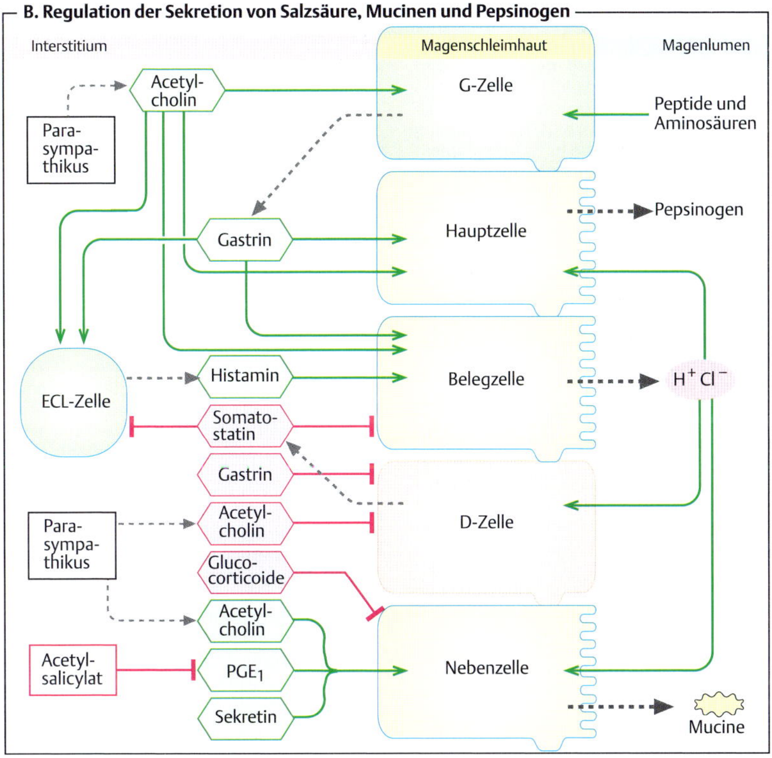


Abb. 6.3 Verdauungsprozesse

## Resorption I

Die *Resorption* der Spaltprodukte läuft in erster Linie im Dünndarm ab, nur Ethanol und kurzkettige Fettsäuren werden teilweise schon im Magen resorbiert. Dabei wird der Resorptionsprozess durch die große Oberfläche des Darms erleichtert. Lipophile Moleküle durchdringen die Plasmamembran der Mucosazellen meist durch einfache Diffusion, polare Moleküle benötigen dazu *Transporter*, siehe erleichterte Diffusion (S. 210). In vielen Fällen beobachtet man auch einen carriervermittelten Cotransport mit $Na^+$- oder $H^+$-Ionen. Dabei treibt das Konzentrationsgefälle der $Na^+$-Ionen (Konzentration im Darmlumen hoch und in den Mucosazellen niedrig) den Import von Nahrungsstoffen gegen einen Konzentrationsgradienten an (*sekundär-aktiver Transport*) (S. 210).

### A. Verdauung von Proteinen und Polysacchariden

Die Verdauung der **Proteine** beginnt im Magen und setzt sich im Dünndarm fort. Nach ihrer Denaturierung durch Salzsäure (S. 282) spalten das *Pepsin* [**1**] des Magens und die pankreatischen Proteinasen *Trypsin* [**2**], *Chymotrypsin* [**3**], *Elastase* [**4**] die Polypeptide zu Oligopeptiden. Diese werden von den *Carboxypeptidasen A* und *B* [**5**] weiter hydrolysiert. Beim Proteinverdau wirken die Proteinasen mit ihren unterschiedlichen Substratspezifitäten zusammen. Schließlich werden viele Oligopeptide von *Aminopeptidasen* [**6**] am Bürstensaum zu Aminosäuren hydrolysiert.

Die wichtigsten verdaubaren **Kohlenhydrate** der Nahrung sind *Stärke*, *Lactose* und *Saccharose*. Sie werden durch enzymatische Hydrolyse im Dünndarm vollständig zu Monosacchariden gespalten. Die **Polysaccharide** werden durch *α-Amylase* [**7**] hydrolysiert, eine *Endoglycosidase* des Speichels und Pankreassekrets, die nur α-1,4-glycosidische Bindungen angreift. Dabei entstehen **Oligosaccharide** (sog. *Grenzdextrine*), die dann von *Exoglycosidasen* weiter abgebaut werden. Es handelt sich dabei um die Oligosaccharidasen und Disaccharidasen *Glucoamylase* [**8**], *Saccharase-Isomaltase* [**9**], *Trehalase* [**10**] und *β-Glycosidase-Komplex* (mit Lactase-Aktivität [**11**]). Diese Enzyme sind als integrale Membranproteine oder über einen GPI-Anker mit der Plasmamembran des Bürstensaums fest verbunden.

**Cellulose**, Hemicellulose, Lignine, Pectine und ähnliche *pflanzliche Kohlenhydrate* werden von den Enzymen des Menschen nicht abgebaut.

### B. Zymogenaktivierung

Verdauungsenzyme, die die Oberfläche des Gastrointestinaltrakts angreifen können, werden als Proenzyme (*Zymogene*) in den Verdauungstrakt sezerniert und erst dort durch *limitierte Proteolyse* aktiviert: *Pepsinogen* wird im Magen durch $H^+$ zu Pepsin umgewandelt (S. 282). *Trypsinogen* des Pankreassekrets wird erst im Dünndarm durch *Enteropeptidase* („*Enterokinase*") zu Trypsin gespalten. Trypsin aktiviert nun die folgenden Zymogene des Pankreassekrets: *Chymotrypsinogen*, *Proelastase*, *Procarboxypeptidasen*, *Prophospholipase* $A_2$. Autokatalytisch aktiviert es auch sich selbst. Eine vorzeitige Aktivierung des Trypsinogens im Pankreas wird durch die Anwesenheit eines *Trypsininhibitors* verhindert.

### C. Resorption von Zuckern und Aminosäuren

Die freigesetzten **Monosaccharide** gelangen durch verschiedene *zuckerspezifische* **Transporter** in die Zellen des Darmepithels. Ein *sekundär-aktiver Transport* auf der luminalen Seite dient der Aufnahme von **Glucose** und **Galactose**, die von einem **$Na^+$-Glucose-Symporter** (SGLT) im Cotransport mit $Na^+$ transportiert werden. Der $Na^+$-Gradient wird durch die *$Na^+/K^+$-ATPase* auf der basalen Seite der Zellen aufrechterhalten. Über einen passiv arbeitenden **Glucose-Transporter** Glut-2 (S. 212) gelangen Glucose und Galactose dann in das Blut. **Fructose** und andere Monosaccharide werden durch erleichterte Diffusion mithilfe von Glut-5 in die Enterocyten aufgenommen und von Glut-2 an das Blut abgegeben.

Auch die **Aminosäuren** werden von den Enterocyten aus dem intestinalen Lumen durch *sekundär-aktiven Transport* (Cotransport mit $Na^+$) oder Antiport aufgenommen. Für die einzelnen Aminosäure-Gruppen gibt es dazu *gruppenspezifische Transportsysteme*. **Di-** und **Tripeptide** werden durch einen Cotransport mit $H^+$ aufgenommen und dann intrazellulär von Peptidasen gespalten (nicht gezeigt). Schließlich geschieht die Abgabe der Aminosäuren an das Blut durch *erleichterte Diffusion*.

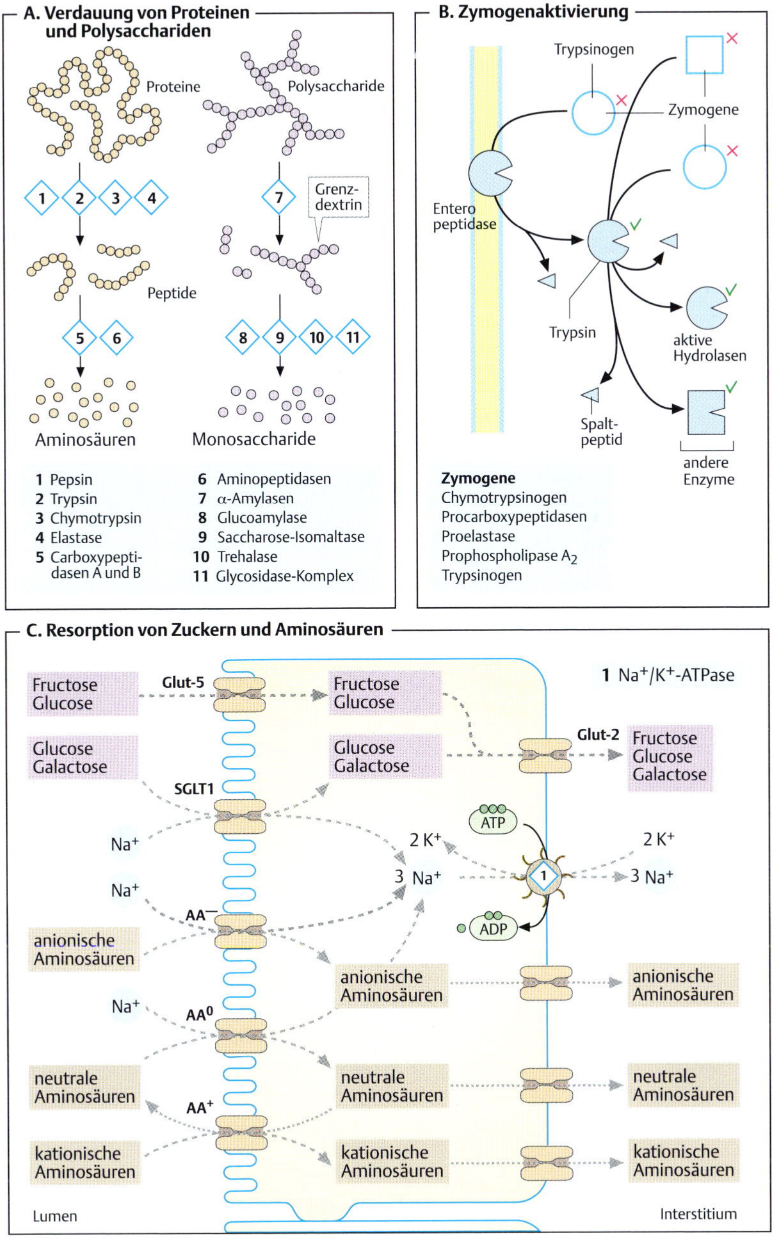


**Abb. 6.4** Resorption I

## Resorption II

**Fette**, die wichtigste Gruppe von Lipiden in unserer Nahrung, sind schlecht wasserlöslich. Je größer ihre Oberfläche ist, d. h. je besser die Fette zu kleinen Tröpfchen emulgiert sind, desto leichter können sie von Enzymen hydrolysiert werden.

### A. Fetthydrolyse

Die Spaltung der Fette im Magen-Darmtrakt wird von Lipasen katalysiert, deren wichtigste die *Pankreas-Lipase* ist. Ihre Substrate, die Fette, sind in der wässrigen Umgebung des Darmlumens jedoch schlecht zugänglich, weil sie wegen des „hydrophoben Effektes" in der wässrigen Umgebung zu größeren Fetttropfen aggregieren. Hier helfen die amphipathischen Substanzen der Galle, die **Gallensäuren** (S. 334), **Gallensalze** und **Phospholipide**. Sie lagern sich auf die Nahrungslipide und erzeugen eine **Emulsion** fein verteilter Tröpfchen mit großer Oberfläche. Gemeinsam mit dem Hilfsprotein *Co-Lipase* vermitteln die Gallensalze die Bindung der *Triacylglycerol-Lipase* [**1**] an die emulgierten Lipide. Die Aktivierung der Lipase wird durch eine Konformationsänderung in der C-terminalen Domäne des Enzyms ausgelöst, die das aktive Zentrum freilegt.

Die aktivierte Lipase hydrolysiert die Esterbindungen von Fetten. Es entstehen dadurch kleine **Micellen** (S. 34), deren Bestandteile schließlich von den Enterocyten resorbiert werden. Die Gallensäuren (S. 334) werden ebenfalls resorbiert (im Ileum).

Die Verdauung der Lipide erfordert die Kontraktion der Gallenblase und die Sekretion der pankreatischen Enzyme. Beide Prozesse werden durch das Darmhormon **Cholecystokinin** (S. 452) ausgelöst, wenn Mageninhalt in den Dünndarm übertritt.

*Lipasen* kommen im Speichel, Magensaft und Pankreassekret vor. Die Lipasen zeigen eine gewisse Substrat- und Reaktionsspezifität in Bezug auf die Kettenlänge der Fettsäuren, das pH-Optimum und die Position der Spaltung. Während *Triacylglycerol-Lipase* auf Fette spezialisiert ist, spaltet *Phospholipase* $A_2$ ($PLA_2$) bevorzugt Phospholipide in Position C-2 des Glycerols. $PLA_2$ wird im Pankreas als Proenzym (S. 284) gebildet.

### B. Resorption und Resynthese der Lipide

Die *Pankreas-Lipase* [**1**] hydrolysiert die Esterbindungen von Fetten (Triacylglycerolen) vor allem in Position 1 und 3 des Glycerols. Dadurch werden **Fettsäuren** und **2-Monoacylglycerole** freigesetzt, die in den Micellen zusammen mit anderen Nahrungslipiden (Lysolecithine, Cholesterol, lipidlösliche Vitamine) verbleiben. Durch Kontakt der Micellen mit den Mikrovilli der intestinalen Epithelzellen werden diese Lipide in den Körper aufgenommen, wahrscheinlich durch Diffusion.

Die besser wasserlöslichen kurzen und mittelkettigen Fettsäuren (Länge: $C_4$–$C_{10}$) können ohne Hilfe der Micellen resorbiert werden.

Durch vollständige Hydrolyse der Triacylglycerole wird auch etwas Glycerol freigesetzt und resorbiert.

In den Mucosazellen werden die *langkettigen Fettsäuren* (Länge: $C_{12}$–$C_{18}$) durch eine ATP-abhängige Ligase [**2**] zu Acyl-CoA aktiviert und unter Verwendung des 2-Monoacylglycerols zu Triacylglycerol (Fett) resynthetisiert. Dieser Weg der Fettsynthese (S. 164) unterscheidet sich von der Fettsynthese in Leber und Fettgewebe, die über Phosphatidsäuren verläuft.

Die Fette werden von den Intestinalzellen in Form von **Chylomikronen** verpackt. Dies sind **Lipoprotein-Komplexe** (S. 294), die die Darmepithelzellen bilden, um die aufgenommenen Lipide in eine wasserlösliche Transportform umzuwandeln.

Die Entstehung der Chylomikronen in den Enterocyten beginnt mit der Synthese des **Apoproteins B-48** (Apo B-48). Das Protein wird vom gleichen Gen wie das Apo B-100 der Leber codiert. Jedoch ist das Apo-B-48 wesentlich kürzer, weil in seinem Primärtranskript durch *RNA-Editing* ein Stopp-Codon generiert wird (nicht gezeigt).

Die Chylomikronen werden nach ihrer Beladung mit Lipiden durch Exocytose in die Lymphe abgegeben und gelangen unter Umgehung der Leber in den *Ductus thoracicus*, d. h. ins Blut. Sie transportieren dabei nicht nur Fette, sondern auch *Phospholipide*, *Cholesterol* und *fettlösliche Vitamine*.

*Kurzkettige Fettsäuren* (Länge $< C_8$) z. B. aus den Lipiden der Milch werden nicht in Fette eingebaut, sondern von den Enterocyten direkt an das Blut abgegeben. Sie gelangen so unmittelbar über die Pfortader in die Leber. Das resorbierte Glycerol kann diesen Weg ebenfalls nehmen.

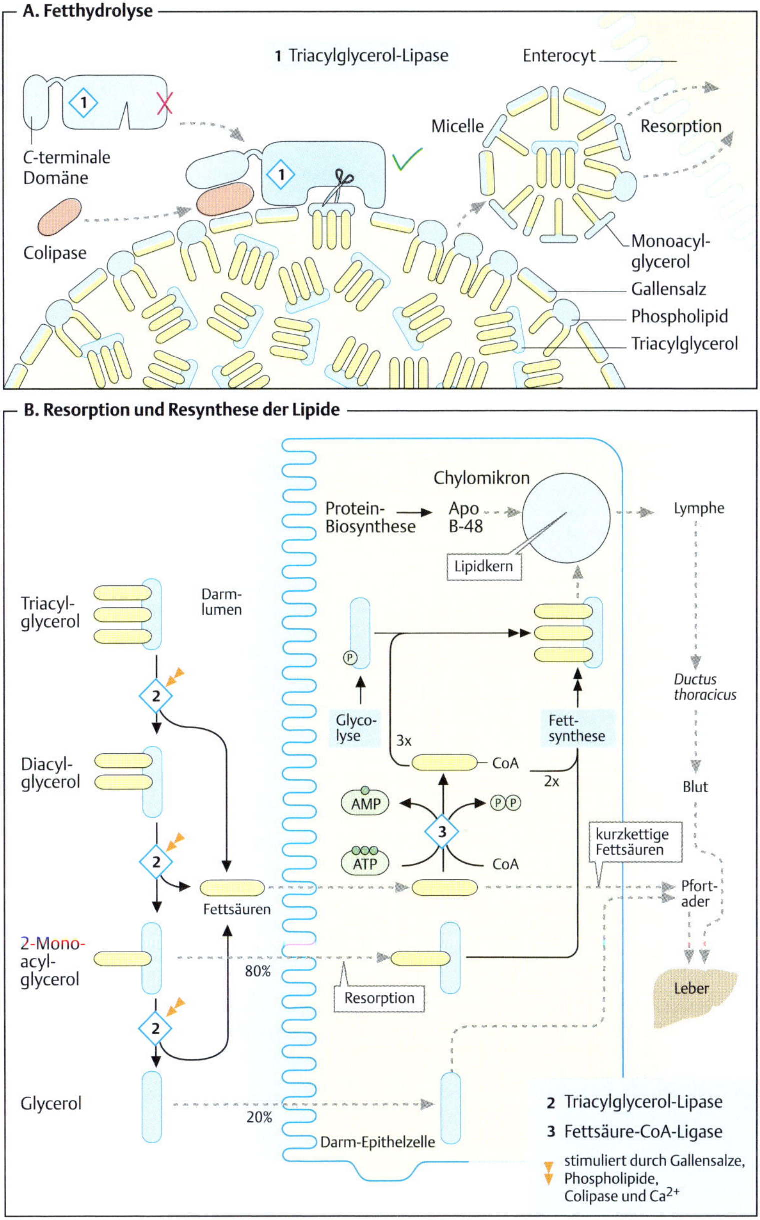


**Abb. 6.5** Resorption II

## Pathobiochemie

### A. Gastritis und Ulcus

Im Magen gibt es ein Gleichgewicht zwischen der Produktion von **Salzsäure** (HCl) und **Mucinen** (S. 280). Störungen dieses Gleichgewichts können dazu führen, dass der Magen beginnt, sich selbst zu verdauen. Eine **Gastritis** (Magenschleimhautentzündung) und im längeren Verlauf ein **Ulcus** (Magengeschwür) können verschiedene Ursachen haben. Die Mucinbildung wird z. B. durch **Glucocorticoide** reduziert (Ursachen endogen: Stress; exogen: Medikamente). Auch **Hemmstoffe der Prostaglandin-Synthese** (nichtsteroidale Antiphlogistika, **NSA**; z. B. *Acetylsalicylat*) haben diese Wirkung. Auf der anderen Seite kann eine Hypersekretion von HCl durch eine gesteigerte Vagusreizung (durch *Nicotin* und *Alkohol*) oder erhöhte Konzentrationen an *Histamin* oder *Gastrin* ausgelöst werden. An der Entstehung von Gastritis und Ulcus ist meist auch noch das säureangepasste Bakterium *Helicobacter pylori* beteiligt.

Die Gabe von säureneutralisierenden Medikamenten (**Antacida**) ist ein erster Schritt, um die HCl-Konzentration zu mindern. Die Säurebildung lässt sich direkt durch *Hemmstoffe* der $H^+/K^+$-ATPase blockieren, z. B. mit *Omeprazol*. Diese Hemmstoffe sind sog. *Prodrugs*. Sie werden erst in saurer Umgebung reaktiv und blockieren dann die Protonen-Pumpe irreversibel durch Knüpfung einer kovalenten Bindung. **Antihistaminika** ($H_2$-Blocker) wie *Ranitidin* greifen hemmend in die Steuerung der HCl-Produktion ein. *Helicobacter* kann mit **Antibiotika** bekämpft werden.

### B. Störungen der Kohlenhydratverdauung

Unverdaute Kohlenhydrate können Bakterien im Dickdarm als Nahrungsquelle dienen. Durch den Stoffwechsel der Bakterien entstehen im Kolon **Gase** (vorwiegend $H_2$, $CO_2$ und $CH_4$), **kurzkettige Fettsäuren** und **Lactat**. Die Gase führen zu *Flatulenz* (Darmwinde), die Fettsäuren werden von den Mucosazellen des Kolons resorbiert und das Lactat sorgt für eine Retention von Wasser, was eine *Diarrhoe* (Durchfall) verursachen kann.

Besonders verbreitet ist der **Lactase-Mangel** bei Erwachsenen (= **Lactoseintoleranz**). Beschwerden lassen sich durch Vermeiden von lactosehaltigen Milchprodukten oder durch die Gabe von magenresistenten *Lactase*-Präparaten beheben.

Weitere Störungen betreffen genetische Defekte von Disaccharidasen des Bürstensaums und von Transportern für einzelne Monosaccharide. Die Folge ist eine Malabsorption der betroffenen Zucker. Beispiele sind eine **Saccharoseintoleranz** (Störung der *Saccharase-Isomaltase*) und die intestinale **Fructoseintoleranz** (Störung des Glut-5) (S. 212). **Erbsen**, **Bohnen** und **Linsen** (Leguminosen) enthalten neben Stärke auch Oligosaccharide aus 1,6-verknüpfter Galactose, die von den Disaccharidasen des Menschen nur unzureichend gespalten werden.

**Zöliakie** (Sprue) ist eine Verdauungsstörung, die von dem Getreideprotein **Gluten** (Klebereiweiß) verursacht werden kann. Gluten besteht u. a. aus **Gliadin**, das in den Enterozyten durch eine Transglutaminase so modifiziert wird, dass es eine Entzündung der Darmschleimhaut auslöst, an der das Immunsystem beteiligt ist.

### C. Fettblocker und Fettersatzstoffe

Um bei starker Adipositas die Kalorienaufnahme medikamentös zu begrenzen, gibt es verschiedene Ansätze. Ein Weg ist, mit Medikamenten die Fettverdauung zu blockieren. Dazu werden **Hemmstoffe der Magen-** und **Pankreas-Lipase**, sog. **Fettblocker**, eingesetzt, z. B. Orlistat (*Xenical*). Die Nahrungsfette werden dann unverdaut wieder ausgeschieden. Ein zweiter Weg ist, Fette durch Stoffe in der Nahrung zu ersetzen, die den Geschmack und die Konsistenz von Fetten haben, aber unverdaulich sind. Einer dieser **Fettersatzstoffe** ist *Olestra* (in Europa nicht zugelassen), eine mit Fettsäuren vollständig veresterte Saccharose (*Octaacyl-Saccharose*), die von den Lipasen des Verdauungstraktes nicht gespalten werden kann und deshalb unverändert wieder ausgeschieden wird.

▸ **Störungen der Aminosäure-Aufnahme.** Die verschiedenen Transportsysteme für Aminosäuren (S. 284) können defekt sein.

Bei der **Cystinurie** ist die Aufnahme basischer Aminosäuren (Arg, Lys, Orn) und des *Cystins* aus dem Lumen des Darms und dem Primärharn im proximalen Nierentubulus gestört. Bei der seltenen **Hartnup-Krankheit** ist die Aufnahme neutraler Aminosäuren defekt. Es kommt besonders zu einem *Defizit an Tryptophan*.

**A. Gastritis und Ulcus**

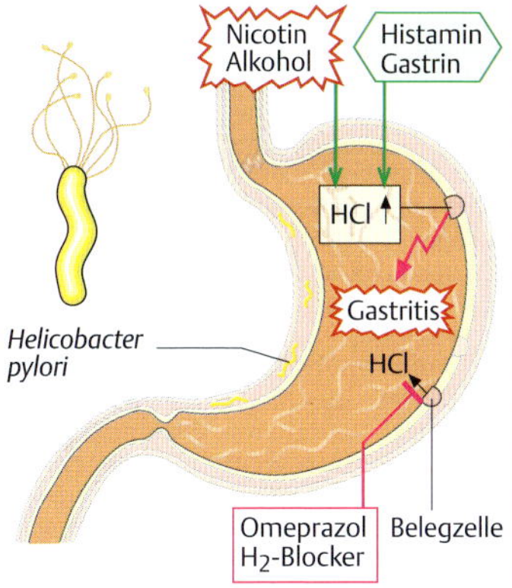


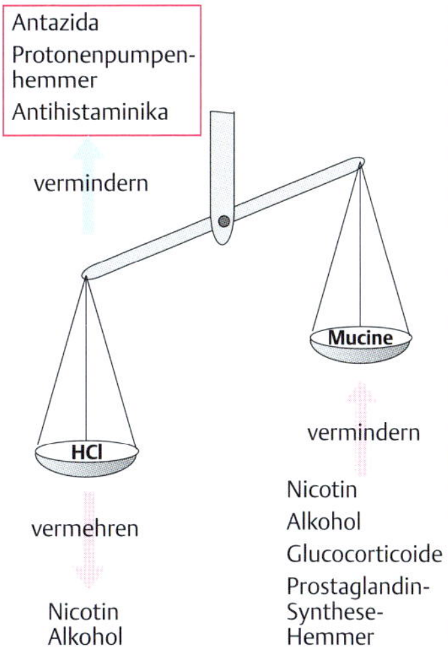


**B. Störungen der Kohlenhydrat-Verdauung**

Ursachen:

Lactose bei Lactase-Mangel
Fructose bei Glut-5-Defekt
Saccharose bei Störung der Saccharase-Isomaltase
Oligosaccharide aus Leguminosen

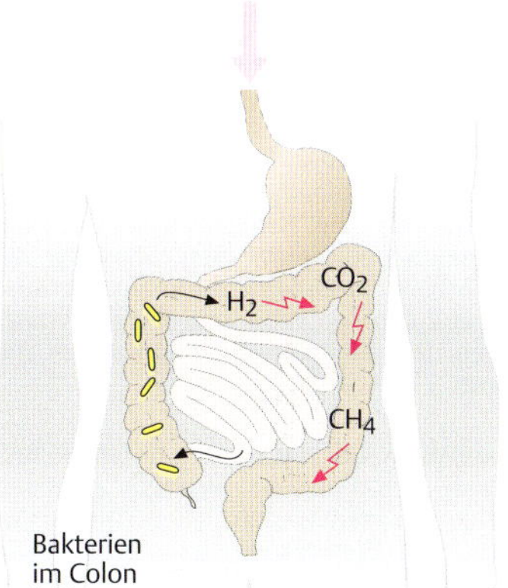


Bakterien im Colon bilden:

| Gase | kurzkettige Fettsäuren | Lactat |
|---|---|---|
| $H_2$<br>$CO_2$<br>$CH_4$ | Essigsäure<br>Propionsäure<br>Buttersäure | Retention von Wasser |
| Flatulenz | Absorption | Diarrhoe |

**C. Fettblocker und Fettersatzstoffe**

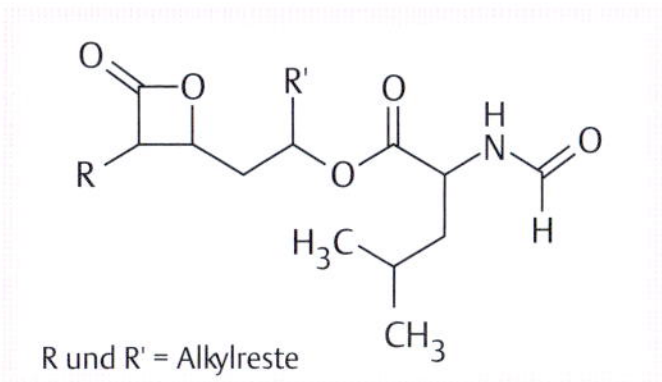


Orlistat

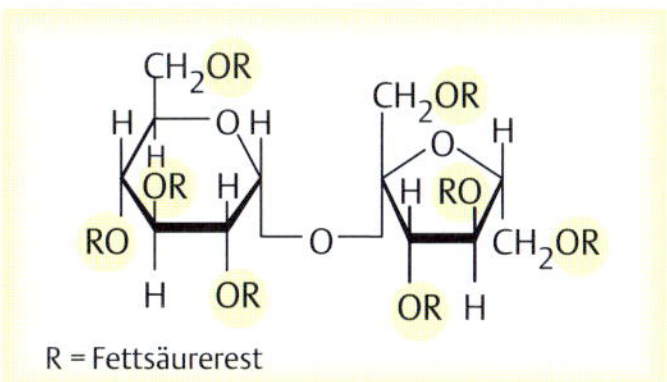


Olestra

**Abb. 6.6** Verdauungssystem: Pathobiochemie

## Zusammensetzung und Funktionen

Das Blut des Menschen macht etwa 8 % seines Körpergewichts aus. Es besteht aus **Zellen** und Zellbruchstücken in einer wässrigen Lösung, dem **Blutplasma.** Der Anteil der zellulären Elemente am Gesamtvolumen, der sog. *Hämatokrit*, beträgt etwa 45 %.

### A. Aufgaben des Blutes

Das Blut ist das wichtigste Transportmedium des Körpers, es dient der *Konstanthaltung des „inneren Milieus“* (Homöostase) und ist entscheidend an der Abwehr von Krankheitserregern beteiligt.

▸ **Transport.** Mit dem Blut werden die *Gase* Sauerstoff und Kohlendioxid transportiert. Das Blut vermittelt den *Stoffaustausch zwischen den Organen* und nimmt den Geweben die *Stoffwechsel-Endprodukte* ab, um sie zur Ausscheidung zur Lunge, Leber und Niere zu transportieren. Das Blut verbreitet außerdem die *Hormone* (S. 430) im Organismus.

▸ **Homöostase.** Das Blut sorgt für eine ausgeglichene Verteilung des Wassers zwischen dem Blutgefäßsystem, den Zellen (Intrazellularraum) und dem Extrazellularbereich. Der *Säure-Basen-Haushalt* (S. 304) wird vom Blut im Zusammenwirken mit Lunge, Leber und Niere reguliert. Auch die geregelte *Körpertemperatur* hängt vom kontrollierten Wärmetransport durch das Blut ab.

▸ **Abwehr.** Gegen Krankheitserreger, die in den Organismus eingedrungen sind, setzt sich der Organismus sowohl mit unspezifischen als auch mit spezifischen Mechanismen zur Wehr. Zum Abwehrsystem gehören die *Zellen des Immunsystems* (S. 314) und bestimmte *Plasmaproteine.*

▸ **Selbstschutz.** Um bei Gefäßverletzungen einen Blutverlust zu vermeiden, besitzt das Blut Systeme zur Blutstillung und Blutgerinnung (*Hämostase*) (S. 306). Auch die Wiederauflösung von Blutgerinnseln (*Fibrinolyse*) (S. 308) wird vom Blut selbst besorgt.

### B. Zelluläre Elemente

Die festen Elemente des Blutes sind die Erythrocyten (rote Blutkörperchen), Leukocyten (weiße Blutkörperchen) und die Thrombocyten (Blutplättchen). Die **Erythrocyten** besorgen den Gastransport im Blut (S. 298). Sie werden in Reaktive Sauerstoffspezies (S. 300) und Erythrocytenstoffwechsel (S. 302) genauer besprochen.

Zu den **Leukocyten** gehören die verschiedenen Formen von Granulocyten, Monocyten und Lymphocyten. Alle haben Funktionen in der Immunabwehr (S. 314). Die *neutrophilen Granulocyten*, die *Monocyten* sowie die aus Monocyten abgeleiteten *Makrophagen* sind Fresszellen (Phagocyten). Sie können eingedrungene Krankheiterreger aufnehmen und abbauen. Die *Lymphocyten* unterteilt man in zwei Gruppen, die B- und die T-Lymphocyten. B-Lymphocyten produzieren *Antikörper*, während die T-Lymphocyten die Immunantwort steuern oder virusinfizierte Zellen und Tumorzellen abtöten. Die *eosinophilen und basophilen Granulocyten* haben besondere Aufgaben bei der Abwehr tierischer Parasiten.

**Thrombocyten** sind Zellbruchstücke, die im Knochenmark aus großen Vorläuferzellen, den Megakaryocyten, entstehen. Ihre Aufgabe ist die Förderung der *Hämostase* (S. 306).

### C. Blutplasma: Zusammensetzung

Das **Blutplasma** ist eine wässrige Lösung von Elektrolyten, Nahrungsstoffen, Metaboliten, Proteinen, Vitaminen, Spurenelementen und Signalstoffen. Die flüssige Phase von geronnenem Blut wird als **Blutserum** bezeichnet. Es unterscheidet sich vom Plasma durch das Fehlen von Fibrinogen und anderen Gerinnungsproteinen (S. 306).

Die Zusammensetzung des Blutplasmas wird im klinisch-chemischen Labor häufig bestimmt. Bei den **Elektrolyten** fallen im Vergleich zum Cytoplasma die relativ hohe Konzentration von $Na^+$, $Ca^{2+}$ und $Cl^-$-Ionen im Blut auf. Dagegen sind die Konzentrationen von $K^+$-, $Mg^{2+}$- und Phosphat-Ionen in den Zellen höher. Auch die Proteine sind intrazellulär höher konzentriert. Die Elektrolyt-Zusammensetzung des Plasmas ähnelt der des Meerwassers, was auf die Evolution aus frühen Lebensformen im Meer zurückgeht. Annähernd isotonisch zum Blutplasma ist die sog. **„isotonische Kochsalzlösung“** (NaCl in einer Konzentration von 0,9 Gewichts-%, 0,154 mol · $L^{-1}$).

Eine Liste besonders wichtiger **Metabolite** und ihrer Konzentrationen im Blutplasma ist rechts zusammengestellt.

### A. Aufgaben des Blutes

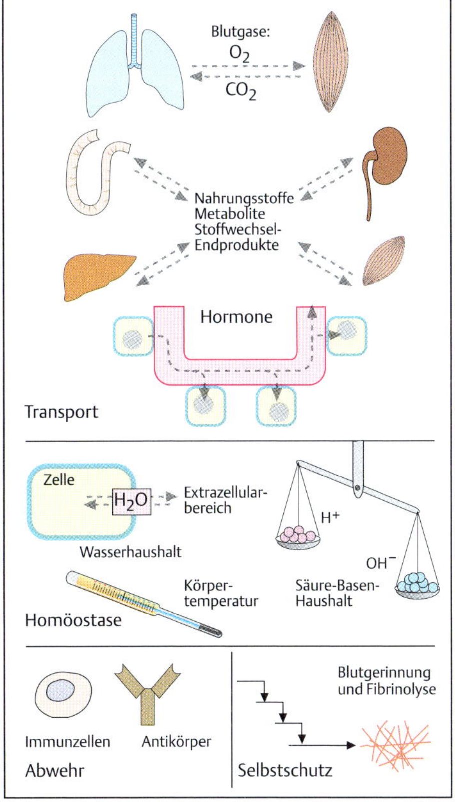


### B. Zelluläre Elemente

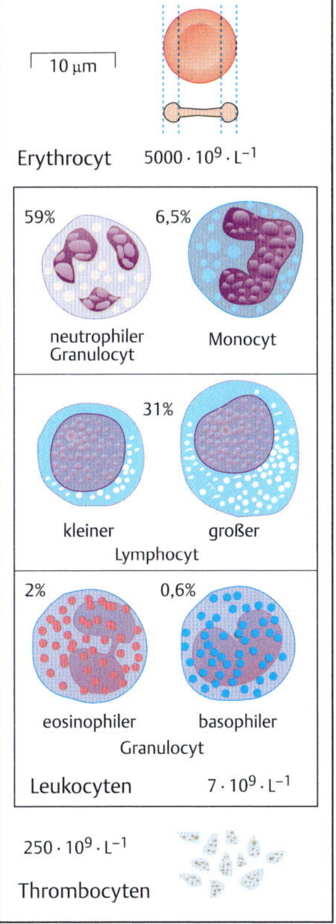


### C. Blutplasma: Zusammensetzung

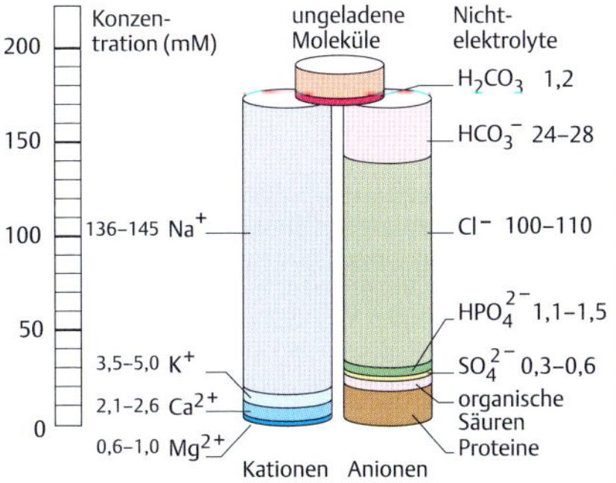


| Metabolite | Konzentration |
|---|---|
| Glucose | 3,6 – 6,1 mM |
| Lactat | 0,4 – 1,8 mM |
| Pyruvat | 0,07 – 0,11 mM |
| Harnstoff | 3,5 – 9,0 mM |
| Harnsäure | 0,18 – 0,54 mM |
| Kreatinin | 0,06 – 0,13 mM |
| Aminosäuren | 2,3 – 4,0 mM |
| Ammoniak | 0,02 – 0,06 mM |
| Lipide (gesamt) | 5,5 – 6,0 $g \cdot L^{-1}$ |
| Triacylglycerole | 1,0 – 1,3 $g \cdot L^{-1}$ |
| Cholesterol | 1,7 – 2,1 $g \cdot L^{-1}$ |

**Abb. 6.7** Blut: Zusammensetzung und Funktionen

## Plasmaproteine

Mengenmäßig stellen Proteine den größten Teil der löslichen Bestandteile des Blutplasmas. Mit Konzentrationen zwischen 60 und 80 g · $L^{-1}$ machen sie etwa 4 % aller Körperproteine aus. Zu ihren Aufgaben gehören der Stofftransport, die Regulation des Wasserhaushalts, die Hämostase und die Abwehr von Krankheitserregern.

### A. Plasmaproteine

Im Plasma des Menschen kommen mehr als 100 verschiedene Proteine vor. Nach ihrem Verhalten in der Elektrophorese (s. u.) teilt man sie grob in *fünf Fraktionen* ein, die **Albumine** sowie die $\alpha_1$-, $\alpha_2$-, β- und **γ-Globuline**. Die historische Einteilung in Albumine und Globuline basiert auf der Löslichkeit der Proteine: Albumine sind in reinem Wasser löslich, Globuline lösen sich dagegen erst in Anwesenheit von Salzen.

Das häufigste Protein im Plasma ist mit etwa 45 g · $L^{-1}$ das **Albumin**. Durch seine hohe Konzentration trägt es wesentlich zum **kolloidosmotischen Druck** des Blutes bei und stellt eine wichtige Aminosäure-Reserve des Körpers dar. Albumin besitzt Bindungsstellen für unpolare Substanzen und fungiert deshalb als **Transportprotein** für langkettige Fettsäuren, Bilirubin, Pharmaka, sowie manche Steroidhormone und Vitamine. Außerdem bindet Serumalbumin $Ca^{2+}$- und $Mg^{2+}$-Ionen, sowie $Zn^{2+}$ und $Cu^{2+}$. Als einziges der wichtigen Plasmaproteine ist es nicht glycosyliert.

Zur Albumin-Fraktion gehört auch *Transthyretin* (Präalbumin), das zusammen mit anderen Proteinen das Hormon Thyroxin und seine Metabolite transportiert.

Die Tabelle nennt weitere wichtige **Globuline** des Blutplasmas, ihre Masse und Funktionen. Die *α-* und *β-Globuline* sind am Transport von Lipiden (Lipoproteine) (S. 294), Hormonen, Vitaminen und Metall-Ionen beteiligt. Außerdem stellen sie die Gerinnungsfaktoren, Protease-Inhibitoren und die Proteine des Komplementsystems (S. 318). Die löslichen Antikörper (Immunglobuline) (S. 324) bilden die Fraktion der *γ-Globuline*.

**Bildung und Abbau**. Die meisten Plasmaproteine werden von der Leber synthetisiert. Ausnahmen sind die Immunglobuline, die von B-Lymphocyten, den sog. Plasmazellen (S. 320), sezerniert werden, und Peptidhormone, die aus endokrinen Drüsenzellen stammen.

Außer Albumin sind fast alle Plasmaproteine *Glycoproteine*. Sie tragen Oligosaccharide in *N*- und *O*-glycosidischer Bindung (S. 44). Unter den Zuckerresten tritt als endständiges Kohlenhydrat häufig die *N*-Acetyl-Neuraminsäure (S. 40) (Sialinsäure) auf. *Neuraminidasen* auf der Oberfläche der Gefäß-Endothelien spalten nach und nach die Sialinsäure-Reste ab und legen dadurch Galactose-Einheiten auf der Proteinoberfläche frei. Diese *Asialo-Glycoproteine* („Asialo-" = ohne Sialinsäure) werden von Galactose-Rezeptoren auf Hepatocyten erkannt und gebunden. Auf diese Weise erkennt die Leber gealterte Plasmaproteine, nimmt sie durch Endocytose auf und baut sie ab. Die Oligosaccharide auf der Proteinoberfläche bestimmen also die Halbwertszeit der Plasmaproteine, welche Tage bis Wochen beträgt.

In der Tabelle können nicht alle wichtigen Plasmaproteine aufgeführt werden. Es fehlen z. B. einige Faktoren des Gerinnungssystems und der Fibrinolyse (S. 308), die Komplementfaktoren (S. 318), die Protease-Hemmer **$\alpha_1$-Antiproteinase** ($\alpha_1$-Antitrypsin) und **$\alpha_2$-Makroglobulin** sowie verschiedene **Lektine** (Kohlenhydrat-bindende Proteine).

Bei gesunden Personen ist die Konzentration der Plasmaproteine konstant. Erkrankungen von Organen, die an Ihrer Synthese und am Abbau beteiligt sind, können das Proteinmuster verschieben. So lösen z. B. schwere Verletzungen über Cytokine (S. 456) die vermehrte Bildung von **Akutphase-Proteinen** aus, zu denen u. a. das *C-reaktive Protein* (S. 316), *$\alpha_1$-Antitrypsin, Haptoglobin, Fibrinogen* (S. 306) und der *Komplementfaktor C3* (S. 318) gehören.

Bei bestimmten Erkrankungen verändern sich auch die Konzentrationen einzelner Plasmaproteine (sog. *Dysproteinämien*). Das zeigt sich häufig in der Elektrophorese.

### B. Trägerelektrophorese

Proteine und andere elektrisch geladene Moleküle kann man durch Elektrophorese trennen. Unter den verschiedenen Verfahren ist die **Trägerelektrophorese** auf Celluloseacetat-Folie besonders einfach. Mit ihrer Hilfe lassen sich die Serumproteine, die bei leicht alkalischen pH-Werten wegen ihres Überschusses an negativen Ladungen alle zur Anode (+-Pol) wandern, in die genannten fünf Fraktionen auftrennen. Nach Fixieren und Anfärben der Proteine mit Farbstoffen kann man die entstehenden Banden durch *Densitometrie* quantitativ auswerten.

## A. Plasmaproteine

| Gruppe | Protein | Masse in kDa | Funktion ✳ Akutphase-Protein |
|---|---|---|---|
| Albumine | Transthyretin | 50 – 66 | Transport von Thyroxin und Triiodthyronin |
| | Albumin: 45 g · $L^{-1}$ | 67 | Erhalt des osmotischen Drucks, Transport von Fettsäuren, Bilirubin, Gallensäuren, Steroidhormonen, Pharmaka sowie anorganischen Ionen |
| $\alpha_1$-Globuline | Antitrypsin | 51 | Hemmung von Trypsin und anderen Proteasen |
| | Antichymotrypsin | 58 – 68 | Hemmung von Chymotrypsin |
| | Lipoprotein (HDL) | 200 – 400 | Transport von Lipiden |
| | Prothrombin | 72 | Gerinnungsfaktor II, Vorstufe von Thrombin |
| | Transcortin | 51 | Transport von Cortisol, Corticosteron und Progesteron |
| | saures Glycoprotein | 44 | Transport von Progesteron |
| | Thyroxin-bindendes Globulin | 54 | Transport von Thyroxin und Triiodthyronin |
| $\alpha_2$-Globuline | Caeruloplasmin (Transcuprein) | 132 | Transport von Kupfer-Ionen, Oxidation von $Fe^{2+}$ zu $Fe^{3+}$ |
| | Antithrombin III | 58 | Hemmung der Blutgerinnung |
| | Haptoglobin ✳ | 100 | Bindung von Hämoglobin |
| | Cholin-Esterase | ca. 350 | Spaltung von Cholinestern |
| | Plasminogen | 90 | Vorstufe von Plasmin |
| | Makroglobulin | 725 | Bindung von Proteasen,Transport von Zink-Ionen |
| | Retinol-bindendes Protein | 21 | Transport von Vitamin A |
| | Vitamin D-bindendes Protein | 52 | Transport von Calciolen |
| β-Globuline | Low Density Lipoprotein (LDL) | 2000 – 4500 | Transport von Lipiden |
| | Transferrin | 80 | Transport von Eisen-Ionen |
| | Fibrinogen ✳ | 340 | Gerinnungsfaktor I |
| | Geschlechtshormon-bindendes Globulin | 65 | Transport von Testosteron und Estradiol |
| | Transcobalamin | 38 | Transport von Vitamin $B_{12}$ |
| | C-reaktives Protein ✳ | 110 | Aktivierung von Komplement |
| γ-Globuline | IgG | 150 | späte Antikörper |
| | IgA | 360 | Mucosa-schützende Antikörper |
| | IgM | 935 | frühe Antikörper |
| | IgD | 172 | B-Lymphocyten-Rezeptoren |
| | IgE | 196 | anaphylaktische Reaktion |

## B. Trägerelektrophorese

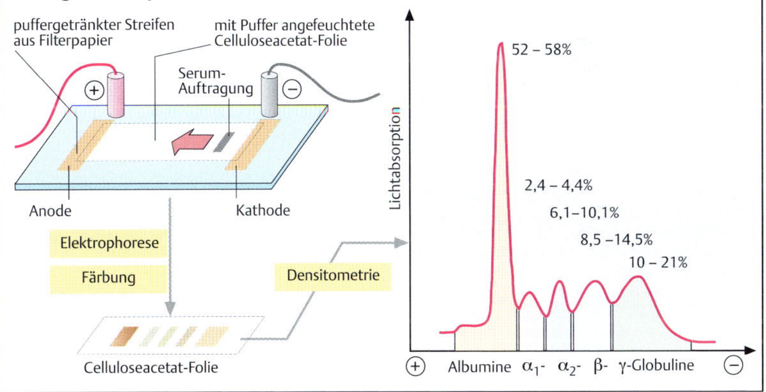


Abb. 6.8 Plasmaproteine

## Lipoproteine I

Die meisten **Lipide** sind kaum wasserlöslich, manche haben jedoch auch *amphipathische Eigenschaften*, d. h. sie sind sowohl wasser- als auch fettlöslich. Im Blut würden die hydrophoben Triacylglycerole zu Tropfen zusammenlaufen, die Fettembolien hervorrufen. Amphipathische Lipide dagegen würden sich in die Membranen der Blutzellen einlagern und diese auflösen. Zum Lipidtransport im Blut bedarf es daher besonderer Vorkehrungen.

Langkettige **Fettsäuren** ($C_{12}$–$C_{18}$) werden im Blut in Bindung an Albumin transportiert. Mittel- ($C_8$–$C_{10}$) und kurzkettige ($C_4$–$C_6$) sind dagegen wegen ihrer größeren Hydrophilität frei im Blut gelöst (S. 286). **Fette**, **Phospholipide**, **Cholesterol** und seine Ester sowie **fettlösliche Vitamine** werden in Form von wasserlöslichen **Lipoprotein-Komplexen** (*Lipoproteine*) transportiert, die im Blutplasma in mehreren Arten unterschiedlicher Größe und Zusammensetzung vorkommen.

### A. Zusammensetzung von Lipoprotein-Komplexen

Die Lipoprotein-Komplexe (*Lipoproteine*) sind kugel- oder scheibchenförmige Aggregate aus **Lipiden** und Proteinen, sog. **Apolipoproteinen** (Apo). Die Komplexe bestehen aus einem Kern von unpolaren Lipiden (vorwiegend Triacylglycerole und Cholesterol-Ester), der von einer etwa 2 nm dicken, einschichtigen Hülle von amphipathischen Lipiden (Phospholipiden und Cholesterol) umgeben ist (s. Folgeseite, Beispiel des LDL). Die Hülle, in die auch die Apolipoproteine eingelagert sind, verleiht der Oberfläche der Partikel polare Eigenschaften und verhindert so ihre Aggregation zu größeren Teilchen. Je umfangreicher der Lipidkern eines Lipoproteins ist, d. h. je mehr unpolare Lipide er enthält, desto geringer ist seine Dichte.

Die Lipoproteine werden meist in fünf Gruppen eingeteilt. Geordnet nach abnehmender Größe und zunehmender Dichte sind dies **Chylomikronen** und die **Chylomikronen-Reste**, **VLDL** (very low density lipoproteins), **IDL** (intermediate density lipoproteins), **LDL** (low density lipoproteins) und **HDL** (high density lipoproteins). Der Anteil der Apolipoproteine liegt zwischen 1 % bei den Chylomikronen und über 50 % bei den HDL. Apolipoproteine, von denen in der Tabelle nur die wichtigsten genannt werden, dienen nicht nur der Löslichkeit, sondern fungieren auch als Erkennungsmoleküle für Membranrezeptoren von Zielzellen (Apo B-100 und Apo E) oder als Aktivatoren für Enzyme und Proteine, die am Lipidstoffwechsel und Lipidaustausch beteiligt sind (Apo A-I, A-II, A-IV, A-V, C-I, C-II und D).

### B. Transportfunktionen

Die Lipoprotein-Klassen unterscheiden sich nicht nur in der Zusammensetzung, sondern auch in der Art ihrer Entstehung und Funktion.

Die **Chylomikronen** (S. 286) werden in der Darmmukosa gebildet und gelangen unter Umgehung der Leber über die Lymphe ins Blut. Sie besorgen den Transport der Nahrungslipide vom Darm zu den Geweben. Ihr charakteristisches Apolipoprotein ist **Apo B-48**. Im Blut stimulieren HDL die Entladung von Chylomikronen durch Übertragung von **Apo E** und **Apo C-II**. Dies geschieht vor allem im Muskel- und Fettgewebe. Dazu aktiviert das Apo C-II der Chylomikronen eine *Lipoprotein-Lipase* [**1**], die sich auf der Oberfläche der Gefäß-Endothelien befindet. Dieses Enzym spaltet den größten Teil der Triacylglycerole. Die freigesetzten Fettsäuren werden lokal von den Zellen aufgenommen, das Glycerol wird zur Leber transportiert. Durch die Spaltung ihrer Lipide schrumpfen die Chylomikronen allmählich zu **Chylomikronen-Resten** (engl. remnants), die schließlich von der Leber mithilfe von **Apo E-Rezeptoren** aus dem Blut entfernt werden.

**VLDL**, **IDL** und **LDL** sind eng miteinander verwandt. VLDL entstehen in der Leber. Sie dienen dem Transport endogen gebildeter Lipide wie Triacylglycerole, Cholesterol und Phospholipide zu extrahepatischen Geweben. Für VLDL charakteristisch ist das **Apo B-100**.

Ähnlich wie die Chylomikronen schrumpfen VLDL unter dem Einfluss der *Lipoprotein-Lipase* [**1**] allmählich und gehen dabei in IDL und schließlich LDL über. Auch dieser Vorgang wird durch Transfer von verschiedenen Apolipoproteinen von HDL stimuliert.

**LDL** enthalten gegenüber VLDL und IDL einen deutlich größeren Anteil an Cholesterol und Cholesterol-Estern. Zellen mit einem Bedarf an Cholesterol binden LDL und nehmen die kompletten Partikel durch **rezeptorvermittelte Endocytose** auf (s. Folgeseite), der Rest wird von der Leber eingesammelt.

### A. Zusammensetzung von Lipoprotein-Komplexen

| Typ | Dichte $[g \cdot cm^{-3}]$ | Durchmesser [nm] | Apolipoprotein | Lipidanteil [%] Triacylglycerol | Cholesterol | Phospholipid | Funktion |
|---|---|---|---|---|---|---|---|
| Chylomikronen | 0,930 | 75–1200 | B-48, C-II, E | 80–95 | 2–7 | 3–9 | Transport von Nahrungslipiden aus dem Intestinum |
| Chylomikronen-Remnants | 0,930–1,006 | 30–80 | B-48, C-II, E | | | | Transport von Nahrungslipiden zur Leber |
| VLDL | 0,930–1,006 | 30–80 | B-100, C-II, E | 55–80 | 5–15 | 10–20 | Transport endogener Lipide von der Leber |
| IDL | 1,006–1,019 | 25–35 | B-100 C-II, E | 20–50 | 20–40 | 15–25 | Rückführung endogener Lipide zur Leber |
| LDL | 1,019–1,063 | 18–25 | B-100 | 5–15 | 40–50 | 20–25 | Lieferung von Cholesterol an Zellen |
| HDL | 1,063–1,210 | 5–12 | C-II, E | 5–10 | 15–25 | 20–30 | Rückführung von Cholesterol zur Leber |

### B. Transportfunktionen

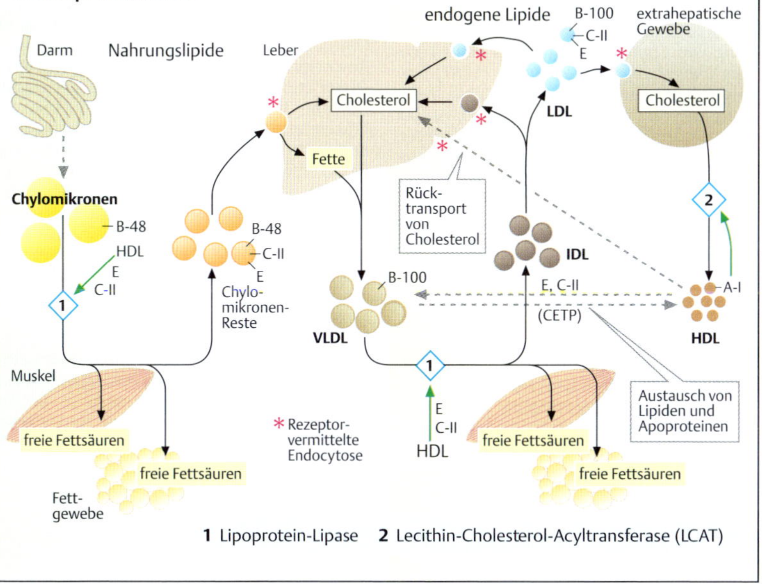


Abb. 6.9 Lipoproteine I

## Lipoproteine II

### A. Funktion und Schicksal von HDL

Die Lipoprotein-Gruppe des Blutplasmas mit der höchsten Dichte und der geringsten Größe sind die **HDL** (engl. high density lipoproteins; siehe Tab. auf Vorseite). Sie entstehen durch verschiedene Prozesse, hauptsächlich durch Biosynthese in Leber und Intestinum.

HDL enthalten in ihrer äußeren Schicht Phospholipide, Cholesterol und eine Reihe von Apolipoproteinen wie A-I, A-II, C-I, C-II, D und E. Im Inneren der HDL finden sich Fette und Cholesterol-Ester. Durch Aufnahme von Phospholipiden und Cholesterol aus den Wänden der Blutgefäße wachsen die HDL und gehen aus einer scheibchenförmigen Struktur in eine kugelige Form über.

HDL können mit Geweben und anderen Lipoproteinen Lipide und Apolipoproteine austauschen (siehe auch Abb. B auf Vorseite).

1. Durch reversiblen **Transfer von Apo E und Apo C-II** auf Chylomikronen und VLDL wird deren Reifung und Entladung gefördert.
2. HDL sammeln das in den Geweben gebildete, überschüssige Cholesterol ein und führen es der Leber zur Entsorgung zu (sog. **reverser Cholesteroltransport**).
3. Dieser Prozess wird dadurch gefördert, dass das von HDL aufgenommene Cholesterol mit Fettsäuren verestert wird. Die gebildeten Ester gelangen wegen ihrer höheren Lipophilie in den Kern des HDL. Diese Acylierung von Cholesterol wird von einer *Lecithin-Cholesterol-Acyltransferase* (LCAT) katalysiert, die die HDL aus dem Blut aufnehmen. Lieferant für die Acyl-Gruppen ist das Phospholipid Lecithin, das durch Transfer des Fettsäure-Rests von C-2 des Glycerols auf Cholesterol in Lysolecithin übergeht.
4. Mit Hilfe eines **Cholesterolester-Transferproteins** (CETP) können HDL mit VLDL Cholesterol-Ester gegen Triacylglycerole und Phospholipide austauschen. VLDL leiten die Cholesterol-Ester über IDL und LDL an die Leber weiter.
5. Reife HDL werden von Hepatocyten mithilfe von Rezeptoren für **Apo E** gebunden, durch Endocytose aufgenommen und endgültig abgebaut. Außerdem besitzen einige Zellen des Körpers, insbesondere die Makrophagen, sog. **Scavenger-**(„Müllmänner"-)**Rezeptoren**, mit deren Hilfe HDL und andere Lipoproteine reversibel gebunden werden können, um Ihren Inhalt zu entladen. Scavenger-Rezeptoren haben meist eine hohe Kapazität und eine geringe Spezifität für ihre Liganden.

HDL tragen entscheidend dazu bei, den Blutspiegel an Cholesterol zu senken, indem sie das Cholesterol aus peripherem Gewebe einsammeln und direkt oder über VLDL an die Leber liefern. Dort wird das Cholesterol (S. 332) in Gallensäuren umgewandelt oder direkt in die Galle ausgeschieden. HDL werden deshalb im Gegensatz zum LDL als das *„gute Cholesterol"* angesehen.

### B. LDL-Bindung an den LDL-Rezeptor

Für verschiedene Apolipoproteine gibt es Membranrezeptoren, die auf bestimmten Zielzellen von Lipoproteinen zu finden sind. Besonders gut untersucht ist der **LDL-Rezeptor**, ein sehr großes Membranprotein, das die Proteine **Apo B-100** und **Apo E** spezifisch und mit hoher Affinität bindet. Mit Hilfe des LDL-Rezeptors wird das **LDL** von Zellen der Peripherie gebunden und endocytiert. Dies ist ein gutes Beispiel für die **rezeptorvermittelte Endocytose** (S. 214).

Der LDL-Rezeptor ist ein Membranprotein mit modularer Struktur. Er besteht aus fünf Domänen. Die äußerste, Cystein-reiche Domäne kann Apo B-100 und Apo E binden, sie dient der direkten Interaktion mit LDL. In saurer Umgebung (nach Endocytose) ändert sich die Konformation dieser Region und führt zu einer Dissoziation des gebundenen LDL. Die zweite Domäne ist homolog zu dem epidermalen Wachstumsfaktor (EFG). Die dritte Domäne enthält *N*- und *O*-glycosidisch verknüpfte Oligosaccharide, die offensichtlich dafür sorgen, dass der Rezeptor weit aus der Membran herausragt. Mit der vierten Domäne ist der Rezeptor in der Plasmamembran verankert. Die fünfte Domäne innerhalb der Zellen stellt das *C*-terminale Ende dar, das für die Endocytose zuständig ist.

Die LDL-Rezeptoren werden vom intrazellulären Cholesterolspiegel reguliert. Durch die Endocytose von LDL wird dessen cholesterolreicher Lipidinhalt dem Blut entzogen und von den Zellen resorbiert. Störungen in diesem Prozess führen deshalb zu einer **Hypercholesterolämie** (S. 168).

**A. Funktion und Schicksal von HDL**

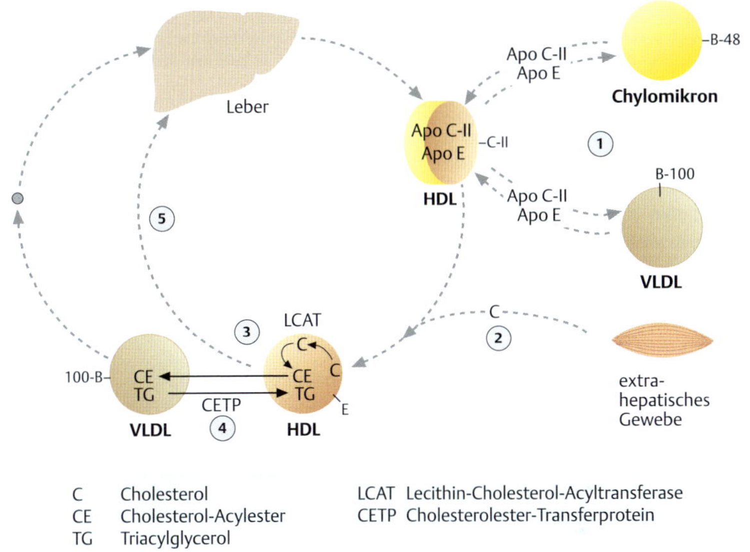


**B. LDL-Bindung an LDL-Rezeptor**

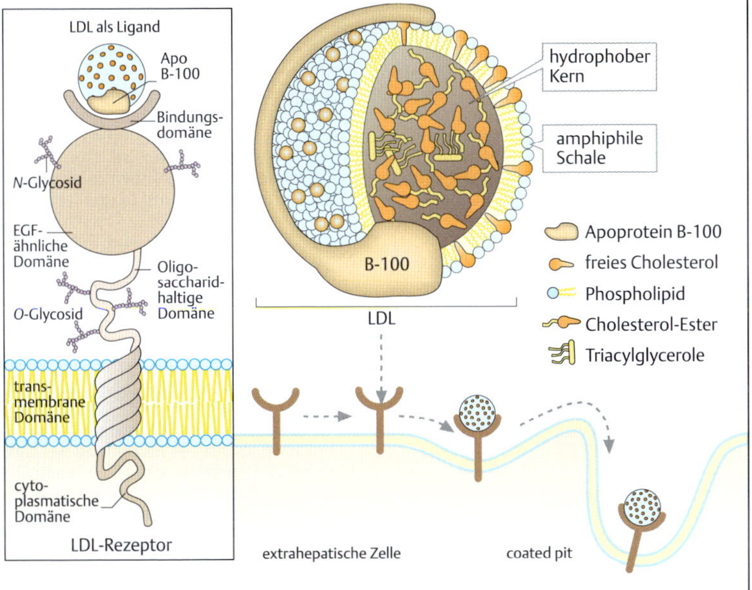


**Abb. 6.10** Lipoproteine II

## Hämoglobin und Gastransport

Die wichtigste Aufgabe der Erythrocyten ist der Transport von molekularem Sauerstoff (**$O_2$**) von der Lunge in die Gewebe und von Kohlendioxid (**$CO_2$**) von den Geweben zur Lunge. Die höheren Organismen benötigen dafür **Hämoglobin** (Hb), weil $O_2$ schlecht wasserlöslich ist. Hb ist auch für den größten Teil der Pufferkapazität des Blutes (S. 304) verantwortlich.

### A. Hämoglobin

Das Hb des Erwachsenen (**Hb A, 1**) ist ein *Heterotetramer* (S. 66) aus vier Globinmolekülen (zwei α- und zwei β-Ketten von je 16 kDa), die unterschiedliche Sequenzen zeigen, aber ähnlich gefaltet sind. Etwa 80 % der Aminosäurereste bilden *α-Helices*. Jede Untereinheit trägt eine **Häm-Gruppe** (S. 96) mit einem zentralen $Fe^{2+}$-Ion. Bei der Bindung von $O_2$ an das Häm-Eisen (**Oxygenierung**) ändert sich die Oxidationsstufe des Eisens *nicht*. Nur selten kommt es zur Bildung von *Methämoglobin* (Met-Hb, Hb · $Fe^{3+}$), das kein $O_2$ binden kann. Sein Anteil beträgt i. a. nur 1–2 % (S. 302).

Vier der sechs Koordinationsstellen des Eisens sind von den N-Atomen der Pyrrolringe besetzt, eine weitere von einem Histidinrest (dem *proximalen Histidin*), mit der sechsten koordiniert im Oxy-Hb der Sauerstoff bzw. $H_2O$ in der Desoxy-Form.

Aufgrund von *kooperativen Wechselwirkungen* zwischen den Untereinheiten (**B**) steigt die $O_2$-Affinität des Hb mit dem $O_2$-Partialdruck ($pO_2$) an, was zu einer S-förmigen (sigmoidalen) **Sättigungskurve** (S. 90) führt (**2**). Die Form der Kurve ist den $O_2$-Partialdrücken im Körper angepasst: Beim $pO_2$ in den Arterien (80–100 mmHg) ist Hb fast vollständig mit $O_2$ gesättigt, während in peripheren Geweben (30–50 mmHg) schon geringe $pO_2$-Verschiebungen den Sättigungsgrad stark verändern (oben, a–c). Dieser Effekt wird durch *allosterische Effektoren* des Hb (**B**) noch verstärkt. So führt eine Verdoppelung des normalen $CO_2$ von 40 mm Hg durch Rechtsverschiebung der Kurve auch zu doppelt so hoher $O_2$-Abgabe (unten, vergl. die Strecken a und b). Dieses Phänomen ist als *Bohr-Effekt* schon lange bekannt.

### B. Allosterische Regulation

Wie die ACTase (S. 90) kann auch Hb zwei Zustände *(Konformationen)* einnehmen, die T-Form (engl. *t*ense) und R-Form (engl. *r*elaxed). Die **T-Form** (oben) besitzt eine viel *geringere $O_2$-Affinität* als die R-Form (unten). Bindet $O_2$ an die T-Form, führt dies zu einer Konformationsänderung, die den Zusammenhalt zwischen den Ketten schwächt. Mit zunehmendem $pO_2$ gehen deshalb mehr und mehr Moleküle in die affinere R-Form über. Verschiedene **allosterische Effektoren** beeinflussen das Gleichgewicht zwischen T- und R-Form und regulieren dadurch das Bindungsverhalten des Hämoglobins. Die wichtigsten Effektoren sind *$CO_2$, $H^+$ und 2,3-Bisphosphoglycerat* (BPG) (S. 302).

### C. Gastransport im Blut

Auch am Transport von Kohlendioxid ($CO_2$) zwischen Geweben und Lunge ist Hb maßgeblich beteiligt. Etwa 5 % des $CO_2$ sind als *Carbamino-Hb* kovalent an den *N*-Terminus des Hb gebunden (nicht gezeigt). Über 90 % werden in der Peripherie zunächst in das besser lösliche *Hydrogencarbonat* ($HCO_3^-$) umgewandelt (unten). In der Lunge wird daraus wieder $CO_2$ regeneriert, das abgeatmet werden kann.

Beide Prozesse sind mit der Desoxygenierung bzw. Oxygenierung von Hb gekoppelt. *Desoxy-Hb* ist nämlich eine stärkere Base als Oxy-Hb. Es bindet zusätzliche Protonen (etwa 0,7 $H^+$ pro Tetramer) und fördert dadurch in den Geweben die Umwandlung von $CO_2$ in $HCO_3^-$, das über einen Antiporter im Austausch gegen $Cl^-$ ins Plasma abgegeben mit diesem zur Lunge transportiert wird. Dort verlaufen die beschriebenen Reaktionen in umgekehrter Richtung: Desoxy-Hb wird oxygeniert und gibt dabei Protonen ab. Diese verschieben das $HCO_3^-/CO_2$-Gleichgewicht und fördern so die Abgabe von $CO_2$.

Über den gleichen Mechanismus wird die $O_2$-Bindung an Hb durch $H^+$-Ionen (d. h. den pH-Wert) gesteuert. Ein hoher $pCO_2$ in Geweben mit intensivem Stoffwechsel, erhöht lokal die $H^+$-Konzentration und erniedrigt dadurch die $O_2$-Affinität des Hämoglobins (Bohr-Effekt, s. o.). Dies führt zu verstärkter $O_2$-Abgabe und damit besserer Sauerstoffversorgung.

Unkatalysiert ist die Einstellung des Gleichgewichts zwischen $CO_2$ und $HCO_3^-$ relativ langsam. Im Blut und in anderen Organen wird sie durch das zinkhaltige Enzym *Carboanhydrase* [**1**] beschleunigt, das in den Erythrocyten in hoher Konzentration vorkommt.

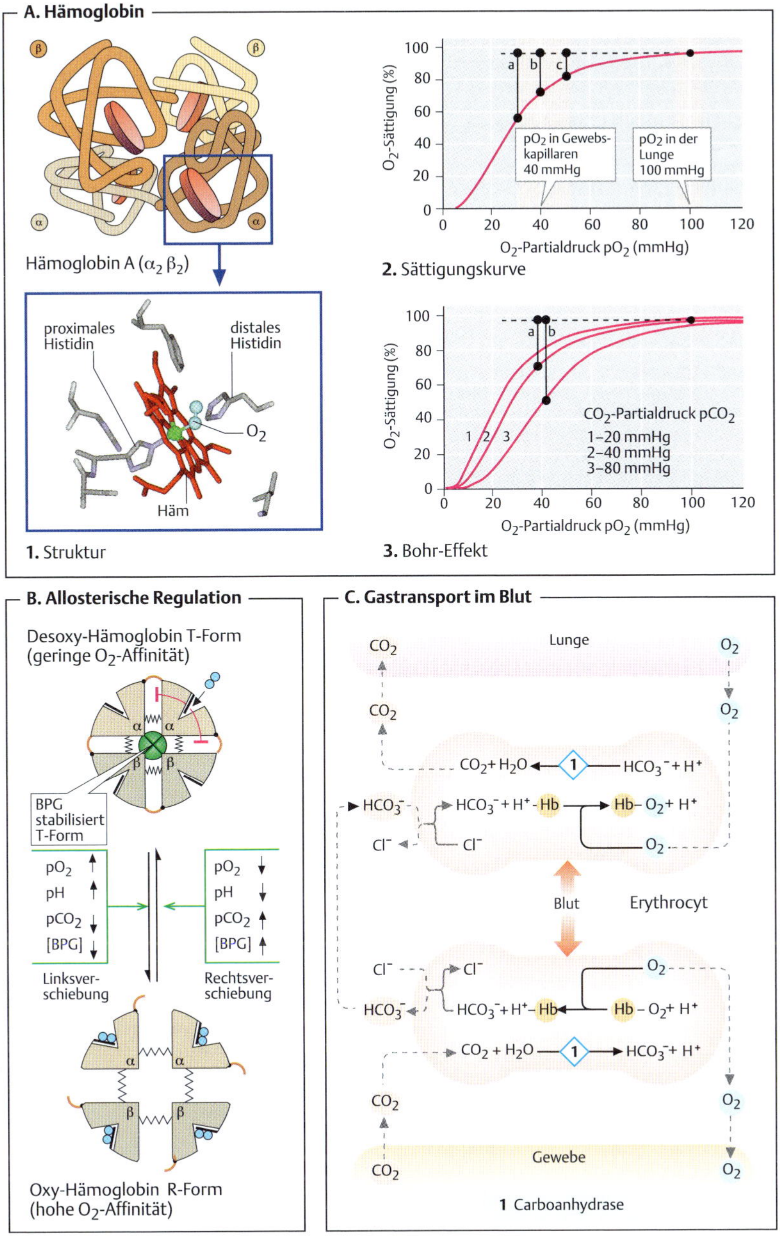


Abb. 6.11 Hämoglobin und Gastransport

## Reaktive Sauerstoffspezies

Aerob lebende Zellen sind zur Energieproduktion auf molekularen Sauerstoff angewiesen. Andererseits entstehen aus $O_2$ ständig kleine Mengen toxischer Substanzen, die man unter dem Begriff **reaktive Sauerstoffspezies** (engl. *reactive oxygen species*, ROS) zusammenfasst. ROS sind starke *Oxidationsmittel* oder extrem reaktionsfähige *freie Radikale* (S. 22), die Zellen und funktionelle Moleküle schädigen (oxidativer Stress). Erythrocyten sind wegen ihrer Funktion im $O_2$-Transport ständig hohen $O_2$-Konzentrationen ausgesetzt und deshalb durch ROS besonders gefährdet.

### A. Reaktive Sauerstoffspezies

Das Sauerstoff-Molekül ($O_2$) enthält zwei ungepaarte Elektronen, ist also ein *Diradikal*. Trotzdem ist $O_2$ aufgrund seiner besonderen Elektronenanordnung relativ stabil. Nimmt das Molekül jedoch ein zusätzliches Elektron auf (**a**), entsteht das sehr reaktive **Superoxidradikal** ($\cdot O_2^-$). Eine weitere Reduktion (**b**) führt zum **Peroxid-Anion** ($O_2^{2-}$), das Protonen bindet und dadurch in **Wasserstoffperoxid** ($H_2O_2$) übergeht. Der Einbau eines dritten Elektrons (**c**) führt zur Aufspaltung des Moleküls in die Ionen $O^{2-}$ und $O^-$. Während $O^{2-}$ durch Aufnahme von zwei Protonen **Wasser** bildet, liefert die Protonierung von $O^-$ das besonders gefährliche **Hydroxylradikal** ($\cdot OH$). Eine vierte Elektronenübertragung und anschließende Protonierung überführt auch $O^-$ in Wasser.

Die Bildung von ROS wird z. B. durch $Fe^{2+}$-Ionen katalysiert. Auch die Reaktion von $O_2$ mit FMN oder FAD (S. 22) erzeugt ständig ROS.

Zum Schutz vor ROS dienen neben Antioxidanzien (**B**) auch **Enzyme**: Die *Superoxid-Dismutase* [**1**] zerlegt („disproportioniert") zwei Superoxidradikale in $O_2$ und das weniger schädliche $H_2O_2$. Dieses wiederum wird durch die hämhaltige *Katalase* [**2**] zu $O_2$ und $H_2O$ disproportioniert (S. 230). Neben toxischen Eigenschaften werden den ROS auch Signalfunktionen bei der Homöstase physiologischer Funktionen zugeschrieben.

### B. Biologische Antioxidanzien

Zum Schutz gegen ROS und andere Radikale enthalten alle Zellen **Antioxidanzien**. Dies sind *Reduktionsmittel*, die leicht mit Oxidationsmitteln reagieren und dadurch wichtige Moleküle vor Oxidation schützen. Zu den biologischen Antioxidanzien gehören die **Vitamine C** und E (S. 408), **Ubichinol** (Coenzym Q) (S. 96) und einige **Carotinoide**. Auch **Bilirubin** (S. 200) und **Harnsäure** (S. 190) dienen dem Oxidationsschutz. Besonders wichtig ist das Tripeptid **Glutathion** (**C**).

### C. Glutathion

Glutathion (S. 185) (Sequenz: γ-Glu-Cys-Gly) enthält eine atypische γ-Peptid-Bindung zwischen Glu und Cys. Redoxaktiv ist die *Thiol-Gruppe* des Cysteinrestes. Zwei Moleküle der reduzierten Form (**GSH**, oben) werden bei Oxidation zum Disulfid (**GSSG**, unten) verknüpft, das durch Reduktion wieder in zwei Moleküle GSH zerlegtwerden kann. Glutathion kommt in allen Zellen – auch in Erythrocyten – in millimolaren Konzentrationen vor.

### D. Membranschutz

Besonders anfällig gegen ROS sind die Acylreste in den Lipiden der Erythrocytenmembran, an denen sich *Alkylradikale* bilden können (L·, nicht gezeigt), die durch Reaktion mit $O_2$ in *Lipidperoxidradikale* (LOO·) übergehen. Diese **Lipidperoxidation** löst Folgereaktionen aus, welche mit der Zeit die Membran und das Hämoglobin irreversibel schädigen.

Die Abbildung zeigt, wie Lipidperoxidradikale durch Zusammenwirken chemischer Antioxidanzien und enzymatischer Reaktionen in unschädliche Produkte überführt werden können. Das primäre Antioxidanz ist **Vitamin E** (α-Tocopherol) das wegen seiner hydrophoben Isoprenoid-Seitenkette in der Membran „schwimmt". Es reduziert das Peroxidradikal zum harmloseren *Lipidperoxid* LOOH. Dieses wird durch die selenhaltige *Glutathion-Peroxidase* (S. 62) ([**2**]) zu unschädlichen Lipidalkoholen (LOH) weiter reduziert. Coenzym der Reaktion ist **Glutathion** (GSH, **C**), das dabei zum Disulfid GSSG oxidiert wird. Im letzten Schritt der Redoxkette regeneriert die *Glutathion-Reduktase* [**1**] mithilfe von NADPH wieder funktionsfähiges GSH. Das durch LOO· oxidierte Vitamin E, wird ebenfalls durch GSH regeneriert, wobei als weiteres Redoxsystem **Vitamin C** zwischengeschaltet ist. Während Erythrocyten unter optimalen Bedingungen mehr als 4 Monate überleben können, gehen sie beim Versagen ihrer Oxidationsschutzsysteme innerhalb weniger Tage zugrunde.

### A. Reaktive Sauerstoffspezies

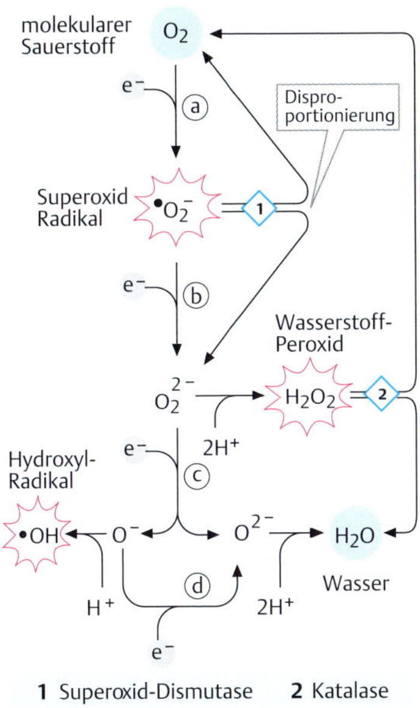


### B. Biologische Antioxidanzien

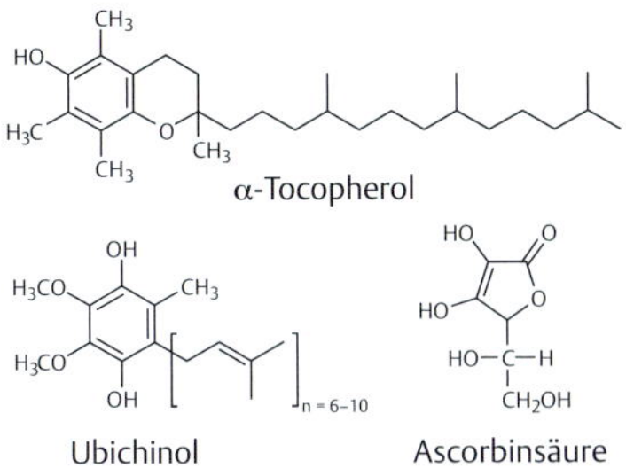


| | |
|---|---|
| Chinole und Enole | α-Tocopherol (Vitamin E)<br>Ubichinol (Coenzym Q)<br>Ascorbinsäure (Vitamin C) |
| Carotinoide | β-Carotin<br>Lycopin |
| andere | Glutathion<br>Bilirubin |

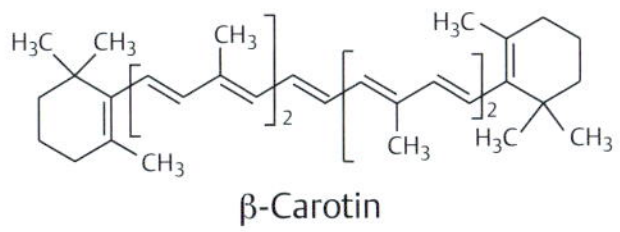


### C. Glutathion

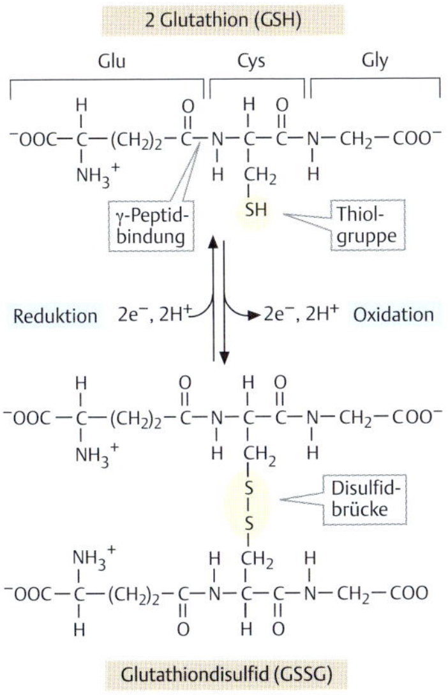


### D. Membranschutz

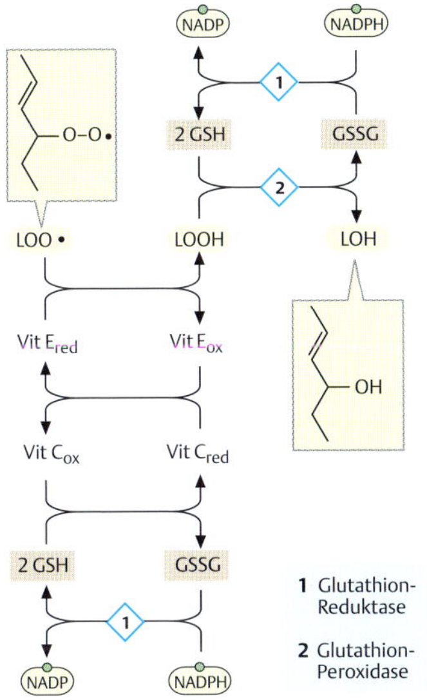


**Abb. 6.12** Reaktive Sauerstoffspezies

## Erythrocytenstoffwechsel

Die Erythrocyten der Säugetiere sind kernlose Zellen mit einem reduzierten **Erhaltungsstoffwechsel.** Dieser ist im Wesentlichen auf die **anaerobe Glycolyse** (S. 140) und den **Hexosemonophosphat-Weg** (HMW) (S. 142) beschränkt. Deshalb sind Erythrocyten nur lebensfähig, wenn sie ständig mit Glucose versorgt werden. Pro Tag verbrauchen die $3 \cdot 10^{13}$ Erythrocyten im menschlichen Blut – unabhängig von der Stoffwechsellage – etwa 36 g *Glucose* und geben etwa die gleiche Menge *Lactat* ab, das in der Leber durch Gluconeogenese wieder zu Glucose aufgebaut werden kann (S. 392).

### A. Erythrocytenstoffwechsel

Das in der Glycolyse gebildete **ATP** dient vor allem der Versorgung der *$Na^+$/$K^+$-ATPase* (S. 118), die das Membranpotenzial der Erythrocyten aufrechterhält. Auch der allosterische Effektor des Hämoglobins **2,3-Bisphosphoglycerat** (**B**) ist ein Nebenprodukt der Glycolyse. Ein kleiner Teil des in der Glycolyse gebildeten **NADH** liefert Reduktionsäquivalente für die Reduktion von Methämoglobin (s. u.).

Die Hauptaufgabe des Hexosemonophosphatwegs ist die Bereitstellung von **NADPH**, das benötigt wird, um mithilfe der *Glutathion-Reduktase* [**3**] aus Glutathiondisulfid (GSSG) reduziertes **Glutathion** (GSH) zu regenerieren. Glutathion, das wichtigste Antioxidanz der Erythrocyten, ist Coenzym der *Glutathion-Peroxidase* [**4**]. Dieses Enzym entgiftet $H_2O_2$ sowie *Lipidhydroperoxide* (LOOH), die bei der Reaktion von ROS mit ungesättigten Fettsäuren der Erythrocytenmembran entstehen (S. 300). Die Glutathion-Reduktase gehört zu den wenigen Enzymen mit einen *Selenocystein-Rest* (S. 62) im aktiven Zentrum.

Normalerweise wird $O_2$ nur koordinativ an das Häm-Eisen gebunden ohne mit ihm zu reagieren. Gelegentlich kommt es jedoch zu einer Redoxreaktion, bei der **Methämoglobin** ($Hb{\cdot}Fe^{3+}$) und ein *Superoxidradikal* (S. 300) entstehen. Die *Met-Hb-Reduktase* [**2**] reduziert $Hb{\cdot}Fe^{3+}$ wieder zu funktionsfähigem $Hb{\cdot}Fe^{2+}$, wobei reduziertes Cytochrom $b_5$ als Elektronendonor dient. Dieses wird mithilfe des in der Glycolyse gebildeten NADH durch die *Cytochrom $b_5$-Reduktase* [**1**] regeneriert. Das Superoxid-Anion wird durch die *Superoxid-Dismutase* (S. 300) entgiftet.

### B. 2,3-Bisphosphoglycerat

Neben $H^+$-Ionen und $CO_2$ (S. 298) ist **2,3-Bisphosphoglycerat (BPG)** der wichtigste Regulator der $O_2$-Bindung an Hämoglobin. BPG wird in Erythrocyten durch die *Bisphosphoglycerat-Mutase* [**5**] aus dem Glycolyse-Intermediat *1,3-Bisphosphoglycerat* (S. 140) gebildet und kann durch die *Bisphosphoglycerat-Phosphatase* [6] als 2-Phosphoglycerat wieder in die Glycolyse eingeschleust werden. Weil dabei die Phosphoglycerat-Kinase-Reaktion umgangen wird, ist der „Umweg" über BPG beim Vergleich mit der Glycolyse (S. 140) mit dem Verlust eines ATP verbunden.

BPG bindet als *allosterischer Effektor* (S. 90) selektiv an *Desoxy-Hb* und vergrößert dadurch dessen Anteil am Gleichgewicht. Die Folge ist eine *verstärkte $O_2$-Abgabe* bei konstantem $pO_2$. Im Diagramm entspricht dies einer **Rechtsverschiebung** der Sättigungskurve. Ähnlich wirken $CO_2$ und $H^+$-Ionen (S. 298). Die Wirkungen von $CO_2$ und BPG auf die $O_2$-Sättigungskurve sind *additiv*. Gibt man beide Effektoren zu einer Lösung von reinem Hb, geht Kurve 1 in Kurve 4 über, die der von Vollblut entspricht (S. 298).

▸ **Weitere Informationen.** Durch geeignete Maßnahmen kann man Spendererythrocyten, die nicht sofort verwendet werden sollen, für Transfusionszwecke bis zu 6 Wochen konservieren. Zunächst trennt man sie von Plasma und Leukocyten und versetzt dann das Erythrocytenkonzentrat zur Stabilierung mit Zusätzen, z. B. in Form einer sogenannten *CPDA-Lösung*. Das Kürzel „CPDA" steht für die Komponenten der Lösung, nämlich *Citrat*, das die Gerinnung hemmt (S. 308), *Phosphat*, welches zur ATP-Bildung benötigt wird, *„Dextrose"*, d. h. Glucose als Energiesubstrat für die Erythrocyten, und *Adenin*, das zur Aufrechterhaltung des ATP-Spiegels beiträgt.

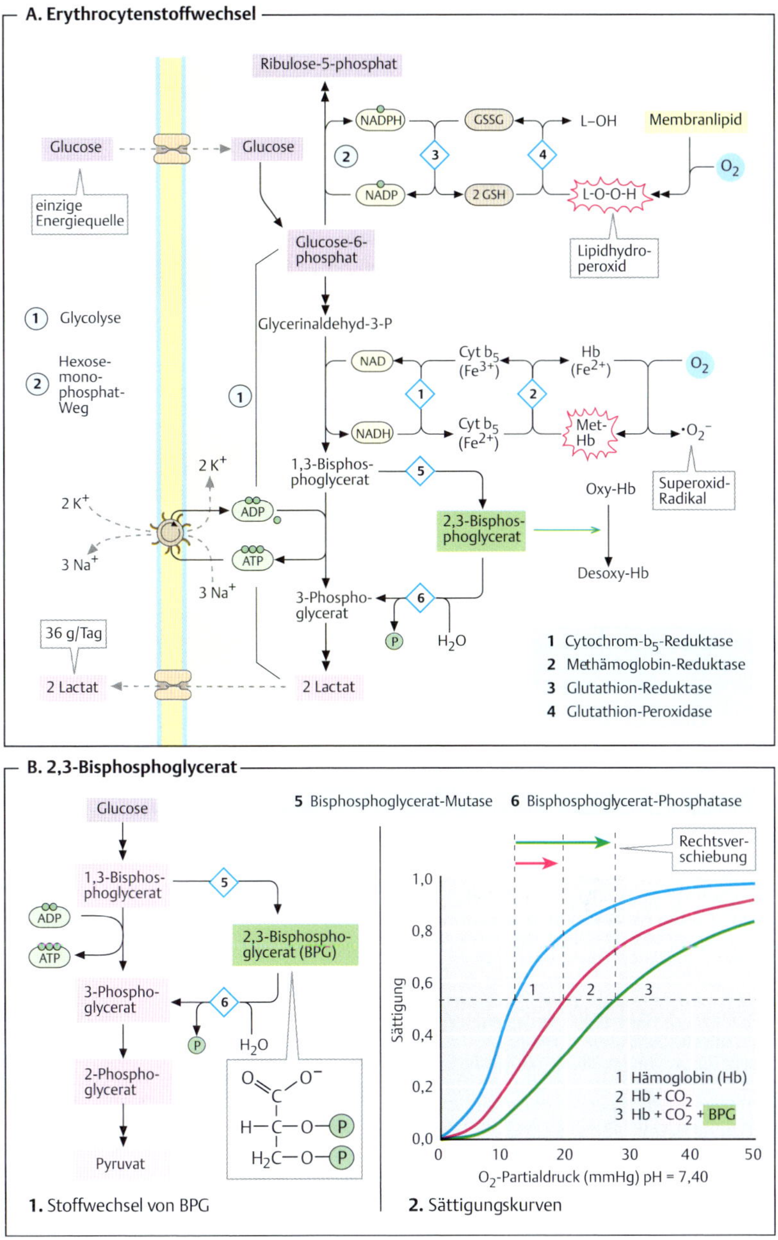


Abb. 6.13 Erythrocytenstoffwechsel

## Säure-Basen-Haushalt

### A. Wasserstoffionen-Konzentration des Blutplasmas

Die $H^+$-Konzentration im Blut und im Extrazellularraum liegt bei etwa 40 nM ($4 \cdot 10^{-8}$ mol $\cdot$ $L^{-1}$). Dies entspricht einem **pH-Wert** von **7,40**. Der Organismus ist bemüht, diesen Wert konstant zu halten, da größere pH-Verschiebungen mit dem Leben nicht vereinbar sind.

Der Konstanthaltung des pH-Wertes im Blut dienen **Puffersysteme**, die kleinere Störungen des *Säure-Basen-Haushalts* abfangen (**C**). Langfristig ist eine ausgeglichene Bilanz zwischen $H^+$-Produktion bzw. -Aufnahme und $H^+$-Ausscheidung entscheidend. Reicht die Pufferkapazität im Blut nicht aus oder ist der Säure-Basen-Haushalt unausgeglichen, z. B. bei Erkrankungen der Niere oder bei *Hypo-* oder *Hyperventilation*, kommt es zu Verschiebungen des Plasma-pH-Wertes. Eine Erniedrigung um mehr als 0,03 Einheiten wird als **Acidose** bezeichnet, eine Erhöhung als **Alkalose.**

### B. Säure-Basen-Haushalt

Protonen entstammen weitgehend zwei Quellen: freien Säuren in der Nahrung und schwefelhaltigen Aminosäuren. Die mit der Nahrung aufgenommenen *Säuren,* z. B. **Citronensäure**, **Ascorbinsäure** und **Phosphorsäure**, geben beim alkalischen pH des Darms Protonen ab. Für die Protonenbilanz stärker ins Gewicht fallen die beim Proteinabbau entstehenden Aminosäuren **Methionin** und **Cystein**. Ihre S-Atome werden in der Leber zu Schwefelsäure oxidiert, die durch Dissoziation zu Sulfat Protonen liefert.

Auch Reaktionen des Intermediärstoffwechsels können den pH-Wert des Blutes verschieben. Bei anaerober Glycolyse in Muskeln und Erythrocyten wird Glucose unter Freisetzung von Protonen zu **Lactat** abgebaut (S. 140). Auch die Synthese der **Ketonkörper** (S. 332) Acetacetat und 3-Hydroxybutyrat in der Leber setzt Protonen frei. Werden diese Säuren in großen Mengen gebildet, z. B. bei *Hunger* oder *Diabetes mellitus* (S. 446), belasten sie die Puffersysteme und können zu einer pH-Erniedrigung führen (**metabolische Acidosen**; *Lactacidose* [Lactatacidose] bzw. *Ketoacidose*). Normalerweise sind die gebildeten Mengen aber gering und beeinflussen den Protonen-Haushalt kaum. Durch ihren oxidativen Abbau wird ihr Beitrag zum Protonenhaushalt auch wieder aufgehoben.

Protonen können nur von der **Niere** im Tausch gegen $Na^+$-Ionen ausgeschieden werden (S. 350), nicht aber von der Lunge (s. u.). Im Urin werden die $H^+$-Ionen z. T. durch $NH_3$ und Phosphat abgepuffert.

### C. Puffersysteme des Plasmas

Die **Pufferkapazität** hängt von der Konzentration des Puffers und seinem $pK_a$-Wert ab. Die höchste Wirkung wird erreicht, wenn der pH-Wert dem $pK_a$-Wert des Puffersystems entspricht (S. 24). Zur Pufferung im Blut sind deshalb schwache Säuren mit $pK_a$-Werten um 7 am besten geeignet.

Das wichtigste Puffersystem im Blut ist der **$CO_2$/Bicarbonat-Puffer**. Er besteht aus Wasser, **Kohlendioxid** ($CO_2$, Anhydrid der Kohlensäure $H_2CO_3$), und **Hydrogencarbonat** ($HCO_3^-$, *„Bicarbonat"*). Die Einstellung des Gleichgewichtes zwischen $CO_2$ und $HCO_3^-$ wird durch das zinkhaltige Enzym *Carbonat-Dehydratase* (*„Carboanhydrase"*, [**1**]) beschleunigt (S. 298). $HCO_3^-$ und $CO_2$ liegen beim pH-Wert des Plasmas in einem Verhältnis von etwa 20/1 vor. Das im Blut gelöste $CO_2$ steht aber mit dem gasförmigen $CO_2$ in den Lungenalveolen im Gleichgewicht. Das $CO_2/HCO_3^-$-System ist deshalb trotz des nicht ganz optimalen $pK_a$-Werts von 6,36 (Säurekonstante des $CO_2$) ein leistungsfähiges, *offenes Puffersystem.* Durch beschleunigte oder verlangsamte Atmung wird die $CO_2$-Abgabe in der Lunge erhöht oder vermindert. Dies verschiebt das $CO_2/HCO_3^-$-Verhältnis und damit den Plasma-pH-Wert (**respiratorische Alkalose** bzw. **Acidose**). Auf diese Weise kann die Atmung Änderungen des pH-Wertes des Plasmas bis zu einem gewissen Grade kompensieren, sie führt aber *nicht* zur Ausscheidung von Protonen.

Die **Plasmaproteine** und besonders das **Hämoglobin** der Erythrocyten stellen aufgrund ihrer hohen Konzentration etwa ¼ der Pufferkapazität des Blutes bereit. Die Pufferwirkung von Proteinen setzt sich aus Beiträgen aller ionisierbaren Seitenketten zusammen. Beim pH-Wert des Blutes sind die Aminosäuren Histidin ($pK_a$ ~6) und Cystein ($pK_a$ ~8) besonders wirksam.

Auch die zweite Dissoziationsstufe von **Phosphat** ($H_2PO_4^-/HPO_4^{2-}$) trägt zur Pufferkapazität des Blutplasmas bei. Zwar ist der $pK_a$-Wert dieses Systems fast optimal, wegen der niedrigen Gesamtkonzentration des Phosphats (etwa 1 mM) bleibt sein Beitrag aber gering.

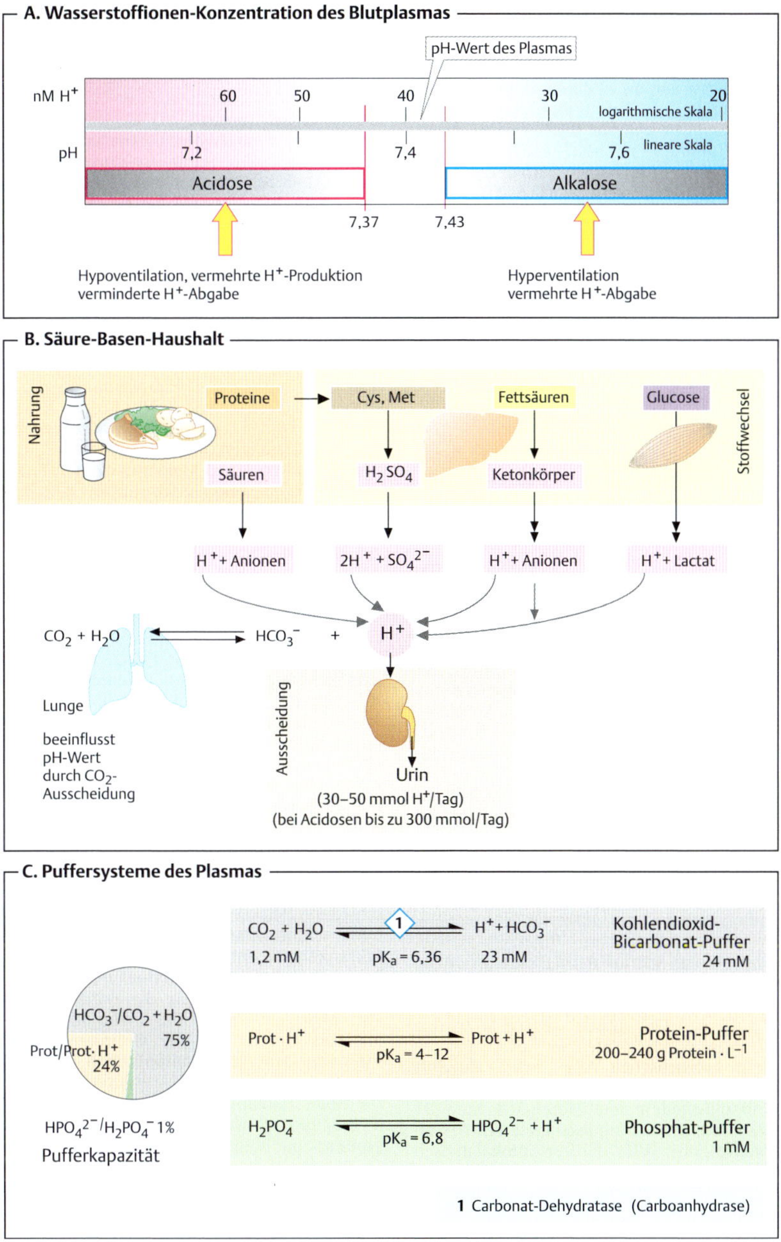


**Abb. 6.14** Säure-Basen-Haushalt

## Blutgerinnung

Nach Verletzungen von Blutgefäßen sorgt die **Hämostase** für die Minderung des Blutverlustes. Zunächst kommt es durch die Aktivierung von Thrombocyten zur Kontraktion des verletzten Gefäßes und zur Bildung eines losen, aus Thrombocyten bestehenden Pfropfes (**Blutstillung**). Etwas später wird unter der Wirkung des Enzyms *Thrombin* polymeres Fibrin gebildet und in den Thrombus eingelagert (**Blutgerinnung**). Wir besprechen hier nur die Gerinnung. Die vielen Bestandteile des Gerinnungssystems werden in der Fachsprache häufig mit römischen Ziffern gekennzeichnet (z. B. Prothrombin als Faktor II). Wenn die Faktoren aktiviert sind, tragen sie zusätzlich ein „a“ (z. B. Thrombin als Faktor IIa). Bis auf $Ca^{2+}$ (Faktor IV) sind alle Faktoren Proteine. Die Aktivierung der meisten inaktiven Proteinfaktoren geschieht durch *limitierte Proteolyse.*

### A. Blutgerinnung

Die wichtigste Reaktion bei der Blutgerinnung ist die enzymatische Umwandlung des löslichen Plasmaproteins **Fibrinogen** (Faktor **I**) in polymeres **Fibrin** (**Faktor Ia**), das sich als faseriges Netzwerk im Primärthrombus ablagert. Diese Reaktion wird von **Thrombin** (Faktor **IIa**) katalysiert, einer Serin-Proteinase (S. 172), die von Fibrinogen kleine Peptide abspaltet. Dadurch werden Bindungsstellen freigelegt, die die Fibrin-Moleküle spontan zu Polymeren aggregieren lassen. Die anschließende kovalente Vernetzung des Fibrins durch eine **Transglutaminase** (Faktor **XIII**) stabilisiert den Thrombus weiter.

Normalerweise liegt Thrombin im Blut als inaktives Proenzym vor. Zur Aktivierung des Prothrombins gibt es zwei Wege. Beide stellen Kaskaden enzymatischer Reaktionen dar, bei denen inaktive Proenzyme (Zymogene, Symbol: Kreis) proteolytisch in aktive **Proteinasen** (Symbol: Kreissektor) umgewandelt werden, die wiederum das nächste Proenzym aktivieren usw. Einige Schritte der Kaskade benötigen zusätzliche **Proteinfaktoren** (Faktoren **III**, **Va** und **VIIIa**) sowie anionische **Phospholipide** (PL, s. u.) und **$Ca^{2+}$-Ionen**. Ausgelöst werden beide Wege durch Schäden der Gefäßwand.

Beim **extrinsischen Weg** (rechts) aktiviert das **Gewebs-Thromboplastin** (Faktor **III**), ein Membranprotein in den tieferen Schichten der Gefäßwand, den Gerinnungsfaktor **VII**. Dessen aktivierte Form (**VIIa**) fördert autokatalytisch seine eigene Bildung und setzt außerdem die aktiven Faktoren **IXa** und **Xa** aus ihren Vorstufen frei. **IXa** erzeugt mithilfe von Faktor **VIIIa** sowie PL und $Ca^{2+}$ zusätzliches **Xa**, das schließlich – unterstützt durch **Va**, PL und $Ca^{2+}$ – aktives Thrombin freisetzt.

Auch der weniger bedeutende **intrinsische Weg** (links) wird durch Gefäßverletzungen ausgelöst. Er führt in fünf Stufen über die Faktoren **XIIa**, **XIa**, **IXa** und **Xa** zur Aktivierung von Prothrombin.

### B. Proteinkomplexe

$Ca^{2+}$ und Phospholipide (PL) der Thrombocytenmembran sind an der Gerinnungskaskade beteiligt. Sie führen zur lokalen Komplexbildung mit solchen Proteinen, die Aminosäurereste vom Typ **Gla** (*γ-Carboxyglutamat*) (S. 72) enthalten: die Faktoren II, VII, IX und X. Die Gla-Reste finden sich gruppenweise in bestimmten Domänen und stellen über $Ca^{2+}$ den Kontakt zu den PL der Membran her. Ein **Tenase-Komplex** (**1**, links) bildet sich aus den Faktoren IXa und VIIIa und aktiviert dadurch Faktor X zu Xa. Dieser verbindet sich mit Va zu einem **Prothrombinase-Komplex** (**2**, rechts), welcher die entscheidende Aktivierung von Prothrombin (II) zu Thrombin (IIa) auf der Thrombocytenmembran katalysiert.

Aktives **Thrombin** wandelt nicht nur Fibrinogen in Fibrin um, sondern fördert auch indirekt seine eigene Bildung, indem es die Aktivierung der Faktoren **V** und **VIII** stimuliert. Außerdem katalysiert es die Aktivierung von Faktor **XIII** und löst so auch die Vernetzung des Fibrins aus. Dadurch wird ein großer Verstärkungseffekt erzielt, wenn die Gerinnung einmal ausgelöst ist. Auch die Fibrinolyse (S. 308) wird von Thrombin ausgelöst, sie setzt allerdings verzögert ein.

▸ **Störungen der Blutgerinnung.** Es sind verschiedene Defekte bekannt, die die Blutgerinnung verlangsamen. Die häufigste genetische Erkrankung ist ein Mangel an dem **von-Willebrand-Faktor** des Subendothels der Blutgefäße. Dieser Faktor fördert die Adhäsion von Thrombocyten. **Hämophilie A** wird durch Fehlen von funktionsfähigem Gerinnungsfaktor **VIII** verursacht und **Hämophilie B** geht auf Mutationen im Gen für den Faktor **IX** zurück. Da beide Hämophilien („Bluterkrankheiten“) *X-chromosomal rezessiv vererbt* werden, sind praktisch nur Männer betroffen.

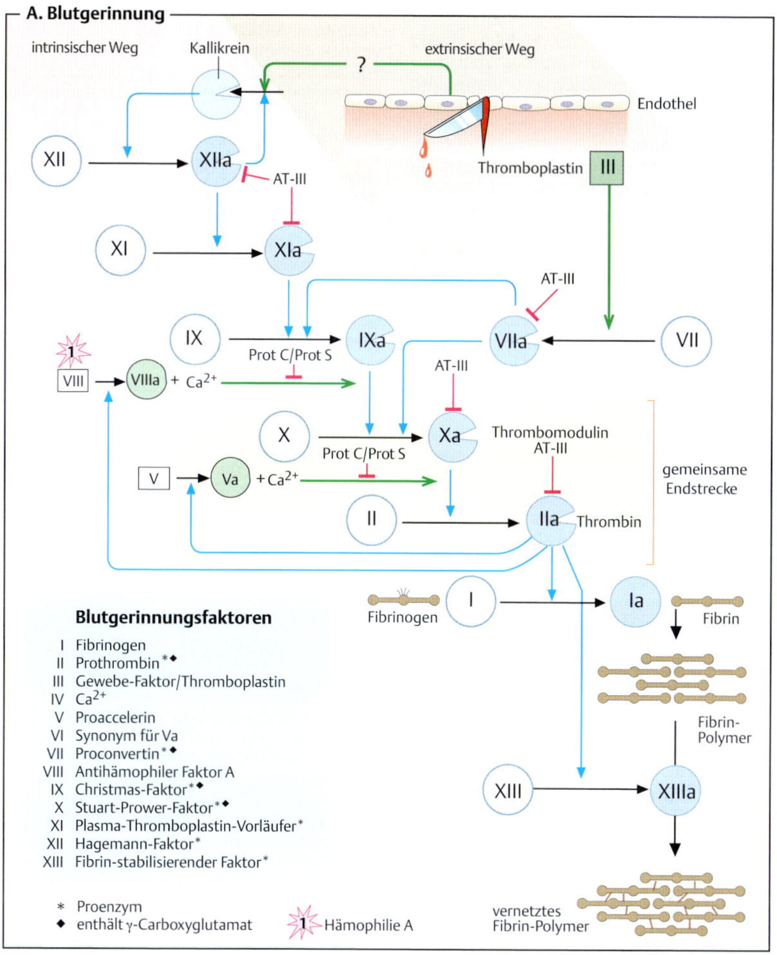


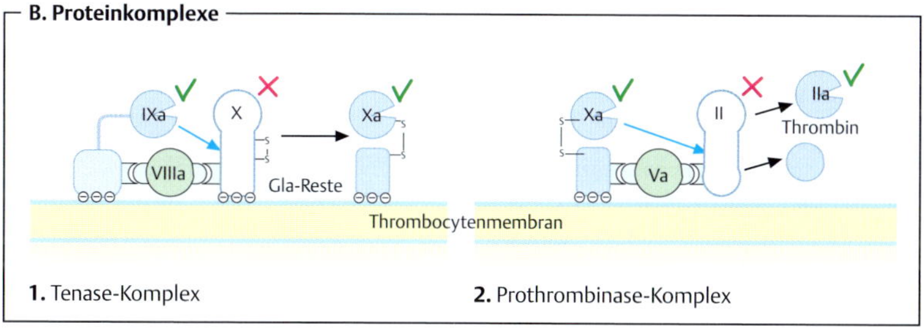


Abb. 6.15 Blutgerinnung

## Gerinnungshemmung, Fibrinolyse

Die **Hämostase** (S. 306) durch Bildung von *Thromben* aus Fibrin und Thrombocyten steht in einem empfindlichen Gleichgewicht mit der Auflösung dieser Thromben durch **Fibrinolyse**. Störungen dieser Prozesse können auf der einen Seite zu *Blutungen* durch zu langsame Hämostase führen, auf der anderen Seite zu *Thrombosen* und *Embolien* durch erhöhte Tendenz zur Gerinnung. Bei der Gefahr von Thrombosen wird mit Antikoagulanzien in die **Gerinnung** eingegriffen, bei *Herzinfarkt* mit Enzymen in die **Fibrinolyse**.

### A. Natürliche Gerinnungshemmung

Aktives **Thrombin** kann seine gerinnungsfördernde Wirkung durch Bindung an **Thrombomodulin**, ein Membranprotein der Endothelzellen, verlieren. Gebunden besitzt Thrombin dagegen gerinnungshemmende Eigenschaften: es aktiviert **Protein C**. Dieses bindet an seinen Cofaktor **Protein S**. Es entsteht dadurch ein **APC-Komplex** (aktiviertes Protein C), der die Gerinnungskaskade durch Zerstörung der Gerinnungsfaktoren Va und VIIIa blockiert.

Im Plasma kommen verschiedene Inhibitoren von Serin-Proteasen vor, die **Serpine** (**Ser**in-**P**rotease-**In**hibitoren) genannt werden. Serpine können sowohl die Enzyme der Gerinnungskaskade als auch der Fibrinolyse (s. u.) blockieren. Sie fungieren dabei als *Pseudosubstrate*. So wird z. B. Thrombin durch das Serpin **Antithrombin III** (ATIII) kontrolliert. Die Inaktivierung von Thrombin durch Bildung des Thrombin-ATIII-Komplexes kann entscheidend durch **Heparin** und ähnliche Glycosaminoglycane (S. 366) gefördert werden, weil diese gleichzeitig an ATIII und Thrombin binden. Dadurch reagiert Thrombin kovalent mit ATIII und wird irreversibel blockiert.

### B. Künstliche Gerinnungshemmung

Zur Vermeidung von *Thrombosen* und *Embolien* kann die Gerinnung verzögert werden. Dies wird durch medikamentöse Gabe von **Antikoagulanzien** erreicht.

**Heparin** (S. 368), ein *Glycosaminoglycan*, das in Mastzellen und Bindegewebe natürlich vorkommt, aktiviert das Serpin ATIII (s. o.). Da Heparin im Darm verdaut würde, muss das schnell wirkende Medikament injiziert werden.

Wesentlich langsamer wirken dagegen die **Vitamin-K-Antagonisten**, die oral zugeführt werden können. Sie hemmen die Regeneration von aktivem Vitamin K in der Leber und blockieren dadurch indirekt die **γ-Carboxylierung** von Glutamat-Resten (S. 72) bei der Biosynthese der Gerinnungsfaktoren II, VII, IX und X und der Proteine C und S. Diese Plasmaproteine können dann keine $Ca^{2+}$-Ionen mehr binden und sind funktionsunfähig. Wichtige Vitamin-K-Antagonisten sind die **Cumarine**. Gezeigt wird das Phenprocoumon (*Marcumar*), dessen strukturelle Ähnlichkeit zu Vitamin K (S. 409) offensichtlich ist.

Zu den Antikoagulanzien werden auch **Hemmstoffe der Thrombocyten-Aggregation** gezählt, die als „*Blutverdünner*" eingesetzt werden. Ein Wirkstoff dieser Gruppe ist **Acetylsalicylat** (ASS, Aspirin). Es hemmt über die Prostaglandin-Synthese (S. 454) die Thrombocyten-Aggregation.

*In vitro* lässt sich die Gerinnung von Blut durch Heparin oder **$Ca^{2+}$-Chelatoren** wie **Citrat** oder **EDTA** (Ethylendiamin-tetraacetat) verhindern.

Die Wirkung der Antikoagulanzien wird durch Bestimmung des **INR-Wertes** (*international normalized ratio*) ermittelt, früher auch des **Quick-Wertes**. Der INR-Wert gibt an, um welchen Faktor die Gerinnungszeit verlängert ist.

### C. Fibrinolyse

Bei der Fibrinolyse wird der durch die Blutgerinnung entstandene Fibrin-Thrombus (S. 306) durch **Plasmin** wieder aufgelöst. Plasmin, ebenfalls eine *Serin-Proteinase*, entsteht durch limitierte Proteolysen aus **Plasminogen**, das in den Thrombus mit eingebaut ist. Zu den aktivierenden Enzymen gehören der **Plasminogen-Aktivator** aus der Niere („*Urokinase*", uPA) und der **Gewebsplasminogen-Aktivator** (*tissue plasminogen activator*, tPA) aus Gefäß-Endothelien (S. 368).

Fibrinolyse-hemmend wirkt dagegen das Plasmaprotein **$\alpha_2$-Antiplasmin**, das aktives Plasmin im Plasma bindet und dadurch inaktiviert.

**Urokinase**, **tPA** und **Streptokinase**, ein bakterieller Aktivator menschlichen Plasminogens, werden klinisch zur Auflösung von Thromben nach *Herzinfarkten* eingesetzt.

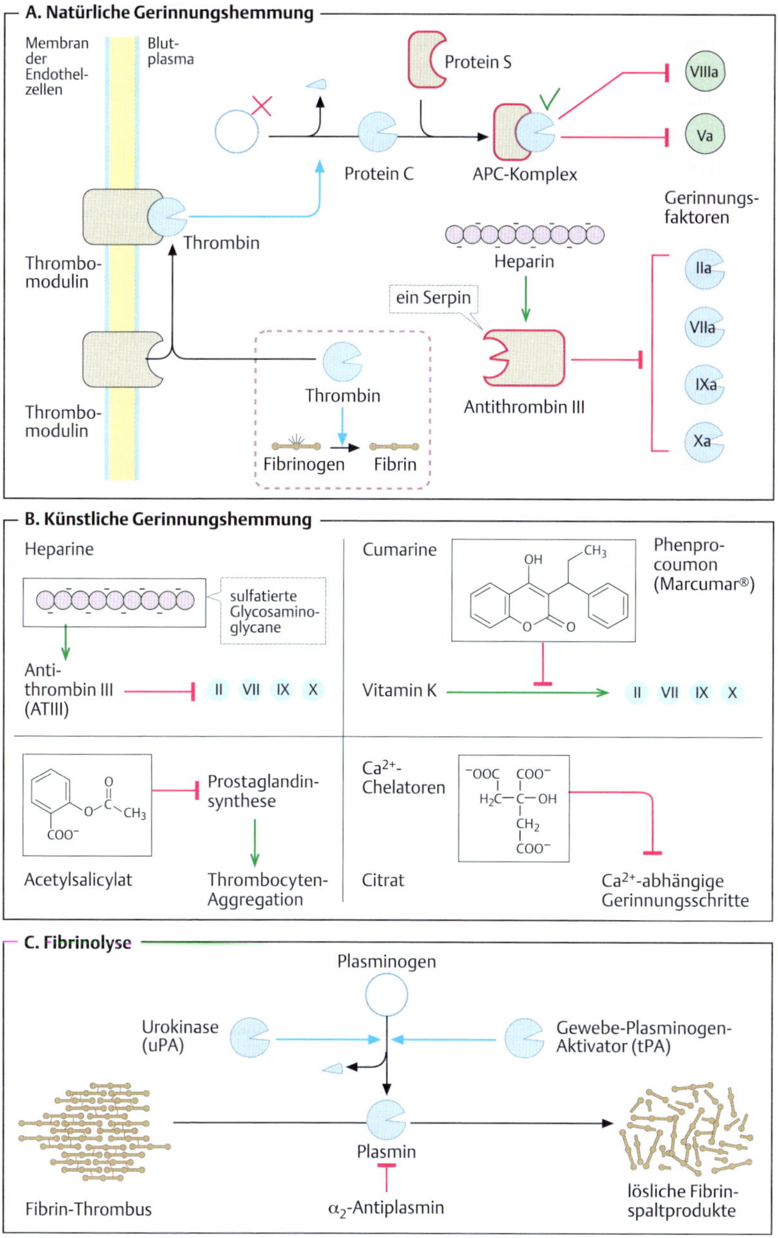


**Abb. 6.16** Gerinnungshemmung, Fibrinolyse

## Blutgruppen

Bei Bluttransfusionen können Immunreaktionen auftreten, die die transfundierten Erythrocyten des Spenders zerstören. Sie beruhen auf der Präsenz von löslichen Antikörpern gegen bestimmte Oberflächenstrukturen der Erythrocyten. Diese Oberflächenstrukturen treten als sog. **Blutgruppen-Antigene** auf der Oberfläche von Erythrocyten und vielen anderen Körperzellen auf. Es sind *Proteine* oder *Glycolipide*, die sich von Person zu Person unterscheiden können. Man kennt heute über 20 verschiedene Blutgruppensysteme. Klinisch besonders wichtig sind das AB0-System und das Rh-System.

### A. Blutgruppen: AB0-System

Beim **AB0-System** wirken die endständigen Kohlenhydrat-Anteile von Glycoproteinen oder Glycolipiden als Antigene. Bei diesem relativ einfachen System gibt es die vier **Blutgruppen A, B, AB** und **0** (Null). Bei Personen mit den Blutgruppen A und B bestehen die Antigene aus Tetrasacchariden, die sich nur durch einen endständigen Zucker (Galactose bzw. *N*-Acetyl-Galactosamin) unterscheiden. Träger der Blutgruppe AB besitzen beide Antigene (A *und* B). Die Blutgruppe 0 entsteht durch ein Oligosaccharid, dem der endständige Rest der Antigene A und B fehlt (**H-Antigen**). Molekulare Ursache für die Blutgruppen-Unterschiede sind Mutationen in den *Glycosyl-Transferasen*, welche den endständigen Zucker auf das Kern-Oligosaccharid übertragen.

Das Besondere an dem AB0-Blutgruppensystem ist, dass jeder Mensch Antikörper gegen die im eigenen Blut nicht vorhandenen Oberflächenantigene bildet. Dies geschieht im ersten Lebensjahr vermutlich als Reaktion auf ähnliche Glycostrukturen in Membranen von Darmbakterien. So finden sich bei Trägern der Blutgruppe A Antikörper gegen das Antigen B („**anti-B**"), und bei Trägern der Gruppe B Antikörper gegen Antigen A („**anti-A**"). Personen mit Blutgruppe 0 bilden anti-A und anti-B und solche mit Blutgruppe AB keinen der Antikörper. Die Antikörper gegen die Blutgruppenantigene sind vom **Isotyp IgM**. Sie werden auch als **Isoagglutinine** bezeichnet.

### B. Blutgruppenverträglichkeit

Würden **Erythrocyten-Konzentrate** der Blutgruppe A in den Kreislauf einer Person der Blutgruppe B transfundiert, dann würde das dort vorhandene anti-A an die A-Antigene der Erythrocyten binden. Die so markierten Spender-Erythrocyten werden dann vom Komplementsystem (S. 318) erkannt und zerstört. Im Reagenzglas beobachtet man bei einer solchen Inkompatibilität von Spender- und Empfängerblut eine **Agglutination** (Verklumpung) der Erythrocyten. Deshalb sollten im Serum des Empfängers keine Antikörper gegen die Spender-Erythrocyten vorhanden sein.

Bei Transfusion von **Plasma** oder **Vollblut** sollten im Spenderserum auch keine Antikörper gegen die Empfänger-Erythrocyten vorkommen. Aus diesem Grund werden in der Regel Erythrocytenkonzentrate und kein Vollblut zur Transfusion eingesetzt.

Unproblematisch ist die Transfusion von Erythrocytenkonzentraten der Gruppe 0, deren Erythrocyten keine AB0-Antigene besitzen und deshalb nicht mit anti-A oder anti-B im Empfängerblut reagieren können. Umgekehrt können Erythrocyten der Blutgruppe AB nur Empfängern der Gruppe AB verabreicht werden, weil diese als einzige keine Antikörper gegen A-oder B-Antigen besitzen.

Vor der Transfusion wird durch eine **Kreuzprobe** von Spender-Erythrocyten und Empfängerblut geprüft, dass es zu keiner Agglutination kommt.

Beim **Rh-System** wirken *Proteine* auf der Erythrocyten-Oberfläche als Antigene (nicht gezeigt). Weil das System bei Rhesus-Affen entdeckt wurde, spricht man auch von „*Rhesus-Faktoren*". Das Antigen **Rhesus D** ist besonders weit verbreitet, es tritt bei 84 % aller Weißen auf, die deshalb „*Rh-positiv*" sind. Wird ein Rh-positives Kind von einer Rh-negativen Mutter geboren, können fetale Erythrocyten während der Geburt in den Kreislauf der Mutter gelangen und dort zur Bildung von Antikörpern (IgG) gegen das D-Antigen führen. Dies bleibt zunächst ohne akute Folgen für Mutter und Kind. Erst bei einer erneuten Schwangerschaft mit einem Rh-positiven Kind kommt es zu Komplikationen, weil anti-D-Antikörper der Mutter schon vor der Geburt über die Plazenta in das Kind übertreten und dort die Zerstörung der Rh-positiven Erythrocyten des Kindes auslösen können (*fetale Erythroblastose*). Durch eine Anti-D-Prophylaxe bei der Mutter kann die Erythroblastose des zweiten Kindes aber verhindert werden.

**A. Blutgruppen: AB0-System**

| Blutgruppe | A | B | AB | 0 |
|---|---|---|---|---|
| Genotypen | AA und A0 | BB und B0 | AB | 00 |
| Antigene | 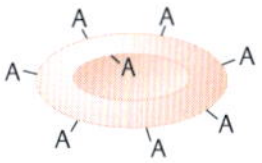 | 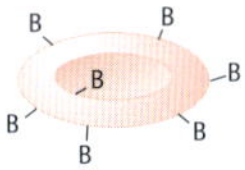 | 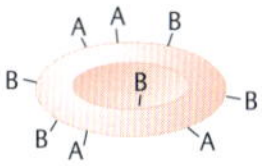 | 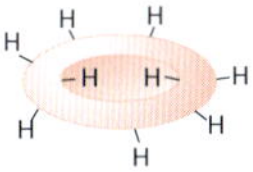 |
| Antikörper im Blut | anti-B | anti-A | — | anti-A anti-B |
| Häufigkeit in Mitteleuropa | 42,5% | 14% | 6,5% | 37% |

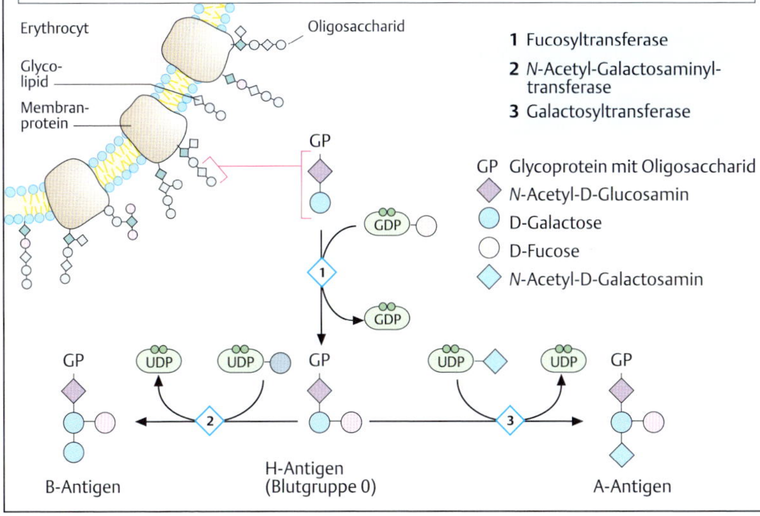


**B. Blutgruppenverträglichkeit**

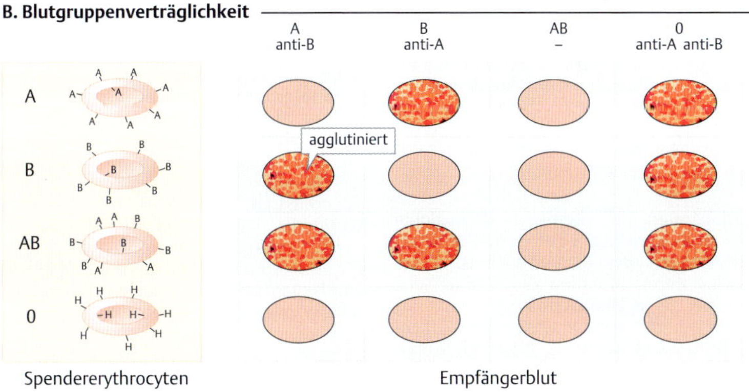


Abb. 6.17 Blutgruppen

## Pathobiochemie

Von den vielen Krankheiten, die das Blutsystem betreffen, werden im Folgenden nur Anämien, Atherosklerose und Defekte der Lipoprotein-Lipase behandelt.

### A. Ursachen von Anämien

Die Konzentration von **Hämoglobin** (S. 298) im Blut zeigt charakteristische Werte für Neugeborene, Männer und Frauen (**1**). Ein Unterschreiten dieser Konzentration wird als **Anämie** bezeichnet. Sie kann recht unterschiedliche Ursachen haben (**2**) und wird deshalb in verschiedene Kategorien eingeteilt, z. B. nach Form und Größe der Erythrocyten und nach der Hämoglobin-Konzentration.

*Ernährungsbedingte Anämien* können auf einen **Mangel an Eisen**, **Folsäure** oder **Vitamin $B_{12}$** zurückgehen, die dann bei der Biosynthese des Hämoglobins fehlen (S. 198).

Andere Formen der Anämien werden durch *Vergiftungen* ausgelöst, z. B. mit **Blei**.

Eine weitere Gruppe von Anämien hat ihre Ursache in *genetischen Defekten*, z. B. bei Mutationen des Hämoglobin-Gens (*Hämoglobinopathien*) bei Sichelzellanämie und Thalassämien.

▸ **Sichelzellanämie.** Unter den vielen hundert bekannten Mutationen des Globin-Gens ist die Sichelzellanämie die bedeutendste. Diese *Missense-Punktmutation* wird durch Austausch einer einzigen Base verursacht: GAG → GTG. Dies führt zum Austausch eines hydrophilen Glutamats in Position 6 der β-Kette gegen ein hydrophobes Valin. Das **Sichelzellhämoglobin** HbS *homozygoter Merkmalsträger* ist im Blut schlechter löslich als das HbA Gesunder und tendiert bei Abwesenheit von Sauerstoff durch Aggregation zur Bildung von Fasern, die die Struktur der runden Erythrocyten zu sichelförmigen Zellen verändern. Sichelzellen verklumpen leicht, sind instabiler und werden in der Milz beschleunigt abgebaut. Sichelzellanämie bietet *heterozygoten Trägern* jedoch eine Resistenz gegen **Malaria** und ist deshalb in Malariagebieten besonders verbreitet.

▸ **Thalassämien.** Im normalen Hämoglobin (S. 298) sind die α- und β-Ketten im Verhältnis 1 : 1 vorhanden. Bei Thalassämien ist dieses Verhältnis durch Mutation der Globin-Gene gestört: bei der **α-Thalassämie** wird zu wenig α-Globin gebildet, bei der wesentlich häufigeren **β-Thalassämie** zu wenig β-Globin. Homozygote Träger leiden an einer schweren Anämie, weil sie keine funktionsfähigen Globin-Ketten bilden. Es werden dann weniger und defekte Erythrocyten gebildet. Auch der Abbau der Erythrocyten ist beschleunigt. Die Thalassämien verleihen ebenfalls eine Resistenz gegen **Malaria** und treten deshalb im Mittelmeerraum gehäuft auf.

### B. Markerenzyme im Plasma oder Serum

Das Vorkommen von intrazellulären Enzymen im Blutplasma deutet auf eine Schädigung von Gewebe durch Permeabilitätsstörung der Plasmamembran oder auf eine Nekrose hin. Die **Enzymanalytik** von Plasma oder Serum (S. 104) kann deshalb Hinweise auf die Erkrankung von Geweben liefern. Die Tabelle nennt Beispiele. Manchmal ist die Unterscheidung von **Isoenzymen** notwendig. Der Quotient der Aktivitäten zweier Enzyme ergibt häufig einen spezifischeren Hinweis auf das betroffene Gewebe (nicht gezeigt).

▸ **Weitere Informationen. Atherosklerose** ist die der **Arteriosklerose** (*Gefäßverkalkung*) zugrunde liegende Veränderung der inneren Oberfläche der Blutgefäße. Sie beginnt mit einer Schädigung der Endothelzellen durch verschiedene Noxen, wie z. B. Bluthochdruck, Rauchen oder erhöhte Konzentrationen von Glucose und Lipoproteinen. Es lagern sich dann Makrophagen an, die mithilfe von *Scavenger-Rezeptoren* **LDL** (S. 294) aufnehmen. Diese lipidbeladenen Makrophagen (sog. **Schaumzellen**) bilden Lipidflecke (engl. fatty streaks) auf der Intima. Durch eine weitere Zellschädigung kommt es zur Entstehung von fibrösen **Plaques** mit Cholesterolkristallen. Eine dann folgende Einlagerung von Calcium führt zu einer *Verkalkung*. Diese veränderte innere Oberfläche der Blutgefäße kann die Bildung von **Thromben** auslösen, wodurch **Embolien** und **Infarkte** auftreten.

**Defekte der Lipoprotein-Lipase** (LPL) führen zu Abbaustörungen von Chylomikronen und VLDL. Dadurch steigt der *Triglyceridspiegel* des Blutes stark an. Auch bei Diabetikern ist die LPL-Aktivität wegen des Fehlens von Insulin erniedrigt. Deshalb sind ihre Spiegel von Blutlipiden häufig erhöht (**Hyperlipidämie**).

Die Bestimmung der Enzymaktivität von LPL im Serum wird durch vorherige Injektion von **Heparin** (S. 368), das die LPL von den Kapillarwänden ablöst, erleichtert.

## A. Ursachen von Anämien

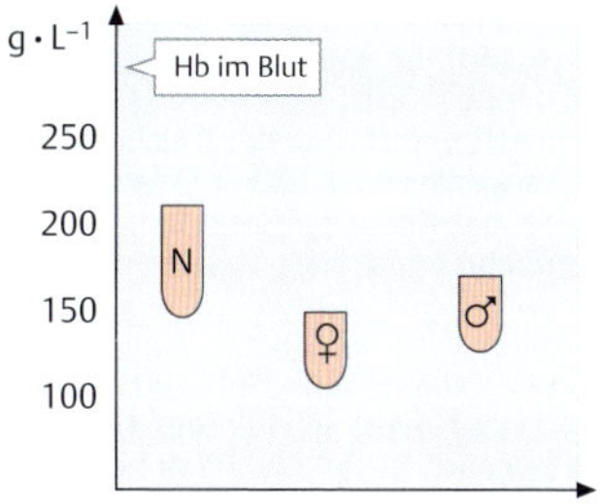


| | | g · L⁻¹ |
|---|---|---|
| N | Neugeborene | 150–210 |
| ♀ | Frauen | 115–155 |
| ♂ | Männer | 135–175 |

**1.** Hämoglobin-Konzentration bei Gesunden

Verminderte Bildung von Erythrocyten

Mangelernährung:
Fehlen von Eisen, Folsäure oder Vitamin $B_{12}$

Genetische Defekte:
Sichelzellanämie, Thalassämie

Gesteigerter Verbrauch und Zerfall von Erythrocyten

Blutungen

Genetische Defekte:
Glucose-6-P-Dehydrogenase, Pyruvat-Kinase, Sphärocytose

Vergiftungen:
Blei, Medikamente

Infektionserkrankungen:
Malaria

**2.** Ursachen von Anämien

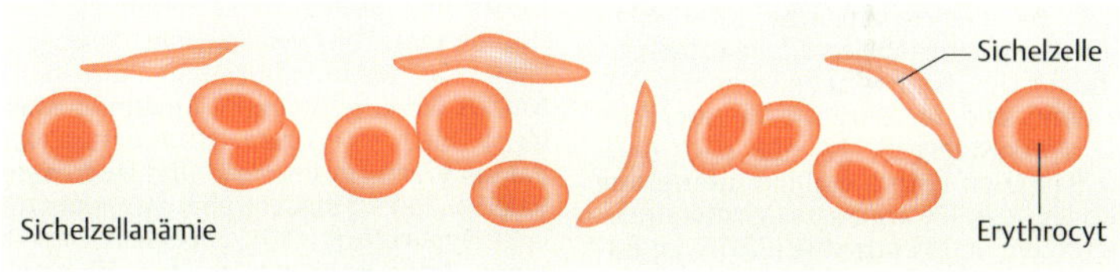


## B. Markerenzyme in Plasma und Serum

| Enzym (Abkürzung) | Betroffenes Gewebe (Erkrankung) |
|---|---|
| Aspartat-Transaminase (AST, GOT) | Leber (Zirrhose, Fettleber)<br>Herz (Infarkt) |
| Alkalische Phosphatase (AP) | Leber, Gallengang<br>Knochen (Brüche, Osteomalazie) |
| Amylase | Pankreas (Pankreatitis) |
| Alanin-Aminotransferase (ALT, GPT) | Leber (Hepatitis, Zirrhose) |
| Cholin-Esterase (CHE) | Leber (Hepatitis, Zirrhose) |
| Kreatin-Kinase (CK-MB) | Herz (Infarkt) |
| Glutamat-Dehydrogenase (GLDH) | Leber (Nekrose) |
| γ-Glutamyl-Transpeptidase (GGT) | Leber (Gifte, Hepatitis)<br>Gallengang (Cholestase) |
| Lactat-Dehydrogenase (LDH) | Leber (Schock), Muskel, Herz (Infarkt) |
| Pankreas-Lipase (PLP) | Pankreas (Pankreatitis) |

**Abb. 6.18** Blut: Pathobiochemie

## Immunsystem

Unter Immunität versteht man die Fähigkeit des Organismus, Fremdkörper wie eingedrungene Mikroorganismen, fremde oder eigene, veränderte Gewebe zu erkennen und zu eliminieren. Man unterscheidet dabei eine *angeborene* von einer *erworbenen Immunität.*

### A. Immunantwort

Das **angeborene** (unspezifische) **Immunsystem** (links) ist für die frühe Immunantwort auf Krankheitserreger verantwortlich (Reaktion innerhalb von Stunden). Es erkennt für **Mikroorganismen** typische Strukturen und unterscheidet diese körperfremden von körpereigenen. Rasch kann es eingedrungene Erreger beseitigen.

Erste Barriere für eindringende Mikroorganismen ist das **Epithel**. Dort finden sich **Makrophagen**, die als *Fresszellen* Mikroorganismen phagocytieren und Interleukine (S. 456) freisetzen. Im Blut kommen **Granulocyten** vor, die zur Abtötung von Bakterien fähig sind (**B**), sowie **natürliche Killerzellen** (**NK-Zellen**), die virusinfizierte Zellen abtöten.

Als humorale Glieder des angeborenen Immunsystems sind im Blut die Faktoren des **Komplementsystems** (S. 318), das nach Aktivierung Bakterien lysiert, und die **Interferone** (S. 456), die die intrazelluläre Virusvermehrung hemmen, und **Pentraxine** (S. 316) zu finden.

Das **erworbene** (adaptive) **Immunsystem** (rechts) reagiert auf eingedrungene Fremdkörper langsamer (innerhalb von Tagen). Es ist gegen **Antigene** gerichtet, die es mit hoher Spezifität erkennt und bindet (*Primärantwort*). Das System besitzt ein Gedächtnis. Es reagiert bei Zweitkontakt mit demselben Antigen erheblich schneller und intensiver (*Sekundärantwort*). Die erworbene Immunität wird von Lymphocyten vermittelt. **B-Lymphocyten** (B-Zellen) produzieren gegen Antigene gerichtete **Antikörper** (S. 324). **T-Lymphocyten** (T-Zellen) können spezifisch körpereigene Zellen erkennen, die von Viren, Bakterien und Protozoen infiziert sind, und diese Zellen vernichten.

Die Antikörper erkennen ein weites Spektrum unterschiedlicher Antigene ($> 10^{10}$). Antikörper einer bestimmten Spezifität werden von einem B-Lymphocyten-**Klon** gebildet, dessen Spezifität genetisch fixiert ist (s. u.). Die **Antikörpervielfalt** entsteht während der Embryonalentwicklung durch *Kombination aus multiplen Genen*, durch *somatische Rekombination* (Auswahl und Verknüpfung von Gensegmenten) und durch *somatische Mutation* (Punktmutation während der B-Zell-Reifung).

Vor Antigenkontakt bilden B-Lymphocyten Antikörper der Klasse IgM und IgD, die auf der Zelloberfläche exprimiert werden. Nach Antigenexposition differenzieren die B-Zellen zu **Plasmazellen** und sezernieren entweder Antikörper der Klasse IgM, IgG, IgE oder IgA (S. 324). Unabhängig von diesem **Antikörper-Klassenwechsel** bleibt die Bindungsspezifität erhalten.

### B. Abtötung von Bakterien durch Granulocyten

**Granulocyten** enthalten Enzyme, die Bakterienmembranen angreifen und toxische Substanzen produzieren. Zur Abtötung werden die Bakterien in *Phagosomen* aufgenommen. Vesikel mit Enzymen verschmelzen mit den Phagosomen und greifen die Bakterien an: *Lysozym* (Muramidase) und verschiedene *Proteasen* machen die Bakterienmembran löchrig. Eine *NADPH-Oxidase* erzeugt **Superoxid-Anionen** ($O_2^-$). Durch eine *Superoxid-Dismutase* werden daraus Wasserstoffperoxid und **Hydroxylradikale** (S. 300) gebildet. Eine *Myeloperoxidase* lässt **Hypochlorit** ($OCl^-$) entstehen. Diese toxischen Reaktionsprodukte töten die phagocytierten Bakterien und später auch die Granulocyten selbst.

### C. Organe des Immunsystems

In den *primären Organen* des Immunsystems findet die Entwicklung antigenunabhängig statt. Im **Thymus** bilden sich **T-Zellen** aus Vorläuferzellen. Dort werden T-Zellen ausgesondert, die gegen körpereigene Antigene gerichtet sind. Die Entwicklung der **B-Zellen** findet beim Menschen in der **fetalen Leber** und im **Knochenmark** statt.

Zu den *sekundären Organen* des Immunsystems zählen die **Lymphknoten**, in denen eingewanderte **dendritische Zellen** eine Immunantwort entwickeln, sowie die **Milz**, in der Antigene aus dem Blutkreislauf abgefangen werden und eine Immunantwort auslösen.

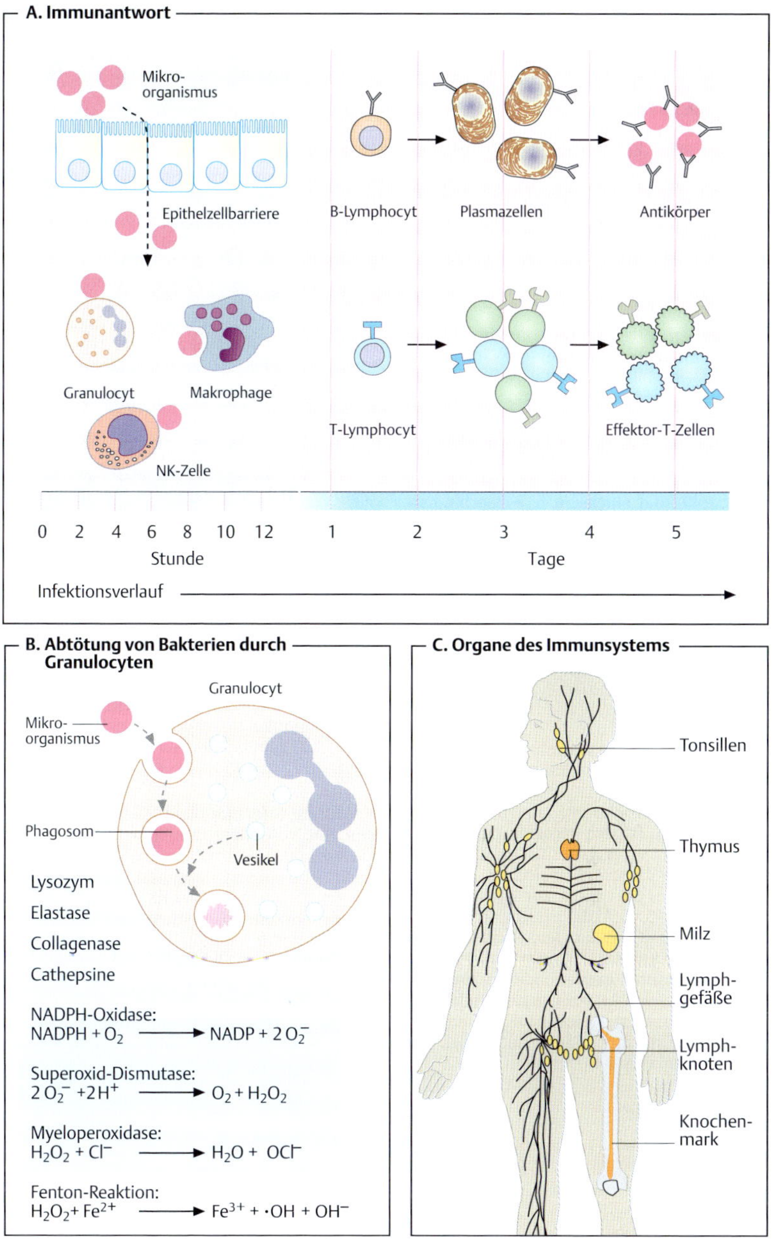


Abb. 6.19 Immunsystem

## Unspezifische Immunantwort

Das **angeborene** (unspezifische) **Immunsystem** dient der Abwehr von Pathogenen (Viren, Bakterien und Parasiten), die durch **Körperoberflächen** (Haut, Respirations- und Verdauungstrakt) in den Organismus einzudringen versuchen. Die Komponenten der unspezifischen Immunabwehr sind im Genom festgelegt und passen sich – im Gegensatz zum adaptiven System (S. 320) – der Art des Pathogens *nicht* an. Das unspezifische System steht deshalb jederzeit und sofort zur Verfügung.

### A. Erste Barrieren

Eine erste Barriere des angeborenen Systems bildet die **Haut**, die durch eine widerstandsfähige Keratinschicht geschützt ist. Außerdem bildet sie Peptide mit bakterizider Wirkung, sog. *Defensine*. Die sehr viel größeren Oberflächen von **Respirationstrakt** und **Verdauungstrakt** sind durch Schleimschichten geschützt. Hauptbestandteile des *Schleims* sind Wasser, Mineralstoffe und *Mucine*, d. h. wasserbindende Glycoproteine, die molekulare Netzwerke bilden. Mikroorganismen werden von Mucinen gebunden und durch das Flimmerepithel abtransportiert. Außerdem finden sich im Schleim *Defensine* und Enzyme wie Lysozym, das Bakterienwände angreift (S. 280), und *Lactoferrin*, ein eisenbindendes Protein, welches das Wachstum von Bakterien hemmt.

### B. Zellen

An der unspezifischen Abwehr sind verschiedene Arten von Immunzellen beteiligt: **Erkennungszellen**, z. B. dendritische Zellen, Makrophagen und Fibroblasten, tragen auf ihrer Oberfläche sog. *Pattern recognition receptors* (**PRRs**, **C**) die an erregerspezifische Strukturen (sog. *Pathogen-associated molecular patterns*, **PAMPs**) binden. Dies führt zur Ausschüttung von *Cytokinen* (S. 456), die cytotoxische **Effektorzellen** (v. a. Granulocyten, Makrophagen und natürliche Killerzellen) anlocken und aktivieren. Die dadurch entstehende **Entzündung** wird durch das von Mastzellen ausgeschüttete *Histamin* unterstützt, welches lokale Blutgefäße erweitert und ihre Wände auflockert. Bestimmte Arten von T-Helferzellen (S. 322) regulieren die Entzündungsreaktion. Störungen dieser Regulation können chronischen Entzündungen wie rheumatoider Arthritis oder Morbus Crohn führen.

### C. Rezeptoren

Die Tabelle nennt wichtige Rezeptoren (PRRs) des angeborenen Immunsystems und die von ihnen erkannten PAMPs. *Toll-like Rezeptoren* (**TLR**) der Typen 1, 2 und 4–6 erkennen bakterielle Oberflächenstrukturen wie Lipopolysaccharide (LPS) oder Flagelline, während die in Endosomen (S. 228) lokalisierten TLR der Typen 3 und 7–9 bakterielle DNA oder virale Nucleinsäuren (dsRNA) binden. Andere PRRs erkennen die für Prokaryonten typischen *N*-terminale *N*-Formylmethionin-Reste von Proteinen oder Strukturen der Bakterienmembran.

▸ **Toll-like-Rezeptoren.** Wichtige Vertreter der PRRs gehören zur Familie der *Toll-like-Rezeptoren* (**TLR**), von denen im Menschen mehr als zehn verschiedene Typen bekannt sind. Bindung von PAMPs an TLR führt zu deren Dimerisierung und löst damit eine Signaltransduktionskette aus, die über die Transkription verschiedener Cytokine die Entzündungsreaktion in Gang setzt. Die Abbildung zeigt links oben die Struktur von dimerem TLR4 (blau) mit gebundenem bakteriellen Lipopolysaccharid (gelb). Die Transmembranhelices des Rezeptors sind nur schematisch dargestellt. Links unten ist der Komplex der endosomalen Domäne von TLR3 mit gebundener Virus-RNA (grün) gezeigt.

▸ **Weitere Informationen.** Die *Pentraxine* bilden eine besondere Familie pentamerer PRRs. Ein wichtiger Vertreter ist das C-reaktive Protein (**CRP**), ein sog. Akutphase-Protein (S. 292), dessen Blutspiegel in der Klinik zum Nachweis akuter Entzündungen dient. CRP bindet an Phosphocholin-haltige Polysaccharide der Membranen von Bakterien und aktiviert danach das *Komplementsystem* (S. 318). Die ca. 30 Komponenten dieses Systems gehören ebenfalls zur angeborenen Immunabwehr.

## A. Erste Barrieren

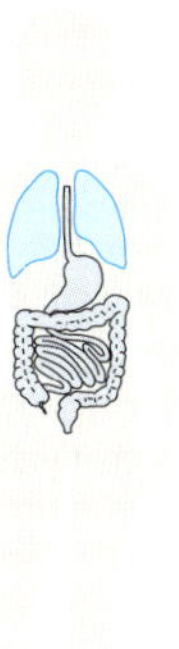

| | Schutz durch... |
|---|---|
| **Körper-oberfläche** | Hornhaut<br>Keratine<br>Defensine |
| **Respirations- und Verdau-ungstrakt** | Schleim<br>Mucine<br>Defensine<br>Lysozym<br>Lactoferrin |

## B. Zellen

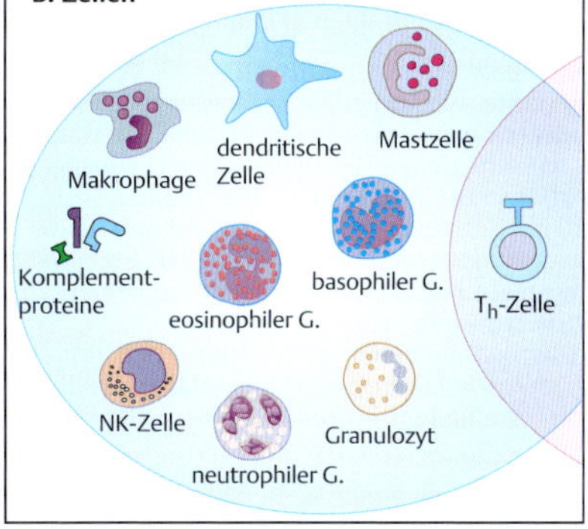


## C. Rezeptoren

| Mustererkennungs-rezeptoren | erkennen PAMPS (pathogen-associated molecular patterns) |
|---|---|
| Toll-like-Rezeptoren (TLR) | TLR1, 2, 4–6 (extern): Lipopolysaccharide (LPS), Lipoproteine, Flagellin<br>TLR3, 7–9 (endosomal): doppelsträngige RNA, unmethylierte CpG-Inseln |
| Formylpeptid-Rezeptoren | *N*-terminales Formylmethionin in Prokaryonten |
| Scavenger-Rezeptoren | bakterielle Lipopolysaccharide |
| Pentraxine | bakterielle Membrankomponenten |

**Toll-like-Rezeptoren**

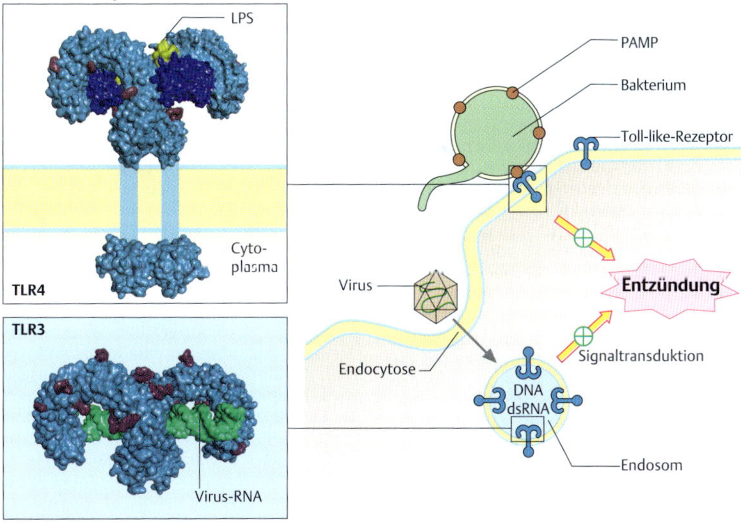


**Abb. 6.20** Unspezifische Immunantwort (B. Quelle PDB: 3FXI, 3CIY, 2J67)

## Komplementsystem

Das Komplementsystem ist ebenfalls ein Teil des angeborenen Immunsystems (S. 316). Es unterstützt die *unspezifische Abwehr* gegen Mikroorganismen. Das System besteht aus rund 30 verschiedenen Proteinen, den *„Komplementfaktoren“*, die von der Leber gebildet werden, im Blutplasma vorkommen und dort etwa 4 % aller Proteine ausmachen. Bei Entzündungsreaktionen gelangen die Komplementfaktoren auch in infizierte Gewebe.

Das Komplementsystem ist eine *sich selbst verstärkende Enzymkaskade*, die nach Aktivierung verschiedene Prozesse auslöst:

▶ **Opsonierung.** Bestimmte Komplementfaktoren (sog. „Opsonine“) *binden an* eingedrungene *Mikroben* und markieren diese als Ziele für phagocytierende Zellen (z. B. Makrophagen).

▶ **Membranangriff.** Komplementfaktoren lagern sich in die Bakterienmembran ein und *erzeugen* dort *Poren*, die die Zellen lysieren (s. **B**).

▶ **Immunantwort.** Komplementfaktoren *stimulieren* die Antwort des erworbenen Immunsystems, z. B. durch Bindung von Rezeptoren auf B-Zellen.

▶ **Chemotaxis.** Fragmente von Komplementfaktoren *locken* als diffusible Signalstoffe Immunzellen herbei, die die Mikroorganismen angreifen und phagocytieren können.

### A. Komplementaktivierung

Die Reaktionen des Komplementsystems können auf drei Wegen in Gang gesetzt werden (*frühe Phase*), die alle auf der Oberfläche von Mikroorganismen stattfinden. Sie laufen jeweils als kaskadenförmige Aktivierung von Serin-Proteasen ab und münden in der Spaltung von Komplementfaktor **C3** (C von engl. complement) in **C3a** u. **C3b** durch eine *C3-Konvertase* [**1**].

▶ **Klassischer Weg.** Sind bereits Antikörper gegen den Erreger vorhanden, aktivieren die gebildeten Antigen-Antikörper-Komplexe den *klassischen Weg* (links). Daran sind die **Faktoren C1**, **C2** und **C4** beteiligt. Der klassische Weg wird ausgelöst durch die Bindung des Faktors **C1** an IgG oder IgM auf der Oberfläche von Mikroorganismen.

▶ **Alternativer Weg.** Bei Beginn einer Infektion lösen bakterielle *Lipopolysaccharide* (Endotoxine) auf der Oberfläche der Erreger den *alternativen Weg* aus (Mitte). Die **Faktoren B** und **D** bilden dabei die reaktiven Komponenten.

▶ **Lektin-Weg.** Auch *Akutphasen-Proteine* (S. 292) sind in der Lage, die Komplementkaskade durch Bindung an bakterientypische Kohlenhydrate wie Mannose zu starten. Die Glieder dieses *Lektin-Weges* (rechts) sind die Komplementfaktoren **MBL** (Mannose-bindendes Lektin), **MASP** (MBL-assoziierte Serin-Protease), **C2** und **C4**. Körpereigene Zellen sind durch verschiedene Proteine und Oberflächenmodifikationen auf ihrer Zelloberfläche vor einer Aktivierung des Komplementsystems geschützt, in den meisten Fällen durch *Neuraminsäure*, einen häufigen Bestandteil von Glycoproteinen und Glycolipiden auf der Zelloberfläche.

Die Komponenten der *frühen Phase* des Komplementsystems sind – ähnlich wie bei der Blutgerinnung – Proenzyme von *Serin-Proteinasen*, die sich durch limitierte Proteolyse aktivieren. Sie bilden eine sich selbst verstärkende **Enzymkaskade**. Im Zentrum des Komplementsystems steht Faktor **C3**, dessen Spaltprodukte **C3a** und **C3b** an mehreren Funktionen beteiligt sind. Sie leiten die *späte Phase* der Komplementaktivierung ein. Die Reaktion legt in C3b eine sehr *reaktive Thioester-Gruppe* frei, die in nächster Umgebung mit Hydroxy- oder Amino-Gruppen reagiert. Dadurch kann C3b kovalent an Moleküle auf der Bakterienoberfläche binden (*Opsonierung*, links). Außerdem initiiert C3b eine Reaktionskette, die zur Bildung des *membranangreifenden Komplexes* (unten) führt. Das kleinere Produkt C3a fördert zusammen mit C4a und C5a (**Anaphylatoxine**) die Entzündungsreaktion und wirkt chemotaktisch (rechts).

Reguliert wird das Komplementsystem durch die Kurzlebigkeit seiner Komponenten und weitere, nicht gezeigte Inhibitoren des Serums.

### B. Membranangriff

Für die Entstehung des **membranangreifenden Komplexes** sind die Faktoren **C5** bis **C9** der *„späten Phase“* verantwortlich. Sie erzeugen in der Bakterienmembran eine *ionendurchlässige Pore*, die zur Lyse der Erreger führt. Ausgelöst wird diese Reaktion durch eine *C5-Konvertase* [**2**]. Dieses Enzym hat je nach Art der Komplementaktivierung die Zusammensetzung *C4b2a3b* oder *C3bBb3b* und spaltet C5 in C5a und C5b. Der Komplex aus C5b und C6 ermöglicht die Einlagerung von C7 in die Bakterienmembran. An diesen Kern binden C8 und dann zahlreiche Moleküle C9, die die Pore bilden.

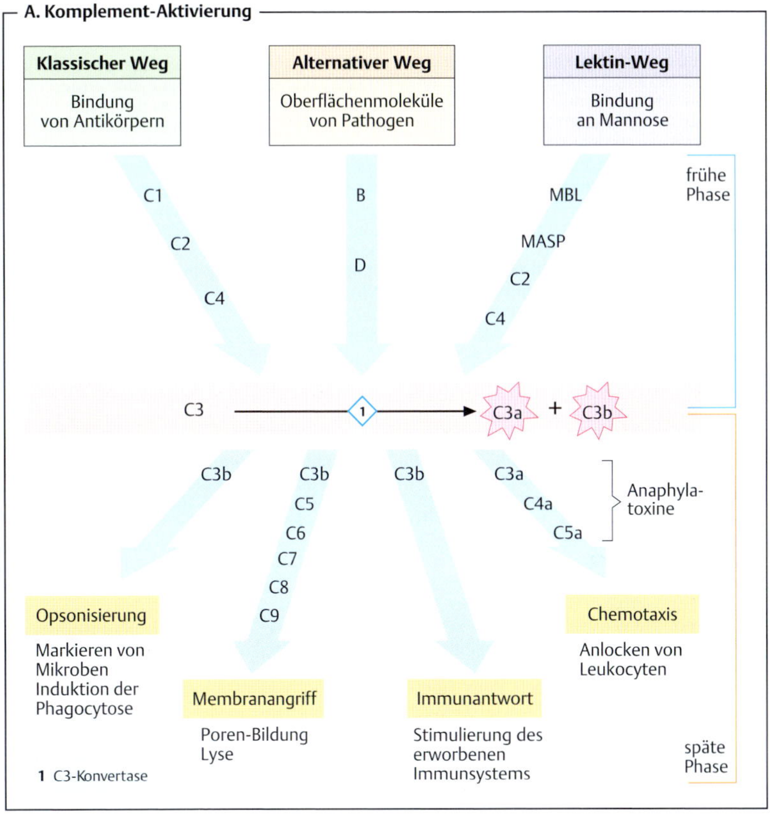


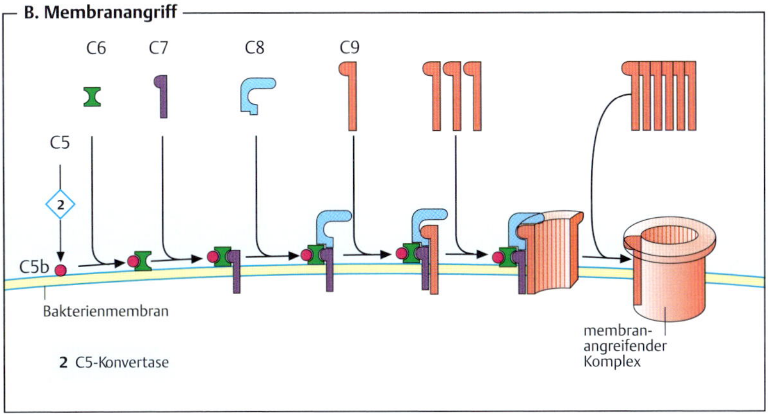


**Abb. 6.21** Komplementsystem

## Spezifische Immunantwort

Viren, Bakterien, Pilze und Parasiten, die Wirbeltiere befallen, werden vom **Immunsystem** erkannt und bekämpft. Auch veränderte körpereigene Zellen, z. B. Tumorzellen, werden in der Regel als fremd erkannt und zerstört. Unterstützt wird das Immunsystem durch physiologische Veränderungen des infizierten Gewebes, die als **Entzündung** bekannt sind. Diese Reaktion erleichtert es den Immunzellen durch Aussendung von *Cytokinen* (S. 456), zum Ort der Infektion vorzudringen.

Wie auf den Vorseiten beschrieben, sind an der Immunantwort zwei Systeme beteiligt, das *angeborene* und das *erworbene Immunsystem*.

Das **erworbene** (adaptive, spezifische) **Immunsystem** basiert auf der Fähigkeit der *Lymphocyten*, „auf Verdacht" hochspezifische Antigenrezeptoren zu bilden, ohne mit dem dazu passenden Antigen jemals in Kontakt gekommen zu sein. Im Menschen gibt es mehrere Milliarden verschiedener Lymphocyten, von denen jeder einen anderen Antigenrezeptor trägt. Erkennt ein solcher Rezeptor „sein" Antigen, wird der ihn tragende Lymphocyt aktiviert und erfüllt dann seine spezielle Funktion bei der Immunantwort.

Man unterscheidet die zelluläre von der humoralen Immunantwort. Für die **zelluläre Immunität** sind die *T-Lymphocyten* (T-Zellen) verantwortlich. Sie sind nach dem Thymus benannt, in dem sie entscheidende Schritte ihrer Differenzierung vollziehen. Nach ihrer Funktion unterscheidet man *cytotoxische T-Zellen* (grün) und *Helfer-T-Zellen* (blau). Die **humorale Immunität** geht auf die Aktivität der *B-Lymphocyten* (B-Zellen, hellbraun) zurück, die in der fötalen Leber und im Knochenmark (engl. **b**one marrow) reifen. B-Zellen sind in der Lage, nach Aktivierung durch T-Zellen lösliche Formen ihrer spezifischen Antigenrezeptoren, die *Antikörper* (S. 324), ins Blutplasma zu sezernieren. Das „Gedächtnis" des Immunsystems wird von Gedächtniszellen repräsentiert. Das sind besonders langlebige Zellen, die aus jeder der genannten Arten von Lymphocyten entstehen können.

### A. Vereinfachtes Schema der Immunantwort

In den Organismus gelangte Erreger, z. B. Viren (oben), werden von **Antigen-präsentierenden Zellen** (APZ) aufgenommen und proteolytisch abgebaut (**1**). Die so gebildeten Virusfragmente werden dann mithilfe besonderer Membranproteine (MHC-Proteine) (S. 322) auf der Oberfläche der Zellen präsentiert (**2**). Zu den APZ gehören die *B-Lymphocyten*, die *Makrophagen* und sog. *dendritische Zellen* wie z. B. die Langerhans-Zellen der Haut.

Die auf APZ exponierten Komplexe aus MHC-Protein und Virusfragment werden von T-Zellen erkannt, die den zum Antigen passenden Rezeptor („T-Zell-Rezeptor") (S. 322) tragen (**3**). Die Bindung führt zu einer Aktivierung der betreffenden T-Zelle und zu ihrer selektiven Vermehrung (**4**, *„klonale Selektion"*). Die Proliferation von Immunzellen wird durch **Interleukine** (IL) stimuliert. Unter diesem Begriff fasst man eine Gruppe von mehr als 20 Signalstoffen aus der Familie der Cytokine (S. 456) zusammen, mit deren Hilfe Immunzellen miteinander kommunizieren. So geben aktivierte Makrophagen IL-1 ab (**5**), während T-Zellen ihre eigene Vermehrung und die anderer Immunzellen durch Ausschüttung von IL-2 stimulieren (**6**).

Die aktivierten T-Zellen übernehmen, je nach Typ, unterschiedliche Aufgaben. **Cytotoxische T-Zellen** (grün) sind in der Lage, virusbefallene Körperzellen oder Tumorzellen zu erkennen und an sie zu binden (**7**). Dann treiben sie die infizierte Zelle in die Apoptose (S. 464) und töten sie dadurch. Dies erreichen sie durch Sekretion von *Perforin* und *Granzym B*. Das Protein Perforin durchlöchert die Plasmamembran der Zielzelle und lässt die Protease Granzym B hinein, die die Apoptose auslöst (**8**). Alternativ aktivieren *Fas-Liganden* auf der Zelloberfläche der cytotoxischen T-Zellen *Fas* auf den Zielzellen und initiieren so die zur Apoptose führende Caspase-Kaskade (S. 464).

**B-Lymphocyten**, die APZ Virusfragmente auf ihrer Oberfläche präsentieren, werden von **T-Helferzellen** (blau) über ihre T-Zell-Rezeptoren erkannt (**9**). Von Interleukinen stimuliert, kommt es zur selektiven klonalen Vermehrung derjenigen B-Zellen, die zum Erreger passende Antigenrezeptoren tragen (**10**). Sie reifen zu **Plasmazellen** heran (**11**) und sezernieren schließlich große Mengen löslicher **Antikörper** (**12**).

A. Vereinfachtes Schema der Immunantwort

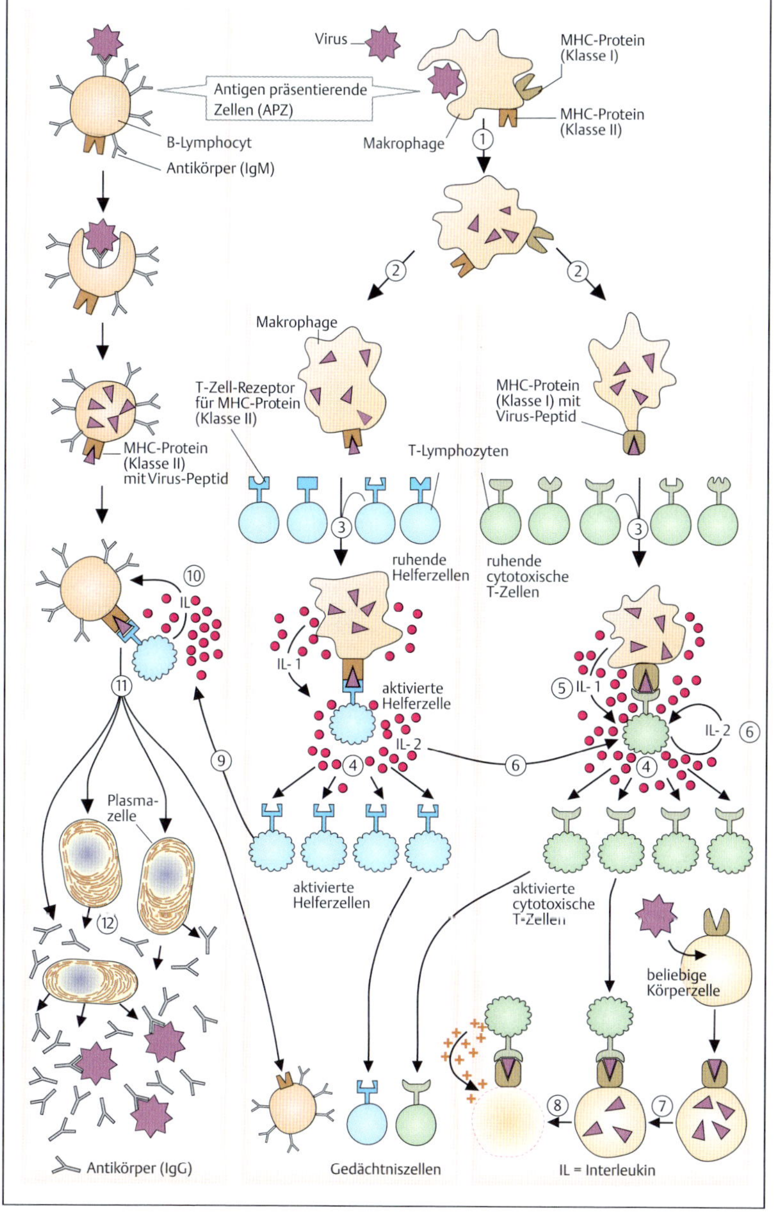


Abb. 6.22 Spezifische Immunantwort

## T-Zell-Aktivierung

Für die Selektivität der Immunantwort ist entscheidend, dass die beteiligten Zellen körperfremde Antigene und Proteine auf anderen Immunzellen sicher erkennen. Dazu besitzen sie *Antigenrezeptoren* auf der Zelloberfläche sowie *Co-Rezeptoren*, die die Erkennung unterstützen.

### A. Antigenrezeptoren

Viele Antigenrezeptoren gehören zur **Immunglobulin-Superfamilie**. Gemeinsames Merkmal dieser Proteine ist der Besitz von *„Immunglobulindomänen"*. Dies sind charakteristisch gefaltete Substrukturen aus 70–110 Aminosäuren (S. 324), die auch in löslichen Immunglobulinen (**Ig**) zu finden sind. Die Abbildung zeigt schematisch einige wichtige Proteine aus der Ig-Superfamilie. Sie setzen sich aus konstanten (braun bzw. grün) und variablen Bereichen (orange) zusammen. Homologe Domänen sind jeweils in der gleichen Farbe dargestellt. An ihrem C-Terminus besitzen die Rezeptoren Transmembran-Helices, mit denen sie in Membranen verankert sind. Auch intra- und intermolekulare Disulfidbrücken sind in den Proteinen der Ig-Familie regelmäßig zu finden.

**Immunglobulin M** (IgM) ist ein Membranprotein auf der Oberfläche von B-Lymphocyten und dient zur Bindung freier Antigene an die B-Zellen. Im Gegensatz dazu binden **T-Zell-Rezeptoren** Antigene nur dann, wenn sie von einer anderen Zelle als Komplex mit einem MHC-Protein präsentiert werden (s. u.). Die Interaktion zwischen MHC-gebundenem Antigen und T-Zell-Rezeptor wird von **Co-Rezeptoren** unterstützt. Zu dieser Gruppe gehört **CD8**, ein Membranprotein, das für *cytotoxische T-Zellen* typisch ist und an MHC-Proteine der Klasse I bindet. *T-Helferzellen* nutzen stattdessen **CD4** (nicht gezeigt) als Co-Rezeptor und binden an MHC-Klasse II-Proteine. Die Abkürzung „CD" steht für *„cluster of differentiation"*. Sie wird benutzt, um eine große Gruppe von Proteinen (> 150) zu benennen, die auf der Oberfläche von Zellen lokalisiert sind und deshalb durch Antikörper nachgewiesen werden können. Außer CD4 und CD8 gibt es auf Immunzellen viele weitere Co-Rezeptoren (nicht gezeigt).

Die **MHC-Proteine** sind Membranproteine von Körperzellen, die antigene Peptide den T-Lymphocyten präsentieren (*Antigenpräsentation*). Sie sind nach dem *„major histocompatibility complex"* benannt, dem DNA-Abschnitt, der für sie codiert. Die MHC-Proteine des Menschen werden auch als *HLA-Antigene* (engl. „human leucocyte-associated antigens") bezeichnet. Ihr Polymorphismus ist so groß, dass es unwahrscheinlich ist, dass zwei Individuen auf der Erde den gleichen Satz an MHC-Proteinen tragen – es sei denn, sie sind eineiige Zwillinge. MHC-Proteine der **Klasse I** kommen auf fast allen kerntragenden Zellen vor. Sie interagieren hauptsächlich mit cytotoxischen T-Zellen und sind der Grund für die Abstoßung transplantierter Organe. MHC-Proteine der Klasse I sind Heterodimere ($\alpha\beta$). Ihre $\beta$-Untereinheit wird auch als *$\beta_2$-Mikroglobulin* bezeichnet. **Klasse II**-MHC-Proteine bestehen ebenfalls aus zwei Peptidketten, die miteinander verwandt sind. MHC-II-Moleküle sind auf allen antigenpräsentierenden Zellen des Immunsystems zu finden. Sie dienen der Interaktion dieser Zellen mit CD4-tragenden T-Helferzellen.

### B. T-Zell-Aktivierung

Gezeigt ist die Interaktion einer virusinfizierten Körperzelle (unten) mit einem CD8-tragenden cytotoxischen T-Lymphocyten (oben). Die infizierte Zelle synthetisiert in ihrem Cytoplasma Proteine des Virus, spaltet diese zu Peptiden (**1**) und transportiert die Peptidfragmente mithilfe eines speziellen Transporters (*TAP*) ins Endoplasmatische Retikulum (**2**). Dort werden neu synthetisierte MHC-Proteine der Klasse I mit den Viruspeptiden beladen (**3**) und dann durch vesikulären Transport auf die Zelloberfläche verlagert (**4**). Die Viruspeptide werden auf der Oberfläche der $\alpha_2$-Domäne des MHC-Proteins in einer Vertiefung gebunden (**5**), die durch ein Faltblatt als „Boden" und zwei Helices als „Wände" gebildet wird (s. vergrößerten Ausschnitt).

Eine T-Zelle mit dem passenden T-Zell-Rezeptor bindet an den MHC-Peptidkomplex. Sie wird dabei durch mehrere Co-Rezeptoren unterstützt, darunter CD8, das an den invarianten Teil von MHC bindet. Die Bindung des MHC-Komplexes an den T-Zell-Rezeptor aktiviert Protein-Kinasen im Inneren der T-Zelle, die eine Kette weiterer Reaktionen auslösen (*Signaltransduktion*). Schließlich kommt es zur Zerstörung der virusinfizierten Zelle durch den cytotoxischen T-Lymphocyten.

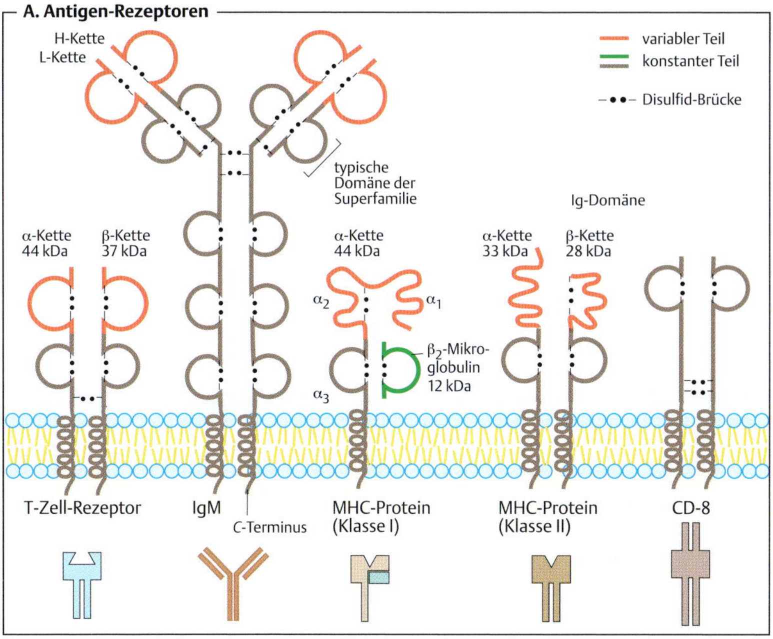


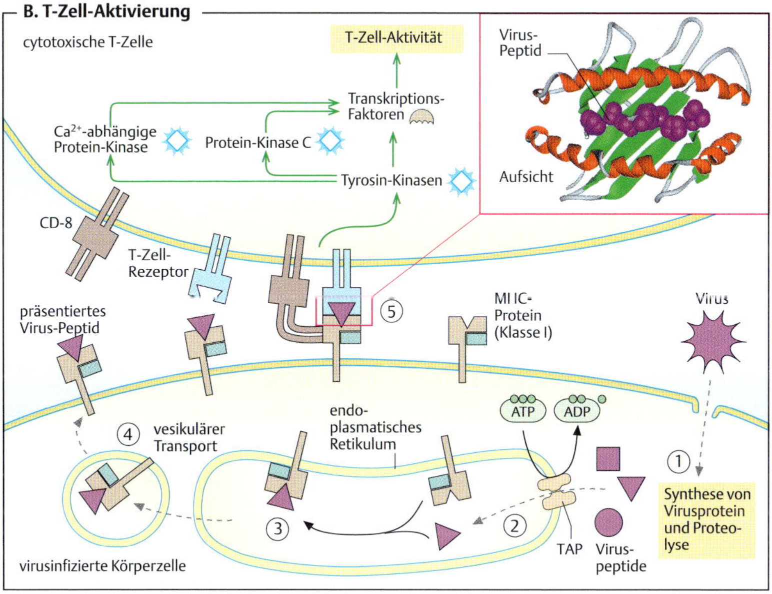


**Abb. 6.23** T-Zell-Aktivierung (B. Quelle PDB: 1AO7)

## Antikörper

*Antigenrezeptoren*, die von aktivierten B-Zellen (Plasmazellen) (S. 320) gebildet und ins Blutplasma abgegeben werden, bezeichnet man als **Antikörper**. Sie gehören zur Familie der *Immunglobuline* (**Ig**). Antikörper sind ein zentraler Teil der humoralen, *erworbenen Immunabwehr*. Sie haben selbst keine antimikrobiellen Eigenschaften, unterstützen aber das zelluläre Immunsystem:

1. Sie binden an Antigene auf der Oberfläche von Erregern und verhindern dadurch deren Interaktion mit Körperzellen (*Toxin-* und *Virus-Neutralisierung*).
2. Sie vernetzen einzellige Erreger zu *Immunkomplexen*, die leichter von Phagocyten aufgenommen werden können (*Agglutinierung*).
3. Sie aktivieren das Komplementsystem über den klassischen Weg (S. 318) und fördern dadurch die angeborene Immunabwehr (*Opsonierung*).

Antikörper sind außerdem zu unentbehrlichen Hilfsmitteln in der medizinisch-biologischen *Diagnostik* und *Therapie* geworden (*Immunfluoreszenz, Immunoassays, monoklonale Antikörper*).

### A. Klassen der Immunglobuline

Die Immunglobuline des Menschen werden in fünf Klassen (Isotypen) eingeteilt. **IgA** (mit zwei Subklassen), **IgD**, **IgE**, **IgG** (mit vier Subklassen) und **IgM** sind durch ihre **H-Ketten** (*schwere Ketten*) definiert, die man mit den griechischen Buchstaben α, δ, ε, γ und μ kennzeichnet. Von **L-Ketten** (*leichte Ketten*) gibt es dagegen nur zwei Arten (κ und λ). IgD und IgE zeigen wie auch die IgG als Tetramere die Struktur $H_2L_2$. Lösliche IgA und IgM sind dagegen Multimere, die durch Disulfidbrücken und zusätzliche **J-Peptide** (engl. joining peptides) zusammengehalten werden.

Antikörper haben unterschiedliche Aufgaben:

- **IgA** kommen vorwiegend im Intestinaltrakt und in *Körpersekreten* vor.
- **IgD** sind Rezeptoren auf B-Lymphocyten.
- **IgE** finden sich nur in geringen Konzentrationen im Blut. Da sie die Degranulation von Mastzellen (S. 452) auslösen können, spielen sie eine wichtige Rolle bei allergischen Reaktionen.
- **IgG** machen den Hauptteil (ca. 75 %) der Serumantikörper aus. Sie sind die Träger der *Sekundärantwort* (S. 314). IgG finden sich im Blut und in der interstitiellen Flüssigkeit. Da sie mithilfe von Rezeptoren die Plazenta passieren können, werden sie auch von der Mutter auf den Fetus übertragen.
- **IgM** werden als erste Ig nach Kontakt mit körperfremdem Antigen gebildet, s. *Primärantwort* (S. 314). Ihre frühen Formen sitzen auf der Oberfläche von B-Zellen, die späteren Formen werden als Pentamere von Plasmazellen sezerniert. Ihre Wirkung richtet sich besonders gegen Mikroorganismen.

### B. Struktur des Immunglobulins G

Immunglobuline vom Typ G (**IgG**) sind die quantitativ wichtigsten Antikörper im Blut, wo sie die Fraktion der *γ-Globuline* (S. 292) bilden. Die IgG (Masse 150 kDa) sind Y-förmige Moleküle, die an den Enden beider Arme Antigene spezifisch binden können. Als Tetramere bestehen sie aus zwei **schweren Ketten** (H-Ketten; rot bzw. orange) und zwei **leichten Ketten** (L-Ketten; gelb). Beide H-Ketten sind **glycosyliert** (violett), vgl. Struktur (S. 44).

Mit der Proteinase *Papain* kann man IgG in zwei $F_{ab}$-Fragmente und ein $F_c$-Fragment spalten. Die **$F_{ab}$-Fragmente** (engl. antigen binding) bestehen jeweils aus einer L-Kette und dem *N*-terminalen Teil einer H-Kette, sie können noch Antigen binden. Das **$F_c$-Fragment** (engl. crystallizable, kristallisierbar) setzt sich aus den C-terminalen Hälften der beiden H-Ketten zusammen. Dieser Abschnitt dient der Bindung der IgG an Zelloberflächen, der Interaktion mit dem Komplementsystem und dem Transport der Antikörper.

Immunglobuline sind modular aus mehreren **Immunglobulindomänen** aufgebaut (im Schema rechts in Ω-Form dargestellt). Die H-Ketten der IgG enthalten vier dieser Domänen (**$V_H$**, **$C_H1$**, **$C_H2$** und **$C_H3$**), die L-Ketten zwei (**$C_L$** und **$V_L$**). Die Buchstaben C und V kennzeichnen jeweils *konstante* bzw. *variable Bereiche*. *Disulfidbrücken* verbinden die beiden schweren Ketten untereinander, sowie die schweren Ketten mit den leichten Ketten. Auch innerhalb der Domänen finden sich Disulfidbrücken, die die Tertiärstruktur stabilisieren. Die Domänen haben eine Länge von etwa 110 Aminosäuren und sind untereinander homolog. Offenbar entstand die Antikörperstruktur durch Gen-Duplikation. In ihrem zentralen Bereich, der sog. *hinge-Region*, die wie ein Scharnier funktioniert, sind die Antikörper beweglich.

**A. Klassen der Immunglobuline**

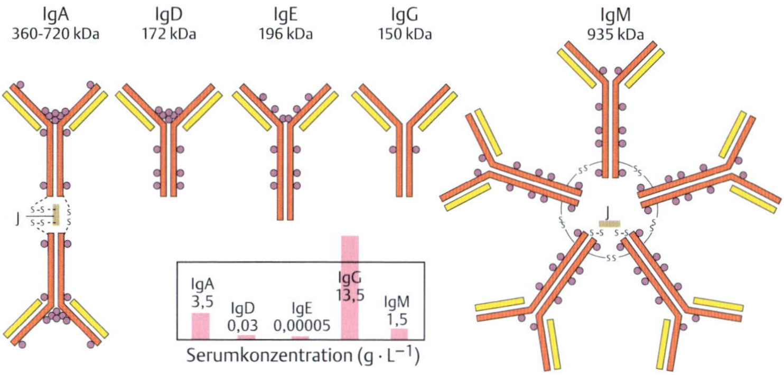


| | IgA | IgD | IgE | IgG | IgM |
|---|---|---|---|---|---|
| **Kette:** | | | | | |
| H | $\alpha$ | $\delta$ | $\varepsilon$ | $\gamma$ | $\mu$ |
| L | $\kappa$ oder $\lambda$ | $\kappa$ oder $\lambda$ | $\kappa$ oder $\lambda$ | $\kappa$ oder $\lambda$ | $\kappa$ oder $\lambda$ |
| **Struktur:** | | | | | |
| | $(\alpha_2\kappa_2)_n J$ | $\delta_2\kappa_2$ | $\varepsilon_2\kappa_2$ | $\gamma_2\kappa_2$ | $(\mu_2\kappa_2)_5 J$ |
| | $(\alpha_2\lambda_2)_n J$ | $\delta_2\lambda_2$ | $\varepsilon_2\lambda_2$ | $\gamma_2\lambda_2$ | $(\mu_2\lambda_2)_5 J$ |

n = 1, 2 oder 3

**B. Struktur des Immunglobulins G**

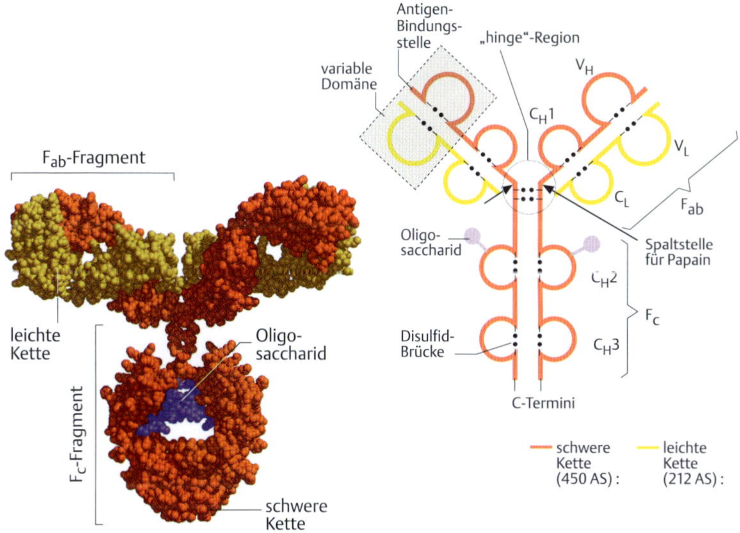


**Abb. 6.24** Antikörper (B. Quelle PDB: 1MCO)

## Pathobiochemie

### A. Allergie vom Typ I

**Allergien** sind überschießende Antworten des Immunsystems auf **Allergene** – das sind bestimmte Antigene, die eine immunologische Überempfindlichkeit auslösen. Das Immunsystem reagiert bei wiederholtem Kontakt mit Allergenen, die normalerweise harmlos sind, mit entzündungsartigen Prozessen unangemessen heftig. Dabei sind die Schleimhäute, die Atemwege, die Haut und der Gastrointestinaltrakt besonders häufig betroffen.

Bei der häufigen *Allergie vom Typ I* aktivieren die in den Körper eingedrungenen Allergene Antigen-präsentierende Zellen (**APZ**). Diese bewirken durch Ausschüttung von **Cytokinen** (S.456) (besonders IL-10) die Umwandlung von **T-Helferzellen** vom Typ TH0 zu TH2-Zellen, welche weitere Cytokine sezernieren und dadurch **B-Zellen** aktivieren, Antikörper vom Typ **IgE** zu produzieren. Das IgE bindet an *Fc-Rezeptoren* von **Mastzellen** und induziert ihre Degranulation (S.452). Dabei werden Mediatoren frei wie **Histamin**, **Cytokine**, **plättchenaktivierender Faktor** und andere. Diese können Broncho- und Darmspasmen, einen Blutdruckabfall, Ödeme und viele weitere Störungen auslösen bis hin zu einem anaphylaktischen Schock.

Die beschriebene *akute allergische Entzündung* wird ergänzt durch eine *chronische Entzündungsantwort*, bei der Chemokine der TH2-Zellen **eosinophile Granulocyten** anlocken und dazu aktivieren, weitere Signalstoffe sowie Enzyme auszuschütten. Dies kann z. B. zu *Asthma* führen.

### B. Autoimmunerkrankungen

Die Fähigkeit, „selbst" von „fremd" zu unterscheiden, ist eine wichtige Eigenschaft des Immunsystems. Doch auch beim Gesunden finden sich in geringem Umfang Antikörper und Immunzellen gegen körpereigene Molekülstrukturen. Ihnen fehlen jedoch die costimulatorischen Signale zu einer autostimulatorischen Zerstörung der eigenen Zellen und Gewebe. Diese Toleranz ist bei **Autoimmunerkrankungen** durchbrochen. Bei *Verlust der Immuntoleranz* greift das Immunsystem irrtümlich körpereigene Strukturen an und löst Entzündungen aus. Dies führt zu lokalen Zerstörungen oder systemischen entzündlichen Erkrankungen. Die Abbildung nennt eine Reihe organspezifischer und nicht-organspezifischer Autoimmunerkrankungen.

Die Ursachen für diese Erkrankungen sind noch nicht völlig verstanden. Eine Beteiligung der genetischen Ausstattung ist wahrscheinlich, denn die Häufigkeit vieler Autoimmunerkrankungen korreliert mit bestimmten Genen des *HLA-Systems* (Gene für MHC-Proteine) (S.322). Hinzu kommen Umwelteinflüsse, die zum Ausbruch der Autoimmunerkrankung führen. Eine solche Induktion der Autoimmunreaktion kann z.B. verursacht werden durch eine Infektion mit *Viren* oder durch Krankheitserreger mit großer Ähnlichkeit zu Körperstrukturen (*molekulare Mimikry*).

Die gegen die Eindringlinge gebildeten Autoantikörper können gegen körpereigene Reste von Zellmembranen, DNA-Fragmenten oder Proteinen gerichtet sein. Sie lagern sich an diese Zielstrukturen an und markieren sie für Abbau und Vernichtung durch Fresszellen oder CD8-positive T-Zellen.

### C. Leukämie

Leukämien („weißes Blut") sind *maligne Tumorerkrankungen des blutbildenden Systems*, bei denen ungewöhnliche Vorstufen weißer Blutkörperchen (Leukocyten) im Blut vermehrt auftreten.

Man unterscheidet nach dem klinischen Verlauf *chronische* und *akute Leukämien* und nach dem Ursprung des malignen Zellklons *myeloische* und *lymphatische Leukämien.*

Durch das Auftreten unreifer, funktionsuntüchtiger Vorstufen der Blutzellen im Knochenmark wird die normale Bildung der Blutzellen gestört und es kommt zu lebensbedrohlichen Veränderungen des Blutbildes. Die Abbildung zeigt links das Blutbild eines Gesunden (Leukocyten violett gefärbt) und rechts das eines Patienten mit chronischer myeloischer Leukämie (CML). Die Zahl der Leukocyten ist stark erhöht und sie zeigen eine ungewöhnliche Morphologie.

Die Ursachen der Leukämien werden in einer genetischen Prädisposition, in cytogenetischen Anomalien, bestimmten Viren und einer Exposition mit physikalischen oder chemischen Cancerogenen (S.468) gesehen, die zur Transformation einer hämatopoietischen Vorläuferzelle führen. Zur Therapie werden Chemotherapeutika (S.470) und Bestrahlung eingesetzt.

**A. Allergien vom Typ I**

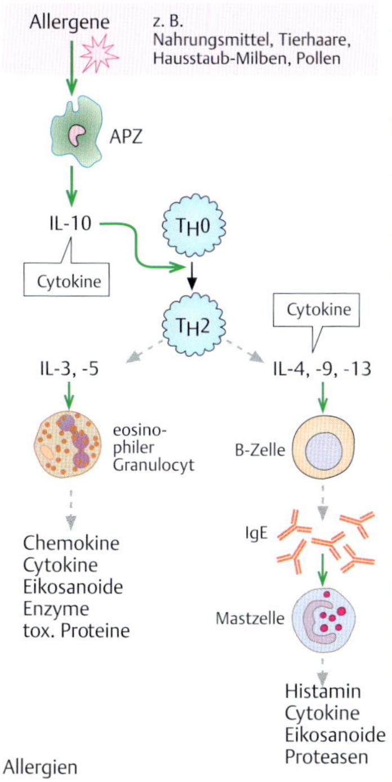


Allergien

Typ I
Asthma bronchiale
Heuschnupfen
Hausstauballergie
Nahrungsmittel

Typ II
Arzneimittelallergien

Typ III
Allergien gegen Fremd-
proteine, z. B. in Antiseren

Typ IV
Kontaktdermatitis gegen
Nickel, Zink oder Haushalts-
chemikalien

**B. Autoimmunerkrankungen**

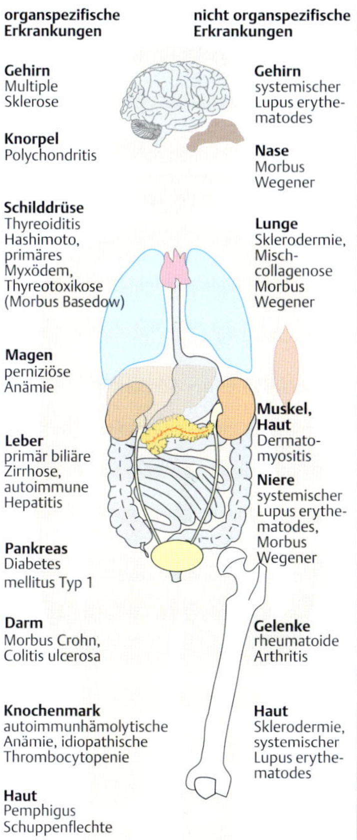


**C. Leukämie**

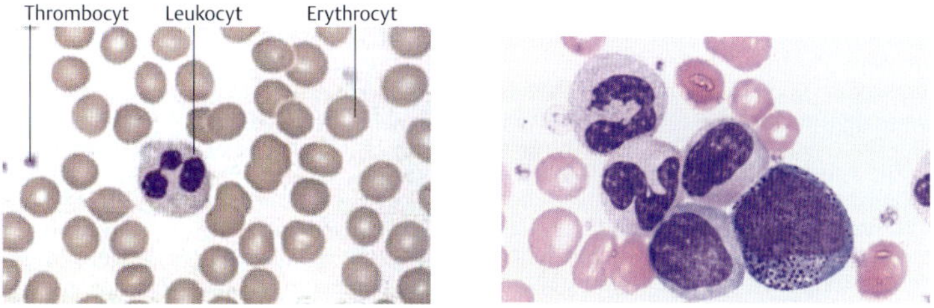


Blutbild eines Gesunden

Blutbild eines Patienten mit chronischer myeloischer Leukämie

**Abb. 6.25** Immunsystem: Pathobiochemie (C. normal: nach Gortner L, Meyer S, Hrsg. Duale Reihe Pädiatrie, Thieme; 2018. CML: aus Bacher U, Theml H, Diem H et al., Hrsg. Taschenatlas Hämatologie, Thieme; 2012)

## Funktionen

Die Leber ist mit 1,5 kg eines der größten Organe des Menschen. Obwohl sie nur 2–3 % der Körpermasse ausmacht, ist sie mit 25–30 % am $O_2$-Verbrauch beteiligt.

### A. Leistungen der Leber

Die wichtigsten Aufgaben der Leber sind:

1. die **Aufnahme** von Nährstoffen, die ihr vom Darm her über die Pfortader zugeführt werden;
2. der **Stoffwechsel**, d. h. die Biosynthese von körpereigenen Verbindungen, ihre Speicherung, Umwandlung und Abbau zu ausscheidbaren Molekülen. Insbesondere ist die Leber für die Biosynthese und den Abbau fast aller **Plasmaproteine** verantwortlich;
3. die **Versorgung** des Körpers mit Metaboliten und Baustoffen. Dabei kontrolliert die Leber häufig die Plasmakonzentration dieser Stoffe;
4. die **Entgiftung** toxischer Verbindungen durch *Biotransformation*;
5. die **Exkretion** von Stoffen mit der Galle.
6. die Mitwirkung an der **Säure-Basen-Regulation** des Körpers;
7. die Aktivierung und Inaktivierung von **Hormonen**;
8. die Beteiligung an **unspezifischen Abwehrvorgängen** gegen körperfremde Substanzen und Organismen mithilfe der Kupffer-Zellen.

### B. Stoffwechsel der Leber

Die Leber greift in den Stoffwechsel praktisch aller Metabolit-Gruppen ein. Ihre Leistungen dienen in erster Linie dazu, Schwankungen in den Konzentrationen dieser Stoffe im Plasma abzufangen, um die konstante Versorgung peripherer Gewebe sicherzustellen (*Homöostase*).

► **Kohlenhydratstoffwechsel.** Die Hepatocyten nehmen Glucose und andere Monosaccharide aus dem Plasma auf. Die Glucose wird dann entweder in Form des Polysaccharids *Glycogen* gespeichert oder in Fettsäuren umgewandelt. Bei Abfall des Blutzuckerspiegels schüttet die Leber durch Abbau von Glycogen wieder Glucose aus. Ist der Glycogenspeicher erschöpft, kann Glucose auch mithilfe der *Gluconeogenese* (S. 144) aus Lactat, Glycerol oder den Kohlenstoffgerüsten von Aminosäuren aufgebaut werden (S. 330).

► **Lipidstoffwechsel.** Fettsäuren werden von der Leber aufgebaut. Daraus können dann Fette und Phospholipide gebildet werden, die in Form von *Lipoproteinen* ans Blut abgegeben werden. Die Leber kann Fettsäuren in *Ketonkörper* (S. 332) umwandeln und diese wieder ausschütten. Die Leber synthetisiert Cholesterol, das als Bestandteil von Lipoproteinen anderen Geweben zugeführt wird. Überschüssiges Cholesterol wird von der Leber in Gallensäuren (S. 334) umgewandelt oder mit der Galle ausgeschieden.

► **Aminosäure- und Proteinstoffwechsel.** Die Leber kontrolliert die Aminosäurespiegel im Plasma. Überschüssige Aminosäuren werden abgebaut. Der Stickstoff der Aminosäuren wird mithilfe des *Harnstoffzyklus* (S. 182) in Harnstoff umgewandelt, der über die Nieren ausgeschieden wird. Das Kohlenstoffgerüst der Aminosäuren gelangt in den Intermediärstoffwechsel und dient der Glucosesynthese oder dem Energiegewinn. Außerdem werden die meisten Plasmaproteine (S. 292) in der Leber gebildet und abgebaut.

► **Biotransformation.** Steroidhormone und Bilirubin sowie Pharmaka, Ethanol und andere Xenobiotika werden von der Leber inaktiviert und in stärker polare Metabolite überführt (S. 336).

► **Speicher.** Die Leber speichert Energiereserven und Baustoffe, Mineralstoffe, Spurenelemente und Vitamine, darunter Eisen, Retinol und die Vitamine, A, D, K, Folsäure und $B_{12}$.

### C. Zonierung des Leberstoffwechsels

Die Hepatozyten, die etwa 60–70 % der Leberzellen ausmachen, sind zentraler Ort des *Intermediärstoffwechsels*. Zu den anderen Zellen der Leber zählen Epithelzellen, **Kupffer-Sternzellen** und **Stellat-(Ito-)Zellen**.

In der linken Bildhälfte ist ein Ausschnitt eines Leberläppchens gezeigt. Die Hepatocyten stehen in engem Kontakt mit dem Blut, das aus der Pfortader und den Leberarterien (links) kommend die sog. Sinusoide durchströmt und in den Zentralvenen der Leberläppchen wieder gesammelt wird (rechts). Die *Hepatocyten* erbringen je nach ihrer Lokalisation entlang der intrahepatischen Kapillaren (Sinusoide) unterschiedliche Stoffwechselleistungen (**metabolische Zonierung**). Man unterscheidet periportale Hepatocyten (links, rosa) von perivenösen Hepatocyten (rechts, blau).

### A. Leistungen der Leber

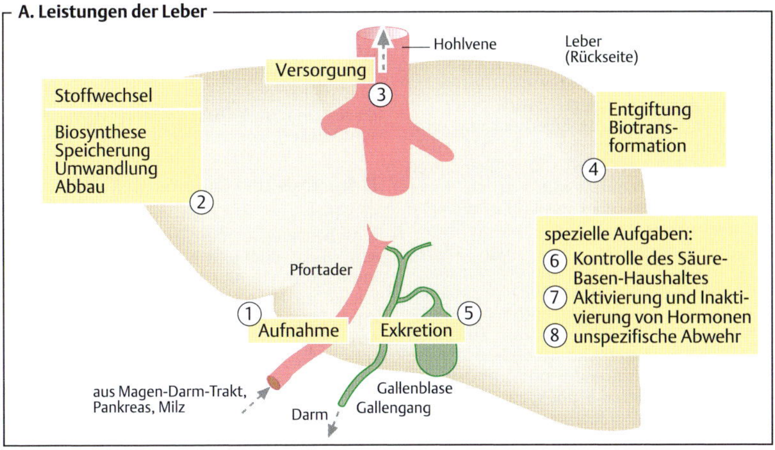


### B. Stoffwechsel der Leber

| Kohlenhydrat-stoffwechsel | |
|---|---|
| Glucose | BSU |
| Galactose | U |
| Fructose | U |
| Mannose | U |
| Pentosen | BU |
| Lactat | U |
| Glycerol | BU |
| Glycogen | BSU |

| Lipid-stoffwechsel | |
|---|---|
| Fettsäuren | BU |
| Fette | BU |
| Ketonkörper | B |
| Cholesterol | BEU |
| Gallensäuren | BE |
| Vitamine | SU |

| Aminosäure-stoffwechsel | |
|---|---|
| Aminosäuren | BU |
| Harnstoff | B |

| Plasma-proteine | |
|---|---|
| Lipoproteine | BU |
| Albumin | BU |
| Gerinnungs-faktoren | BU |
| Hormone | BU |
| Enzyme | BU |

| Biotrans-formation | |
|---|---|
| Steroidhormone | EU |
| Gallenfarbstoffe | EU |
| Ethanol | U |
| Pharmaka | EU |

| | |
|---|---|
| B | Biosynthese |
| E | Exkretion |
| S | Speicherung |
| U | Umwandlung und Abbau |

### C. Zonierung des Leberstoffwechsels

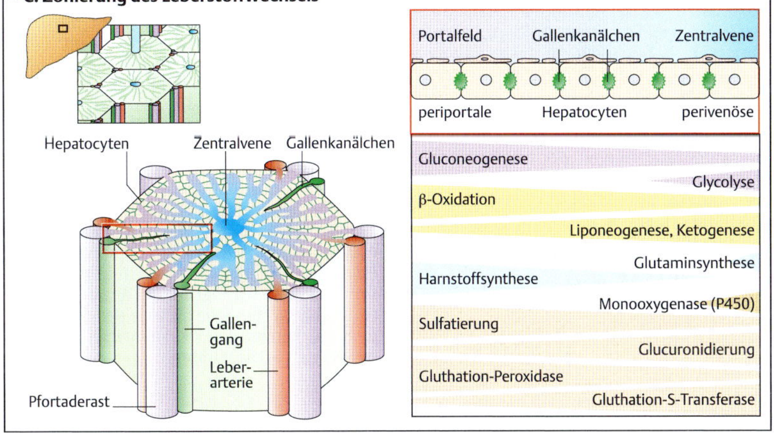


**Abb. 6.26** Leber: Funktionen

## Kohlenhydratstoffwechsel

**Glucose** ist neben den Fettsäuren und den Ketonkörpern der wichtigste Energielieferant des Organismus. Die Konzentration der Glucose im Blut (der „*Blutzuckerspiegel*") wird durch die präzise Kontrolle Glucose-liefernder und -verbrauchender Prozesse bei 4–6 mM (0,8–1,0 g · $L^{-1}$) gehalten (S. 386). Glucoselieferanten sind der Darm (Nahrungsglucose), die Leber und die Nieren. Die Leber spielt dabei die Rolle eines „***Glucostaten***".

**Glucose-Transporter** vom Typ **Glut-2** (S. 212) in der Plasmamembran der Hepatocyten ermöglichen den von Insulin unabhängigen Transport von Glucose und anderen Zuckern sowohl in die Zellen als auch aus ihnen heraus. Im Gegensatz zum Muskel besitzt die Leber das Enzym **Glucose-6-phosphatase**, das Glucose aus Glucose-6-phosphat freisetzen kann und damit den Export von Glucose ermöglicht.

Die Leber ist auch in der Lage, Glucose durch Umwandlung aus anderen Zuckern, z. B. *Fructose* und *Galactose*, zu bilden oder aus anderen Metaboliten, besonders Aminosäuren, aufzubauen. Die Umwandlung von Lactat zu Glucose im *Corizyklus* (S. 358) und von Alanin zu Glucose mithilfe des *Alaninzyklus* (S. 388) spielt eine besondere Rolle für die metabolische Interaktion mit Erythrocyten und Muskelzellen.

Neben Glucose kann die Leber aus Glucose auch andere **Zucker** wie Fructose, Galactose, Mannose und Ribose sowie **Aminozucker** wie Neuraminsäure bilden.

### A. Stoffwechsel der UDP-Glucose

Glucose wird durch Phosphorylierung [**1**] zu Glucose-6-phosphat aktiviert. Nach Isomerisierung [**2**] zu Glucose-1-phosphat kann daraus durch Übertragung eines UMP-Restes [**3**] **UDP-Glucose** entstehen, das eine Schlüsselstellung im Zuckerstoffwechsel besitzt. Es kann z. B. mit anderen Zuckern über eine glycosidische Bindung verknüpft werden. Durch diese von *Transferasen* katalysierte Reaktionen entstehen in der Leber z. B. **Glycogen** oder die Oligosaccharid- und Polysaccharid-Seitenketten von **Proteoglycanen**, **Glycoproteinen** und **Glycolipiden**.

UDP-Glucose kann auch zu **UDP-Glucuronat** oxidiert werden [**4**], das ebenfalls für die Bildung von Proteoglycanen und Glycoproteinen benötigt wird sowie zur Bildung ausscheidungspflichtiger Konjugate (**Glucuronide**; Phase II der Biotransformation) (S. 336). Außerdem kann UDP-Glucose in der Leber zu **UDP-Galactose** epimerisiert werden ([**5**], s. **B**), aus dem in der Milchdrüse durch Reaktion [6] mit Glucose **Lactose** gebildet wird. Allerdings wird dieses Disaccharid nur während der Lactation synthetisiert.

### B. Fructose- und Galactosestoffwechsel

**Fructose** wird vor allem von der Leber durch Einschleusung in die Glycolyse verstoffwechselt (linke Bildhälfte). Eine besondere *Ketohexokinase* [**1**] phosphoryliert Fructose zunächst zu **Fructose-1-phosphat**. Dieses wird durch eine ebenfalls Fructose-spezifische *Aldolase B* [**2**] in **Dihydroxyaceton-3-phosphat** (Glyceron-3-phosphat) und **Glycerinaldehyd** (Glyceral) gespalten. Dihydroxyaceton-3-phosphat ist bereits Zwischenprodukt der Glycolyse (Mitte), während Glycerinaldehyd durch eine *Triokinase* [**3**] zu Glycerinaldehyd-3-phosphat phosphoryliert werden kann.

In geringerem Umfang wird Glycerinaldehyd auch zu Glycerol reduziert [**4**] oder zu Glycerat oxidiert, das durch Phosphorylierung in die Glycolyse eingeschleust werden kann (nicht gezeigt). Die Reduktion von Glycerinaldehyd [**4**] verbraucht NADH. Da die Geschwindigkeit des Alkholabbaus in den Hepatocyten durch das Angebot an $NAD^+$ limitiert wird, beschleunigt der Abbau von Fructose den Alkoholabbau (S. 340).

Außerhalb der Leber wird Fructose durch Reduktion an C-2 zu **Sorbitol** und anschließende Dehydrierung an C-1 zu Glucose in den Zuckerstoffwechsel eingeschleust (**Polyol-Weg**; nicht gezeigt).

**Galactose** wird ebenfalls in der Leber auf- oder abgebaut (rechte Bildhälfte). Ihr Stoffwechsel beginnt – wie bei Zuckern üblich – mit einer Phosphorylierung zu Galactose-1-phosphat [**5**]. Der Anschluss an den Glucosestoffwechsel wird durch *C-4-Epimerisierung* zu Glucose-1-phosphat hergestellt. Dies geschieht allerdings nicht direkt. Vielmehr überträgt eine *Transferase* [6] einen UMP-Rest von **UDP-Glucose** auf Galactose-1-phosphat. Dadurch wird Glucose-1-phosphat frei, während Galactose-1-phosphat in **UDP-Galactose** übergeht. Erst dieses wird zu UDP-Glucose isomerisiert [7]. Auch die *Biosynthese* der Galactose nimmt diesen Reaktionsweg, der bis auf Reaktion [**5**] frei reversibel ist. Erbliche Defekte der Enzyme [**5**] oder [6] können zum Krankheitsbild der *Galactosämie* (S. 152) führen.

**A. Stoffwechsel der UDP-Glucose**

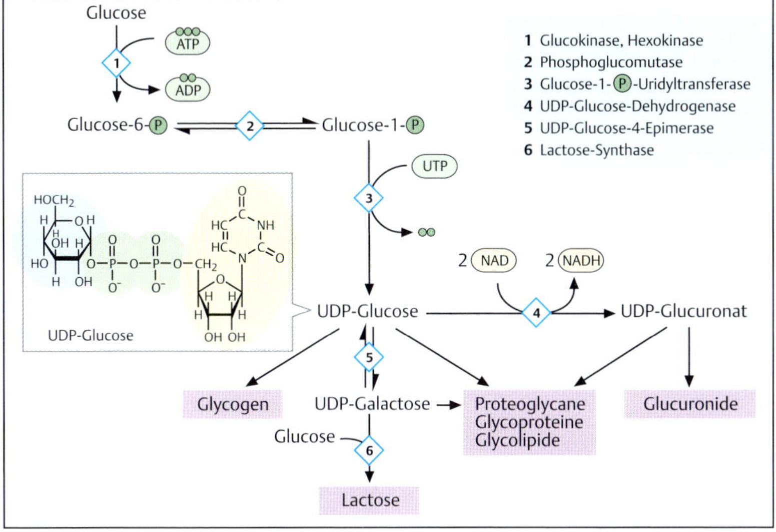


**B. Fructose- und Galactosestoffwechsel**

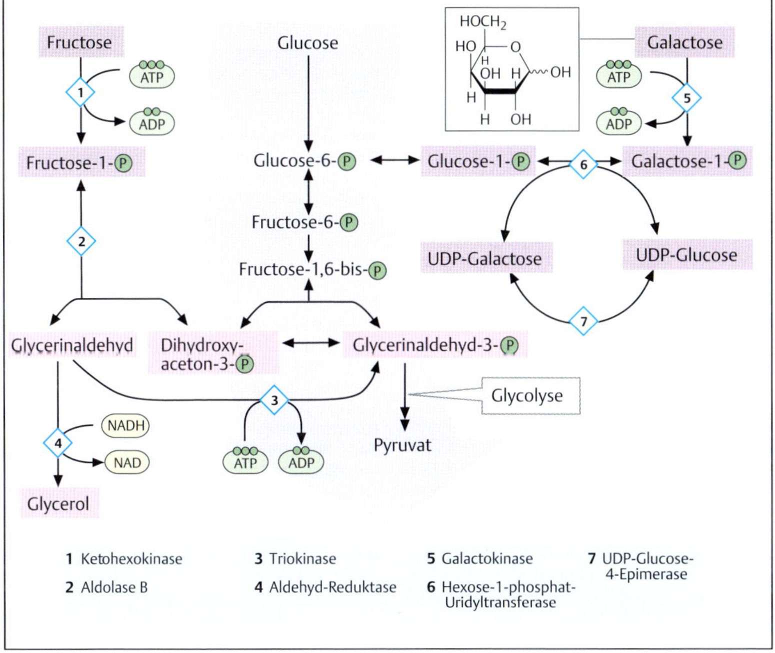


**Abb. 6.27** Leber: Kohlenhydratstoffwechsel

## Lipidstoffwechsel

Die Leber ist der wichtigste Ort für die Bildung von *Fettsäuren, Glycerolipiden, Sphingolipiden, Ketonkörpern* und *Cholesterol*. Der größte Teil dieser Produkte wird an das Blut abgegeben. Im Gegensatz dazu werden die im Fettgewebe synthetisierten Triacylglycerole erst einmal dort gespeichert (S. 344).

### A. Lipidstoffwechsel

Der Lipidstoffwechsel der Leber ist eng verknüpft mit dem der Kohlenhydrate und Aminosäuren.

▸ **Resorptionsphase** (S. 390). Bei guter Versorgung mit Nahrungsstoffen baut die Leber Glucose und andere Monosaccharide über Acetyl-CoA in **Fettsäuren** um. Auch aus *Chylomikronen*, die vom Darm geliefert werden, oder von Fettsäure-Albumin-Komplexen im Blut kann die Leber Fettsäuren aufnehmen. Fettsäuren aus beiden Quellen werden in Glycerolipide, d. h. **Fette** und **Phospholipide**, sowie in Sphingolipide umgewandelt. Zusammen mit Apolipoproteinen werden diese in Lipoproteinen sehr niedriger Dichte (**VLDL**) (S. 294) verpackt und durch Exocytose an das Blut abgegeben. Die VLDL dienen der Versorgung extrahepatischer Gewebe, z. B. des Fettgewebes und der Muskulatur, mit Lipiden.

▸ **Postresorptionsphase** (S. 392). Bei fehlender Nahrungszufuhr, d. h. bei Fasten und Hungern, wird der Lipidstoffwechsel umgestellt und der Organismus greift auf eigene Vorräte zurück. Das Fettgewebe setzt dann Fettsäuren frei. Sie werden von der Leber aufgenommen und überwiegend in **Ketonkörper** umgebaut (**B**) oder zur eigenen Energieversorgung genutzt.

**Cholesterol** kann zwei Quellen entstammen, der Nahrung und der Eigensynthese aus Acetyl-CoA. Ein erheblicher Prozentsatz der körpereigenen Cholesterolsynthese findet in der Leber statt. Ein Teil des Cholesterols wird zur Bildung von **Gallensäuren** (S. 334) benötigt. Zudem dient es als Baustein für Zellmembranen (S. 208) oder wird mit Fettsäuren verestert und in Lipidtröpfchen gespeichert. Der Rest wird zusammen in Form von Lipoprotein-Komplexen (VLDL) ans Blut abgegeben und versorgt andere Gewebe. Die Leber trägt auch dadurch zum Cholesterolstoffwechsel bei, dass sie aus dem Blut Lipoproteine (S. 294), die Cholesterol und Cholesterol-Ester enthalten (HDL, IDL, LDL), aufnimmt und abbaut. Die Leber wandelt Cholesterol dann zu Gallensäuren um und scheidet diese ebenso wie unverändertes Cholesterol in die Galle aus (S. 334).

### B. Biosynthese von Ketonkörpern

Bei einem hohen Angebot an **Fettsäuren** baut die Leber diese durch β-Oxidation zu Acetyl-CoA ab und erzeugt damit **Ketonkörper**. Mit diesen gut löslichen Energieträgern versorgt die Leber extrahepatische Gewebe.

Die Ketonkörpersynthese erfolgt ausschließlich in der mitochondrialen Matrix der Leber. Im ersten Reaktionsschritt kondensieren zwei Moleküle Acetyl-CoA zu **Acetacetyl-CoA** [**1**]. Die Übertragung einer weiteren Acetyl-Gruppe [**2**] führt zu 3-Hydroxy-3-methylglutaryl-CoA (**HMG-CoA**), das durch Abspaltung von Acetyl-CoA [**3**] in freies **Acetacetat** übergeht (*Lynen-Zyklus*). Acetacetat kann durch Reduktion in **3-Hydroxybutyrat** umgewandelt werden [**4**] oder durch nichtenzymatische Decarboxylierung [**5**] in **Aceton** übergehen. Zusammen bezeichnet man diese drei Verbindungen als *„Ketonkörper"*, obwohl 3-Hydroxybutyrat gar kein Keton ist. Weil Reaktion [**3**] ein $H^+$-Ion freisetzt, kann es bei gesteigerter Ketonkörpersynthese zu einer *metabolischen Acidose* (S. 304) kommen.

Die Ketonkörper werden von der Leber an das Blut abgegeben, in dem sie gut löslich sind. Die Blutspiegel der Ketonkörper steigen bei Hunger an. 3-Hydroxybutyrat und Acetacetat sind dann neben freien Fettsäuren in vielen Geweben (u. a. auch dem Herzmuskel) wichtige Energieträger. Aceton kann nicht verstoffwechselt werden und wird über die Lunge abgeatmet oder mit dem Urin ausgeschieden. Die Einschleusung von Ketonkörpern in den Energiestoffwechsel der extrahepatischen Gewebe wird in Integration des Stoffwechsels II (S. 388) behandelt.

Übersteigt die Produktion der Ketonkörper den Verbrauch außerhalb der Leber, kommt es zu einem Konzentrationsanstieg der Ketonkörper im Plasma (**Ketonämie**) und schließlich auch zu ihrer Ausscheidung mit dem Urin (**Ketonurie**). Beide Phänomene beobachtet man nach längerem Hungern und bei ungenügend behandeltem *Diabetes mellitus Typ I*. Eine starke Ketonurie mit Ketoacidose kann zu Elektrolyt-Verschiebungen und Bewusstlosigkeit führen und ist deshalb lebensbedrohend (**ketoacidotisches Koma**).

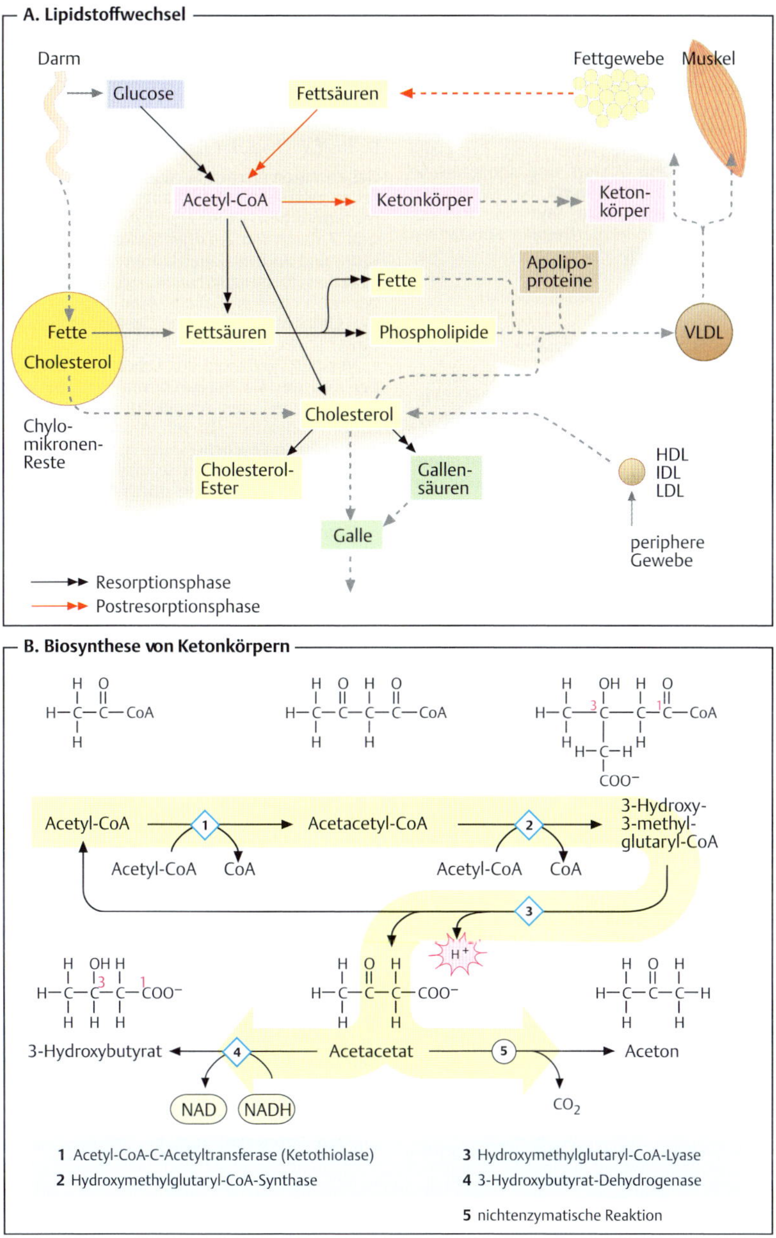


**Abb. 6.28** Leber: Lipidstoffwechsel

## Gallensäuren

Ein wichtiges Produkt der Hepatocyten ist die **Galle**. Sie fördert durch *Emulgierung* die Verdauung der Nahrungslipide (S. 286) im Dünndarm. Die emulgierenden Bestandteile der Galle sind neben Phospholipiden vor allem **Gallensäuren** und **Gallensalze** (s. u.). Die Galle enthält außerdem Wasser und anorganische Salze, auch freies **Cholesterol**, das auf diesem Weg ausgeschieden wird, und eine Vielzahl körpereigener und körperfremder Substanzen wie **Gallenfarbstoffe**, die Metabolite von Steroidhormonen und unter Umständen auch Medikamente und ihre Abbauprodukte.

### A. Gallensäuren und Gallensalze

**Gallensäuren** sind Steroide aus 24 C-Atomen, die eine Carboxylat-Gruppe und mehrere Hydroxy-Gruppen tragen. Sie werden in der Leber aus Cholesterol (oben) gebildet. An vielen der 14 Schritte ihrer Synthese sind Cytochrom-P450-Enzyme (S. 338) im gER der Hepatocyten beteiligt.

Zunächst wird Cholesterol durch eine *7α-Hydroxylase* in 7α-Hydroxycholesterol umgewandelt. Dann wird die Doppelbindung des Cholesterols verlagert. Eine weitere OH-Gruppe kann an C-12 in das Sterangerüst eingeführt werden. Schließlich wird die Doppelbindung reduziert, die Seitenkette um drei C-Atome verkürzt und das terminale C-Atom zur Carboxylat-Gruppe oxidiert.

Wichtig ist, dass sich bei der Gallensäure-Synthese die Anordnung der A- und B-Ringe von *trans* nach *cis* ändert. Dies hat zur Folge, dass in den Gallensäuren alle hydrophilen Gruppen auf einer Seite des Moleküls liegen. Während das schwach amphipathische Cholesterol (oben) einen kleinen polaren „Kopf" und einen ausgedehnten unpolaren „Schwanz" besitzt, sind die Gallensäure-Moleküle (unten) viel stärker amphipathisch und ähneln Scheibchen mit polarer Ober- und unpolarer Unterseite.

*Cholsäure* und *Chenodesoxycholsäure*, die sog. **primären Gallensäuren**, sind die quantitativ wichtigsten Metabolite des Cholesterols. Nach ihrer Biosynthese werden sie zum großen Teil mit Coenzym A aktiviert und dann mit **Glycin** oder der nicht-proteinogenen Aminosäure **Taurin**, einem Derivat des Cysteins (S. 184), verknüpft. Die so gebildeten Säureamide bezeichnet man als **konjugierte Gallensäuren**. Sie haben einen $pK_a$ von ~4 (Glycocholsäure) bzw. ~2 (Taurocholsäure) und liegen deshalb weitgehend dissoziiert als „**Gallensalze**" vor. Konjugierte Gallensäuren sind also noch amphipathischer als die unkonjugierten Grundkörper.

### B. Stoffwechsel der Gallensalze

Gallensäuren werden ausschließlich von Leberzellen gebildet (s. **A**). Der langsamste Schritt ihrer Biosynthese ist die Hydroxylierung in Position 7 durch die *7-α-Hydroxylase* (s. o.). Cholsäure und andere Gallensäuren hemmen diese Reaktion (*Endprodukthemmung*). Die in der Leber vorhandenen Gallensäuren regulieren so die Geschwindigkeit der Cholesterolverwertung.

Vor dem Verlassen der Leber wird ein großer Teil der Gallensäuren mit CoA aktiviert und dann mit den Aminosäuren *Glycin* oder *Taurin* konjugiert (**2**, vgl. **A**). Aus Cholsäure entstehen so **Glycocholsäure** bzw. **Taurocholsäure**. Die von der Leber sezernierte *Lebergalle* wird in der Gallenblase durch Wasserentzug eingedickt (*Blasengalle*; **3**).

Darmbakterien produzieren Enzyme, die die Gallensalze chemisch verändern können (**4**). Die Säureamid-Bindung der Gallensalze wird gespalten, und durch Dehydroxylierung an C-7 entstehen aus den **primären Gallensäuren** der Leber die entsprechenden **sekundären Gallensäuren** (**5**). Der größte Teil (> 95 %) der Gallensäuren des Darms wird im Ileum rückresorbiert (**6**) und über die Pfortader wieder der Leber zugeführt (**enterohepatischer Kreislauf**). Dort entstehen aus den sekundären Gallensäuren des Darms wieder Gallensalze, die erneut in die Lebergalle ausgeschieden werden. Von den 15 bis 30 g Gallensalzen, die täglich mit der Galle abgegeben werden, tauchen deshalb nur etwa 0,5 g in den Faeces auf. Das entspricht etwa der täglichen Neusynthese von Cholesterol.

▸ **Weitere Informationen.** Das mit der Galle ausgeschiedene **Cholesterol** ist schlecht wasserlöslich. Es bildet in der Galle mit Phospholipiden und Gallensäuren Micellen (S. 34), die es in Lösung halten. Verschieben sich die Mengenverhältnisse von Phospholipiden, Gallensäuren und Cholesterol, können **Gallensteine** entstehen. Sie bestehen überwiegend aus ausgefallenem Cholesterol (*Cholesterolsteine*), können aber auch $Ca^{2+}$-Salze von Gallensäuren und Gallenfarbstoffe enthalten (*Pigmentsteine*).

**A. Gallensäuren und Gallensalze**

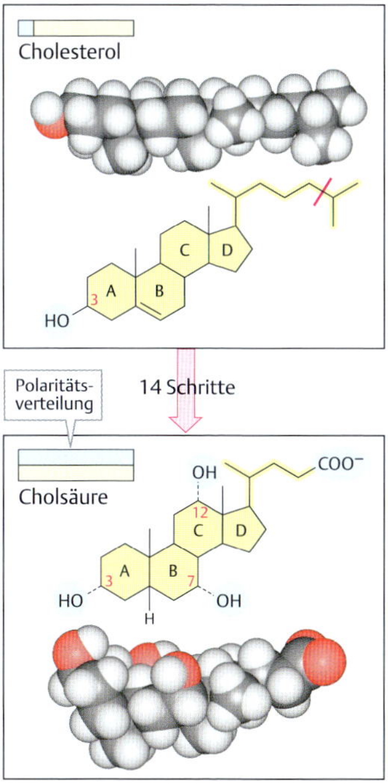


| Gallensäure | OH- an Position | | |
|---|---|---|---|
| primäre Gallensäuren | | | |
| – Cholsäure | C-3 | C-7 | C-12 |
| – Chenodesoxychol-säure | C-3 | C-7 | – |
| sekundäre Gallensäuren | | | |
| – Desoxycholsäure | C-3 | – | C-12 |
| – Lithocholsäure | C-3 | – | – |

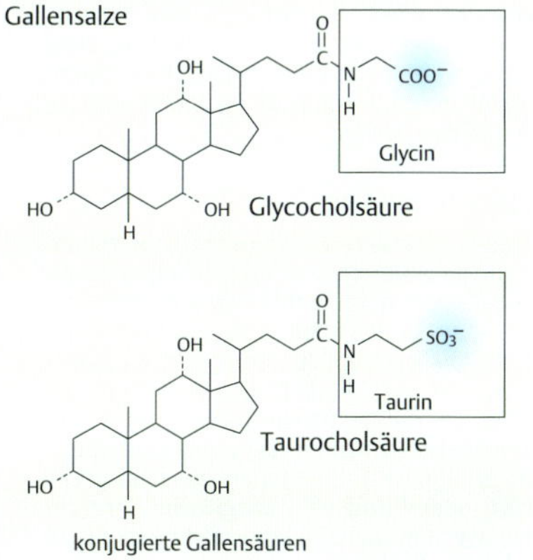


**B. Stoffwechsel der Gallensalze**

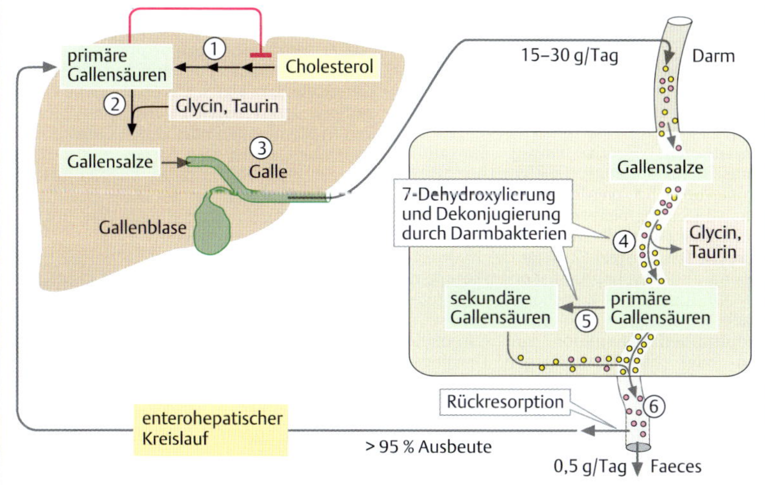


**Abb. 6.29** Gallensäuren

## Biotransformation

Der Organismus nimmt mit der Nahrung oder durch den Kontakt mit der Umwelt über Haut und Lunge **Fremdstoffe** (*Xenobiotika*) auf, die natürlichen Ursprungs oder vom Menschen künstlich erzeugt sein können. Manche dieser Stoffe sind giftig, besonders in höheren Konzentrationen. Der Organismus verfügt aber über wirkungsvolle Mechanismen, die Xenobiotika durch **Biotransformation** zu inaktivieren und dann auszuscheiden. Die Mechanismen der Biotransformation sind denen ähnlich, mit denen **körpereigene Substanzen** (***Endobiotika***) wie Gallenfarbstoffe und Steroidhormone *inaktiviert* und *ausscheidungsfähig* gemacht werden. Die Biotransformation findet vor allem in der *Leber* statt, daneben auch in *Darm* und den *Nieren*.

### A. Biotransformation

▸ **Phase-I-Reaktionen** ***(Umwandlungsreaktionen).*** Die Reaktionen des Typs I führen funktionelle Gruppen in reaktionsträge, unpolare Moleküle ein oder wandeln bereits vorhandene funktionelle Gruppen um. In vielen Fällen wird so erst die Möglichkeit geschaffen, die Fremdstoffe durch Phase-II-Reaktionen mit polaren Molekülen zu konjugieren (s. u.). Meist verringern Phase-I-Reaktionen die *biologische Aktivität* oder *Giftigkeit* („**Entgiftung**"). Andererseits werden manche Wirkstoffe erst durch die Umwandlungsreaktion biologisch aktiv, z. B. Benzo[a]pyren (S. 266), oder sind nach der Umwandlung toxischer als die Ausgangssubstanz („**Giftung**").

Wichtige Biotransformationsreaktionen der Phase I sind:

- **Hydrolytische Spaltungen** von Ester-, Ether- und Peptid-Bindungen. Das Beispiel (**1**) zeigt die Hydrolyse des Schmerzmittels *Acetylsalicylat*.
- **Oxidationen**: Hydroxylierung, Epoxidbildung, Sulfoxidbildung, Dealkylierung, Desaminierung. So werden z. B. Ethanol zu Ethanal (S. 340), Benzen (Benzol) zu Phenol und Toluol (Methylbenzen) zu Benzoesäure oxidiert. Das Beispiel (**2**) zeigt die Hydroxylierung des Psychopharmakons Diazepam, das auf diese Weise ausscheidungsfähig gemacht wird.
- **Reduktionen**: Reduktion von Carbonyl-, Azo- oder Nitro-Verbindungen, Dehalogenierung.
- **Methylierungen**
- **Desulfurierungen.**

Die Reaktionen laufen in den Hepatocyten am glatten Endoplasmatischen Retikulum ab. Viele werden von **Cytochrom-P450-Systemen** (S. 338) katalysiert. Diese Monooxygenasen werden von ihren lipophilen Substraten induziert und zeigen meist eine breite Spezifität.

▸ **Phase-II-Reaktionen** (***Konjugatbildung***). Reaktionen des Typs II koppeln ihre Substrate (z. B. Bilirubin, Steroidhormone, Pharmaka, Produkte von Phase-I-Reaktionen) über Ester- oder Amid-Bindungen an sehr polare, negativ geladene Moleküle. Die beteiligten Enzyme sind ausnahmslos Transferasen, ihre Produkte werden als **Konjugate** bezeichnet.

Die Kopplung mit **Glucuronat** (GlcUA) als *O*- oder *N*-Glucuronid ist die häufigste Form der Konjugatbildung. Coenzym der Reaktion ist Uridindiphosphat-Glucuronat (S. 102), das *„aktive" Glucuronat* (S. 330). Die Verknüpfung mit dem Anion Glucuronat macht ein unpolares (hydrophobes) Substrat stärker polar, es wird dadurch ausreichend wasserlöslich und ausscheidungsfähig. Beispiel (**3**) zeigt die Glucuronidierung von *Tetrahydrocortisol*, eines Metaboliten des Glucocorticoids Cortisol (S. 436).

Auch die Biosynthese von **Sulfat**-Estern mithilfe von *Phosphoadenosinphosphosulfat* (PAPS), dem *„aktiven" Sulfat* (S. 102), die Verknüpfung mit **Glutathion** und seltener die Amidbildung mit **Glycin** und **Glutamin** spielen für die Konjugation eine Rolle. So wird z. B. Benzoesäure mit Glycin zur besser löslichen und weniger toxischen *Hippursäure* (*N*-Benzoylglycin) konjugiert.

▸ **Phase-III-Reaktionen.** Diese sind transzelluläre, gerichtete Transportprozesse aus dem Blut in die Hepatozyten und aus diesen in die Lebergalle. Beteiligt sind verschiedene *Carriersysteme*, deren Aktivität durch reversiblen Einbau in Membranen oder durch Genexpression (vermittelt durch den Farnesoid-X-Rezeptor) geregelt wird. Neben dieser *biliären* Ausscheidung der Konjugate in der Leber (S. 328) werden diese auch *renal* auf dem Weg über Blut durch Nieren eliminiert.

▸ **Weitere Informationen.** Zur Entgiftung von **Schwermetallen** besitzt die Leber **Metallothioneine**, eine Gruppe cysteinreicher Proteine mit hoher Affinität für zweiwertige Metall-Ionen wie $\mathbf{Cd^{2+}}$, $\mathbf{Cu^{2+}}$, $\mathbf{Hg^{2+}}$ und $\mathbf{Zn^{2+}}$. Diese Metallionen induzieren die Bildung der Metallothioneine über ein spezielles *Metall-regulatorisches Element* (MRE) im Promoter der Gene.

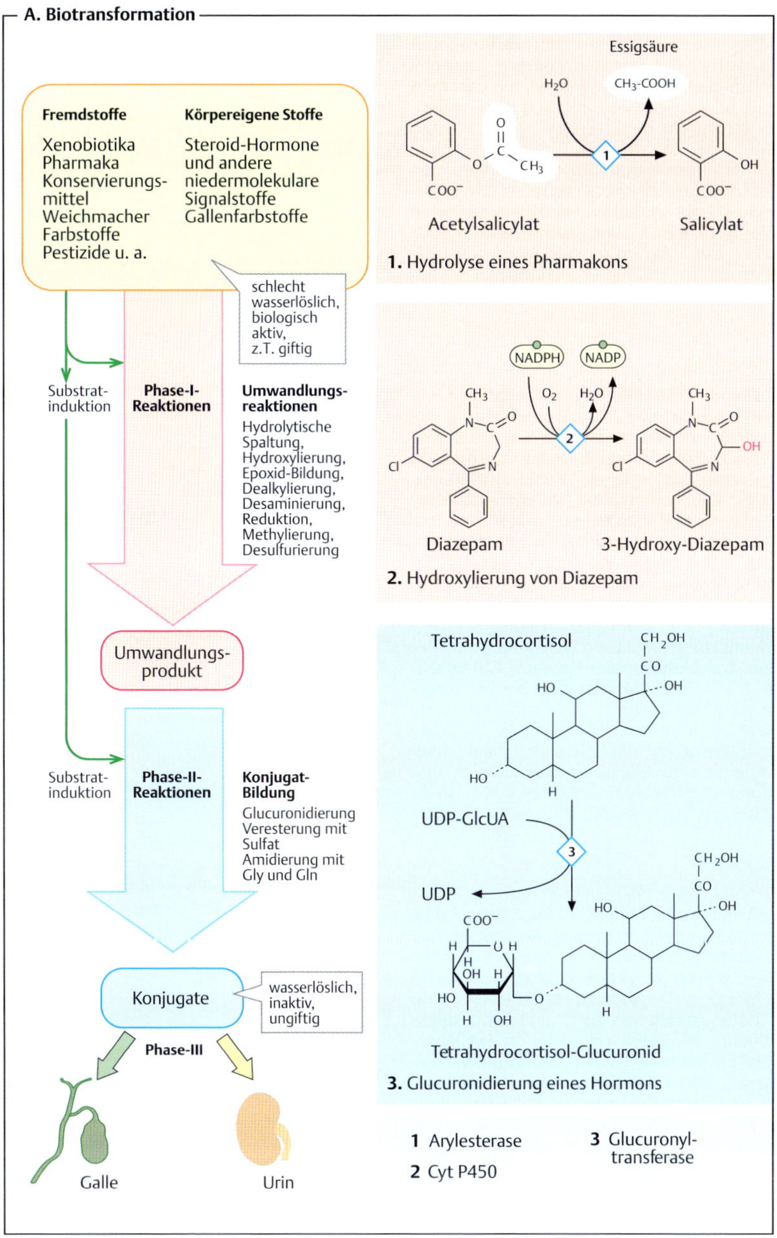


Abb. 6.30 Biotransformation

## Cytochrom-P450-Systeme

In der ersten Phase der **Biotransformation** (S. 336) in der Leber und anderen Geweben werden lipophile Verbindungen, die chemisch wenig reaktiv sind, enzymatisch hydroxyliert. Dies ermöglicht ihre Konjugation mit polaren Substanzen. Die hydroxylierenden Enzyme sind im Allgemeinen **Monooxygenasen**, die **Häm b** (*Protoporphyrin IX*) als redoxaktives Coenzym (S. 96) enthalten. In der reduzierten Form kann dieses Häm *Kohlenmonoxid* (CO) binden und zeigt dann eine typische Lichtabsorption bei 450 nm. Diese Eigenschaft charakterisiert die **Cytochrom-P450-Systeme** und gibt ihnen den Namen.

### A. Reaktion

Cytochrom-P450-abhängige Monooxygenasen (**CYP**) katalysieren die reduktive Spaltung von **Sauerstoffmolekülen** ($O_2$). Ein Sauerstoffatom wird dabei auf ein lipophiles Substratmolekül übertragen, das zweite als Wassermolekül freigesetzt. Die notwendigen Reduktionsäquivalente werden von **NADPH + H⁺** geliefert.

CYP haben viele verschiedene lipophile Substrate mit endogenem und exogenem Ursprung. Sie sind nicht nur an Phase-I-Reaktionen der Biotransformation von **Xenobiotika**, **Pharmaka** und **Chemikalien** beteiligt, sondern auch am Stoffwechsel von Endobiotika wie **Sterolen**, **Steroidhormonen** (S. 440), **Gallensäuren** (S. 334) und **Eicosanoiden** (S. 454), **ungesättigten Fettsäuren** (S. 163) und **Retinsäure** (S. 54). Diese Substrate können durch die Reaktion hydroxyliert, epoxidiert, dealkyliert, oxydiert oder dehalogeniert werden. Meist wird dadurch ihre Polarität erhöht und ihre Metabolisierbarkeit verbessert.

### B. Struktur

CYP sind Bestandteil von Elektronen-Transportketten aus mehreren Membranproteinen, die an das Endoplasmatische Retikulum oder die innere Mitochondrienmembran gebunden sind. Das Substrat Sauerstoff lagert sich im aktiven Zentrum des **Cytochrom P450** (Cyt P450) an Häm-gebundenes Eisen und wird durch Aufnahme von Elektronen aktiviert. Die Systeme in ER und den Mitochondrien unterscheiden sich durch den Antransport der Elektronen. Im ER überträgt eine *Cyt-P450-Reduktase*, die **FAD** und **FMN** enthält, Elektronen von NADPH auf Cyt P450. In den Mitochondrien transferiert sie eine FAD-haltige *Adrenodoxin-Reduktase* vom NADPH erst auf zwei **Adrenodoxine**, bevor die Elektronen zum Cyt P450 gelangen.

### C. Eigenschaften

Cytochrom-P450-abhängige Monooxygenasen (**CYP**) bilden eine Superfamilie, die auf Grund von Homologiekriterien in 18 Familien mit 41 Unterfamilien eingeteilt werden. Im Menschen treten etwa 60 verschiedene **CYP-Isoformen** mit unterschiedlichen Eigenschaften auf.

CYP kommen in allen kernhaltigen Zellen vor, besonders in Leber, Steroidhormon-produzierenden Drüsen, Darm und Lunge. Sie sind am Stoffwechsel lipophiler **endogener Metabolite** beteiligt, z. B. an der Biosynthese von Cholesterol, Gallensäuren und Steroidhormonen. Mit ihrer Hilfe werden Alkane und Fettsäuren hydroxyliert, um ihren Abbau zu initiieren. Auch katalysieren CYP die Biosynthese von Eicosanoiden aus Arachidonsäure.

Die Substratspezifität von manchen CYP-Isoformen, die gegen **exogene Substanzen** wie Xenobiotika und Pharmaka gerichtet sind, ist dagegen geringer und teilweise sogar überlappend. So katalysiert der Isotyp **CYP3A4** die Umwandlung etwa der Hälfte aller bekannten Pharmaka. Weitere 20 % der Medikamente werden von **CYP2D6**, 15 % von **CYP2C19** und der Rest von **CYP1A2**, **-2A6** und **-2B6** umgesetzt.

Während in vielen Fällen die CYP-Reaktion zu einer **Inaktivierung** von Medikamenten und Fremdstoffen führt (**Entgiftung**), kann sie in anderen Fällen toxische Verbindungen erzeugen (**Giftung**). So ergibt die *Epoxidierung* von Aromaten z. B. Produkte, die sehr reaktiv und häufig toxisch sind (S. 266).

Viele Substrate können ihre CYP induzieren (**Substratinduktion**), z. B. induzieren *Barbiturate* das CYP3A4 und verwandte CYP. Andere Verbindungen können einzelne CYP-Isotypen hemmen (**Enzymhemmung**), darunter auch Naturstoffe, wie sie z. B. im Grapefruitsaft vorkommen. Eine **Kompetition** der Substrate am aktiven Zentrum der CYP sorgt dafür, dass sie ihren Abbau gegenseitig stören (**Substratwechselwirkung**). Etwa 40 % der CYP-Gene treten als mutiple Allele auf (**genetischer Polymorphismus**). Deshalb werden bei Patienten große individuelle Unterschiede in der Fähigkeit beobachtet, Medikamente zu metabolisieren („*gute*" und „*schlechte Metabolisierer*").

**A. Reaktion**

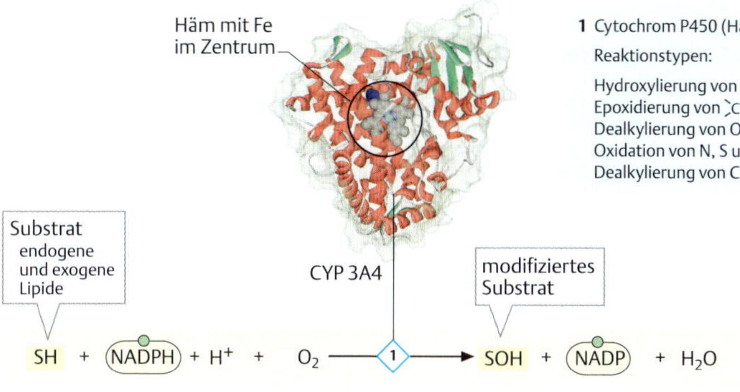


**1** Cytochrom P450 (Häm)

Reaktionstypen:

Hydroxylierung von C
Epoxidierung von >C=C<
Dealkylierung von O, N und S
Oxidation von N, S und P
Dealkylierung von C–X

**B. Struktur**

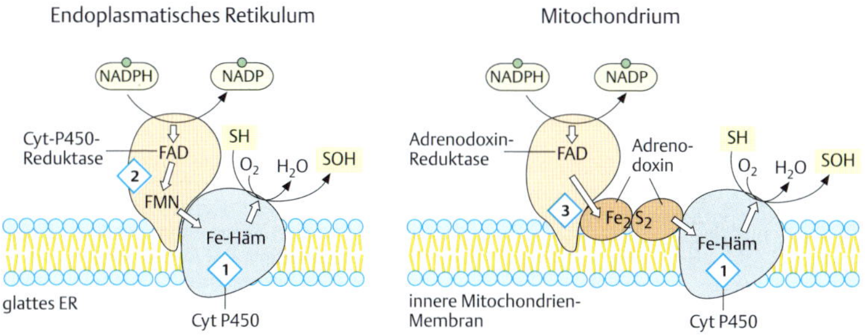


**1** Cytochrom P450 (Häm)
**2** Cytochrom-P450-Reduktase (FAD, FMN)
**3** Adrenodoxin-Reduktase (FAD)

**C. Eigenschaften**

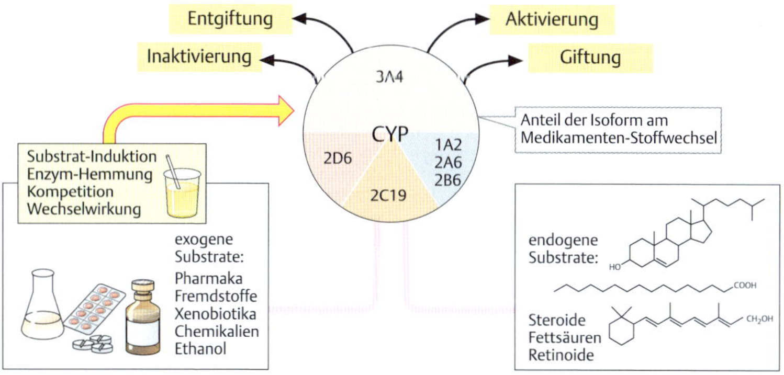


Abb. 6.31 Cytochrom-P450-Systeme (A. Quelle PDB: 2HI4)

## Ethanolstoffwechsel

### A. Ethanolspiegel im Blut

**Ethanol** (EtOH, „Alkohol") wird in geringen Mengen von Darmbakterien produziert und kommt in Spuren in Früchten vor. Alkoholische Getränke enthalten weitaus höhere Konzentrationen. Ihr Alkoholgehalt wird als Volumenanteil (in %) angegeben. Für die Abschätzung der Alkoholaufnahme und des Blutspiegels ist eine Umrechnung in g Ethanol (Dichte: 0,79 kg · $L^{-1}$) sinnvoll. Eine Flasche Bier (0,5 L mit 4 Vol.-%) enthält z. B. 20 mL = 16 g Ethanol, eine Flasche Wein (0,7 L mit 12 Vol.-%) 84 mL = 66 g Ethanol.

Ethanol ist membrangängig und wird schnell resorbiert. Der maximale **Blutspiegel** wird schon 60–90 min nach dem Trinken erreicht. Die *Geschwindigkeit der Resorption* hängt allerdings von verschiedenen Umständen ab. Ein leerer Magen, ein warmes Getränk (wie z. B. Grog), die Gegenwart von Zucker und Kohlensäure (z. B. im Champagner) fördern die Resorption von Ethanol, eine schwer verdauliche Mahlzeit verlangsamt sie. Im Organismus wird Ethanol sehr schnell verteilt. Muskulatur und Gehirn nehmen viel auf, Fettgewebe und Knochen dagegen wenig. Näherungsweise stehen dem Ethanol 70 % des Körpers als **Verteilungsraum** zur Verfügung. Die vollständige Resorption des Ethanols einer Flasche Bier (16 g) führt also bei einem 70 kg schweren Menschen (Verteilung in 70 kg · 70/100 = 49 kg) zu einem *Blutspiegel* von etwa 16 g/49 kg = 0,33 Promille (7,2 mM). Die **letale Konzentration** liegt bei etwa 3,5 Promille (76 mM).

### B. Ethanolstoffwechsel

Hauptabbauort des Ethanols ist die Leber, aber auch der Magen kann Ethanol verstoffwechseln. Der größte Teil des **Ethanols** wird zunächst durch *Alkohol-Dehydrogenase* zu **Ethanal** (Acetaldehyd) oxidiert. Eine sich anschließende Oxidation, katalysiert durch *Aldehyd-Dehydrogenase*, führt zum Acetat. Dieses wird mithilfe der *Acetat-CoA-Ligase* unter ATP-Verbrauch in **Acetyl-CoA** überführt, wodurch der Anschluss an den Intermediärstoffwechsel hergestellt ist.

Neben der cytoplasmatischen Alkohol-Dehydrogenase tragen in geringerem Umfang auch die *Katalase* und die induzierbare *mikrosomale Alkohol-Oxidase* („**MEOS**", besonders CYP2E1) (S. 338) zum Ethanolabbau bei. Die Enzyme des Ethanolstoffwechsels liegen als Isoenzyme mit stark unterschiedlichen Eigenschaften vor und sie zeigen einen erheblichen genetischen Polymorphismus.

Die Geschwindigkeit des Ethanolabbaus in der Leber wird durch die Aktivität der Alkohol-Dehydrogenase limitiert. Begrenzend ist die verfügbare Menge an $NAD^+$. Die maximale Abbaugeschwindigkeit (etwa 0,15 Promille/h) wird schon bei kleinen Ethanolkonzentrationen erreicht. Daher sinkt der Ethanolspiegel mit konstanter Geschwindigkeit (Kinetik 0. Ordnung). Der *Brennwert* des Ethanols beträgt 29,4 kJ · $g^{-1}$. Alkoholische Getränke können deshalb – besonders bei Alkoholkranken – einen erheblichen Anteil der Energiezufuhr ausmachen.

### C. Akute Effekte des Ethanols

Der Ethanolabbau führt zu einem erhöhten **NADH/$NAD^+$-Quotienten**, der den Leberstoffwechsel wesentlich beeinflusst. Im Zentrum der Wirkungen steht die Hemmung des Citratzyklus. Pyruvat wird zu Lactat reduziert und gelangt als solches ins Blut (→ **Lactacidose** [Lactatacidose]). Der erhöhte Blutspiegel von Lactat hemmt die Ausscheidung von Harnsäure in der Niere (→ **Hyperuricämie**). Anfallendes Acetyl-CoA dient vermehrt der Synthese von Ketonkörpern (→ **Ketoacidose**) und Fettsäuren. Gleichzeitig ist der Fettsäureabbau gehemmt. Die Lipidsynthese und Ausschüttung ins Blut steigen (→ **Hyperlipidämie**). Wegen der Hemmung des Citratzyklus ist auch die Gluconeogenese vermindert. Bei mangelnder Kohlenhydratzufuhr kommt es dann zu einer **Hypoglycämie**. Wenn dagegen Kohlenhydrate zugeführt werden, können sie wegen der Hemmung der Glycolyse schlechter abgebaut werden (→ **Hyperglycämie**). Höhere Konzentrationen von EtOH werden auch von Cytochrom-P450-Systemen abgebaut, besonders von CYP2E1. Als Substrat induziert EtOH verschiedene CYP und hemmt gleichzeitig andere CYP (→ **Störung des Medikamentenabbaus**).

Im Gehirn lagert sich EtOH aufgrund seiner amphipathischen Eigenschaften in Membranen ein und beeinflusst Rezeptoren für Neurotransmitter (S. 376). Die Wirkung von **GABA** wird verstärkt, während diejenige von **Glutamat** abnimmt.

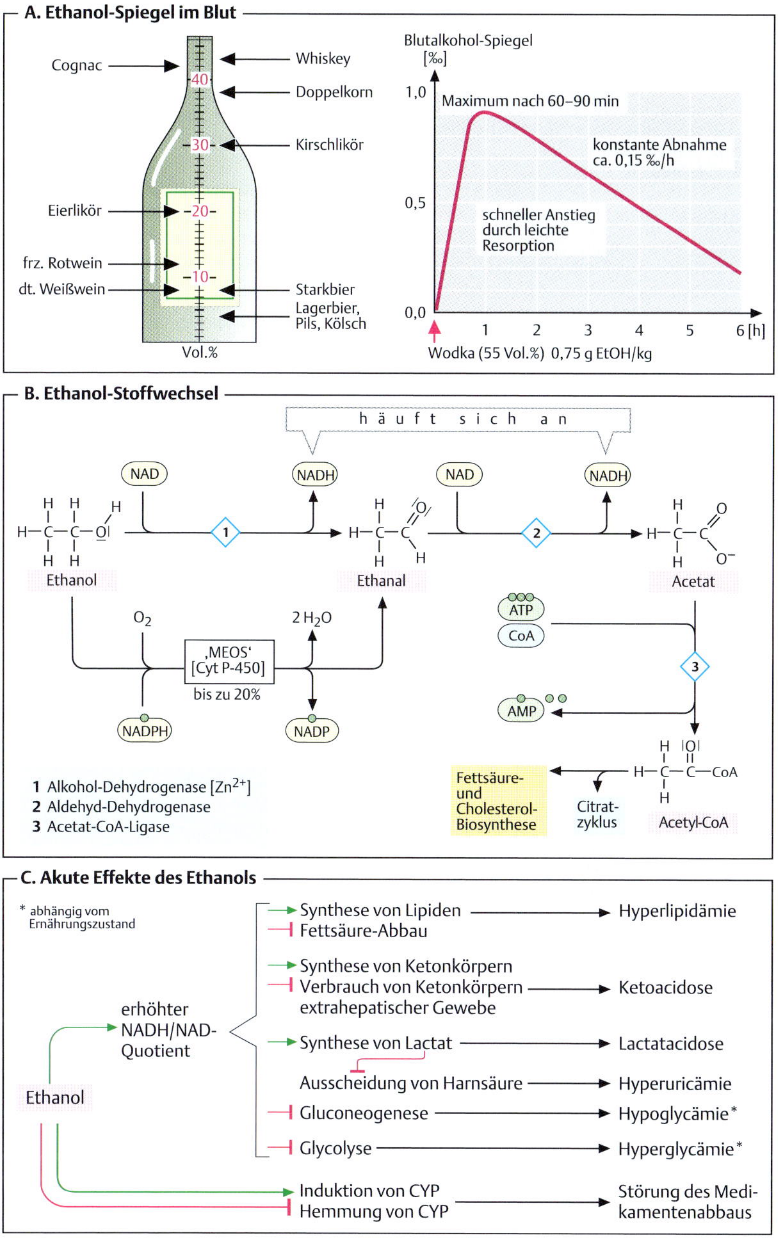


**Abb. 6.32** Ethanolstoffwechsel

## Pathobiochemie

Erhöhter **Ethanolkonsum** über Jahre hinweg führt zu Schäden der Leber und anderer Organe. Die Grenzwerte liegen für Männer bei einer täglichen Ethanolzufuhr von etwa 60 g, für Frauen bei circa 30 g. Diese Werte hängen stark von Körpergewicht, Gesundheitszustand und anderen Faktoren ab.

### A. Langfristige Alkoholwirkungen

Viele toxische Wirkungen des Ethanols gehen auf die Anhäufung von **Ethanal** zurück. Denn dieser Aldehyd reagiert unspezifisch mit Amino-Gruppen von Aminosäuren und Proteinen und mit Thiol-Gruppen. Dadurch wird die Proteinsynthese geschädigt und der *Export von Proteinen und VLDL* aus der Leber reduziert. Durch die Reaktion mit *Glutathion* vermindert Ethanal den Schutz vor $H_2O_2$ und Radikalen. Die *Peroxidation von Lipiden* steigt an, Mitochondrien werden geschädigt und die Atmungskette entkoppelt. Diese Schäden begünstigen eine alkoholinduzierte **Hepatitis** (Leberentzündung). Charakteristische biochemische Anzeichen für eine Hepatitis sind u. a. das Ansteigen der lebertypischen *γ-Glutamyltranspeptidase* (S. 312) (= γ-Glutamyltransferase, γ-GT,) und der *Aminotransferasen ALT und AST* (S. 178) im Blut, ein erhöhter Blutspiegel von **Bilirubin** (S. 200) wegen verminderter Glucuronidierung in der Leber und eine verzögerte **Blutgerinnung** (S. 306) wegen verringerter Produktion von Gerinnungsproteinen.

### B. Alkoholinduzierte Fettleber und Leberzirrhose

Da die Lipidsynthese bei andauernder Ethanolzufuhr (S. 340) erhöht ist und der Export von Lipiden mit VLDL vermindert, kommt es zur verstärkten Speicherung von Lipiden in der Leber (**Fettleber**). Diese Zunahme des Fettgehaltes der Leber (von weniger als 5 % auf mehr als 50 % des Trockengewichtes) ist zunächst reversibel. Bei chronischem Alkoholismus (etwa > 160 g EtOH täglich) werden die Hepatocyten jedoch zunehmend durch Bindegewebe ersetzt (**Fibrose**). Mit der von Ethanol und anderen Lebernoxen ausgelösten **Leberzirrhose** erreicht die Leberschädigung schließlich ein irreversibles Stadium, das von einem progressiven Ausfall der Leberfunktionen gekennzeichnet ist. Moderater Konsum mancher alkoholischer Getränke (< 20 g EtOH/Tag) hat möglicherweise eine cardioprotektive Wirkung. Dies wird aber weniger dem Ethanol als *Polyphenolen* zugeschrieben, die als Antioxidanzien wirken. Genannt seien *Resveratrol* und *Procyanidine*, die in bestimmten roten Traubensorten vorkommen.

### C. Transportsysteme der Gallenbestandteile

In der apikalen (kanalikulären) Membran, die Hepatocyten von den Gallenkapillaren trennt, finden sich verschiedene ATP-getriebene Transportsysteme, mit deren Hilfe die Gallebildung geschieht. Sie gehören zu der großen Familie der *ABC-Transporter* (von engl. ATP-binding cassette), die Lipide, Gallensalze, Pharmaka, giftige Verbindungen oder kurze Peptide gegen einen Konzentrationsgradienten unter Hydrolyse von ATP transportieren. Sie sind aus zwei Membran-durchspannenden Domänen aufgebaut, die für die Translokation ihres Substrates verantwortlich sind, und aus zwei Domänen, die ATP binden und hydrolysieren.

Transportsysteme in den Hepatocyten sind **MRP2** (*multidrug resistance-related protein*; **1**, Transport von Konjugaten des Bilirubins und Xenobiotika), **MDR-1** (*multidrug resistance glycoprotein*; **2**, Kationen, Pharmaka und Xenobiotika), **MDR-3** (**3**, Phospholipide), **ABC G5/G8** (**4**, Cholesterol), **BSEP** (*bile salt export protein*; **5**, Gallensäuren), **NTCP** (Natrium-Taurocholat-cotransportierendes Polypeptid; **6**, Gallensäuren/$Na^+$), **OATP** (*organic anion transport polypeptide*; **7**, Bilirubin, Anionen/Glutathion), **OCT** (*organic cation transporter*; **8**, kationische Xenobiotika, Pharmaka), **MRP3** und **4** (**9**, Gallensäuren, Bilirubin-Konjugate).

▸ **Weitere Informationen.** Durch eine Störung des Gallenabflusses aus der Leber kommt es zur **Cholestase**. Gallensäuren, Bilirubin und andere Bestandteile der Galle werden dann zurückgehalten und schädigen die Hepatocyten, die Konzentrationen der Gallensäuren und des Bilirubins im Blut steigen an. Charakteristisch ist das Auftreten eines **Ikterus** (S. 200). Cholestase-typische Enzyme im Blut (S. 312) sind alkalische Phosphatase (AP) und γ-GT (S. 104). *Extrahepatische Ursachen* der Cholestase können **Gallensteine** oder Tumoren sein. *Intrahepatische Ursachen* gehen auf Infektionen der Leber, auf Störungen oder angeborene Defekte der **Transportsysteme** zurück.

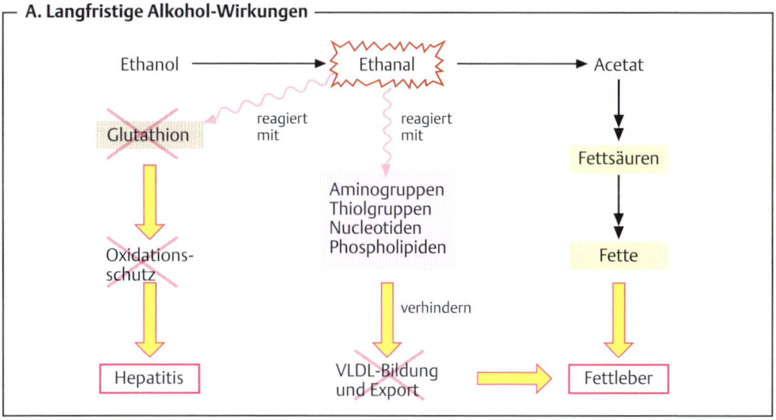


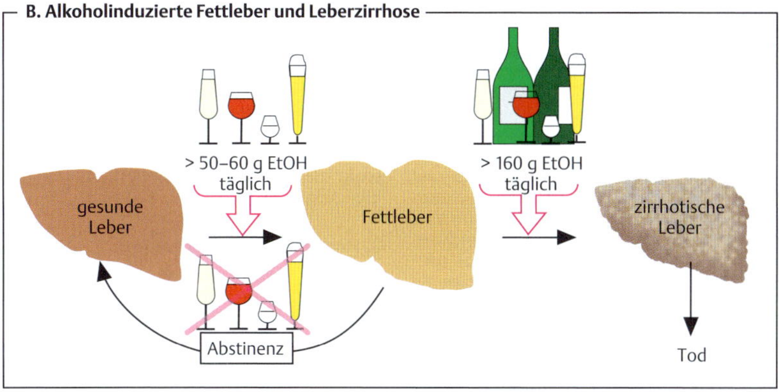


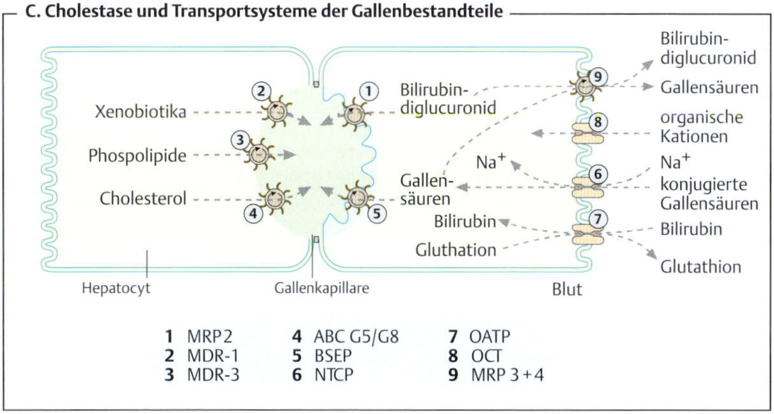


**Abb. 6.33** Leber: Pathobiochemie

## Funktionen

Fettgewebe ist ein spezialisiertes Bindegewebe. Es kommt in erster Linie als **weißes Fettgewebe** vor, dessen Zellen, die *Adipocyten*, durch eine große Vakuole gekennzeichnet sind, in der **Fette** gespeichert werden. **Weißes Fettgewebe** ist der *wichtigste Energiespeicher* des Körpers, außerdem ist es ein guter *Wärmeisolator* und mechanisches *Schutzpolster*. Es ist auch *Speicher* für **Provitamin A** (β-Carotin) und **Vitamin E** (α-Tocopherol).

Der zweite, seltenere Typ – das **braune Fettgewebe** – hat besonders bei Säuglingen eine Bedeutung für die *Thermogenese* (S. 134).

### A. Lipogenese und Lipolyse in Adipocyten

▸ **Lipogenese.** Bei gutem Nahrungsangebot synthetisieren Adipocyten Fette aus **Fettsäuren** und **Glycerol-3-phosphat** [**8**]. Dazu werden Fettsäuren mithilfe einer *Lipoprotein-Lipase* (LPL) aus Lipoproteinen (Chylomikronen und VLDL) im Blut freigesetzt und aufgenommen [**7**]. Die LPL stammt aus den Adipocyten und sitzt auf der Zelloberfläche der Blutgefäße der Adipozyten.

Weniger bedeutend ist die Fettsäuresynthese aus Glucose. Diese wird mithilfe des Glucose-Transporters Glut-4 [**1**] aufgenommen und in die Glycolyse (**2**) und den Hexosemonophosphat-Weg (**3**) eingeschleust. Im Verlaufe der Glycolyse entsteht Dihydroxyacetonphosphat (Glyceron-3-phosphat), das mithilfe der *Glycerol-3-phosphat-Dehydrogenase* [**4**] zu **Glycerol-3-phosphat** reduziert wird. Dieses kann auch aus Alanin, Asparaginsäure oder Malat gebildet werden (**10**). Eine Glycerol-Kinase, wie sie in Hepatocyten vorkommt, besitzen die Adipocyten nicht. Deshalb kann freies Glycerol, das durch die LPL [**7**] im Blut freigesetzt wird, vom Fettgewebe nicht verwendet werden. Dihydroxyaceton-3-phosphat kann auch über Pyruvat zu Acetyl-CoA umgewandelt (**5**) und für die Fettsäuresynthese (**6**) genutzt werden. Der Hexosemonophosphat-Weg (**3**) dient der Bildung von NADPH für die Fettsäuresynthese. Nach Aktivierung der Fettsäuren zu Acyl-CoA, werden sie mit Glycerol-3-phosphat zu Fetten verknüpft [**8**], die schließlich in den Vakuolen der Adipocyten gespeichert werden.

▸ **Lipolyse.** Bei Energiebedarf des Körpers läuft dagegen die Lipolyse ab. Durch diesen Prozess werden die Fette der Vakuolen mobilisiert und mithilfe von drei Enzymen schrittweise hydrolysiert: durch die *Adipocyten-Triacylglycerol-Lipase*, die *hormonsensitive Lipase* und die *Monoacylglycerol-Lipase* [**9**]. Die Produkte der Lipolyse, Fettsäuren und Glycerol, werden an das Blut abgegeben.

▸ **Hormonwirkungen.** Lipogenese und Lipolyse sind hormongesteuert. **Insulin** fördert die Lipogenese und hemmt die Lipolyse. Es induziert die Lipoprotein-Lipase [**7**], dadurch fördert es die Fettsäureaufnahme und senkt den Lipidgehalt des Blutes. Außerdem steigert Insulin die Glucoseaufnahme in das Fettgewebe (**1**), es fördert die Glycolyse (**2**) und die Pyruvat-Dehydrogenase-Reaktion [**5**]. Die Enzyme werden von Insulin über den Transkriptionsfaktor SREBP (S. 166) induziert (**8**). Gleichzeitig hemmt Insulin die hormonsensitive Lipase [**9**].

Als Gegenspieler des Insulins sind die **Catecholamine** (Adrenalin) und das **Glucagon** die wichtigsten lipolytisch wirksamen Hormone. Sie stimulieren die hormonsensitive Lipase [**9**]. Wachstumshormon (GH) fördert in Adipocyten die Empfindlichkeit für Catecholamine und senkt die für Insulin. Es steigert dadurch den Blutspiegel von Fettsäuren.

### B. Hormone des Fettgewebes

Das Fettgewebe ist auch als endokrines Organ aktiv. Es synthetisiert über 100 Hormone und Mediatoren (zusammen als **Adipokine** bezeichnet), mit denen es u. a. in die Homöostase des *Energiehaushalts* und des *Glucosespiegels* eingreift. Bei aktiver Lipogenese und Zunahme der Fette wird das Peptidhormon **Leptin** ins Blut ausgeschüttet. Dies signalisiert dem Hypothalamus, dass die Fettspeicher gefüllt sind (S. 346). Gleichzeitig fördert Leptin in anderen Geweben den Energieverbrauch und die Thermogenese. Auch **Adiponectin** senkt wie Leptin den Glucosespiegel. Daneben werden vom Fettgewebe **Estrogene** und weitere Signalstoffe abgegeben.

**A. Lipogenese und Lipolyse in Adipocyten**

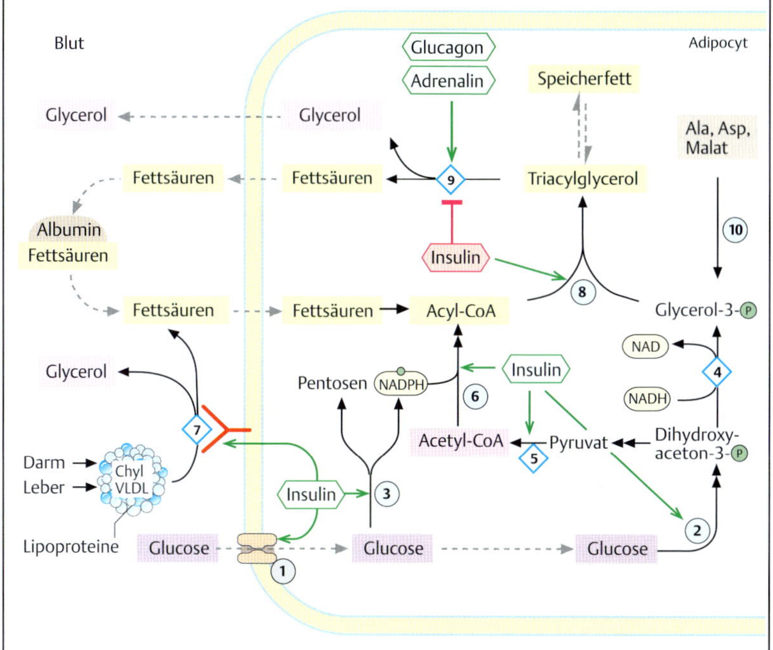


**1** Glut-4
**2** Glycolyse
**3** Hexosemonophosphat-Weg
**4** Glycerol-3-Ⓟ-Dehydrogenase
**5** Pyruvat-Dehydrogenase
**6** Fettsäure-Synthese
**7** Lipoprotein-Lipase
**8** Fettsynthese
**9** hormosensitive Triacylglycerol-Lipase
**10** Glyceroneogenese

**B. Hormone des Fettgewebes**

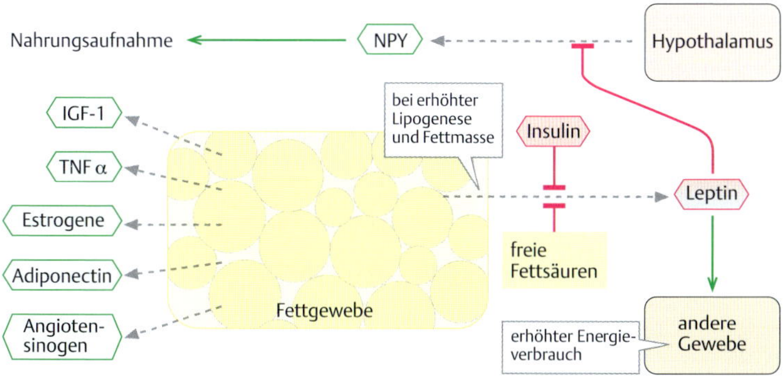


**Abb. 6.34** Fettgewebe: Funktionen

## Pathobiochemie

### A. Adipositas

Ein zu hoher Gehalt an Fettgewebe wird als **Adipositas** (*Fettleibigkeit*) bezeichnet. Als Maß dient meist der **BMI** (*body mass index*), der ermittelt wird, indem man das Körpergewicht (in kg) durch das Quadrat der Körpergröße (in m) teilt. Allerdings kann ein erhöhter BMI auch auf einer ungewöhnlich großen Muskelmasse beruhen. In Industrieländern leiden mehr als die Hälfte der Erwachsenen unter Übergewicht oder Adipositas.

Adipositas hat drei *Hauptursachen*: Eine genetische Disposition, Mangel an körperlicher Aktivität und falsche Ernährung. Eine endokrine Ursache ist selten. Fettleibigkeit ist ein wesentlicher Faktor für die Entstehung einer **Insulinresistenz** (S. 446). Das sog. **Metabolische Syndrom** ist gekennzeichnet durch das gleichzeitige Auftreten von *Adipositas, hohem Blutdruck, hohem Triglyceridspiegel*, niedrigem Lipoproteinspiegel und einer *Insulinresistenz*. Es stellt ein hohes Risiko für das Auftreten von arteriosklerotischen Komplikationen, insbesondere Herzinfarkt, dar.

Die *Therapie* der Adipositas ist schwierig. Unabdingbar sind eine starke und anhaltende Reduktion der Kalorienzufuhr und eine Erhöhung des Energieverbrauchs durch mehr Bewegung. Zusätzlich versucht man, die Adipositas mit Medikamenten („Appetitzügler") und in extremen Fällen durch chirurgische Maßnahmen zu reduzieren.

### B. Regulation der Nahrungsaufnahme

Die Nahrungsaufnahme – und damit auch das Körpergewicht – werden durch ein komplexes System kontrolliert, das noch nicht völlig verstanden ist. Eine zentrale Rolle bei dieser Regulation spielen der *Magen-Darm-Trakt* und das *Fettgewebe*, die in Abhängigkeit vom Ernährungszustand Signale an das Gehirn senden, sowie der *Hypothalamus*, wo diese Signale verarbeitet werden. Einflüsse, welche Hunger erzeugen und damit die Nahrungsaufnahme anregen, bezeichnet man als **orexigen**; solche, die Sättigung hervorrufen und die Nahrungsaufnahme hemmen, als **anorexigen**.

Auch *physikalische, psychische und biochemische Faktoren* tragen zur Regulation bei. Physikalische Faktoren sind z. B. die Umgebungstemperatur (so wirkt Kälte orexigen) und der Füllungszustand von Magen und Duodenum. Psychischen Ursprungs sind emotionale Prägungen, mit denen das sog. „*Belohnungssystem*" des Gehirns bestimmte Nahrungsmittel positiv oder negativ belegt. Zu den biochemischen Einflüssen gehören die Blutspiegel von Glucose, Aminosäuren und Lipiden und der Energiestatus der Zellen, der wiederum von der körperlichen Aktivität abhängt.

Die Abbildung zeigt in stark vereinfachter Form eine Übersicht über wichtige orexigene (rot) und anorexigene Faktoren (blau) und ihre Wirkungsweise. Das einzige stark orexigene Hormon aus dem Magen-Darm-Trakt ist das in der Magenschleimhaut produzierte Peptid *Ghrelin*. Beim Fasten ist sein Blutspiegel erhöht und löst ein intensives Hungergefühl aus. Ghrelin wirkt sowohl über den Vagus-Nerv auf den Hirnstamm als auch über das Blut direkt im Gehirn. Auch die Hypothalamus-Hormone Orexin A und Neuropeptid Y (NPY) haben orexigene Wirkung. Ähnliche Effekte zeigen auch die Stoffwechselhormone Thyroxin (S. 442) und Cortisol (S. 436).

Die Adipokine *Leptin* und *Adiponectin* sind langfristige Signale für gefüllte Fettspeicher (S. 344) und wirken damit anorexigen. Beide Hormone erhöhen außerdem die Empfindlichkeit des Systems für kurzfristige Sättigungssignale aus dem Darm. Zu diesen Signalen gehören die Hormone *Cholecystokinin (CCK)* (S. 452), *Glucagon-like Peptide-1* (GLP-1) (S. 390) und *Peptid YY* (PYY). Auch diese Faktoren wirken sowohl auf den Hirnstamm als auch auf den Hypothalamus.

Ein gut untersuchtes Beispiel für die gegensätzlichen Effekte von orexigenen und anorexigen Signalen sind die Wirkungen von *Ghrelin* und *Leptin* im *Nucleus arcuatus* des Hypothalamus (oben rechts). Beteiligt sind drei Arten von Neuronen: Die sog. *MC4R-Neuronen* (benannt nach dem Neurotransmitter Melanocortin 4, MC4) geben im aktivierten Zustand *anorexigene* Signale an höhere Gehirnzentren ab. *POMC-Neuronen* aktivieren MC4R-Neuronen durch Ausschüttung von *α-MSH* (melanozytenstimulierendes Hormon α), während *NPY/AGRP-Neuronen* sie durch Ausschüttung von *Agouti-related Peptide* (*AGRP*) und GABA (S. 376) hemmen. Die orexigene Wirkung von Ghrelin beruht z. T. auf der Aktivierung von NPY/AGRP-Neuronen und Hemmung von POMC-Neuronen, während das anorexigene Leptin auf beide Neuronen entgegengesetzte Wirkung hat.

**A. Adipositas**

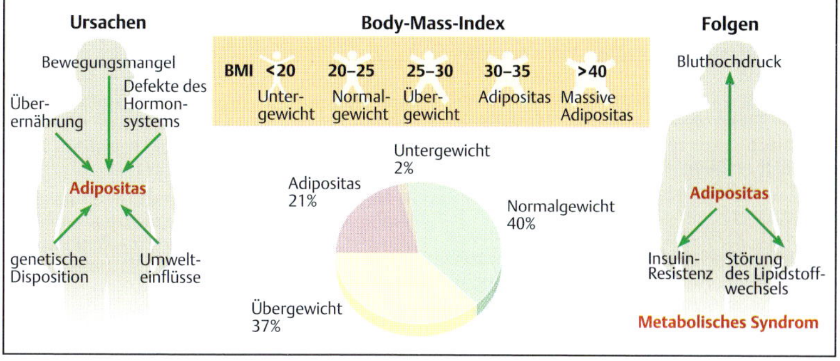


**B. Regulation der Nahrungsaufnahme**

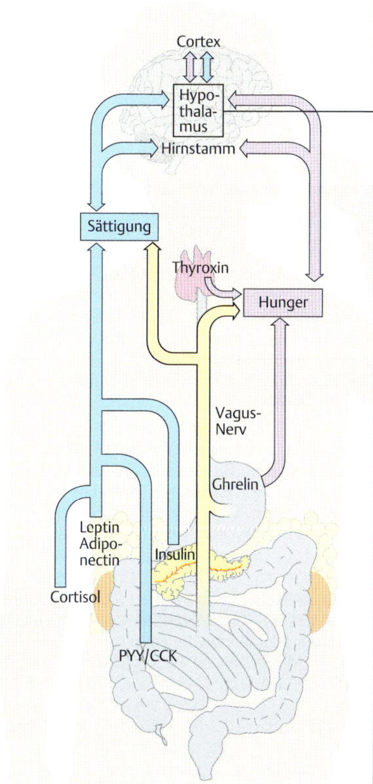


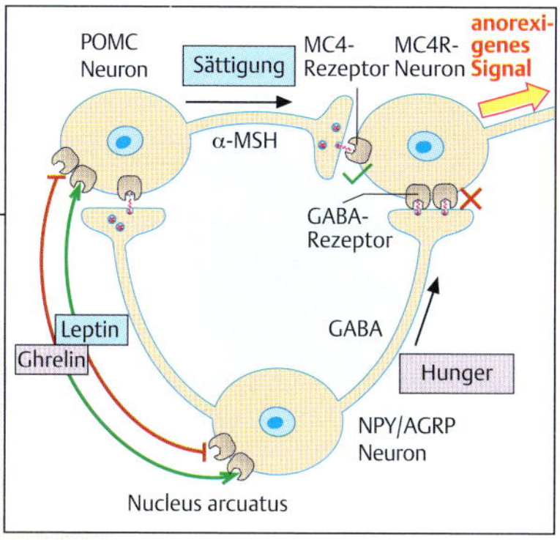


| Name | Struktur | gebildet in |
|---|---|---|
| Ghrelin | Pp (28 AS) | Magen |
| Orexin A | Pp (28 AS) | Hypothalamus |
| NPY | Pp (36 AS) | Hypothalamus |
| Thyroxin | AS-Derivat | Schilddrüse |
| | | |
| Leptin | Pr (146 AS) | Fettgewebe |
| Adiponectin | Pr (244 AS) | Fettgewebe |
| Insulin | Pp (51 AS) | Pankreas |
| PYY | Pp (36 AS) | Darm |
| CCK | Pp (58 AS) | Darm |
| GLP-1 | Pp (37 AS) | Darm |
| Cortisol | Steroid | NNR |
| α-MSH | Pp (13 AS) | Hypothalamus |
| AGRP | Pr (112 AS) | Hypothalamus |

Pp: Peptid, Pr: Protein, NNR: Nebennierenrinde

**Abb. 6.35** Fettgewebe: Pathobiochemie

## Funktionen

### A. Funktionen der Niere

Die Hauptaufgabe der Nieren ist die **Ausscheidung** von Wasser und wasserlöslichen Substanzen. Eng damit verbunden ist ihre Funktion, den Elektrolyt- und Säure-Haushalt des Organismus zu regulieren (**Homöostase**). Schließlich erfüllen sie auch Aufgaben im **Intermediärstoffwechsel**, insbesondere bei der Gluconeogenese und im Aminosäurestoffwechsel (S. 352). Ausscheidung, Homöostase und Stoffwechsel stehen unter der Kontrolle von Hormonen. Auch die Nieren selbst sind an der Bildung mehrerer **Hormone** beteiligt. Die Nieren werden täglich von etwa 1500 L Blut durchströmt. Daraus werden 180 L *Primärharn* filtriert. Durch Entzug von Wasser wird das Filtrat auf etwa 1/100 des Ausgangsvolumens konzentriert.

Funktionelle Einheit der Niere ist das **Nephron**. Es besteht aus dem Malpighi-Körperchen (Bowman-Kapsel und Glomerulus), dem proximalen Tubulus, der Henle-Schleife und dem distalen Tubulus, der in ein Sammelrohr übergeht. Die menschliche Niere enthält etwa eine Million Nephrone. Sie bilden den Harn in drei Phasen: Filtration, Rückresorption und Sekretion.

▸ **Filtration.** Im Glomerulus wird durch Ultrafiltration des Blutplasmas der zum Plasma isotonische *Primärharn* erzeugt. Die Poren der glomerulären Basalmembran erlauben Substanzen mit Masse unter 15 kDa den ungehinderten Durchtritt. Moleküle mit Massen > 65 kDa, z. B. fast alle Plasmaproteine, können nicht mehr in den Urin übertreten. Die Ausscheidung von Substanzen wird als **Clearance** bezeichnet. Unter renaler Clearance versteht man dasjenige Plasmavolumen, das pro Zeiteinheit von einer Substanz befreit wird.

▸ **Rückresorption.** Die meisten niedermolekularen Plasmabestandteile werden aus dem Ultrafiltrat durch Rückresorption ins Blut zurücktransportiert, um Metabolit- und Elektrolytverluste zu vermeiden. Im proximalen Tubulus werden organische Metabolite (v. a. Glucose, Aminosäuren, Lactat und Ketonkörper) durch sekundär-aktiven Transport (S. 210) zurückgewonnen. Die daran beteiligten Transporter sind denen sehr ähnlich, die im Dünndarm für die Resorption der Nahrungsbestandteile verantwortlich sind. Auch $HCO_3^-$, $Na^+$, $K^+$, Phosphat und Sulfat werden im proximalen Tubulus durch ATP-abhängige (aktive) Mechanismen rückresorbiert. Die späteren Abschnitte des Nephrons dienen vor allem der weiteren Rücknahme von Wasser und der geregelten Resorption von $Na^+$ und $Cl^-$ (S. 350).

▸ **Sekretion.** Einige Stoffe werden durch *aktiven Transport* in den Urin abgegeben. Dazu zählen $H^+$- und $K^+$-Ionen, Harnsäure und Kreatinin, aber auch Pharmaka wie Penicillin.

▸ **Hormone.** Die Nieren produzieren die Hormone *Erythropoetin* und *Calcitriol* und sind durch Ausschüttung des Enzyms *Renin* an der Bildung von *Angiotensin II* (S. 352) beteiligt.

### B. Urin

Menge und Zusammensetzung des Urins hängen von der Ernährung und anderen Faktoren ab und zeigen einen ausgeprägten Tag-Nacht-Rhythmus. Deshalb werden das Volumen und die ausgeschiedenen Stoffmengen meist auf einen Zeitraum von 24 Stunden bezogen („24h-Urin"). Der Erwachsene produziert täglich 0,5–2,0 L Urin, der zu etwa 95 % aus Wasser besteht. Sein pH-Wert schwankt je nach Stoffwechsellage zwischen 4,8 und 7,5 (Mittelwert etwa 5,8).

▸ **Elektrolyte.** Im Urin finden sich vor allem die *Kationen* $Na^+$, $K^+$, $Ca^{2+}$, $Mg^{2+}$ und $NH_4^+$, sowie die *Anionen* $Cl^-$, $SO_4^{2-}$ und $HPO_4^{2-}$, außerdem Spuren weiterer Ionen. $Na^+$ und $Cl^-$ machen etwa ⅔ aller Elektrolyte im Endharn aus. $Ca^{2+}$ und $Mg^{2+}$ kommen im Faeces in noch größeren Mengen vor. Bei Acidosen kann die Ausscheidung von $NH_4^+$ stark ansteigen (S. 352). Die Ausscheidung von $Na^+$, $K^+$, $Ca^{2+}$ und Phosphat (S. 350) wird durch Hormone gesteuert (S. 402).

▸ **Organische Bestandteile.** Unter den organischen Bestandteilen des Urins stehen stickstoffhaltige Verbindungen im Vordergrund. **Harnstoff**, der im Harnstoffzyklus der Leber (S. 182) synthetisiert wird, ist die Ausscheidungsform des Aminosäure-Stickstoffs. Bei ausgeglichener Stickstoffbilanz spiegelt die ausgeschiedene Harnstoffmenge den Proteinabbau wider: 70 g Protein in der Nahrung liefern etwa 30 g Harnstoff im Urin.

Beim Menschen ist **Harnsäure** das Endprodukt des Purinstoffwechsels (S. 190). **Kreatinin** stammt aus dem Muskel, wo es durch spontane Zyklisierung von Kreatin und Kreatinphosphat (S. 358) entsteht. Die Menge der ausgeschiedenen **Aminosäuren** hängt stark von der Ernährung und der Leberfunktion ab.

## A. Funktionen der Niere

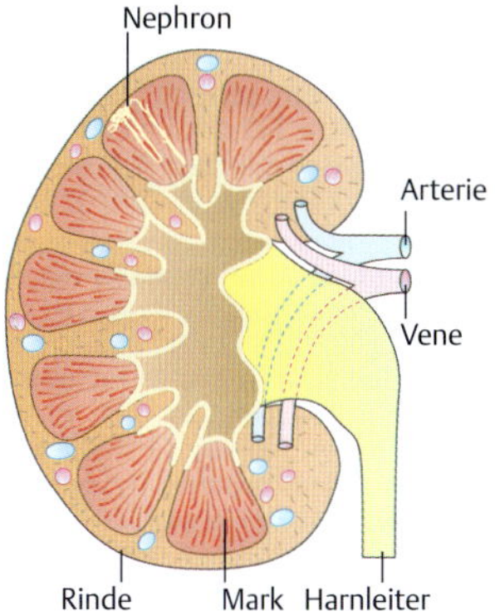


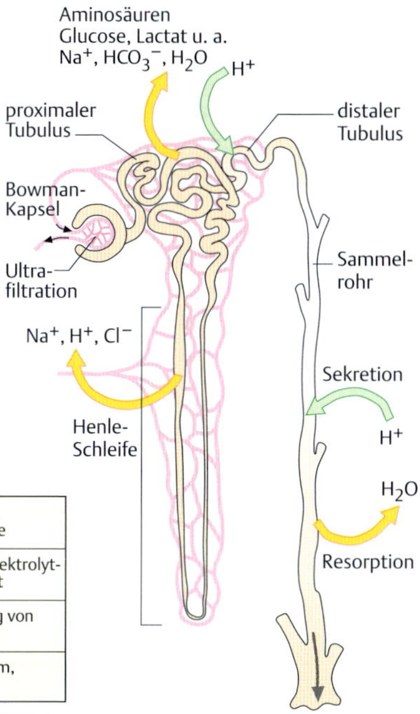


Funktionen

| | |
|---|---|
| Ausscheidung | $H_2O$, Elektrolyte, Wasser, Stoffwechselendprodukte |
| Homöostase | Säure-Basen-Haushalt, Elektrolythaushalt, Wasserhaushalt |
| Stoffwechsel | Gluconeogenese, Bildung von Arginin und Serin |
| Hormonbildung | Renin-Angiotensin-System, Erythropoetin, Calcitriol |

## B. Urin

Zusammensetzung des 24 h-Urins

| Elektrolyte | | | Organische Stoffe | | |
|---|---|---|---|---|---|
| Ion | g/Tag | mmol/Tag | Stoff | g/Tag | mmol/Tag (als N) |
| $Na^+$ | 4–6 | 175–260 | Harnstoff | 20–35 | 650–1200 |
| $K^+$ | 2–3 | 50–75 | Harnsäure | 0,4–0,8 | 10–20 |
| $Ca^{2+}$ | 0,1–0,4 | 2,5–10 | Kreatinin | 0,6–1,8 | 10–30 |
| $Mg^{2+}$ | 0,2 | 8 | Aminosäuren | < 1 | < 10 |
| $Cl^-$ | 5–10 | 140–280 | $NH_4^+$ | 0–1 | 0–50 |
| $SO_4^{2-}$ | 0,8–1,2 | 8–12 | | | |
| $HPO_4^{2-}$ | 0,7–1,5 | 7–15 | Gesamt-N | – | 700–1300 |

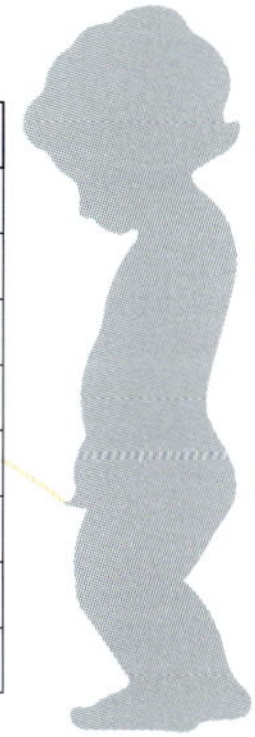

Volumen: 0,5–2 L/Tag
pH: 5,8 (4,8–7,5)
Dichte: 1,015–1,022 kg/L
Osmolalität: 50–1300 mosmol/kg
Feststoffe: 50–72 g/Tag

Außerdem in Spuren: Zucker, organische Säuren, Pyrrolderivate, Steroide, Mucine und Enzyme

**Abb. 6.36** Niere: Funktionen

## Elektrolytausscheidung

Zusammen mit den niedermolekularen organischen Bestandteilen des Blutplasmas gelangen auch *Wasser* und anorganische Ionen (*Elektrolyte*) durch Ultrafiltration in den Primärharn. Von dort werden sie durch passive oder aktive *Rückresorption* zum größten Teil wieder ins Blut zurückgenommen. Das Ausmaß der Reabsorption entscheidet über die Stoffmengen, die letztlich mit dem Urin ausgeschieden werden.

### A. Elektrolyt- und Wasserrückgewinnung

▸ **Wasser.** Die Rücknahme von Wasser in den Tubuli ist ein überwiegend *passiver Prozess*, bei dem das Wasser *parazellulär* osmotisch wirksamen Teilchen folgt, vor allem $Na^+$- und $Cl^-$-Ionen. Auf diese Weise wird der größte Teil des filtrierten Wassers zurückgewonnen.

Die Feinregulation der Wasserausscheidung (**Diurese**) findet in den Sammelrohren statt. Hier wirkt das im Hypothalamus gebildete und vom Hypophysenhinterlappen sezernierte Peptidhormon *Vasopressin* (Adiuretin, antidiuretisches Hormon, ADH). Es fördert die Rücknahme von $H_2O$, indem es über G-Protein-gekoppelte $V_2$-Rezeptoren die Verlagerung von *Aquaporin 2* (S. 212) (7) aus dem ER in die Plasmamembran der Endothelzellen bewirkt (Translokation) (S. 218). Beim Fehlen von ADH kommt es zum Krankheitsbild des *Diabetes insipidus*, bei dem durch verstärkte Diurese bis zu 30 L Endharn pro Tag produziert werden.

▸ **$H^+$, $HCO_3^-$.** Die Niere ist das einzige Organ, das $H^+$- und $HCO_3^-$-Ionen kontrolliert resorbieren oder ausscheiden kann und spielt deshalb eine zentrale Rolle im *Säure-Basen-Haushalt* (S. 304). Die Tubuluszellen der Niere sind in der Lage, Protonen ($H^+$) gegen einen Konzentrationsgradienten aus dem Blut in den Urin zu sezernieren, obwohl dort die $H^+$-Konzentration bis zu 1000-mal höher ist als im Plasma. Dazu wird Kohlendioxid ($CO_2$) aus dem Lumen aufgenommen oder intrazellulär durch Abbau von Glutamin (S. 352) erzeugt und zusammen mit Wasser ($H_2O$) mithilfe der *Carboanhydrase* [**1**] in ein Proton und Hydrogencarbonat („Bicarbonat“, $HCO_3^-$) umgewandelt. $HCO_3^-$ gelangt im Cotransport mit $Na^+$ zurück ins Plasma (**1**), wo es zur Basenreserve des Blutes beiträgt, während das Proton durch *sekundär-aktiven Transport* im Antiport gegen $Na^+$ in den Urin abgegeben wird (**2**). Beide Transportvorgänge werden von einem $Na^+$-Gradienten angetrieben, der durch die *$Na^+$/$K^+$-ATPase* (S. 118) [**2**] aufgebaut wird – sie sind also *sekundär-aktiv.* Zusätzlich zu diesem Transportmechanismus existiert im distalen Tubulus und im Sammelrohr eine $H^+$-transportierende ATPase vom V-Typ (S. 212) [**3**].

▸ **$Na^+$, $K^+$ und $Cl^-$.** Die kontrollierte Rückresorption von $Na^+$, $K^+$ und $Cl^-$ aus dem Primärharn ist sehr effektiv, über 99 % dieser Ionen werden resorbiert. Dazu gibt es mehrere Mechanismen: Ein Teil der $Na^+$- und $Cl^-$-Ionen wird im proximalen Tubulus durch die Spalten zwischen den Zellen (parazellulär) aufgenommen. Hinzu kommt der sekundär-aktive Cotransport von $Na^+$ zusammen mit Glucose und Aminosäuren (S. 284) (nicht gezeigt). Beide Wege sind für 60–70 % der gesamten $Na^+$-Rückresorption verantwortlich.

Im aufsteigenden Teil der Henle-Schleife gibt es einen weiteren, elektroneutral arbeitenden Transporter (**3**), der ein $Na^+$- und ein $K^+$-Ion zusammen mit zwei $Cl^-$-Ionen aufnimmt. Auch dieser Symport ist sekundär-aktiv. Er wird durch „Schleifendiuretika“ wie *Furosemid* gehemmt.

Im distalen Tubulus folgt ein ebenfalls vom $Na^+$-Gradienten angetriebener $Na^+$/$Cl^-$-Cotransporter (**4**). Er ist Angriffspunkt des Diuretikums *Hydrochlorothiazid* (HCT).

Im distalen Tubulus und im Sammelrohr steigert das Steroidhormon *Aldosteron* (S. 436) die Rücknahme von $Na^+$. Wie alle Steroide wirkt Aldosteron vorwiegend über die Stimulierung der Transkription bestimmter Zielgene (Transkriptionskontrolle) (S. 110). Auf diese Weise verstärkt es die Neubildung eines durch *Amilorid* hemmbaren Natriumkanals (**5**) sowie die Synthese der $Na^+$/$K^+$-ATPase. Die gesteigerte $Na^+$-Rücknahme ist mit der Retention von Wasser und damit mit einer *Erhöhung des Blutdrucks* verbunden. Als Antagonist des Aldosterons wirkt das blutdrucksenkende *Atriale Natriuretische Peptid* (ANP) (S. 448), das im Vorhof des Herzens gebildet wird. Es vermindert die $Na^+$-Reabsorption in der Niere und bewirkt gleichzeitig über cGMP die Erweiterung der Blutgefäße (S. 424).

## A. Elektrolyt-und Wasser-Rückgewinnung

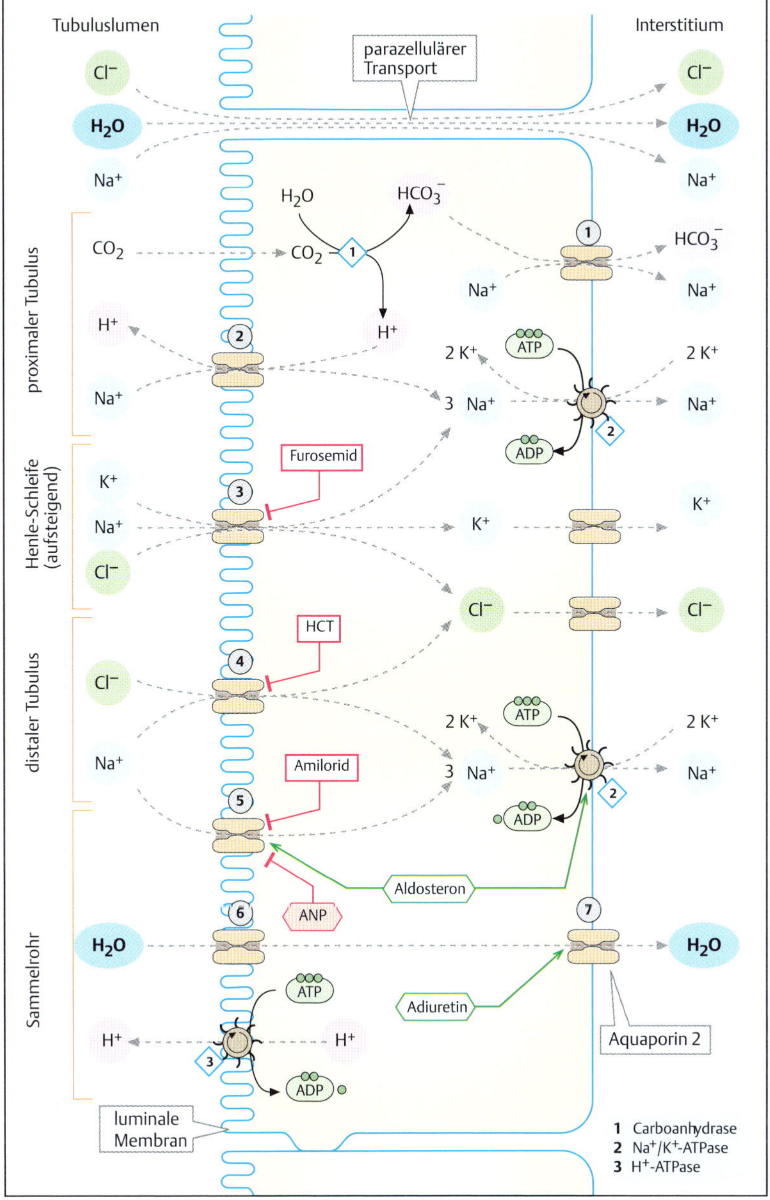


Abb. 6.37 Elektrolytausscheidung

## Stoffwechsel

### A. Renin-Angiotensin-System

Das Peptidhormon Angiotensin II wird nicht in einer Hormondrüse, sondern im Blut gebildet. Die Niere beteiligt sich daran durch Ausschüttung der Aspartat-Proteinase (S. 172) **Renin** [**1**]. Renin wird im juxtaglomerulären Apparat als Vorstufe (Prorenin) gebildet, proteolytisch aktiviert und ins Blut ausgeschüttet. Dort greift es **Angiotensinogen** an, ein Plasmaprotein aus der Gruppe der $\alpha_2$-Globuline, das – wie die meisten Plasmaproteine – in der Leber synthetisiert wird. Etwas Angiotensinogen stammt auch aus dem Fettgewebe. Das abgespaltene Dekapeptid **Angiotensin I** wird in den Blutgefäßen der Lunge und anderer Gewebe durch das *Angiotensin-konvertierende Enzym* (ACE, [**2**]) weiter zum aktiven Oktapeptid **Angiotensin II** abgebaut. Die Lebensdauer von Angiotensin II im Plasma beträgt nur Minuten, da es rasch durch Peptidasen abgebaut wird. Maßgeblich für den Plasmaspiegel von Angiotensin II ist die Reninfreisetzung, die durch einen Abfall des Blutdrucks oder der $Na^+$-Konzentration im Blut ausgelöst wird.

▸ **Wirkungen.** Angiotensin II wirkt über G-Protein-gekoppelte Rezeptoren auf Nieren, Hirnstamm, Hypophyse, Nebennierenrinde, Gefäßwände und Herz. Durch *Vasokonstriktion* (Verengung der Blutgefäße) erhöht es den Blutdruck. In der Niere fördert es die *Retention von* $Na^+$ *und Wasser,* u. a. durch Stimulierung der Aldosteronsynthese. Im Hirnstamm wird *Durstgefühl* ausgelöst. In der Hypophyse stimuliert Angiotensin II die *Ausschüttung von Adiuretin* (Vasopressin) und ACTH. Alle diese Wirkungen führen direkt oder indirekt zu einer *Blutdruckerhöhung.* Deshalb sind Komponenten des Renin-Angiotensin-Systems wichtige Angriffspunkte („Targets") für blutdrucksenkende Medikamente.

### B. Stoffwechsel

Die Nieren haben einen hohen ATP-Bedarf und betreiben deshalb einen sehr aktiven Stoffwechsel. Die wichtigsten Energiesubstrate sind *Glucose, Lactat* und *Glutamin.* Die beiden zuletzt genannten Metabolite und Glycerol sind gleichzeitig Vorstufen für die **Gluconeogenese**, die im proximalen Tubulus mit hoher Aktivität abläuft. Welchen Anteil die Nieren zur Gluconeogenese im Körper beitragen, ist noch unklar (aktuelle Schätzungen liegen zwischen 10 und 50 %). Außerdem übernehmen die Nieren zentrale Funktionen im Aminosäurestoffwechsel, z. B. bei der Synthese und Abgabe von Arginin (s. u.) und Serin.

**Glutamin** (S. 182) ist mit einer Konzentration von 0,5–0,7 mM die wichtigste Aminosäure im Plasma und die bevorzugte Transportform für Aminostickstoff im Blut (S. 388). Der Glutaminabbau in der Niere durch die *Glutaminase* [**5**] und die *Glutamat-Dehydrogenase* [**6**] liefert nicht nur die Gluconeogenese-Vorstufe *2-Oxoglutarat,* sondern auch zwei Moleküle $NH_4^+$. Diese spielen bei der Abpufferung von Säuren im Urin eine wesentliche Rolle.

Im Mittel scheiden die Nieren täglich 30–50 mmol $H^+$-Ionen mit dem Urin aus (S. 350). Normalerweise fangen Puffersysteme im Urin (vor allem das System $H_2PO_4^-/HPO_4^{2-}$) einen großen Teil der sezernierten Protonen ab, sodass der Urin nur schwach sauer wird (pH-Werte über pH 4,8). Bei ernährungsbedingten und vor allem bei *metabolischen Acidosen* (S. 304) kann die $H^+$-Ausscheidung auf das Zehnfache des normalen Wertes ansteigen. In diesem Fall wird der Glutaminabbau intensiviert, um in den Tubuluszellen zusätzlich Hydrogencarbonat- ($HCO_3^-$) und Ammoniumionen ($NH_4^+$) freizusetzen. Während die Hydrogencarbonat-Ionen ins Blut abgegeben werden und dort die Basenreserve erhöhen, wird $NH_4^+$ mit dem Urin ausgeschieden.

Bei Acidosen werden mehrere Enzyme des Glutaminabbaus in der Niere induziert. Dazu gehören nicht nur die Glutaminase und die Glutamat-Dehydrogenase, sondern auch die *PEP-Carboxykinase* [**7**], ein Schlüsselenzym der Gluconeogenese. Bei *Alkalose* ist die renale Bildung von $HCO_3^-$ und $NH_4^+$ dagegen eingeschränkt.

Weitere nierenspezifische Stoffwechselfunktionen sind die Biosynthese von **Serin** (nicht gezeigt) und **Arginin**. Die Argininbiosynthese der Niere geht von *Citrullin* aus, das vor allem im Darm gebildet wird. Zwei Enzyme, die auch im Harnstoffzyklus vorkommen ([**3**] und [**4**]), bilden daraus Arginin, das ins Blut abgegeben wird um andere Organe zu versorgen. Das im Harnstoffzyklus der Leber synthetisierte Arginin lässt sich nicht abziehen ohne den Zyklus zum Stillstand zu bringen.

## A. Renin-Angiotensin-System

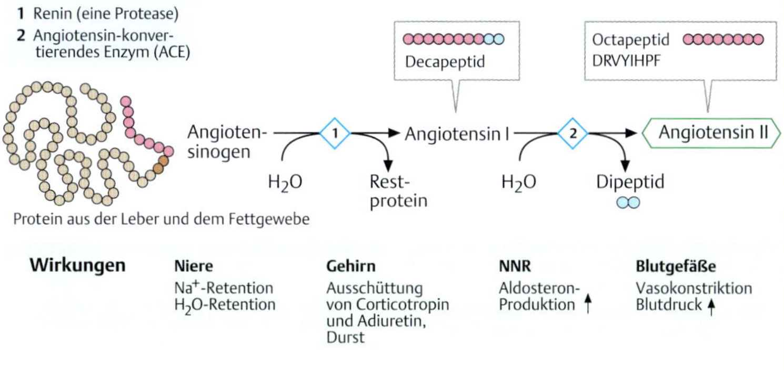


## B. Stoffwechsel

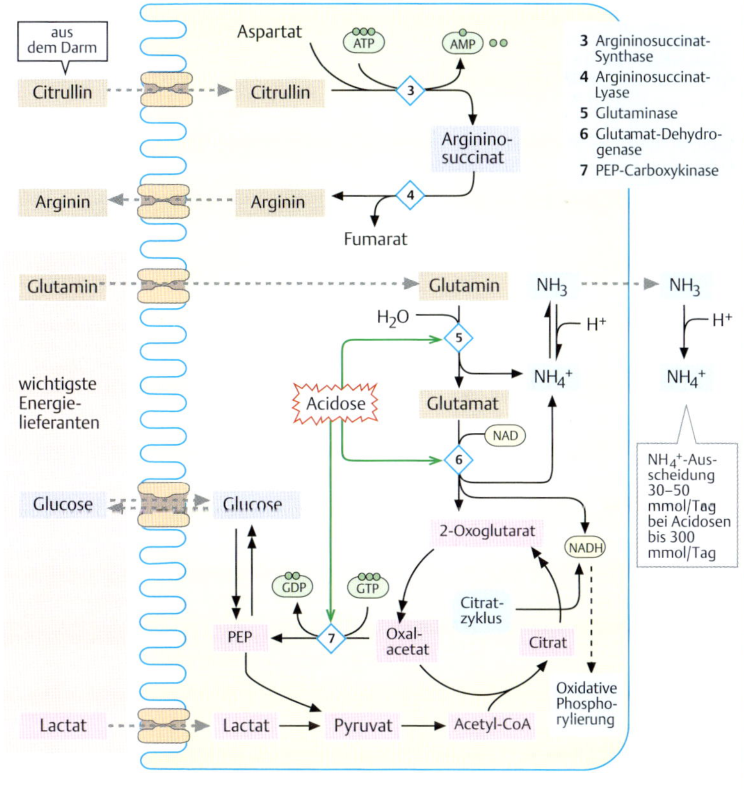


**Abb. 6.38** Niere: Stoffwechsel

## Muskelkontraktion

Die Muskulatur ermöglicht Bewegungsvorgänge. Neben der *Skelettmuskulatur*, die willkürlich kontrahiert werden kann, gibt es den autonom aktivierten *Herzmuskel* und die ebenfalls unwillkürlich arbeitende *glatte Muskulatur*. In allen Arten von Muskulatur beruht die Kontraktion auf dem Zusammenspiel der Proteine **Actin** und **Myosin**.

### A. Organisation des Skelettmuskels

Quergestreifte Muskeln bestehen aus parallelen Bündeln von **Muskelfasern**. Jede Faser ist eine einzige große, mehrkernige Zelle. Ihr Cytoplasma enthält 2–3 µm dicke **Myofibrillen**, die sich über die ganze Länge der Muskelfaser erstrecken können.

Für den Skelettmuskel ist eine *Querstreifung* der Muskelfasern charakteristisch. Sie wird durch die regelmäßige Anordnung von Molekülen unterschiedlicher Dichte verursacht. Die sich wiederholenden kontraktilen Einheiten, die *Sarkomere*, werden von Z-Streifen begrenzt, von denen nach beiden Seiten dünne Filamente aus **F-Actin** (S. 232) ausgehen. In der A-Zone befinden sich zusätzlich parallel gelagerte dicke Filamente aus **Myosin**. Die H-Bande in der Mitte der A-Zone enthält nur Myosin, während beiderseits der Z-Streifen nur Actin zu finden ist.

**Myosin** ist mit ca. 65 % das mengenmäßig wichtigste Protein der Myofibrillen. Es hat die Gestalt eines Golfschlägers (S. 64) (unten rechts). Das Molekül ist ein Hexamer aus zwei identischen *schweren Peptidketten* (2 · 223 kDa) und vier *leichten Ketten* (je etwa 20 kDa). Jede der beiden schweren Ketten bildet am *N*-Terminus einen globulären Kopf, der sich in einem langen Schwanz fortsetzt, in dem die beiden Ketten in Form einer Superhelix umeinander gewunden sind. Die kleinen Untereinheiten sind im Kopfbereich angelagert. Das Myosin liegt als ein Bündel von vielen hundert, gestaffelt angeordneten Molekülen als *„dickes Myosin-Filament"* vor. Sein Kopfteil wirkt als **ATPase**, die durch die kleinen Untereinheiten moduliert wird.

**Actin** (42 kDa) ist die wichtigste Komponente der *„dünnen Filamente"*. Es macht ca. 20–25 % der Muskelproteine aus. **F-Actin** ist auch ein wichtiger Baustein des Cytoskeletts (S. 232). Dieses fadenförmige Polymer steht mit seinem Monomer, dem **G-Actin**, im Gleichgewicht.

Zu den anderen Protein-Komponenten des Muskels gehören Tropomyosin und Troponin. **Tropomyosin** (64 kDa) lagert sich als stabförmiges Dimer an das F-Actin an und verbindet etwa sieben Actin-Einheiten miteinander. Am Ende des Tropomyosins ist das heterotrimere **Troponin** (78 kDa) gebunden. Es gibt noch andere muskeltypische Proteine, darunter *Titin*, mit knapp 3000 kDa das größte bekannte Protein überhaupt, sowie *α-* und *β-Actinin*, *Desmin* und *Vimentin*.

### B. Mechanismus der Muskelkontraktion

Das *Modell der gleitenden Filamente*, auch **„Querbrückenzyklus"** genannt, erklärt den Mechanismus der Muskelkontraktion. Danach verkürzen sich die Sarkomere, indem sich dünne und dicke Filamente unter ATP-Verbrauch ineinander schieben. Während der Kontraktion wird der folgende Reaktionszyklus vielfach wiederholt:

1. Im Ausgangszustand sind die Myosin-Köpfe an Actin gebunden. Durch Bindung von ATP löst sich der Myosin-Kopf vom Actin (*„Weichmacher-Wirkung"* von ATP).
2. Der Myosin-Kopf hydrolysiert das gebundene ATP zu ADP und $P_i$, hält die beiden Reaktionsprodukte aber zunächst fest. Die ATP-Spaltung führt zu einer allosterischen Verspannung des Myosin-Kopfes.
3. Nun bildet der Myosin-Kopf eine neue Brücke zu einem benachbarten Actin-Molekül aus.
4. Das Actin sorgt für eine Freisetzung des $P_i$ und kurz darauf auch des ADP. Dadurch wird die allosterische Spannung des Myosin-Kopfes in eine Konformationsänderung umgesetzt, die wie ein *Ruderschlag* wirkt.
5. Die Bewegung ist ausgeführt. Solange ATP vorhanden ist, kann der Zyklus von neuem beginnen, so dass die dicken Filamente an den dünnen stetig in Richtung der Z-Scheibe entlangwandern.

Jeder Ruderschlag der etwa 500 Köpfe eines dicken Filaments erbringt eine Verkürzung um etwa 10 nm und wiederholt sich bei starker Kontraktion des Muskels etwa 5-mal pro Sekunde. Dadurch wird der gesamte Komplex der dünnen Filamente aufeinander zubewegt, die H-Bande wird kürzer und die Z-Streifen gleiten näher zusammen.

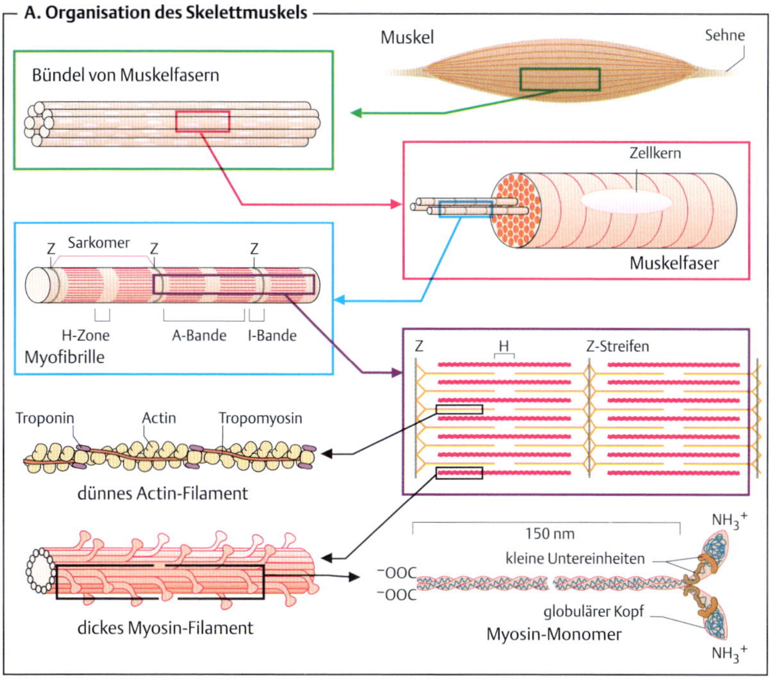


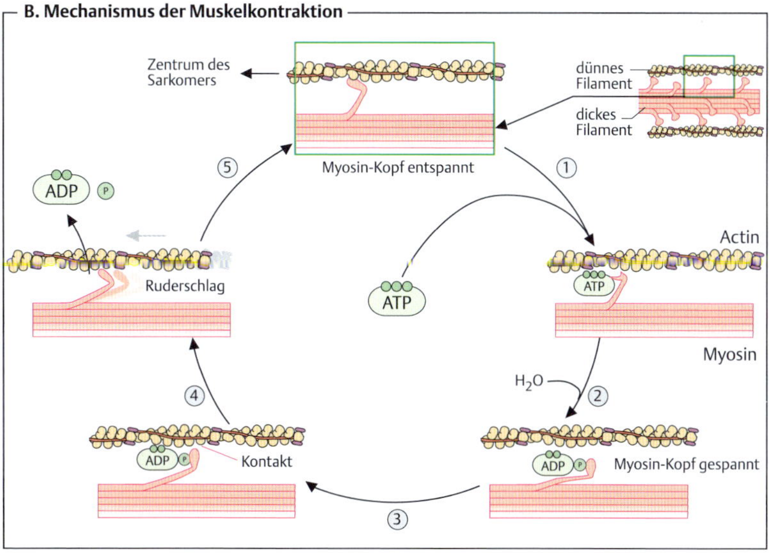


Abb. 6.39 Muskelkontraktion

## Kontrolle der Muskelkontraktion

### A. Motorische Endplatte

Die Kontraktion der Muskeln wird durch *Motoneurone* ausgelöst, die an der *motorischen Endplatte* den Neurotransmitter **Acetylcholin** (ACh) ausschütten (S. 376). ACh diffundiert durch den schmalen synaptischen Spalt, bindet an den *nicotinischen* **Acetylcholin-Rezeptor** auf der Plasmamembran der Muskelzelle (dem *Sarkolemma)* und öffnet dadurch den im Rezeptor integrierten Ionenkanal (S. 378). Dies führt zu einem $Na^+$-Einstrom, der auf dem Sarkolemma ein **Aktionspotenzial** (S. 374) auslöst. Das Aktionspotenzial wandert von der Endplatte nach allen Seiten weg und erregt die Muskelfaser vollständig. Mit einer Verzögerung von einigen Millisekunden antwortet der kontraktile Mechanismus darauf mit einer Verkürzung der Muskelfaser.

### B. Sarkoplasmatisches Retikulum (SR)

Das an der motorischen Endplatte erzeugte Aktionspotenzial wird in der Muskelzelle in einen vorübergehenden *Anstieg der $Ca^{2+}$-Konzentration* im Cytoplasma der Muskelfaser (dem *Sarkoplasma*) übersetzt. In Ruhe ist der **$Ca^{2+}$-Spiegel** dort sehr niedrig (unter $10^{-7}$ mol · $L^{-1}$). Das dem ER entsprechende **sarkoplasmatische Retikulum** (SR) enthält dagegen $Ca^{2+}$-Ionen (S. 424) in einer Konzentration von etwa $10^{-3}$ mol · $L^{-1}$. Das SR ist eine verzweigte Organelle, die im Inneren der Muskelfasern die Myofibrillen wie ein Netzstrumpf umgibt (oben am Beispiel einer Herzmuskel-Zelle dargestellt). Der hohe $Ca^{2+}$-Spiegel im SR wird durch *$Ca^{2+}$-transportierende ATPasen* (S. 212) aufrechterhalten. Außerdem gibt es dort **Calsequestrin**, ein Protein (55 kDa), das über saure Aminosäure-Reste zahlreiche $Ca^{2+}$-Ionen binden kann.

Die Übertragung des Aktionspotenzials auf das SR wird durch **transversale Tubuli** (T-Tubuli) ermöglicht, die zum Extrazellularbereich offen sind und eine enge Verbindung zum SR schaffen. Das veränderte Membranpotenzial aktiviert **Dihydropyridin-Rezeptoren** (DHPR), Calcium-Kanäle auf den T-Tubuli, die ihrerseits **Ryanodin-Rezeptoren** (S. 424) auf dem SR aktivieren. Diese sind ebenfalls Calcium-Kanäle, die sich durch mechanischen Kontakt mit den DHRP oder Bindung von $Ca^{2+}$ oder anderen Second-Messengern öffnen. Calcium-Ionen treten daraufhin aus dem SR in das Sarkoplasma aus und führen dort zu einem raschen Anstieg der $Ca^{2+}$-Konzentration. Dies wiederum veranlasst die Myofibrillen zur Kontraktion (**C**).

Die Auslösung der Kontraktion in *Herzmuskeln* verläuft ähnlich wie in Skelettmuskelzellen, allerdings spielt das extrazelluläre $Ca^{2+}$ für den kontraktionsauslösenden Anstieg der intrazellulären $Ca^{2+}$-Konzentration eine größere Rolle.

In *glatter Muskulatur* hat das $Ca^{2+}$ dagegen eine andere Funktion. Den Zellen fehlt das Troponin der Skelettmuskelzellen. Die Aktivierung der Actin/Myosin-Kontraktion verläuft deshalb entweder über das $Ca^{2+}$-bindende *Caldesmon* oder die Phosphorylierung einer *kleinen Myosin-Untereinheit*.

Die Muskelrelaxation ist vom Absenken der $Ca^{2+}$-Konzentration auf $< 10^{-6}$ mol · $L^{-1}$ abhängig. Dies wird durch dadurch erreicht, dass das $Ca^{2+}$ von *ATP-getriebenen Calcium-Pumpen* in das SR und den Extrazellularbereich transportiert wird. Auch *$3Na^+/Ca^{2+}$-Antiporter* tragen dazu bei. Diese Prozesse verbrauchen direkt oder indirekt ATP (S. 424).

### C. Regulation durch Calcium-Ionen

Im entspannten Skelettmuskel blockiert der Komplex aus **Troponin** und **Tropomyosin** den Zugang der Myosin-Köpfchen zum Actin (S. 354). Troponin besteht aus drei verschiedenen Untereinheiten (**T**, **C** und **I**). Der schnelle Anstieg der cytoplasmatischen $Ca^{2+}$-Konzentration durch Öffnung der Calcium-Kanäle des SR führt zu einer Bindung von $Ca^{2+}$ an die C-Untereinheit des Troponins, die dem Calmodulin (S. 424) sehr ähnlich ist. Sie löst eine Konformationsänderung des Troponins aus, so dass der ganze Komplex aus Troponin und Tropomyosin sich etwas verschiebt und eine Bindungsstelle für Myosin (rot) freigibt. Dadurch wird der Kontraktionszyklus in Gang gesetzt. Wenn die sarkoplasmatische $Ca^{2+}$-Konzentration durch aktiven Transport zurück ins SR schnell wieder erniedrigt wird, verliert Troponin die gebundenen $Ca^{2+}$-Ionen und kehrt in den Ausgangszustand zurück, in dem die Bindungsstellen für Myosin am Actin blockiert sind. Die Kontraktion ist beendet.

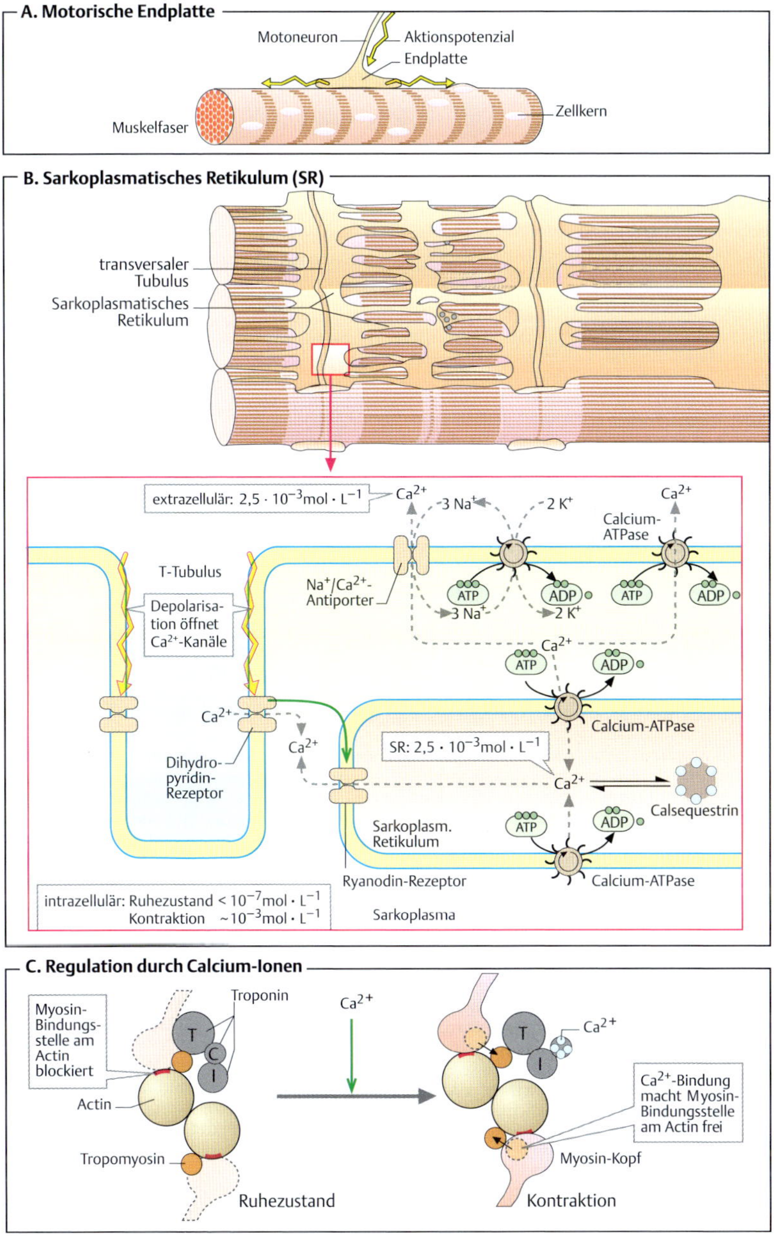


**Abb. 6.40** Kontrolle der Muskelkontraktion

## Muskelstoffwechsel

Die Kontraktion der Muskeln (S. 354) ist mit einem hohen Verbrauch von ATP verbunden. Ohne ständige Neubildung wäre bei einer Kontraktion das im Ruhezustand vorhandene ATP in weniger als 1 Sekunde aufgebraucht.

### A. Energiestoffwechsel weißer und roter Muskelfasern

Skelettmuskeln enthalten zwei Arten von Fasern. **Rote Fasern** (Typ I-Fasern; rechter Bildteil) eignen sich für Dauerleistungen. Ihr Stoffwechsel ist überwiegend *aerob* und deshalb von einer ausreichenden $O_2$-Zufuhr abhängig. Für schnelle, starke Kontraktionen sind **weiße Fasern** (Typ-II-Fasern; linker Bildteil) besser geeignet. Sie sind in der Lage, auch bei $O_2$-Mangel genügend ATP zu bilden.

Rote Fasern decken ihren ATP-Bedarf weitgehend mit **Fettsäuren**, die über β-Oxidation und Citratzyklus abgebaut werden, um in der Atmungskette durch oxidative Phosphorylierung (**OxPhos**) das benötigte ATP zu synthetisieren. Wegen des Sauerstoffbedarfs der Atmungskette besitzen rote Fasern eine Reserve in Form von myoglobingebundenem $O_2$ (s. **B**).

Weiße Fasern (linker Bildteil) besitzen diese $O_2$-Reserve nicht. Genügt ihnen bei hoher Muskelleistung, z. B. Gewichtheben, oder bei sehr schnellen Kontraktionen, wie sie z. B. die Augenmuskeln ausführen, der $O_2$-Nachschub über das Blut nicht mehr, schalten sie von aerobem Stoffwechsel auf **anaerobe Glycolyse** um. Sie gewinnen ATP dann vor allem durch Umwandlung von Glycogen in Lactat. Dabei setzen sie ihre Vorräte an **Glycogen** ein, um für die Glycolyse Glucose-6-phosphat zu bilden (S. 146). Das bei der Glycolyse anfallende NADH muss zu $NAD^+$ reoxidiert werden, um den Glucoseabbau und damit die ATP-Bildung aufrecht zu erhalten. Wenn $O_2$ fehlt, geschieht dies durch Reduktion des anfallenden Pyruvats zu **Lactat**, das ans Blut abgegeben und in der Leber wieder zu Glucose aufgebaut wird (S. 330) (**Corizyklus**).

Nicht gezeigt ist eine weitere ATP-liefernde Reaktion, die in Muskelzellen von einer *Adenylat-Kinase* (*Myokinase*) katalysiert wird. Sie disproportioniert zwei Moleküle ADP zu ATP und AMP. Das AMP wird in einer Folgereaktion durch eine *AMP-Desaminase* weiter zu IMP desaminiert, um das Gleichgewicht der reversiblen Reaktion der Adenylat-Kinase in Richtung der ATP-Bildung zu verschieben. Der Konzentrationsanstieg von AMP ist ein entscheidendes Signal für die Bereitstellung von Substraten für den Energiestoffwechsel (S. 134).

### B. Myoglobin

Die rote Farbe von Muskelfasern geht auf das Häm-Protein **Myoglobin** zurück, das ihnen als Sauerstoffspeicher dient. Wie die Grafik zeigt, hat Myoglobin eine viel höhere Affinität zu $O_2$ als **Hämoglobin** (S. 298) und gibt deshalb den gebundenen Sauerstoff erst ab, wenn der $O_2$-Partialdruck stark abfällt. Myoglobin übernimmt den Sauerstoff vom Hämoglobin und speichert ihn für den Bedarf der Atmungskette (OxPhos). Als monomeres Protein zeigt das Myoglobin trotz seiner strukturellen Ähnlichkeit zum tetrameren Hämoglobin kein allosterisches Bindungsverhalten für $O_2$.

### C. Kreatinphosphat

Als wichtigster kurzfristiger Puffer für den ATP-Spiegel wirkt **Kreatinphosphat**. Sein Vorrat reicht bei starker Muskelarbeit für etwa 9 Sekunden. Bei Überschuss von ATP (ruhender Muskel) wird es durch Phosphorylierung mithilfe einer **Kreatin-Kinase** aus **Kreatin** (*N*-Methylguanidinoessigsäure) gebildet. Im Kreatinphosphat besitzt der Phosphat-Rest ein ähnlich hohes chemisches Potenzial wie im ATP und kann bei Bedarf (arbeitender Muskel) von der Kreatin-Kinase wieder zurück auf ADP übertragen werden.

Kreatin und Kreatinphosphat sind chemisch nicht stabil. In einer nichtenzymatischen Nebenreaktion zyklisieren sie langsam zu **Kreatinin**. Dieses kann nicht mehr phosphoryliert werden. Es wird ins Blut abgegeben und in *konstanter Menge*, die nur von der Muskelmasse abhängt, mit dem Urin ausgeschieden (täglich etwa 15 mg/kg KG). Bei **Urinanalysen** wird Kreatinin wegen der konstanten Ausscheidung häufig als Bezugsgröße benutzt.

### D. Kreatinsynthese

**Kreatin** stammt nicht aus der Muskulatur, sondern es wird in zwei Schritten in Niere und Leber synthetisiert. Zunächst wird in der Niere die Guanidino-Gruppe des *Arginins* auf *Glycin* übertragen, wobei **Guanidinoacetat** entsteht [**1**]. In der Leber wird daraus durch *N*-Methylierung Kreatin gebildet [**2**].

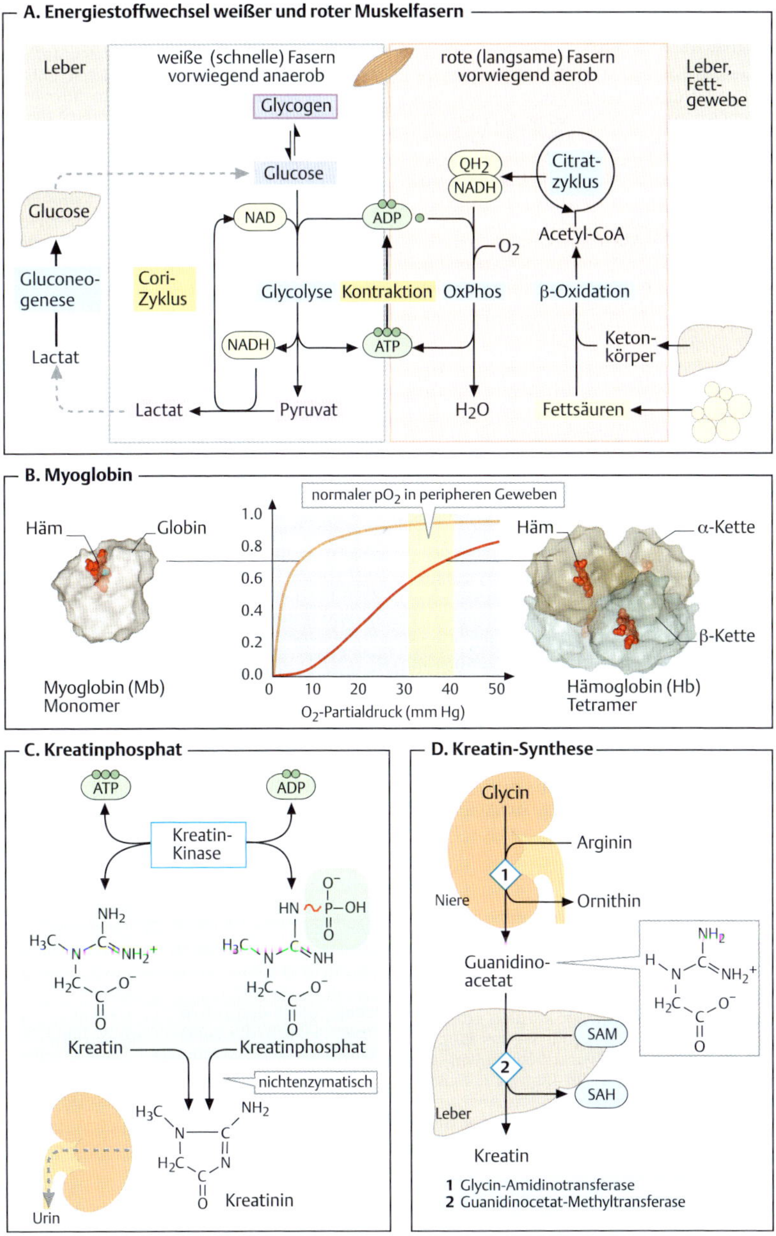


**Abb. 6.41** Muskelstoffwechsel (B. Quelle PDB: 1MBO, 2DN1)

## Pathobiochemie

### A. Muskelerkrankungen

Bei den *angeborenen* Muskelerkrankungen stehen Gendefekte von Strukturproteinen (z. B. *Dystrophien* vom Typ Duchenne und Becker), von Ionenkanälen (*Myotonien*) und Enzymen (z. B. McArdle-Syndrom) im Vordergrund. Beispiele für *erworbene* Muskelerkrankungen sind die Erkrankungen des Herzmuskels, insbesondere der Herzinfarkt.

Die **Duchenne-Muskeldystrophie** steht als Beispiel für eine angeborene Muskelerkrankung. Sie wird durch das Fehlen des Muskelproteins **Dystrophin** verursacht, eines Strukturproteins, das Actin mit Proteinen des Sarkolemms (Zellmembran um die Muskelfasern) verbindet. Die Erkrankung führt zu einem fortschreitenden Muskelschwund. Sie wird durch eine größere Deletion im Dystrophin-Gen verursacht. Die **Becker-Muskeldystrophie** ist eine mildere Form der Erkrankung, bei der eine Punktmutation im Dystrophin-Gen zu Veränderungen im Protein führt.

Beim **McArdle-Syndrom** ist die **Glycogen-Phosphorylase** des Muskels defekt. Patienten mit dieser Erkrankung sind unfähig, Glycogen abzubauen (S. 146), so dass sich dieses in Muskelzellen anhäuft. Die Phosphorylase der Leber ist nicht betroffen.

Erbliche Myopathien können auch durch eine *Mutation mitochondrialer Gene* verursacht werden, z. B. das **MELAS-Syndrom** (S. 137), bei dem die mitochondriale *tRNA* für Leucin verändert ist.

Ein **Herzinfarkt** (Myocardinfarkt) ist gekennzeichnet durch eine Mangeldurchblutung des Herzmuskels, so dass es zu einer Unterversorgung mit Sauerstoff kommt (**Ischämie**). Die Cardiomyocyten, die ATP bevorzugt durch oxidativen Stoffwechsel gewinnen, schalten dann auf anaerobe Glycolyse (S. 120) um, wodurch die Konzentration von Lactat und Protonen so stark ansteigt, dass die regelmäßige Kontraktion des Muskels abbricht. Schließlich sterben die Zellen ab (*Nekrose*).

Muskel- und Gehirnzellen enthalten erhebliche Mengen an **Kreatin-Kinase** (S. 358). Wenn die Zellen beschädigt werden oder absterben, geben sie Kreatin-Kinase ins Blut ab. Das Auftauchen des Myocard-Isoenzyms der Kreatin-Kinase (CK-MB) im Blut ist charakteristisch für einen Herzinfarkt. Seine Analyse im Serum kann daher zur Diagnostik einer Myocardschädigung genutzt werden (S. 312).

**Muskelkater**, ein verzögerter Muskelschmerz von mehrtägiger Dauer, tritt bevorzugt nach ungewohnten Bewegungen auf, bei denen der arbeitende Muskel durch äußere Kräfte gedehnt wird. Diese Kräfte führen zu *Sarkomereinrissen* vor allem im Bereich der Z-Scheiben. Der Schmerz entsteht sekundär vermutlich durch Autolyse der zerstörten Faserstrukturen und durch Ödeme. Die Bildung von Milchsäure (Anion: Lactat) scheint keine Rolle zu spielen. Muskelkater ist durch die gleiche Bewegung für mehrere Wochen nicht erneut auslösbar und hinterlässt keine bleibenden Schäden. Durch Dehnen und leichte dynamische Arbeit kann er gemildert werden. Eine wirksame medikamentöse Behandlung ist bisher nicht bekannt.

### B. Energielieferanten der Muskelzellen

Dies sind im Wesentlichen **Glucose**, **Fettsäuren**, und **verzweigte Aminosäuren**. Dabei unterscheidet sich der Herzmuskel von der Skelett- und der glatten Muskulatur.

Der ständig aktive **Herzmuskel** gewinnt sein ATP vorrangig durch Oxidation von Fettsäuren aus dem Blut, daneben auch von Ketonkörpern, wenn diese verfügbar sind. Glucose wird nur genutzt, wenn ihr Blutspiegel hoch ist und Insulin die Glucose-Transporter (Glut-4) der Cardiomyocyten stimuliert. Auch die roten Fasern der **Skelettmuskulatur** nutzen im Ruhezustand vorwiegend Fettsäuren zum Energiegewinn. Glucose und verzweigte Aminosäuren dienen dann bevorzugt dem Aufbau von Muskelglycogen, das in großen Mengen gespeichert wird (S. 146). Bei Arbeit greift der Skelettmuskel in der ersten Minute auf diese Glycogenspeicher zurück und gewinnt Energie vorwiegend durch anaerobe Glycolyse, bis die Blutversorgung ansteigt und auf oxidativen Stoffwechsel umgestellt werden kann. Dann werden Glucose und Aminosäuren und besonders Fettsäuren oxidativ abgebaut, um ATP über die Atmungskette zu gewinnen. Bei Höchstleistungen kann der Skelettmuskel auf eine zusätzliche ATP-Synthese durch anaerobe Glycolyse zurückgreifen. Der daraus resultierende Abfall des pH-Wertes im Muskel begrenzt jedoch die Arbeitsleistung und führt schließlich zur Erschöpfung.

**Training** der Muskulatur vergrößert langfristig die Glykogenspeicher und erhöht die Zahl und Größe der Mitochondrien.

**A. Muskelerkrankungen (Beispiele)**

| **angeborene Muskelerkrankungen** | **Ursache** |
|---|---|
| Muskeldystrophie vom Typ Duchenne | Fehlen von Dystrophin |
| Muskeldystrophie vom Typ Becker | Defekte von Dystrophin |
| McArdle-Syndrom | Defekte von Glycogen-Phosphorylase |
| MELAS-Syndrom | Mutation von mt-tRNA $^{Leu}$ |

| **erworbene Muskelerkrankungen** | **Ursache** |
|---|---|
| Herzinfarkt | Ausbleiben der Sauerstoffversorgung |
| Muskelkater | Mikrorisse der Sarkomere |

**B. Energielieferanten der Muskelzellen**

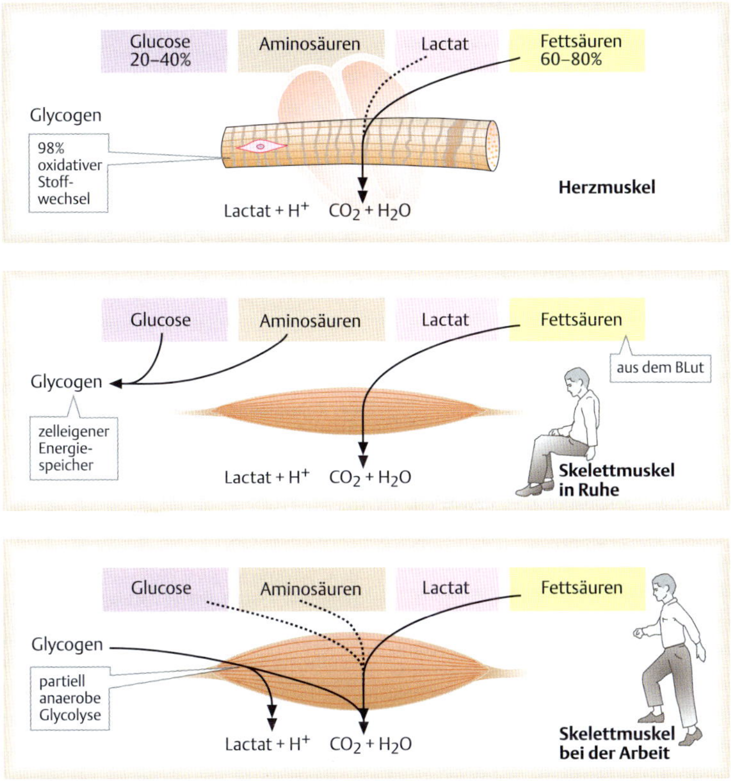


**Abb. 6.42** Muskel: Pathobiochemie

## Knochen und Zähne

Die Familie der Bindegewebszellen leitet sich von mesenchymalen Stammzellen ab. Sie umfassen *Fibroblasten*, *Knorpelzellen* und *Knochen-bildende Zellen* (Osteoblasten), sowie *Endothel-* und *Mastzellen*. Die Bindegewebszellen sind auf die Sekretion von extrazellulären Proteinen spezialisiert, insbesondere von Collagenen, mit denen sie die **extrazelluläre Matrix** (S. 366) aufbauen. So werden *Knochen*, *Knorpel*, *Sehnen* und *Bänder* gebildet. Der Um- und Abbau dieser Strukturen wird ebenfalls von den Bindegewebszellen geleistet.

### A. Knochen

Knochen sind eine sehr dichte, spezialisierte Form von Bindegewebe. Neben einer Stützfunktion haben sie die Aufgabe, Calcium- und Phosphat-Ionen zu speichern. Außerdem werden im Knochenmark Blutzellen gebildet.

Wichtigster mineralischer Bestandteil der Knochen ist mit etwa 70 % der **Apatit**, eine Form von kristallinem *Calciumphosphat*. Apatite sind kationische Komplex-Verbindungen aus drei $Ca^{2+}$ und drei $(PO_4)^{2-}$-Liganden, denen $HPO_4^{2-}$, $CO_3^{2-}$, $OH^-$, oder $F^-$ als weitere Anionen gegenüberstehen. Je nach Gegenion liegt Apatit als *Carbonatapatit* $Ca_{10}(PO_4)_6CO_3$, als *Hydroxylapatit* $Ca_{10}(PO_4)_6(OH)_2$ oder als *Fluorapatit* $Ca_{10}(PO_4)_6F_2$ vor. Daneben kommen im Knochen auch Erdalkalicarbonate z. B. mit Magnesium vor. Bei Erwachsenen sind mehr als 1 kg Calcium in Knochen gespeichert.

Durch die Aktivität von **Osteoblasten**, und **Osteoklasten**, wird $Ca^{2+}$ ständig in die Knochen eingebaut und wieder herausgelöst. Verschiedene Hormone kontrollieren diese Vorgänge: **Calcitonin** erhöht die Einlagerung von $Ca^{2+}$ in die Knochenmatrix, **Parathyrin** (Parathormon, PTH) fördert die Mobilisierung von $Ca^{2+}$ und **Calcitriol** verbessert die Mineralisierung (S. 402). Auch Wachstumsfaktoren der FGF-Familie beeinflussen den Knochenstoffwechsel. **FGF1** stimuliert die Osteoblasten. **FGF23** aus Osteozyten kontrolliert den Phosphatspiegel durch Förderung der Phosphat-Ausscheidung in der Niere.

Die wichtigsten *organischen Bestandteile* der Knochen sind **Collagene** (S. 364), hauptsächlich vom Typ I, und **Proteoglycane** (S. 368). Sie bilden die extrazelluläre Matrix, in die die Apatit-Kristalle eingelagert werden (*Biomineralisation*). An diesem Prozess der Knochenbildung sind verschiedene Proteine, darunter Collagene und Phosphatasen, beteiligt. *Alkalische Phosphatase* findet sich in den Osteoblasten und *saure Phosphatase* in Osteoklasten. Beide Enzyme können als *Markerenzyme* (S. 313) der Knochenzellen dienen.

### B. Zähne

Das Bild zeigt einen Längsschnitt durch einen Schneidezahn, einen der 32 bleibenden Zähne des Menschen. Der Hauptteil des Zahns besteht aus **Zahnbein** (Dentin). Über das Zahnfleisch ragt die Krone des Zahns, sie ist von **Schmelz** überzogen. Die Zahnwurzel ist dagegen von **Zahnzement** umkleidet. Zement, Dentin und Schmelz sind knochenähnliche Substanzen. Ihr hoher Anteil an anorganischer Substanz (etwa 97 % beim Zahnschmelz) gibt ihnen die charakteristische Härte. Die organischen Bestandteile von Zement, Dentin und Schmelz sind vorwiegend **Collagene** und **Proteoglycane**. Ihr wichtigster mineralischer Bestandteil ist wie beim Knochen **Hydroxylapatit** (s. o.).

Eine verbreitete Zahnerkrankung, die **Karies**, wird von *Säuren* hervorgerufen, die den mineralischen Anteil der Zähne auflösen, indem sie die negativ geladenen Gegenionen im Apatit neutralisieren. Säuren kommen in der Nahrung vor oder werden von Mikroorganismen (z. B. *Streptococcus mutans*) auf der Zahnoberfläche erzeugt. Beim anaeroben Abbau von Zuckern durch diese Organismen entsteht vor allem **Milchsäure**. Ein weiteres Produkt des bakteriellen Kohlenhydratstoffwechsels sind die extrazellulären **Dextrane** (S. 42), unlösliche Polymere der Glucose, mit deren Hilfe sich die Bakterien vor ihrer Umgebung schützen. Bakterien und Dextrane sind Bestandteil der **Zahnplaque** (Zahnbelag), die sich auf ungenügend gereinigten Zähnen bildet. Lagern sich zusätzlich $Ca^{2+}$-Salze und andere Mineralstoffe in der Plaque ein, entsteht der **Zahnstein**.

Der wichtigste Schutz gegen Karies besteht im Vermeiden von Süßigkeiten. Vor allem Kleinkindern sollten stark gesüßte Getränke nicht unkontrolliert zugänglich gemacht werden. Wichtig ist auch die regelmäßige Entfernung der Plaque durch Zähneputzen und die Härtung des Zahnschmelzes durch Fluoridierung. Die vorbeugende Wirkung von Fluorid beruht auf der Tatsache, dass Fluorapatit (s. **A**) besonders resistent gegen Säuren ist.

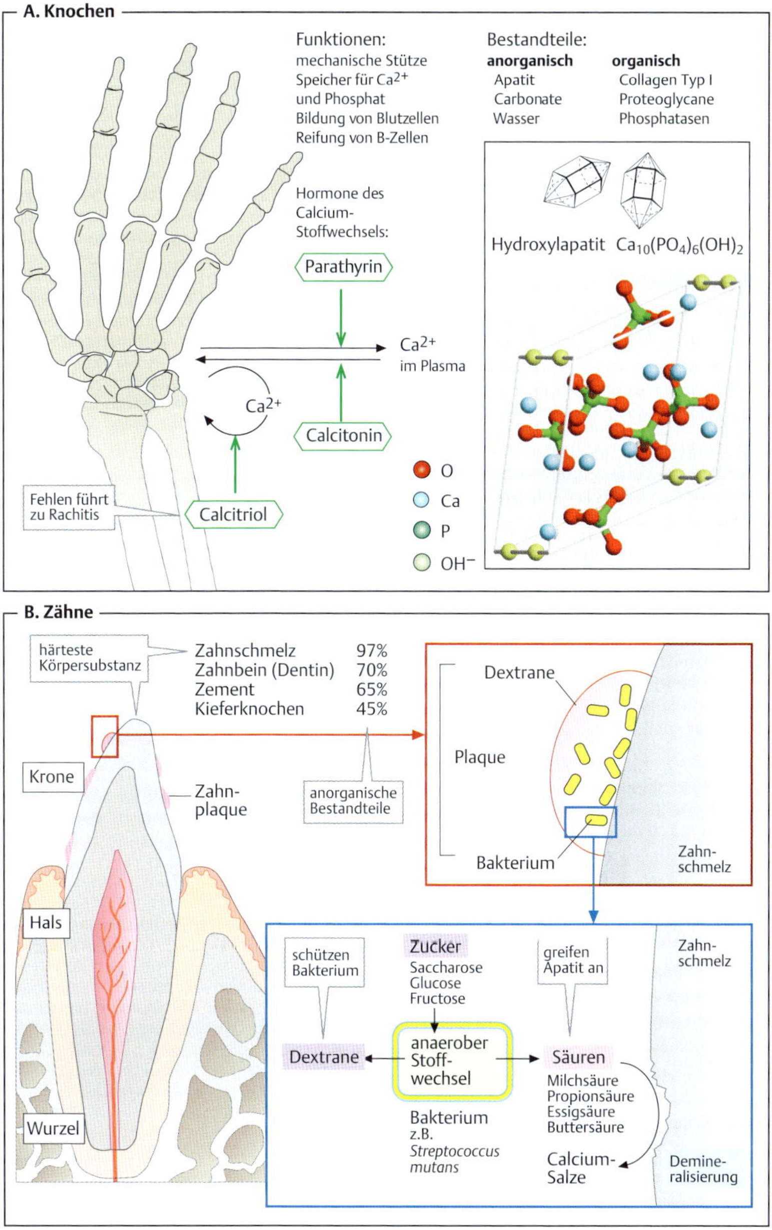


**Abb. 6.43** Knochen und Zähne

## Collagene

Unter den tierischen Proteinen stehen die **Collagene** mit > 25 % mengenmäßig an erster Stelle, s. Grundstruktur (S. 68). Als charakteristische Bestandteile der **extrazellulären Matrix** (S. 366) sind die Collagene faserförmige, extrazellulär lokalisierte Strukturproteine, die die Zugfestigkeit der Gewebe garantieren. Ihr Name (wörtl.: „Leimbildner") stammt von der *Gelatine*, die durch Kochen von Knochen und Knorpel gewonnen wird.

### A. Collagen-Struktur

Collagene werden besonders von Bindegewebszellen in großen Mengen synthetisiert. Man kennt inzwischen 28 verschiedene Typen, die durch römische Ziffern unterschieden werden. Ihre Gemeinsamkeit ist eine rechtsgängige **Tripelhelix**, die von drei sehr langen α-Ketten gebildet wird (S. 68). In der Sequenz der tripelhelicalen Bereiche wiederholen sich immer wieder die Aminosäuren **-Gly-X-Y-**. Dort ist jede dritte Aminosäure ein *Glycin*. In den Positionen X und Y findet man häufig die Aminosäure *Prolin* (**Pro**), die Position Y wird manchmal von *4-Hydroxyprolin* (**4Hyp**) eingenommen, aber auch *3-Hydroxyprolin* (**3Hyp**) und *5-Hydroxylysin* (**5Hyl**) kommen vor. Diese Aminosäuren sind charakteristische Bestandteile der Collagene. Sie werden erst nach der Protein-Biosynthese posttranslational durch **Hydroxylierung** (S. 72) der Aminosäure-Reste im Peptidverband erzeugt. Ihre Bildung wird von eisenhaltigen *Oxygenasen* katalysiert (*Prolin-* und *Lysin-Hydroxylase*), deren Funktion durch *Ascorbat* (Vitamin C) als Reduktionsmittel aufrechterhalten wird. Viele Symptome der Vitamin-C-Mangelkrankheit *Skorbut* (S. 410) lassen sich durch die gestörte Biosynthese von Collagenen erklären. Die Hydroxyprolin-Reste stabilisieren die Tripelhelix durch Ausbildung von Wasserstoff-Brücken zwischen den α-Ketten. Die Hydroxy-Gruppen des Hydroxylysins werden teilweise mit -Glc oder -Glc-Gal **glycosyliert**.

Die verschiedenen Collagen-Varianten sind gewebetypisch verteilt. Sie bestehen aus unterschiedlichen Kombinationen von α-Ketten (α1 bis α3 mit weiteren Subtypen). 90 % aller Collagene werden von den **Typen I** (Vorkommen besonders in Haut und Knochen), **II** (in Knorpel), **III** (in Fasern des Retikulums) und **IV** (in Basalmembran) ausgemacht. Nach ihren Eigenschaften lassen sich die Collagene einteilen in:

- fibrilläre Collagene: I, II, III, V und XI
- netzbildende: IV, VIII und X
- mit Fibrillen assoziierte: IX, XII, XIV und XXII
- perlenschnurartige: VI
- verankernd: VII
- transmembranäre: XIII, XVII, XXIII und XXV.

Die **Tripelhelix** des gezeigten Collagens vom **Typ I** besteht aus 2 α1(I)- und 1 α2(I)-Ketten. Extrazellulär aggregieren zahlreiche **Tropocollagen**-Moleküle (Masse 285 kDa) in einer definierten Anordnung zu zylindrischen **Fibrillen**. Im Elektronenmikroskop (EM) zeigen diese Fibrillen ein typisches Bandenmuster. Vor allem an den Enden sind die Tropokollagen-Moleküle durch kovalente Vernetzung von Lysin-Seitenketten fest miteinander verbunden. Die Zahl dieser Vernetzungen nimmt mit dem Alter zu. Schließlich lagern sich Fibrillen zu **Collagen-Fasern** zusammen und vernetzen mit der Zellmembran (S. 368).

### B. Biosynthese

Das am rER gebildete Collagen-Vorläufermolekül (*Prä-Pro-Collagen)* unterliegt im rER *posttranslationalen Modifizierungen* (S. 72).

Durch die Abspaltung des Signalpeptids (S. 220) entsteht **Procollagen**, das an den Enden noch große Peptidabschnitte trägt (**1**). Zuerst werden die meisten Prolin- und ein Teil der Lysin-Reste des Procollagens hydroxyliert (**2**). Dann wird das Procollagen an Hydroxylysin-Resten glycosyliert (**3**). Zwischen den Propeptiden bilden sich intra- und intermolekulare Disulfidbrücken aus (**4**), was die korrekte Zusammenlagerung der Peptidstränge zur Tripelhelix ermöglicht (**5**). Erst wenn diese Schritte abgelaufen sind, wird das Procollagen in den Golgi-Apparat transferiert, dort verpackt und durch Exocytose in den Extrazellularbereich sezerniert (6). Jetzt werden die *N*- und *C*-terminalen Propeptide (*Registerpeptide*) proteolytisch abgetrennt (7), es entsteht das **Tropocollagen**, das durch gestaffelte Anlagerung zu Fibrillen aggregiert (s. **A**). Schließlich werden einige ε-Amino-Gruppen von Lysin-Resten oxidativ in Aldehyd-Gruppen umgewandelt. Durch Kondensation miteinander bilden sich dann kovalente Vernetzungen zwischen den Molekülen aus (nicht gezeigt). Damit hat Collagen seine endgültige Struktur erreicht, die durch *Zugfestigkeit* und *Proteinase-Resistenz* gekennzeichnet ist.

A. Collagen-Struktur (Typ I)

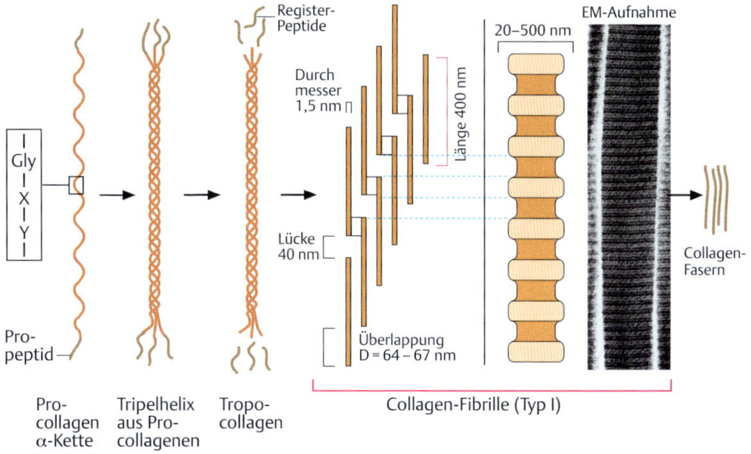


B. Biosynthese

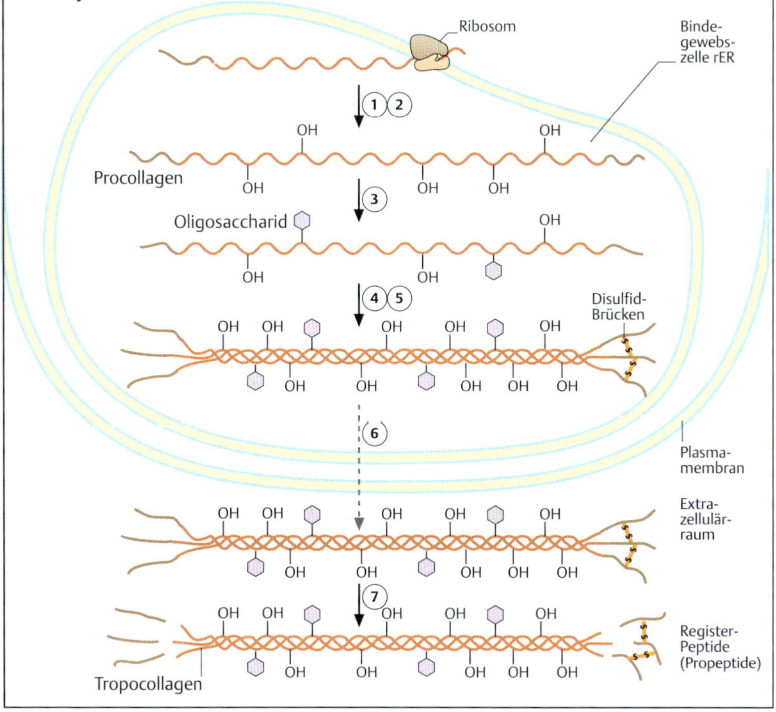


**Abb. 6.44** Collagene (A. aus Kühnel W, Hrsg. Taschenatlas Histologie, Thieme; 2014)

## Extrazelluläre Matrix I

Die Zellen eines Gewebes werden durch direkte Kontakte mithilfe von *Zelladhäsionsmolekülen* wie *Cadherinen* oder durch eine **extrazelluläre Matrix** (EZM) zusammengehalten. Diese EZM bildet in vielen Geweben nur einen schmalen Saum zwischen den Zellen, z. B. in Muskel und Leber, in anderen nimmt sie einen breiteren Raum ein. Die EZM gibt vielen Geweben wie der Haut, dem Muskel oder den Glomeruli der Niere ihre charakteristischen Eigenschaften. Besonders ausgeprägt ist die EZM in Bindegewebstypen wie *Knochen, Knorpel, Bänder* und *Sehnen*.

### A. Extrazelluläre Matrix

Die EZM hat sehr unterschiedliche Aufgaben: sie stellt mechanische Verbindungen zwischen Zellen her, sie schafft Strukturen mit besonderen mechanischen Eigenschaften (Zugfestigkeit, Elastizität, Formstabilität) wie in Knochen, Knorpel, Sehnen und Gelenken, sie bildet Filter z. B. in der Basalmembran der Nierenkörperchen, sie trennt Zellen und Gewebe voneinander z. B. zum Gleiten der Gelenke, und sie stellt Leitbahnen bereit, an denen sich wandernde Zellen orientieren. So vielfältig wie die Funktionen der EZM ist auch die chemische Zusammensetzung ihrer Komponenten.

Die EZM besteht im Wesentlichen aus Proteinen und Polysacchariden, die von den beteiligten Zellen lokal sezerniert und zu einem komplexen Netzwerk zusammengesetzt werden, das mit der Oberfläche der Zellen verbunden ist. Die Abbildung zeigt in stark schematischer Weise die Hauptkomponenten der extrazellulären Matrix: stabilisierende *Faserproteine*, vernetzende *Adhäsionsproteine*, raumfüllende *Proteoglycane* und *EZM-Rezeptoren* auf der Zelloberfläche.

Unter den **Faserproteinen** bilden die **Collagene** die wichtigste Gruppe. Sie treten in sehr verschiedenen Varianten auf (S. 364), die Fasern, Fibrillen, Netze und Bänder bilden können. Ihre charakteristischen Eigenschaften sind Zugfestigkeit und Flexibilität. Andere Faserproteine, das **Elastin** und **Fibrilline**, sorgen für die Elastizität der EZM.

**Adhäsionsproteine** stellen die Verbindung zwischen den verschiedenen Bestandteilen der extrazellulären Matrix her. Wichtige Vertreter sind **Laminin** und **Fibronectin** (s. **C**). Diese multifunktionellen Proteine binden an verschiedene andere Matrix-Komponenten. Mit ihrer Hilfe werden die Zellen über Zelloberflächen-Rezeptoren an der EZM befestigt.

**EZM-Rezeptoren** befinden sich auf der Zelloberfläche. Ihre wichtigsten Vertreter sind die **Integrine** (s. **B**).

**Glycosaminoglycane** (S. 368) binden auf Grund ihrer Polarität und negativen Ladungen Wasser-Moleküle und Kationen, z. B. die Proteine der EZM. Sie füllen als homogener *„Kitt"* die Spalten zwischen den Fasern der EZM.

### B. Integrine

Integrine sind eine Familie dimerer Membranproteine, die Zellen mit der EZM oder mit Nachbarzellen verbinden. Integrine binden dabei reversibel Proteine, denen häufig eine charakteristische Sequenz mit den Aminosäuren -Arg-Gly-Asp- (**RGD-Sequenz**) gemeinsam ist, z. B. in **Laminin** und **Fibronectin**. Auf der Zellinnenseite sind Integrine im aktivierten Zustand über **Talin** und einige andere Ankerproteine wie **Vinculin** mit **Actin-Filamenten**, d. h. mit dem Cytoskelett, verknüpft.

Die Bindung von EZM-Proteinen kann in das Zellinnere signalisiert werden (*Outside-in-Signal*). Umgekehrt können auch Bedingungen in der Zelle nach außen signalisiert werden und die Bindung an Liganden steuern (*Inside-out-Signal*). Integrine kommen also in einer aktiven, *bindenden* und einer inaktiven, *nichtbindenden Form* vor. Mechanischer Zug festigt die Bindung von EZM-Proteinen.

### C. Fibronectine

Typische Vertreter der Adhäsionsproteine sind die **Fibronectine**. Es sind fadenförmige Dimere aus zwei verwandten Peptidketten (Masse je 250 kDa), die über Disulfidbrücken miteinander verknüpft sind. Die Fibronectine sind in zahlreiche *Domänen* gegliedert, über die sie an Integrine auf der Zelloberfläche, an Collagene, an Fibrin und an verschiedene Proteoglycane binden. Damit haben die Fibronectine die Eigenschaft eines *„molekularen Klebstoffs"*.

Die Domänenstruktur der Fibronectine entsteht aus wenigen Typen von Peptidmodulen, die sich vielfach wiederholen. Jedes der über 50 Module wird von einem Exon im Gen des Fibronectins codiert. Aus dem hnRNA-Transkript des Fibronectin-Gens werden durch alternatives Spleißen viele verschiedene Fibronectine gebildet.

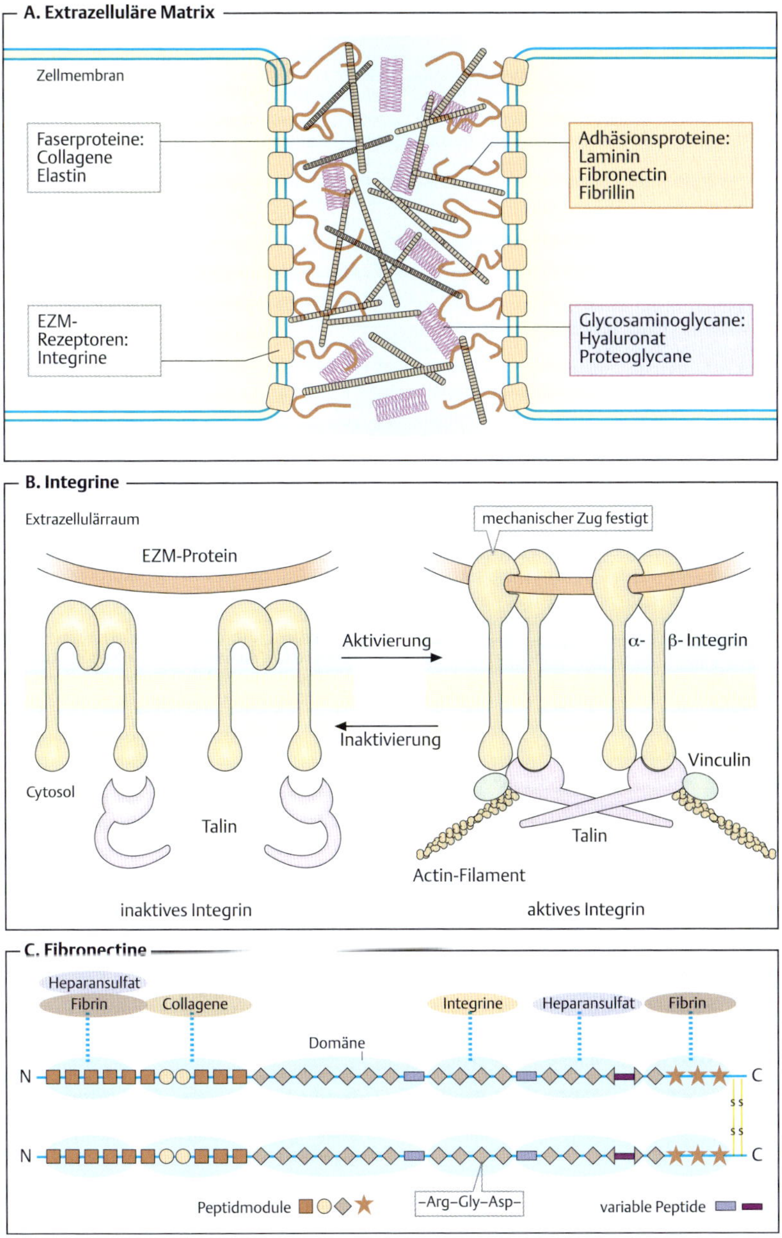


Abb. 6.45 Extrazelluläre Matrix I

## Extrazelluläre Matrix II

### A. Proteoglycane

Die Proteoglycane sind riesige Molekülkomplexe aus Kohlenhydraten (etwa 95 %) und Proteinen (etwa 5 %) mit Massen bis über $2 \cdot 10^6$ Da. Ihre flaschenbürstenartige Struktur bekommen sie durch eine Achse aus **Hyaluronat**. An dieses fadenförmige *Polysaccharid* (S. 42) sind **Proteine** angelagert, von denen wiederum lange Polysaccharid-Ketten ausgehen. Diese Polysaccharide gehören zur Gruppe der **Glycosaminoglycane** (S. 44).

Die Glycosaminoglycane sind aus sich wiederholenden Disaccharid-Einheiten aufgebaut, die jeweils aus einer **Uronsäure** (*Glucuronsäure* oder *Iduronsäure*) und einem **Aminozucker** (*N-Acetylglucosamin* oder *N-Acetylgalactosamin*) bestehen (S. 40). Viele der Aminozucker sind mit *Schwefelsäure* verestert. Die wichtigsten Glycosaminoglycane sind **Hyaluronat**, **Dermatansulfat**, **Heparin**, **Keratansulfat** und **Chondroitinsulfat**.

Proteoglycane sind wegen ihrer vielen Carboxy- und Sulfatgruppen stark negativ geladen. Sie binden deshalb große Mengen an Ionen, die wiederum große Mengen an Wasser binden. So füllen sie als hydratisiertes Gel die Lücken zwischen den fibrillären Bestandteilen der extrazellulären Matrix. Proteoglycane dienen nicht nur als mechanische Strukturelemente der EZM, sie binden auch andere sezernierte Proteine und regulieren dadurch deren Aktivität.

### B. Basalmembran

Die Basalmembran ist eine besondere Form der EZM. Als eine dünne Schicht liegt sie unter allen Epithelzellen. Auch umgibt sie einige Zelltypen wie Muskel- und Fettzellen. Die Basalmembran grenzt diese Zellen vom Bindegewebe ab und verbindet sie mechanisch mit ihrer Umgebung. Sie kann die Rolle eines Filters haben (in der Niere), sie steuert die Zellpolarität, organisiert die Proteine der anliegenden Plasmamembran, kontrolliert das Überleben, die Proliferation und Differenzierung von Zellen und dient als Schiene für die Zellwanderung.

Hauptbestandteile der Basalmembran sind **Collagen Typ IV**, **Laminin**, **Nidogen** (nicht gezeigt) und das Proteoglycan **Perlecan**. Daneben finden sich gewebespezifisch noch andere Proteine wie Collagene und Fibronectin.

Das EZM-Protein **Laminin** ist der Organisator der Struktur der Basalmembran. Es ist ein kreuzförmiges Molekül aus drei Peptidketten, die durch Disulfidbrücken zusammengehalten werden. Laminin kann auf der Oberfläche von Zellen mit sich selbst zu einem flächigen Netzwerk aggregieren. Dieses wird dann mit anderen Komponenten der EZM verknüpft. Nidogen und Perlecan fungieren dabei als Bindeglieder, besonders zwischen den Netzwerken von Laminin und Collagen.

### C. Abbau von Matrixproteinen

Die Komponenten der EZM haben einen sehr langsamen Stoffwechsel. Nur in bestimmten Situationen sind Aufbau und/oder Abbau der EZM beschleunigt, z. B. bei Entwicklungsprozessen, wie Wachstum und Zellteilung, bei Zellwanderung, Entzündung oder Verletzung.

Der Abbau der EZM-Proteine geschieht dabei durch spezifische Proteinasen. Unter diesen spielen die *Matrix-Metalloproteinasen* (MMP) eine herausragende Rolle. Mitglieder dieser Enzymfamilie tragen $Zn^{2+}$-Ionen im aktiven Zentrum. Einzelne MMP sind auf den Abbau bestimmter Matrixproteine spezialisiert.

Durch den Abbau von Matrixproteinen wird die Struktur der EZM aufgelöst. Dabei können gebundene *Gewebswachstumsfaktoren* freigesetzt werden, die die Wiederherstellung der EZM und das Wachstum der Gewebe stimulieren. Metastasierende Tumorzellen nutzen MMP zur Loslösung und Wanderung.

Neben den MMP spielen *Serin-Proteinasen* eine Rolle beim Abbau von Matrixproteinen, die wir schon bei der Auflösung von Blutgerinnseln (S. 308) kennengelernt haben. Sie tragen einen Serinrest im aktiven Zentrum (S. 172). Zu nennen sind die Enzyme *Plasmin*, *tPA* (*tissue plasminogen activator*) und *uPA* (Urokinase).

Die Aktivität der Matrix-Proteinasen ist sorgfältig kontrolliert. Dies geschieht durch:

1. Sekretion der Enzyme in Form von inaktiven Vorstufen, die durch *limitierte Proteolyse* aktiviert werden: Dadurch werden Pro-MMP zu MMP und Plasminogen zu Plasmin;
2. *lokale Begrenzung der Wirkung*, indem die Proteinasen an Membranrezeptoren gebunden werden, z. B. MMP und uPA;
3. *spezifische Inhibitoren*: **TIMP** (*tissue inhibitors of metalloproteinases*) hemmen die MMP, **Serpine** (S. 308) die Serin-Proteinasen.

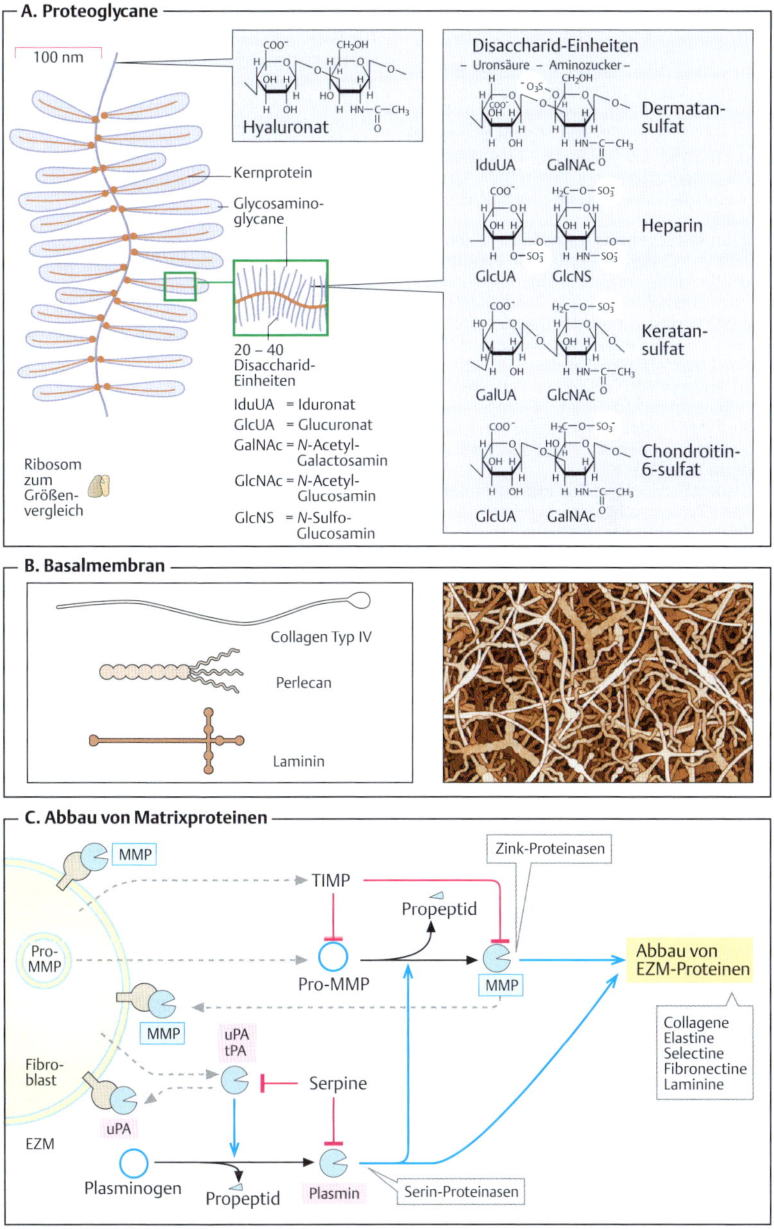


**Abb. 6.46** Extrazelluläre Matrix II (B. nach PDB: David Goodsell, doi:10.2210/rcsb_pdb/mom_2000_4)

## Pathobiochemie

### A. Erkrankungen der extrazellulären Matrix

Es gibt viele Erkrankungen, von denen die extrazelluläre Matrix (EZM) betroffen sein kann. Sie manifestieren sich besonders oft in Haut, Bindegewebe, Knorpel und Knochen. Formal lassen sich die Erkrankungen in *angeborene* und *erworbene Störungen* unterteilen. Die Tabelle nennt Beispiele, um ihre Vielfalt deutlich zu machen.

Bei der **Osteogenesis imperfecta** ist die Biosynthese von *Collagen I* gestört. Im Prinzip sind davon alle collagenreichen Organe betroffen, aber Knochenfehlbildungen sind besonders auffällig. Meistens ist die Bildung der Collagen-Tripelhelix durch Ersatz von Glycinen gestört.

Beim **Ehlers-Danlos-Syndrom** ist ebenfalls die Biosynthese von Collagenen betroffen. Hier sind collagenmodifizierende Enzyme defekt, z. B. die *Lysyl-Oxidase* (Typ V), die *Lysyl-Hydroxylase* (Typ VI) oder die Propeptid abspaltenden *Peptidasen* (Typ VII).

Bei den **Mucopolysaccharidosen** ist der Abbau von *Glycosaminoglycanen* gestört, so dass sich Zwischenprodukte anhäufen.

Bei der **Epidermolysis bullosa**, von der es verschiedene Formen gibt, ist der Verankerungskomplex der Keratinocyten mit der Basalmembran gestört. Ursache können Defekte der *Keratine*, *Collagene*, *Laminine*, des *Plectins*, *Integrins* oder der *Desmosomen* sein. Für die Krankheit charakteristisch sind blasenbildende Hauterkrankungen.

Beim **Marfan-Syndrom** ist das Gen für *Fibrillin-1* defekt. Es resultiert eine erhöhte Dehnbarkeit und geringere Reißfestigkeit von Bindegewebsstrukturen.

Bei der **Glanzmann-Krankheit** (Thrombasthenie Glanzmann) ist *Integrin* defekt, das auf Thrombocytenmembranen als Rezeptor für *Fibrinogen* fungiert. Es kommt dadurch zu verlängerten Blutungen.

Bei der **congenitalen Muskeldystrophie** ist das Gen für die α2-Kette des *Laminins* (S. 368) defekt. Ein Fehler der β2-Kette führt zur Blockierung der neuromuskulären Signalübertragung. Laminine sind Heterotrimere und bestehen aus einer α-, β- und γ-Kette mit Isoformen, die zu verschiedenen Lamininvarianten zusammengesetzt werden können. Sie werden entwicklungs- und organspezifisch exprimiert.

**Osteoporose** (B), **Skorbut** und **rheumatoide Arthritis** sind Beispiele für erworbene Defekte der EZM.

### B. Osteoporose

Die Osteoporose ist eine Erkrankung des Knochensystems, bei der das Gleichgewicht zwischen Knochenaufbau und Knochenabbau (Knochenhomöostase) (S. 402) zugunsten des Abbaus gestört ist. Der Rückgang der Knochenmasse durch *Demineralisierung* führt zu Knochenschmerzen, Verringerung der Körpergröße und spontanen Knochenbrüchen.

Die Verringerung der Knochenmasse und Verschlechterung der Knochenarchitektur ist ein normaler, altersbedingter Vorgang. Etwa 50 % aller Menschen im Alter von 70 Jahren oder mehr leiden deshalb an Osteoporose. Eine *primäre Osteoporose* tritt typischerweise bei Frauen nach der Menopause auf. Ursache ist der durch das Klimakterium bedingte Rückgang der Konzentration von *Estrogenen*. Wegen des Rückgangs von *Androgenen* bei alternden Männern kann auch bei diesen eine primäre Osteoporose auftreten. Dabei entfällt die hemmende Wirkung der Steroidhormone auf die Bildung von *Cytokinen*, die die Osteoblastenbildung und -Aktivität steuern (S. 402). Androgene und Estrogene verhindern so ein Überschießen der Osteoklastentätigkeit. Außer einer genetischen Disposition kommen als Ursachen für eine *sekundäre Osteoporose* ein *Bewegungsmangel*, verringerte Bildung von *Calciol* (wegen UV-Licht- oder Vitamin-D-Mangel) und *Fehlernährung* (→ Calciummangel) hinzu. Auch ein erhöhter Spiegel an *Corticosteroiden* wegen *Morbus Cushing* oder medikamentöser Behandlung kann zur Osteoporose führen und Knochenbrüche auslösen.

Die durch den Mangel an Sexualsteroiden bedingte Osteoporose kann durch die Gabe von **Steroidhormonen** oder Steroidrezeptor-Modulatoren (spezifische Estrogen-Rezeptor-Modulatoren, **SERM**) behandelt werden. Auch **Bisphosphonate**, die von Osteoklasten aufgenommen werden und diese hemmen, werden eingesetzt. Denn Bisphosphonate (Grundgerüst –P–C–P– analog zu Diphosphat –P–O–P–) können nicht von *alkalischer Phosphatase* gespalten werden.

In jedem Fall sind bei Osteoporose die ausreichende Zufuhr von Calcium und Vitamin D (bzw. die körpereigene Biosynthese von Calciol) zusammen mit körperlicher Bewegung wichtig.

## A. Erkrankungen der extrazellulären Matrix

| **Angeborene Störungen** (Beispiele) | | |
|---|---|---|
| **Krankheit** | **Molekulare Ursache** | **Klinisches Bild** |
| Osteogenesis imperfecta | versch. Defekte im Gen von Collagen I | Störung der Knochenbildung, Knochenbrüchigkeit |
| Ehlers-Danlos-Syndrom | unterschiedliche Störungen der Collagen-Biosynthese durch Defekte modifizierender Enzyme | dehnbare Haut, überstreckbare Gelenke, Deformation der Wirbelsäule, defekte Blutgefäße |
| Mucopolysaccharidosen Typ I - VII | Störung des Abbaus von Proteoglycanen; viele verschiedene Enzyme können betroffen sein | Wachstumsstörungen, Skelettdeformation, Störung der Gehirnentwicklung |
| Epidermolysis bullosa | versch. Gendefekte von Proteinen der EZM, die an der Verankerung teilhaben | Blasenbildung der Haut nach mechanischer Belastung |
| Marfan-Syndrom | genetische Defekte im Fibrillin-1-Gen | Hochwuchs, Spinnenfinger, Linsenveränderungen, Aneurismen, Aortenruptur |
| Glanzmanns Krankheit | genetischer Defekt des Fibrinogen-Rezeptors Integrin auf Thrombocyten | Gerinnungsstörung, Blutungsneigung |
| Congenitale Muskeldystrophie | defektes Laminin 2, Störung der Verbindung des Cytoskeletts von Muskelzellen mit der EZM | Geschwächte Muskulatur |

| **Erworbene Störungen** (Beispiele) | | |
|---|---|---|
| Osteoporose | Abnahme der Knochenmasse, Verschlechterung der Mikroarchitektur | Schrumpfen des Skeletts, Knochenschmerzen, Knochenbrüche |
| Skorbut | Mangel an Ascorbinsäure, Störung der Hydroxylierung von Collagen | Defekte des Bindegewebes, Blutungen, Zahnausfall |
| Rheumatoide Arthritis | Entzündung der Gelenke (Immunreaktionen), Ansteigen der Cytokine | entzündliche Schwellungen der Gelenke |

## B. Osteoporose

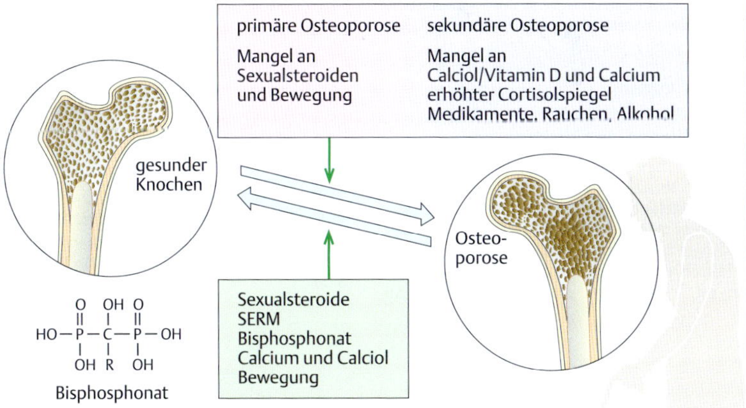


**Abb. 6.47** Bindegewebe: Pathobiochemie

## Signalübertragung im ZNS

### A. Aufbau von Nervenzellen

Nervenzellen (*Neurone*) sind erregbare Zellen, die elektrische oder chemische Signale erzeugen und auf solche Signale reagieren können. Sie unterscheiden sich deutlich von anderen Zelltypen. Von ihrem **Zellkörper** (Soma) gehen zahlreiche verästelte Fortsätze aus. Über **Dendriten** können Neurone Signale aufnehmen, über ihre **Axone** können sie diese weiterleiten. Die Axone, die Längen von mehr als 1 m erreichen können, sind in der Peripherie i. A. von *Schwann-Zellen* umgeben, die sie zur besseren elektrischen Isolierung (S. 208) mit einer lipidreichen **Myelinscheide** (S. 52) umhüllen.

Die Erregungsübertragung findet an **Synapsen** statt, die einzelne Neurone miteinander, sowie Neurone mit Muskelfasern funktionell verbinden. In den terminalen Axon-Endigungen sind *Neurotransmitter* (S. 376) gespeichert. Diese Signalstoffe werden auf elektrische Signale hin ausgeschüttet, um benachbarte Neurone oder Muskelzellen zu erregen. Man schätzt, dass jedes der mehr als $10^{11}$ Neurone im Gehirn über Synapsen mit mehr als $10^3$ anderen Neuronen in Kontakt steht und insgesamt etwa $10^{14}$ Synapsen vorhanden sind.

In der Zusammensetzung der Nervenzellen fällt der hohe Anteil an Lipiden auf, die etwa 50 % der Trockensubstanz ausmachen. Vor allem das Spektrum an *Sphingolipiden* (S. 52) ist sehr breit.

### B. Neurotransmitter und Neurohormone

Man unterscheidet zwei Gruppen von Neurosekreten: **Neurotransmitter** werden in den *synaptischen Spalt* ausgeschüttet, um Nachbarzellen zu beeinflussen (**C**). Sie haben eine geringe Reichweite und kurze Lebensdauer. **Neurohormone** werden dagegen an das Blut abgegeben, mit dem sie größere Strecken zurücklegen können.

### C. Synaptische Signalübertragung

Alle *chemischen Synapsen* arbeiten nach einem ähnlichen Prinzip. Im Bereich der Synapse ist die Oberfläche der signalisierenden Zelle (*präsynaptische Membran*) von der Oberfläche der Empfängerzelle (*postsynaptische Membran*) nur durch einen schmalen *synaptischen Spalt* getrennt. Erreicht ein **Aktionspotenzial** (S. 374) die präsynaptische Membran (**1**), öffnen sich dort integrierte *spannungsgesteuerte $Ca^{2+}$-Kanäle* (**2**). $Ca^{2+}$-Ionen strömen ein und lösen die **Exocytose** (S. 214) des in der präsynaptischen Zelle gespeicherten Neurotransmitters aus (**3**). Jedes Neuron schüttet in der Regel *nur eine Art* von **Neurotransmitter** aus (**4**). Neuronen, die Dopamin abgeben, bezeichnet man z. B. als „*dopaminerg*“, solche, die Acetylcholin ausschütten, als „*cholinerg*“ usw. Die ausgeschütteten Transmitter diffundieren durch den synaptischen Spalt und binden auf der Gegenseite an **Rezeptoren** auf der postsynaptischen Membran. Diese Rezeptoren (S. 378) sind integrale Membranproteine, die auf ihrer Außenseite spezifische Bindungsstellen für Neurotransmitter besitzen.

Nach der Wirkung, die die Bindung des Transmitters auslöst, teilt man die Rezeptoren für Neurotransmitter in zwei große Gruppen ein (S. 378). **Ionotrope Rezeptoren** (unten links) sind *ligandengesteuerte Ionenkanäle.* Wenn sie sich unter dem Einfluss des Transmitters öffnen, strömen aufgrund des Membranpotenzials (S. 118) Ionen ein. Sind es Kationen (z. B. $Na^+$), kommt es zur **Depolarisierung** der Membran und zur Auslösung eines Aktionspotenzials auf der Oberfläche der postsynaptischen Zelle (**5**). Auf diese Weise wirken erregende Transmitter, z. B. *Acetylcholin* oder *Glutamat*. Strömen dagegen Anionen ein (vor allem $Cl^-$), führt dies zu einer **Hyperpolarisierung** der postsynaptischen Membran, die die Erzeugung eines Aktionspotenzials erschwert (**6**). Auf diesem Effekt beruht die Wirkung hemmender Transmitter wie *Glycin* oder *GABA*.

Eine ganz andere Wirkung entfalten die sog. **metabotropen Rezeptoren** (unten rechts). Sie interagieren nach Bindung des Transmitters auf der Innenseite der postsynaptischen Membran mit *G-Proteinen* (S. 420), die ihrerseits die Synthese von **Second-Messengern** aktivieren oder hemmen (**7**). Diese aktivieren oder hemmen **Protein-Kinasen**, die zelluläre Proteine phosphorylieren und dadurch das Verhalten der postsynaptischen Zelle verändern, s. *Signaltransduktion* (S. 414).

Die Wirkung der Neurotransmitter wird sehr schnell dadurch beendet, dass sie enzymatisch abgebaut oder wieder in die präsynaptische Zelle aufgenommen werden (S. 377).

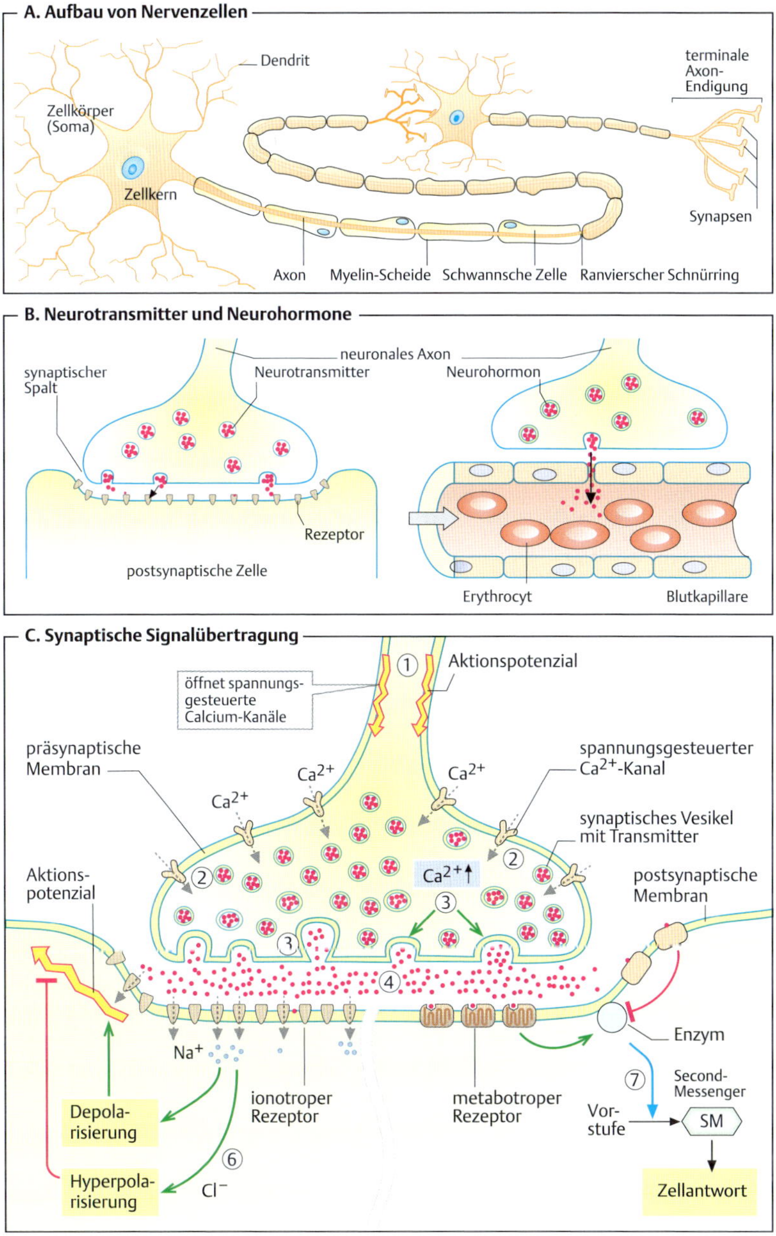


**Abb. 6.48** Signalübertragung im ZNS

## Ruhepotenzial und Aktionspotenzial

### A. Ruhepotenzial

Ein charakteristisches Merkmal lebender Zellen ist die ungleiche Verteilung positiver und negativer Ionen auf der Außen- und Innenseite der Plasmamembran. Dies ruft ein sog. **Membranpotenzial** (S. 118) hervor, d. h. zwischen beiden Seiten der Membran besteht eine elektrische Spannung, die sich nur ausgleichen kann, wenn *Ionenkanäle* den Durchtritt der ungleich verteilten Ionen erlauben.

In Ruhe liegt das Membranpotenzial (präziser: die Membranspannung) der meisten Zellen bei –60 bis –90 mV. Es entsteht vor allem durch die Aktivität der **$Na^+/K^+$-transportierenden ATPase** („*$Na^+/K^+$-ATPase*"), die auf praktisch allen tierischen Zellen vorkommt. Diese ATPase vom P-Typ (S. 212) „pumpt" unter Verbrauch von ATP 3 $Na^+$-Ionen im Tausch gegen 2 $K^+$-Ionen aus der Zelle hinaus. Ein Teil der $K^+$-Ionen verlässt, dem Konzentrationsgradienten folgend, die Zelle durch *Kaliumkanäle* wieder, die häufiger offen sind. Da die im Inneren vorherrschenden Protein-Anionen nicht folgen können und auch der Einstrom von $Cl^-$-Ionen von außen nicht möglich ist, entsteht so außerhalb der Zelle ein Überschuss an positiven Ladungen, während innen die negativ geladenen Anionen überwiegen.

Für jedes der beteiligten Ionen gibt es ein sog. **Gleichgewichtspotenzial** (S. 118). Dies ist derjenige Wert des Membranpotenzials, bei dem netto kein Ein- oder Ausstrom des betreffenden Ions stattfindet. Für $K^+$-Ionen liegt das Ruhepotenzial im Bereich des Membranpotenzials, während das Ruhepotenzial von $Na^+$ mit + 70 mV weit darüber liegt. Sobald sich eine Möglichkeit dazu ergibt, strömen deshalb $Na^+$-Ionen spontan in die Zelle ein. Auf dieser Tatsache beruht das Zustandekommen von Aktionspotenzialen (s. **B**).

Die Membran der Nervenzellen enthält **Ionenkanäle** (S. 418) für $Na^+$, $K^+$, $Cl^-$ und $Ca^{2+}$. Diese Kanäle sind in der Regel geschlossen und öffnen nur kurzfristig, um Ionen hindurch zu lassen. Man teilt sie ein in Kanäle, die **vom Membranpotenzial gesteuert** werden („*voltage gated*"; Beispiel: schnelle $Na^+$-Kanäle), und in Kanäle, die **von Liganden gesteuert** (S. 418) werden („*ligand gated*"; Beispiel: nicotinischer Acetylcholin-Rezeptor) (S. 378). Ionenkanäle, die durch *mechanische Reize*, *Temperatur* oder *Licht* gesteuert werden, haben eine geringere Bedeutung.

### B. Aktionspotenzial

Aktionspotenziale sind Signale, die im Nervensystem zur Übertragung von Informationen dienen. Sie werden durch chemische – seltener elektrische – Reize ausgelöst. Durch Bindung eines Neurotransmitters an einen *ionotropen Rezeptor* (S. 372) kommt es lokal zu einem kurzfristigen Anstieg des Membranpotenzials von –70 mV auf etwa + 30 mV. Am Ort der Entstehung kehrt das Membranpotenzial zwar innerhalb weniger Millisekunden (ms) wieder auf den Ausgangswert zurück, da aber in diesem Zeitraum benachbarte Membranareale aktiviert werden, pflanzt sich die Depolarisierung fort.

1. Der Vorgang beginnt mit dem Öffnen spannungsgesteuerter $Na^+$-Kanäle (S. 418). $Na^+$-Ionen strömen wegen ihres hohen Gleichgewichtspotenzials (s. **A**) in die Zelle ein und kehren das Membranpotenzial lokal um (**Depolarisierung**).
2. Die $Na^+$-Kanäle schließen sofort wieder, so dass der Einstrom von positiven Ladungen nur sehr kurz anhält.
3. Wegen des Anstiegs des Membranpotenzials öffnen sich spannungsabhängige $K^+$-Kanäle und $K^+$-Ionen strömen aus. Außerdem pumpt die $Na^+/K^+$-ATPase die eingedrungenen $Na^+$-Ionen wieder nach außen. Dies führt zur **Repolarisierung** der Membran.
4. Kurzfristig wird durch beide Vorgänge das Ruhepotenzial sogar unterschritten (**Hyperpolarisierung**). Auch die $K^+$-Kanäle schließen nach wenigen ms. Dann ist die Nervenzelle von neuem erregbar.

Insgesamt wird im Laufe eines **Aktionspotenzials** immer nur ein sehr kleiner Teil der Membran depolarisiert. Der Vorgang kann sich daher wiederholen, wenn die Nervenzelle erneut erregt wird. Die Weiterleitung des Aktionspotenzials auf der Oberfläche der Nervenzelle beruht darauf, dass das lokal angestiegene Membranpotenzial benachbarte, spannungsabhängige Ionenkanäle zum Öffnen veranlasst, wodurch sich die Membranerregung als *Depolarisationswelle* über die ganze Zelle ausbreitet.

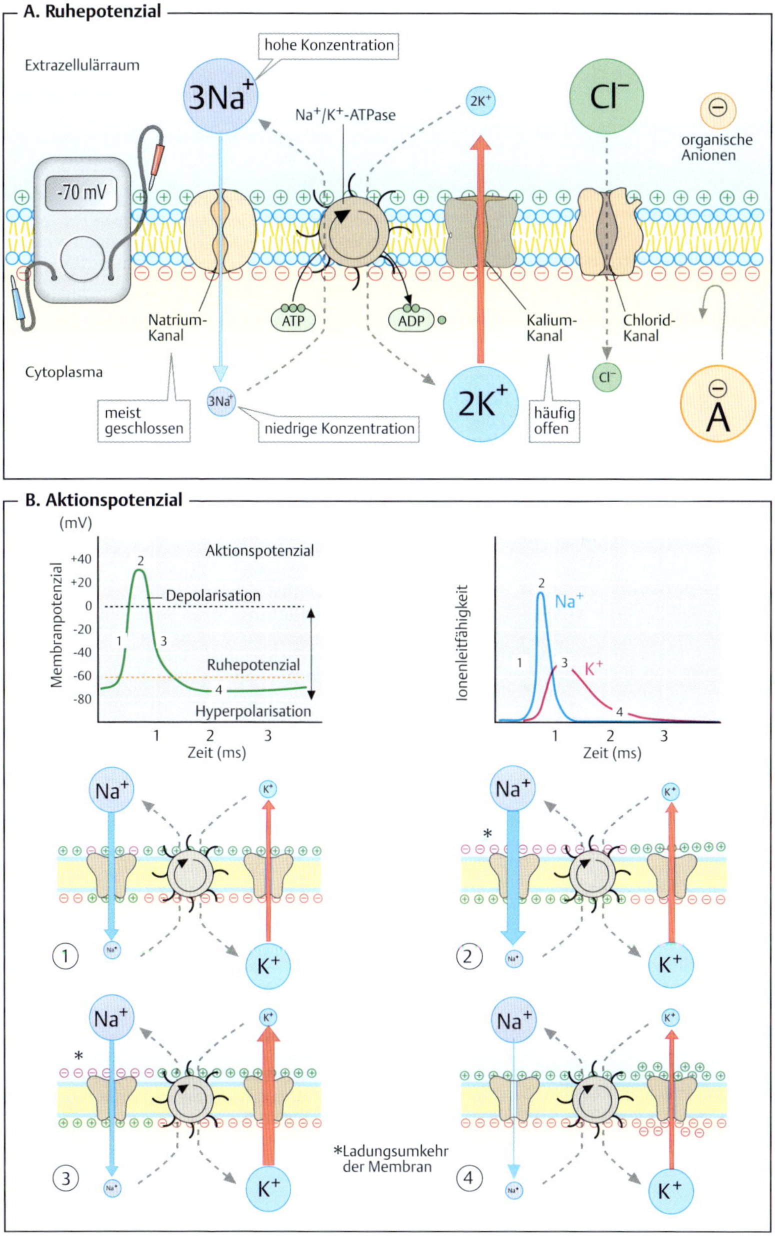


Abb. 6.49 Ruhepotenzial und Aktionspotenzial

## Neurotransmitter

*Neurotransmitter* sind Signalstoffe, die von Neuronen produziert, in Synapsen gespeichert und auf einen Reiz hin in den synaptischen Spalt ausgeschüttet werden. An der postsynaptischen Membran binden sie an spezifische Rezeptoren und beeinflussen deren Aktivität (S. 372). *Cotransmitter* sind Signalstoffe, die gleichzeitig mit Neurotransmittern wirken und deren Wirkung modulieren.

### A. Wichtige Neurotransmitter und Cotransmitter

Die Tabelle nennt die wichtigsten Vertreter der mehr als 100 Mitglieder umfassenden Familie, die als Neurotransmitter oder Cotransmitter fungieren. Es handelt sich um Aminosäuren (AS), AS-Derivate, Peptide, Purine, Acetylcholin sowie die „Gasotransmitter" NO, CO und $H_2S$.

**Acetylcholin** (ACh), der Essigsäureester des kationischen *Cholins* (S. 50), wirkt an motorischen Endplatten, wo es Muskelkontraktionen (S. 356) auslöst, in Ganglien des autonomen Nervensystems sowie in cholinergen Neuronen des Gehirns und Rückenmarks (S. 378).

Mehrere **Aminosäuren** (S. 60) haben Neurotransmitter-Wirkung. Besonders wichtig ist die AS *Glutamat*, die als erregender Transmitter im ZNS aktiv ist. Mehr als die Hälfte aller Synapsen im Gehirn ist glutamaterg. *Glycin* wirkt dagegen als inhibitorischer Neurotransmitter im Rückenmark und in Teilen des Gehirns.

**Biogene Amine** entstehen aus AS durch Decarboxylierung (S. 62). Zu dieser Gruppe gehört das aus Glutamat gebildete *GABA* (γ-aminobutyric acid), der wichtigste inhibitorische Transmitter im ZNS. Die *Catecholamine Dopamin*, *Noradrenalin* und *Adrenalin* (S. 450) leiten sich vom Tyrosin ab, das *Serotonin* und *Melatonin* vom Tryptophan und das *Histamin* vom Histidin. Diese Signalsubstanzen (S. 414) sind *Neurotransmitter*, manchmal zugleich auch *Mediatoren* und/oder *Hormone*.

**Peptide** bilden die größte Gruppe unter den Neurosekreten mit Transmitterfunktion. Manche sind gleichzeitig auch noch Peptidhormone, z. B. *Thyroliberin* (TRH) oder *Angiotensin II*.

Die meisten Neuropeptide sind kurz (3–30 AS). Viele tragen am *N*-Terminus einen zu *Pyroglutamat* (5-Oxoprolin, <G) zyklisierten Glutamat-Rest, während ihr *C*-Terminus oft als ungeladenes Säureamid ($-CONH_2$) vor dem Abbau durch Peptidasen geschützt ist.

Eine besonders interessante Gruppe von Neuropeptiden sind die *Endorphine*, *Dynorphine* und *Enkephaline*. Sie wirken als **endogene Opioide**, indem sie analgetisch, beruhigend und euphorisierend wirken. Drogen wie *Morphin* oder *Heroin* aktivieren die Rezeptoren für diese Peptide.

Die **Purin-Derivate** mit Cotransmitter-Funktion sind alle Adenin-haltigen Nucleotide oder Nucleoside. ATP wird zusammen mit Acetylcholin und anderen Transmittern ausgeschüttet und reguliert u. a. die Abgabe von Transmittern aus seiner Ursprungssynapse. Die anregende Wirkung von *Coffein* (1,3,7-Trimethylxanthin) beruht vor allem auf seiner Bindung an Adenosin-Rezeptoren.

### B. Schicksal der Neurotransmitter

Charakteristisch sind die folgenden Schritte:

1. **Biosynthese** im Cytoplasma des präsynaptischen Neurons aus leicht verfügbaren Vorstufen (häufig AS) durch charakteristische Enzyme.
2. **Aktive Aufnahme** in Speichervesikel durch $H^+$-abhängigen Transport. Speicherung manchmal mit Cotransmittern.
3. **Ausschüttung** des Vesikelinhalts durch $Ca^{2+}$-gesteuerte Exocytose (S. 214) in den synaptischen Spalt (S. 372).
4. **Wirkung** durch Bindung an spezifische Rezeptoren auf der postsynaptischen Membran (S. 378).
5. **Schnelle Beendigung der Wirkung** durch Wiederaufnahme in präsynaptische Nervenendigungen und Gliazellen, durch Abdiffusion oder durch enzymatische Inaktivierung im synaptischen Spalt (ACh, Neuropeptide).
6. **Abbau** durch Enzyme (S. 450).

Mit *Pharmaka* kann an verschiedenen Stellen in dieses System eingegriffen werden:

- Durch **Hemmstoffe der Transmittersynthese** (**1**),
- durch **Agonisten**, die die Wirkung an bestimmten Rezeptortypen imitieren (**4**),
- durch **Antagonisten**, die die Wirkung an bestimmten Rezeptortypen blockieren (**4**),
- durch **Wiederaufnahme-Hemmstoffe** (**5**),
- durch **Hemmstoffe des enzymatischen Abbaus** (Schritt **6**).

## A. Wichtige Neurotransmitter und Cotransmitter

| Transmitter | Vorstufe | Funktionen | Inaktivierung |
|---|---|---|---|
| Acetylcholin | Acetyl-CoA und Cholin | häufiger excitat. NT, Kontrolle von Neuronen, Drüsen und Muskelkontraktion | ACh-Esterase, WA von Cholin |
| **Aminosäuren** | | | |
| Glutamat | – | wichtigster exzitatorischer NT | WA |
| Aspartat | – | seltener exzitatorischer NT | WA |
| Glycin | – | inhibitorischer NT | WA |
| **Biogene Amine** | | | |
| GABA | Glutamat | wichtigster inhibitorischer NT | WA, GABA-Shunt |
| Dopamin | Tyrosin | Hemmung von Neuronen | WA, MAO, COMT |
| Noradrenalin | Tyrosin | NT, Hormon der Stressanpassung, Blutdrucksteigerung | WA, MAO, COMT, Konjugatbildung |
| Adrenalin | Tyrosin | Hormon der Stressanpassung, Blutdrucksteigerung, Stoffwechselsteuerung; NT | WA, MAO, COMT, Konjugatbildung |
| Serotonin | Tryptophan | NT und Mediator | WA, MAO, COMT |
| Melatonin | Tryptophan über Serotonin | Hormon und NT, kontrolliert Tag-Nacht-Rhythmus | WA, Hydroxylierung, Konjugatbildung |
| Histamin | Histidin | NT und Mediator | WA, COMT, MAO, DAO |
| **Peptide** | | | |
| Endorphine<br>Dynorphine<br>Enkephaline | Proopiomelanocortin | Hormone und NT, endogene Opioide | Peptidspaltung |
| andere Peptide | Aminosäuren | Cotransmitter, viele spez. Funktionen | Peptidspaltung |
| **Purine** | | | |
| ATP, Adenosin | Nucleotide | Cotransmitter | Hydrolyse, WA |

COMT: Catechol-O-Methyltransferase; DAO: Diamin-Oxidase; GIT: Gastrointestinaltrakt; MAO: Monoamin-Oxidase; NT: Neurotransmitter, WA: Wiederaufnahme; ZNS: Zentralnervensystem

## B. Schicksal der Neurotransmitter

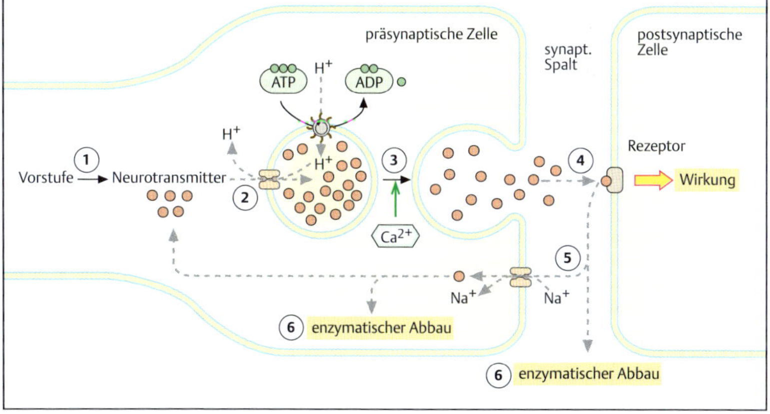


Abb. 6.50 Neurotransmitter

## Rezeptoren für Neurotransmitter

Rezeptoren für Neurotransmitter sind in die Membranen postsynaptischer Zellen integriert und kontrollieren dort einen Ionenstrom oder Signaltransduktionsprozesse (S. 414).

### A. Rezeptoren für Neurotransmitter

Die Zahl der bekannten Rezeptoren für Neurotransmitter ist beträchtlich. Die Tabelle nennt lediglich wichtige Vertreter. Nach ihrer Wirkungsweise unterscheidet man zwei große Gruppen. **Ionotrope Rezeptoren** sind *ligandengesteuerte Ionenkanäle* (S. 418) (linke Tabelle). Die Rezeptoren für erregende (*excitatorische*) Transmitter sind in der Tabelle durch (+) gekennzeichnet. Sie vermitteln den Einstrom von Kationen, vor allem von $Na^+$. Öffnen sie nach Bindung des Transmitters, kommt es zur lokalen *Depolarisierung* der postsynaptischen Membran. Hemmende (*inhibitorische*) Neurotransmitter wie GABA und Glycin lassen dagegen $Cl^-$ einströmen. Dies verstärkt das negative Ruhepotenzial der Membran und erschwert die Wirkung erregender Transmitter durch *Hyperpolarisierung*. Die Signaltransduktion an ionotropen Rezeptoren verläuft schnell.

Langsamer sind dagegen die **metabotropen Rezeptoren** (rechte Tabelle). Sie sind an G-Proteine (S. 420) gekoppelt und beeinflussen über diese die *Bildung von Second-Messengern*. Rezeptoren, die mit $G_s$-Proteinen zusammenarbeiten, erhöhen den cAMP-Spiegel in der postsynaptischen Zelle. Solche, die $G_i$-Proteine aktivieren, erniedrigen ihn. Andere Rezeptoren erhöhen über $G_q$-Proteine die intrazelluläre Konzentration von $Ca^{2+}$-Ionen.

Glutamat, GABA, Acetylcholin, Serotonin und ATP können sowohl ionotrope als auch metabotrope Rezeptoren aktivieren.

Für die meisten Neurotransmitter existieren mehrere **Rezeptor-Subtypen**. Zu ihrer Unterscheidung verwendet man Ziffern (z. B. $D_1$ bis $D_5$) oder benennt sie nach Agonisten, d. h. nach Molekülen, die im Experiment den Rezeptor aktivieren. So reagiert ein bestimmter Subtyp von Glutamat-Rezeptoren auch auf *NMDA* (*N*-Methyl-D-Aspartat), ein anderer auf die Verbindung *AMPA* usw..

### B. Acetylcholin-Rezeptoren

Acetylcholin (ACh) bindet an zwei Arten von Rezeptoren. Der sog. **nicotinische ACh-Rezeptor** spricht auch auf das im Tabak enthaltene Alkaloid *Nicotin* an. Viele der physiologischen Wirkungen des Nicotins beruhen auf dieser Tatsache. Der nicotinische Rezeptor ist vom *ionotropen Typ*. Bei Bindung von Acetylcholin öffnet sich der Ionenkanal und lässt $Na^+$-Ionen in die postsynaptische Zelle hineindiffundieren und $K^+$-Ionen heraus (s. **A**). Die **muscarinischen ACh-Rezeptoren** (mindestens 5 Subtypen) sind dagegen *metabotrop*. Ihre Bezeichnung stammt vom Alkaloid *Muscarin*, das u. a. im Fliegenpilz vorkommt. Muscarin wird wie ACh an den Rezeptor gebunden, aber im Gegensatz zu ACh nicht abgebaut. Es führt deshalb zu einer Dauererregung der Muskulatur. Die muscarinischen ACh-Rezeptoren beeinflussen den cAMP-Spiegel der postsynaptischen Zellen. Die Subtypen $M_1$, $M_3$ und $M_5$ erhöhen ihn, die Subtypen $M_2$ und $M_4$ dagegen senken ihn (s. **A**).

### C. Stoffwechsel des Acetylcholins

**Acetylcholin** wird im Cytoplasma des präsynaptischen Axons enzymatisch aus Acetyl-CoA und Cholin gebildet [**1**] und in **synaptischen Vesikeln** gespeichert, von denen jedes etwa 1000 bis 10 000 ACh-Moleküle aufnimmt. Nach der Ausschüttung durch Exocytose (S. 214) gelangt der Transmitter durch Diffusion zu den Rezeptoren auf der postsynaptischen Membran. Sofort beginnt im synaptischen Spalt auch die Inaktivierung von ACh durch Hydrolyse zu Acetat und Cholin. Die Reaktion wird von der *Acetylcholin-Esterase* katalysiert [**2**]. Sie beseitigt in wenigen Millisekunden das ausgeschüttete ACh. Das Spaltprodukt **Cholin** wird von dem präsynaptischen Neuron und von Gliazellen wieder aufgenommen und erneut für die ACh-Synthese verwendet [**3**].

**Hemmstoffe**. Wirkstoffe, die den Serin-Rest im aktiven Zentrum der ACh-Esterase [**2**] blockieren, z. B. das Nervengift *E605* (Parathion) und andere *Organophosphate*, verhindern den Abbau von ACh und lösen so eine spasmische Erregung der postsynaptischen Zelle aus.

Im Unterschied dazu hemmt *Curare*, ein lähmendes Pfeilgift südamerikanischer Ureinwohner, kompetitiv die Bindung von ACh an nicotinische und *Atropin* die Bindung an muscarinische Rezeptoren. Es kommt dadurch zu einer Muskelrelaxation. In der Augenheilkunde wird Atropin zur Weitstellung der Pupillen eingesetzt.

## A. Rezeptoren für Neurotransmitter

| Ionotrop | | | |
|---|---|---|---|
| **Transmitter** | **Rezeptor** | **Ionen** | **Wirkung** |
| Acetylcholin | Acetylcholin (nicotinisch) | $Na^+$ | + |
| Serotonin | $5HT_3$ | $Na^+$ | + |
| Glutamat | AMPA<br>NMDA<br>Kainat | $Na^+, K^+$<br>$Na^+, K^+, Ca^{2+}$<br>$Na^+, K^+$ | +<br>+<br>+ |
| GABA | GABAa | $Cl^-$ | – |
| Glycin | Glycin | $Cl^-$ | – |

| Metabotrop | | | |
|---|---|---|---|
| **Transmitter** | **Rezeptor** | **Second-Messenger** | **Wirkung** |
| Acetylcholin | Acetylcholin (muscarinisch)<br>M1, M3, M5, M2, M4 | $[Ca^{2+}]$<br>[cAMP] | +<br>– |
| Serotonin<br>"<br>" | $5HT_1$<br>$5HT_2$<br>$5HT_4$ | [cAMP]<br>[cAMP]<br>[cAMP] | +<br>+<br>– |
| Noradrenalin<br>"<br>" | $\alpha_1$<br>$\alpha_2$<br>$\beta_1, \beta_2, \beta_3$ | $[Ca^{2+}]$<br>[cAMP]<br>[cAMP] | +<br>+<br>– |
| Dopamin<br>" | $D_1, D_5$<br>$D_2, D_3, D_4$ | [cAMP]<br>[cAMP] | +<br>– |
| Opioidpeptide | δ, κ, μ | [cAMP] | – |

## B. Acetylcholin-Rezeptoren

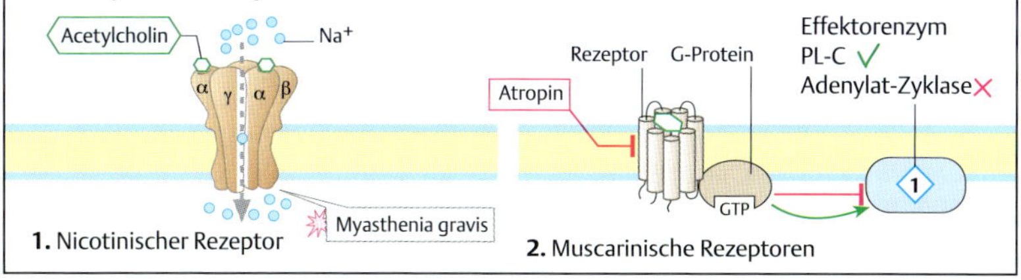


## C. Stoffwechsel des Acetylcholins

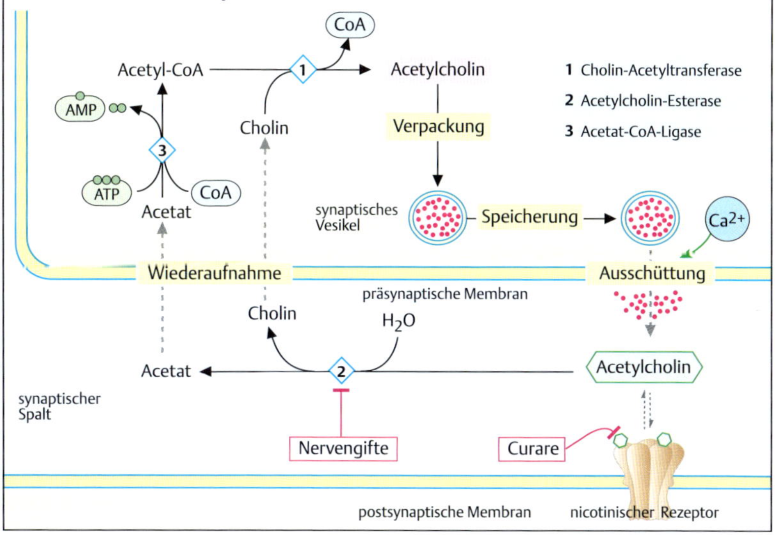


Abb. 6.51 Rezeptoren für Neurotransmitter

## Stoffwechsel des ZNS

Das Gehirn und die anderen Bereiche des Zentralnervensystems (ZNS) haben einen hohen Bedarf an ATP. Obwohl das Gehirn nur etwa 2 % der Körpermasse ausmacht, verbraucht es etwa 15 % des umgesetzten Sauerstoffs und ca. 40 % der Glucose (120–160 g pro Tag). Der hohe Energiebedarf der Neuronen geht vor allem auf ATP-abhängige Ionenpumpen, insbesondere die $Na^+/K^+$-ATPase, und andere aktive Transportprozesse zurück, die für die Erregungsleitung notwendig sind. Dem intensiven Stoffwechsel des ZNS dient das *glymphatische System*, ein spezieller Kreislauf, der Abfallstoffe entsorgt.

### A. Energiestoffwechsel des Gehirns

Normalerweise ist **Glucose** der einzige Energieträger, mit dem das Gehirn ausreichende Mengen an ATP gewinnen kann. Lipide können die **Blut-Hirn-Schranke** nicht passieren, und auch Aminosäuren stehen im Gehirn nur in begrenztem Maße zur Verfügung (s. **B**). Die Glucose wird durch Glycolyse erst zu *Pyruvat* und *Lactat* und durch Endoxidation des Pyruvats zu $CO_2$ und $H_2O$ abgebaut. Dabei bilden Gliazellen in größerem Umfang Lactat, um die umgebenden Neuronen zu versorgen.

Da der Glycogenvorrat der Neuronen gering ist, sind sie auf den ständigen Nachschub von Glucose aus dem Blut angewiesen. Ein starker Abfall des Blutzuckerspiegels (*Hypoglycämie*), wie er z. B. nach einer Insulinüberdosierung bei Diabetikern auftreten kann, führt rasch zum Abfall des ATP-Spiegels im Gehirn. Die Folgen sind Bewusstlosigkeit und weitere neurologische Ausfälle, die zum Tode führen können.

Auch Sauerstoffmangel (S. 136) (*Hypoxie*) beeinträchtigt zuerst das Gehirn. Die Folgen einer kurzen Hypoxie sind noch umkehrbar. Jedoch kommt es innerhalb von Minuten zunehmend zu irreversiblen Schäden und schließlich zum vollständigen Funktionsausfall („*Hirntod*").

Da der Glucoseverbrauch ein Maß für die Gehirnaktivität darstellt, lassen sich bei Anwendung von *$^{18}$F-Desoxyglucose* aktive Areale mit bildgebenden Verfahren lokalisieren.

In Hungerphasen erlangt das Gehirn nach einigen Tagen die Fähigkeit, neben Glucose auch **Ketonkörper** (S. 332) zur ATP-Bildung zu verwerten. In den ersten Wochen der Hungerphase steigen die Aktivitäten der dazu notwendigen Enzyme im Gehirn stark an. Die Nutzung von Ketonkörpern spart Glucose ein und reduziert dadurch den Abbau von Proteinen in Muskeln, der im Hunger die Gluconeogenese in der Leber aufrechterhält. Nach einigen Wochen sinkt der Abbau von Muskelproteinen dadurch auf ⅓ des anfänglichen Wertes. Ketonkörper können jedoch im ZNS die Glucose, die dann nur zu Lactat abgebaut wird, nicht vollständig ersetzen.

### B. Glutamat, Glutamin und GABA

Die proteinogene Aminosäure **Glutamat** (Glu) und das vom Glutamat abgeleitete biogene Amin **4-Aminobutyrat** (GABA) gehören zu den wichtigsten **Neurotransmittern** (S. 376) im Gehirn. Beide werden im Gehirn selbst gebildet. Außer den **Neuronen**, die Glu bzw. GABA als Transmitter nutzen, sind auch **Gliazellen** am Stoffwechsel dieser Substanzen beteiligt.

Weil Glutamat und GABA als Transmitter nicht unkontrolliert im Extrazellulärraum auftauchen dürfen, versorgen die Gliazellen (Mitte) die „glutamatergen" und „GABA-ergen" Neuronen mit der Vorstufe **Glutamin** (Gln), das sie mithilfe der *Glutamin-Synthetase* [**1**] aus Glutamat erzeugen.

GABA-Neuronen (links) und Glutamat-Neuronen (rechts) hydrolysieren das Glutamin zunächst mithilfe der *Glutaminase* [**2**] wieder zu Glutamat. Die Glutamat-Neuronen speichern es in Vesikeln und schütten es bei Erregung aus. Die GABA-Neuronen führen den Abbau weiter, indem sie das Glutamat mithilfe der *Glutamat-Decarboxylase* [**3**] in den Transmitter GABA überführen.

Beide Arten von Neuronen nehmen ihre jeweiligen Transmitter wieder auf. Ein Teil gelangt auch zurück in die Gliazellen, wo Glutamat wieder zu Glutamin amidiert wird. Auch aus GABA kann wieder Glutamat entstehen. Die dazu notwendige Reaktionsfolge, der sog. **GABA-Shunt**, ist typisch für das ZNS. Eine *Transaminase* [**4**] wandelt zunächst GABA und 2-Oxoglutarat in Glutamat und Succinyl-Semialdehyd ($^-OOC\text{-}CH_2\text{-}CH_2\text{-}CHO$) um. Der Aldehyd wird in einer $NAD^+$-abhängigen Reaktion zu Succinat oxidiert [**5**], aus dem über Reaktionen des Citratzyklus wieder 2-Oxoglutarat regeneriert werden kann.

Die Funktion von Glutamat als erregendem Transmitter im Gehirn ist Ursache des sog. „*China-Restaurant-Syndroms*", da Glutamat in der chinesischen Küche häufig als Geschmacksverstärker verwendet wird.

## A. Energie-Stoffwechsel des Gehirns

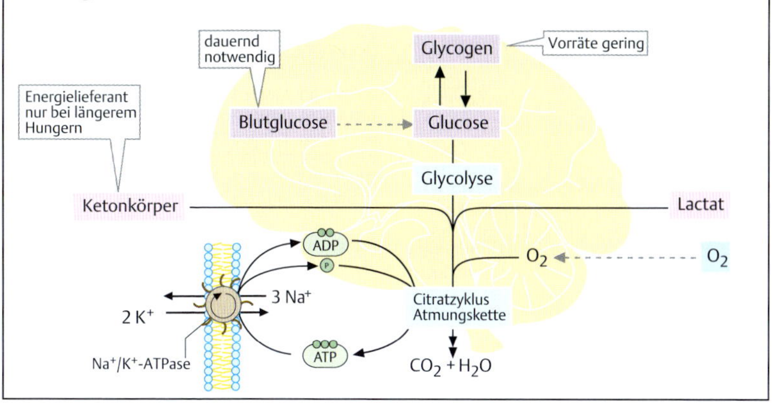


## B. Glutamat, Glutamin und GABA

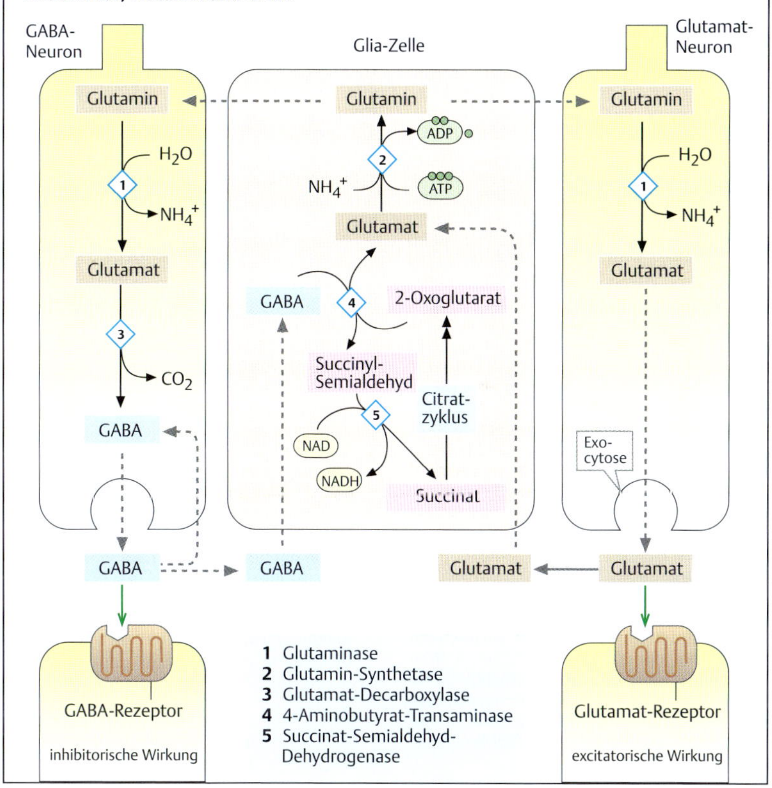


**Abb. 6.52** Stoffwechsel des ZNS

## Sehen

In der Netzhaut des Menschen kommen zwei Arten von Photorezeptor-Zellen vor, die als *Stäbchen* und *Zapfen* bezeichnet werden. Die etwa $1{,}2 \cdot 10^8$ Stäbchen sind empfindlich für schwaches Licht, während bei höheren Lichtintensitäten die $6 \cdot 10^6$ Zapfen für das Farbensehen verantwortlich sind.

Am Sehvorgang sind Signalstoffe und Proteine beteiligt: Zunächst löst eine *lichtinduzierte cis-trans-Isomerisierung* des Farbstoffs **Retinal** eine Konformationsänderung des Membranproteins **Rhodopsin** aus. Über das mit dem Rhodopsin assoziierte G-Protein **Transducin** wird ein Enzym aktiviert, das den Second-Messenger **cGMP** abbaut. Der Mangel an cGMP führt schließlich zu einer Hyperpolarisierung der lichtempfindlichen Zelle, die von nachgeschalteten Neuronen als *verminderte Neurotransmitter-Ausschüttung* registriert wird.

### A. Lichtinduzierte Signalkaskade

**Stäbchen** sind durch Membranscheiben gegliedert, in die der *7-Helix-Rezeptor* **Rhodopsin** (S. 416) integriert ist. Im Gegensatz zu den anderen Rezeptoren der 7-Helix-Klasse ist Rhodopsin ein lichtempfindliches *Chromoprotein*. Sein Proteinanteil **Opsin** enthält den Aldehyd **Retinal** (S. 408), ein Isoprenoid, das als *Aldimin* an die ε-Amino-Gruppe eines Lysin-Restes gebunden ist.

Die Lichtabsorption des Rhodopsins liegt im sichtbaren Bereich mit einem Maximum bei etwa 500 nm. Damit sind die Absorptionseigenschaften des Sehfarbstoffs der spektralen Verteilung des Sonnenlichts optimal angepasst. Die Absorption eines Photons löst im Rhodopsin eine Isomerisierung der **11-*cis*-Form** zur **all-*trans*-Form des Retinals** aus (oben). Dieser *photochemische Prozess* führt innerhalb von Millisekunden zu einer allosterischen Konformationsänderung des Rhodopsins. In dieser aktiven Konformation bindet das **Rhodopsin*** (*Metarhodopsin II*) das G-Protein **Transducin** (S. 416) und aktiviert es. Die nun einsetzende *Signalkaskade* veranlasst die Stäbchenzelle, an ihrer Synapse *weniger* Neurotransmitter (Glutamat) auszuschütten. Die angeschlossenen bipolaren Neuronen melden diese Veränderung als Signal für Licht an das Gehirn weiter.

In den **Zapfen** gibt es mehrere unterschiedliche Zapfenrhodopsine. Alle enthalten Retinal-Moleküle als lichtempfindliche Komponente, deren Absorptionseigenschaften durch die verschiedenen Opsin-Anteile so moduliert sind, dass bestimmte Farben wahrgenommen werden.

▶ **Dunkel (unten links).** Unbelichtete Stäbchen-Zellen enthalten relativ hohe Konzentrationen (70 µM) des zyklischen Nucleotids **cGMP** (3',5'-cyclo-GMP) (S. 422), das von einer *Guanylat-Zyklase* [**2**] gebildet wird. Das cGMP bindet an einen Ionenkanal in der Stäbchenmembran (unten links) und hält ihn dadurch offen. Der Einstrom von Kationen ($Na^+$, $Ca^{2+}$) depolarisiert die Membran und führt an der Synapse zur andauernden Ausschüttung des Neurotransmitters *Glutamat*.

▶ **Licht (unten rechts).** Bindet das vom Licht aktivierte **Rhodopsin*** an das G-Protein **Transducin**, führt dies zum Austausch von GDP gegen GTP. Im so aktivierten **Transducin*** löst sich die GTP-tragende α-Untereinheit vom Rest des G-Proteins und aktiviert eine membranständige *cGMP-Phosphodiesterase* [**1**]. Diese hydrolysiert cGMP schnell zu GMP und senkt so innerhalb von Millisekunden den Spiegel an freiem cGMP. Als Folge davon dissoziiert das an die Kationen-Kanäle gebundene cGMP ab und die Kanäle schließen sich. Da ständig Kationen aus der Zelle gepumpt werden, fällt das Membranpotenzial ab und es kommt zur **Hyperpolarisierung** der Zelle, die die Glutamatausschüttung unterbricht.

▶ **Regeneration.** Nach Belichtung stellen mehrere Vorgänge den Ausgangszustand wieder her:

1. Die α-Untereinheit des Transducins* inaktiviert sich durch GTP-Hydrolyse selbst und assoziiert wieder mit der βγ-Untereinheit (S. 420). Dies beendet die Aktivierung der cGMP-Esterase [**1**].
2. Die gesunkene $Ca^{2+}$-Konzentration sorgt für eine Aktivierung der *Guanylat-Cyclase* [**2**], die den cGMP-Spiegel soweit ansteigen lässt, dass sich die Kationenkanäle wieder öffnen.
3. Opsin wird von einer Rhodopsin-Kinase phosphoryliert und bindet das Protein *Arrestin*. All-*trans*-Retinal wird nun freigesetzt und enzymatisch zu 11-*cis*-Retinal regeneriert. Dies geschieht entweder direkt durch eine *Isomerase* [**3**] oder nach Reduktion zu all-*trans*-Retinol [**4**], Umwandlung in die 11-*cis*-Form und anschließender Oxidation zu 11-*cis*-Retinal. Dieses kann dann wieder an freies Opsin binden und steht für den nächsten Zyklus bereit.

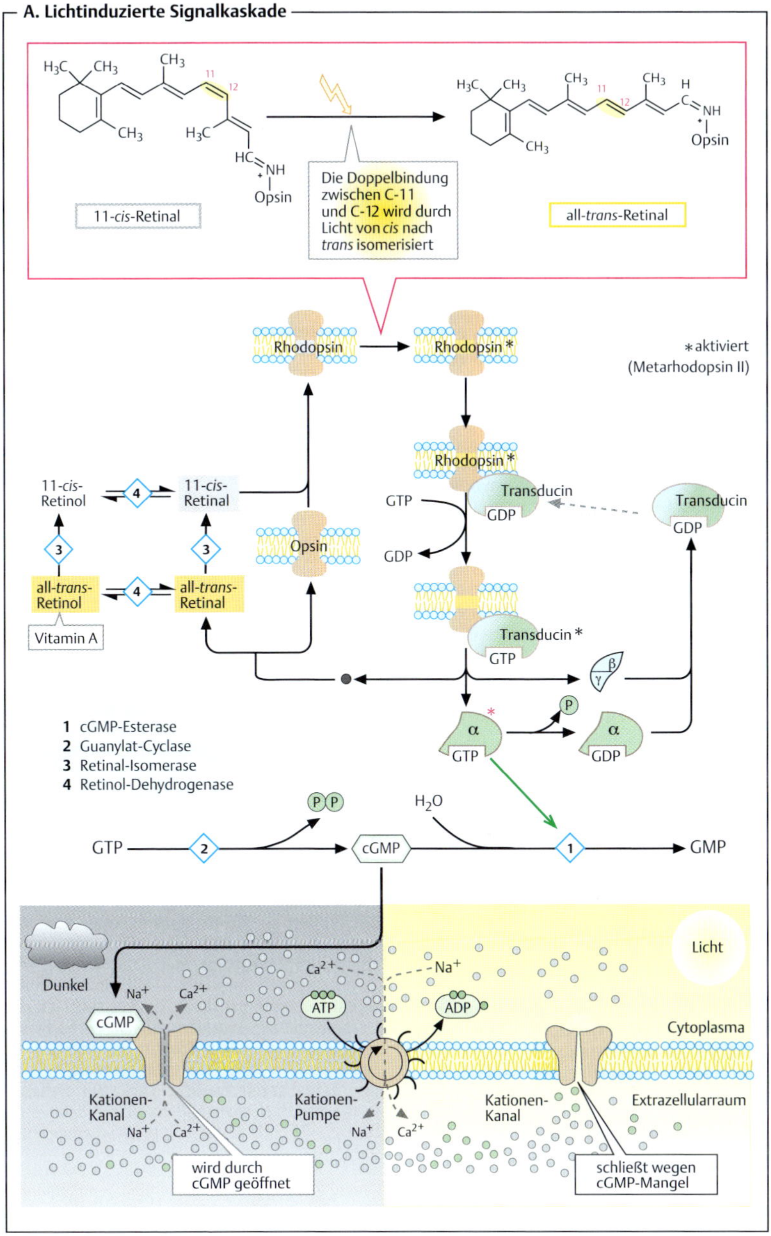


Abb. 6.53 Sehen

## Pathobiochemie

### A. Erkrankungen des Nervensystems

Unter den vielen Erkrankungen, die Nervenzellen und ihre Signaltransduktion betreffen, greifen wir in der Tabelle nur einige prominente heraus.

*Morbus Parkinson* wird beim Catecholaminstoffwechsel (S. 450) behandelt.

### B. Alzheimer-Krankheit

Diese *neurodegenerative Krankheit* ist histologisch gekennzeichnet durch **Alzheimersche Plaques** – das sind extrazelluläre, fibrilläre Proteinablagerungen im Gehirn. Sie bestehen aus einem kleinen Peptid von etwa 40 Aminosäuren, dem **β-Amyloid** (**Aβ**), das sich zu größeren **Aβ-Aggregaten** mit β-Faltblatt-Struktur anhäuft, die die Nervenfunktionen stören und Entzündungsprozesse induzieren.

Gebildet wird das Aβ durch Proteinasen, die ein *Transmembranprotein* abbauen, das in Unkenntnis seiner Funktion als **β-Amyloidproteinvorläufer** (**APP**) bezeichnet wird. Der normale Abbau des APP geschieht sequenziell durch zwei Proteinasen, die als α- und *γ-Sekretase* das unlösliche Membranprotein in lösliche Peptide umwandeln. Bei Alzheimer-Patienten wird das APP statt von einer α- durch eine *β-Sekretase* angegriffen, die an anderer Stelle spaltet und den Vorläufer für das unlösliche Aβ erzeugt.

Intrazellulär lagert sich bei Alzheimer-Patienten auch noch ein hyperphosphoryliertes Strukturprotein in Faserform ab (nicht gezeigt). Dieses sog. **τ-(tau)-Protein** stabilisiert im Normalzustand die Mikrotubuli von Neuronen. In Fibrillenform behindert es den intrazellulären Transport. Der Zusammenhang zwischen τ-Protein und Aβ ist nicht klar. In beiden Fällen steht biochemisch die *Fehlfaltung eines Proteins* im Vordergrund.

Die Ursache für die Alzheimer-Erkrankung ist bisher nicht bekannt, obgleich es verschiedene Hypothesen dazu gibt (u. a. fehlerhafte Entsorgung von Abfallstoffen durch das glymphatische System, Veränderungen beim Apolipoprotein E, Störungen des Calciumstoffwechsels, Beteiligung von Cu- oder Al-Ionen, Virusinfektionen sowie Feinstaub). Die langsam verlaufende und am Ende letale Krankheit tritt verstärkt im höheren Alter auf. Zwischen dem 65. und dem 85. Lebensjahr nimmt ihre Häufigkeit von etwa 2 % auf mehr als 20 % zu. Diagnostiziert wird sie bisher nur durch neuropsychologische Tests.

### C. Prion-Krankheiten

Auch diese Gruppe von *neurodegenerativen Krankheiten* beruht auf einer Fehlfaltung von Proteinen. Zu ihnen gehören die **Creutzfeldt-Jakob-Krankheit** (CJD) beim Menschen, **Scrapie** bei Hunden und Schafen, sowie **BSE** (Bovine spongiform encephalopathy, *„Rinderwahn"*) bei Rindern. Sie werden von infektiösen Proteinen übertragen, den **Prionen** (**PrP**), die in zwei verschiedenen Konformationen auftreten können. Die nicht infektiösen Prionen (**$PrP^C$**, C für cellular) kommen als normale Proteine in cytoplasmatischen und membranassoziierten Formen von Nervenzellen vor. $PrP^C$ können sich sehr selten spontan in Isoformen umwandeln, die Protease-resistenter und weniger löslich sind (**$PrP^{Sc}$**, Sc für Scrapie). Die beiden Formen haben eine identische Primär-, aber unterschiedliche Sekundär- und Tertiärstruktur (die Abbildung zeigt Modelle beider Strukturen, da die exakten Strukturen der Moleküle zur Zeit noch nicht völlig bekannt sind): $PrP^C$ enthalten mehr *α-Helices*, $PrP^{Sc}$ dagegen mehr *β-Faltblatt*-Strukturen. Das Besondere an den Prionen ist, dass $PrP^{Sc}$-Moleküle als Kristallisationskeime für die Konformationswandlung von $PrP^C$ in $PrP^{Sc}$ dienen können („Infektion"). Dies ist der Grund für die *Pathogenität von $PrP^{Sc}$*. Die Umwandlung von $PrP^C$ in $PrP^{Sc}$ verläuft langsam über Jahre. $PrP^{Sc}$ aggregieren dann zu Fasern (Amyloiden) und verursachen den Zelltod infizierter Zellen durch Apoptose. Dadurch kommt es zu neuronalen Ausfällen.

Die Übertragung der Prionen kann über die Nahrung geschehen. Da die Prionen von Rind und Mensch recht ähnlich sind, wird vermutet, dass sich Menschen auch an BSE-infiziertem Rindfleisch anstecken können.

▸ **Myasthenia gravis.** Diese **Autoimmunerkrankung** wird durch Antikörper gegen den nicotinischen **Acetylcholin-Rezeptor** (S. 378) im Skelettmuskel hervorgerufen. Die Antikörper binden an die Rezeptoren und lösen dadurch die Endocytose und den lysosomalen Abbau der Rezeptoren aus. Patienten mit Myasthenia gravis haben deshalb weniger funktionale Rezeptoren für ACh. Dies führt zu der Unfähigkeit der Muskeln, auf wiederholte Stimulation durch Acetylcholin angemessen zu reagieren. Bei Ruhe kehrt die normale muskuläre Erregbarkeit meist zurück. Zur Behandlung werden *Hemmstoffe der Acetylcholin-Esterase* (S. 378) und *Immunsuppressiva* eingesetzt.

## A. Erkrankungen des Nervensystems (Beispiele)

| Krankheit | Ursache | Folgen |
|---|---|---|
| Kernikterus | Hyperbilirubinämie von Neugeborenen bei noch unvollständig geschlossener Blut-Hirn-Schranke | Schäden im Stammhirn durch Bilirubin |
| Multiple Sklerose | schubweise Entmarkung der weißen Substanz des ZNS durch lokale autoimmunologische Schädigung der Myelinscheiden | Wahrnehmungsstörungen, psychische Veränderungen, Muskelschwäche |
| Ionenkanal-Krankheiten | seltene Gendefekte von Ionenkanälen | Epilepsie, Ataxie, Lähmungen, familiäre Formen von Migräne |
| Myasthenia gravis | Autoimmunerkrankung mit Antikörpern gegen den nicotinischen Acetylcholin-Rezeptor der neuromuskulären Synapsen | belastungsabhängige Inaktivierung der Skelettmuskulatur |
| Alzheimer-Krankheit | neurodegenerative Erkrankung (s. **B**) | Vergesslichkeit, Orientierungsstörungen, körperlicher Verfall |
| Prion-Krankheiten | neurodegenerative Erkrankung (s. **C**) | zunehmende neuronale Ausfälle |
| Morbus Parkinson | neurodegenerative Erkrankung | Akinese, Rigor, Tremor |

## B. Alzheimer-Krankheit

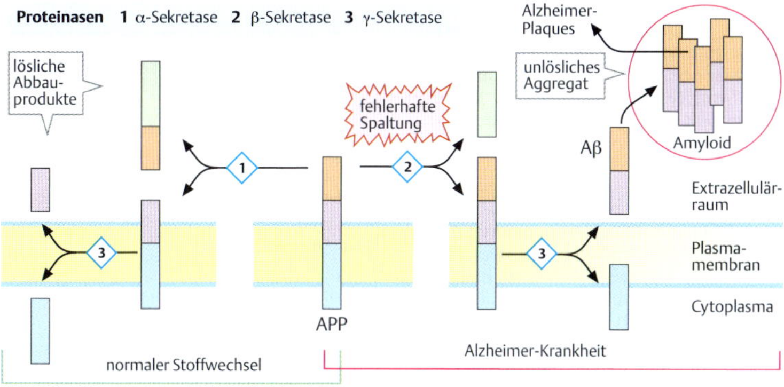


## C. Prion-Krankheiten

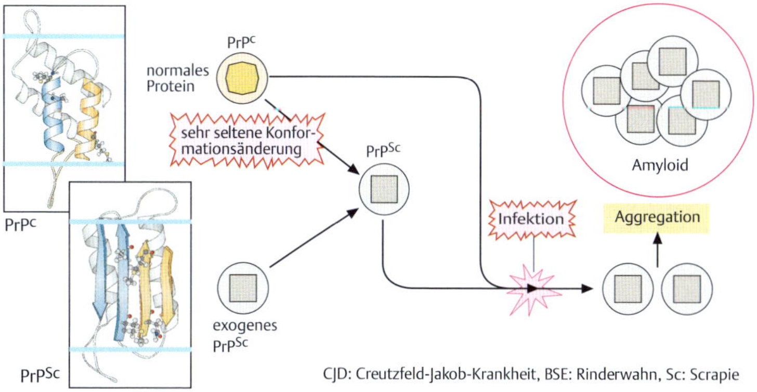


**Abb. 6.54** Gehirn und Sinnesorgane: Pathobiochemie (C. aus Huang ZI, Prusiner SB, Cohen FE. Scrapie prions: a three-dimensional model of an infectious fragment. Fold Des. 1996 : 13–19)

## Integration des Stoffwechsels I

Im Zentrum des Kohlenhydratstoffwechsels der Organe steht **Glucose**, die als einziger Energieträger von allen Zellen verwertet werden kann und als „Blutzucker" den Geweben in nahezu konstanter Konzentration zur Verfügung steht (**B**). Die Systeme der **Blutzuckerregulation** haben die Aufgabe, den in weiten Grenzen schwankenden Glucoseverbrauch der Organe (**C**) zu decken, ohne den Blutzuckerspiegel wesentlich abfallen zu lassen, da vor allem das Gehirn sehr empfindlich auf einen Abfall der Blutglucose reagiert. Anderseits kann in der Resorptionsphase (S. 390) Nahrungsglucose in großen Mengen anfallen, die rasch in Speicherformen überführt werden muss, um den Glucosespiegel nicht zu sehr ansteigen zu lassen.

### A. Brennstoffvorräte eines Erwachsenen

Der Körper verfügt über erhebliche Reserven an „Brennstoffen", d. h. an Metaboliten, die zur ATP-Produktion herangezogen werden können. Als Langzeitspeicher dienen die im Fettgewebe gespeicherten **Triacylglycerole**, die mit einem Brennwert von fast 500 MJ (Megajoule = 1000 kJ) über 80 % der Reserven ausmachen. Fette sind ideale Reservestoffe: Sie lassen sich als unlösliche und damit osmotisch inaktive Tröpfchen speichern. Außerdem haben sie die höchste Energiedichte aller Metabolite (39 kJ/g). Der zweitgrößte mobilisierbare Speicher sind die **Proteine** der Muskulatur. Im Hunger dienen die durch Proteolyse gebildeten glucogenen Aminosäuren (S. 178) als Gluconeogenese-Vorstufen und können deshalb – im Gegensatz zu den Fettsäuren – den Blutzuckerspiegel über längere Zeit aufrecht erhalten. Das in Muskel und Leber abgelagerte **Glycogen** dient als rasch verfügbare Quelle für Glucose. Sein Anteil an den Reserven ist mit weniger als 2 % unbedeutend.

### B. Blutzuckerspiegel

Der Blutzuckerspiegel liegt im nüchternen Zustand bei etwa 5 mmol · $L^{-1}$ (90 mg · $dL^{-1}$). Postprandial (direkt nach einer Mahlzeit) kann er kurzfristig auf 7–8 mmol · $L^{-1}$ steigen (S. 390), während er sich bei anhaltendem Hunger auf einen Wert um 4 mmol · $L^{-1}$ einpendelt (S. 392). Ein deutlich erniedrigter Glucosespiegel (eine *Hypoglycämie*) bedeutet – im Gegensatz zu einer vorübergehenden Hyperglycämie – eine akute Gefährdung des Organismus. Deshalb steht einem einzigen blutzuckersenkenden Hormon (*Insulin*) eine ganze Reihe von Hormonen gegenüber, die ihn erhöhen (*Glucagon, Adrenalin, Cortisol* u. a., siehe **D**).

### C. Glucoseumsatz der Organe

Der basale Glucoseverbrauch des Erwachsenen liegt normalerweise bei etwa 10 g · $h^{-1}$ (Gramm pro Stunde). Davon entfallen konstant etwa 60 % auf das *Gehirn* und 10–15 % auf die *Erythrocyten*. Beide sind auf Glucose als Energiesubstrat angewiesen und nehmen sie *insulinunabhängig* auf. Weitere Großverbraucher sind die *Muskulatur* und das *Fettgewebe*, deren Bedarf allerdings stark schwankt. Die Glucoseaufnahme in beide Gewebe wird über den Transporter *Glut-4* durch *Insulin* (S. 444) stimuliert. Da die Muskulatur zur Freisetzung von Glucose aus Glycogen nicht in der Lage ist (S. 146), ist die *Leber* neben der Niere der wichtigste Glucoselieferant. Sie gibt normalerweise eine Menge ab, die den basalen Verbrauch von 10 g · $h^{-1}$ gerade deckt, kann die Glucoseabgabe aber unter dem Einfluss von Glucagon oder Adrenalin für kurze Zeit auf ein Mehrfaches steigern.

### D. Hormonwirkungen im Organstoffwechsel

Die Tabelle zeigt in einer Übersicht die Wirkungen wichtiger Stoffwechselhormone in Leber, Muskulatur und Fettgewebe. *Insulin*, das dominierende anabole Hormon, fördert Stoffwechselwege und Transportvorgänge, die den Blutzucker *senken*, hemmt die Lipolyse und fördert die Biosynthese von Speicherfett und Muskelprotein. Als Antagonisten des Insulins wirken die katabolen Hormone *Glucagon, Adrenalin* und *Cortisol*, die Glucose und Fettsäuren aus den Speichern freisetzen und die Gluconeogenese stimulieren. Auch *Thyroxin* und das Wachstumshormon *Somatotropin* (nicht gezeigt) erhöhen den Blutzuckerspiegel durch Aktivierung der Gluconeogenese.

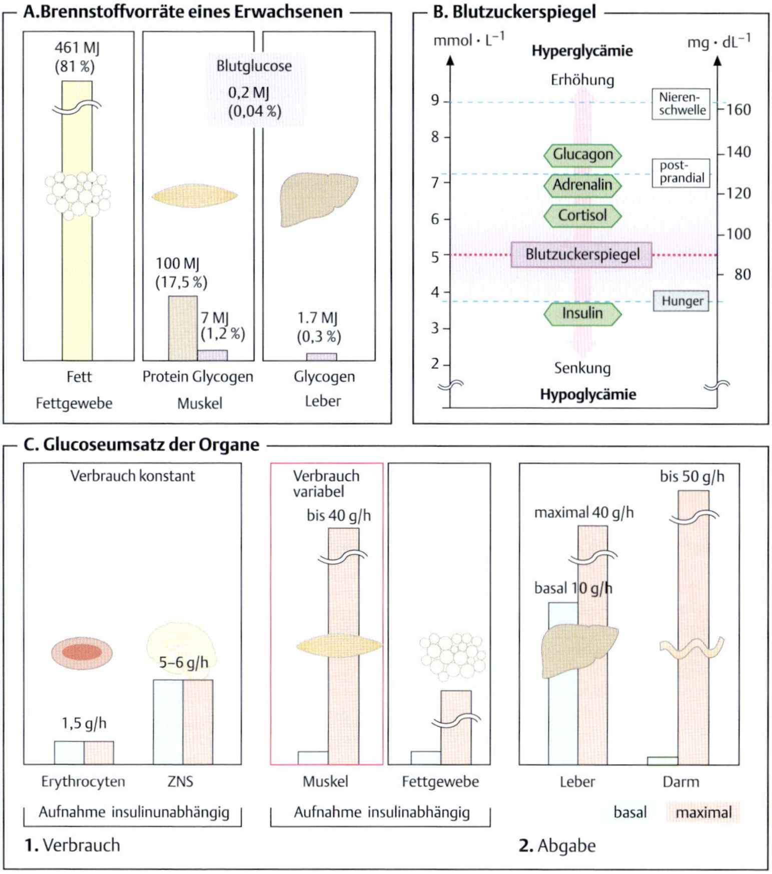


**D. Hormonwirkungen im Organstoffwechsel**

| Hormon | Leber | | | | Muskel | | Fettgewebe | | |
|---|---|---|---|---|---|---|---|---|---|
| | Glucose-Aufnahme | Gluconeogenese | Glycogensynthese | Glycogenabbau | Glucose-Aufnahme | Proteinsynthese | Glucose-Aufnahme | Lipogenese | Lipolyse |
| Insulin | ↑ a) | ⊥ | ↑ | ⊥ | ↑ b) | ↑ | ↑ b) | ↑ | ⊥ |
| Glucagon | — | ↑ | ⊥ | ↑ | — | — | — | — | ↑ |
| Adrenalin | — | ↑ | — | ↑ | — | — | — | — | ↑ |
| Cortisol | — | ↑ | ↑ | — | ⊥ | ⊥ c) | — | — | ↑ |
| Thyroxin | — | ↑ | — | — | — | ↑ | — | — | — |

a) über Glucokinase b) über Glut-4 c) in extrahepatischen Geweben

**Abb. 6.55** Integration des Stoffwechsels I

## Integration des Stoffwechsels II

Auch im Stoffwechsel der Aminosäuren und Lipide sind die Beiträge der einzelnen Gewebe sehr unterschiedlich. Das Blut beliefert die Organe mit Vorstufen, verteilt ihre Produkte im Körper oder transportiert Endprodukte zur Ausscheidung in Leber und Niere.

### A. Organkooperation im Aminosäurestoffwechsel

Aminosäuren, die nicht der Proteinsynthese dienen, werden zur Energiegewinnung im Organ selbst abgebaut oder zum Transport im Blut in **Glutamin** oder **Alanin** umgewandelt. *Glutamin* ist mit einer Plasmakonzentration von bis zu 0,8 mM das wichtigste *Transportmolekül für Aminostickstoff.* Außerdem dient es als bevorzugtes Energiesubstrat für Zellen mit hohem Energiebedarf wie Enterocyten, Leukocyten und die Tubuluszellen der Niere.

Zur Bildung von Glutamin wird zunächst die Aminogruppe der abzubauenden Aminosäure unter Bildung von *Glutamat* auf 2-Oxoglutarat übertragen [**4**]. Dann wird die γ-Carboxylat-Gruppe des gebildeten Glutamats durch die *Glutamin-Synthetase* (S. 116) [**5**] zur Säureamidgruppe amidiert, wobei $NH_4^+$ als Stickstoffdonor fungiert. *Alanin* wird durch die *Alanin-Transaminase* (ALT, [**3**]) in einem Schritt aus Pyruvat gebildet, wobei die Aminogruppe vom Glutamat stammt.

In Leber und Niere werden Alanin und Glutamin v. A. zur *Gluconeogenese* (S. 144) verwendet. Dazu wird Glutamin zunächst durch die *Glutaminase* [**2**] hydrolytisch zu Glutamat desaminiert, dessen oxidative Desaminierung durch die *Glutamat-Dehydrogenase* [**1**] wieder 2-Oxoglutarat liefert (S. 182). Alanin wird durch Transaminierung wieder in Pyruvat überführt (S. 182).

Die **Muskulatur** ist spezialisiert auf den Abbau *verzweigtkettiger Aminosäuren* (engl. branched chain amino acids, BCAA). Ihr Aminostickstoff wird, wie oben beschrieben, über Glutamat in Glutamin und Alanin eingebaut. Auch das im anaerob arbeitenden Muskel gebildete *Lactat* wird zum Teil nach Oxidation zu Pyruvat und Transaminierung in Form von Alanin zur Leber transportiert, wo es wieder zu Glucose aufgebaut wird. Funktionell ist dieser sog. *Alaninzyklus* dem Corizyklus (S. 358) vergleichbar.

Die **Leber** ist das einzige Organ, das Aminostickstoff zur Ausscheidung in *Harnstoff* (S. 182) einbauen kann (*Harnstoffzyklus*). Außerdem verwertet sie überschüssige Aminosäuren durch Gluconeogenese (wichtigste Vorstufe ist *Alanin*) oder Abbau.

Die **Niere** bevorzugt *Glutamin* als Gluconeogenesevorstufe. Der Glutaminabbau liefert gleichzeitig Hydrogencarbonat ($HCO_3^-$) zur Abpufferung von $H^+$-Ionen im Organismus (S. 352). Außerdem versorgt die Niere andere Organe mit *Arginin* und *Serin* (S. 352).

Die Enterocyten im **Darm** decken ihren Energiebedarf vorwiegend durch Abbau von Glutamin und Glutamat, deren Stickstoff sie als Alanin ins Blut abgeben.

### B. Lipidtransport

Am Lipidtransport sind zwei Arten von Komplexen beteiligt: *Proteine mit Lipidbindungsstellen* (z. B. Albumin, das freie Fettsäuren transportiert) und sog. *Lipoproteine.* Aufbau und Funktion der Lipoproteine werden ausführlich besprochen (S. 294).

Der **Darm** resorbiert Monoacylglycerole und freie Fettsäuren und baut daraus wieder Triacylglycerole (S. 286) auf, die in *Chylomikronen* verpackt und an die Lymphe abgegeben werden. Sie werden in der Peripherie mithilfe der *Lipoprotein-Lipase* [**1**] zu Fettsäuren und Glycerol abgebaut.

Die **Leber** baut Fettsäuren in Fette um und exportiert diese in Form von VLDL (S. 294). Bei reichlichem Angebot an Fettsäuren bildet sie *Ketonkörper* (**C**) (S. 392) und versorgt damit andere Organe (Muskulatur, ZNS).

Das **Fettgewebe** setzt aus Chylomikronen und VLDL Fettsäuren frei und wandelt sie in Speicherfett um. Bei Bedarf setzt es daraus mithilfe der *hormonsensitiven Lipase* [**2**] wieder Fettsäuren frei, die von Muskulatur, Leber und anderen Organen verwertet werden.

### C. Ketonkörperabbau

Der quantitativ wichtigste Ketonkörper ist *β-Hydroxybutyrat* (S. 392). Zur Einschleusung in den Stoffwechsel wird es ausschließlich von extrahepatischen Geweben zunächst zu *Acetacetat* oxidiert [**1**]. Dieses wird entweder wie üblich mithilfe von CoA und ATP [**2**] oder durch Übertragung von CoA aus Succinyl-CoA [**3**] zu *Acetacetyl-CoA* aktiviert, das über eine Reaktion der β-Oxidation zu *Acetyl-CoA* abgebaut wird.

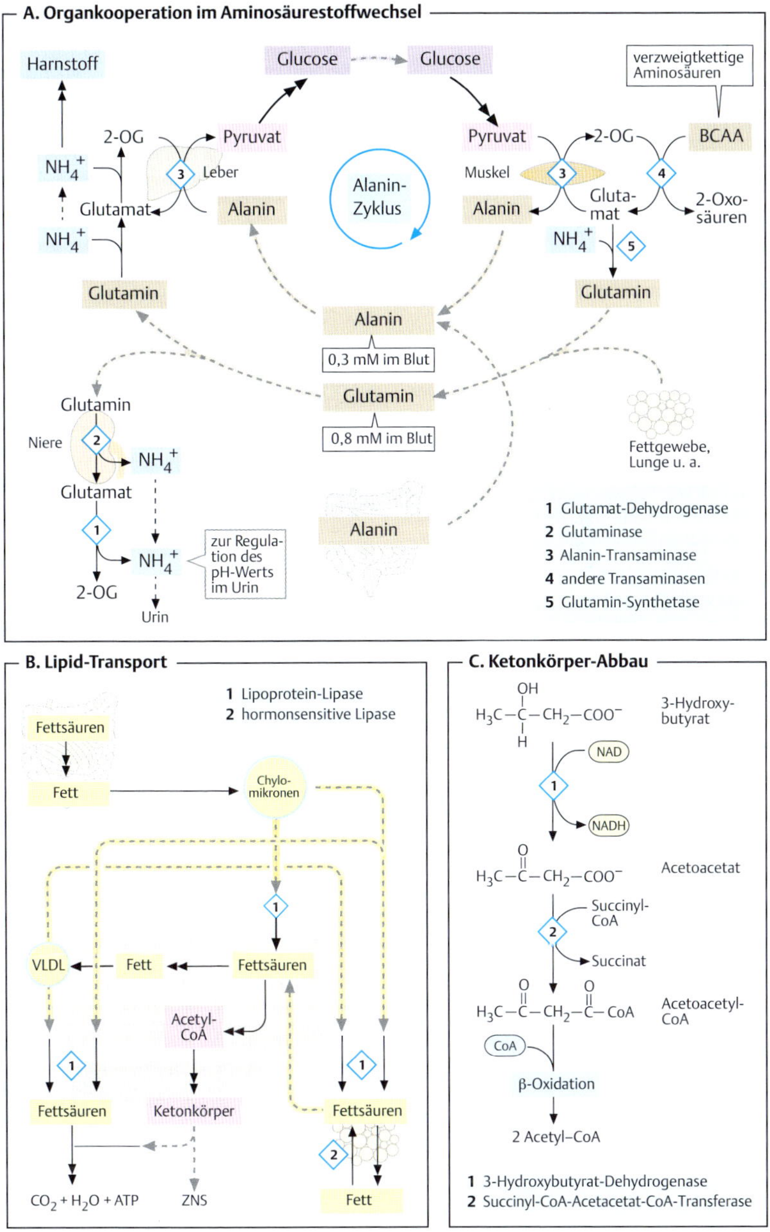


**Abb. 6.56** Integration des Stoffwechsels II

## Integration des Stoffwechsels III

Der Zeitraum während und unmittelbar nach der Einnahme einer Mahlzeit wird als *Resorptionsphase* bezeichnet. In diesem Zeitraum dominieren im Organstoffwechsel Transportvorgänge und Stoffwechselwege, die dem Einbau der im Darm resorbierten Metabolite in Kurzzeit- und Langzeitspeicher (Glycogen, Proteine, Fett) dienen. Das für die Resorptionsphase charakteristische Stoffwechselhormon ist *Insulin*, dessen Ausschüttung aus dem Pankreas nach einer Mahlzeit auf das 5- bis 10-fache ansteigt (**C**), während die Sekretion seines Gegenspielers *Glucagon* um bis zu 50 % zurückgeht (**B**).

### A. Resorptionsphase

Das Schema gibt einen Überblick über Vorgänge, die in der Resorptionsphase im Vordergrund stehen. Durch Insulin aktivierte Prozesse sind durch ein „I“ auf grünem Grund gekennzeichnet.

Der **Darm** (oben) gibt in der Resorptionsphase *Zucker* (vorwiegend Glucose) sowie *Aminosäuren* ins Blut ab. Der größte Teil gelangt über die Pfortader zur Leber. Fette erreichen das Blut über die Lymphe als Bestandteile von *Chylomikronen*.

Im Intermediärstoffwechsel wirkt die **Leber** zusammen mit dem Fettgewebe als ausgleichendes *Puffer-* und *Speicherorgan*. In der Resorptionsphase speichert sie die ankommende Glucose zunächst in Form von *Glycogen*. Sind die Glycogenspeicher gefüllt, wird Glucose über die Glycolyse zu Acetyl-CoA abgebaut. Daraus wird über Fettsäuren *Fett* gebildet und als Bestandteil von VLDL exportiert. Die Synthese von Glycogen und der Umbau von Glucose in Fett werden durch Insulin stimuliert. Aminosäuren werden von der Leber überwiegend durch Gluconeogenese in *Glucose* umgewandelt, sobald der Insulinspiegel wieder gesunken ist.

Das **Fettgewebe** setzt mithilfe der *Lipoprotein-Lipase* (LPL) aus Lipoproteinen (Chylomikronen und VLDL) Fettsäuren frei und speichert diese in Form von Triacylglycerolen. Das zur Fettsynthese notwendige Glycerol (S. 344) stammt aus dem Glucoseabbau. *Insulin* (S. 446) steigert die Glucoseaufnahme über Glut-4 (S. 212) und fördert den Abbau der Lipoproteine und die Synthese von Speicherfett durch Aktivierung der LPL.

Auch die **Muskulatur** nimmt in der Resorptionsphase unter dem Einfluss von Insulin vermehrt Glucose auf und baut sie in *Glycogen* ein. Außerdem verwertet der Muskel Aminosäuren zur *Proteinsynthese*. Auch dieser Vorgang wird durch Insulin gefördert.

Der Glucoseverbrauch (S. 386) von **ZNS** und **Erythrocyten** ist von der Stoffwechsellage unabhängig und bleibt auch in der Resorptionsphase unverändert.

### B. Blutzuckerspiegel nach einer Mahlzeit

Beim Gesunden steigt der Blutzuckerspiegel (S. 386) nach einer Mahlzeit um bis zu 50 % an. Das Pankreas reagiert innerhalb von Minuten durch Freisetzung von gespeichertem *Insulin*, während der Spiegel von *Glucagon* abfällt. Dieser ersten Phase der Insulinwirkung folgt nach etwa 30 min eine zweite, die auf der Ausschüttung von neu synthetisiertem Insulin beruht. Die Neubildung von Insulin in den β-Zellen wird durch Gewebshormone aus dem Darm stimuliert, u. a. durch *Gastrin*, *Sekretin* und das Peptidhormon *GLP-1* (glucagon-like peptide 1).

Nach einem *oralen Glucosebelastungstest* (OGT), bei dem etwa 100 g leicht verdaulicher Kohlenhydrate verabreicht werden, steigt der Blutzuckerspiegel an und fällt bei Gesunden nach 2–3 h wieder auf den Ausgangswert. Bei Patienten mit *Diabetes mellitus* (S. 446) steigt die Blutglucose zunächst stärker an, um dann erheblich langsamer wieder abzufallen.

### C. Regulation der Insulinsekretion

Das wichtigste Signal zur Ausschüttung von Insulin (S. 446) aus den β-Zellen des Pankreas ist ein *Anstieg der Glucose im Blut*. Diese steigert die Glucoseaufnahme über hochaffine *Glut-1-Transporter* (S. 212) und stimuliert damit den Glucoseabbau. Das gebildete ATP schließt einen auswärts gerichteten *$K^+$-Kanal* (**1**) in der Plasmamembran und löst dadurch eine *Depolarisierung* der Membran aus (S. 374). Diese wiederum öffnet *spannungsabhängige $Ca^{2+}$-Kanäle* (**2**) und führt über den Einstrom von $Ca^{2+}$ zur *Exocytose* (S. 214) des gespeicherten Insulins. Auch *gastrointestinale Homone* (**B**) und einige *Aminosäuren* regen die Insulinsekretion an (S. 444).

Pharmakologisch kann mit *oralen Antidiabetika* wie den *Sulfonylharnstoffen* die Insulinsekretion erhöht werden.

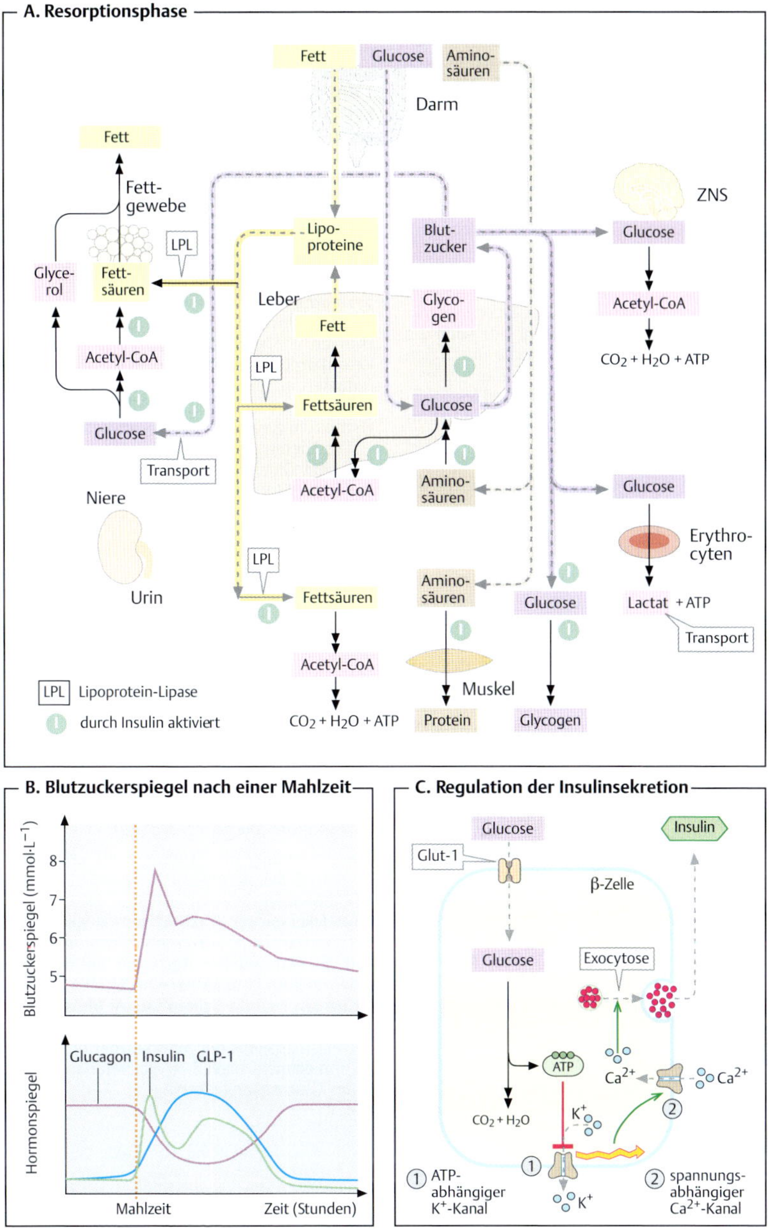


**Abb. 6.57** Integration des Stoffwechsels III

## Integration des Stoffwechsels IV

Einige Stunden nach der letzten Mahlzeit setzt die *Postresorptionsphase* ein, die nach einigen Tagen in die *Hungerphase* übergeht, wenn die Nahrungszufuhr weiterhin ausbleibt. Dabei kommt es zu massiven Umstellungen im Intermediärstoffwechsel, die in erster Linie dazu dienen, den Blutzuckerspiegel aufrecht zu erhalten. Dies ist überlebenswichtig, da Gehirn, Erythrocyten und andere Gewebe auf die ständige Zufuhr von Glucose angewiesen sind (S. 386).

In der *Postresorptionsphase* stammt der Blutzucker hauptsächlich aus dem Abbau von *Glycogen* und später aus der *Gluconeogenese* (**B**). Bei längerem Hungern steht nur noch die Gluconeogenese zur Verfügung, die durch den Abbau von Proteinen und durch das Glycerol der Fette gespeist wird. Dominierendes Stoffwechselhormon in Postresorptions- und Hungerphase ist das aus den α-Zellen des Pankreas stammende *Glucagon*, dessen Konzentration im Blut sich verdoppelt, während der Spiegel von *Insulin* stark zurückgeht.

### A. Hungerstoffwechsel

Die Abbildung zeigt den Zustand des Intermediärstoffwechsels nach einer Hungerperiode von einigen Wochen. Zu diesem Zeitpunkt ist in der Leber längst kein Glycogen mehr verfügbar (**B**); dagegen ist die Umstellung des Gehirns auf die Verwertung von Ketonkörpern (s. u.) abgeschlossen. Angriffspunkte von *Glucagon* und *Cortisol* sind durch die Buchstaben „G“ bzw. „C“ auf grünem Grund gekennzeichnet.

Im **Fettgewebe** ist die *Lipolyse* durch die *hormonsensitive Lipase* (S. 344) aufgrund des hohen Glucagonspiegels voll aktiviert. In dieser Situation werden pro Tag etwa 180 g Fett abgebaut. Etwa 20 % der freigesetzten *Fettsäuren* werden in der Muskulatur und anderen Geweben zur Energieproduktion genutzt, während 80 % in der Leber in Ketonkörpern umgewandelt werden. Das bei der Lipolyse ebenfalls freigesetzte Glycerol wird zur Gluconeogenese genutzt.

Auch im Hunger ist die Leber die wichtigste Quelle für Glucose. die sie durch Gluconeogenese aus Aminosäuren, Lactat und Glycerol erzeugt. Die angegebene Menge von $80\,g \cdot d^{-1}$ (Gramm pro Tag) ist ein Bruchteil der Glucosemenge, die bei normaler Ernährung oder in der Postresorptionsphase (S. 386) freigesetzt wird (basal $10\,g \cdot h^{-1} = 240\,g \cdot d^{-1}$). Dagegen ist die Bildung von Ketonkörpern durch die Leber massiv gesteigert. Die Gesamtmenge von $150\,g \cdot d^{-1}$ wird zu einem Drittel von der Muskulatur genutzt, während zwei Drittel der Versorgung des Gehirns dienen (s. u.).

Im Muskel wird in der Postresorptionsphase zunächst viel Protein abgebaut, um die Gluconeogenese in der Leber mit Vorstufen zu versorgen. Da eine so intensive Proteolyse auf Dauer die Muskelfunktionen beeinträchtigen würde, wird sie deutlich reduziert, sobald sich das Gehirn auf die Verwertung von Ketonkörpern umgestellt hat.

Das Gehirn deckt seinen Energiebedarf im Hunger überwiegend durch den Abbau von Ketonkörpern (Inset). Nach längerem Hunger reduziert es seinen Glucoseverbrauch um zwei Drittel und verbraucht dann hauptsächlich 3-Hydroxybutyrat und etwas Acetacetat (S. 388).

Die Nieren tragen im Hungerzustand ebenfalls zur Gluconeogenese bei. Vorstufen sind vor allem Glutamin und Lactat.

### B. Herkunft der Blutglucose

Die Abbildung zeigt den zeitlichen Verlauf des Glucoseverbrauchs, beginnend mit der letzten Nahrungsaufnahme. Wenn die Nahrungsglucose verbraucht ist, liefert der Glycogenabbau in der Leber 8–12 Stunden lang den größten Teil der Glucose. Gleichzeitig wird bereits die Gluconeogenese aktiviert, die nach 1–2 Tagen die gesamte Glucoseversorgung übernimmt. Wie bereits erwähnt, wird nach etwa einer Woche auch die Gluconeogenese reduziert, um Muskelprotein einzusparen.

### C. Metabolitspiegel im Hunger

Die Umstellung des Stoffwechsels im Hunger wird auch aus dem zeitlichen Verlauf der Metabolitkonzentrationen im Blut deutlich. Der Blutzuckerspiegel sinkt in den ersten Tagen der Hungerphase auf einen konstanten Wert von $3{,}5–4\,mmol \cdot l^{-1}$. Auch die Stickstoffausscheidung im Urin (blaue Kurve) fällt kontinuierlich ab, weil die Proteolyse im Muskel mehr und mehr reduziert wird. Andererseits nimmt der Plasmaspiegel der Ketonkörper dramatisch zu und erreicht nach 3–4 Wochen das Doppelte der Glucosekonzentration.

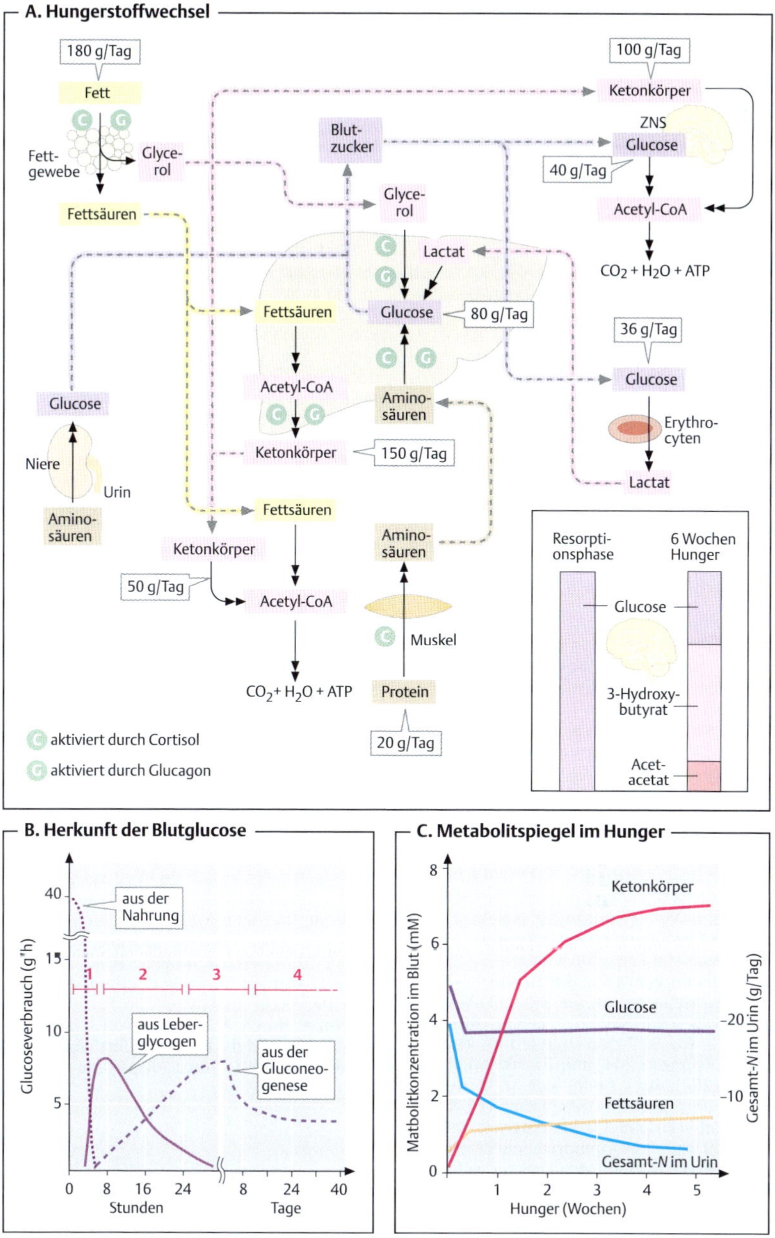


**Abb. 6.58** Integration des Stoffwechsels IV

## Integration des Stoffwechsels V

Neben der Phosphorylierung und Dephosphorylierung (S. 426) von Serin-, Threonin- und Tyrosinresten durch Protein-Kinasen und -Phosphatasen (S. 426) spielt auch die Acylierung und Deacylierung von Proteinen eine zentrale Rolle bei der Stoffwechselregulation. Neben der Acylierung von *N*-terminalen α-Aminogruppen (S. 72), die in der Regel irreversibel ist, ist die reversible **Acetylierung und Deacetylierung** der ε-Aminogruppen **von Lysinresten** besonders wichtig. Dafür gibt es spezielle Lysin-Acetyltransferasen (sog. KAT) und mehrere Gruppen von Protein-Lysin-Deacetylasen (sog. KDAC). Da KAT Acetyl-CoA und bestimmte KDAC (sog. **Sirtuine**, **B**) $NAD^+$ als Substrate nutzen, sind ihre Aktivitäten vom Energiestatus der Zellen abhängig. In tierischen Zellen sind mehr als 2000 Proteine acetyliert, darunter Histone (S. 244), ribosomale Proteine und viele Schlüsselenzyme des Intermediärstoffwechsels, unter ihnen fast alle Enzyme des Glucosestoffwechsels, des Citratzyklus, der β-Oxidation und des Harnstoffzyklus. Die acetylierte Form ist meist die weniger aktive bzw. weniger stabil. Häufig begünstigt die Acetylierung den Abbau des Enzyms durch Proteasomen (S. 172).

### A. Sirtuine

Von den bekannten Lysin-Deacetylasen sind Enyzme der Klasse III, die sog. **Sirtuine**, besonders wichtig. In höheren Tieren gibt es sieben Arten von Sirtuinen (Sirt1–7), die sich in ihrer intrazellulären Lokalisierung und ihrem Reaktionsmechanismus unterscheiden. Die durch die Sirtuine 1–3 und 5 katalysierte Deacetylierung ist keine simple Hydrolyse. Stattdessen wird der Acetylrest von ε-Acetyllysin unter Freisetzung von Nicotinamid auf den Riboseanteil von $NAD^+$ übertragen. Sirt4 und 6 katalysieren eine ganz andere Reaktion, die ADP-Ribosylierung von Argininresten, während Sirt4 und 5 als Deacylasen neben Acetylresten auch andere Acylreste abspalten können.

Die Tabelle nennt für die Sirtuine 1–6 den Reaktionsmechanismus, die intrazelluläre Lokalisierung, sowie wichtige Zielproteine. Die Sirtuine 1, 6 und 7 deacetylieren im Zellkern (**K**) v. a. Histone (S. 244) und Transkriptionsfaktoren (S. 254). Sirt2 findet sich nicht nur im Kern sondern auch im Cytoplasma (**C**), wo es in die Stoffwechselregulation eingreift. Die Sirtuine 3–5 sind mitochondrial lokalisiert (**M**) und regulieren dort v. a. den Energiestoffwechsel.

### B. Stoffwechselregulation durch Sirtuine

Die Abbildung zeigt wichtige **Angriffspunkte** der Sirtuine im **Intermediärstoffwechsel**. Dabei sind Effekte, die auf der Deacetylierung von Transkriptionsfaktoren oder Coaktivatoren beruhen mit „**T**" gekennzeichnet, während Vorgänge, die auf der direkten Deacetylierung von Stoffwechselenzymen beruhen, mit „**D**" markiert sind. Das Schema bezieht sich hauptsächlich auf die Leber, in anderen Organen können die Effekte unterschiedlich sein.

**Sirt1** greift in erster Linie in den Glucosestoffwechsel ein. Es unterdrückt die Glycolyse, indem es zusammen mit **Sirt6** den Faktor HIF-1α (S. 136) inaktiviert und so die Transkription von Glycolyse-Genen hemmt. Außerdem hemmt Sirt1 die Phosphoglycerat-Mutase direkt. Der Effekt von Sirt1 auf die Gluconeogenese hängt von der Stoffwechsellage ab: Normalerweise hemmt es sie durch Inaktivierung von CRTC2/Creb (S. 254). Zudem fördert Sirt1 die Insulinsekretion durch Hemmung von UCP-2 (S. 134). Aktivatoren von Sirt1 wie *Metformin* werden deshalb zur Behandlung von Diabetes Typ 2 eingesetzt. Nach längerem Fasten *stimuliert* Sirt1 die Transkription von Gluconeogenese-Genen, indem es die Faktoren PGC-1α und Foxo1 (S. 134) aktiviert (Inset). Die Effekte von Sirt1 auf den Fettsäurestoffwechsel (Aktivierung der β-Oxidation und Hemmung der Fettsäuresynthese) werden v. a. durch die Transkriptionsfaktoren PPARα, PPARγ und SREBP1 (S. 166) vermittelt.

**Sirt2** (**A**) fördert die Gluconeogenese durch direkte Aktivierung der *PEP-CK*. Außerdem hemmt es die Lipogenese durch Repression der *Citrat-Lyase*. Die mitochondrialen Sirtuine Sirt3 und Sirt4 haben unterschiedliche Angriffspunkte im Energiestoffwechsel. **Sirt3** aktiviert u. a. die *Glutamat-Dehydogenase*, ein wichtiges anaplerotisches Enzym (S. 126), die *Isocitrat-Dehydrogenase im Citratzyklus*, sowie die *Succinat-Dehydrogenase* der Atmungskette. Auch die β-Oxidation (S. 156) (durch Aktivierung der *LCAD*) und die Ketonkörperbildung (S. 332) (durch Aktivierung der HMG-CoA-Synthase 2) werden durch Sirt3 stimuliert. **Sirt4**, eine Deacylase, inaktiviert die *Pyruvat-Dehydrogenase* durch Abspaltung von Liponamidresten, während die Deacylase **Sirt5** das Glycolyseenzym *GAPDH* durch Abspaltung von Malonylresten aktiviert.

## A. Sirtuine

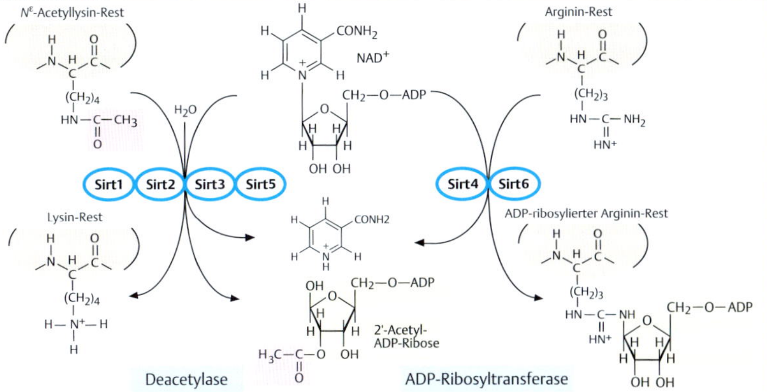


| Sirt | Ort | Typ | Zielproteine (Beispiele) | Sirt | Ort | Typ | Zielproteine (Beispiele) |
|---|---|---|---|---|---|---|---|
| 1 | K/C | DACE | H1/3/4, HIFα, Foxo1, PGC-1α, PPARγ | 4 | M | ADPRT/DACY | PDH |
| 2 | C/K | DACE | H/3/4, PEPCK, G6PD, Tubulin | 5 | M/C | DACY | CPS1, GAPDH |
| 3 | M | DACE | H/3/4, GDH, IDH, SDH, LCAD, ACS, HMGCS2 | 6 | K | DACE/ADPRT | H3, PGC-1α, PPARγ |

DACE: Deacetylase; DACY: Deacylase; ADPRT: ADP-Ribosyltransferase; ACS: Acetyl-CoA-Synthase; CPS1: Carbamylphosphat-Synthase I; GAPDH: Glyceral-3-phosphat-Dehydrogenase; GDH: Glutamat-Dehydrogenase; H: Histon; HMGCS2: Hydroxymethylglutaryl-CoA-Synthase 2; IDH: Isocitrat-Dehydrogenase; LCAD: long-chain Acyl-CoA-Dehydrogenase; PDH: Pyruvat-Dehydrogenase; SDH: Succinat-Dehydrogenase.

## B. Stoffwechselregulation durch Sirtuine

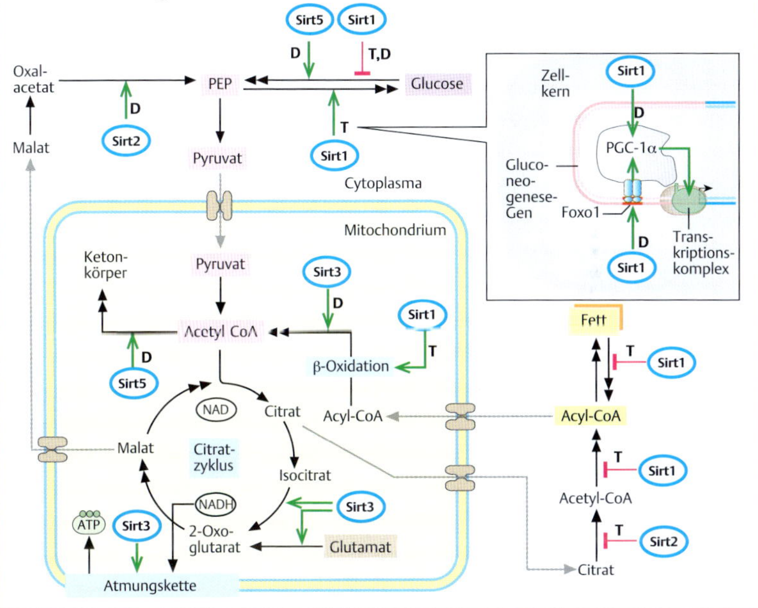


Abb. 6.59 Integration des Stoffwechsels V

# Kapitel 7

## Ernährung



7

## Organische Stoffe

Eine ausgewogene menschliche Ernährung enthält viele einzelne Komponenten. Dazu gehören *Proteine*, *Kohlenhydrate*, *Fette*, *Mineralstoffe*, *Wasser* und *Vitamine*. Je nach Ernährungsweise kommen diese Stoffe in sehr unterschiedlichen Mengen und Anteilen vor. Da einige Nahrungskomponenten *lebensnotwendig* sind, müssen sie dem Menschen regelmäßig mit der Nahrung zugeführt werden.

### A. Energiebedarf

Der Energiebedarf des Menschen wird in $kJ \cdot d^{-1}$ (*Kilojoule* pro Tag) angegeben. Eine ältere Einheit für Energie ist die *Kilocalorie* (kcal, 1 kcal = 4,187 kJ). Die angegebenen Zahlen sind empfohlene Werte für normalgewichtige Erwachsene. Der tatsächliche Bedarf wird beeinflusst von Alter, Geschlecht, Körpergewicht und insbesondere der körperlichen Aktivität. So kann bei Leistungssportlern der Bedarf von 12 000 auf über 17 000 $kJ \cdot d^{-1}$ ansteigen.

Es wird empfohlen, etwa die Hälfte der Energie in Form von Kohlenhydraten zuzuführen, maximal ein Drittel in Form von Fetten und den Rest als Protein.

Beim Bilanzieren der täglichen Energiezufuhr wird häufig übersehen, dass auch *alkoholische Getränke* einen erheblichen Anteil stellen können, denn Ethanol (S. 340) hat einen Brennwert von etwa 30 $kJ \cdot g^{-1}$.

Bei einer *positiven Energiebilanz* durch Überernährung werden Nahrungsstoffe in körpereigene *Speicherstoffe* (Glycogen, Fette und Proteine) umgewandelt, bei einer *negativen Energiebilanz* zehrt der Körper von diesen Speicherstoffen.

### B. Nahrungsstoffe

**Proteine** liefern dem Organismus Aminosäuren für die körpereigene Proteinbiosynthese. Überschüssige Aminosäuren werden unter Energiegewinn abgebaut (S. 170). Die meisten Aminosäuren sind *glucogen*, d. h. sie können in Glucose umgebaut werden (S. 178).

Proteine sind lebensnotwendige Nahrungsbestandteile, da sie **essenzielle Aminosäuren** liefern, die der Mensch nicht selbst aufbauen kann. Manche Aminosäuren können sich gegenseitig in der Nahrung vertreten. So kann der Mensch z. B. das eigentlich essenzielle *Tyrosin* durch Hydroxylierung aus *Phenylalanin* bilden und *Cystein* aus *Methionin*.

Der tägliche *Mindestbedarf* an Proteinen liegt für Männer bei 37 g und für Frauen bei 29 g, die empfohlenen Mengen sind aber etwa doppelt so hoch. Der Bedarf von schwangeren und stillenden Frauen ist noch höher.

Bei den Zahlenangaben spielt die Qualität des Proteins, seine *biologische Wertigkeit*, eine wesentliche Rolle. Proteine, in denen einige essenzielle Aminosäuren fehlen oder nur in geringer Menge vorkommen, gelten als niederwertig. Von ihnen wird entsprechend mehr benötigt. So enthalten z. B. die Proteine der Hülsenfrüchte nur wenig *Methionin*, und Weizen- und Maisproteine sind arm an *Lysin*. Im Gegensatz zu den pflanzlichen Proteinen sind tierische Proteine meist hochwertig (Ausnahmen sind z. B. Collagene und Gelatine).

**Kohlenhydrate** dienen als allgemeine und leicht verfügbare Energiequelle, sind aber nicht essenziell. In der Nahrung kommen sie als *Monosaccharide* im Honig und in Früchten vor, als *Disaccharide* in Milch (enthält Lactose) und allen mit Haushaltszucker (Saccharose) gesüßten Nahrungsmitteln. Metabolisch verwertbare *Polysaccharide* finden sich in pflanzlichen und tierischen Produkten (besonders Stärke und Glycogen).

**Fette** sind in erster Linie wichtige Energieträger der Nahrung. Pro Gramm liefern sie etwa doppelt so viel Energie wie Proteine und Kohlenhydrate. Essenziell sind die Fette als Träger der *fettlöslichen Vitamine* (S. 408) und als Lieferanten *mehrfach ungesättigter Fettsäuren* (S. 48), die für die Biosynthese von Membranlipiden und Eicosanoiden (S. 454) benötigt werden. Neben den Fetten gibt es weitere Nahrungslipide (S. 46), darunter auch Cholesterol.

Die **Mineralstoffe und Spurenelemente** sind eine sehr heterogene Gruppe von essenziellen Nahrungsbestandteilen. Man unterscheidet zwischen *Makro-* und *Mikromineralien* (S. 400).

**Vitamine** (S. 408) sind ebenfalls unentbehrliche Komponenten der Nahrung. Der tierische Organismus benötigt sie in sehr kleinen Mengen, um aus ihnen Coenzyme und Signalstoffe aufzubauen.

## A. Energiebedarf

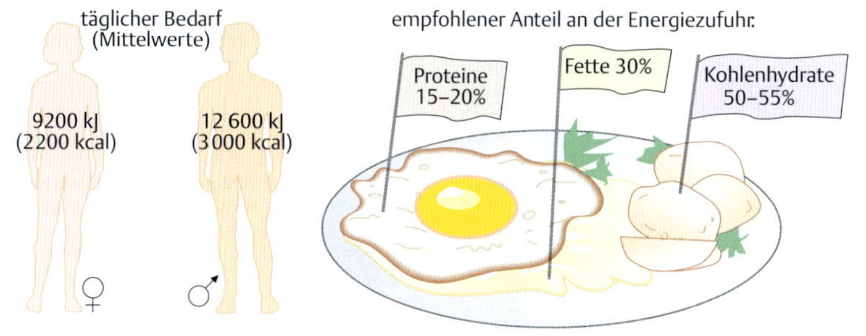


## B. Nahrungsstoffe

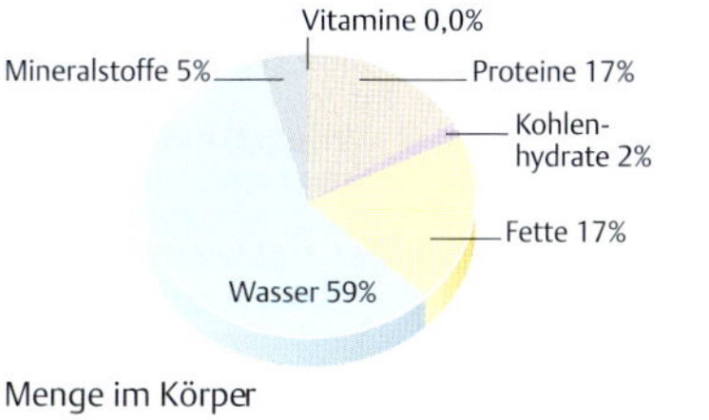


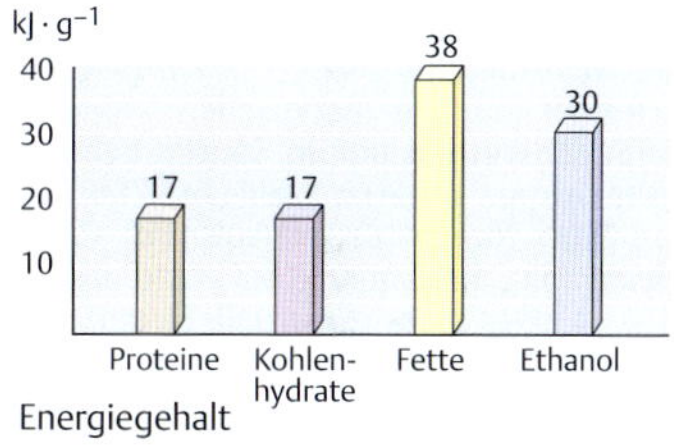


| | Menge im Körper (kg) | kJ · g⁻¹ (kcal · g⁻¹) | täglicher Bedarf (g) a | b | c | allgemeine Funktion im Stoffwechsel | essenzielle Bestandteile |
|---|---|---|---|---|---|---|---|
| Proteine | 10 | 17 (4,1) | ♂ 37<br>♀ 29 | 55<br>45 | 92<br>75 | Lieferant von Aminosäuren<br>Energiequelle | essenzielle Aminosäuren:<br>Val, Leu, Ile, Lys, Phe, Trp, Met, Thr, His |
| Kohlenhydrate | 1 | 17 (4,1) | 0 | 390 | 240–310 | allgemeine Energiequelle (Glucose)<br>Energiereserve (Glycogen)<br>Ballaststoff (Cellulose)<br>Stützsubstanz (Knochen, Knorpel, Schleim) | kein essenzieller Nahrungsbestandteil |
| Fette | 10–15 | 38 (9,3) | 10 | 80 | 130 | allgemeine Energiequelle<br>wichtigste Energiereserve<br>Lösungsmittel für Vitamine<br>Lieferant von essenziellen Fettsäuren | mehrfach ungesättigte Fettsäuren 10 g täglich:<br>Linolsäure, Linolensäure, Arachidonsäure |
| Wasser | 35–40 | 0 | 2600 | – | – | Lösungsmittel, Zellbaustein,<br>Dielektrikum,<br>Reaktionspartner,<br>Wärmeregulator | |
| Mineralstoffe | 3 | 0 | | | | Baustoffe, Elektrolyte<br>Cofaktoren von Enzymen | Makromineralien<br>Mikromineralien (Spurenelemente) |
| Vitamine | – | – | | | | häufig Bausteine von Coenzymen<br>Vorstufen für Signalstoffe<br>Redoxschutz | fettlösliche Vitamine<br>wasserlösliche Vitamine |

a: täglicher Mindestbedarf b: empfohlene tägliche Zufuhr c: tatsächliche tägliche Zufuhr in Industriestaaten

**Abb. 7.1** Organische Stoffe

## Mineralstoffe und Spurenelemente

### A. Mineralstoffe

Unter den lebensnotwendigen anorganischen Bestandteilen der Nahrung ist **Wasser** quantitativ der wichtigste. Der Organismus eines Erwachsenen hat einen Tagesbedarf von 2–3 L Wasser, der durch Getränke, das Wasser in festen Speisen und das *Oxidationswasser* der Atmungskette (S. 130) gedeckt wird. Die besondere Rolle des Wassers für Lebensprozesse wird an anderer Stelle (S. 32) ausführlicher behandelt.

Die lebensnotwendigen Elemente kann man in **Makroelemente** (Tagesbedarf > 100 mg) und **Mikroelemente** (*Spurenelemente*, Tagesbedarf < 100 mg) einteilen. Zu den Makroelementen zählen die **Elektrolyte** *Natrium* (*Na*), *Kalium* (*K*), *Calcium* (*Ca*), *Magnesium* (*Mg*) sowie die Nichtmetalle *Chlor* (*Cl*), *Phosphor* (*P*) und *Schwefel* (*S*). Die essenziellen Mikroelemente (S. 12) werden nur in Spuren benötigt. Zu dieser Gruppe gehören *Eisen* (*Fe*), *Zink* (*Zn*), *Mangan* (*Mn*), *Kupfer* (*Cu*), *Cobalt* (*Co*), *Chrom* (*Cr*), *Selen* (*Se*), *Molybdän* (*Mo*) und *Iod* (*I*). *Fluor* (*F*) ist zwar nicht essenziell, fördert aber die Gesundheit von Knochen und Zähnen (S. 362). Die Liste der lebensnotwendigen Mikroelemente muss wahrscheinlich noch um *Zinn* (*Sn*) und *Vanadium* (*V*) erweitert werden. Unklar ist die Bedeutung von *Nickel* (*Ni*), *Brom* (*Br*), *Cadmium* (*Cd*), *Barium* (*Ba*), *Strontium* (*Sr*), *Silicium* (*Si*) und *Arsen* (*As*) für Lebensprozesse.

In der 2. Spalte der Tabelle ist der durchschnittliche **Gehalt** an Mineralstoffen einer erwachsenen, etwa 65 kg schweren Person angegeben. Der **Tagesbedarf** in der 4. Spalte gilt ebenfalls für einen Erwachsenen und nennt *durchschnittliche Werte*. Kinder, schwangere und stillende Frauen sowie Kranke haben, auf das Körpergewicht bezogen, im Allgemeinen einen höheren Mineralstoffbedarf als Männer.

Da der Körper des Menschen viele Mineralstoffe speichern kann, werden Abweichungen von der täglichen Ration über einen gewissen Zeitraum ausgeglichen. Gespeichert werden z. B. *Wasser* im gesamten Organismus, *Calcium* in Form von Apatit im Knochen (S. 362), *Iod* als Thyreoglobulin in der Schilddrüse (S. 442), *Eisen* als Ferritin und Hämosiderin in Knochenmark, Milz und Leber (S. 404). Speicherort für viele Spurenelemente ist die Leber.

In vielen Fällen wird der Stoffwechsel von Mineralstoffen durch *Hormone* kontrolliert, z. B. die Aufnahme und Ausscheidung von $H_2O$, $Na^+$, $Ca^{2+}$ und Phosphat (S. 348) oder die Speicherung von $Fe^{2+}$ und $I^-$.

Die **Resorption** der benötigten Mineralstoffe aus der Nahrung ist in der Regel vom Bedarf und in einigen Fällen auch von der Zusammensetzung der Nahrung abhängig. Ein Beispiel für den Nahrungseinfluss ist das *Calcium* (S. 402). Seine Resorption wird durch Lactat und Citrat gefördert, dagegen hemmen Phosphate, Oxalsäure und Phytol durch Bildung von Komplexen und unlöslichen Salzen die Aufnahme von Calcium aus der Nahrung.

Ein **Mangel an Mineralstoffen** ist nicht selten und kann recht unterschiedliche Ursachen haben, z. B. einseitige Ernährung, Resorptionsstörungen oder Krankheiten (S. 406). *Calcium-Mangel* kann zu Rachitis, Osteoporose und anderen Störungen führen. Ein *Chlorid-Mangel* wird bei starken $Cl^-$-Verlusten durch Erbrechen beobachtet. Wegen des geringen Vorkommens von Iod in der Nahrung in vielen Gegenden Mitteleuropas ist der *Iodidmangel* verbreitet und führt zu Kropf (S. 442). Ein *Magnesiummangel* kann durch Verdauungsstörungen verursacht sein oder durch einseitige Ernährung z. B. bei Alkoholkrankheit. Ein Mangel an Spurenelementen drückt sich häufig in Störungen des Blutbilds, d. h. in *Anämien*, aus.

In der letzten Spalte sind einige Funktionen der Mineralstoffe genannt. Dabei fällt auf, dass die **Makroelemente** im Organismus fast alle als *Baustoffe* und *Elektrolyte* fungieren. An der Signaltransduktion sind Iod (S. 442) (durch Einbau in Iodthyronine) und Calcium (S. 402) als *Signalstoffe* beteiligt.

Die **Mikroelemente** (Spurenelemente) sind meist *Cofaktoren von Proteinen*, besonders von Enzymen. Mengenmäßig besonders wichtig sind die *Eisenproteine* (S. 404) Hämoglobin, Myoglobin, Cytochrome sowie die Fe/S-Cluster. *Zink* kommt in mehr als 300 verschiedenen Zinkproteinen vor, darunter DNA- und RNA-Polymerasen, Proteasen, Dehydrogenasen und Zinkfinger-Proteinen. *Kupfer* ist Bestandteil von Oxidasen, die Elektronen auf Sauerstoff übertragen. Zu dieser Gruppe gehören Cytochrom-*c*-Oxidase, Superoxid-Dismutase, Monoamin-Oxidasen, Tyrosinase und Lysyl-Oxidase.

## A. Mineralstoffe

| Mineralstoffe | Gehalt * (g) | Hauptquelle | Tagesbedarf (g) | Funktionen/Vorkommmen |
|---|---|---|---|---|
| Wasser | 35 000–40 000 | Getränke,<br>Wasser in fester Nahrung,<br>Oxidationswasser (300g) | 1400<br>900 | Lösungsmittel, Zellbaustein, Dielektrikum, Kühlmittel, Transportmittel, Reaktionspartner |
| **Makroelemente** (Tagesbedarf >100 mg) | | | | |
| Na | 100 | Kochsalz | 1,1–3,3 | Osmoregulation, Membranpotenzial, Mineralstoffwechsel |
| K | 150 | Gemüse, Früchte, Getreide | 1,9–5,6 | Membranpotenzial, Mineralstoffwechsel |
| Ca | 1 300 | Milch, Milchprodukte | 0,8 | Knochenbau, Blutgerinnung, Signalstoff |
| Mg | 20 | grüne Gemüsesorten | 0,35 | Knochenbau, Cofaktor für Enzyme |
| Cl | 100 | Kochsalz | 1,7–5,1 | Mineralstoffwechsel |
| P | 650 | Fleisch, Milch, Getreide, Gemüse | 0,8 | Knochenbau, Energiestoffwechsel, Nucleinsäure-Stoffwechsel |
| S | 200 | S-haltige Aminosäuren (Cys und Met) | 0,2 | Lipid- und KH-Stoffwechsel, Konjugatbildung |
| **Mikroelemente** (Spurenelemente) | | | (mg) | |
| Fe | 3–4 | Fleisch, Leber, Eier, Gemüse, Kartoffeln, Getreide | 10 | Hämoglobin, Myoglobin, Cytochrome, Fe/S-Komplexe |
| Zn | 2–3 | Fleisch, Leber, Getreide | 15 | Zinkfinger-Proteine, Insulin-Speicherung, Zink-Enzyme |
| Mn | 0,02 | in der Nahrung weit verbreitet | 2–5 | Enzyme |
| Cu | 0,1–0,2 | Fleisch, Gemüse, Früchte, Fisch | 2–3 | Oxidasen |
| Co | <0,01 | Fleisch | Spuren | Vitamin $B_{12}$ |
| Cr | <0,01 | | 0,05–0,2 | unklar |
| Mo | 0,02 | Getreide, Nüsse, Hülsenfrüchte | 0,15–0,5 | Redox-Enzyme |
| Se | | Gemüse, Fleisch | 0,05–0,2 | Selen-Enzyme |
| I | 0,03 | Meeresfisch, iodiertes Speisesalz, Trinkwasser | 0,15 | Thyroxin |
| Bedarf nicht gesichert | | | | Metalle / Nichtmetalle |
| F | | Trinkwasser (z.T. fluoriert), Tee, Milch | 0,0015–0,004 | Knochen, Zahnschmelz |

* Gehalt im Körper einer erwachsenen, 65 kg schweren Person

Abb. 7.2 Mineralstoffe und Spurenelemente

## Calciumstoffwechsel

### A. Funktionen des Calciums

Der menschliche Körper enthält 1–1,5 kg $Ca^{2+}$, den größten Teil davon (etwa 99 %) in der mineralischen Substanz der Knochen und Zähne (S. 362). Neben dieser Rolle als anorganischer **Knochenbaustein** wirken $Ca^{2+}$-Ionen als **Second-Messenger** (S. 424) in Signaltransduktionswegen. Sie steuern damit die spezifischen Leistungen der Zellen wie Exocytose (S. 214) von Neurotransmittern (S. 372) oder die Muskelkontraktion (S. 356). $Ca^{2+}$-Ionen sind als **Cofaktor von Enzymen** unentbehrlich für die *Blutgerinnung* (S. 306) ($Ca^{2+}$ = Faktor IV) und auch manche Stoffwechselenzyme werden durch $Ca^{2+}$ aktiviert, z. B. Isocitrat-DH, 2-Oxoglutarat-DH und PDH-Phosphatase. Außerdem wirkt extrazelluläres $Ca^{2+}$ als **Stabilisator des Membranpotenzials.**

Um diese Funktionen des $Ca^{2+}$ sicherzustellen, sind die intra- und extrazellulären $Ca^{2+}$-Konzentrationen (S. 424) streng reguliert (s. **C**).

*Proteine* binden $Ca^{2+}$-Ionen als **$Ca^{2+}$-Komplex** über Sauerstoff-Liganden, vor allem über Carboxylat-Gruppen und Carbonyl-Gruppen von Peptidbindungen.

### B. Knochenumbau

Der Einbau von $Ca^{2+}$ in die Knochen (*Mineralisierung*) und die $Ca^{2+}$-*Mobilisierung* aus den Knochen werden von mindestens 15 Hormonen und hormonähnlichen Signalstoffen gesteuert. Sie beeinflussen vor allem die Reifung und die Aktivität von Knochenzellen. Die **Osteoblasten** deponieren Collagen sowie $Ca^{2+}$ und Phosphat und schaffen so neue Knochensubstanz, während die **Osteoklasten**, die sich aus Makrophagen ableiten, $H^+$-Ionen und Collagenasen sezernieren, die die Knochen lokal auflösen (*Knochenumbau*). Osteoblasten und Osteoklasten aktivieren sich gegenseitig durch Ausschüttung von **Cytokinen** (S. 456) und **Wachstumsfaktoren** (S. 448). Dies trägt dazu bei, den Auf- und Abbau von Knochen in der Balance zu halten.

Die $Ca^{2+}$-kontrollierenden Hormone Calcitriol, Parathyrin und Calcitonin greifen in dieses Wechselspiel der Knochenzellen ein. **Parathyrin** fördert die $Ca^{2+}$-Freisetzung, indem es die Cytokinausschüttung durch Osteoblasten fördert. Die Cytokine wiederum stimulieren die Entwicklung reifer Osteoklasten aus Vorläuferzellen (unten). **Calcitonin** hemmt diesen Vorgang. Gleichzeitig fördert es die Entwicklung von Osteoblasten (oben). Die **Estrogene** hemmen normalerweise die Stimulation der Osteoklasten-Differenzierung durch Osteoblasten. Lässt die Estrogenwirkung nach, überwiegen die Osteoklasten und es kommt zu überschießendem Knochenabbau (*Osteoporose*) (S. 370).

Die Wirkung des Steroidhormons **Calcitriol** (S. 56) im Knochen ist komplex. Einerseits fördert es die Knochenbildung durch Stimulierung der Osteoblasten-Differenzierung (oben). Dies ist vor allem bei Kleinkindern wichtig, bei denen ein Calcitriol-Mangel zu Mineralisierungsstörungen führt (**Rachitis**) (S. 406). Andererseits erhöht Calcitriol den Blut-$Ca^{2+}$-Spiegel durch verstärkte $Ca^{2+}$-Mobilisierung aus dem Knochen. Eine Überdosierung von Vitamin D (Calciol), dem Vorläufer von Calcitriol, kann sich deshalb auf das Skelett ähnlich ungünstig auswirken wie ein Vitaminmangel (*Hypervitaminose*) (S. 408).

### C. Calciumhomöostase

Der $Ca^{2+}$-Haushalt des gesunden Erwachsenen ist ausgeglichen. Pro Tag wird rund 1 g $Ca^{2+}$ aufgenommen, von dem etwa 300 mg resorbiert werden. Die gleiche Menge wird auch wieder über Darm und Nieren ausgeschieden. Die täglich aus dem Knochen freigesetzten bzw. dort deponierten $Ca^{2+}$-Mengen liegen bei etwa 500 mg. Heranwachsende Kinder und schwangere oder stillende Frauen haben einen erhöhten Calciumbedarf.

Besonders reich an $Ca^{2+}$ sind Milch und Milchprodukte, vor allem Käse.

Calcitriol und Parathyrin auf der einen und Calcitonin auf der anderen Seite sorgen für einen nahezu konstanten $Ca^{2+}$-Spiegel im Blutplasma und im Extrazellulärraum (80–110 mg · $L^{-1}$, 2,0–2,6 mM). Knapp die Hälfte davon ist das biochemisch wirksame *ionisierte* (freie) *$Ca^{2+}$*.

Das Peptid **Parathyrin** (PTH, 84 AS) und das Steroid **Calcitriol** (S. 56) fördern direkt oder indirekt Prozesse, die den $Ca^{2+}$-Spiegel im Blut erhöhen. Calcitriol steigert die $Ca^{2+}$-Resorption in Darm und Niere durch Induktion von Transportern. Parathyrin unterstützt diese Vorgänge, indem es die Biosynthese von Calcitriol in der Niere stimuliert. Außerdem fördert es direkt die Rückresorption von $Ca^{2+}$ in der Niere (S. 348) und die $Ca^{2+}$-Freisetzung aus dem Knochen (s. **B**). Der PTH-Antagonist **Calcitonin** (32 AS) wirkt auf diese Prozesse gegensinnig.

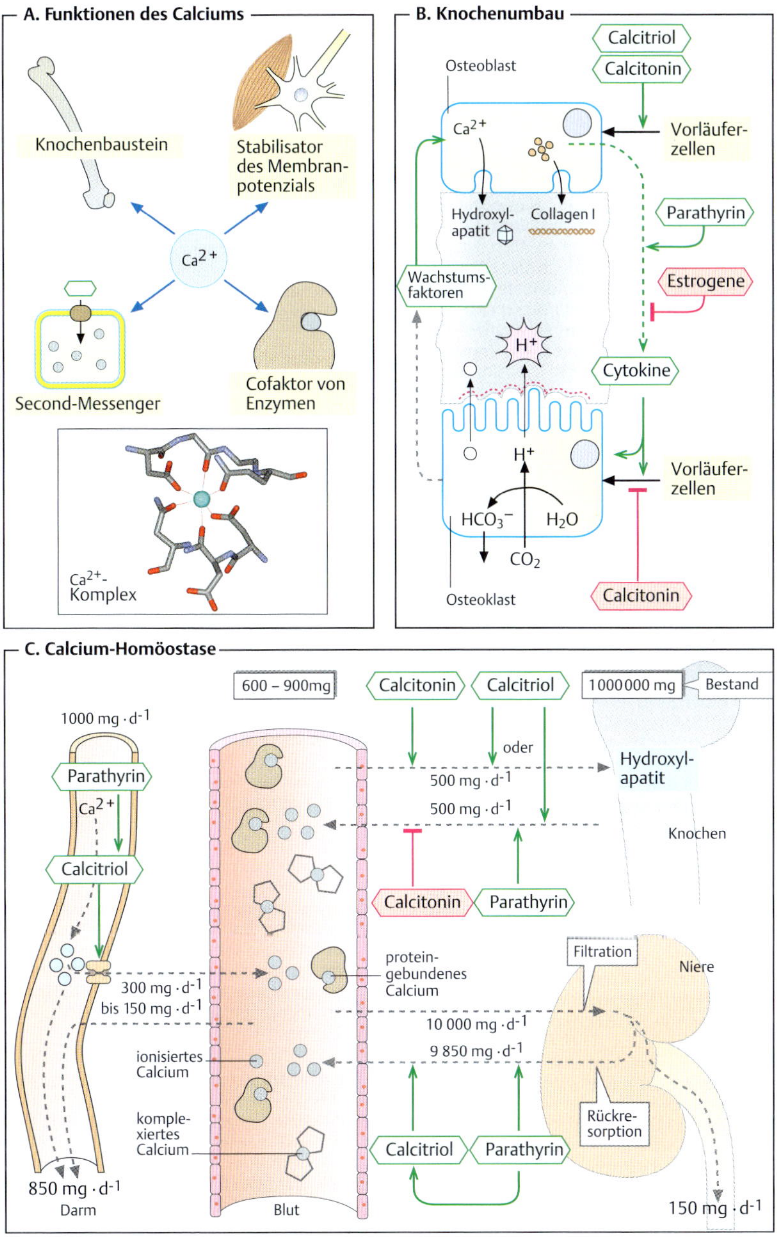


Abb. 7.3 Calciumstoffwechsel (A. Quelle PDB: 1EDM)

## Eisenstoffwechsel

### A. Verteilung des Eisens

Eisen (Fe) ist das quantitativ wichtigste Spurenelement (S. 400). Es kommt im menschlichen Körper in einer Menge von 4–5 g vor – das ist etwa so viel, wie ein ordentlicher Nagel Eisen enthält. Im Körper liegt das Eisen (S. 96) fast vollständig proteingebunden vor. Davon finden sich etwa 73 % in **Hämoproteinen** (S. 198), vor allem im *Hämoglobin* (66 %, oben links), *Myoglobin* (6 %) und in *Häm-Enzymen* (knapp 1 %). Weitere 1 % sind in *Eisen-Schwefel-Clustern* (oben rechts) gebunden, die in der Atmungskette, in der Photosynthese und anderen Redoxketten als Cofaktoren fungieren. Die restlichen 26 % entfallen auf **Eisen-Transport-** und **-Speicherproteine** (z. B. Transferrin und Ferritin, s. **B**).

### B. Eisenstoffwechsel

▸ **Resorption.** Der Eisenhaushalt wird durch die Aufnahme kontrolliert (S. 406). In der Nahrung liegt Eisen proteingebunden oder als freies $Fe^{3+}$-Ion vor. Von der empfohlenen täglichen Eisenzufuhr von 10 mg, bzw. 15 mg bei Frauen vor der Menopause, werden nur etwa 10–15 % aufgenommen. Denn einige Begleitsubstanzen der Nahrung binden das Eisen irreversibel. Resorbiert werden können nur $Fe^{2+}$-Ionen. Dazu reduziert eine *Ferrireduktase* auf der Oberfläche von Darmepithelzellen das $Fe^{3+}$ zu $Fe^{2+}$ (engl. ferric → ferrous). Reduktionsmittel in der Nahrung wie Ascorbat (S. 410) fördern deshalb die Eisenaufnahme. In den Enterocyten wird $Fe^{2+}$ an *Mobilferrin* und *Ferritin* gebunden (S. 406). Über Transporter gelangt das $Fe^{2+}$ ins Blut, wo es von *Ferrooxidase* (Caeruloplasmin) zu $Fe^{3+}$ oxidiert und dann von *Transferrin* gebunden wird.

Häm-gebundenes Eisen kann komplett vom Dünndarm resorbiert werden und so wesentlich besser als Eisen aus pflanzlichen Quellen zur Eisenaufnahme beitragen.

▸ **Transport.** Zum Transport des Eisens im Blut dient das *Transferrin*, ein β-Globulin mit einer Masse von 80 kDa. Das monomere Protein besteht aus zwei gleichartigen Domänen, die je ein $Fe^{3+}$-Ion sehr fest binden können. Normalerweise ist nur etwa ⅓ der Bindungsstellen des Transferrins mit Eisen gesättigt.

In Sekreten wie Speichel, Tränen oder Milch finden sich ähnliche Eisentransport-Proteine, *Siderocaline* und *Lactoferrine* (unten rechts). Diese Proteine halten die Konzentrationen an freiem Eisen in den Körperflüssigkeiten bei Werten unter $10^{-10}$ mol · $L^{-1}$, denn höhere Eisenkonzentrationen sind toxisch (S. 300). Außerdem verhindert dieser niedrige Spiegel die Vermehrung von Bakterien im Körper, die freies Eisen als essenziellen Wachstumsfaktor benötigen.

Transferrin und die Lactoferrine werden, ähnlich wie LDL (S. 294) mithilfe von *Transferrin-Rezeptoren* durch *rezeptorvermittelte Endocytose* (S. 214) in die Zellen aufgenommen.

▸ **Erythropoiese.** Der größte Teil des aufgenommenen Eisens dient im Knochenmark zur Bildung von roten Blutkörperchen. Das $Fe^{2+}$ wird erst im letzten Schritt der Häm-Biosynthese durch eine *Ferrochelatase* (S. 198) in das vorgefertigte Tetrapyrrolgerüst eingebaut.

▸ **Recycling.** Im Blut zirkulieren als Bestandteil der Erythrocyten 2,5 bis 3 g Eisen gebunden an das Hämoglobin (*Hämeisen*). Im Laufe der Zeit altern die Erythrocyten jedoch. Ihre Flexibilität nimmt durch Schädigung der Membranlipide und des Cytoskeletts ab. Gealterte Erythrocyten werden nach etwa 120 Tagen von Makrophagen der Milz und anderer Organe aufgenommen und abgebaut. Dabei wird der organische Teil des Häms zu Bilirubin oxidiert (S. 200), während das Eisen wieder dem Plasmapool zugeführt wird. Die Menge des täglich beim Hämabbau wiedergewonnenen Eisens übersteigt die aus dem Darm resorbierte Menge bei weitem.

▸ **Speicherung.** Überschüssiges Eisen wird in Ferritin eingebaut und in dieser Form in der Leber, Milz und Knochenmark gespeichert. Das **Ferritin**-Molekül besteht aus 24 Untereinheiten und hat die Form einer Hohlkugel (unten links). Es nimmt $Fe^{2+}$-Ionen auf, die dabei zu $Fe^{3+}$ oxidiert und dann im Inneren der Kugel als sog. *Ferrihydrat* abgelagert werden. Jedes Ferritin-Molekül kann auf diese Weise mehrere tausend Eisenionen speichern. Der *Ferritinspiegel im Serum* ist ein aussagefähiges Maß für den gesamten Eisenspeicher des Organismus. Er wird deshalb in der Labordiagnostik bestimmt. Überschüssiges Eisen wird vom Ferritin an ein weiteres Speicherprotein, das **Hämosiderin** abgegeben, aus dem es schlecht mobilisierbar ist.

▸ **Ausscheidung (nicht gezeigt).** Eisen wird vom Körper über die Fäzes (Galle, intestinale Zellen) wieder abgegeben, und auch mit Urin und Schweiß sowie durch das Abschilfern der Haut. Beim Bluten verliert der Körper mit jedem mL Blut etwa 0,6 mg Eisen. Deshalb haben Frauen im reproduktionsfähigen Alter wegen der regelmäßigen Menstruationsblutung einen erhöhten Eisenbedarf.

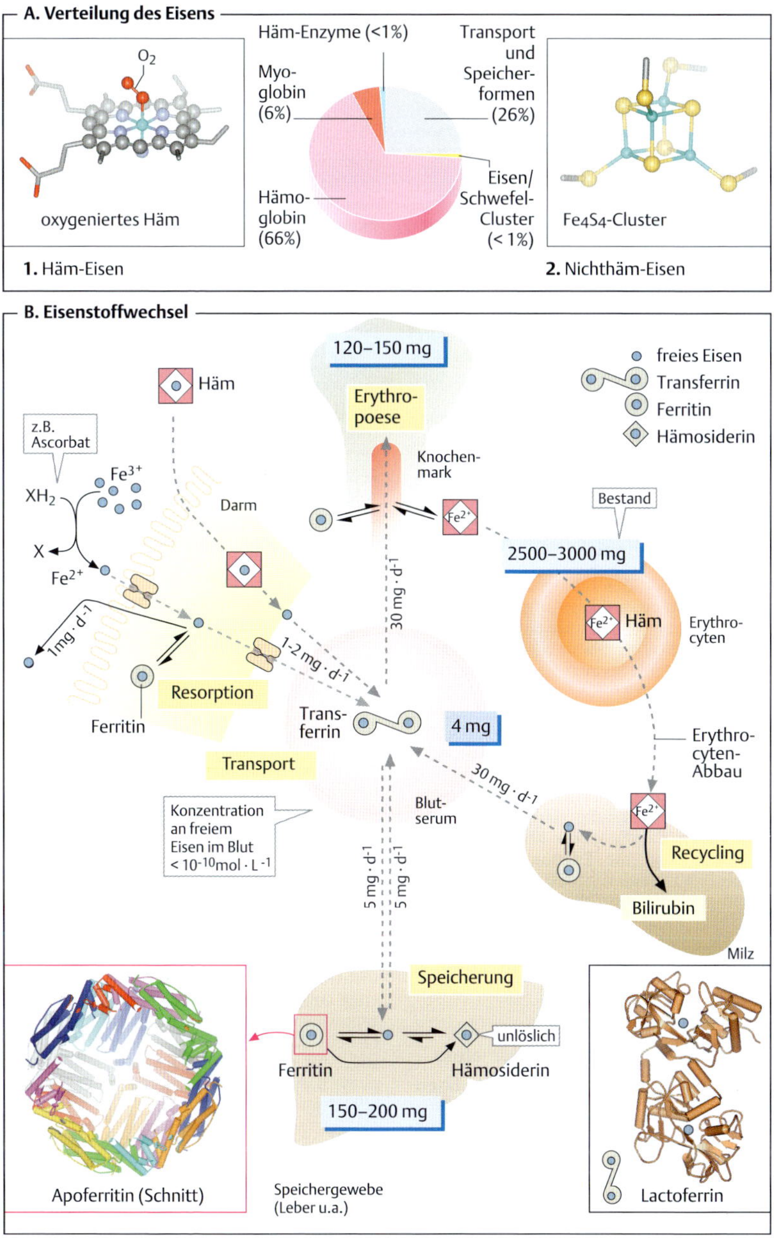


Abb. 7.4 Eisenstoffwechsel (Quelle PDB; A. 2DN1, 1ACO; B. 1IES, 1LFG)

## Pathobiochemie

Erkrankungen durch Fehlernährung sind nicht selten. *Unterernährung* ist nach wie vor ein weltweites Problem und Ursache vieler Folgeerkrankungen. In entwickelten Ländern ist allerdings meist nicht die *Mangelernährung*, sondern die *Überernährung* (S. 346) das größere Problem.

### A. Mangelkrankheiten

Bei den Mineralstoffen ist eine Reihe von Mangelkrankheiten bekannt.

Bei **Calciummangel** kann es zu *Osteoporose* (S. 370), zu *Rachitis* bei Kindern und *Osteomalazie* bei Erwachsenen kommen. Alle drei Krankheiten haben ihre zentrale Ursache aber meist in Störungen des Hormonsystems bzw. Vitaminhaushalts.

Ein **Selenmangel** führt zu verschiedenen Krankheiten, die alle auf das Fehlen der Aminosäure Selenocystein (S. 62) zurückgehen.

In Zentraleuropa ist ein **Iodmangel** häufig, der wegen unzureichender Bildung von Schilddrüsenhormon (S. 442) eine *Struma* auslöst.

**Fluoridmangel** trägt zum Entstehen von Karies (S. 362) bei.

**Kupfermangel.** Eine seltene erbliche Krankheit ist die *Menkes-Erkrankung*, bei der ein Kupfer-Transportprotein (Menkes-Protein) an der basolateralen Membran von Mucosazellen defekt ist. Deshalb können Kupferionen nicht an das Blut abgegeben werden.

**Eisenmangel** geht meist auf Eisenverlust durch *Blutungen*, seltener auf ein *unzureichendes Eisenangebot* und *-aufnahme* zurück. Auch bei Wachstum und in der Schwangerschaft kann ein *erhöhter Eisenbedarf* zu Eisenmangelzuständen führen. Häufig sind davon *Vegetarier* betroffen, da pflanzliche Kost weniger Eisen enthält und die Eisenaufnahme durch manche Pflanzeninhaltsstoffe noch erschwert wird. In gravierenden Fällen von Eisenmangel führt die verminderte Hämoglobinsynthese zu einer *Eisenmangelanämie*. Die Erythrocyten solcher Patienten sind kleiner und ärmer an Hämoglobin. Sie werden in der Milz vorzeitig eliminiert.

### B. Eisenaufnahme und Hämochromatose

Seltener sind Störungen durch **erhöhte Eisenkonzentrationen**. Sie werden entweder durch eine wiederholte Verabreichung von Bluttransfusionen ausgelöst (*Hämosiderose*) oder sie sind genetisch bedingt (*Hämochromatose*). Da der Körper kaum Möglichkeiten hat, die Eisenausscheidung zu erhöhen, wird bei diesen Patienten im Verlauf vieler Jahre immer mehr Speichereisen in den Organen abgelagert, bis es schließlich zu schweren Störungen der Organfunktionen kommt, z. B. einer Leberzirrhose. Die einfachste Therapieform zur Verminderung der Eisenkonzentration ist der *Aderlass*, denn die Hauptmenge des Eisens befindet sich als Hämoglobin in den Erythrocyten des Bluts (S. 404).

Die Eisenaufnahme im Darm ist komplex. Das durch enzymatische Reduktion gebildete $Fe^{2+}$ der Nahrung (S. 404) wird von einem *Transporter für zweiwertige Metalle* (DMT1) in die Darmepithelzellen transportiert und bindet dort an das Transportprotein *Mobilferrin*. Bei ausreichender Versorgung mit Eisen überträgt dieses das Eisen auf das Speicherprotein *Ferritin* (S. 404). Da die Enterocyten nur eine Lebensdauer von wenigen Tagen haben, wird solcherart in den Mucosazellen gebundenes Eisen auch schnell wieder über die Fäzes verloren. Bei Eisenbedarf jedoch wird das Eisen in den Enterocyten durch den Transporter *Ferroportin* im Zusammenwirken mit dem Protein *Hephaestin* an das Blut abgegeben und dort von *Transferrin* (S. 404) gebunden. Die Transportaktivität des Ferroportins bestimmt so die Geschwindigkeit der Eisenaufnahme.

Die Zahl der Ferroportin-Moleküle in der Membran der Darmzellen wird durch *Hepcidin* reguliert, ein Protein, das die Leber bildet und ins Blut abgibt, wenn genügend Eisen vorhanden ist. Hepcidin lagert sich an Ferroportin an und löst eine Internalisierung und lysosomalen *Abbau* aus. Hepcidin reduziert dadurch die Eisenaufnahme in den Körper. *Hypoxie* dagegen hemmt die Hepcidin-Ausschüttung. Dadurch wird vermehrt Eisen aufgenommen und es können zusätzliche Erythrocyten gebildet werden.

Die *Hämochromatose* wird meist durch eine Mutation im Gen für das Protein *HFE* verursacht, das an der Bindung und Internalisierung von Transferrin durch den *Transferrin-Rezeptor* beteiligt ist. Der Defekt im HFE-Protein täuscht der Leber einen Eisenmangel vor und sorgt für einen niedrigen Hepcidinspiegel, so dass ständig mehr Eisen als benötigt aufgenommen wird.

## A. Mangelkrankheiten

| Krankheit | Molekulare Ursache | Klinisches Bild |
|---|---|---|
| Rachitis (beim Heranwachsenden) Osteomalazie (beim Erwachsenen) | *Calciummangel*, der durch Fehlen von Vitamin D (Calciol) oder von UV-Licht zur körpereigenen Calciolsynthese verursacht wird; auch Resistenz gegen Calcitriol | Knochenerweichung, Zahndefekte, Muskelhypotonie und Krampfanfälle wegen Calciummangels |
| Selenmangelkrankheiten | Bei *Selenmangel* der Nahrung keine Synthese von Selenoproteinen wegen Mangel an Selenocystein | Juvenile Cardiomyopathie, Gelenkknorpel-Degeneration, Neurodegeneration, Myopathien |
| Struma (Kropf) | Wegen *Iodmangel* endokrin ausgelöste Hypertrophie der Schilddrüse | Vergrößerung der Schilddrüse |
| Menkes-Erkrankung | *Kupfermangel*, der von einem defekten Kupfertransportprotein im Darm ausgelöst wird. Reduzierte Aktivität von Kupferenzymen | Depigmentierung der Haut, brüchige, gedrehte Haare (Pili torti) |
| Karies | Durch *Fluoridmangel* ausgelöste chem. Labilität des Zahnschmelzes | Zahnfäulnis, Demineralisierung der Zahnsubstanz |
| Eisenmangelanämie | *Eisenmangel* wegen zu geringer Zufuhr mit der Nahrung, wegen Blutungen, erhöhten Eisenbedarfs. Absinken der Hämoglobinkonzentration | reduzierte Leistungsfähigkeit, Ermüdung |

## B. Eisenaufnahme und Hämatochromatose

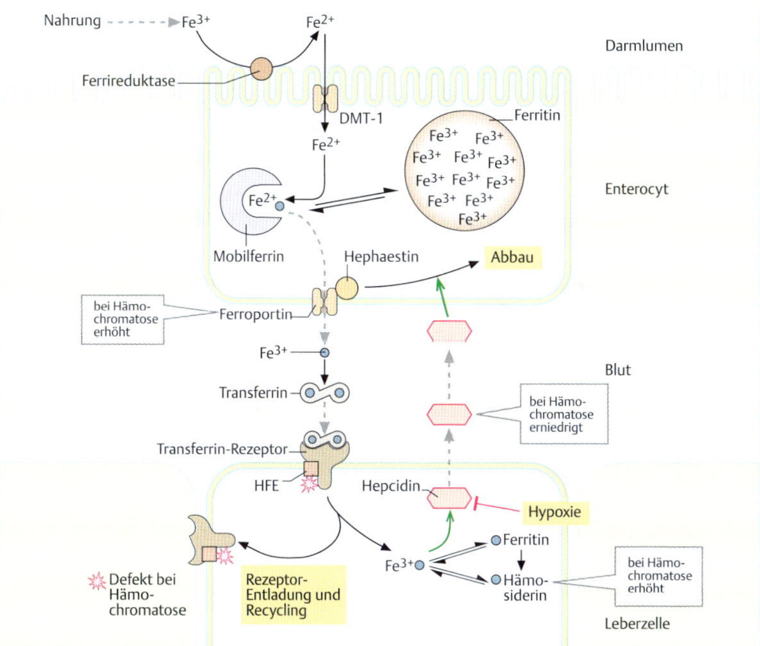


Abb. 7.5 Nahrungsstoffe: Pathobiochemie

## Vitamine I

**Vitamine** sind lebensnotwendige organische Verbindungen, die der tierische Organismus nicht selbst aufbauen kann, obwohl er sie in kleinen Mengen für seinen Stoffwechsel benötigt. Sie sind meist *Vorstufen von Coenzymen*, in einigen Fällen auch *von Hormonen*, oder sie wirken als *Antioxidanzien*. Der Bedarf an Vitaminen wird vom Alter, Geschlecht und physiologischen Bedingungen wie Schwangerschaft, Stillen, körperlicher Belastung und Ernährung beeinflusst.

**Vitamere** sind Verbindungen mit Vitaminähnlicher Struktur und gleicher biologischer Wirkung.

### A. Vitaminzufuhr

Bei gesunder Ernährungsweise ist der Vitaminbedarf des Menschen gedeckt. Vitaminquellen sind die Nahrung und die Darmflora, die allerdings in einem Bereich produziert wird, in dem nur noch schlecht resorbiert wird. Eine Unterernährung, Fehlernährung (z. B. bei einseitiger Kost älterer Menschen, bei Alkoholkranken, bei Fertigkost) oder auch Resorptionsstörungen können zu einer Unterversorgung mit Vitaminen führen, aus der eine **Hypovitaminose**, in Extremfällen sogar eine **Avitaminose** resultiert. Auch eine medikamentöse Behandlung, bei der die Darmflora abstirbt, z. B. durch Antibiotika, kann wegen des Ausbleibens der bakteriellen Vitaminsynthese zu Mangel an Vitaminen (K, $B_{12}$, H) führen.

Da nur wenige Vitamine gespeichert werden können (A, D, E, $B_{12}$), stellen sich bei Fehlen der Vitamine in der Nahrung schon bald **Mangelkrankheiten** ein, die häufig die Haut, die Blutzellen und das Nervensystem betreffen. Vitaminmangel kann durch Verbesserung der Ernährung und durch Gabe von Vitaminen in Medikamentform ursächlich behandelt werden. Eine Überdosierung von Vitaminen führt nur bei den Vitaminen A, $B_6$ und D zu **Hypervitaminosen** mit Vergiftungserscheinungen. Im Normalfall wird ein Überschuss an Vitamin schnell wieder mit dem Urin ausgeschieden.

### B. Fettlösliche Vitamine

Die Vitamine werden in *fettlösliche* und *wasserlösliche* eingeteilt. Fettlöslich sind die Vitamine A, D, E und K, die alle zu den *Isoprenoiden* (S. 54) gehören.

**Vitamin A** (**Retinol**) ist die Muttersubstanz der *Retinoide*, zu denen auch *Retinal* und *Retinsäure* zählen. Die Retinoide können aus dem Provitamin *β-Carotin* durch enzymatische Spaltung gebildet werden. Retinoide kommen in tierischer Nahrung vor, β-Carotin dagegen in Früchten und Gemüsen (besonders in Karotten). **Retinal** ist als Farbstoff des Chromoproteins *Rhodopsin* am Sehvorgang (S. 382) beteiligt. Die **Retinsäure** beeinflusst, ähnlich wie die Steroidhormone, die Transkription von Genen im Zellkern (S. 435). Sie wirkt als Differenzierungsfaktor bei Wachstums- und Entwicklungsvorgängen. Ein Mangel an Vitamin A äußert sich in *Nachtblindheit*, *Augenschäden* und *Wachstumsstörungen*.

**Vitamin D** (**Calciol, Cholecalciferol**) ist die Vorstufe des Hormons **Calcitriol** (*1α,25-Dihydroxycholecalciferol*). Calcitriol steuert zusammen mit zwei weiteren Hormonen (Parathyrin, Calcitonin) den Calciumstoffwechsel (S. 402). Calciol kann in der Haut durch eine photochemische Reaktion aus 7-Dehydrocholesterol, einem Zwischenprodukt der Cholesterolbiosynthese (S. 166), gebildet werden. Nur wenn die UV-Bestrahlung der Haut nicht ausreicht und das Vitamin in der Nahrung fehlt, kommt es zu Mangelerscheinungen, die sich als *Rachitis* bei Kindern und als *Osteomalazie* bei Erwachsenen manifestieren. In beiden Fällen ist die Mineralisierung der Knochen (S. 362) gestört.

**Vitamin E** (**Tocopherol**) und verwandte Verbindungen kommen ausschließlich in Pflanzen vor, z. B. in Weizenkeimlingen. Sie enthalten einen *Chroman-Ring*. Vitamin E hält sich vorwiegend in der Lipidphase biologischer Membranen auf und schützt dort als *Antioxidans* ungesättigte Lipide vor ROS (S. 300) und anderen Radikalen.

**Vitamin K** (**Phyllochinon**) und ähnliche Substanzen mit abgewandelter Seitenkette sind in der Leber und Osteoblasten an der γ-Carboxylierung (S. 308) von Glutamat-Resten von Proteinen beteiligt (S. 72). Betroffen sind u. a. die *Gerinnungsfaktoren II, VII, IX, X, Protein C* und *S* sowie das *Osteocalcin*. Die als Cofaktor der γ-Carboxylase wirksame Form wird aus dem Vitamin durch enzymatische Reduktion erzeugt. Antagonisten des Vitamins K (z. B. *Cumarin*-Derivate) hemmen diese Reduktion und damit die Carboxylierung. Dies wird zur Unterdrückung der Blutgerinnung im Rahmen einer *Thromboseprophylaxe* therapeutisch genutzt. Ein Mangel an Vitamin K tritt selten auf.

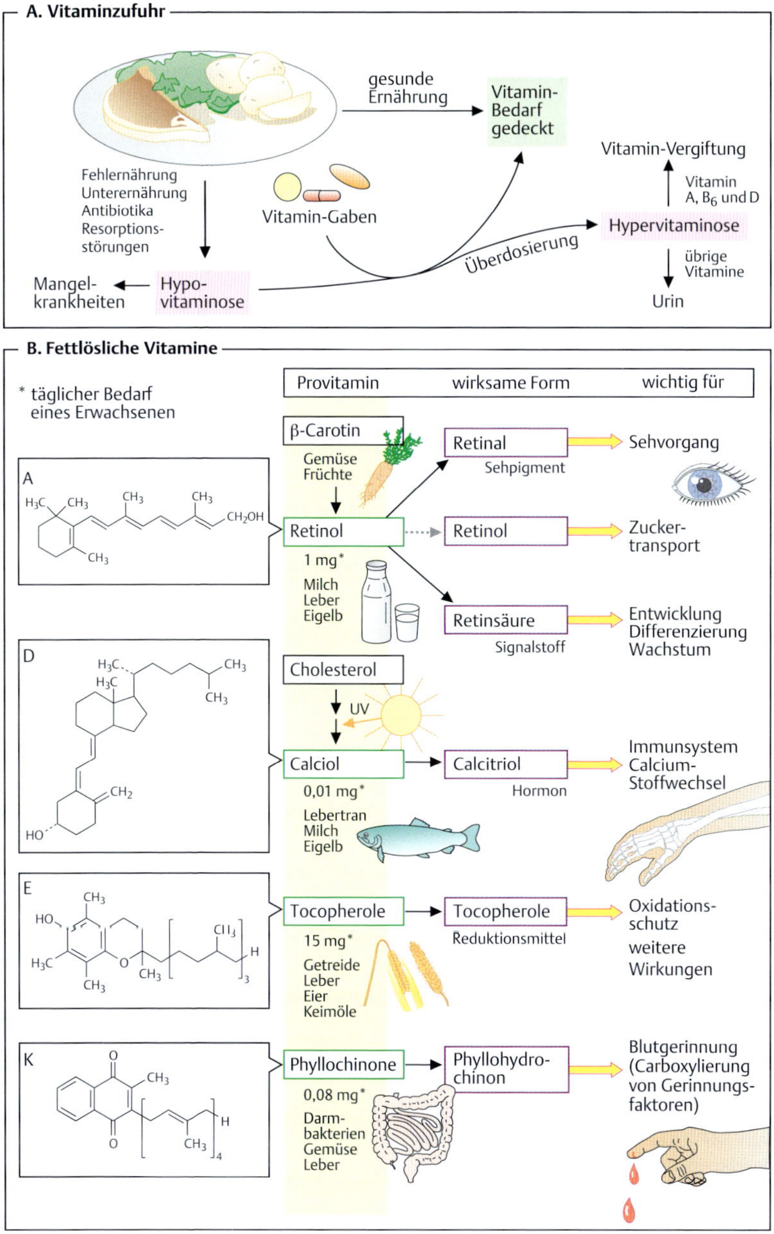


Abb. 7.6 Vitamine I

## Vitamine II

### A. Wasserlösliche Vitamine

Zu den neun wasserlöslichen Vitaminen zählen die Vitamine der B-Gruppe sowie die Vitamine C und H.

**Vitamin $B_1$ (Thiamin)** enthält zwei Ringe, einen *Pyrimidin-* und einen *Thiazol-Ring*, die durch eine Methylen-Gruppe verbunden sind. Seine aktive Form ist das **Thiamindiphosphat** (Thiaminpyrophosphat, TPP) (S. 98), das als Coenzym bei der Übertragung von Hydroxyalkyl-Resten (aktiven Aldehyd-Gruppen) mitwirkt: oxidative Decarboxylierung von 2-Oxosäuren (S. 122) und Transketolase-Reaktion (S. 142). Ein Mangel an Thiamin führt zu *Beriberi*, einer Erkrankung, die durch neurologische Störungen, Herzinsuffizienz und Muskelatrophie gekennzeichnet ist.

**Vitamin $B_2$**, ist ein Komplex aus mehreren Vitaminen:

**Riboflavin** dient als Baustein der Redox-Coenzyme *Flavin**mono**nucleotid* (FMN) und *Flavin**a**denin**di**nucleotid* (FAD). **FMN** und **FAD** (S. 96) sind als *prosthetische Gruppen* Cofaktoren verschiedener Oxidoreduktasen. Eine spezifische Vitaminmangelkrankheit ist nicht bekannt.

**Folat** (S. 100), das Anion der Folsäure, ist zusammengesetzt aus einem *Pteridin-Derivat*, *4-Aminobenzoat* und einem oder mehreren *Glutamat*-Resten. Nach Reduktion zu Tetrahydrofolat (THF) dient es als *Coenzym des $C_1$-Stoffwechsels*. Ein Folatmangel, der nicht selten ist, führt besonders zu Störungen der Nucleotidbiosynthese und damit der Zellproliferation (→ *megaloblastäre Anämie*).

**Nicotinat** (Niacin) und **Nicotinamid** werden für die Biosynthese der Coenzyme (S. 96) ***N**icotinamid**a**denin**d**inucleotid* (**NAD⁺**) und ***N**icotinamid**a**denin**d**inucleotid**p**hosphat* (**NADP⁺**) benötigt (S. 224). Wichtigste Funktion der Coenzyme ist die Übertragung von Reduktionsäquivalenten. Auch die Nutzung zur ADP-Ribosylierung (S. 394) spielt eine Rolle (S. 420). Der tierische Organismus ist in der Lage, *Tryptophan* in Nicotinat umzuwandeln, allerdings mit schlechter Ausbeute (etwa 1,5 %). Ein Vitaminmangel manifestiert sich in Hautschäden (*Pellagra*), Verdauungsstörungen und Depressionen.

**Pantothenat** (S. 98), ein Säureamid aus *β-Alanin* und 2,4-Dihydroxy-3,3'-dimethylbutyrat (*Pantoinat*), ist die Vorstufe von *Coenzym A* (S. 98) und *Acyl-Carrier-Protein* (ACP) (S. 160). Mangelkrankheiten sind selten. Säugetiere sind nicht in der Lage, β-Alanin und Pantoinat miteinander zu verknüpfen.

**Vitamin $B_6$** besteht aus substituierten Pyridinen, dem **Pyridoxal**, **Pyridoxol** oder **Pyridoxamin**. Das gezeigte Pyridoxal trägt an C-4 eine Aldehyd-Gruppe (-CHO); Pyridoxol ist der entsprechende Alkohol ($-CH_2OH$) und Pyridoxamin das Amin ($-CH_2NH_2$). Die aktive Form des Vitamin $B_6$, das **Pyridoxalphosphat** (S. 98), ist das wichtigste Coenzym des Aminosäurestoffwechsels (S. 176). Auch *Glycogen-Phosphorylase* (S. 146) enthält Pyridoxalphosphat als Cofaktor. Ein Vitaminmangel ist selten.

**Vitamin $B_{12}$ (Cobalamin)** enthält ein Tetrapyrrolsystem (*Corrin*) mit Cobalt als zentralem Atom (S. 100). Es wird ausschließlich von Mikroorganismen synthetisiert. Cobalamin kann im Dünndarm nur resorbiert werden, wenn die Magenschleimhaut den sog. *intrinsischen Faktor* sezerniert, ein Glycoprotein, welches Cobalamin (= *extrinsischen Faktor*) bindet und vor dem Abbau schützt. Die Leber kann Vitamin $B_{12}$ in Mengen speichern, die für mehrere Monate ausreichen. Ein Mangel beruht meist auf dem Fehlen des intrinsischen Faktors und der dadurch ausbleibenden Resorption. Die Folge ist eine Störung der Blutbildung (→ *Perniziöse Anämie*). Derivate des Cobalamins sind an Umlagerungsreaktionen beteiligt.

**Vitamin C** ist die **L-Ascorbinsäure** (S. 96) (chemisch: 2-Oxogulonolacton). Menschen, höhere Affen und Meerschweinchen benötigen Vitamin C, weil ihnen das Enzym *L-Gulonolacton-Oxidase* fehlt, das den letzten Schritt der Umwandlung von Glucose zu Ascorbat katalysiert.

Das temperaturlabile Vitamin C kommt besonders in Früchten und Gemüsen vor. Vielen Erfrischungsgetränken und Nahrungsmitteln wird Ascorbinsäure als Oxidationsschutz und zur Geschmacksverbesserung zugesetzt. Im Körper dient Ascorbinsäure als Reduktionsmittel (S. 96) u. a. bei der *Collagen-Synthese*, dem *Tyrosinabbau*, der *Catecholamin-* und der *Gallensäure-Synthese*. Ein Vitaminmangel manifestiert sich als *Skorbut* mit Bindegewebsschäden, Blutungen und Zahnausfall.

**Vitamin H (Biotin)** (S. 98) ist über seine Seitenkette im Organismus kovalent mit Lysin-Resten von Enzymen verknüpft, die Carboxylierungsreaktionen katalysieren. Zu den biotinabhängigen Carboxylasen gehören die *Pyruvat-Carboxylase* und die *Acetyl-CoA-Carboxylase* (S. 160).

Biotin wird mit hoher Affinität ($K_d = 10^{-15}$ M) und Spezifität von *Avidin* gebunden, einem Protein, das in Hühnereiweiß vorkommt.

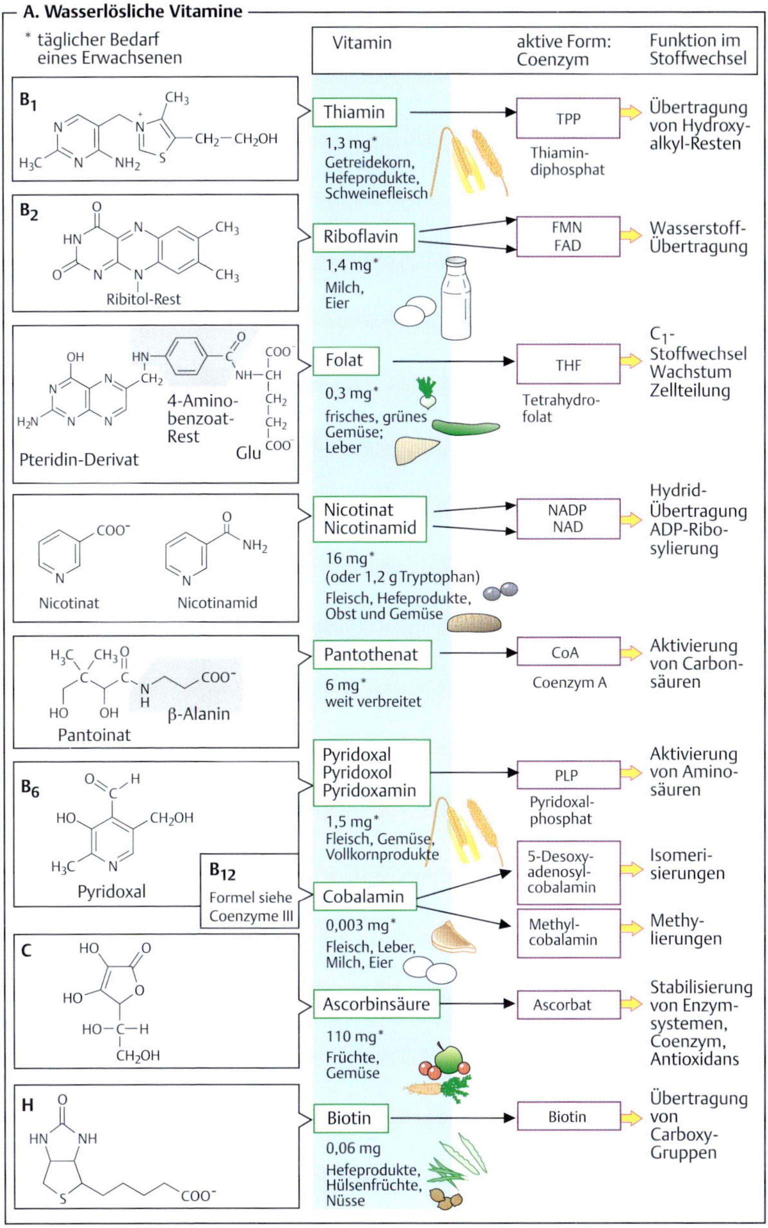


Abb. 7.7 Vitamine II

# Kapitel 8

## Signalsysteme



8

## Übersicht

Damit ein multizellulärer Organismus leben kann, müssen seine Zellen in der Lage sein, miteinander zu kommunizieren. Dies findet hauptsächlich mithilfe von extrazellulären **Signalmolekülen** statt, die über große Entfernung oder nur kurze Strecken wirken können, indem sie an **Rezeptoren** binden. Die meisten Zellen sind in der Lage, Signale sowohl auszusenden als auch zu empfangen.

Die Mechanismen der Signaltransduktion der Organismen folgen gemeinsamen Prinzipien und die beteiligten Moleküle bilden Familien mit hohem Verwandtschaftsgrad. Offensichtlich wurden die Prinzipien früh von der Evolution festgelegt.

### A. Signaltransduktion

Es gibt hunderte verschiedener **Signale** für das Zellgeschehen und sie können sehr unterschiedlicher Natur sein. Als **chemische Signale** sind es *Hormone*, *Neurotransmitter*, *Mediatoren*, *Geruchsstoffe*, *Geschmacksstoffe*, *Metabolite* oder *Membrankomponenten anderer Zellen*. Auch **physikalische Signale** können wahrgenommen werden, z. B. *Licht*, *elektrische Impulse*, *mechanische* und *thermische Reize*. Die Wahrnehmung von Licht ermöglicht z. B. das Sehen der Tiere (S. 382). Am Hören und der Druckregulation ist die Mechanorezeption beteiligt. Ionenkanäle, die auf Aktionspotenziale (S. 374) reagieren, sind Rezeptoren für elektrische Impulse.

Die große Mehrheit der Signalstoffe sind *hydrophile Moleküle*. Sie binden an **Rezeptorproteine** oder **Ionenkanäle** auf der Plasmamembran ihrer Zielzellen. Dadurch wird ein Signalweg aktiviert, an dem verschiedene **intrazelluläre Signalproteine** teilhaben. Schließlich steuern diese die Aktivität von **Effektorproteinen** und ändern dadurch das Verhalten der Zellen. Solche Effektorproteine können *Transkriptionsfaktoren*, *Stoffwechselenzyme*, *Komponenten des Cytoskeletts* oder *Ionenkanäle* sein. Während die Steuerung der Zellen durch Änderung der Genexpression Stunden dauert, laufen die Anpassung des Stoffwechsels, die Steuerung von Bewegungsvorgängen und der ionalen Konzentration sehr viel schneller ab (Sekunden bis Minuten).

Kleine *lipophile Signalmoleküle* (links) können in die Zielzellen eindringen und dort an intrazelluläre Rezeptoren binden. Diese sind meist **ligandengesteuerte Transkriptionsfaktoren** (S. 434).

Die Bestandteile der Signaltransduktionskette sind vielfältig miteinander verknüpft. Dies ermöglicht u. a. eine *Verstärkung*, ein *Aufspalten des Signals*, *Bildung von Netzwerken*, *Verrechnung* mehrerer Signale, *positive* und *negative Rückkopplung*, ein *Anpassen an die Signalstärke* und ein *Abschalten des Signals*.

### B. Vielfalt der Zellantwort

Zellen können nur auf ein Signal reagieren, wenn sie den passenden **Rezeptor** besitzen. Sie sind dann „**Zielzellen**". Je nach Zelltyp kann die Antwort auf das Signal ganz unterschiedlich ausfallen. Auf das Hormon Adrenalin (S. 450) antwortet z. B. eine Leberzelle mit einer Steigerung der Glykogenolyse, eine Fettzelle dagegen mit einer Steigerung der Lipolyse und eine Herzmuskelzelle mit einer Erhöhung der Kontraktionsfrequenz.

Hinzu kommt, dass die Zellen gleichzeitig einer großen Zahl unterschiedlicher Signale ausgesetzt sind, die sich gegenseitig beeinflussen können. So kommt es zu einer sehr differenzierten, zelltypischen Antwort auf die Signalumgebung, die von *Überleben*, über *Wachsen und Teilen*, *Differenzieren* bis zu *Zelltod* durch Apoptose reichen kann.

### C. Möglichkeiten der Kommunikation

Die häufigste Form der Kommunikation über Signale nutzt **Membranrezeptoren**, denn die meisten Signalmoleküle sind polar und können die Zellmembran nicht durchdringen (**1**). Kleine, lipophile Signale wie Steroide, Retinsäure und die Gase NO, CO und $H_2S$ wirken dagegen über **intrazelluläre Rezeptoren**, da sie die Zellmembran leicht durchdringen können (**2**). Bei der Kommunikation des Immunsystems (S. 322) und bei Entwicklungsprozessen können die Signalmoleküle auch fest an eine Zellmembran gebunden sein. Dann ist ein **direkter Kontakt** zwischen signalisierender Zelle und Zielzelle nötig (**3**). Schließlich können Zellen auch mithilfe von **Zell-Zell-Kanälen**, sog. **Gap junctions**, kleine Signalmoleküle wie cAMP und anorganische Ionen austauschen (**4**). Die Gap junctions sind wassergefüllte Kanäle, sie bestehen jeweils aus 2-mal sechs *Connexin*-Proteinen.

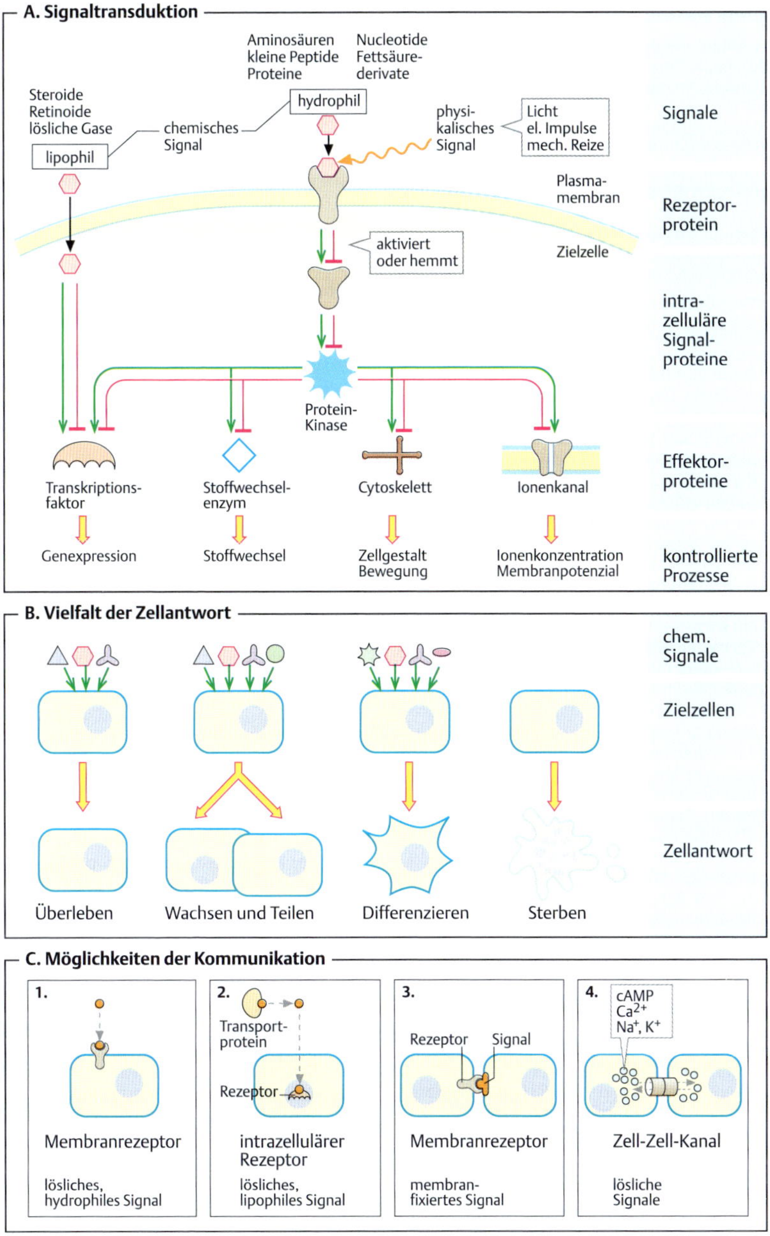


**Abb. 8.1** Signaltransduktion

## Membranrezeptoren

Zur Aufnahme und Weiterleitung von Signalen sind die Zellen mit **Rezeptorproteinen** ausgestattet. Die meisten sind in die Plasmamembran integriert, wo sie Signale aus der Umgebung aufnehmen und an das Zellinnere weitergeben. Andere Rezeptorproteine sind in intrazellulären Membranen lokalisiert. Dagegen finden sich Rezeptoren für lipophile Hormone (S. 434) auch im Cytoplasma und dem Zellkern. Insgesamt finden sich im menschlichen Genom mehr als 1500 Gene für Rezeptoren.

### A. Membranrezeptoren

Die meisten extrazellulären Signale binden an Rezeptoren auf der Zelloberfläche. Diese Rezeptoren übertragen das Signal in das Innere der Zielzelle. Dafür gibt es verschiedene Rezeptortypen.

1. **Ionenkanal-gekoppelter Rezeptor** (S. 418) (*ligandengesteuerter Ionenkanal, ionotroper Rezeptor*). Er dient der schnellen Signaltransduktion elektrisch erregbarer Zellen an der Synapse von Nerven- und Muskelzellen. Seine Liganden sind im Allgemeinen die *Neurotransmitter* (S. 376).
2. **G-Protein-gekoppelter Rezeptor** (*GPCR*; *7-Helix-Membranrezeptor*). Er steuert indirekt ein Membranenzym oder einen Ionenkanal. Vermittelt wird die Wirkung durch trimere GTP-bindende Proteine (S. 420) (*G-Proteine*).
3. **Enzymgekoppelter Rezeptor** (*1-Helix-Membranrezeptor*). Er ist entweder selbst ein *ligandengesteuertes Enzym* oder er kann sich mit einem Enzym zusammenlagern und dieses aktivieren. Der Rezeptor bindet seinen Liganden an der Außenseite der Membran und aktiviert dadurch ein katalytisches Zentrum auf der Innenseite. Meist wird eine *Protein-Kinase* (S. 426) aktiviert, die den Rezeptor selbst, aber auch andere Proteine phosphorylieren und dadurch steuern kann. Phosphorylierte Proteinabschnitte sind dann häufig Bindungsstellen für spezielle *Adapterproteine*, die eine Signalkaskade (S. 428) auslösen.

▸ **Mechanismus der Rezeptorwirkung.** Die membranständigen Rezeptoren lassen sich in Abschnitte mit unterschiedlichen Aufgaben unterteilen. Die **Empfängerdomäne** auf der Zellaußenseite enthält Bindungsstellen, die zum *Liganden* komplementär sind und ihn mit *hoher Spezifität* und meist hoher *Affinität* ($K_d \leq 10^{-8}$ mol · $L^{-1}$) binden.

Weil die **Wirkungsdomäne** auf der Innenseite in der Regel durch eine Membran getrennt ist, ist ein Mechanismus zur *Signalübertragung* zwischen den Domänen erforderlich. Man nimmt an, dass *Konformationsänderungen* bei der Signalübertragung die entscheidende Rolle spielen. Manche Rezeptoren *dimerisieren* nach Bindung des Liganden und bringen so die Wirkungsdomänen in gegenseitigen Kontakt (S. 456).

### B. G-Protein-gekoppelter Rezeptor (GPCR)

Eine große Gruppe als **GPCR** bezeichnete Rezeptoren wirkt über **G-Proteine** (S. 420). Sie durchspannen die Membran mit α-Helices 7-fach (*7-Helix-Rezeptoren*). Nach Aktivierung durch Liganden binden und aktivieren sie auf der Zellinnenseite G-Proteine, die daraufhin ein gebundenes GDP gegen GTP austauschen. Dadurch werden die G-Proteine in den aktiven Zustand versetzt. Teile von ihnen binden dann an Enzyme oder Ionenkanäle, die nachgeschaltete Signalmoleküle (**Second-Messenger**) erzeugen (S. 422). Dabei können die G-Proteine (S. 420), je nach Typ, *aktivierend* oder *hemmend* wirken.

Die Abb. zeigt den Komplex des Lichtrezeptors **Rhodopsin** (rot) mit dem zugehörigen G-Protein **Transducin** (grün/blau/violett). Beide Proteine spielen beim Sehprozess (S. 382) eine Rolle. Die GTP-bindende α-Untereinheit (grün) und die γ-Untereinheit (violett) des Transducins sind über Lipide in der Membran verankert (S. 210).

### C. Enzymgekoppelter Rezeptor

Der Rezeptor für das Hormon Insulin (S. 444) gehört zur Familie der **enzymgekoppelten Rezeptoren** (*1-Helix-Rezeptoren*). Diese Proteine durchspannen die Membran mit nur einer α-Helix. Die Untereinheiten des dimeren Rezeptors (rot und blau) bestehen aus je zwei durch Disulfidbrücken verbundene Polypeptide (α und β). Die α-Ketten binden gemeinsam das Insulin, während die β-Ketten die Transmembranhelix und am C-Terminus Wirkungsdomänen mit **Tyrosin-Kinase**-Aktivität enthalten. Diese *Rezeptor-Tyrosin-Kinasen* (RTK) phosphorylieren im aktivierten Zustand sich selbst und bestimmte Vermittler-Proteine (*Rezeptorsubstrate*), die Kaskaden von weiteren Phosphorylierungen in Gang setzen (S. 444).

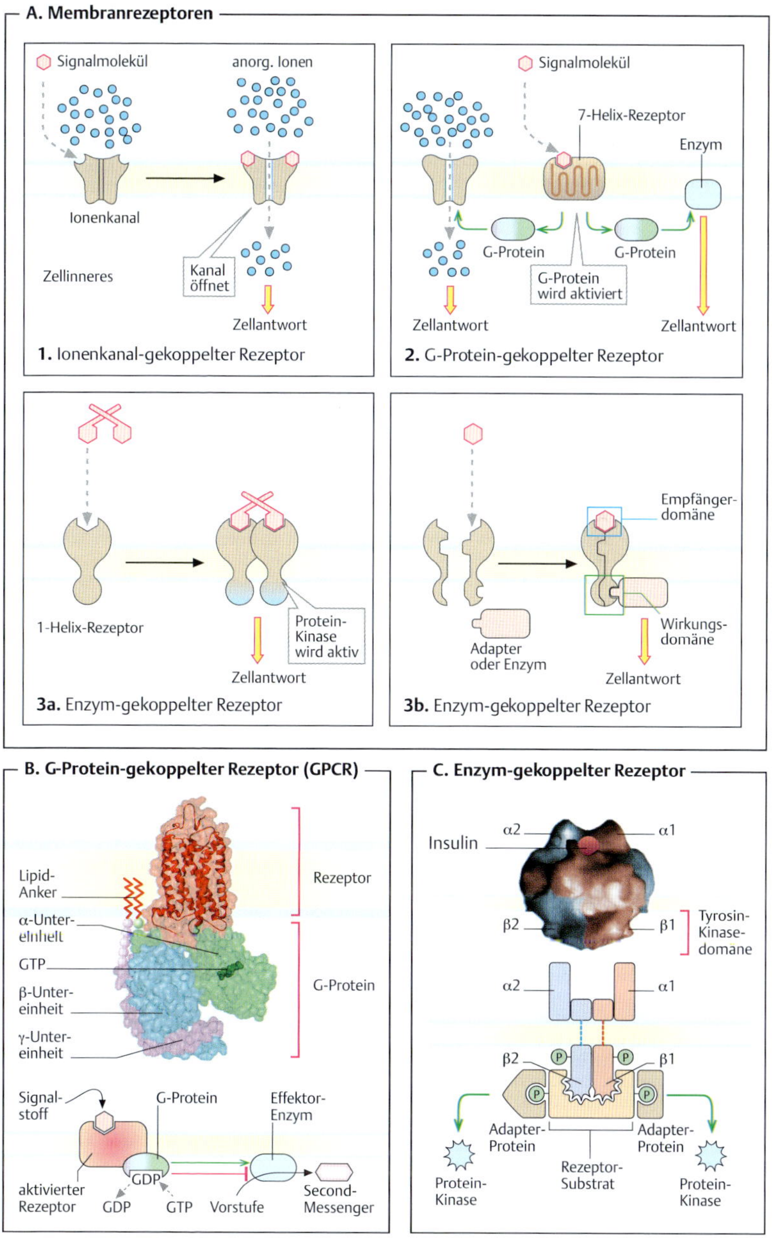


**Abb. 8.2** Membranrezeptoren (Quelle PDB: B. 3DQB, 1TBG. C. nach Yip CC, Ottensmeyer P. Three-dimensional structural interactions of insulin and its receptor. JBC, 2003; 278(30):27329–32)

## Ionenkanäle

### A. Allgemeines

Der Durchtritt von anorganischen Ionen durch Membranen wird ermöglicht durch **Ionenkanäle**, die den passiven Transport realisieren, und durch **Ionenpumpen**, die Ionen meist unter ATP-Verbrauch gegen einen Konzentrationsgradienten befördern (S. 210).

**Ionenkanäle** sind *Membranproteine*, die anorganischen Ionen den schnellen Durchtritt durch die Zellmembranen erlauben (= *erleichterte Diffusion*) (S. 210). Sie werden meist eingeteilt nach dem Ion, für das sie bevorzugt durchlässig sind. Die wichtigsten Ionen, für die es Ionenkanäle gibt, sind die Kationen **$Na^+$**, **$K^+$** und **$Ca^{2+}$** sowie das Anion **$Cl^-$**. Ionenkanäle für $H^+$ haben eine geringere Bedeutung und $Mg^{2+}$ nutzt meist Ionenkanäle für andere Ionen. Weitere *Einteilungskriterien* für Ionenkanäle sind die Art des *Stimulus*, der für die Öffnung des Ionenkanals verantwortlich ist, die *Funktion* und die *pharmakologischen Eigenschaften*.

In ihrem Zentrum haben Ionenkanäle eine wassergefüllte **Pore**, die den Durchtritt von Ionen erlaubt. Im Ruhezustand sind Ionenkanäle geschlossen (unten). Nur selten öffnen sie sich für einige Millisekunden. Im Mittel sind etwa 0,1 % der Ionenkanäle geöffnet.

Die **Öffnung** der Pore ist meist – aber nicht immer – kontrolliert. Ausgelöst wird sie je nach Ionenkanaltyp entweder durch eine Spannungsänderung an der Membran („**spannungsgesteuerte**" **Ionenkanäle**), durch Liganden („**ligandengesteuerte**" **I.**), durch mechanische Dehnung oder durch eine Temperaturänderung. Die Vielfalt der ligandengesteuerten Ionenkanäle ist besonders groß. Liganden sind häufig **Neurotransmitter** (S. 376) oder **Second-Messenger** (S. 422).

Die Ionen diffundieren *passiv* durch die Ionenkanäle. Bei geöffnetem Ionenkanal wird der Ionenfluss angetrieben von der *Konzentrationsdifferenz* des Ions und der *elektrischen Membranspannung*. Die Balance dieses **elektrochemischen Gradienten** bestimmt die Richtung und beeinflusst die Geschwindigkeit des Ionenflusses. Der Ionenfluss kann bis zu $10^7$ Ionen pro Sekunde betragen, was einem elektrischen Strom von 0,5 bis 10 pico-Ampere entspricht. Trotz dieser hohen Durchlässigkeit sind die Ionenkanäle meist sehr *selektiv*. So lässt z. B. ein $K^+$-Kanal pro 10 000 $K^+$-Ionen nur 1 $Na^+$-Ion durch. Erreicht wird diese Selektivität dadurch, dass die Innenseite der Pore sehr eng ist und mit dem Ion interagiert (s. **D**).

### B. Zusammensetzung

Die Ionenkanäle sind typische *Membranproteine* (S. 212), die in der Cytoplasmamembran und in den Membranen einiger Organellen lokalisiert sind. Sie haben eine symmetrische, ringförmige Struktur und bestehen aus vier, fünf oder sechs strukturell ähnlichen Domänen, die entweder wiederholte Einheiten eines einzigen Proteins sind oder getrennte Proteine darstellen. Jede Domäne enthält zwei bis sechs Transmembran-Helices.

### C. Nicotinischer ACh-Rezeptor

Viele Rezeptoren für Neurotransmitter fungieren als ligandengesteuerte Kanäle für $Na^+$, $K^+$ und/oder $Ca^{2+}$-Ionen. Am besten untersucht sind die nicotinischen Rezeptoren für **Acetylcholin** (ACh) (S. 378). Sie bestehen aus fünf separaten, aber strukturell eng verwandten Untereinheiten. Jede bildet vier Transmembran-Helices, von denen die jeweils zweite an der zentralen Pore beteiligt ist. In der motorischen Endplatte (S. 356) finden wir die Anordnung αβγαδ. ACh bindet im Inneren der Struktur an die beiden α-Untereinheiten und öffnet dadurch die Pore für kurze Zeit (1–2 ms). In ihr sind negativ geladene Reste in drei Gruppen ringförmig angeordnet. Sie sind für die Ionenspezifität des Kanals verantwortlich. Man nimmt an, dass die Bindung des Neurotransmitters die Stellung der Untereinheiten so verändert, dass sich die Pore aufweitet.

### D. $K^+$-Kanal

Die Abbildung zeigt die tetramere Struktur eines $K^+$-Kanals eines Bakteriums. Die Seitenansicht lässt verschiedene α-Helices der Untereinheiten erkennen. Eine äußere Helix schafft den Kontakt zu den Lipiden der Membran, eine innere Helix bildet den Innenraum des Kanals und eine weitere ist an der Ausbildung der Pore beteiligt. Die Selektivität des Ionenkanals wird durch einen *Selektivitätsfilter* garantiert. Hier interagieren die $K^+$-Ionen ohne Hydrathülle mit mehreren Carbonyl-Gruppen der Peptidkette. Die negativen Ladungen an Ein- und Ausgang des Kanals ziehen $K^+$-Ionen an.

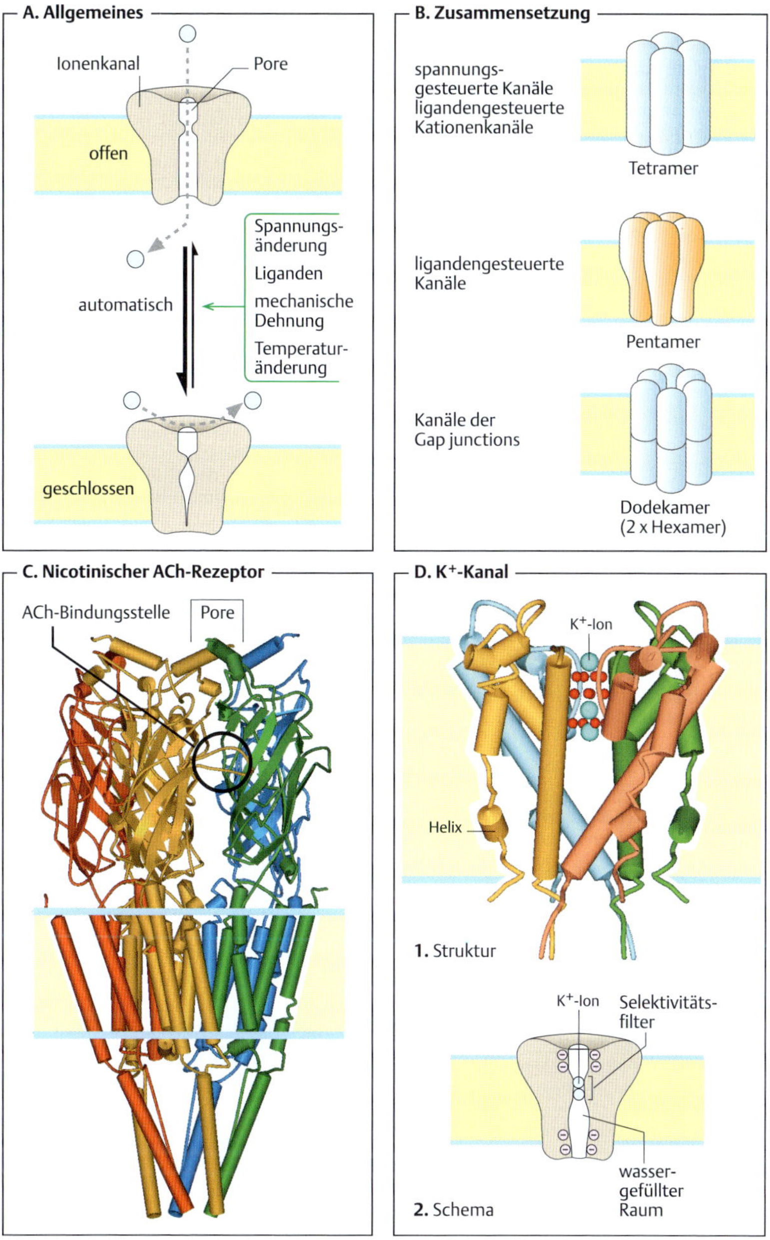


**Abb. 8.3** Ionenkanäle (Quelle PDB; C. 2BG9; D. 1BL8)

## GTP-bindende Proteine

GTP-bindende Proteine (*G-Proteine*) fungieren als molekulare Schalter. Sie lassen sich in zwei Gruppen einteilen. Die **großen heterotrimeren G-Proteine** übermitteln Signale von *G-Protein-gekoppelten Rezeptoren* (GPCR) (S. 416). **Kleine monomere G-Proteine** sind an der Signaltransduktion von anderen Rezeptoren beteiligt. Zu ihnen zählen *Ras*, *Ras-ähnliche* GTPasen und die Mitglieder der *Rho*-Familie. Beide Formen von G-Proteinen finden sich als Steuerelemente vieler zellulärer Funktionen wie Stoffwechsel, Transport, Translation oder Zellteilung.

### A. Aktivierung und Inaktivierung von GTP-bindenden Proteinen

Wenn sie GTP gebunden haben, sind die G-Proteine angeschaltet und geben Signale weiter. Da sie eine *intrinsische GTPase*-Aktivität besitzen, hydrolysieren sie das gebundene GTP langsam zu GDP und schalten sich dadurch ab. Im Komplex mit GDP befinden sich die Proteine dann im Ruhezustand.

Die Abschaltung durch die GTPase-Aktivität kann durch **GTPase-aktivierende Proteine** (**GAP**; auch **RGS** für *Regulator der G-Protein-Signalübertragung*) beschleunigt werden. Um wieder angeschaltet zu werden, müssen die GTP-bindenden Proteine ihr GDP gegen GTP aus dem Cytoplasma austauschen. Dies geschieht mithilfe von **Guaninnucleotid-austauschenden Faktoren** (**GEF**).

### B. Signaltransduktion durch G-Proteine

Große **G-Proteine** übertragen Signale von **G-Protein-gekoppelten Rezeptoren** (**GPCR**, *7-Helix-Rezeptoren*) auf Membranenzyme oder Ionenkanäle (S. 416). Die G-Proteine sind Heterotrimere aus drei verschiedenen Untereinheiten (α, β und γ). Die α-Untereinheit kann GDP oder GTP binden (daher der Name „G-Protein") und besitzt *GTPase-Aktivität*.

1. Im Ruhezustand tragen die G-Proteine ein GDP. Wenn ein **GPCR** durch Bindung eines **Signalmoleküls** angeregt wurde, verändert der Rezeptor seine Konformation derart, dass sich auf der Membraninnenseite das zugehörige G-Protein anlagert. Dies veranlasst die α-Untereinheit des G-Proteins, das gebundene **GDP** gegen ein **GTP** auszutauschen. Es wird aktiv. Das G-Protein trennt sich dann vom Rezeptor und zerfällt in die α- und die βγ-Einheit. Beide Einheiten tragen Lipidanker (S. 210), können zwar wegdiffundieren, aber verlassen den Bereich der Plasmamembran nicht. Solange der Rezeptor seinen Liganden trägt, können weitere G-Proteine aktiviert werden.
2. Die beiden Komponenten des G-Proteins binden an andere Membranproteine und ändern deren Aktivität: *Ionenkanäle* werden geöffnet oder geschlossen, *Enzyme* werden aktiviert oder inaktiviert. Z.B veranlasst die aktive α-Untereinheit des $G_s$-Proteins im Falle des $\beta_2$-Catecholamin-Rezeptors durch Bindung an die **Adenylat-Zyklase** die enzymatische Bildung des **Second-Messengers cAMP**. Dieses aktiviert die *Protein-Kinase A* (S. 426), die ihrerseits weitere Proteine aktiviert oder hemmt.
3. Die interne GTPase-Aktivität der α-Untereinheit hydrolysiert innerhalb von Sekunden bis Minuten das gebundene GTP zu GDP und beendet damit seine Wirkung. Dabei können Hilfsproteine beteiligt sein (*Regulatoren der G-Protein-Signalübertragung*, RGS = GAP, s. **A**).
4. Die βγ-Einheit des G-Proteins kann verschiedene Funktionen haben. In der Retina stimuliert sie z. B. eine Protein-Kinase (βARK, nicht gezeigt) dazu, den Rezeptor zu phosphorylieren. Dies reduziert seine Affinität für das Hormon und führt zur Bindung des blockierenden Proteins **Arrestin**.
5. G-Proteine können Ziele bakterieller Toxine sein. **Choleratoxin** ist ein Enzym, das vom Darmbakterium *Vibrio cholerae* gebildet wird und in die Zellen des Darmepithels eindringt. Dort überträgt es ADP-Ribose von NAD auf die α-Untereinheit eines $G_s$-Proteins, so dass dessen GTPase-Aktivität blockiert wird. Der anhaltend hohe Spiegel an cAMP sorgt dann für einen starken Verlust von Wasser und $Cl^-$-Ionen (→ Diarrhoe).

**Pertussistoxin** des Bakteriums *Bordetella pertussis*, das Keuchhusten auslöst, katalysiert die *ADP-Ribosylierung* der α-Untereinheit eines $G_i$-Proteins (nicht gezeigt). Dies verhindert die Interaktion mit dem GPCR. Dann unterbleibt die hemmende Wirkung von $G_i$.

### C. Wirkung von trimeren G-Proteinen

Nach ihrer Wirkung unterscheidet man mehrere Arten von G-Proteinen. Weit verbreitet sind *stimulierende G-Proteine* (**$G_s$**). Sie aktivieren Adenylat-Zyklasen oder beeinflussen Ionenkanäle. *Inhibitorische G-Proteine* (**$G_i$**) *hemmen* die Adenylat-Zyklase. Die G-Proteine der *Familie* **$G_q$** aktivieren die Phospholipase C-β (S. 422).

**A. Aktivierung und Inaktivierung von GTP-bindenden Proteinen**

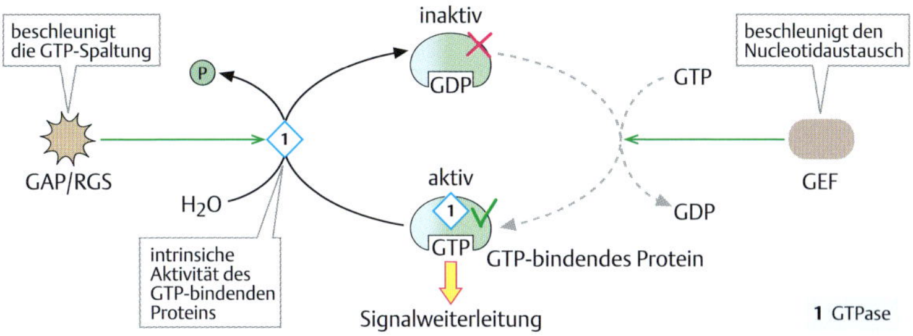


**B. Signaltransduktion durch G-Proteine**

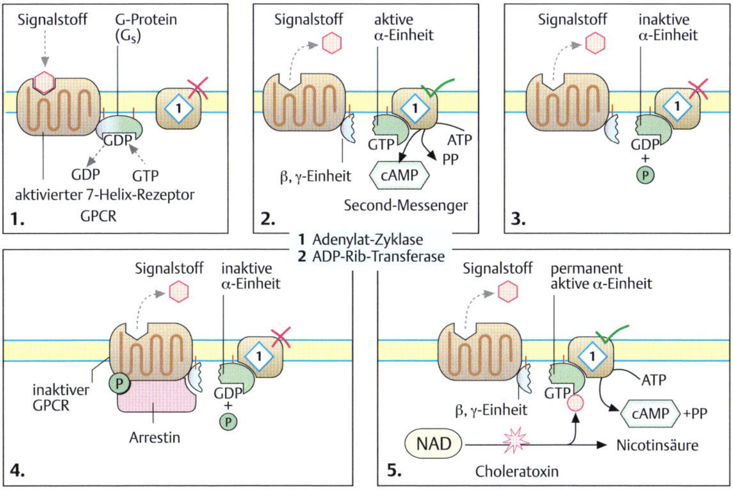


**C. Wirkung von trimeren G-Proteinen**

| G-Klasse | direkte Effekte | intrazelluläre Wirkung |
|---|---|---|
| $G_s$ | aktiviert Adenylat-Zyklasen und $Ca^{2+}$-Kanäle | cAMP↑, $Ca^{2+}$↑ |
| $G_{olf}$ | aktiviert Adenylat-Zyklasen im Riechsystem | cAMP↑ |
| $G_i$ | hemmt einige Adenylat-Zyklasen und Calciumkanäle, aktiviert cGMP-spez. Phosphodiesterase, aktiviert einwärts gerichtete $K^+$-Kanäle | cAMP↓, $Ca^{2+}$↓, cGMP↓, $K^+$↑ |
| $G_o$ | aktiviert $K^+$-Kanäle, inaktiviert $Ca^{2+}$-Kanäle, aktiviert Phospholipase C | $K^+$↑, $Ca^{2+}$↓, $InsP_3$ und DAG↑ |
| $G_t$ | aktiviert cGMP-spez. Phosphodiesterase | cGMP↓ |
| $G_q$ | aktiviert Phospholipase C | $InsP_3$ und DAG↑ |
| $G_{12/13}$ | aktiviert Phospholipase $A_2$ u. a. Effektoren | komplexe Wirkung |

**Abb. 8.4** GTP-bindende Proteine

## Second-Messenger I

Second-Messenger („zweite Botenstoffe") sind *intrazelluläre* chemische Signale, deren Konzentration von Hormonen, Neurotransmittern und anderen *extrazellulären* Signalen kontrolliert wird (S. 414). Sie entstehen aus leicht verfügbaren Substraten und haben nur eine kurze Halbwertszeit. Die wichtigsten Second-Messenger sind cAMP, cGMP, Inositol-trisphosphat ($InsP_3$), Diacylglycerol (DAG), $Ca^{2+}$ und Stickstoffmonoxid (NO), die wir auf dieser und der Folgeseite behandeln.

### A. Zyklisches AMP (cAMP)

Am längsten bekannt ist der Second-Messenger cAMP. Er wurde erstmals als intrazellulärer Signalstoff des Glycogenstoffwechsels (S. 146) erkannt.

▶ **Stoffwechsel.** Das Nucleotid **cAMP** (3',5'-cyclo-Adenosinmonophosphat) wird auf der Innenseite der Plasmamembran durch membrangebundene *Adenylat-Zyklasen* [**1**] gebildet. Diese sind eine Familie von Enzymen, die ATP unter Abspaltung von Diphosphat ($PP_i$) zu cAMP zyklisieren. Der Abbau von cAMP zu AMP geschieht durch Hydrolyse und wird von *cAMP-spezifischen Phosphodiesterasen* [**2**] katalysiert. Diese Enzyme sorgen dafür, dass cAMP schnell inaktiviert wird und seine Konzentration niedrig ist. Methylxanthine wie z. B. *Coffein* können diese Enzyme hemmen. Dagegen aktiviert *Insulin* (S. 446) die Phosphodiesterasen und senkt so den cAMP-Spiegel.

Die aktuelle Konzentration von cAMP hängt in erster Linie von der Aktivität der Adenylat-Zyklasen ab. Sie wird durch *G-Proteine* kontrolliert, die ihrerseits über *G-Protein-gekoppelte Rezeptoren* von extrazellulären Signalen gesteuert werden. $G_s$ wirkt dabei stimulierend und $G_i$ hemmend (S. 420). Auch der *Komplex aus $Ca^{2+}$ und Calmodulin* (S. 424) aktiviert bestimmte Adenylat-Zyklasen.

▶ **Wirkung.** *cAMP* stimuliert *Protein-Kinasen vom Typ A* (PK-A, [**3**]) allosterisch. Diese Kinasen vermitteln die meisten der cAMP-Wirkungen und steuern damit insbesondere den Stoffwechsel. cAMP aktiviert auch einige *Kationenkanäle* und steuert über Guaninnucleotid-austauschende Faktoren (GEF) (S. 420) die Funktion von *kleinen G-Proteinen*.

### B. Beispiele für cAMP-vermittelte Hormonwirkungen

Die Tabelle zählt Hormone auf, deren Wirkung von cAMP vermittelt wird. Analog zu cAMP fungiert auch **cGMP** als Second-Messenger. Es hat quantitativ nicht die gleiche Bedeutung wie cAMP. cGMP ist am *Sehprozess* (S. 382) und an der Signaltransduktion von *NO* und *ANP* (S. 424) beteiligt.

### C. Inositol-1,4,5-trisphosphat ($InsP_3$) und Diacylglycerol (DAG)

Diese Second-Messenger entstehen nicht aus einem Nucleotid, sondern aus einem Membranlipid. Dazu aktivieren G-Proteine von Typ $G_q$ die membrangebundene *Phospholipase C-β* (PLC-β, [**4**]). Dieses Enzym erzeugt durch Hydrolyse aus dem zweifach phosphorylierten Membran-Phospholipid *Phosphatidylinositol-bisphosphat* ($PtdInsP_2$) zwei *Second-Messenger*, nämlich das hydrophile Inositol-1,4,5-trisphosphat (**$InsP_3$**) und das hydrophobe Diacylglycerol (**DAG**).

**$InsP_3$** wandert durch das Cytosol zum Endoplasmatischen Retikulum (ER) und öffnet dort *$InsP_3$-gesteuerte $Ca^{2+}$-Kanäle*, die $Ca^{2+}$ aus dem ER-Speicher ins Cytoplasma strömen lassen (S. 402). Dies lässt den cytoplasmatischen Calciumspiegel abrupt ansteigen. $Ca^{2+}$ wirkt dann über Calmodulin selbst als Second-Messenger (S. 424) oder als Aktivator von Enzymen wie der *Protein-Kinase C*.

Die Wirkung von $InsP_3$ kann durch folgende Prozesse wieder beendet werden: 1. $InsP_3$ wird durch eine spezifische Phosphatase zu $InsP_2$ dephosphoryliert. 2. Alternativ wird $InsP_3$ durch eine Kinase zu $InsP_4$ phosphoryliert. 3. Der $Ca^{2+}$-Spiegel wird durch Pumpen wieder gesenkt (S. 424).

Das lipophile **DAG** verbleibt im Gegensatz zum $InsP_3$ in der Membran und kann dort *Protein-Kinasen vom Typ C* (PK-C) (S. 426) aktivieren, die in Gegenwart von $Ca^{2+}$ bestimmte Proteine phosphorylieren und dadurch das Signal weitergeben. Durch Hydrolyse kann DAG auch **Arachidonsäure** liefern, die selbst Signalstoff ist und aus der die **Eicosanoide** (S. 454) entstehen.

### D. Beispiele für $InsP_3$- und DAG-vermittelte Wirkungen

Die Tabelle in D. nennt Signalstoffe, die durch Aktivierung der PLC $InsP_3$ und DAG erzeugen.

## A. Zyklisches AMP

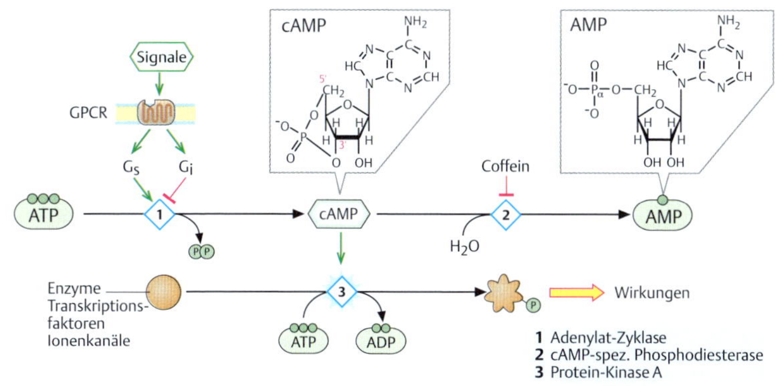


## B. Beispiele für cAMP-vermittelte Hormonwirkungen

| Hormon | Zielgewebe | Antwort |
|---|---|---|
| Schilddrüsen-stimulierendes Hormon, TSH | Schilddrüse | Thyroxin-Synthese und -Sekretion |
| | Fettgewebe | Hydrolyse von Triglyceriden |
| Adrenocorticotropes Hormon, ACTH | Nebennierenrinde | Cortisol-Synthese und -Sekretion |
| Luteinisierendes Hormon, LH | Ovar | Progesteron-Synthese u. -Sekretion |
| Adrenalin | Muskel | Glycogenolyse |
| | Herz | Herzfrequenz↑, Kontraktionskraft↑ |
| | Fettgewebe | Hydrolyse von Triglyceriden |
| Parathyrin | Knochen | Knochenresorption |
| Glucagon | Leber | Glycogenolyse |
| | Fettgewebe | Hydrolyse von Triglyceriden |
| Vasopressin | Niere | Wasser-Resorption |

## C. Inositol-1,4,5-trisphosphat und Diacylglycerol

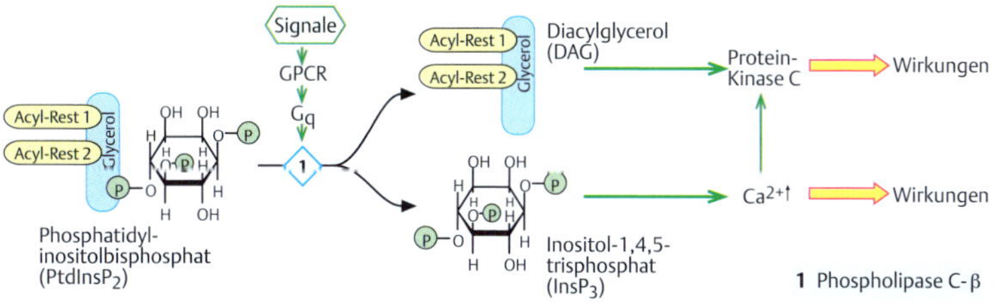


## D. Beispiele für $InsP_3$- und DAG-vermittelte Wirkungen

| Signal | Zielgewebe | Antwort |
|---|---|---|
| Acetylcholin | Pankreas | Förderung der Amylasesekretion |
| | glatte Muskulatur | Muskelkontraktion |
| Thrombin | Thrombocyten | Blutplättchenaggregation |
| Vasopressin | Leber | Glycogenolyse |

**Abb. 8.5** Second-Messenger I

## Second-Messenger II

### A. Calcium-Ionen

▸ **Calciumspiegel.** Auch $Ca^{2+}$ (S. 402) ist ein Signalmolekül. Seine Konzentration im Cytoplasma ist normalerweise sehr gering (10 – 100 nM), weil sie durch ATP-getriebene *$Ca^{2+}$-Pumpen* und *$Na^+/Ca^{2+}$-Austauscher* niedrig gehalten wird. Außerdem binden viele Proteine im Cytoplasma und in den Organellen Calcium-Ionen und fungieren als $Ca^{2+}$-Puffer.

Bestimmte Signale (z. B. ein Aktionspotenzial, mechanischer Zug oder Second-Messenger wie $InsP_3$ oder cAMP) können einen plötzlichen Anstieg des cytoplasmatischen $Ca^{2+}$-Spiegels auf 500–1000 nM auslösen, indem sie *$Ca^{2+}$-Kanäle* in der Plasma-Membran (**1**) oder in der Membran von ***Endoplasmatischem oder sarkoplasmatischem Retikulum*** (ER/SR) (**2**) öffnen. Auch *Ryanodin*, ein pflanzliches Alkaloid, wirkt im Experiment so auf einen Kanaltyp im ER. Die physiologischen Liganden für den Ryanodin-Rezeptor sind L-Typ-Calcium-Kanäle der Plasmamembran oder $Ca^{2+}$-Ionen, die das Calciumsignal verstärken.

Durch das Öffnen der $Ca^{2+}$-Kanäle steigt der $Ca^{2+}$-Spiegel im Cytoplasma jeweils nur sehr kurz an („*$Ca^{2+}$-Spikes*"), es kommt zu *$Ca^{2+}$-Oszillationen*. Bei Erhöhung des externen Signals steigt nicht die Höhe sondern die *Frequenz* der Spikes. Hohe $Ca^{2+}$-Konzentrationen im Cytoplasma wirken auf die Dauer cytotoxisch.

▸ **Wirkungen.** Die biochemischen Wirkungen des $Ca^{2+}$ im Cytosol werden von speziellen $Ca^{2+}$-bindenden Proteinen („*Calcium-Sensoren*") vermittelt, zu denen *Calmodulin*, die *Annexine* und das *Troponin C* im Muskel (S. 356) gehören. Das wichtigste von ihnen ist **Calmodulin**, ein relativ kleines Protein (17 kDa), das in allen tierischen Zellen vorkommt. Die Bindung von 4 $Ca^{2+}$-Ionen (hellblau) macht es zu einem vielseitigen *Steuerungselement*. Durch eine drastische Konformationsänderung (vgl. 2a und 2b) tritt $Ca^{2+}$-Calmodulin mit anderen Proteinen in Wechselwirkung und moduliert deren Eigenschaften. Über diesen Mechanismus steuern $Ca^{2+}$-Ionen die Aktivität von Enzymen, Ionenpumpen und Cytoskelett-Komponenten. In einigen Fällen ist Calmodulin fester Bestandteil des regulierten Proteins.

### B. Stickstoffmonoxid (NO) als Mediator

Das Gas *Stickstoffmonoxid* (**NO**) ist ein kurzlebiges Radikal mit der Wirkung eines lokal wirksamen *Mediators* und *Second-Messengers*. Nervenzellen nutzen NO häufiger als *Gasotransmitter*. Makrophagen und Neutrophile bilden NO bei Entzündungsprozessen in großen Mengen, um eingedrungene Bakterien zu töten.

▸ **Biosynthese (links).** NO entsteht in einer Reaktion aus Arginin [**1**]. Katalysator ist das Enzym *NO-Synthase* (NOS), von dem es verschiedene Formen gibt, *eNOS* in Endothelzellen, *nNOS* in Nerven- und Muskelzellen und *iNOS* in Makrophagen. eNOS und nNOS werden konstitutiv exprimiert und von $Ca^{2+}$-Calmodulin kontrolliert (S. 356), das sich bei einem Anstieg des $Ca^{2+}$-Spiegels bildet. iNOS ist dagegen durch externe Signale induzierbar.

▸ **Abbau.** NO ist membrangängig und es verbreitet sich schnell. Seine Halbwertszeit ist mit 5–10 s sehr kurz. Inaktiviert wird es durch die Reaktion mit Sauerstoff und Wasser.

▸ **Wirkung (rechts).** Im Endothel durch eNOS gebildetes NO diffundiert in die darunterliegenden Gefäßmuskelzellen und verursacht dort durch Aktivierung der *Guanylat-Zyklase* [**2**] die Bildung des Second-Messengers **cGMP** (S. 422). cGMP löst schließlich über die Aktivierung der *Protein-Kinase* G (*PK-G*) die Entspannung der glatten Muskulatur aus. Dadurch werden z. B. die Blutgefäße erweitert.

Auch die blutdrucksenkende Wirkung des Hormons *Atrio-natriuretisches Peptid* (S. 350) (**ANP**) wird durch cGMP-induzierte Gefäßerweiterung vermittelt. In diesem Fall wird cGMP direkt durch die *Guanylat-Zyklase-Aktivität* [**3**] des *ANP-Rezeptors* gebildet.

▸ **Medizinische Aspekte.** Das als Medikament gegen *Angina pectoris* verwendete *Glycerintrinitrat* („Nitroglyzerin") setzt in der Blutbahn NO frei und führt dadurch zu einer Vasodilatation.

Die *Erektion* bei sexueller Erregung wird durch lokale Freisetzung von NO ausgelöst. NO erhöht im Penis die cGMP-Konzentration und bewirkt dadurch das Erschlaffen eines Muskels, was das Einströmen von Blut in den Penis fördert. Bei Zurückgehen der Erregung wird das cGMP durch eine *cGMP-spezifische Phosphodiesterase* schnell wieder abgebaut. *Viagra* und verwandte Pharmaka verlangsamen diesen cGMP-Abbau durch Phosphodiesterase 5 und erhalten die Erektion.

## A. Calcium-Ionen

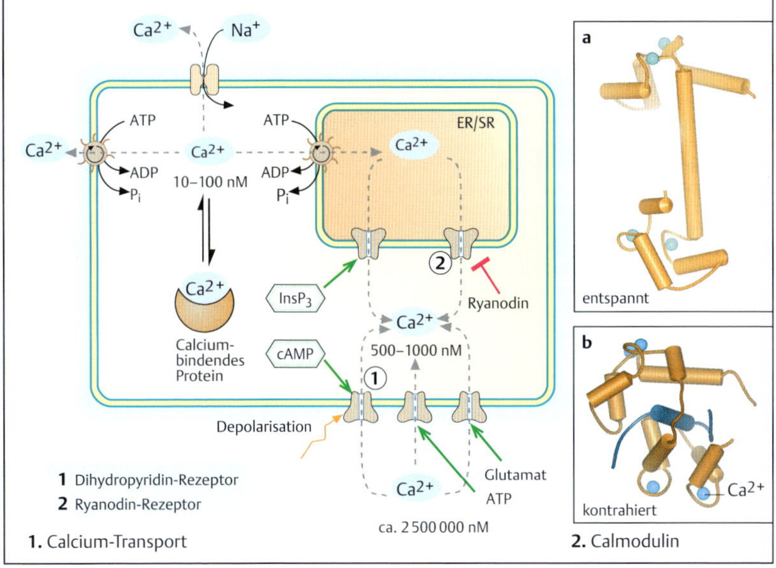


## B. Stickstoffmonoxid (NO) als Mediator

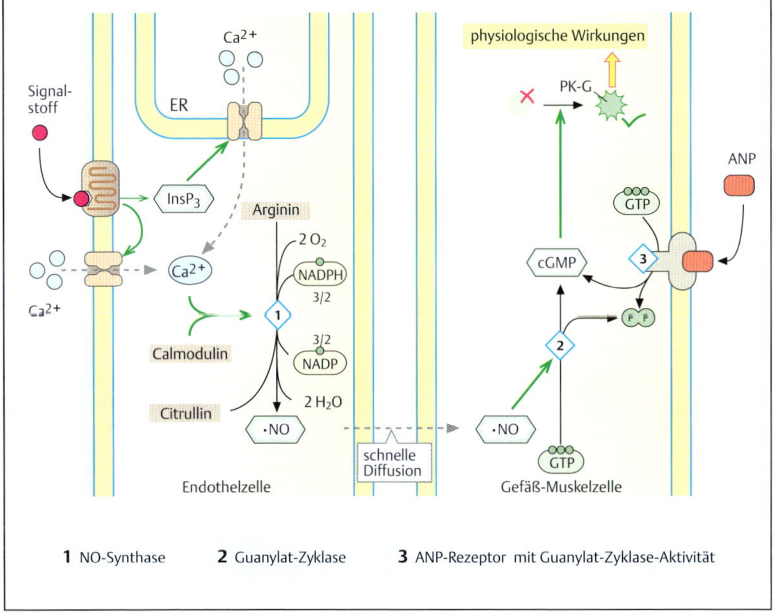


**Abb. 8.6** Second-Messenger II (A. Quelle PDB: 3CLN, 2BBN)

## Protein-Kinasen und -Phosphatasen

### A. Proteinphosphorylierung und -dephosphorylierung

Zu den Möglichkeiten der *Interkonversion* (S. 110) von Proteinen zählt die Veresterung mit einer Phosphatgruppe. Diese **Phosphorylierung** ist ein vielfach genutzter Mechanismus, um die Aktivität, Struktur und Lokalisation von Proteinen zu steuern. Denn das Einführen von negativen Ladungen durch den Phosphat-Rest führt in vielen Fällen zu einer *Konformationsänderung*. Außerdem kann die phosphorylierte Region eine *neue Bindungsstelle* für andere Proteine bilden, z. B. für Adaptermoleküle mit einer SH2-Domäne (S. 428).

Proteine können an ihren *Serin-*, *Threonin-* und seltener an *Tyrosin-Resten* phosphoryliert werden. Die Enzyme, die diese Reste mithilfe von ATP phosphorylieren können, heißen *Protein-Kinasen* (**PK** [**1**]). Im menschlichen Genom finden sich über 500 Gene für PK, die etwa ⅓ aller Proteine phosphorylieren können.

Für die reversible Steuerung von Proteinen ist die Entfernung der Phosphatgruppen ebenso wichtig. Dies geschieht durch *Protein-Phosphatasen* (**PP** [**2**]). PP sind oligomere Enzyme, die aus einer katalytischen (8 Typen) und wenigstens einer regulatorischen Einheit (> 100 Typen) bestehen, welche der PP die Spezifität verleiht. Mit Hilfe von PK und PP werden Proteine in der Zelle reversibel an- und abgeschaltet (*Interkonversion*) (S. 110). Die Aktivität von PK und PP ist deshalb streng kontrolliert.

### B. Einteilung der Protein-Kinasen

Die Protein-Kinasen werden nach Art des phosphorylierten Restes eingeteilt.

Unter den PK stellen die *Serin/Threonin-spezifischen PK* die größte Gruppe dar. Sie sind an der Signaltransduktion im Cytoplasma beteiligt und werden häufig nach ihren Aktivatoren benannt. Viel kleiner ist die Gruppe der *Tyrosin-spezifischen PK*. Einige ihrer Vertreter sind Membranrezeptoren („*Rezeptor-Tyrosin-Kinasen*"), die von externen Liganden aktiviert werden. Daneben gibt es auch „*Nicht-Rezeptor-Tyrosin-Kinasen*" im Cytoplasma, die durch Phosphorylierung/Dephosphorylierung reguliert werden. Einige PK können sowohl Ser/Thr als auch Tyr phosphorylieren („*PK mit doppelter Spezifität*"). Ähnlich werden die PP eingeteilt.

Proteine können von PK auch an mehreren Aminosäureresten phosphoryliert werden. Manche PK phosphorylieren sich selbst (*Autophosphorylierung*) und werden dadurch dauerhaft aktiviert.

### C. Protein-Kinase A (PK-A)

Am längsten bekannt ist die *cAMP-abhängige Protein-Kinase* (PK-A). Sie vermittelt die Wirkung des Second-Messengers *cAMP* (S. 422). Enzyme der PK-A-Familie liegen im inaktiven Zustand als Heterotetramere ($C_2R_2$) vor, deren *katalytische Untereinheiten* (**C**) durch *regulatorische Einheiten* (**R**) blockiert sind (*Autoinhibition*). Bindet cAMP an die regulatorischen Einheiten, trennen sich die C-Einheiten von den R-Einheiten und werden enzymatisch aktiv. Insgesamt sind vier cAMP-Moleküle notwendig, um eine PK-A vollständig zu aktivieren. Die aktive PK-A phosphoryliert *Serin-* und *Threonin-Reste* von mehr als 100 verschiedenen Proteinsubstraten. Dadurch wird die Aktivität von Enzymen, Transkriptionsfaktoren und Ionenkanälen gesteuert.

Viele Wirkungen von cAMP verlaufen über die Kontrolle der Transkription. Gene, die von cAMP kontrolliert werden, besitzen in ihrer regulatorischen Region ein **cAMP-Response Element** (CRE). An dieses kann sich ein **CRE-bindendes Protein** (CREB) anlagern, wenn es von PK-A phosphoryliert und damit als Transkriptionsfaktor aktiviert wird (S. 254).

### D. Protein-Kinase C (PK-C)

Diese PK ist $Ca^{2+}$-abhängig, daher der Name *PK-C*. Sie liegt als inaktives Enzym im Cytoplasma vor und wird von den Second-Messengern (S. 422) **$InsP_3$** und **DAG** aktiviert. Dies geschieht dadurch, dass $InsP_3$ die intrazelluläre $Ca^{2+}$-Konzentration erhöht und DAG als Andockstelle in der Membran dient. Erst an der Membran in Bindung mit *$Ca^{2+}$-Phospholipid-Komplexen* wird die PK-C aktiv. Die Zahl ihrer Substrate ist groß.

Einige PK sind integrale Membranproteine, die von außen durch extrazelluläre Signale wie z. B. durch Insulin oder epidermalen Wachstumsfaktor aktiviert werden („*Rezeptor-Tyrosin-Kinasen*"). Sie werden bei den Membranrezeptoren (S. 416) besprochen.

Da Protein-Kinasen besonders bei Krebs dereguliert sein können, sind sie wichtige Ziele für die medikamentöse Behandlung von Tumoren.

## A. Proteinphosphorylierung und -dephosphorylierung

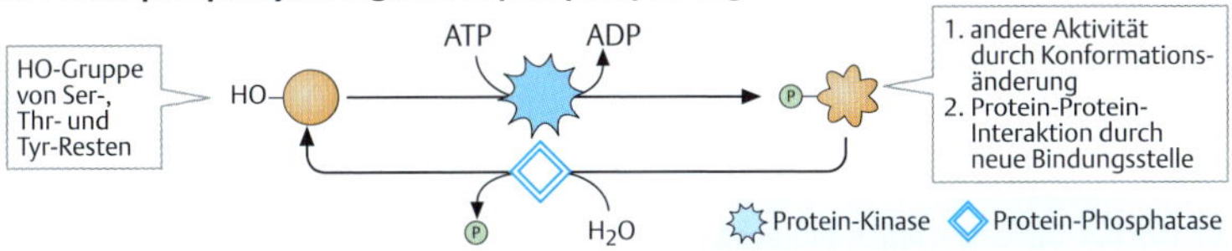


## B. Einteilung der Protein-Kinasen (wichtige Beispiele)

| Name | aktiviert durch |
|---|---|
| Serin/Threonin-Protein-Kinasen | |
| Protein-Kinase A (PK-A) | cAMP |
| Protein-Kinase B (PK-B) | $PtdInsP_3$ (Phosphatidylinositol-3,4,5-trisphosphat) |
| Protein-Kinase C (PK-C) | DAG (Diacylglycerol) |
| $Ca^{2+}$/Calmodulin-abhängige Protein-Kinase A (PK-CaM) | $Ca^{2+}$/Calmodulin, Phosphorylierung |
| Protein-Kinase G (PK-G) | cGMP |
| AMP-abhängige Protein-Kinase (AMPK) | AMP |
| Mitogen-aktivierte PK | Phosphorylierung |
| Tyrosin-Protein-Kinasen | |
| Insulin-Rezeptor | Insulin |
| Rezeptor für Plättchen-Wachstumsfaktor | Plättchen-Wachstumsfaktor |
| Src-Kinase | Phosphorylierung |
| Janus-Kinase | Phosphorylierung |
| Protein-Kinasen mit doppelter Spezifität | |
| MEK1 | Phosphorylierung |
| Serin/Threonin-Protein-Phosphatasen | |
| Protein-Phosphatate 1 (PP-1) | Phosphorylierung |
| Threonin-Protein-Phosphatasen | |

## C. Protein-Kinase A (PK-A)

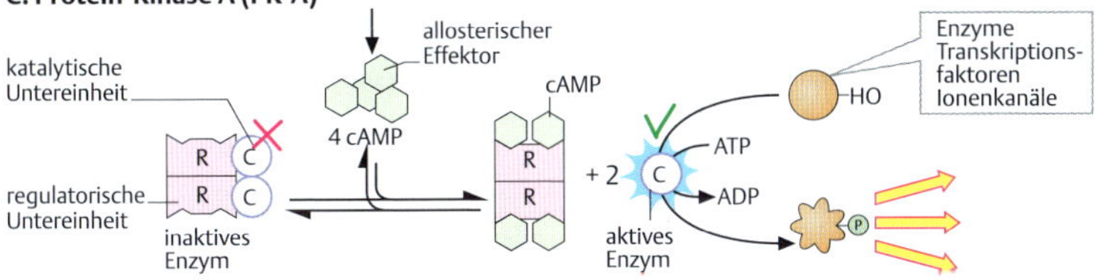


## D. Protein-Kinase C (PK-C)

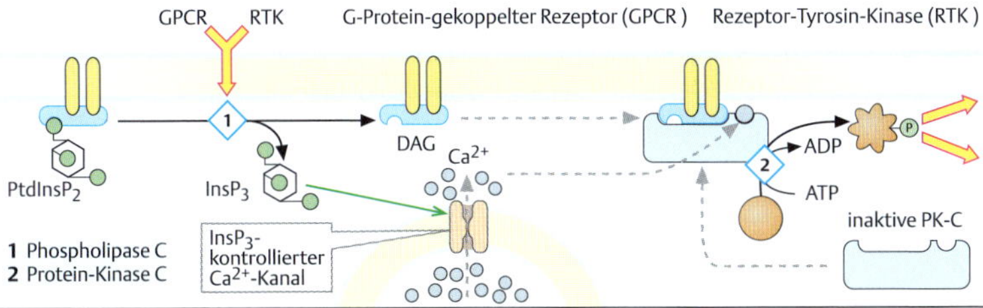


**Abb. 8.7** Protein-Kinasen und -Phosphatasen

## Signalkaskaden

Die Signaltransduktion (S. 414) läuft meist als Kaskade von hintereinandergeschalteten Reaktionen ab.

### A. Interaktionsdomänen

Um die Partner für eine *Protein-Protein-Interaktion* zusammenzubringen, besitzen viele Signalproteine **Interaktionsdomänen**. Mit diesen *Kopplungselementen* können Signalproteine an bestimmte Strukturelemente anderer Proteine und Lipide binden (**1**). So binden z. B. *Src-Homomologie-2-Domänen* (**SH2**) und *Phosphotyrosin-bindende-Domänen* (**PTB**) an phosphorylierte Tyrosin-Reste von aktivierten Rezeptoren und intrazellulären Signalproteinen. *Src-Homologie-3-Domänen* (**SH3**) binden dagegen an kurze prolinreiche Peptidsequenzen. *Pleckstrin-Homologie-Domänen* (**PH**) lagern sich an geladene Kopfgruppen von *Inositolphosphatiden* (S. 50), die in der Plasmamembran als Folge eines extrazellulären Signals gebildet werden. Proteine mit dieser Domäne assoziieren deshalb an der Plasmamembran. Darüber hinaus gibt es weitere Kopplungselemente. Wenn ein Signalprotein nur aus Interaktionsdomänen besteht, mit denen es andere Signalproteine zusammenbringt, dann bezeichnet man es als ***Adapterprotein***.

Als Beispiele für den modularen Aufbau von Signalproteinen wird die Zusammensetzung von zwei Phospholipasen vom Typ C (PLC) und einem Adapterprotein gezeigt (**2**). **PLC-β** (S. 422) wird von *GPCR* über G-Proteine gesteuert, deshalb besitzt sie die Interaktionsdomäne für *G-Proteine*. **PLC-γ** wird dagegen durch *Rezeptor-Tyrosin-Kinasen* (S. 426) aktiviert. Deshalb trägt sie zwei *SH2-Domänen*, mit denen sie an Phosphotyrosin-Reste des aktivierten Rezeptors binden kann. Das *Insulinrezeptor-Substrat* (**IRS**) (S. 444) kann über eine *PTB-Domäne* an den Phosphotyrosin-Gruppen des aktivierten Insulinrezeptors binden und mit seinen Phosphotyrosin-Resten selbst als Andockstelle für andere Signalproteine dienen.

Proteine, die über Interaktionsdomänen große Signalkomplexe zusammenbringen und ihnen Struktur verleihen, werden als **Gerüstproteine** bezeichnet. Sie sorgen für die Spezifität multifunktioneller Enzyme und verhindern das Übersprechen zwischen Signalketten, den sog. *Cross-talk*.

### B. Parallele Signalwege

Um die Vielfalt und Vernetzung der Signalwege deutlich zu machen, zeigt die Abbildung schematisch fünf parallele intrazelluläre Signalwege. Sie werden von Liganden aktiviert, die über einen G-Protein-gekoppelten Rezeptor (**GPCR**; links) und eine Rezeptor-Tyrosin-Kinase (**RTK**; rechts) wirken.

Ganz links ist der Signalweg über **cAMP** (S. 422) dargestellt, daneben der Weg über **$Ca^{2+}$/Calmodulin**. In der Mitte findet sich der Weg des Second-Messengers **DAG** (S. 422).

Rechts daneben ist der **MAP-Kinase-Weg** sichtbar. Diese bedeutende Signalkaskade beginnt auf der Zellaußenseite mit der Bindung eines Signalstoffs (häufig ein *Wachstumsfaktor*, auch Mitogen) an eine *Rezeptor-Tyrosin-Kinase* (RTK). Der Rezeptor phosphoryliert sich selbst an Tyrosinresten. An die Phosphotyrosin-Reste bindet über SH2 das *Adapterprotein* **Grb2**. Es koppelt mit SH3 den *Guaninnucleotid-austauschender Faktor* (GEF) (S. 420) **Sos** an, der die *kleine GTPase* **Ras** durch GDP/GTP-Tausch aktiviert. Diese rekrutiert und aktiviert ein *Protein-Kinase-Modul*, das aus drei hintereinandergeschalteten Protein-Kinasen (PK) besteht, die meist als **Raf**, **Mek** und **Erk** bezeichnet werden. Erk, die dritte der drei PK, heißt auch **MAP-Kinase** (*Mitogen-aktivierte Protein-Kinase*). Diese phosphoryliert dann verschiedene Proteine, darunter andere PK und nach Transfer in den Zellkern auch Regulatoren der Transkription (→ *Zellteilung*). Von Ras, Raf, Mek und Erk gibt es verschiedene Isoformen, sodass mehrere parallele MAPK-Wege existieren.

Der Weg ganz rechts läuft über eine *Phosphatidylinositol-3-Kinase* (**PIns-3-Kinase**), die statt Proteine Membranlipide phosphoryliert. Ihre Substrate sind Phosphoinositol-Lipide. Das entstandene *Phosphatidylinositol-3,4,5-trisphosphat* (**$PInsP_3$**) ist eine Andockstelle für Signalproteine mit der Interaktionsdomäne PH. Z.B. wird dort eine *Phosphoinositid-abhängige Protein-Kinase 1* (**PDK-1**) aktiviert und diese phosphoryliert dann die *Protein-Kinase B* (**PK-B = Akt**).

Alle Signalwege aktivieren am Ende spezifische Protein-Kinasen (PK), die dann Transkriptionsfaktoren und andere genregulatorische Proteine sowie weitere Zielproteine phosphorylieren und damit aktivieren.

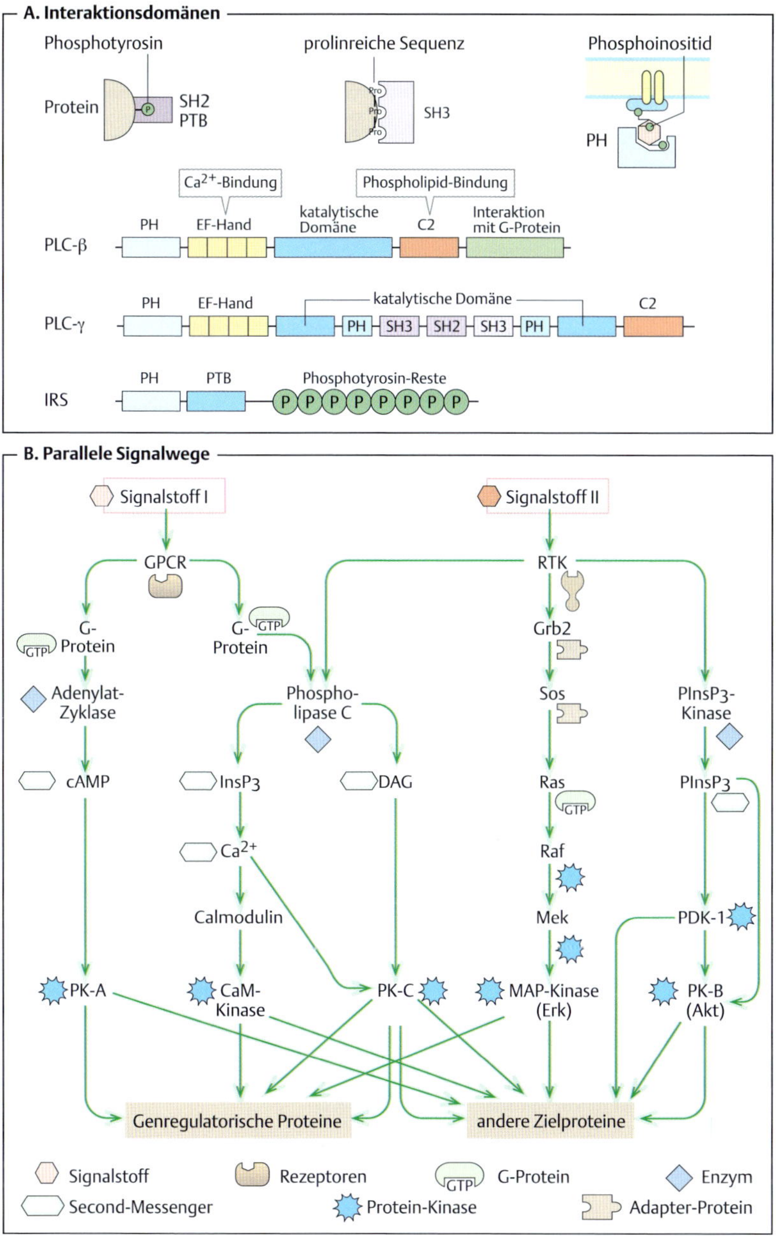


**Abb. 8.8** Signalkaskaden

## Grundlagen

**Hormone** sind *chemische Signalstoffe* (S.414). Sie werden in spezialisierten Zellen gebildet, die meist zu *endokrinen Drüsen* zusammengefasst sind. Die Hormone werden ins *Blut* ausgeschüttet und von diesem zu den *Erfolgsorganen* transportiert. Dort üben die Hormone physiologische und biochemische Regulationsfunktionen aus. **Gewebshormone** (S.452) sind – im Gegensatz zu den echten Hormonen – nur in unmittelbarer Nachbarschaft der Zellen aktiv, von denen sie sezerniert werden.

Die Grenzen zwischen Hormonen und anderen Signalstoffen sind fließend. Als **Mediatoren** (S.452) bezeichnet man Signalsubstanzen, die nicht aus speziellen hormonbildenden Zellen stammen, sondern von vielen Zelltypen gebildet werden. Sie üben hormonähnliche Wirkungen auf ihre nächste Umgebung aus. *Histamin* (S.452) und die *Prostaglandine* (S.454) sind wichtige Beispiele dafür. **Neurohormone** und **Neurotransmitter** (S.376) sind Signalstoffe, die von Nervenzellen produziert und ausgeschüttet werden. **Wachstumsfaktoren** (S.452) und **Cytokine** (S.456) fördern vor allem Zellproliferation und Zelldifferenzierung.

### A. Hormone: Übersicht

Die weit über 100 Hormone und hormonähnlichen Stoffe im tierischen Organismus kann man entweder nach ihrer Struktur oder nach ihrer Funktion einteilen. Chemisch gesehen sind die meisten Hormone *Aminosäure-Derivate*, *Peptide* und *Proteine*. *Steroide* bilden eine kleine Gruppe.

Hormone steuern:

- **Wachstum und Differenzierung.** Dazu gehören die Zellproliferation, die Embryonalentwicklung und die sexuelle Differenzierung, d.h. Prozesse, die sich über längere Zeiträume erstrecken und die Neusynthese von Proteinen erfordern. Deshalb sind auf diesem Feld vor allem Steroid- und Schilddrüsenhormone aktiv, die über Transkriptionskontrolle wirken (S.434).
- **Stoffwechselwege.** Zur Stoffwechselregulation sind dagegen rasch wirkende Mechanismen erforderlich. Viele der beteiligten Hormone steuern die *Interkonversion* (S.112) von Enzymen. Hormonell reguliert sind vor allem der Auf- und Abbau von Speicherstoffen (Glycogen, Fett), Stoffwechselwege zur Biosynthese und zum Abbau zentraler Metabolite (Glucose, Fettsäuren u.a.) und die Bereitstellung von Stoffwechselenergie.
- **Verdauungsvorgänge.** Sie werden meist durch lokal (parakrin) (S.432) wirkende Peptidhormone (S.444) geregelt. Auch Mediatoren, biogene Amine und Neuropeptide sind beteiligt.
- **Homöostase.** Streng reguliert sind u.a. die Konzentrationen von $Na^+$, $K^+$, $Ca^{2+}$, $PO_4^{3-}$ und $Cl^-$ in den Körperflüssigkeiten und die davon abhängigen physiologischen Größen (z.B. der Blutdruck, der Puls). Die beteiligten Hormone wirken vor allem in der Niere (S.348), wo sie die Rückresorption von Ionen bzw. die Rückgewinnung von Wasser erhöhen oder vermindern.

Manche Hormone beeinflussen die genannten Prozesse nur indirekt, indem sie die Bildung und Ausschüttung anderer Hormone kontrollieren, s. *Hormonhierarchie* (S.432).

### B. Hormonales Regulationssystem

Hormone stehen jeweils im Mittelpunkt eines hormonalen Regulationssystems. Spezialisierte *Drüsenzellen* synthetisieren sie aus Vorstufen, speichern sie in vielen Fällen und schütten sie bei Bedarf in die *Blutbahn* aus (**Biosynthese**). Zum **Transport** werden die schlecht wasserlöslichen lipophilen Hormone an Plasmaproteine, sog. *Hormoncarrier*, gebunden. Um die Wirkung der Hormone wieder zu beenden, werden sie durch enzymatische Reaktionen inaktiviert, die zum großen Teil in der Leber oder in der Blutbahn ablaufen (**Stoffwechsel**). Schließlich werden die Hormone und ihre Metabolite durch ein Exkretionssystem – meistens die Niere – ausgeschieden (**Ausscheidung**). Alle genannten Prozesse beeinflussen die Hormonkonzentration („Spiegel") und tragen damit zur Kontrolle des Hormonsignals bei. Den größten Einfluss haben meist Synthese und Ausschüttung.

Im Erfolgsorgan empfangen *Zielzellen* die Botschaft der Hormone. Sie besitzen dazu *Hormon-Rezeptoren* (S.416), die das Hormon binden (S.434). Dadurch wird die Information an die Zelle weitergegeben und eine Antwort ausgelöst (**Wirkung**).

## A. Hormone: Übersicht

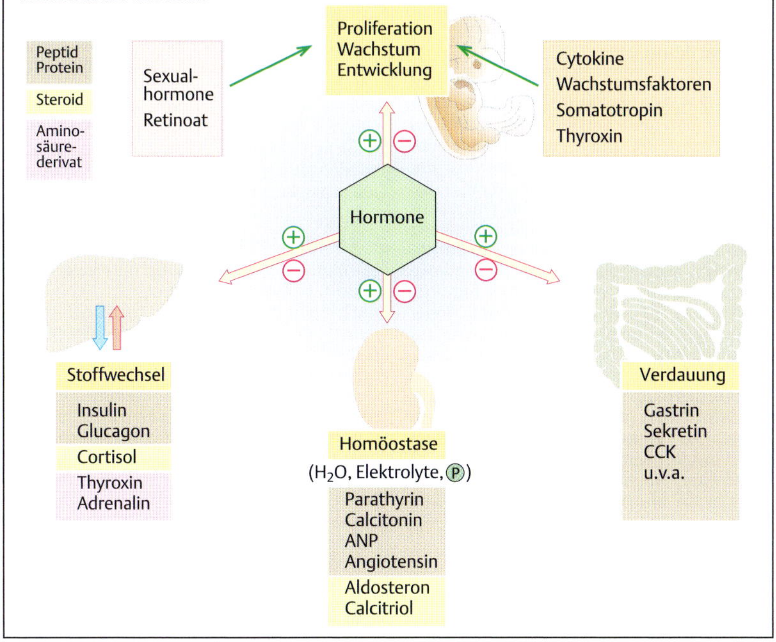


## B. Hormonales Regulationssystem

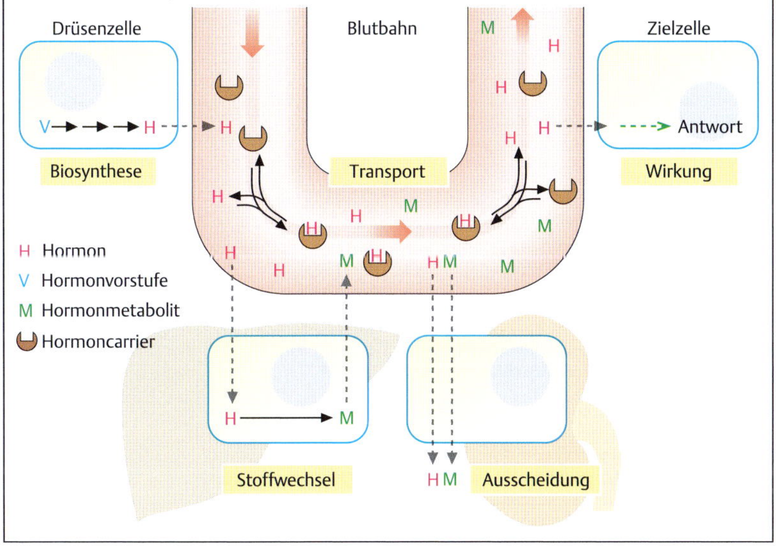


Abb. 8.9 Hormonsysteme: Grundlagen

## Plasmaspiegel und Hormonhierarchie

### A. Endokrine, parakrine und autokrine Hormonwirkung

Hormone übertragen Signale, indem sie vom Ort ihrer Bildung zum Ort ihrer Wirkung wandern. Der Transport verläuft meist über das Blut. In diesem Fall spricht man von einer **endokrinen Wirkung** (**1**, Beispiel: *Insulin*). Dagegen zeigen *Gewebshormone*, deren Zielzellen sich in unmittelbarer Nachbarschaft der Drüsenzellen befinden, eine **parakrine Wirkung** (**2**, Beispiel: *Hormone des Gastrointestinaltraktes*). Wirken Signalstoffe auf die Bildungszelle selbst zurück, spricht man von einer **autokrinen Wirkung** (**3**). Autokrine Effekte findet man häufig bei Tumorzellen (S. 468), die auf diese Weise ihre eigene Proliferation stimulieren.

*Insulin*, das in den B-Zellen des Pankreas gebildet wird, wirkt sowohl endokrin als auch parakrin. Als endokrin wirkendes Hormon steuert *Insulin* den Glucose- und Fettstoffwechsel. Über einen parakrinen Mechanismus hemmt es die Bildung und Ausschüttung von *Glucagon* aus den benachbarten A-Zellen.

### B. Dynamik des Plasmaspiegels

Als Signalstoffe zirkulieren Hormone im Blut in sehr niedrigen Konzentrationen ($10^{-12}$ bis $10^{-7}$ $mol \cdot L^{-1}$). Diese Werte ändern sich periodisch in Rhythmen, die von der Tages-, Monats- oder Jahreszeit oder von physiologischen Zyklen abhängen.

Das erste Beispiel zeigt die **circadiane Rhythmik** des Cortisolspiegels. Als Aktivator der Gluconeogenese (S. 144) wird Cortisol vor allem am frühen Morgen ausgeschüttet, wenn die Glycogenvorräte der Leber gering sind. Tagsüber geht sein Plasmaspiegel wieder zurück.

Andere Hormone werden stoßweise und unregelmäßig ins Blut abgegeben. Dann ändert sich ihre Konzentration **episodisch** oder **pulsatil**. Dies trifft z. B. für das luteinisierende Hormon (Lutropin, LH) zu.

Die Konzentration weiterer Hormone ist **ereignisgesteuert**. So reagiert der Organismus z. B. auf den erhöhten Blutzuckerspiegel nach Mahlzeiten jeweils mit der Ausschüttung von *Insulin*.

Durch die Kontrolle von Hormonsynthese, -ausschüttung und -abbau wird die Hormonkonzentration im Blut genau geregelt. Dies beruht entweder auf einfachen Regelkreisen oder auf hierarchisch gegliederten Regulationssystemen.

### C. Regelkreis

Die Biosynthese und Ausschüttung von *Insulin* aus den B-Zellen des Pankreas wird durch hohe Glucosespiegel (> 5 mM) im Blut stimuliert (S. 390). Das ausgeschüttete Insulin veranlasst dann u. a. Muskel- und Fettgewebe, Glucose vermehrt aufzunehmen und zu verbrauchen. Dadurch fällt der Glucosespiegel wieder auf seinen Normalwert und eine weitere Ausschüttung von Insulin unterbleibt.

### D. Hormonhierarchie

Hormonsysteme sind häufig miteinander verknüpft. In einigen Fällen entsteht so eine Hierarchie aus über- und untergeordneten Hormonen. Besonders wichtig ist die *Hypophysen-Hypothalamus-Achse*, die vom Zentralnervensystem (ZNS) kontrolliert wird.

Auf stimulierende oder hemmende Reize des ZNS reagieren Nervenzellen im Hypothalamus durch Ausschüttung von aktivierenden oder hemmenden Faktoren, die man als **Liberine** („*releasing hormones*“) bzw. **Statine** („*inhibiting hormones*“) bezeichnet. Diese Neurohormone erreichen über kurze Blutbahnen die Adenohypophyse und stimulieren (als Liberine) oder hemmen (als Statine) dort die Biosynthese und Ausschüttung von Tropinen. **Tropine** (*glandotrope Hormone*) wiederum stimulieren peripher gelegene Drüsen zur Biosynthese von glandulären (= von Drüsen gebildete) Hormonen. Das **glanduläre Hormon** wirkt schließlich auf seine Zielzellen im Organismus. Außerdem wirkt es auf die übergeordneten Hormonsysteme zurück. Durch diese meist *negative Rückkopplung* wird die Konzentration der übergeordneten Hormone beeinflusst, es entsteht ein *Regelkreis*.

Viele lipophile Hormone werden durch solche Achsen kontrolliert, z. B. Thyroxin, Cortisol, Estradiol, Progesteron und Testosteron. Im Falle der *Glucocorticoide* gibt der Hypothalamus das *Corticotropin freisetzende Hormon* (CRH, Corticoliberin, ein Peptid aus 41 AS) ab, das in der Hypophyse *Corticotropin* (ACTH, 39 AS) freisetzt. Dieses stimuliert in der Nebennierenrinde die Bildung und Ausschüttung des glandulären Steroidhormons *Cortisol*.

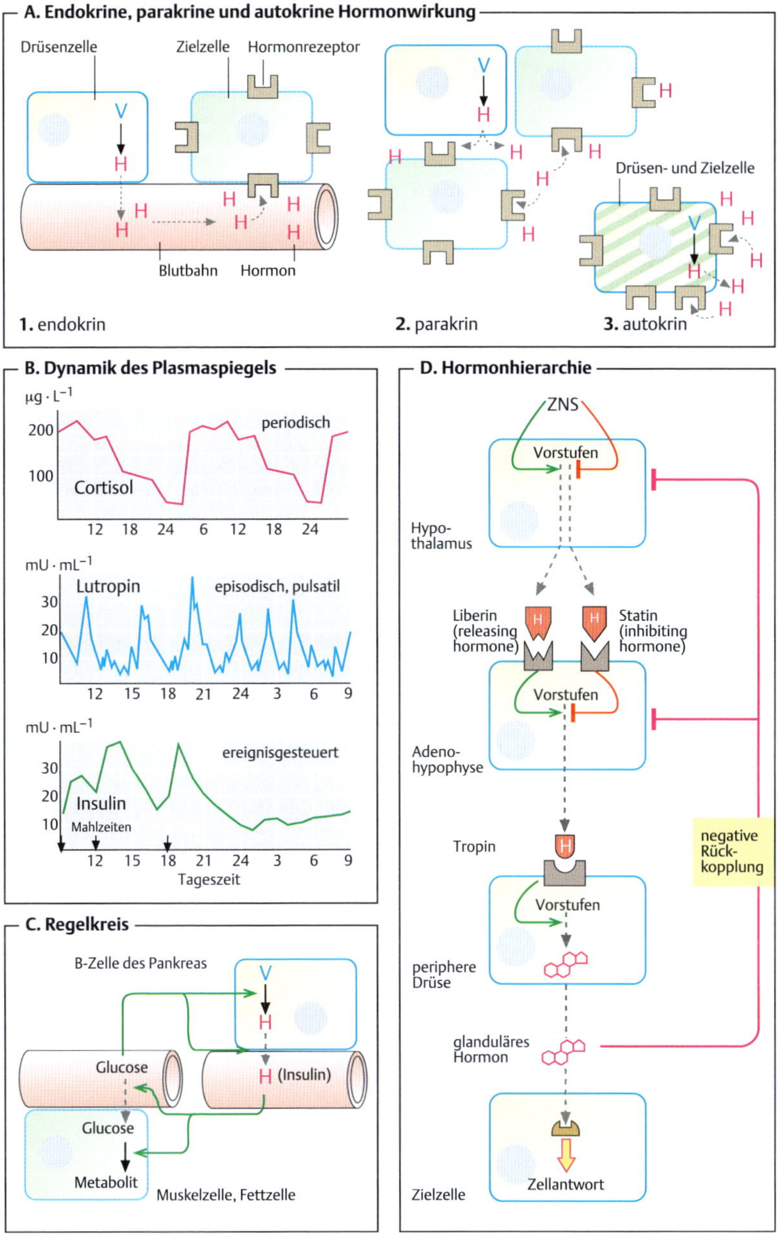


Abb. 8.10 Plasmaspiegel und Hormonhierarchie

## Wirkungsmechanismus

Zu den lipophilen Signalstoffen, die im *Zellkern* wirken, gehören die Steroidhormone, das Calcitriol, die Iodthyronine ($T_3$ und $T_4$), die Retinsäuren und bestimmte Lipidmetabolite (Liste s. **B**). Diese Signalstoffe binden an *intrazelluläre Rezeptoren*, die als *ligandengesteuerte Transkriptionsfaktoren* fungieren und – unterstützt durch weitere Proteine – die Transkription von Genen kontrollieren.

### A. Wirkungsmechanismus lipophiler Signalstoffe

Nur freie, d. h. nicht an Transportproteine gebundene, Signalstoffe können die Membran durchdringen, um in die Zelle zu gelangen. Im Cytoplasma, manchmal auch erst im Zellkern, treffen sie auf ihre **Rezeptoren**. Dies sind Proteine die die lipophilen Liganden *spezifisch* und mit *hoher Affinität* binden können. Die Rezeptoren werden durch die Bindung des Liganden aktiviert, sie ändern ihre Konformation und sind dadurch in der Lage, als Dimere an *DNA-Kontrollelemente* im Promoter bestimmter Gene zu binden und von dort aus die Transkription der betreffenden Gene zu beeinflussen, d. h. sie wirken als *Transkriptionsfaktoren*.

Die Abbildung zeigt den Wirkungsmechanismus des **Cortisols**. Der freie Rezeptor liegt im Cytoplasma als Monomer im Komplex mit dem Chaperon **hsp90** (S. 222) vor. Die Bindung von Cortisol an den Komplex führt zu einer *Konformationsänderung* des Rezeptors, der sich daraufhin vom hsp90 löst, in den Zellkern wandert und die Fähigkeit zur spezifischen *Dimerisierung* und *DNA-Bindung* erlangt.

Das Dimer des aktivierten Rezeptorkomplexes bindet an Nucleotid-Sequenzen, die als **HRE** (*hormone response element*) bezeichnet werden. Das sind kurze, punktsymmetrische DNA-Segmente (*Palindrome*), die in der Regel als Verstärker-Elemente (*Enhancer*) die Transkription fördern (S. 254). In der Abbildung ist das HRE für Glucocorticoide (GRE) gezeigt („n" = beliebiges Nucleotid). Jeder Rezeptor erkennt nur „sein" HRE und beeinflusst deshalb nur die Transkription von Genen, die sich in Nachbarschaft dieses HRE befinden.

Die Erkennung zwischen Rezeptor und HRE beruht auf der Wechselwirkung von Aminosäure-Resten der DNA-bindenden Domänen (s. **C**) mit den relevanten Basen des HRE (in der Struktur farbig hervorgehoben). Der Rezeptor interagiert nicht direkt mit der RNA-Polymerase, sondern mit einem *Coaktivator/Mediator-Komplex*, der alle Signale verarbeitet und sie an die Polymerase weitergibt. So führt die Hormonwirkung in Minuten bis Stunden zu veränderten Spiegeln von mRNAs für Schlüsselproteine des Zellgeschehens („Zellantwort"). Dagegen werden manche schnellen Effekte (Größenordnung Sekunden bis Minuten) der lipophilen Signale nicht durch Transkriptionskontrolle vermittelt, sondern über die Steuerung von Enzymen der Signaltransduktion.

### B. Nucleäre Rezeptoren und ihre Liganden

Die Rezeptoren der lipophilen Signalstoffe gehören einer *Protein-Superfamilie* von Transkriptionsfaktoren an. Zu ihnen zählen die Rezeptoren für *lipophile Hormone* und *Lipidmetabolite*. Die Tabelle nennt wichtige Vertreter. Einige Rezeptorproteine, für die man keinen eigenen Liganden kennt, werden als *Waisen-* (engl. orphan)-*Rezeptoren* bezeichnet. Im aktiven Zustand bilden die Rezeptoren Dimere mit sich selbst (Homodimere) oder mit anderen Rezeptoren (Heterodimere).

### C. Modularer Aufbau der nucleären Rezeptoren

Die nucleären Rezeptoren sind modular aus **Domänen** verschiedener Länge und Funktion aufgebaut. Vom *N*- zum *C*-Terminus gelesen sind dies die *transkriptionsaktivierende Domäne*, die *DNA-Bindungsdomäne*, eine *Kernlokalisierungssequenz* (S. 218) und die *ligandenbindende Domäne*.

Die Homologie der Rezeptoren ist im Bereich der DNA-Bindungsdomäne besonders groß. Hier besitzen die Proteine Cystein-reiche Sequenzen, die **Zink-Ionen** koordinativ binden (s. **A**, Cys gelb, $Zn^{2+}$ hellblau). Diese Zentren (sog. *„Zinkfinger"*) stabilisieren die Domänen und unterstützen deren Dimerisierung, nehmen aber nicht direkt an der DNA-Bindung teil. Dafür sind wie bei anderen Transkriptionsfaktoren (S. 254) „Erkennungshelices" zuständig.

## A. Wirkungsmechanismus lipophiler Signalstoffe

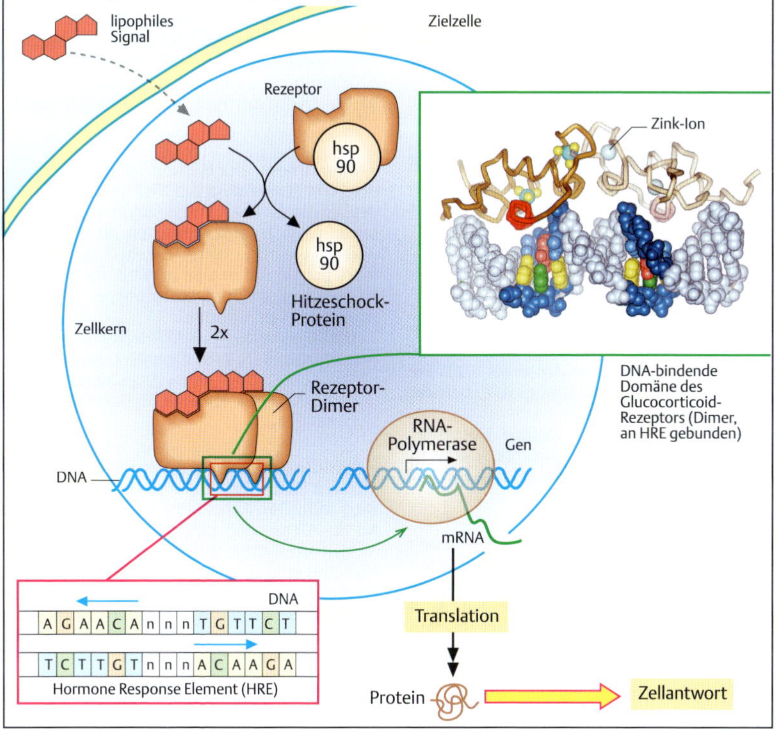


## B. Nucleäre Rezeptoren und ihre Liganden

| Nucleäre Rezeptoren für | Abkürzung | wichtige Liganden |
|---|---|---|
| Lipophile Hormone | | |
| Glucocorticoide | GR | Cortisol |
| Mineralocorticoide | MR | Aldosteron |
| Androgene | AR | Testosteron |
| Estrogene | ER | Estradiol |
| Gestagene | PR | Progesteron |
| Vitamin-D-Hormon | VDR | Calcitriol |
| Schilddrüsenhormon | T3R | Triiodthyronin |
| Retinsäuren | RAR<br>RXR | all-*trans*-Retinoat<br>9-*cis*-Retinoat |
| Lipidmetabolite | | |
| Fettsäuren und Fettsäurederivate | PPAR | Palmitinsäure<br>Prostaglandine |
| Oxysterole | LXR | Hydroxycholesterol |
| Gallensäuren | FXR | Cholsäure |
| Gallensäure-Konjugate | PXR | Glycocholsäure |

## C. Modularer Aufbau der nucleären Rezeptoren

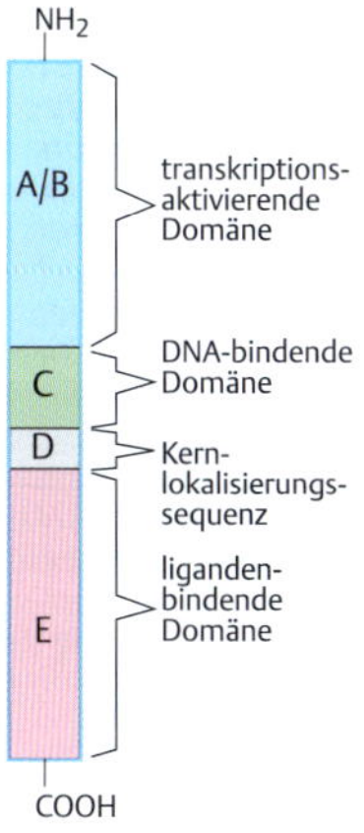


Abb. 8.11 Lipophile Signalstoffe: Wirkungsmechanismus (A. Quelle PDB: 1GLU)

## Corticosteroide

Die *Nebennierenrinde* (NNR) bildet zwei Arten von Steroidhormonen, die *Glucocorticoide* und die *Mineralocorticoide* und daneben etwas Sexualsteroide.

### A. Cortisol

► **Biosynthese.** Das Glucocorticoid **Cortisol** wird in der *Zona fasciculata* der NNR aus Cholesterol gebildet. Zwischenstufen sind *Pregnenolon* und *Progesteron* (S. 440). Wie bei den anderen Steroidhormonen wird das Cortisol unmittelbar nach der Synthese durch Exocytose ins Blut ausgeschüttet, wo es an das Transportprotein *Transcortin* (CBG) bindet.

Die Biosynthese steht unter der Kontrolle des glandotropen Hormons **ACTH** aus der *Hypothalamus-Hypophysen-Achse* (S. 432). Sie zeigt einen circadianen Rhythmus mit höchster Aktivität am frühen Morgen.

Cortisol kann durch reversible Dehydrierung in das hormonunwirksame **Cortison** übergehen, das an C-11 statt einer Hydroxygruppe eine Oxogruppe trägt.

► **Wirkungen.** Cortisol hilft dem Körper, sich an Stress und Extremsituationen anzupassen und längere Hungerperioden zu überstehen. Es stimuliert den Abbau von Proteinen (S. 172) zu Aminosäuren (**Proteolyse**) in extrahepatischen Geweben, besonders im Muskel, und fördert den Umbau der Aminosäuren zu Kohlenhydraten in der Leber (Gluconeogenese) (S. 144) und den Aufbau von Glycogen. Dazu induziert Cortisol in der Leber Schlüsselenzyme des Aminosäure- (S. 170) und Kohlenhydratstoffwechsels (S. 386), (S. 386). Im Fettgewebe fördert Cortisol die Freisetzung von Fettsäuren (S. 344) durch andere Hormone (**Lipolyse**).

Wegen einer katabolen Wirkung auf den extrahepatischen **Proteinstoffwechsel** resultiert eine negative Stickstoffbilanz und in höheren Konzentrationen wirken Glucocorticoide *immunsuppressiv* und *entzündungshemmend*. Diese Eigenschaften werden pharmakologisch genutzt. Da Cortisol in Bezug auf den Glucosestoffwechsel ein *Gegenspieler des Insulins* ist, können therapeutisch gegebene Glucocorticoide auch eine *Glucoseintoleranz* und einen *Diabetes mellitus* auslösen. Anhaltend höhere Hormonkonzentrationen hemmen in Knochen die Tätigkeit von Osteoblasten (→ *Osteoporose*).

In geringem Umfang zeigen Corticosteroide auch eine mineralocorticoide Wirkung.

### B. Aldosteron

Die beiden von der NNR gebildeten *Mineralocorticoide* sind das **Aldosteron** und das schwächer wirksame **11-Desoxycorticosteron**. Die Aldehydruppe an C-18 kann mit der benachbarten Hydroxygruppe an C-11 ein Halbacetal bilden.

► **Biosynthese.** Die Bildung von Aldosteron in der *Zona glomerulosa* der NNR verläuft wie die des Cortisols über Pregnenolon und Progesteron. Nach Hydroxylierungen an C-21, C-18 und C-11 wird C-18 zur Aldehyd-Gruppe oxidiert. Sobald Aldosteron ins Blut ausgeschüttet ist, wird es an Transportproteine gebunden, vorwiegend an Albumin.

Die Biosynthese von Aldosteron wird durch **Angiotensin II** (S. 448) stimuliert, eine zentrale Komponente des *Renin-Angiotensin-Systems* (S. 352). Auslöser ist eine Hypovolämie oder Hyponatriämie.

► **Wirkungen.** Aldosteron wirkt auf die proximalen und distalen *Nierentubuli* (S. 350). Dort induziert Aldosteron *Natriumkanäle*, die *$Na^+$/$K^+$-ATPase* und einige *Stoffwechselenzyme*. Aldosteron fördert dadurch die **$Na^+$-Reabsorption** und eine verstärkte Ausscheidung von $K^+$, $H^+$ und $NH_4^+$. Aldosteron lässt dadurch den $Na^+$-Spiegel und das Extrazellulärvolumen ansteigen, wodurch sich der Blutdruck erhöht. Auch in Schweiß- und Speicheldrüsen bremst Aldosteron die $Na^+$-Ausscheidung.

► **Pathobiochemie.** Eine *Überproduktion* von Cortisol ist Ursache des **Cushing-Syndroms**, das meist auf Mikroadenome in der Hypophyse zurückgeht, die vermehrt ACTH produzieren.

Beim **Conn-Syndrom** ist die Aldosteronbildung erhöht. Ursache kann ein gutartiges Adenom der NNR sein.

Das **Addison-Syndrom** ist dagegen durch eine *Unterproduktion* von Cortisol gekennzeichnet. Ursache ist meist die Zerstörung von Zellen der NNR durch eine *Autoimmunerkrankung*.

Beim **Adrenogenitalen Syndrom** (AGS) ist die Biosynthese des Cortisols gestört. Meist liegt ein Gendefekt der *21-Hydroxylase* vor. Das fehlende Cortisol führt dann zu einer maximalen Synthese von ACTH, so dass die NNR in großen Mengen die Vorstufen des Cortisols bildet, die zu Androgenen umgewandelt werden.

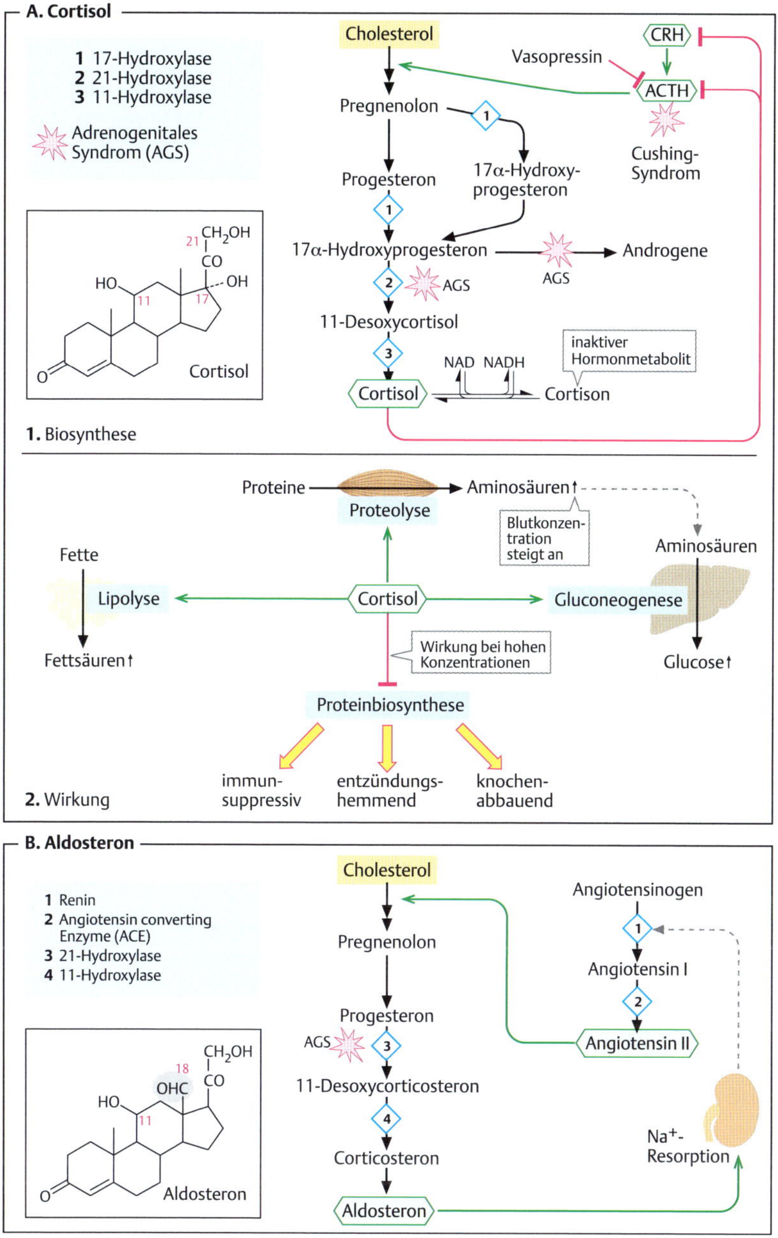


Abb. 8.12 Corticosteroide

## Sexualsteroide und Menstruationszyklus

**Androgene** stellen die Familie der männlichen Geschlechtshormone dar, **Estrogene** (Follikelhormone) und **Gestagene** (*Progestine*; Gelbkörperhormone), die Familien der weiblichen Geschlechtshormone.

### A. Androgene

Das wichtigste Androgen ist **Testosteron.** Es entsteht beim Mann in den *Leydig-Zellen des Hodens.* Dort werden auch etwas **5α-Dihydrotestosteron** (DHT) und *Estradiol* gebildet. Die *Nebennierenrinde* (NNR) von Mann und Frau kann in geringerem Umfang als die Hoden ebenfalls Androgene bilden.

► **Biosynthese.** Die Biosynthese von Testosteron (S. 440) verläuft vom Cholesterol über Progesteron. Sie wird im Hoden stimuliert durch das *Luteotrope Hormon* (**LH**) (S. 432), ein Tropin aus der Hypophyse.

Aus Testosteron kann durch Reduktion mit einer *5α-Reduktase* das *DHT* entstehen. Dies geschieht sowohl im Hoden als auch in der Peripherie. Beide Androgene werden im Blut an das *Sexualhormon-bindende Globulin* (**SHBG**) gebunden, teilweise auch an Albumin.

► **Wirkungen.** Androgene sind für die Bildung, den Erhalt und die Funktion der männlichen Geschlechtsorgane notwendig: Ausbildung der Geschlechtsorgane, Spermienentwicklung in den Sertoli-Zellen, Funktion der akzessorischen Drüsen und Reifung der sekundären Geschlechtsmerkmale. Außer diesen *genitalen Wirkungen* zeigen auch Androgene *extragenitale Wirkungen.* Sie wirken auf Muskeln und Knochen *anabol* und stimulieren den Stoffwechsel (Proteinsynthese, N-Retention).

### B. Estrogene

Die wichtigsten Estrogene sind **Estradiol** sowie *Estron* und *Estriol.* Ihr Charakteristikum ist der aromatische Ring A und die phenolische Hydroxygruppe an C-3 (S. 56).

► **Biosynthese.** Estrogene werden bei der Frau gemeinsam von den *Thekazellen* und *Granulosazellen* des Ovarialfollikels und im *Gelbkörper* synthetisiert. Geringe Mengen entstehen auch in der NNR und dem Fettgewebe. Die Biosynthese beginnt beim Cholesterol, verläuft über Pregnenolon und Testosteron (S. 440), das mithilfe einer *Aromatase* in Estradiol übergeht. Wie bei Testosteron wird die Biosynthese durch **LH** stimuliert. Die Aromatase-Aktivität wird von *follikelstimulierendem Hormon* (**FSH**) gefördert.

Beim Transport im Blut bindet Estradiol an *Albumin* und das *Sexualsteroid-bindende Globulin* (**SHBG**).

► **Wirkungen.** Wie bei den Androgenen lassen sich bei den Estrogenen *genitale* und *extragenitale Wirkungen* unterscheiden. Sie fördern die Entwicklung und Funktion der Gewebe, die an der Reproduktion beteiligt sind, insbesondere von Vagina und Uterus. Auch die *sekundären Geschlechtsmerkmale* der Frau stehen unter der Kontrolle von Estrogenen. Zusammen mit den Gestagenen sind sie am Ablauf des *Menstruationszyklus* beteiligt. Im allgemeinen Stoffwechsel haben Estrogene eine *anabole Wirkung*: Aufbau von Fetten in Leber und Fettgewebe und Einbau von Calcium in Knochen.

### C. Gestagene

Einziges natürliches Gestagen ist das **Progesteron.**

► **Biosynthese.** Es entsteht unter der Kontrolle von **LH** aus Cholesterol (S. 440) und wird im *Gelbkörper* des Ovars gebildet sowie während der Schwangerschaft in der *Plazenta.* Im Blut wird es an das Protein **Transcortin** gebunden.

► **Wirkungen.** Zusammen mit den Estrogenen ist Progesteron am *Menstruationszyklus* beteiligt. Als *das* Schwangerschaftshormon bereitet es die Uterusschleimhaut auf die Einnistung des befruchteten Eis vor und sorgt für die Aufrechterhaltung der Schwangerschaft. Erfolgt keine Befruchtung, nimmt die Progesteronbildung und Wirkung durch Rückkopplung mit der Hormonachse (S. 432) wieder ab.

### D. Menstruationszyklus

Der Menstruationszyklus der Frau ist durch charakteristische Hormonprofile der beiden Steroidhormone **Estradiol** und **Progesteron** sowie der übergeordneten glandotropen Hormone der Hyphophyse, **LH** und **FSH**, gekennzeichnet. In der *Proliferationsphase* (Follikelphase) steigt die Konzentration von Estradiol an. Dagegen wird die *Sekretionsphase* (Lutealphase) von einem breiten Gipfel von Progesteron dominiert. In der *Ovulationsphase* um den 15. Zyklustag zeigen die beiden Peptidhormone LH und FSH deutliche Gipfel.

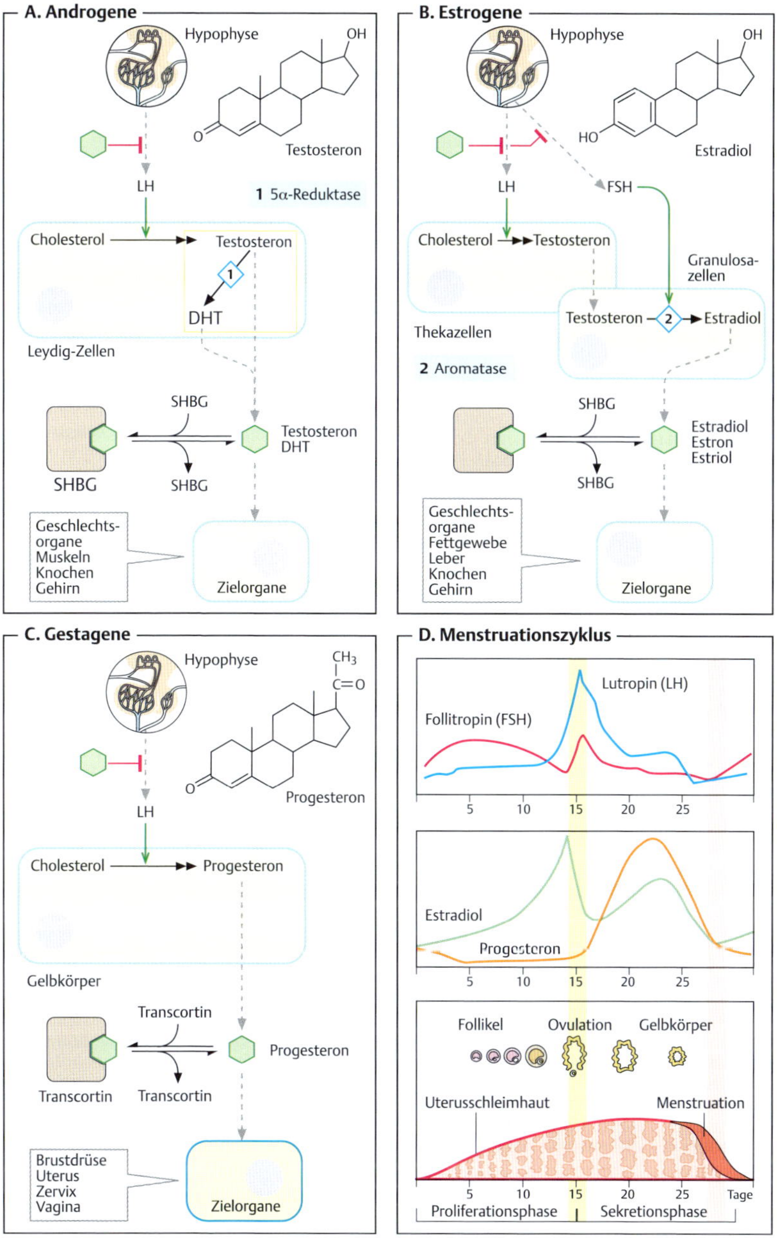


Abb. 8.13 Sexualsteroide und Menstruationszyklus

## Stoffwechsel der Steroidhormone

### A. Biosynthese von Steroidhormonen

Die Steroidhormone werden in steroidogenen Drüsenzellen aus **Cholesterol** synthetisiert, sie entstehen dabei schrittweise aus seinem Grundgerüst *Cholestan* (S. 56). Das benötigte Cholesterol entstammt verschiedenen Quellen. Es wird entweder mit *Lipoproteinen* (S. 294) des Typs **LDL** in die Drüsenzellen aufgenommen oder von diesen aus **Acetyl-CoA** selbst synthetisiert (S. 166). Überschüssiges Cholesterol wird in Form von **Fettsäureestern** gespeichert. Durch Hydrolyse kann Cholesterol daraus wieder mobilisiert werden.

▸ **Kontrolle.** Die Biosynthese der Steroidhormone wird durch **glandotrope Hormone** stimuliert, die über GPCR, G-Proteine, Adenylat-Cyclase und cAMP eine Protein-Kinase A anschalten (S. 416). Die PK-A aktiviert die *Cholesterolester-Hydrolase* und das *StAR-Protein* (Steroidogenic acute regulatory Protein), mit dessen Hilfe Cholesterol in die Mitochondrien gelangt. Mit diesem geschwindigkeitsbestimmenden Transfer wird die Biosynthese der Steroidhormone eingeleitet. Welches Steroid dann gebildet wird, hängt von der enzymatischen Ausstattung der jeweiligen Drüsenzelle ab (s. **B**).

So entstehen in den steroidhormonbildenden Zellen Steroide, die sechs **Steroidhormonfamilien** angehören können. Es sind die *Gestagene* (Leitsubstanz: Progesteron), die *Glucocorticoide* (Cortisol), die *Mineralocorticoide* (Aldosteron), die *Androgene* (Testosteron), die *Estrogene* (Estradiol) und die *D-Hormone* (Calcitriol).

### B. Reaktionen

Unter den beteiligten Reaktionen sind Hydroxylierungen besonders zahlreich. Sie werden von spezifischen *Monooxygenasen* („Hydroxylasen") aus der *Cytochrom P450*-Familie (S. 338) katalysiert. Hinzu kommen *Hydrierungen* und *Dehydrierungen*, sowie *Spaltungs-* und *Isomerisierungsreaktionen*. Eine Sonderstellung unter den Steroidhormonen nehmen die Estrogene ein, die als einzige einen aromatischen A-Ring enthalten. Diese Struktur wird von einer „*Aromatase*" gebildet.

Erstes wichtiges Zwischenprodukt in der Biosynthese der meisten Steroidhormone ist **Pregnenolon** ($C_{21}$). Es entsteht aus Cholesterol ($C_{27}$) durch zwei Hydroxylierungen und die oxidative Abspaltung der Seitenkette. Die anschließende Dehydrierung der Hydroxy-Gruppe an C-3 und Verlagerung der Doppelbindung von C-5 nach C-4 führt zum **Progesteron** ($C_{21}$).

Mit Ausnahme von Calcitriol leiten sich die Steroidhormone vom Pregnenolon oder Progesteron ab. So führen drei Hydroxylierungen an den C-Atomen 17, 21 und 11 des Progesterons zum **Cortisol** ($C_{21}$). Bei der Synthese von **Aldosteron** ($C_{21}$) entfällt die Hydroxylierung an C-17. Stattdessen wird die anguläre Methyl-Gruppe (C-18) zur Aldehyd-Gruppe oxidiert. Bei der Synthese von **Testosteron** ($C_{19}$) aus Progesteron wird die Seitenkette vollends oxidativ entfernt. Die schon erwähnte Aromatisierung des A-Rings führt vom Testosteron schließlich zum **Estradiol** ($C_{18}$).

Die Biosynthese des **Calcitriols** (S. 402) ($C_{27}$; Vitamin-D-Hormon) nimmt einen anderen Weg. Sie beginnt bei *7-Dehydrocholesterol*, in das eine zusätzliche Doppelbindung in Ring B eingeführt wird. Unter der Einwirkung von UV-B-Strahlung auf die *Haut* wird dann der B-Ring photochemisch aufgespalten und es entsteht das *Secosteroid Cholecalciferol* (Vitamin $D_3$) (S. 408). Zwei Cyt P450-abhängige Hydroxylierungen in der *Leber* an C-25 und in der *Niere* an C-1 ergeben schließlich das aktive Vitamin-D-Hormon.

▸ **Transport.** Für Steroidhormone gibt es Transportproteine im Blut (S. 292). Sie können alle relativ unspezifisch an *Albumin* gebunden werden. Spezifisch ist dagegen die Bindung von Testosteron und Estradiol an *SHBG* (Sex Hormone binding Globulin), von Progesteron und Cortisol an *Transcortin* und von D-Hormonen an *Vitamin-D-bindendes Protein*.

### C. Inaktivierung und Ausscheidung

Die Steroidhormone werden vorwiegend in der *Leber* enzymatisch inaktiviert. Dies geschieht durch *Enzymsysteme der Biotransformation* (S. 336). Die Reaktionen sind **Hydroxylierungen**, **Oxidation** von OH-Gruppen und **Reduktion** von Oxogruppen. Schließlich werden die Steroidmetabolite zur Ausscheidung noch mit *Glucuronsäure* oder *Sulfat* **konjugiert** (S. 336). Durch die Kombination mehrerer Inaktivierungsreaktionen entstehen viele verschiedene Steroidmetabolite. Diese werden mit dem *Urin*, z. T. auch mit der *Galle* ausgeschieden.

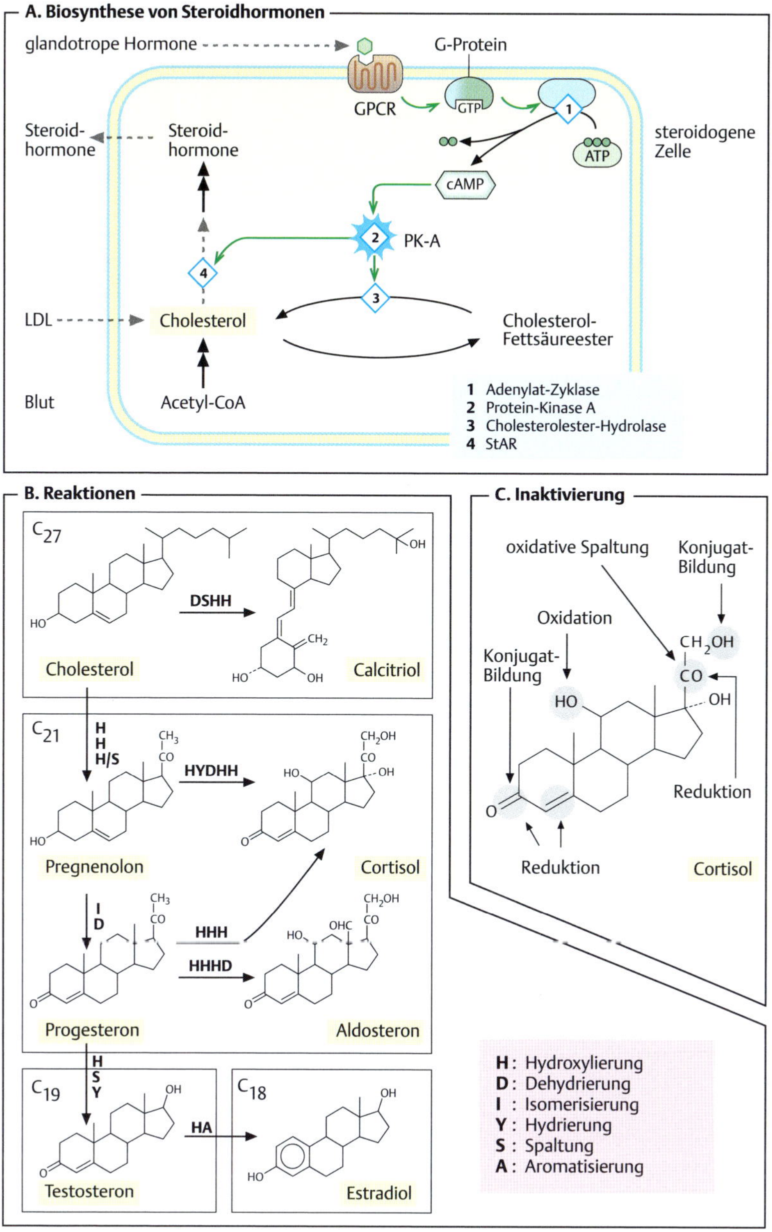


**Abb. 8.14** Stoffwechsel der Steroidhormone

## Schilddrüsenhormone

### A. Thyroxin ($T_4$)

Von der aromatischen Aminosäure *Tyrosin* leiten sich die Schilddrüsenhormone Thyroxin und seine Metabolite ab. Der Grundkörper des Thyroxins heißt *Thyronin*. Im Thyroxin trägt er an den beiden aromatischen Ringen insgesamt vier *Iod-Atome* und wird deshalb als 3,5,3',5'-**Tetraiodthyronin** ($T_4$ = **Thyroxin**) bezeichnet. Wichtigster Metabolit des Thyroxins ist das 3,5,3'-**Triiodthyronin** ($T_3$). Es stellt die *aktive Form* der Schilddrüsenhormone dar. Die Abbildung zeigt $T_4$ links in der Strukturformel, rechts als Kugel-Stab-Modell (Iod-Atome violett) und unten in der Van-der-Waals-Darstellung.

### B. Biosynthese der Schilddrüsenhormone

Thyroxin und Triiodthyronin werden in der *Schilddrüse* in den Follikelzellen gebildet. Ihre Biosynthese erinnert an die Biosynthese von Peptidhormonen.

Die *Follikelzellen* synthetisieren ein großes dimeres Glycoprotein, das **Thyreoglobulin** (2 · 330 kDa), und sezernieren es in das Lumen der Follikel. Dort sammelt sich das Thyreoglobulin als *Kolloid* und dort wird es iodiert. Dazu nehmen die Follikelzellen *Iodid* ($I^-$) aus dem Blut auf und konzentrieren es durch Co-Transport mit zwei $Na^+$-Ionen vielfach. Mit Hilfe des Ionenkanals *Pendrin* gelangt das $I^-$ ins Kolloid. Dort wird mit Hilfe von NADPH von einer *Thyreoperoxidase*[**1**] $H_2O_2$ erzeugt. Die Iodierung des Thyreoglobulins geschieht in zwei Schritten: Die bifunktionelle Thyreoperoxidase oxidiert zuerst $I^-$ mithilfe des $H_2O_2$ zu $I^+$ (*Iodonium-Ion*) und lässt dieses dann mit einigen Tyrosin-Resten des Thyreoglobulins reagieren, so dass diese in 3- und 5-Position des aromatischen Rings mit I-Atomen substituiert werden („*Organifizierung des Iods*"). Auch die Übertragung der iodierten Phenolgruppen zwischen verschiedenen Tyrosin-Resten des Thyreoglobulins wird der *Thyreoperoxidase* zugeschrieben. In Form dieser makromolekularen Vorstufe ist das Thyroxin im Kolloid gespeichert.

Bei $T_4$-Bedarf wird das Thyreoglobulin von den Follikelzellen durch Endocytose aufgenommen und durch lysosomalen Abbau zerlegt. Dabei werden iodierte Thyronine, darunter $T_3$ und $T_4$, frei und an das Blut abgegeben. Pro Tag sezernieren die Zellen der Schilddrüse etwa 80–100 µg Hormon ($T_4 : T_3$ etwa 2 : 1). Die geringer iodierten Thyronine werden noch in den Follikelzellen durch *Deiodasen* vom Iod befreit.

$T_4$ und $T_3$ sind im Blut zu mehr als 99 % an Transportproteine gebunden. Nur 0,025 % des $T_4$ und 0,5 % des $T_3$ liegen im Blut frei vor (**f**$\mathbf{T_4}$ und **f**$\mathbf{T_3}$) und sind als Hormone aktiv. Wichtigstes Bindungsprotein des Blutplasmas ist das *Thyroxin-bindende Globulin* (**TBG**), daneben binden auch *Transthyretin* (Präalbumin) und *Albumin* (S. 292). Die Proteinbindung der Schilddrüsenhormone sorgt für eine ungewöhnlich lange Halblebenszeit von etwa sieben Tagen für $T_4$ und etwa einem Tag für $T_3$.

Auch in der Peripherie wird $T_4$ durch Deiodasen zu $T_3$ umgewandelt, der *aktiven Form des Schilddrüsenhormons*. Dieses zeigt als lipophiles Hormon den gleichen Wirkungsmechanismus (S. 434) wie die Steroidhormone. Kernständige Rezeptoren für das $T_3$ finden sich in sehr vielen Geweben des Körpers.

Zur Inaktivierung werden $T_4$ und $T_3$ in Leber und Niere vom Iod durch *Deiodasen* befreit, von denen einige zu der besonderen Gruppe *Selen-haltiger Enzyme* (S. 62) gehören.

### C. Regulation der Schilddrüsenaktivität

Die Schilddrüse unterliegt einer Kontrolle durch die *Hypothalamus-Hypophysen-Achse* (S. 436). Reize wie Kälte und Stress werden vom Gehirn im Hypothalamus registriert. Als Reaktion darauf sezernieren spezifische Neurone das Hormon *Thyroliberin* (Thyreotropin-Releasing Hormon, **TRH**), ein kleines Neuropeptid aus nur drei Aminosäuren. Das TRH stimuliert die basophilen Zellen im Hypophysenvorderlappen dazu, das Peptidhormon *Thyreotropin* (Thyreocyten stimulierendes Hormon, **TSH**) zu bilden und zu sezernieren. TSH, ein Peptidhormon aus zwei Untereinheiten (92 und 112 AS), kontrolliert die Aktivität der Schilddrüsenzellen. Es stimuliert praktisch alle an der Biosynthese der Schilddrüsenhormone beteiligten Prozesse (s. **B**).

▸ **Wirkungen.** Schilddrüsenhormone steuern die *Entwicklung* des Fetus, sind also klassische Differenzierungshormone; sie fördern den *Sauerstoffverbrauch* durch Stimulieren der Atmungskette; sie heben den *Grundumsatz* des Stoffwechsels an und sie erhöhen die *Thermogenese*, u. a. durch Induktion der $Na^+/K^+$-ATPase.

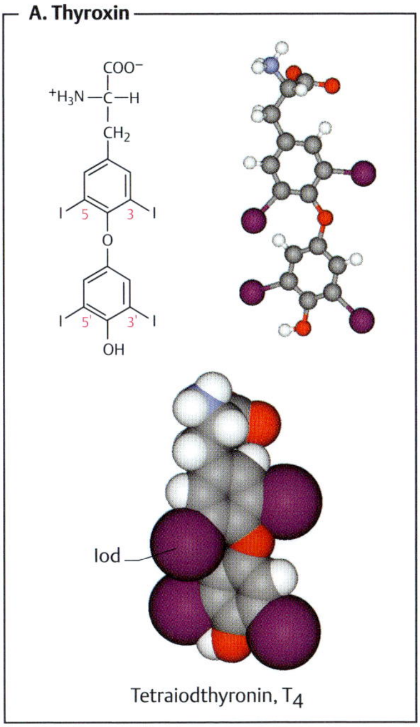


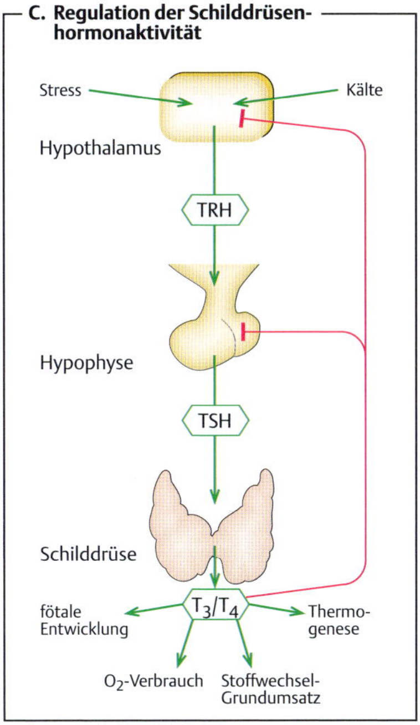


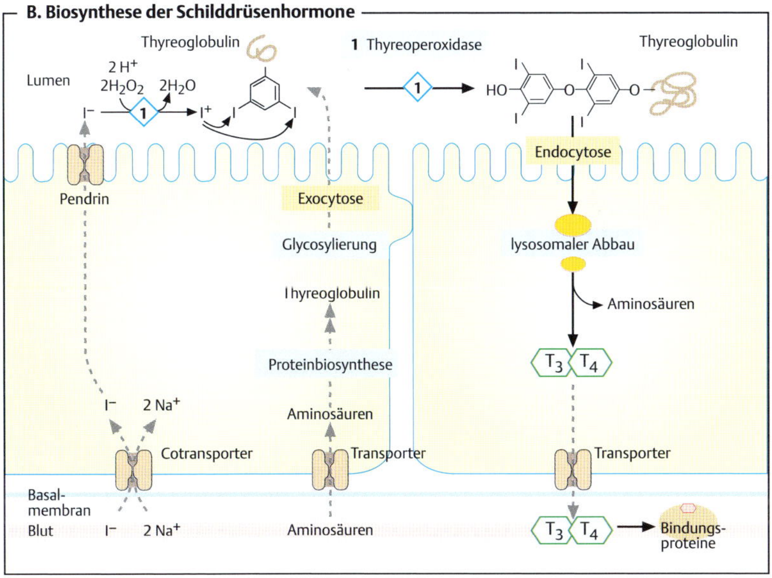


**Abb. 8.15** Schilddrüsenhormone

8 Signalsysteme

## Insulin

**Insulin** ist das wichtigste *anabol* wirkende Hormon. Es steuert den Stoffwechsel zusammen mit seinen Gegenspielern (S. 386) *Glucagon, Adrenalin, Cortisol, Thyroxin* und *Wachstumshormon*. Hier werden die Struktur, Biosynthese und der Wirkungsmechanismus (S. 142) des Insulins behandelt. Seine zahlreichen Wirkungen (S. 148) werden auf der Folgeseite bei der Behandlung des *Diabetes mellitus* zusammengefasst.

### A. Struktur und Biosynthese

1. **Primärstruktur. Insulin** ist ein *Peptidhormon* aus 51 Aminosäuren (AS). Es besteht aus zwei Ketten, einer **A-Kette** (21 AS, gelb) und einer **B-Kette** (30 AS, orange), die durch zwei *Disulfidbrücken* miteinander verknüpft sind. Eine dritte Disulfidbrücke stabilisiert die Struktur der A-Kette.
2. **Biosynthese.** Insulin wird von B-Zellen der *Langerhans-Inseln* des **Pankreas** produziert. Wie bei Sekretproteinen üblich, trägt die Vorstufe des Hormons, das **Präpro-Insulin** (**1**), ein **Signalpeptid** aus 24 AS (grün), das die Peptidkette ins Innere des Endoplasmatischen Retikulums lenkt. Dort entsteht nach Abspaltung des Signalpeptids und Ausbildung der Disulfidbrücken das **Pro-Insulin** (**2**). Dieses enthält außer der A-Kette (gelb) und der B-Kette (orange) noch das **C-Peptid** mit 35 AS (weiß). Das Pro-Insulin gelangt dann in den Golgi-Apparat und wird dort durch Abspaltung des C-Peptids mithilfe einer *Prohormon-Konvertase* zu **Insulin** (**3**) umgewandelt (*limitierte Proteolyse*). Schließlich wird das Insulin in Form von zinkhaltigen Hexameren in Vesikeln, den *β-Granula*, zusammen mit dem abgespaltenen C-Peptid gespeichert (**4**) und bei Bedarf ausgeschüttet.

Die Exocytose von Insulin aus den B-Zellen (S. 432) wird von *Glucose* stimuliert. Zusätzlich förderlich wirken auch verzweigtkettige AS und gastrointestinale Hormone (S. 390) wie *GIP* und *GLP-1* (S. 452) (*Inkretine*).

### B. Insulin: Signaltransduktion

Die vielfältigen Wirkungen des Insulins werden durch Bindung des Hormons an den Insulinrezeptor ausgelöst. Der **Insulinrezeptor** ist ein $\alpha_2\beta_2$-Tetramer, das im Zellinneren aktivierbare Tyrosin-Kinase-Domänen (S. 416) trägt (*Rezeptor-Tyrosin-Kinase*). Die Bindung des Hormons aktiviert die intrazelluläre *Tyrosin-Kinase-Aktivität* des Rezeptors, der daraufhin sich selbst und weitere Proteine (*Rezeptorsubstrate*) an verschiedenen Tyrosin-Resten phosphoryliert. An die Phosphotyrosin-Reste binden *Adapterproteine*, die das Signal weitergeben.

Langfristiger Natur sind die Wirkungen des Insulins auf die Transkription (linker Bildteil). An das phosphorylierte **IRS** (Insulinrezeptor-Substrat) binden die Adapterproteine **Grb-2** und **Sos** und stimulieren das G-Protein **Ras** (S. 420). Ras aktiviert die Protein-Kinase **Raf** und diese setzt eine *Phosphorylierungskaskade* in Gang, die über die Kinasen **Mek** und **Erk** (anderer Name: MAPK) (S. 428) zur Phosphorylierung von Transkriptionsfaktoren im Zellkern führt.

Die schnelleren Effekte des Insulins auf den Kohlenhydrat- und Lipidstoffwechsel kommen ohne die Neusynthese von Proteinen aus (rechter Bildteil). An phosphoryliertes IRS kann außer Grb-2 auch ein dimeres Adapterprotein binden, das dadurch die Aktivität einer *Phosphatidylinositol-3-Kinase* (**PIns3K**) erlangt und an der Membran Phospholipide aus der Gruppe der Phosphatidylinositole (S. 422) in 3-Stellung phosphoryliert. An diese Reaktionsprodukte bindet die Protein-Kinase **PDK-1**, wird dadurch aktiv und aktiviert ihrerseits die *Protein-Kinase B* (**PK-B**). Diese hat mehrere Wirkungen: PK-B sorgt über **AS160** dafür, dass Vesikel mit der Plasmamembran verschmelzen, die den Glucose-Transporter **Glut-4** enthalten. Dies führt zum Einbau von Glut-4 (S. 212) in die Membran und dadurch zu verstärkter Glucoseaufnahme in die Muskulatur und ins Fettgewebe. Außerdem hemmt PK-B durch Phosphorylierung die *Glycogen-Synthase-Kinase 3* (**GSK-3**). Da die GSK-3 ihrerseits die Glycogen-Synthase durch Phosphorylierung hemmt (S. 150), führt ihre Hemmung durch PK-B zu verstärkter Glycogen-Synthese. Die von PK-B aktivierte *Protein-Phosphatase 1* (**PP-1**) überführt die Glycogen-Synthase durch Dephosphorylierung in die aktive Form (S. 150). Durch Phosphorylierung (S. 112) inaktiviert PK-B den Transkriptionsfaktor **Foxo** und hemmt dadurch die Transkription von PEP-CK (S. 254).

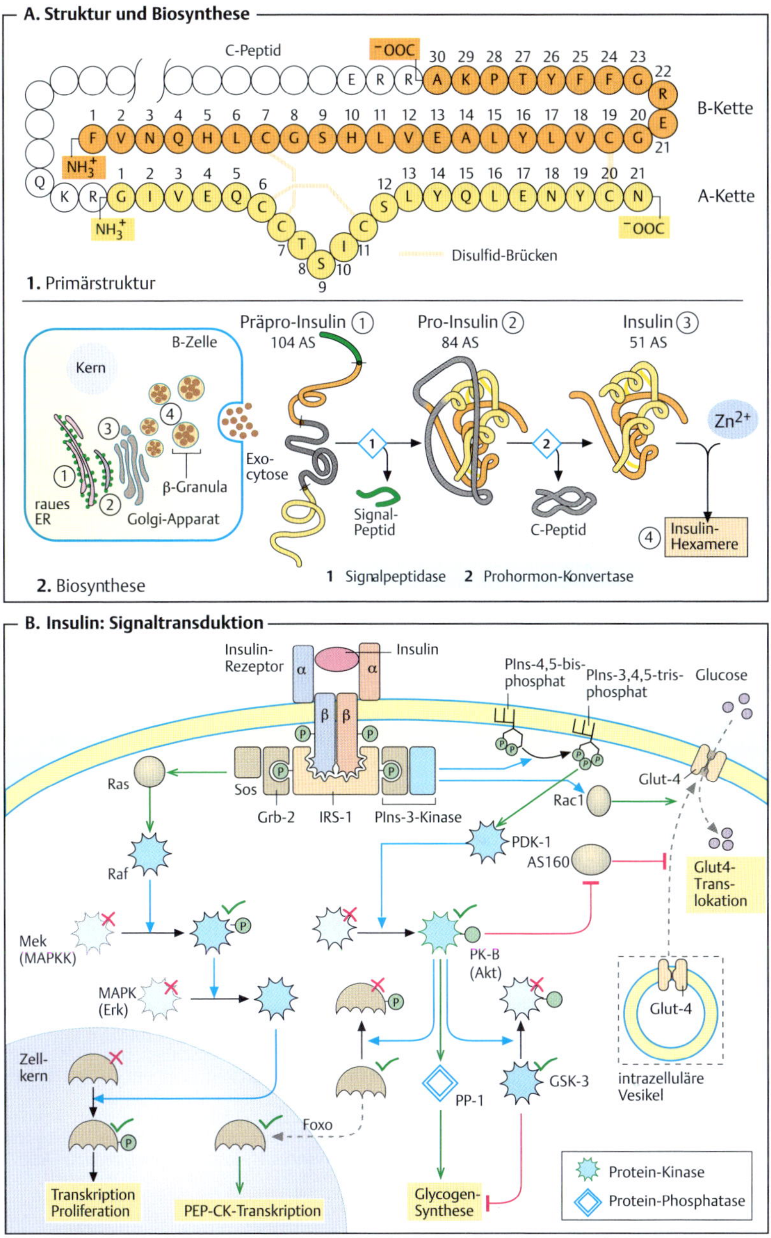


Abb. 8.16 Insulin

## Diabetes mellitus

Der *Diabetes mellitus* (DM, „Zuckerkrankheit") ist eine häufige Stoffwechselkrankheit, die auf einen absoluten oder relativen **Mangel an Insulin** zurückgeht. Das Fehlen dieses Peptidhormons (S. 444) wirkt sich vor allem auf den Stoffwechsel der Kohlenhydrate und Lipide aus.

DM tritt in zwei Formen auf. Beim Diabetes vom **Typ I** (früher auch: *insulinabhängiger Diabetes mellitus*, IDDM) werden die insulinbildenden Zellen schon in frühem Alter durch eine vermutlich virusbedingte Autoimmunreaktion zerstört. Der mildere Diabetes vom **Typ II** (früher auch: *nicht insulinabhängige Form*, NIDDM) setzt meist erst in höherem Alter ein. Seine Ursachen hängen mit einer *Insulinresistenz* zusammen, sind im Einzelnen aber noch nicht völlig geklärt.

### A. Auswirkungen eines Insulinmangels

Die Wirkungen des Insulins auf den **Kohlenhydratstoffwechsel** werden in Regulation des Kohlenhydratstoffwechsels (S. 148) besprochen. Vereinfachend kann man sie als *Förderung der Glucoseverwertung und Hemmung der Glucoseneubildung* beschreiben. Hinzu kommt, dass der Transport von Glucose durch Glut-4 (S. 212) vom Blut in viele Gewebe insulinabhängig ist (Ausnahmen sind Leber, ZNS und Erythrocyten).

Auch der **Lipidstoffwechsel** wird, besonders im Fettgewebe, durch das Hormon beeinflusst. Insulin fördert den Umbau von Glucose in Fettsäuren. Dies beruht vor allem auf der Aktivierung der *Acetyl-CoA-Carboxylase* (S. 154) und auf vermehrter Bereitstellung von NADPH durch gesteigerte Aktivität des HMW (S. 142). Andererseits hemmt Insulin den Fettabbau über die *hormonsensitive Lipase* (S. 154).

**Proteinstoffwechsel**: Insulin fördert die Aufnahme von Aminosäuren und vermindert, besonders in der Muskulatur, den Abbau von Proteinen.

Die **Auswirkungen eines Insulinmangels** auf den Stoffwechsel sind in der Abb. durch Sterne gekennzeichnet. Besonders auffällig ist die Erhöhung der Glucosekonzentration im Blut von 5 mM (90 mg · $dL^{-1}$) auf 9 mM (160 g · $dL^{-1}$) und darüber (**Hyperglycämie**, erhöhter Blutzuckerspiegel). In *Muskel- und Fettgewebe* sind die Glucoseaufnahme und -verwertung bei Insulinmangel beeinträchtigt. Auch in der *Leber* ist die Glucoseverwertung gestört. Gleichzeitig ist bei Insulinmangel die Gluconeogenese gesteigert, u. a. durch vermehrte Proteolyse in der *Muskulatur*. Dies erhöht den Blutzuckerspiegel weiter. Wird die Kapazität der *Niere* zur Rückresorption von Glucose überschritten (Plasmakonzentration ≥ 9 mM), kommt es zur Ausscheidung von Glucose mit dem Urin (**Glucosurie**).

Der bei Insulinmangel gesteigerte Fettabbau hat besonders bei DM vom Typ I schwerwiegende Folgen. Die in großen Mengen anfallenden Fettsäuren werden in der Leber zum Teil zur Synthese von Lipoproteinen verwendet (**Hyperlipidämie**), der Rest wird zu Acetyl-CoA abgebaut. Da der Citratzyklus solche Mengen an Acetyl-CoA nicht aufnehmen kann, werden aus dem Überschuss in der Leber **Ketonkörper** (*Acetessigsäure* und *3-Hydroxybuttersäure*) gebildet (S. 332). Weil dabei $H^+$-Ionen freigesetzt werden, kann es zu schwerer **metabolischer Acidose** kommen. Das ebenfalls gebildete *Aceton* verleiht dem Atem solcher Patienten einen charakteristischen Geruch. Außerdem erscheinen große Mengen von Ketonkörper-Anionen im Urin (**Ketonurie**).

Die durch Insulinmangel bedingten Störungen des Stoffwechsels können im akuten Fall bis hin zum **diabetischen Koma** und **Tod** führen.

### B. Glycierung

Ein DM kann erhebliche Folgeschäden nach sich ziehen, wenn er nicht gut eingestellt wird. Denn erhöhte Blutzuckerspiegel führen langfristig zu Veränderungen an den Blutgefäßen (*diabetische Angiopathien*), zu Schädigungen der Nieren (*Nephropathien*) und des Nervensystems (*Neuropathien*) sowie zu Linsentrübungen (*Katarakt*). Die Hauptursache für diese **diabetischen Spätkomplikationen** ist vermutlich die nicht-enzymatische Reaktion der Aldehyd-Gruppe der Glucose mit Aminogruppen von Proteinen, Lipiden und Nucleinsäuren („*Glycierung*"). So liegen schon beim Gesunden 4–6 % des Hämoglobin A in glycierter Form, d. h. als **$HbA_{1c}$**, vor. Sein Anteil steigt bei unbehandelten Diabetikern an und dient als Maß für die Güte der Einstellung des Glucosespiegels.

Die Abbildung zeigt die reversible Bildung einer **Schiff-Base** zwischen Aldehyd und Aminogruppe und die anschließende irreversible *Amadori-Umlagerung* zu einem glycierten Produkt.

Werden langlebige Proteine glyciert, können sie sich weiter zu Endprodukten umlagern, den *advanced glycosylation endproducts* (**AGE**).

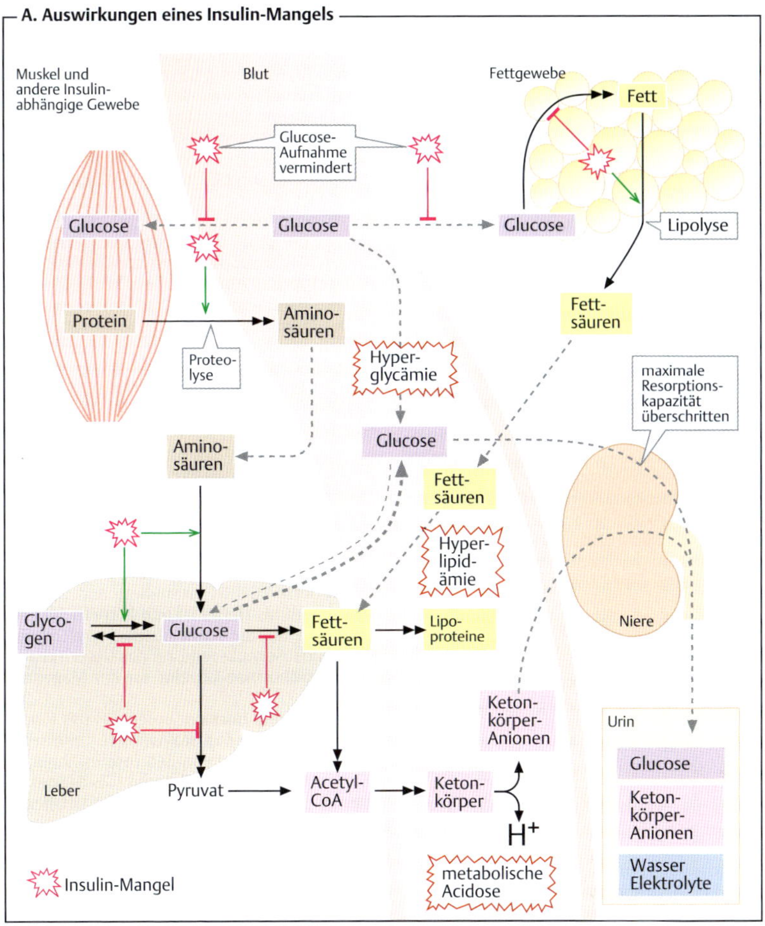


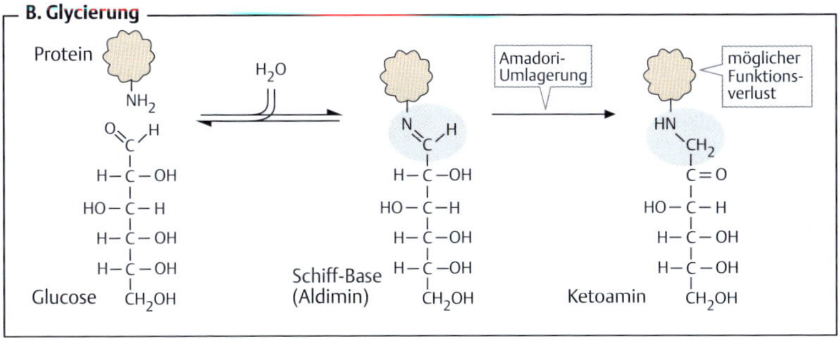


**Abb. 8.17** Diabetes mellitus

## Weitere Hormone

Die Zahl der Hormone im menschlichen Körper ist sehr groß (> 100). Meist handelt es sich bei diesen um *Peptidhormone*.

### A. Peptidhormone (weitere Beispiele)

Einige Peptidhormone wurden bereits erwähnt, darunter *Parathyrin* und *Calcitonin* (S. 352), *Angiotensin II* (S. 352), *Insulin* (S. 444), *Glucagon* (s. u.), *Leptin* (S. 344), *Wachstumshormon* (s. u.). *Lutropin* (LH), *Follitropin* (FSH) (S. 442), *Thyreocyten stimulierendes Hormon* (TSH) (S. 442) und das *adrenocorticotrope Hormon* (ACTH) (S. 436).

Die Tabelle zählt noch weitere Peptidhormone auf. **Vasopressin** und **Ocytocin** sind eng verwandte cyclische Nonapeptide, die von der Neurohypophyse sezerniert werden. Das **atriale natriuretische Peptid** (ANP) (S. 424) stammt aus dem Herzen und kontrolliert den Natrium- und Wasserhaushalt (S. 350). **Prolactin** bereitet während der Schwangerschaft die Lactation vor und **Choriongonadotropin** (hCG) sorgt für die Aufrechterhaltung der Schwangerschaft. Da es mit 28 kDa relativ klein ist, taucht es auch im Urin auf und lässt sich dort als *Indikator für eine Schwangerschaft* nutzen.

### B. Glucagon

Ein wichtiger Gegenspieler des Insulins ist das **Glucagon**, ein Peptidhormon aus 29 Aminosäuren. Es wird von den A-Zellen der Langerhans-Inseln der *Bauchspeicheldrüse* synthetisiert. Wie beim Insulin entsteht ein *Präprohormon*, aus dem durch limitierte Proteolyse erst *Proglucagon* und dann Glucagon freigesetzt wird, das in Vesikeln gespeichert wird. Die Exocytose von Glucagon wird von *Glucose*, *Insulin* und *Somatostatin* gehemmt. Ein Abfall der Glucosekonzentration auf unter 2,8 mM, wie er bei Nahrungsmangel auftritt, löst die Ausschüttung des Glucagons aus. Seine Halbwertszeit im Blut beträgt nur Minuten.

Wichtigstes *Zielorgan* des Glucagons ist die Leber. Dort bindet es spezifisch an einen *7-Helixrezeptor* (GPCR) (S. 416) und löst über ein $G_S$-*Protein* die Bildung von *cAMP* (S. 422) aus. Ein Anstieg der cAMP-Konzentration führt über die Aktivierung von *Protein-Kinase A* zu einer beschleunigten **Glycogenolyse** und einem verminderten **Glycogenaufbau** (S. 146). Das angestiegene cAMP löst auch einen vermehrten Abbau von *Fructose-2,6-bisphosphat* (S. 149) aus. Dadurch wird die **Glycolyse** gebremst und die **Gluconeogenese** (S. 144) beschleunigt. Diese Umsteuerung des Stoffwechsels geschieht schnell (in Minuten). Langsamer erfolgt die Induktion von Enzymen der Gluconeogenese, die das Glucagon über *cAMP* durch Aktivierung des Transkriptionsfaktors *CREB* (S. 254) im Zellkern auslöst.

Insgesamt sorgt Glucagon dafür, dass die Leber Glucose ausschüttet statt aufnimmt. Dadurch wird der Glucosespiegel normalisiert, solange die Leber über ausreichend Energiereserven (Glycogen und Substrate der Gluconeogenese) verfügt. Im Fettgewebe wirkt Glucagon als Insulinantagonist über cAMP lipolytisch.

Das *Präproglucagon* wird auch im Darm und Gehirn synthetisiert. Dort entstehen daraus statt des Glucagons zwei Gewebshormone mit anderer Primärstruktur und Wirkung, die **Glucagon-ähnlichen Peptide GLP-1** (S. 390) und **GLP-2** (S. 452).

### C. Wachstumshormon

**Wachstumshormon** (engl. growth hormone, **GH** = Somatotropin, **STH**) wird in der Adenohypophyse gebildet. Es steht unter der Kontrolle von zwei hypothalamischen Hormonen: **Somatoliberin** (**GHRH**) stimuliert und **Somatostatin** hemmt. Tiefschlaf und körperliche Aktivität erhöhen die Ausschüttung von GH über das GHRH. Stimulierend auf das GH wirkt auch das Peptidhormon **Ghrelin** aus der Magenmucosa.

Als *anaboles Hormon* fördert GH das *Wachstum* und steuert den *Stoffwechsel*. Teile seiner Wirkungen werden von den Insulin-ähnlichen Wachstumsfaktoren **IGF-1** und **IGF-2** (Somatomedine) vermittelt, deren Bildung GH besonders in der Leber induziert. In der pränatalen Entwicklung entstehen und wirken diese beiden Hormone jedoch unabhängig von GH.

Postnatal stimulieren GH/IGF im *Skelett* das Längenwachstum der Knochen bis zur Pubertät. Auch danach werden Osteoblasten und Osteoklasten von GH/IGF stimuliert, um die Knochen lebenslang sich verändernden Bedingungen anzupassen. Im *Muskel* sorgen GH/IGF für eine Vergrößerung der Muskelmasse. Auch die *inneren Organe* stehen unter der Wachstumskontrolle dieser Hormone. Auf den *Stoffwechsel* wirkt GH als Antagonist des Insulins: es hemmt die Glucoseaufnahme, und fördert die Gluconeogenese und Lipolyse.

**A. Peptidhormone**

| Peptidhormon | Bildungsort | Wirkung | Zielorgane |
|---|---|---|---|
| Vasopressin (Adiuretin, ADH) | Neurohypophyse | Blutdruck↑, Rückresorption von Wasser↑ | Muskulatur kleiner Blutgefäße, Niere |
| Ocytocin | Neurohypophyse | Wehenauslösung↑, Milchejektion↑, Kontraktion der Samenkanälchen↑ | Uterus, Brustdrüse, Hoden |
| Atriales natriuretisches Peptid (ANP) | Herzvorhof | Diurese↑, Natriurese↑, Blutdruck↓, Sekretion von Renin↓ | Niere, Muskulatur der Arteriolen |
| Prolactin | Adenohypophyse | Lactation↑ | Brustdrüse |
| Choriongonadotropin (hCG) | Plazenta bei Schwangerschaft | Biosynthese von Progesteron und Estradiol↑ | Ovar |

**B. Glucagon**

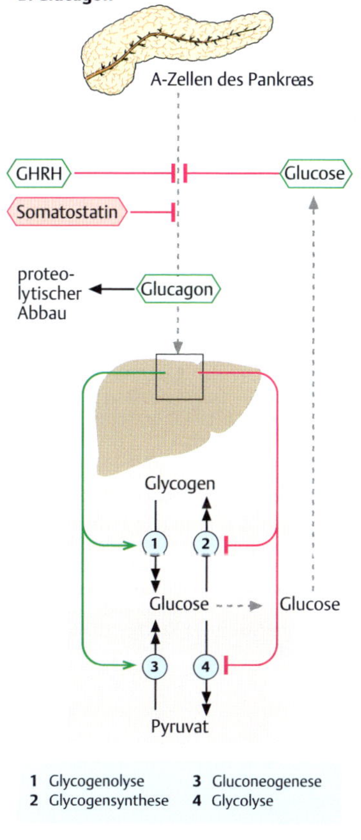


**C. Wachstumshormon (GH)**

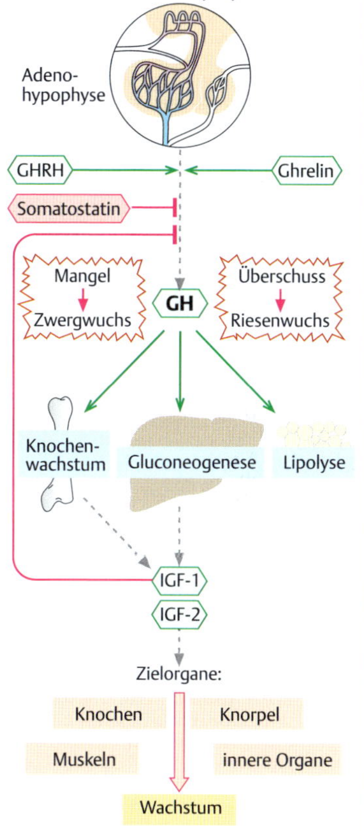


Abb. 8.18 Weitere Hormone

## Catecholamine

Die Catecholamine **Dopamin**, **Noradrenalin** und **Adrenalin** sind *biogene Amine*, deren gemeinsames Kennzeichen eine Dihydroxyphenyl-Gruppe (engl. catechol) ist. Sie fungieren als *Neurotransmitter* (S. 376), Noradrenalin und besonders Adrenalin auch als *Hormone*.

### A. Biosynthese

Die Biosynthese der Catecholamine findet im *Nebennierenmark* (NNM) und in Neuronen des zentralen und peripheren Nervensystems statt. Sie beginnt mit der Aminosäure **Tyrosin**.

[1] Eine Hydroxylierung des aromatischen Rings führt zunächst zu Dopa (3,4-Dihydroxyphenylalanin) (S. 62). Dabei wird das ungewöhnliche Coenzym Tetrahydrobiopterin (THB) genutzt.

[2] Die Decarboxylierung von Dopa erfordert das Coenzym Pyridoxalphosphat und liefert das biogene Amin Dopamin, einen wichtigen Neurotransmitter im ZNS. In dopaminergen Neuronen wird die Synthese an dieser Stelle beendet.

[3] Die Nebenniere und (nor)adrenerge Neurone führen die Synthese weiter, indem sie Dopamin zu Noradrenalin hydroxylieren. Dabei wirkt Ascorbat (Vitamin C) als wasserstoffübertragendes Coenzym (S. 96).

[4] Schließlich entsteht durch *N*-Methylierung von Noradrenalin das Adrenalin. Coenzym der Reaktion ist S-Adenosylmethionin (SAM) (S. 98).

Ob ein Neuron dopaminerg, noradrenerg oder adrenerg ist, hängt also von seiner Enzymausstattung ab. Das NNM enthält alle vier Enzyme; dort werden Noradrenalin und Adrenalin im Verhältnis 1 : 4 gebildet. Im NNM wird die Biosynthese des Noradrenalins und Adrenalins nerval von *Acetylcholin* und parakrin von *Cortisol* stimuliert, sowie durch die *Endprodukte* gehemmt.

Nach ihrer Biosynthese werden die Catecholamine zusammen mit *ATP*, verschiedenen *Neuropeptiden* und dem Protein *Chromogranin* in Vesikeln gespeichert und durch Exocytose gemeinsam ausgeschüttet (S. 372).

Im Blut stammt das Adrenalin aus dem NNM und das Noradrenalin vorwiegend aus den Endigungen sympathischer Nerven. Die *Halbwertszeit* der Catecholamine im Blut beträgt nur wenige Minuten. Im synaptischen Spalt wird ihre Wirkung noch schneller beendet. Dies geschieht durch Wiederaufnahme in die präsynaptischen Neurone mithilfe eines Natrium-abhängigen *Noradrenalin-Transporters* (NET).

### B. Wirkungen

Die Catecholamine wirken durch Bindung an Membranrezeptoren (S. 378). *Dopamin* ist Neurotransmitter im ZNS und dort an vielen Steuerungs- und Regelvorgängen beteiligt. *Noradrenalin* und *Adrenalin* sind sowohl Neurotransmitter von (nor-)adrenergen Neuronen als auch Hormone des NNM. Ihre Wirkung kann als Reaktion auf eine bedrohliche Situation angesehen werden („flight or fight"): Steigerung der Herzfrequenz, Blutdruckerhöhung, Steigerung der Spiegel von Glucose und Fettsäuren im Blut und erhöhte Muskeltätigkeit. Sie dienen so der Anpassung an akuten *Stress*.

### C. Morbus Parkinson

Diese Krankheit ist durch den Untergang von dopaminergen Neuronen in der *Substantia nigra* gekennzeichnet, die an der Steuerung motorischer Abläufe im Striatum beteiligt sind. Dort wird nicht mehr ausreichend *Dopamin* ausgeschüttet. Die Folge für den Patienten sind *Akinese*, *Rigor* und *Tremor*. Die Parkinson-Krankheit lässt sich durch Gabe der Dopamin-Vorstufe L-*Dopa* behandeln, die im Gegensatz zu dem fehlenden Dopamin die Blut-Hirn-Schranke passieren kann und vor Ort im ZNS durch die *Dopa-Decarboxylase* (Abb. **A** [**2**]) zu Dopamin umgewandelt wird.

### D. Inaktivierung

Die Catecholamine und andere biogene Amine werden sowohl in Neuronen als auch in nichtneuronalem Gewebe, besonders der Leber, durch enzymatische Reaktionen inaktiviert. Durch die *Catechol-O-Methyltransferase* (COMT) kann die Hydroxygruppe methyliert werden. Coenzym dabei ist *S-Adenosylmethionin*. Alternativ kann die Aminogruppe durch eine flavinhaltige Amin-Oxidase (*Monoamin-Oxidase*, MAO, Isotyp A und B) zu Aldehyd oxidiert werden. Der entstandene Aldehyd wird entweder zur Säure weiter oxidiert oder zum Alkohol reduziert. Wichtigstes Abbauprodukt von Adrenalin und Noradrenalin ist **Vanillinmandelsäure**. Die Endprodukte des Catecholaminstoffwechsels tauchen hauptsächlich im Urin auf.

## A. Biosynthese der Catecholamine

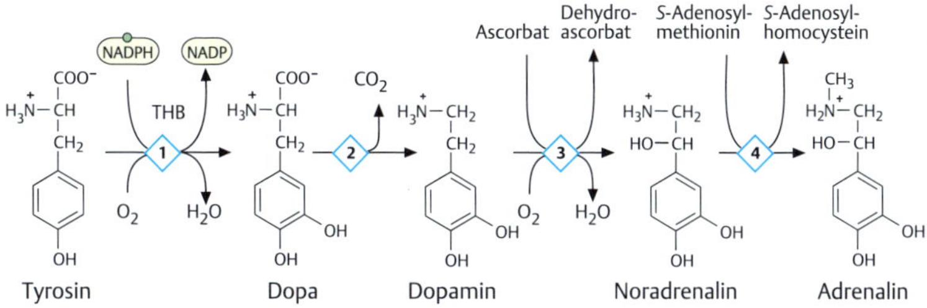


**1** Tyrosin-3-Monooxygenase [$Fe^{2+}$,THB] **3** Dopamin-β-Monooxygenase [Cu] **4** Phenylethanolamin-*N*-Methyltransferase
**2** aromatische-*L*-Aminosäure-Decarboxylase (Dopa-Decarboxylase) [PLP]

## B. Wirkungen

**Dopamin:**

**Transmitter**: steuert die extrapyramidale Motorik, beteiligt an Wahrnehmung von Lust und Freude und Erzeugung von Abhängigkeiten
**Neurohormon:** hemmt Prolactinausschüttung (PIF)

**Noradrenalin:**

**Transmitter:** entscheidender Neurotransmitter in den postganglionären Neuronen des sympathischen Nervensystems

**Adrenalin/Noradrenalin:**

**Hormon**
*Herz:* erhöht die Kontraktionskraft und Frequenz, erweitert die koronaren Blutgefäße
*Peripherie:* Blutdruckanstieg durch Vasokonstriktion, Relaxation der glatten Muskulatur
*Stoffwechsel:* Mobilisierung der Energiespeicher durch Glycogenolyse, Lipolyse und Gluconeogenese, Hemmung der Insulinsekretion

## C. Morbus Parkinson

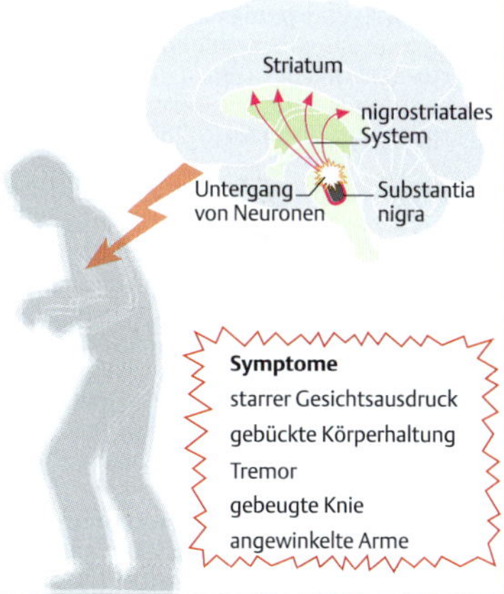


## D. Inaktivierung

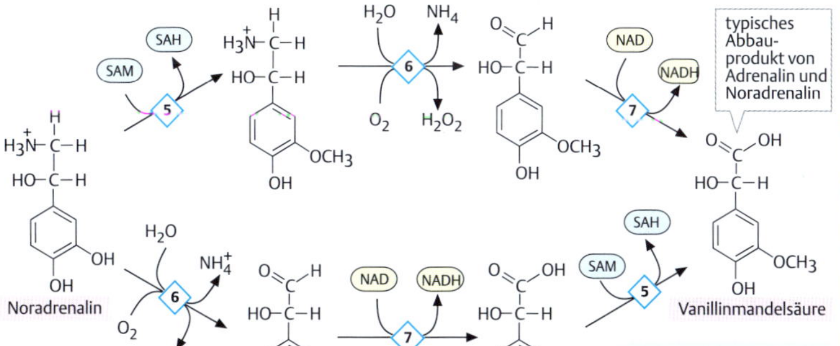


**5** Catecholamin-*O*-Methyltransferase
**6** Monoamin-Oxidase
**7** Aldehyd-Dehydrogenase

Abb. 8.19 Catecholamine

## Gewebshormone, Mediatoren

Zu den hormonähnlichen, extrazellulär wirksamen Signalstoffen zählen die **Gewebshormone** und **Mediatoren**. Sie werden von einzelnen Zellen sezerniert, wirken meist lokal, d. h. in unmittelbarer Nachbarschaft ihres Produktionsortes, ohne Transport durch das Blut (*parakrine Wirkung*) (S. 432).

### A. Gewebshormone und Mediatoren

Die Tabelle nennt wichtige Vertreter der Gewebshormone und Mediatoren und ihre Funktionen.

### B. Gastrointestinale Hormone

Diese Peptidhormone des Magen-Darm-Trakts wirken vorwiegend *parakrin* (S. 432). Zusammen bilden sie das *enteroendokrine System*.

**Gastrin** wird in den *G-Zellen* des Magens gebildet. Es stimuliert die *ECL-Zellen* des Magens zur Sekretion von *Histamin* (S. 282) (s. auch unten).

**Cholecystokinin** (CCK) wird von den *I-Zellen* des Dünndarms abgegeben und stimuliert die Azinuszellen des *Pankreas* zur Sekretion von *Pankreasenzymen* und $HCO_3^-$, die *Hauptzellen* des Magens zur Sekretion von *Pepsinogen* und die *Gallenblase* zur *Kontraktion*.

**Sekretin** aus den *S-Zellen* des Dünndarms stimuliert die Epithelzellen der Schaltstücke des *Pankreas* zur Ausschüttung von *Pankreassaft* und die *Hauptzellen* des Magens zur Ausschüttung von *Pepsinogen*.

**Serotonin** wird in den *enterochromaffinen* (EC-)*Zellen* des Dünn- und Dickdarms gebildet. Es stimuliert die Motilität der glatten Muskulatur des Darmtrakts.

**Somatostatin** aus den *D-Zellen* vieler Bereiche des Magendarmtrakts hemmt die Aktivität anderer endokriner Zellen. Es ist auch ein wichtiger Hemmstoff der Hormonsekretion der *Pankreasinseln* und der *Adenohypophyse*.

**Glucagon-ähnliche Peptide** wie GLP-1 (S. 390) und -2 (S. 448) werden in Reaktion auf Glucose von *L-Zellen* der intestinalen Mucosazellen ausgeschüttet, um dem Körper eine Nahrungsaufnahme zu signalisieren. **GLP-1** fördert die Freisetzung von Insulin im Pankreas („*Inkretin-Wirkung*") und das *Sättigungsgefühl* im Gehirn. **GLP-2** hemmt die Magensaft-Sekretion der Belegzellen und beeinflusst die Motilität und Nährstoffresorption des Dünndarms.

### C. Histamin

Histamin ist ein prominenter Vertreter der Mediatoren.

► **Stoffwechsel.** Als *biogenes Amin* entsteht Histamin (S. 62) durch Pyridoxalphosphat-vermittelte Decarboxylierung von Histidin. Gebildet wird es in *Mastzellen, basophilen Leukocyten, ECL-Zellen* (S. 282) des Magens und *histaminergen Neuronen* des ZNS. In Mastzellen wird Histamin zusammen mit *Heparin* und *neutralen Proteasen* in sekretorischen Vesikeln gespeichert und auf Reiz hin ausgeschüttet. Inaktiviert wird Histamin (S. 376) durch N-Methylierung mit einer *Histidin-Methyltransferase* und/oder durch Oxidation zu Aldehyd und Säure mit *Monoamin-Oxidase* (MAO), *Diamin-Oxidase* (DAO) und *Aldehyd-Oxidase*.

► **Wirkungen.** Für Histamin gibt es auf seinen Zielzellen vier verschiedene Typen von Membranrezeptoren ($H_1$–$H_4$).

**$H_1$-Rezeptoren** vermitteln die *allergische Reaktion* der Haut und der Atemwege. Je nach Lokalisation kommt es zu einer *Bronchokonstriktion*, *Vasokonstriktion* oder *Vasodilatation* und *Erhöhung der Gefäßpermeabilität*.

**$H_2$-Rezeptoren** auf den Belegzellen der Magenmucosa steuern die *Salzsäureproduktion*.

**$H_3$-Rezeptoren** finden sich im ZNS und auf peripheren Neuronen. Sie sind an der Steuerung von Gehirnfunktionen beteiligt: *Schlafen/Wachen, Kontrolle des Herzkreislaufs* und der *Hormonachsen, Lernen* und *Gedächtnis*.

**$H_4$-Rezeptoren** kommen auf Mast- und Blutzellen vor und steuern deren *Chemotaxis*.

► **Pathobiochemie.** Die IgE-vermittelte Ausschüttung von Histamin aus Mastzellen ist entscheidend an der Auslösung von *allergischen Reaktionen vom Typ I* beteiligt, darunter *Asthma bronchiale, Heuschnupfen* und *Quaddeln*.

Mit **Antihistaminika** können einzelne Funktionen des Histamins blockiert werden. So wird *Heuschnupfen* mit $H_1$-Antagonisten behandelt. Auch der *allergische Schock* ist ein wichtiger Einsatzbereich für diese Pharmaka. Eine *überschießende Salzsäurebildung* im Magen lässt sich durch $H_2$-Antagonisten vermindern. Wegen der sedierenden Wirkung einiger Antihistaminika, die die Blut-Hirn-Schranke passieren können, werden diese auch als *Schlafmittel* eingesetzt.

## A. Gewebshormone und Mediatoren

| Gewebshormone | Funktion |
|---|---|
| Cytokine | Signalstoffe des Immun- und hämatopoetischen Systems |
| Wachstumsfaktoren | Signale des Wachstums, der Differenzierung, Teilung und Apoptose von Zellen |
| Hormone des Magen-Darmtraktes | lokale Regulatoren der Verdauung |
| Kinine Bradykinin Kallidin | *fördern* Erweiterung und Permeabilität von Blutgefäßen, Wanderung von Leukocyten *hemmen* Thrombocytenaktivierung *signalisieren* Schmerz |

| Mediatoren | Bildung | Funktion |
|---|---|---|
| Histamin | biogenes Amin des Histidins | *fördert* Entzündungen, Weite und Permeabilität von Kapillaren, Allergie Typ I, HCl-Sekretion, Gehirnfunktionen (NT) |
| Serotonin | biogenes Amin des 5-Hydroxytryptophans | *fördert* Gefäßweite in Haut und Skelettmuskulatur, Darmperistaltik, Kontraktion von Gefäß- und Bronchialmuskulatur, Gehirnfunktionen (NT) |
| Eicosanoide | Derivate der Arachidonsäure | vielfältige Wirkungen |
| Stickstoffmonoxid | Produkt des Arginins | *senkt* Blutdruck *hemmt* Thrombocyten-Aggregation *fördert* Lernprozesse (NT) *wirkt* in hohen Konzentrationen toxisch |

NT: Neurotransmitter

## B. Gastrointestinale Hormone

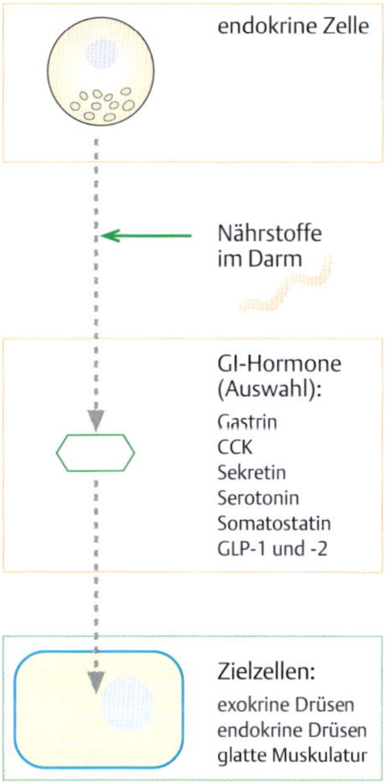


## C. Histamin

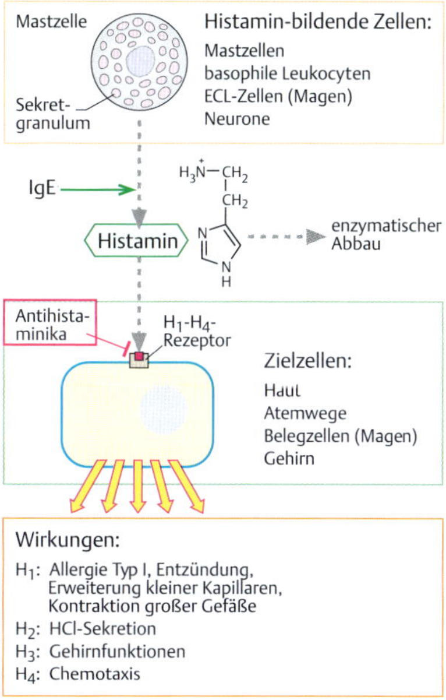


Abb. 8.20 Gewebshormone, Mediatoren

## Eicosanoide

### A. Eicosanoide

Als **Eicosanoide** bezeichnet man eine Gruppe autokrin und parakrin wirkender *Signalstoffe*, die aus mehrfach ungesättigten Fettsäuren (sog. **PUFA**) wie der *Arachidonsäure* ($C_{20}$, griech. eikosi = 20,) und verwandten Fettsäuren wie *Linolensäure* ($C_{18}$), *Eikosapentaensäure* ($C_{20}$) und *Dokosahexaensäure* ($C_{22}$) hervorgehen. Sie beeinflussen als Mediatoren eine große Zahl physiologischer Prozesse (s. u.). Der Eicosanoidstoffwechsel ist deshalb ein wichtiger Angriffspunkt von Medikamenten.

▸ **Biosynthese.** Fast alle Körperzellen können Eicosanoide bilden. Ausgangsmaterial sind Phospholipide der Membran, die **Arachidonsäure** (20 : 4) (S. 48) oder andere PUFA enthalten. Zunächst setzt eine *Phospholipase $A_2$* ($PLA_2$, [**1**]) aus solchen Phospholipiden die Fettsäure frei, z. B. Arachidonat. Die Aktivität von $PLA_2$ ist hormonkontrolliert, sie wird von *Glucocorticoiden* über das Protein *Lipocortin* gehemmt. Das gebildete Arachidonat ist selbst schon Signalstoff. Noch größere Bedeutung haben aber seine vielen Metabolite.

Vom Arachidonat und seinen Verwandten führen zwei verschiedene Wege zu den Eicosanoiden. Schlüsselenzym des ersten Weges (**Cyclooxygenase-Weg**) ist die *Prostaglandin-H-Synthase* [**2**]. Sie bewirkt in einer Zweischritt-Reaktion die Zyklisierung von Arachidonat zu Prostaglandin $H_2$ ($PGH_2$). Der erste Reaktionsschritt der PGH-Synthase wird von einer *Cyclooxygenase*-Aktivität (**COX**) katalysiert und führt Sauerstoff in die Fettsäure ein. Der zweite Schritt ist eine *Peroxidase*-Reaktion. Abhängig von der weiteren Enzymausstattung werden dann aus dem $PGH_2$ verschiedene **Prostaglandine**, **Prostacycline** und **Thromboxane** gebildet, die man zusammen auch als *Prostanoide* bezeichnet. Charakteristisch für die Prostaglandine ist ein isozyklischer Fünfring, für die Prostacycline noch ein zusätzlicher O-haltiger Fünfring und für Thromboxane ein O-haltiger Sechsring (siehe Formeln).

Der zweite Weg (**Lipoxygenase-Weg**) wird von *5-Lipoxygenasen* [**3**] katalysiert, die aus den mehrfach ungesättigten Fettsäuren verschiedene *Hydroxy-* und *Hydroperoxy-Fettsäuren* bilden, u. a. Resolvine und Lipoxine. Durch Wasser-Abspaltung und verschiedene Übertragungsreaktionen entstehen **Leukotriene**, die alle offenkettige Fettsäurederivate sind.

▸ **Wirkungen.** Eicosanoide wirken über viele, verschiedene Membranrezeptoren in der unmittelbaren Umgebung ihrer Entstehung und zwar sowohl auf die Bildungszelle selbst (*autokrin*) als auch auf die Nachbarzellen (*parakrin*). Über 7-Helix-Rezeptoren werden ihre Effekte von den Second-Messengern cAMP, $Ca^{2+}$ und Inositolphosphaten vermittelt.

Je nach Substanz und Rezeptor wirken Eicosanoide hemmend oder stimulierend auf die Kontraktion der glatten Muskulatur, den Blutdruck, die Atmung und Tätigkeit von Darm und Uterus. Im Magen hemmen Prostaglandine über $G_i$-Proteine die *HCl-Sekretion*. Gleichzeitig fördern sie die Sekretion von Schleim, der die Magenschleimhaut vor der Säure schützt (S. 282). Weiterhin greifen Prostaglandine in den *Knochenstoffwechsel* und die Tätigkeit des *sympathischen Nervensystems* ein. Im Immunsystem sind Prostaglandine wichtig für die *Entzündungsreaktion*. Unter anderem locken sie Leukocyten an den Ort der Infektion. Auch an der Entstehung von *Schmerz* und *Fieber* sind Eicosanoide maßgeblich beteiligt. Die Thromboxane fördern die *Thrombocyten-Aggregation* und andere Vorgänge bei der Blutstillung (S. 306).

▸ **Stoffwechsel.** Eicosanoide werden innerhalb von Sekunden bis Minuten inaktiviert. Dies geschieht durch enzymatische Reduktion von Doppelbindungen und Dehydrierung von Hydroxy-Gruppen. Durch den schnellen Abbau ist ihre Reichweite sehr begrenzt.

▸ **Weitere Informationen.** Die PGH-Synthase [2] kommt in einer konstitutiven Form (sog. ***COX-I***) vor und in einer durch Entzündungsmediatoren induzierbaren Form (sog. ***COX-II***). Acetylsalicylat und andere **nichtsteroidale Antiphlogistika** (NSAID, nonsteroidal antiinflammatory drugs) hemmen die Aktivität einer oder beider PGH-Synthasen und somit die Synthese der meisten Eicosanoide. Dies erklärt ihre *schmerzlindernde, temperatursenkende* und *antirheumatische Wirkung*. Dabei acetyliert *Acetylsalicylat* irreversibel einen Serin-Rest in der Nähe des aktiven Zentrums der PGH-Synthase, so dass der Zugang für Substrate versperrt ist. Andere NSAID wirken als kompetitive Hemmstoffe.

Auch Nebenwirkungen der NSAID resultieren aus der Hemmung der Eicosanoid-Synthese. So beeinträchtigen NSAID die Blutstillung, weil die Bildung von Thromboxanen in Thrombocyten gehemmt wird. Im Magen verstärken die NSAID die HCl-Sekretion und hemmen gleichzeitig die Bildung des schützenden Schleims.

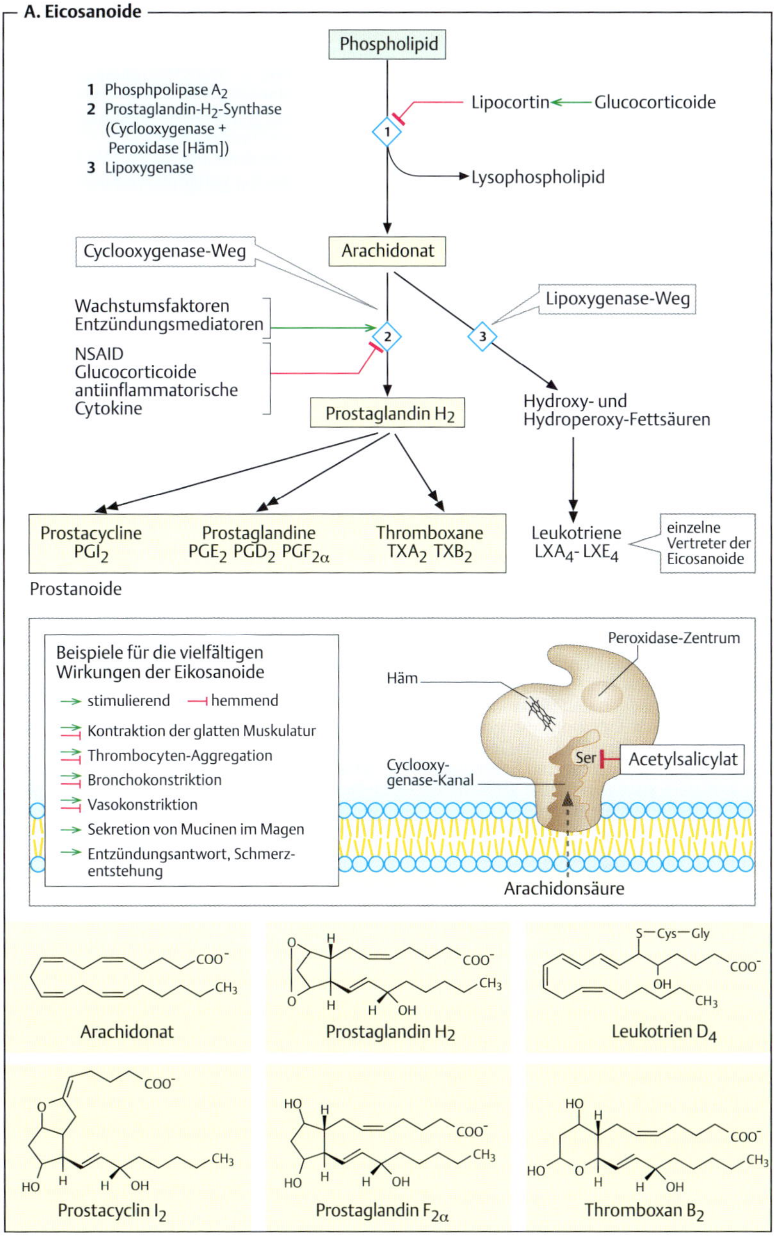


Abb. 8.21 Eicosanoide

## Cytokine

### A. Cytokine

Cytokine sind hormonähnliche *Peptide* und *Proteine*, die von Zellen des Immunsystems und anderen Zelltypen synthetisiert und ausgeschüttet werden. Ihre zahlreichen biologischen Funktionen üben sie in drei Bereichen aus: sie steuern im Wesentlichen die *Entwicklung und Homöostase des Immunsystems*, sie kontrollieren das *Blutzellen-bildende (hämatopoetische) System* und sie sind an der *unspezifischen Abwehr* beteiligt, indem sie Entzündungsprozesse, die Blutgerinnung und den Blutdruck beeinflussen. Allgemein kontrollieren Cytokine *Wachstum*, *Differenzierung* und das *Überleben* von Zellen. Auch an der *Steuerung von Schmerz*, *Fieber* und der *Apoptose* sind sie beteiligt.

Die Zahl der Cytokine ist sehr groß, die Tabelle nennt nur einige Vertreter. Häufig werden die Cytokine eingeteilt in Interleukine (IL), Interferone (IFN), Chemokine und Wachstumsfaktoren. Über **Interleukine** stimulieren Immunzellen die Proliferation und Aktivität anderer Immunzellen (S. 320). **Interferone** sind an der Virusabwehr beteiligt und hemmen die Proliferation. **Chemokine** steuern die Chemotaxis und Migration von Zellen. **Wachstumsfaktoren** regulieren die Differenzierung und stimulieren die Proliferation.

Während *Cytokine* untereinander selten Strukturhomologien zeigen, sind ihre Wirkungen häufig ähnlich. Von den *Hormonen* (S. 430) unterscheiden sich Cytokine nur partiell: Sie werden von vielen verschiedenen Zellen abgegeben und nicht von definierten Drüsen sezerniert, und sie kontrollieren eine größere Vielfalt von Zielzellen als die Hormone.

### B. Signaltransduktion der Cytokine

Als Peptide oder Proteine sind Cytokine **hydrophile Signalstoffe**, die durch Bindung an *Rezeptoren* auf der Zelloberfläche wirken (S. 416). Die Bindung eines Cytokins an seinen Rezeptor (**1**) führt über mehrere Zwischenstufen (**2–5**) zur Aktivierung der Transkription spezifischer Gene (**6**).

Die **Cytokinrezeptoren** selbst besitzen – im Gegensatz zu den Rezeptoren für Insulin und Wachstumsfaktoren (S. 416) – mit wenigen Ausnahmen keine Tyrosin-Kinase-Aktivität. Nach Bindung des Cytokins (**1**) assoziieren sie mit sich selbst zu Homodimeren, treten mit anderen *Signaltransduktionsproteinen* (**STP**) zu Dimeren zusammen oder fördern deren Dimerisierung (**2**). Cytokinrezeptoren der Klasse I interagieren mit drei verschiedenen STP (gp130, $\beta_c$ und $\gamma_c$). Die STP binden selbst keine Cytokine, leiten das Signal aber an Tyrosin-Kinasen weiter (**3**). Da unterschiedliche Cytokine über ihre Rezeptoren das gleiche STP aktivieren können, wird die überlappende biologische Aktivität mancher Cytokine verständlich.

Als Beispiel für den Signaltransduktionsweg der Cytokine zeigt die Abbildung, wie der **IL-6-Rezeptor** nach der Bindung seines Liganden **IL-6** (**1**) die Dimerisierung des STP **gp130** veranlasst (**2**). Das Dimere gp130 bindet cytoplasmatische *Tyrosin-Kinasen* der Jak-Familie (**„Janus-Kinasen"** mit zwei Kinase-Zentren) und aktiviert diese (**3**). Die Janus-Kinasen phosphorylieren Cytokinrezeptoren, STP und verschiedene cytoplasmatische Proteine, die das Signal weiterleiten. Außerdem phosphorylieren sie Transkriptionsfaktoren, die als **STAT** („**s**ignal **t**ransducers and **a**ctivators of **t**ranscription") bezeichnet werden. STAT gehören zu den Proteinen mit einer *SH2-Domäne* (S. 428), die Phosphotyrosin-Reste binden können, sie lagern sich deshalb an die von den Janus-Kinasen phosphorylierten Cytokinrezeptoren an. Wenn die STAT dann auch selbst phosphoryliert werden (**4**), gehen sie in ihre aktive Form über und bilden Dimere (**5**). Nach ihrem Transfer in den Zellkern binden sie zusammen mit Hilfsproteinen als Transkriptionsfaktoren an die Promotoren induzierbarer Gene und steuern so deren Transkription (**6**).

Die Aktivität der Cytokinrezeptoren, wird durch *Protein-Phosphatasen* beendet, die die Phosphotyrosin-Reste hydrolytisch spalten. Einige Cytokinrezeptoren können durch Proteolyse ihre Liganden-bindende extrazelluläre Domäne verlieren (nicht gezeigt). Diese taucht dann im Blut auf und konkurriert dort um die Bindung an Cytokinmoleküle. Das vermindert die wirksame Konzentration der Cytokine im Blut.

**Anaphylaxie** („Cytokinsturm") ist eine Überreaktion des Immunsystems. Dabei kommt es als Antwort von IgE auf körperfremde Proteine unter Beteiligung des Komplementsystems (Anaphylatoxine C3a, C4a und C5a) (S. 318) zu einer massiven Ausschüttung von entzündungsauslösenden Cytokinen aus Makrophagen, besonders von IL-1, IL-6 und TNF. Sie können einen Kreislaufschock verursachen und zu multiplem Organversagen führen.

## A. Cytokine

| Cytokin | Wirkungen |
|---|---|
| proinflammatorisch | |
| Interleukin 1 (IL-1), IL-6, IL-12, IL-18, Tumornekrosefaktor α (TNFα) | Vermittlung der angeborenen Immunantwort bei Entzündung und Verletzung: Freisetzung von Mediatoren, Induktion von Akut-Phase-Proteinen, Fieberauslösung, Stimulierung von B- und T-Zellen |
| antiinflammatorisch | |
| IL-4, IL-6, IL-10, IL-11, IL-13 | Einschränkung und lokale Begrenzung von Immunabwehr und Entzündung |
| immunmodulatorisch | |
| IL-2, IL-3, IL-4, IL-6, IL-7, IL-9 | Förderung der T-Zelldifferenzierung, Erhöhung der IgE-Produktion durch B-Lymphocyten |
| virostatisch | |
| Interferon α (IFN α), IFN β, IFN γ | Hemmung der Virusvermehrung: Induktion des Abbaus von RNA, Stopp der Proteinbiosynthese und Auslösung der Apoptose von virusbefallenen Zellen |
| chemotaktisch | |
| IL-8 | Anlocken von Neutrophilen |
| wachstumsfördernd | |
| Erythropoetin (Epo) | Förderung der Erythrocytenbildung |
| Granulocyten/Makrophagen-Kolonie-stimulierender Faktor (GM-CSF) | Stimulierung der Bildung von Granulocyten und Makrophagen aus myeloischen Stammzellen |

## B. Signaltransduktion der Cytokine

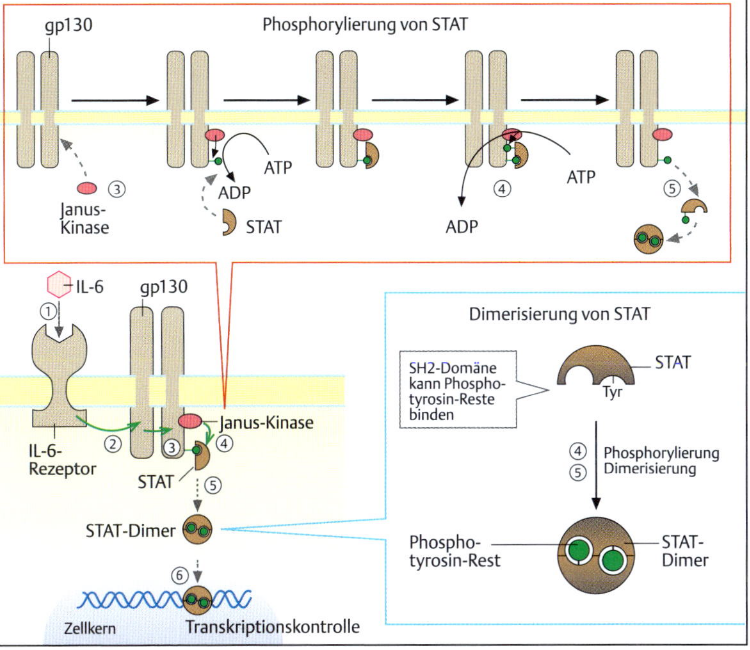


Abb. 8.22 Cytokine

# Kapitel 9

## Wachstum und Entwicklung

## Zellzyklus I

Alle Zellen im Körper entstehen durch Zellteilung. Dieser Prozess lässt sich untergliedern in das *Wachstum* der Zellen, das *Verdoppeln* ihrer Bestandteile wie DNA und Organellen und die eigentliche *Teilung*. In jeder Sekunde teilen sich in einem Erwachsenen viele Millionen Zellen.

### A. Zellzyklus

*Proliferierende Zellen* durchlaufen einen Teilungszyklus (Zellzyklus), der bei Säugerzellen in Zellkultur etwa 24 Stunden dauert. Der Zyklus wird in vier verschiedene Phasen eingeteilt, die in der Reihenfolge als **$G_1$-**, **S-**, **$G_2$-** und **M-Phase** auftreten.

*Ausdifferenzierte Zellen* teilen sich dagegen nur selten bis gar nicht. Sie haben die $G_1$-Phase verlassen und befinden sich im *Ruhezustand*, der sog. **$G_0$-Phase**, in der sie auf Dauer verbleiben können. Unter dem Einfluss **mitogener Signale** (Wachstumsfaktoren, Cytokine, Tumorviren u. a.) treten manche ruhende Zellen jedoch wieder in die **$G_1$-Phase** ein, in der Proteine und Nucleotide synthetisiert werden, und beginnen nach Überschreiten eines *Kontrollpunktes* (s. u.) die Zellteilung. Während der **S-Phase** wird dann die DNA repliziert (S. 250) und neues Chromatin gebildet. Es folgt die **$G_2$-Phase**, in der weitere Proteine und RNA synthetisiert werden und die Mitose vorbereitet wird. Dabei wird z. B. Tubulin für den Spindelapparat synthetisiert. Morphologisch besonders auffällig ist die kurze **M-Phase**, in der sich die Chromatiden trennen (= *Mitose*) und zwei Tochterzellen entstehen (= *Cytokinese*). M- und S-Phase sind durch Abschnitte getrennt, die man als **$G_1$-** und **$G_2$-Phase** (von „gap" = Lücke) bezeichnet. In der $G_1$-Phase, deren Dauer variieren kann, wächst die Zelle durch Neusynthese von Zellbestandteilen. In der $G_2$-Phase wird die Mitose vorbereitet.

Zusammengenommen bezeichnet man $G_1$-, $G_0$-, S- und $G_2$ als **Interphase**, die sich im Zellzyklus mit der kurzen **M-Phase** abwechselt.

Im Körper teilen sich Zellen der einzelnen Gewebe unterschiedlich häufig. *Nervenzellen* und *Muskelzellen* teilen sich normalerweise nicht (es gibt Ausnahmen). Sie befinden sich permanent in der $G_0$-Phase. Zellen anderer Gewebe und Organe teilen sich selten, können aber durch Wachstumsfaktoren zur Zellteilung stimuliert werden (z. B. die *Hepatocyten*). Dagegen teilen sich *Samen-* und *Knochenmarkszellen* sowie Zellen der *Haut* und des *Verdauungstrakts* häufig und regelmäßig.

Damit der Zellzyklus geregelt abläuft, gibt es **Kontrollpunkte** (checkpoints), an denen die Zelle entscheidet, ob der Zellzyklus fortgesetzt wird oder nicht. Beim Kontrollpunkt **Start** im späten Teil der $G_1$-Phase wird entschieden, ob der Zellzyklus ablaufen kann. Der **$G_2$/M-Kontrollpunkt** am Ende der $G_2$-Phase gibt grünes Licht für die Mitose und der **Metaphase/Anaphase-Kontrollpunkt** in der M-Phase lässt die Cytokinese beginnen.

### B. Kontrolle des Zellzyklus

Das Fortschreiten des Zellzyklus wird durch eine Familie von *Cyclin-abhängigen Kinasen* (**Cdk1–6**) kontrolliert. Diese sind *Ser/Thr-spezifische Protein-Kinasen*, die ein Aktivatorprotein aus der Familie der **Cycline** (Cyclin **A–D**) binden müssen, um aktiv zu werden. Während die Cdk im Zellzyklus konstant vorhanden sind, unterliegt die Konzentration einzelner Cycline starken Schwankungen (links oben), weil sie phasenspezifisch synthetisiert und nach Ubiquitinierung in Proteasomen (S. 172) schnell wieder abgebaut werden. Dadurch kann eine Cdk nur aktiv werden, wenn ihr passendes Cyclin vorhanden ist. Weitere Mechanismen sorgen für eine zusätzliche Kontrolle der Protein-Kinase-Aktivität der Cyclin-Cdk-Komplexe (S. 462).

Für die einzelnen Phasen des Zellzyklus sind bestimmte Kombinationen von *Cyclin-Cdk-Komplexen* typisch. Jeder dieser Komplexe hat spezifische Proteine als Substrate, deren Funktion und Struktur durch Phosphorylierung/Dephosphorylierung gesteuert wird (Tabelle). Zu den Substraten der Cyclin-Cdk-Komplexe gehören Proteine im Zellkern wie Transkriptionsfaktoren, Inhibitoren von Transkriptionsfaktoren und eine Reihe von Enzymen des Zellkerns, die das Chromatin und die DNA verändern, aber auch Proteine des Golgi-Apparats und der Zentrosomen.

Mit Hilfe der aktiven Cyclin-Cdk-Komplexe ist ein Überschreiten der drei Kontrollpunkte möglich. Andernfalls bleibt der Zellzyklus stehen. Diese Kontrolle sorgt dafür, dass die sich teilende Zelle eine ausreichende Größe hat, dass die DNA intakt ist und die jeweils vorherigen Schritte des Teilungszyklus vollständig abgelaufen sind.

**A. Zellzyklus**

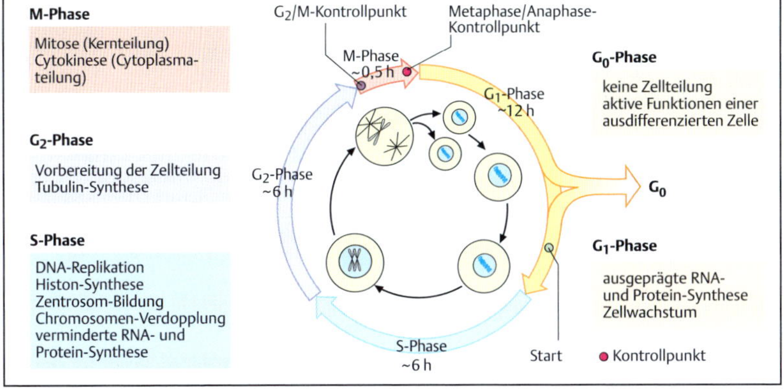


**B. Kontrolle des Zellzyklus**

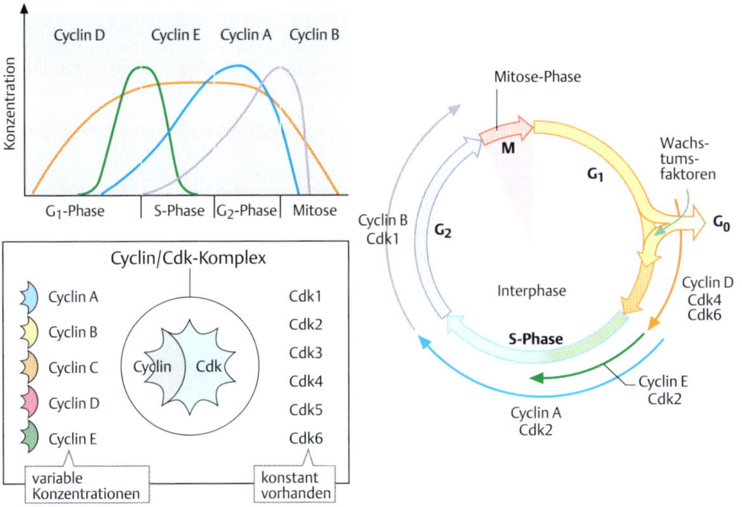


| Phase des Zellzyklus | Cdk | Cyclin-Familie | Substrate des Cyclin/Cdk-Komplexes |
|---|---|---|---|
| $G_1$ | Cdk4<br>Cdk6 | Cyclin D | Rb-Proteine |
| $G_1$/S | Cdk2 | Cyclin E | Rb-Proteine, Enzyme zur Modifikation von Histonen, der DNA-Replikation, der DNA-Reparatur, der Zentrosomen-Reifung |
| S | Cdk2<br>Cdk1 | Cyclin A | Transkriptionsfaktoren, Enzyme zur Modifikation von Histonen, der DNA-Replikation, der DNA-Reparatur, der Zentrosomen-Reifung |
| $G_2$/M | Cdk1 | Cyclin A<br>Cyclin B | Histone, Lamine, Proteine des Kernporenkomplexes, des Golgi-Apparates, der DNA-Replikation und -Translation, Mikrotubuli-bindende Proteine, Proteine der DNA-Replikation und -Translation |

**Abb. 9.1** Zellzyklus I

## Zellzyklus II

Die Kontrolle des Zellzyklus kann man als ein Netzwerk von positiven und negativen Protein-Protein-Interaktionen ansehen, durch die eine Zellteilung ausgelöst wird, wenn alle Voraussetzungen dafür erfüllt sind.

### A. Kontrolle der Aktivität von Cyclin-abhängigen Kinasen (Cdk)

Im Zentrum der Steuerung des Zellzyklus (S. 460) stehen die Cyclin-abhängigen Kinasen **Cdk**. Ihre Aktivität unterliegt einer strikten Kontrolle und wird auf verschiedenen Ebenen gesteuert: durch Bindung ihrer *aktivierenden Untereinheiten*, der **Cycline**, durch Bindung an negative Regulatoren (*Cdk-Inhibitoren*, **CKI**), durch *Phosphorylierung/Dephosphorylierung*, und auch durch *Faltung* und *subzelluläre Lokalisation*.

Der gezeigte heterodimere Komplex aus Cyclin und Cdk kann, wie auf der Vorseite beschrieben, aus der Kombination verschiedener Cycline (A–D) und verschiedener Cdk (1–6) hervorgehen. Er muss noch spezifisch durch eine ***C**dk-**a**ktivierende **K**inase* (**CAK**, Enzym [**3**]) phosphoryliert werden, um als Protein-Kinase aktiv zu werden. Bei CAK handelt es sich um einen besonderen Cyclin-Cdk-Komplex (Cdk7/Cyclin H), der noch ein zusätzliches Protein enthält (Mat1). Andere Phosphorylierungen durch *Protein-Kinasen* namens **Wee1** und **Myt1** [**1**] inaktivieren dagegen die Cdk. Diese Hemmung kann durch die *Protein-Phosphatase* **Cdc25** [**2**] wieder aufgehoben werden. Die *Cdk-Inhibitoren* (**CKI**) gehören zwei Familien an. Vertreter der **INK4**-Familie binden direkt an Cdk und hemmen sie. Vertreter der **Cip/Kip**-Familie binden dagegen an den aktiven Cyclin-Cdk-Komplex.

Endgültig inaktiviert wird der Cyclin-Cdk-Komplex durch *Ubiquitinierung* des Cyclins [**4**]. Dies leitet den Abbau des Cyclins in Proteasomen (S. 172) ein. Zurück bleibt die inaktive Cdk für den nächsten Zellzyklus. *Protein-Phosphatasen* [**5**] gewinnen dann in der Zelle wieder die Oberhand und dephosphorylieren alle am jeweiligen Zellzyklusschritt beteiligten Proteine, auch die Cdk

### B. Retinoblastom-Protein

Ein wichtiges Substrat der $G_1$/S-Cdk-Komplexe ist das **Rb-Protein** (pRb, *Retinoblastom-Protein*). pRb liegt in der $G_0$- und $G_1$-Phase unphosphoryliert vor. In dieser Form bindet es den **Transkriptionsfaktor E2F** und blockiert ihn. Durch Phosphorylierung von pRb wird E2F jedoch freigesetzt und kann an regulatorischen Elementen seiner Zielgene die Synthese von Proteinen erhöhen, die für die Replikationsprozesse in der S-Phase benötigt werden, z. B. DNA-Polymerase, Dihydrofolat-Reduktase, Thymidin-Kinase und S-Phase-Cycline.

Das pRb durchläuft während des Zellzyklus einen Phosphorylierungs-Dephosphorylierungszyklus (nicht gezeigt). In der $G_1$-Phase liegt es dephosphoryliert vor und hemmt dadurch E2F. Beim Übergang in die $S_1$-Phase wird es phosphoryliert und gibt dadurch E2F frei.

### C. Protein p53

Das **Protein p53** wird als „Wächter des Genoms“ bezeichnet, weil es bei *DNA-Schäden* und *Stress* durch spezifische Protein-Kinasen (ATM oder ATR) aktiviert wird. Phosphoryliertes p53 wirkt als *Transkriptionsfaktor* und induziert die Synthese des **Proteins p21**. Dieses wirkt als *Cdk-Inhibitor* (Cip/Kip-Familie) und blockiert die Wirkung des $G_1$-Cdk-Komplexes, so dass das Retinoblastom-Protein **pRb** nicht phosphoryliert wird (s. o.). Der Zellzyklus bleibt dann am Übergang zur $S_1$-Phase stehen und die DNA kann in Ruhe repariert werden. Wenn dies erfolgreich geschehen ist, entfällt die Phosphorylierung von p53. Da es in nichtphosphorylierter Form ständig durch *Ubiquitinierung* den Proteasomen zum Abbau zugeführt wird, häuft es sich in normalen Zellen nicht an.

Gelingt es den DNA-Reparatursystemen nicht, die DNA-Schäden zu beseitigen, treibt eine ansteigende Konzentration von phosphoryliertem p53 die Zelle schließlich in die Apoptose (S. 464).

pRb und p53 sind die Produkte von **Tumorsuppressorgenen** (Anti-Onkogenen) (S. 466). Ihr vollständiger Ausfall z. B. durch Mutation führt zu beschleunigter Zellteilung, ein typisches Kennzeichen von Tumoren. Tatsächlich werden somatische *Mutationen* bei pRb und p53 in mehr als der Hälfte aller Tumoren des Menschen gefunden.

Das **humane Papillomvirus**, das für die Entstehung von Zervixtumoren verantwortlich ist, codiert u. a. für das Protein E6, das mit dem *Tumorsuppressorprotein p53* interagiert und seinen Abbau fördert.

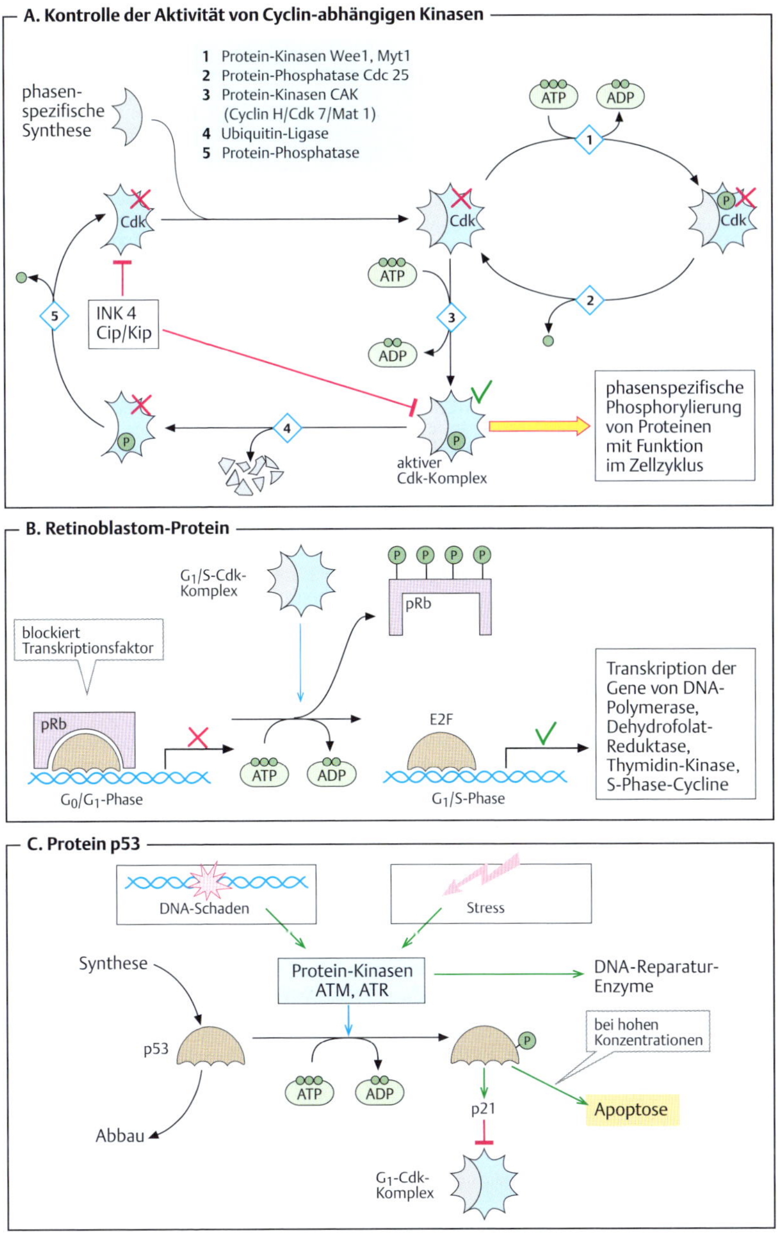


Abb. 9.2 Zellzyklus II

## Apoptose

### A. Zellproliferation und Apoptose

Die Zahl der Zellen eines Gewebes wird im Wesentlichen von zwei Vorgängen kontrolliert, der Zellvermehrung (**Proliferation**) und dem *physiologischen Zelltod*, der **Apoptose**. Beide Prozesse werden durch stimulierende und hemmende Faktoren reguliert, die in gelöster Form wirken (*Wachstumsfaktoren* und *Cytokine*) oder gebunden an die Oberfläche von Nachbarzellen präsentiert werden (s. u.).

Von der Apoptose wird die **Nekrose** unterschieden (nicht gezeigt), bei der der Zelltod meist auf eine physikalische oder chemische Schädigung zurückgeht.

Die **Apoptose** ist ein *genetisch programmierter Zelltod*, der zu einem „sauberen" Abbau von Zellen und zu ihrer Entsorgung führt. Morphologisch beginnt die Apoptose mit einer Chromatinkondensation und dem Schrumpfen des Zellkerns. Es folgen Veränderungen der Zellmembran (Abschnüren von Bläschen, sog. apoptotic bodies), ein Schrumpfen der ganzen Zelle und die Fragmentierung der DNA. Biochemisches Kennzeichen ist u. a. das Auftauchen von negativ geladenem *Phosphatidylserin* auf der Cytoplasmamembran. *Makrophagen* und andere phagocytierende Zellen erkennen dieses Signal und entfernen apoptotische Zellen durch *Phagocytose*, ohne dass es zu Entzündungserscheinungen kommt.

Mit Hilfe der Apoptose wird nicht nur die Ausdehnung der Gewebe (genauer: die Zellzahl) kontrolliert. Durch Apoptose werden auch unerwünschte oder überflüssige Zellen entfernt z. B. während der Embryonalentwicklung, im Immun- oder im Nervensystem. Auch kranke Zellen werden durch Apoptose eliminiert, z. B. Tumorzellen, virusinfizierte Zellen oder Zellen mit irreparabel geschädigter DNA. Ein alltägliches Beispiel dafür ist das Schälen der Haut nach einem Sonnenbrand.

### B. Steuerung der Apoptose

Im Zentrum des apoptotischen Geschehens stehen die **Caspasen** (von: **c**ysteinyl-**asp**artate specific prote**ase**), eine Gruppe spezialisierter *Cystein-Proteinasen* (S. 172), die C-terminal von der Aminosäure Aspartat spalten. Sie bilden eine *Enzymkaskade*, deren Glieder im Ruhezustand als *Procaspasen* im Cytoplasma vorliegen und durch *limitierte Proteolyse* aktiviert werden. *Initiator-Caspasen* (Caspase-2, -8, -9 und -10) sind die Starter der Kaskade. Sie kontrollieren *Effektor-Caspasen* (Caspase-3, -6 und -7), die wichtige Zellproteine angreifen und spalten. Dadurch wird der Zelltod herbeigeführt. Prominente Substrate der Effektor-Caspasen sind die Lamine der Kernhülle, Protein-Kinasen, Transkriptionsfaktoren und Inhibitoren spezieller DNasen, die dann die Kern-DNA fragmentieren.

Die Apoptose wird von extrazellulären und intrazellulären Signalen beeinflusst.

Der *extrinsische Weg* der Apoptose wird an der Zelloberfläche durch Liganden ausgelöst, die an Rezeptoren der *Tumornekrosefaktor*-Rezeptorfamilie (TNFR, sog. „*Todesrezeptoren*") binden. Zu diesen gehören die **Fas-Rezeptoren**, die auf der Plasmamembran der meisten Körperzellen vorkommen. Binden **Fas-Liganden** an die Fas-Rezeptoren einer Zelle, dann kommt es zu einer Trimerisierung der Rezeptoren. Dies aktiviert im Inneren der Zelle über das Adapterprotein **FADD** (Fas-associated death domain) die *Initiator-Caspase-8*, die den apoptotischen Prozess in Gang setzt.

Der *intrinsische, mitochondriale Weg* wird von genotoxischem (DNA-Schäden) (S. 266) oder oxidativem **Stress** (S. 300) ausgelöst. Dieser sorgt mithilfe von **Bcl-Proteinen** für eine Permeabilisierung der äußeren Mitochondrienmembran. Dadurch gelangen mitochondriale Proteine ins Cytoplasma. Besonders **Cytochrom c** löst dort die Caspase-Kaskade aus, indem es an das Adapterprotein **Apaf1** bindet und die Bildung eines **Apoptosoms** fördert, eines radförmigen Heptamers, das die Initiator-Procaspase-9 rekrutiert und zu *Caspase-9* aktiviert.

Zu der Familie der **Bcl-Proteine** gehören apoptosefördernde (u. a. **Bad**, **Bak**, **Bax**, **Bim** und **Bid**) und apoptosehemmende Proteine (u. a. **Bcl-2**). Das labile Gleichgewicht zwischen diesen Bcl-Proteinen wird durch *Stress* in Richtung Apoptose verschoben. Die Spaltung von Bid zu **tBid** durch Caspase-8 inaktiviert Bcl-2. So ist der intrinsische Signalweg der Apoptoseinduktion mit dem extrinsischen Weg verknüpft und kann ihn verstärken. Extrazelluläre **Wachstumsfaktoren** sorgen für eine Inaktivierung von Bad oder eine Vermehrung von Bcl-2 und verhindern so eine Apoptose.

Schließlich spalten die aktivierten Initiator-Caspasen-8, -9 und -10 **Procaspase-3** und setzen dadurch die Apoptosekaskade in Gang.

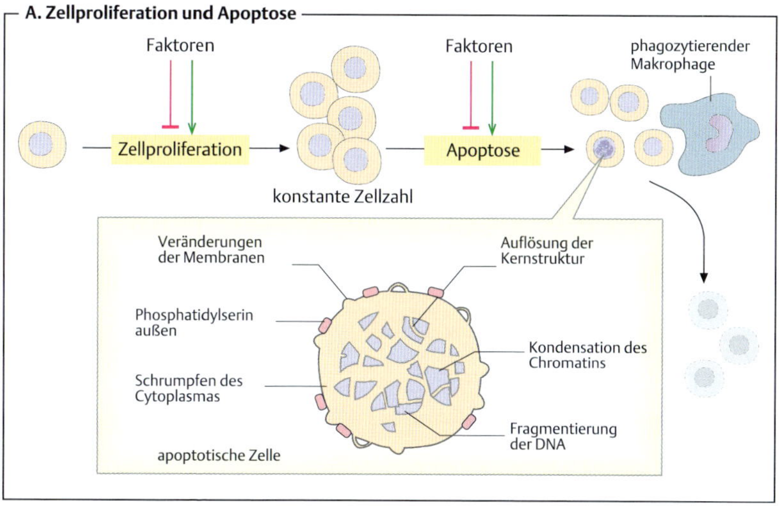


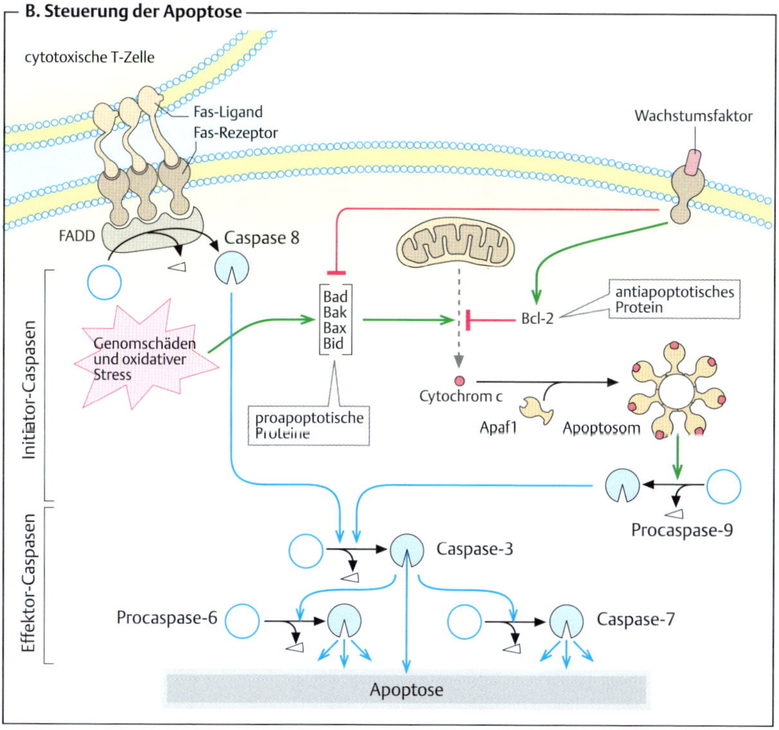


Abb. 9.3 Apoptose

## Onkogene

**Onkogene** sind Gene, die eine unkontrollierte Zellproliferation auslösen können. Entdeckt wurden sie als *virale v-Onkogene* in tumorauslösenden Retroviren (Tumorviren). Obwohl viral bedingte Tumoren nicht sehr häufig sind, hat ihre Erforschung entscheidend zum Verständnis der Onkogene und ihrer Funktionen beigetragen.

### A. Protoonkogene: Biologische Rolle

**Protoonkogene** kodieren für Proteine, die an der Kontrolle von normalen Wachstums- und Differenzierungsprozessen der Zellen beteiligt sind, z. B. bei der Embryogenese. Die DNA-Sequenz der Protoonkogene kann allerdings so geschädigt werden, dass daraus *zelluläre Onkogene*, sog. **c-Onkogene**, entstehen. Dies ist z. B. möglich durch *Mutationen* (S. 266), *Deletionen*, *Translokationen* oder wenn durch *Überexpression* zu große Mengen des Genprodukts gebildet werden. Zur Überexpression kann es kommen, wenn durch Amplifikation zahlreiche funktionsfähige Kopien des Gens angelegt werden oder wenn das Gen unter den Einfluss eines sehr aktiven Promoters (S. 254) gerät. In der Regel wird ein Schaden der DNA repariert (S. 266) und wenn dies nicht möglich ist, wird die Zelle in die Apoptose (S. 464) geführt und stirbt. Ist allerdings gleichzeitig auch die *Kontrolle der Onkogenexpression* durch die Produkte der sog. **Tumorsuppressorgene** (Anti-Onkogene) (S. 462) gestört, kann es zur *Transformation* und zur *ungeregelten Proliferation* der Zelle kommen. Ein einzelnes Onkogen führt in der Regel noch nicht zum Verlust der Wachstumskontrolle. Dies tritt erst ein, wenn sich im Laufe der Zeit in ein und derselben Zelle *Mutationen* und *Regulationsdefekte* anhäufen. Daran sind sog. **Mutatorgene** beteiligt (nicht gezeigt), die den Einfluss von defekten Suppressorgenen verstärken. Mutatorgene codieren für Proteine des DNA-Reparaturapparats. Gelingt es dem Immunsystem nicht, die transformierte Zelle zu beseitigen, kann diese im Verlauf von Monaten oder Jahren zu einem makroskopisch sichtbaren **Tumor** heranwachsen.

### B. Onkogenprodukte: Biochemische Funktionen

Allen **Onkogenen** gemeinsam ist, dass sie für Proteine codieren, die an *Signaltransduktionsprozessen* beteiligt sind. Die Onkogenprodukte können den Zellzyklus steuern, die Apoptose beeinflussen oder die Expression von Genen regulieren. Zur Bezeichnung der Onkogene bildet man Abkürzungen aus drei Buchstaben, die kursiv geschrieben werden (z. B. *myc*). Nach ihrer Funktion kann man die von Onkogenen codierten Proteine in folgende Gruppen einteilen.

1. **Liganden von Rezeptoren**, z. B. *Wachstumsfaktoren* und *Cytokine*, die die Zellproliferation aktivieren.
2. **Membranrezeptoren** (S. 416) vom 1-Helix-Typ mit Tyrosin-Kinase-Aktivität (RTK), die Wachstumsfaktoren und Hormone binden können.
3. **GTP-bindende Proteine** und **Adapterproteine.** Zu dieser Gruppe gehören u. a. die *G-Proteine* (S. 420) im engeren Sinne und verwandte Proteine wie Ras, das Produkt des Onkogens *c-ras*.
4. **Rezeptoren für lipophile Hormone** vermitteln die Wirkung (S. 434) der Steroidhormone und verwandter Signalstoffe. Sie steuern die Transkription bestimmter Gene. Die Produkte mehrerer Onkogene (z. B. *erbA*) gehören in diese Superfamilie *ligandengesteuerter Transkriptionsfaktoren.*
5. **Nucleäre Tumorsuppressoren** hemmen in ausdifferenzierten Zellen die Rückkehr in den Zellteilungszyklus. Die für diese Proteine codierenden Gene werden wegen dieser Funktion auch als *Anti-Onkogene* bezeichnet. Zur Rolle von **p53** und **pRb** (S. 462).
6. **DNA-bindende Proteine.** Eine ganze Reihe von Onkogenen codiert für *Transkriptionsfaktoren*. Für die Kontrolle der Zellproliferation besonders wichtig sind *myc* sowie *fos* und *jun*. Die Proteinprodukte der beiden letztgenannten Gene bilden als Heterodimer den *Transkriptionsfaktor AP-1.*
7. **Protein-Kinasen** nehmen eine zentrale Aufgabe bei der intrazellulären Signalübermittlung wahr. Sie bewirken durch Phosphorylierung von Proteinen eine Veränderung der biologischen Aktivität, die erst durch die Wirkung von *Protein-Phosphatasen* (S. 426) wieder rückgängig gemacht wird. Das Zusammenspiel von Protein-Phosphorylierung durch Protein-Kinasen und Dephosphorylierung durch Protein-Phosphatasen (*Interkonversion*) dient der Regulation des Zellzyklus (S. 460) und anderer wichtiger Prozesse. Die Protein-Kinase Raf ist u. a. auch an der Signaltransduktion des Insulins (S. 444) beteiligt.

A. Proto-Onkogene: Biologische Rolle

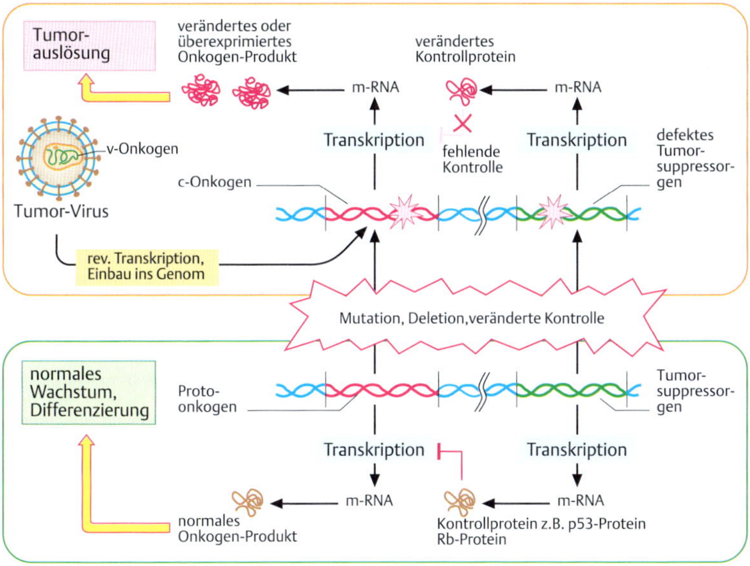


B. Onkogen-Produkte: Biochemische Funktionen

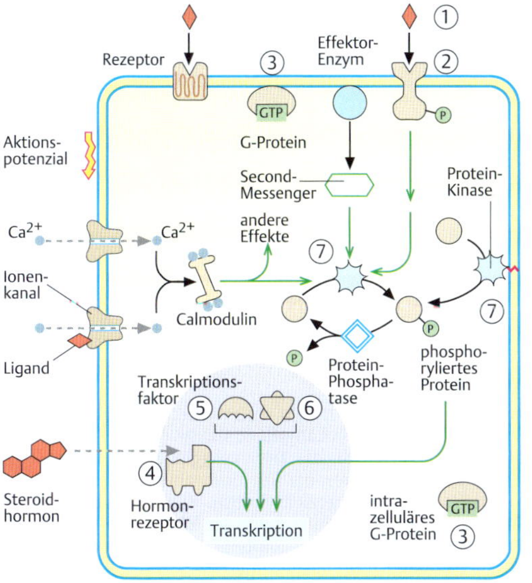


Onkogen-Produkte
*(Beispiele)*

① Liganden
*sis, hst, int-2, wnt-1* < Gen

② Rezeptoren
*fms, trk, trkB, ros, kit, mas, neu, erbB*

③ GTP-bindende Proteine
*Ha-ras, Ki-ras, N-ras*

④ nucleäre Hormon-Rezeptoren
*erbA, NGF1-B*

⑤ nucleäre Tumor-Suppressoren
*Rb, p53, wt1, DCC, APC*

⑥ DNA-bindende Proteine
*jun, fos, myc, N-myc, myb, fra1, egr-1, rel*

⑦ Protein-Kinasen
*src, yes, fps, abl, met, mos, raf*

**Abb. 9.4** Onkogene

## Tumoren

### A. Teilungsverhalten von Zellen

Die Zellen des Körpers stehen normalerweise unter einer strikten „sozialen“ Kontrolle: Sie teilen sich nur so lange, bis sie Kontakt zu Nachbarzellen haben, dann stellen sie ihre Zellteilung durch *Kontaktinhibition* ein. Ausnahmen von dieser Regel bilden embryonale Zellen (Gewebewachstum), das Darmepithel (ständiger Ersatz), Zellen des Knochenmarks (Bildung von Blutzellen) und **Tumorzellen.** Die *unkontrollierte Zellproliferation* ist ein wichtiges Merkmal von Tumoren. Während sich normale Zellen in Zellkultur nur 20- bis 60-mal teilen, sind Tumorzellen potenziell unsterblich und unterliegen nicht der Kontakthemmung. Ein weiteres Charakteristikum ist ihre *Resistenz gegen Apoptose.*

Medizinisch werden *benigne* (gutartige) und *maligne* (bösartige) *Tumoren* unterschieden. Gutartige Tumoren bestehen aus langsam wachsenden, weitgehend differenzierten Zellen. Maligne Tumoren zeigen dagegen schnelles, invasives Wachstum und neigen zur Bildung von *Metastasen* (Absiedlungen von Tochtergeschwülsten).

Die etwa 100 verschiedenen Tumorarten sind zusammen für mehr als 20 % aller Todesfälle in Europa und Nordamerika verantwortlich.

### B. Transformation

Der Übergang einer normalen Zelle in eine Tumorzelle wird als **Transformation** bezeichnet.

*Normale Zellen* zeigen alle Merkmale von ausdifferenzierten, für eine bestimmte Funktion spezialisierten Zellen. Sie sind teilungsgehemmt und befinden sich im Allgemeinen in der $G_0$-Phase des Zellzyklus (S. 460). Ihre äußere Form ist vielgestaltig. Sie wird von einem stark strukturierten Cytoskelett bestimmt.

Dagegen teilen sich *Tumorzellen* ungehemmt und sind häufig entdifferenziert, d. h. sie haben manche Eigenschaften embryonaler Zellen angenommen. Ihre Zelloberfläche ist verändert, was sich besonders in einer Störung der Kontaktinhibition durch Nachbarzellen äußert. Das Cytoskelett von Tumorzellen ist umgebaut und häufig reduziert, was ihnen eine rundliche Form verleiht. Die Zellkerne von Tumorzellen können in Form, Zahl und Größe atypisch sein.

Für den Nachweis bestimmter Tumoren haben **Tumormarker** klinische Bedeutung. Dies sind Proteine, die von Tumorzellen vermehrt gebildet (Gruppe 1) oder von ihnen in anderen Zellen induziert werden (Gruppe 2). Zu den Tumormarkern der Gruppe 1 zählen *tumorassoziierte Antigene*, sezernierte Hormone und Enzyme. Die Tabelle nennt dazu Beispiele.

Der Übergang aus dem normalen in den transformierten Zustand ist ein mehrstufiger Prozess.

1. **Tumorinitiation.** Praktisch jede Tumorentstehung beginnt mit einer *Schädigung der DNA* einer einzelnen Zelle. Der genetische Defekt wird fast immer durch Umweltfaktoren ausgelöst. Dies können *tumorauslösende Chemikalien* sein (*Kanzerogene*, z. B. Bestandteile im Teer des Tabaks), *physikalische Prozesse*. z. B. UV-Licht, Röntgenstrahlung (S. 266), oder in seltenen Fällen *Tumorviren* (S. 472). Wahrscheinlich erleiden die meisten der ca. $10^{14}$ Zellen eines Menschen im Laufe des Lebens solche DNA-Schädigungen, die in der Regel wieder repariert werden (S. 266). Für die Tumorinitiation relevant sind vor allem Defekte von **Protoonkogenen** (S. 466); sie sind der entscheidende Grund für eine *Transformation.* Auch der Verlust oder Defekt eines **Anti-Onkogens** (Tumorsuppressorgen) trägt zur Tumorinitiation bei.
2. Als **Tumorpromotion** bezeichnet man die *bevorzugte Vermehrung* einer durch Transformation geschädigten Zelle. Die Tumorpromotion ist ein sehr langsamer Prozess, der viele Jahre dauern kann. Bestimmte Substanzen können sie stark beschleunigen, z. B. die *Phorbolester.* Sie kommen in Pflanzen (z. B. Wolfsmilchgewächsen) vor und wirken als Aktivatoren der Protein-Kinase C (S. 426).
3. Die **Tumorprogression** führt schließlich durch *Wachstum* zu einem makroskopisch sichtbaren Tumor. Überschreiten solide Tumoren eine gewisse Größe, bilden sie ein eigenes Netz von Gefäßen aus, das sie mit Blut versorgt (*Angiogenese*). Bei der *Metastasierung* spielen Collagenasen (Matrix-Metalloproteinasen, MMP) (S. 368) eine besondere Rolle, die umliegendes Bindegewebe auflockern und dadurch die Absiedlung von Tumorzellen und ihren Übertritt in die Blutbahn ermöglichen.

Es gibt sehr unterschiedliche Ansätze zur Tumorbekämpfung. Einige richten sich spezifisch gegen die Tumor-Angiogenese und die Metastasierung. Bei bestimmten Tumorarten werden gezielt Tyrosin-Kinasen mit Inhibitoren gehemmt. Auch der Einsatz von Antikörpern gegen Bestandteile der Krebszellen hat eine große Bedeutung.

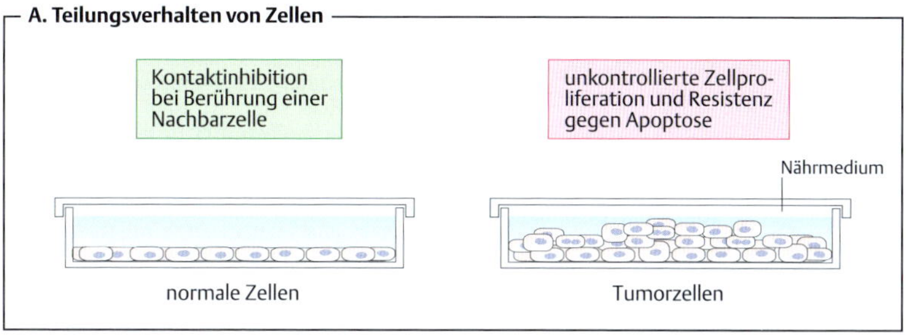


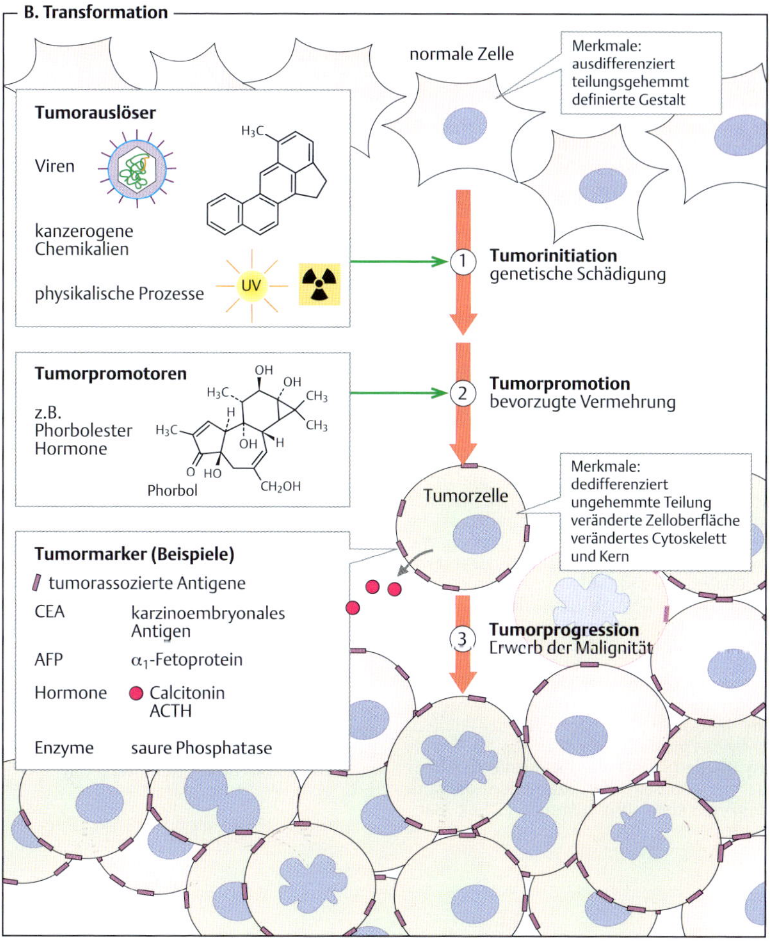


Abb. 9.5 Tumoren

## Cytostatika

Tumoren (S. 468) entstehen aus entarteten (transformierten) Zellen, die aufgrund von Gendefekten unkontrolliert wachsen. Die meisten transformierten Zellen werden vom Immunsystem erkannt und beseitigt (S. 320). Ist die körpereigene Abwehr nicht ausreichend wirksam, kommt es zum raschen Wachstum des Tumors. Man versucht dann, seine Vergrößerung durch physikalische oder chemische Therapien zu hemmen. Ein häufig angewandtes Verfahren ist die gezielte **Bestrahlung** (S. 266) mit γ-Strahlen, die aufgrund ihrer mutagenen Wirkung die Zellvermehrung blockieren. Ein weiterer Ansatz ist die Hemmung des Tumorwachstums durch **Chemotherapie**. Die dabei verwendeten wachstumshemmenden Substanzen nennt man **Cytostatika**.

Die meisten Cytostatika hemmen direkt oder indirekt die DNA-Verdopplung in der S-Phase des Zellzyklus (S. 460). Die erste Gruppe (**A**) führt zu chemischen Veränderungen der zellulären DNA, die Transkription und Replikation behindern. Eine zweite Gruppe von Cytostatika (**B**) hemmt die Synthese von DNA-Vorstufen. Leider sind weder die Bestrahlung noch die Chemotherapie selektiv, d. h. sie schädigen auch normale Zellen und sind deshalb häufig von schweren Nebenwirkungen begleitet.

### A. Alkylanzien, Interkalatoren

Alkylanzien sind Verbindungen, die kovalent mit DNA-Basen reagieren können. Enthält eine solche Verbindung *zwei* reaktive Gruppen, kommt es zur intra- oder intermolekularen *Vernetzung* der DNA-Doppelhelix und zum „Verbiegen" des Doppelstrangs. Als Beispiele sind **Cyclophosphamid** und der anorganische Komplex **Cisplatin** gezeigt. Interkalatoren, wie **Doxorubicin** lagern sich nicht-kovalent zwischen Basen ein und führen so zu lokalen Veränderungen der DNA-Struktur.

### B. Antimetabolite

Als Antimetabolite bezeichnet man Enzymhemmstoffe (S. 92), die Stoffwechselwege selektiv blockieren. Die Mehrzahl der klinisch wichtigen Cytostatika greift in die **Nucleotidbiosynthese** (S. 194) ein. Viele sind abgewandelte Nucleobasen oder Nucleotide, die ihre Zielenzyme *kompetitiv* hemmen (S. 92). Manche werden außerdem in die DNA eingebaut und behindern dadurch die Replikation.

Häufig sind die verabreichten Cytostatika (in der Abbildung durch eine Spritze gekennzeichnet) nicht selbst wirksam, sondern werden erst im Stoffwechsel in die eigentlichen Wirkstoffe umgewandelt. Dies gilt auch für das Adenin-Analoge **6-Mercaptopurin**, das zunächst zum Mononucleotid tIMP (Thioinosinmonophosphat) umgesetzt wird [**1**]. Aus tIMP wird über mehrere Zwischenstufen tdGTP gebildet, das in die DNA eingebaut wird und dort zu Quervernetzungen und anderen Anomalien führt. Das zweite wirksame Folgeprodukt des 6-Mercaptopurins ist S-methyliertes tIMP (S. 192), ein Hemmstoff der *Amidophosphoribosyltransferase* [**3**].

**Hydroxyharnstoff** hemmt selektiv die *Ribonucleotid-Reduktase* (S. 194). Als Radikalfänger beseitigt er das für die Funktion der Reduktase unentbehrliche Tyrosinradikal.

Zwei weitere wichtige Cytostatika sind gegen die Synthese des DNA-typischen Thymins gerichtet, die auf der Stufe der Desoxymononucleotide stattfindet. Das aus **5-Fluoruracil** oder dem Nucleosid 5-Fluordesoxyuridin gebildete Desoxymononucleotid hemmt die *Thymidylat-Synthase* [**5**]. Dies beruht darauf, dass das Fluoratom am Pyrimidinring nicht durch die Methylgruppe substituiert werden kann. Außerdem wird das Fluoranaloge auch in die DNA eingebaut.

Als Hilfsenzym der Thymidylat-Synthase wirkt die *Dihydrofolat-Reduktase* (S. 194) [**6**]. Sie ist an der Regeneration des Coenzyms $N^5$, $N^{10}$-Methylen-THF beteiligt, indem sie zunächst DHF unter NADPH-Verbrauch zu THF reduziert. Das Folsäure-Analoge **Methotrexat**, ein häufig eingesetztes Cytostatikum, ist ein extrem wirksamer kompetitiver Hemmstoff der Dihydrofolat-Reduktase. Er führt zur Verarmung der Zellen an $N^5$,$N^{10}$-Methylen-THF und damit zum Stillstand der DNA-Synthese.

▸ **Weitere Informationen.** Um die Nebenwirkungen von Cytostatika zu mildern, werden zurzeit neue Konzepte auf der Grundlage der **Gentherapie** (S. 274) entwickelt. Man versucht zum Beispiel, Wirkstoffe in Form von Vorstufen (sog. Prodrugs) zu verabreichen, die erst im Tumor wirksam werden („Tumortargeting").

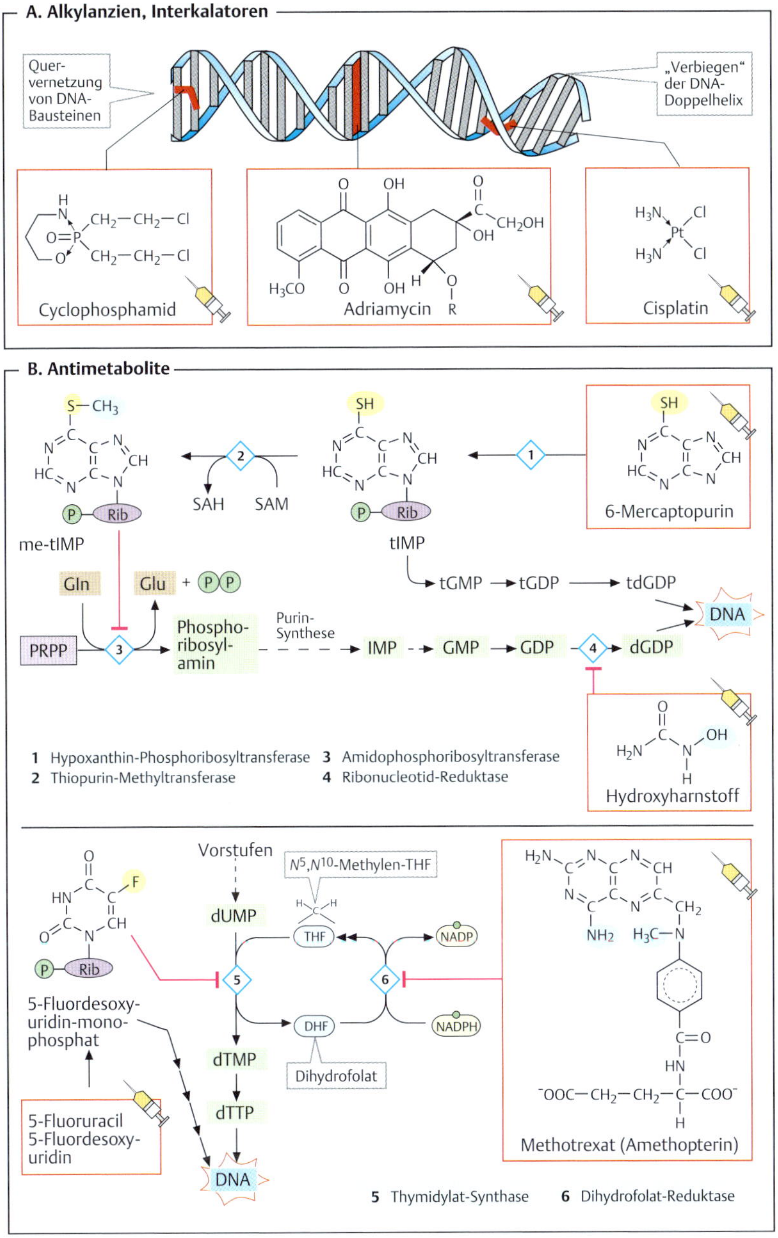


Abb. 9.6 Cytostatika

## Viren

Viren (Singular: *das* Virus) sind *parasitische Nucleoprotein-Komplexe*. Im einfachsten Fall bestehen sie aus einem Nucleinsäuremolekül (DNA oder RNA, niemals beides) und einer Hülle aus Protein. Viren besitzen *keinen eigenen Stoffwechsel* und können sich deshalb nur mithilfe von Wirtszellen vermehren. Man betrachtet sie deshalb nicht als eigenständige Organismen. Viren, die bei ihrer Vermehrung die Wirtszelle schädigen, sind Krankheitserreger (*Pathogene*). Zu den von Viren ausgelösten Krankheiten gehören z. B. AIDS, Tollwut, Kinderlähmung, Masern, Röteln, Pocken, Hepatitis, Grippe und Schnupfen.

### A. Viren: Beispiele

Aus der großen Zahl der Viren greifen wir hier nur einige Beispiele heraus, die alle im gleichen Maßstab dargestellt sind. Viren, die sich nur in Bakterien vermehren, nennt man **Bakteriophagen** (kurz: „Phagen"). Ein einfach aufgebauter Phage ist **M13**. Er besteht aus einem einzelsträngigen DNA-Molekül (ssDNA) mit etwa 7000 bp, das von einer Hülle aus 2700 helical angeordneten Protein-Untereinheiten umgeben ist. Die Hülle eines Virus bezeichnet man auch als *Capsid*, und die gesamte Struktur als *Nucleocapsid*. M13 wurde in der Gentechnik als *Vektor* für Fremd-DNA (S. 270) eingesetzt.

Der Phage **T4** (unten links), eines der größten Viren überhaupt, ist komplexer aufgebaut. Er enthält in seinem „Kopf" etwa 170 000 Basenpaare (bp) doppelsträngige DNA (dsDNA). Die „Beine" binden an das Wirtsbakterium, in das der Phage seine DNA injiziert.

Das pflanzenpathogene **Tabakmosaikvirus** (Mitte rechts) ist ähnlich aufgebaut wie M13, enthält aber ssRNA statt DNA. Auch das **Poliovirus**, der Erreger der Poliomyelitis („Kinderlähmung") ist ein RNA-Virus. Beim **Influenzavirus**, dem Erreger der Virusgrippe, ist das Nucleocapsid zusätzlich von einer *Hülle* umgeben, die sich von der Plasmamembran der Wirtszelle ableitet (**C**). Die Hülle trägt Virusproteine, die am Infektionsprozess beteiligt sind.

### B. Capsid des Rhinovirus

Rhinoviren lösen die sogenannten „Erkältungskrankheiten" aus. Das Capsid dieser Viren hat die Form eines *Eicosaeders*, d h. eines Körpers aus 20 gleichseitigen Dreiecken. Seine Oberfläche wird von drei verschiedenen Proteinen gebildet, die in Form von Pentameren und Hexameren angeordnet sind.

### C. Lebenszyklus des HIV

Das menschliche Immunschwäche-Virus (*human immunodeficiency virus, HIV*) ist der Erreger der Immunschwäche-Krankheit **AIDS** (*acquired immunodeficiency syndrome*). Der Aufbau des HIV ähnelt dem des Influenzavirus (**A**).

Das Genom des HIV besteht aus zwei Molekülen ssRNA (je 9,2 kb). Es ist von einem zweischichtigen Capsid und einer proteinhaltigen Hüllmembran umgeben. Das HIV infiziert vorwiegend T-Helferzellen (S. 320) und kann dadurch langfristig zum Versagen des Immunsystems führen.

Bei der Infektion (**1**) verschmilzt die Hüllmembran des Virus mit der Plasmamembran der Zielzelle, und der Kern des Nucleocapsids gelangt ins Cytoplasma (**2**). Dort wird die virale RNA zunächst in ein RNA/DNA-Hybrid (**3**) und dann in dsDNA umgeschrieben (**4**). Diese Reaktionen werden unter Beteilung der *RNase H* [**2**] durch die *Reverse Transkriptase* [**1**] katalysiert, ein Enzym, das vom Virus stammt. Die gebildete dsDNA wird ins Genom der Wirtszelle integriert (**5**), wo sie lange inaktiv bleiben kann. Kommt es zur Virusvermehrung, wird zunächst der dem Virusgenom entsprechende DNA-Abschnitt durch Enzyme der Wirtszelle transkribiert (**6**). Dabei entstehen nicht nur die virale ssRNA, sondern auch mRNAs für die Vorstufen der Virusproteine (**7**). Diese werden in die Plasmamembran integriert (**8, 9**) und dort proteolytisch modifiziert (**10**). Mit der Abschnürung neuer Viren (**11**) ist dann der Zyklus beendet.

Die Gruppe der RNA-Viren, zu der das HIV gehört, bezeichnet man als **Retroviren**, weil in ihrem Vermehrungszyklus DNA aus RNA entsteht, ein Vorgang, der die übliche Richtung der Transkription (DNA → RNA) umkehrt.

Heute lässt sich bei HIV-infizierten Personen der Ausbruch von AIDS durch eine kombinierte Chemotherapie für lange Zeit unterdrücken. Die eingesetzten Wirkstoffe hemmen u. a. die *Reverse Transkriptase* und die *HIV-Proteinase*, welche die Modifizierung der Virusproteine (**10**) katalysiert.

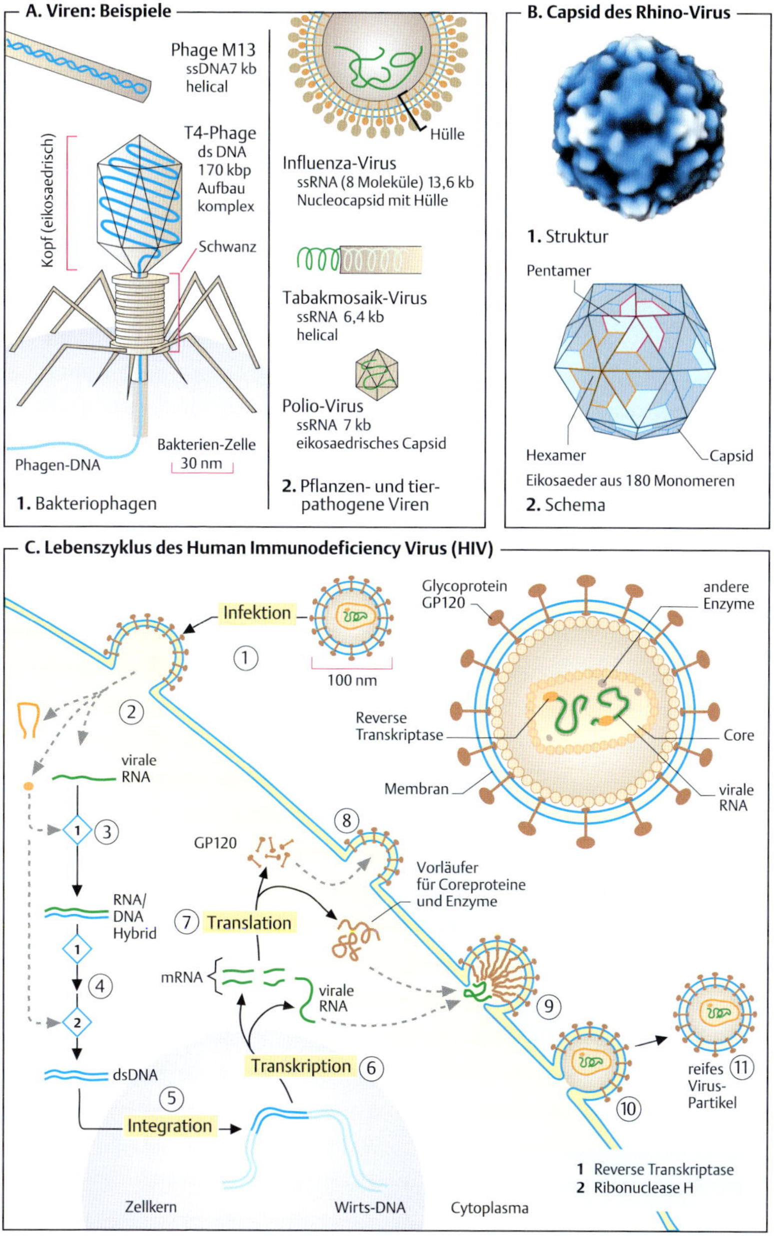


**Abb. 9.7** Viren (A. Quelle PDB: 4RHV)

# Kapitel 10

## Anhang

| | |
|---|---|
| **Abkürzungen für:** | Aminosäuren (S. 61)<br>Nucleobasen und Nucleoside (S. 75)<br>Monosaccharide (S. 41)<br>nucleäre Rezeptoren (S. 435) |
| **A** | Absorption |
| **A** | Adenosin |
| **ABC** | ATP-bindende Kassette |
| **ACE** | Angiotensin-konvertierendes (engl. converting) Enzym = Peptidyl-Dipeptidase A |
| **ACh** | Acetylcholin |
| **ACP** | Acyl-Carrier-Protein |
| **ACTase** | Aspartat-Carbamyltransferase |
| **ACTH** | adrenocorticotropes Hormon = Corticotropin |
| **Ade** | Adenin |
| **ADH** | antidiuretisches Hormon = Adiuretin = Vasopressin |
| **ADP** | Adenosindiphosphat |
| **AGE** | engl. advanced glycosylation endproduct |
| **AIDS** | erworbenes Immundefizienzsyndrom (engl. aquired immunodeficiency syndrome) |
| **Ala** | Alanin |
| **ALA** | 5-Aminolaevulinat |
| **ALT** | (ALAT, GPT) Alanin-Transaminase/Alanin-Aminotransferase |
| **AMP** | Adenosinmonophosphat |
| **AMPK** | AMP-abhängige Protein-Kinase |
| **ANP** | (ANF) atriales natriuretisches Peptid = Atriopeptin = atrialer natriuretischer Faktor |
| **aP** | alkalische Phosphatase |
| **APC** | aktiviertes Protein C |
| **APP** | Amyloid-Vorläuferprotein |
| **APZ** | Antigen-präsentierende Zelle |
| **Arg** | Arginin |
| **AS** | Aminosäure |
| **Asn** | Asparagin |
| **Asp** | Asparaginsäure |
| **AST** | (ASAT, GOT) Aspartat-Aminotransferase |
| **ATIII** | Antithrombin III |
| **ATP** | Adenosintriphosphat |
| **AVP** | Arginin-Vasopressin |
| **b** | Basen |
| **Botox** | Botulinum-Toxin |
| **Bp** | Basenpaare |
| **BPG** | Bisphosphoglycerat |
| **BSE** | „Rinderwahn“ (engl. bovine spongiforme encephalophathy) |
| **C** | Cytidin |
| **CaM** | Calmodulin |
| **cAMP** | 3',5'-cyclo-AMP |
| **CAP** | Katabolit-Aktivatorprotein |
| **CCK** | Cholecystokinin = Pankreozymin |
| **CD** | Differenzierungsmarker (engl. cluster of differentiation) |
| **Cdk** | Cyclin-abhängige Protein-Kinase im Zellzyklus (engl. cyclin dependent kinase) |
| **cDNA** | komplementäre DNA |
| **CDP** | Cytidindiphosphat |
| **CETP** | Cholesterolester-Transferprotein |
| **cGMP** | 3',5'-cyclo-GMP |
| **CHE** | Cholinesterase |
| **CJD** | Creutzfeld-Jakob-Krankheit |
| **CK** | Kreatin-Kinase |
| **CMP** | Cytidinmonophosphat |
| **CoA** | Coenzym A |
| **COMT** | Catecholamin-*O*-Methyltransferase |
| **CoQ** | Coenzym Q = Ubichinon |
| **COX** | Cyclooxygenase |
| **CREB** | engl. cAMP response element binding protein |
| **CRH** | Corticoliberin (engl. corticotropin relasing hormone) |
| **CRP** | C-reaktives Protein |
| **CSF** | Kolonie-stimulierender Faktor |
| **CT** | Calcitonin |
| **CTP** | Cytidintriphosphat |
| **CYP** | Cytochrom P450-abhängige Monooxygenase |
| **Cys** | Cystein |
| **Cyt** | Cytosin |
| **d** | desoxy- |
| **Da** | Dalton (atomare Masseneinheit) |
| **DAG** | Diacylglycerol |
| **dd** | di-desoxy- |
| **DH** | Dehydrogenase |
| **DHT** | Dihydrotestosteron |
| **DM** | Diabetes mellitus |
| **DNA** | Desoxyribonucleinsäure |
| **DNMT** | DNA-Methyltransferase |
| **Dopa** | Dihydroxyphenylalanin |
| **dsDNA** | doppelsträngige DNA |
| **dTMP** | Desoxythymidinmonophosphat |
| $E_a$ | Aktivierungsenergie |
| **EA** | Ethanolamin |
| **EDTA** | Ethylendiamintetraacetat |
| **EGF** | epidermaler Wachstumsfaktor (engl. growth factor) |
| **Epo** | Erythropoetin |
| **ER** | Endoplasmatisches Retikulum |
| **ETF** | Elektronen-transferierendes Flavoprotein |
| **EZM** | extrazelluläre Matrix |
| **FAD** | Flavinadenindinucleotid |
| **Fd** | Ferredoxin |
| **FFA** | freie Fettsäure (engl. free fatty acid) |
| **FGF** | Fibroblasten-Wachstumsfaktor |
| **fMet** | *N*-Formylmethionin |
| **FMN** | Flavinmononucleotid |
| **Fp** | Flavoprotein (mit FAD oder FMN) |

**Fp** Schmelzpunkt (engl. fusion point)
**FRDA** Friedreich-Ataxie
**Fru** Fructose
**FS** Fettsäure
**FSH** Folikel-stimulierendes Hormon = Follitropin
**Fuc** Fucose
**G** Guanosin
**GABA** γ-Aminobutyrat (engl. γ-amino butyric acid)
**Gal** Galactose
**GalNAc** *N*-Acetylgalactosamin
**GAP** GTPase-aktivierendes Protein (RGS)
**GCR** Glucocorticoid-Rezeptor
**GDP** Guanosindiphosphat
**GEF** Guaninnucleotid-austauschender Faktor
**gER** glattes (engl. smooth) Endoplasmatisches Retikulum
**GGT** γ-Glutamyl-Transpeptidase (γGT) = γ-Glutamyltransferase
**GH** (hGH, STH) Wachstumshormon = Somatotropin
**GHRH** Somatoliberin (engl. growth hormone releasing hormone)
**GK** Glucokinase
**Glc** Glucose
**GlcN** Glucosamin
**GlcNAc** *N*-Acetyl-Glucosamin
**GlDH** Glutamat-Dehydrogenase
**Gln** Glutamin
**GLP** Glucagon-ähnliches Peptid
**Glu** Glutaminsäure
**Glut** Glucose-Transporter
**Gly** Glycin
**GMP** Guanosinmonophosphat
**GOD** Glucose-Oxidase
**GOT** Glutamat-Oxalacetat-Transaminase = Aspartat-Aminotransferase
**gp** Glycoprotein
**GPCR** G-Protein-gekoppelter Rezeptor
**GPI** Glucosyl-phosphatidyl-inositol
**GPT** Glutamat-Pyruvat-Transaminase = Alanin-Aminotransferase
**GSH** reduziertes Glutathion
**GSSG** oxidiertes Glutathion
**GTP** Guanosintriphosphat
**Gua** Guanosin
**HAT** Histon-Acetyltransferase
**Hb** Hämoglobin
**HBDH** Hydroxybutyrat-Dehydrogenase
**hCG** (engl. human) Choriongonadotropin
**HDAC** Histon-Deacetylase
**HDL** Lipoprotein hoher Dichte (engl. high-density lipoprotein)
**HDM** Histon-Demethylase
**HGPRT** Hypoxanthin-Phosphoribosyltransferase
**HIF** hypoxieinduzierter Faktor
**His** Histidin
**HIV** humanes Immundefizienzvirus
**HK** Hexokinase
**HLA** humanes Leucocyten-assoziiertes Antigen
**HMG-CoA** 3-Hydroxy-3-methylglutaryl-CoA
**HMT** Histon-Methyltransferase
**HMW** Hexosemonophosphat-Weg
**hnRNA** hochmolekulare, nucleäre Ribonucleinsäure
**HRE** engl. hormone response element
**hsp** Hitzeschock-Protein
**Hyl** Hydroxylysin
**Hyp** Hydroxyprolin
**IDL** Lipoprotein mittlerer Dichte (engl. intermediate-density lipoprotein)
**IDDM** insulinabhängiger (engl. insulin dependent) Diabetes mellitus
**IF** Intermediärfilament
**IFN** Interferon
**Ig** Immunglobulin
**IGF** engl. insulin-like growth factor
**IL** Interleukin
**Ile** Isoleucin
**IMP** Inosinmonophosphat
**INR** Messwert zur Blutkoagulation (engl. international normalized ratio)
**IRS** Insulinrezeptorsubstrat
**$InsP_3$** Inositol-1,4,5-trisphosphat
**IPTG** Isopropylthiogalactosid
**iMS** induzierte multipotente (Gewebs-) Stammzelle
**iPS** induzierte pluripotente Stammzelle
**JAK** Janus-Kinase
**$K_s$ ($K_a$)** Säurekonstante (engl. acidity constant)
**KAT** Lysin-Acetyltransferase
**kb** Kilo-Basen
**$k_{cat}$** Geschwindigkeitskonstante einer enzymkatalysierten Reaktion
**kDa** Kilo-Dalton
**KDAC** Protein-Lysin-Deacetylase
**KG** Körpergewicht
**KH** Kohlenhydrat
**$K_i$** Inhibitorkonstante
**kJ** Kilo-Joule
**$K_m$** Michaelis-Konstante
**KSS** Kearns-Sayre-Syndrom
**LCAT** Lecithin-Cholesterol-Acyltransferase
**LDH** Lactat-Dehydrogenase
**LDL** Lipoprotein geringer Dichte (engl. low-density lipoprotein)
**Leu** Leucin
**LH** luteotropes Hormon = Lutropin
**LH-RH** LH-releasing hormone
**LPL** Lipoprotein-Lipase

| | |
|---|---|
| **LPS** | Lipopolysaccharid |
| **Lys** | Lysin |
| **LX** | Leukotrien |
| **M** | $mol \cdot L^{-1}$ (molare Konzentration) |
| **MAK** | monoklonaler Antikörper |
| **Man** | Mannose |
| **MAO** | Monoamin-Oxidase |
| **MAP-Kinase** | mitogenaktivierte Protein-Kinase |
| **MDR** | engl. multidrug resistance glycoprotein |
| **MELAS (-Syndrom)** | Mitochondriale Encephalomyopathie, Lactacidose und Schlaganfall-ähnliche Episoden |
| **MEOS** | mikrosomales Ethanol-oxidierendes System |
| **MERRF (-Syndrom)** | Myoklonusepilepsie mit „ragged red fibers" |
| **Met** | Methionin |
| **MHC** | Haupthistokompatibilitätskomplex (engl. major histocompatibility complex) |
| **miRNA** | Mikro-Ribonucleinsäure |
| **MMP** | Matrix-Metalloproteinase |
| **MPF** | Protein-Kinase im Zellzyklus (engl. maturation-promoting factor) |
| **mRNA** | Messenger-Ribonucleinsäure |
| **MSH** | melanocytenstimulierende Hormone = Melanotropine |
| **N** | Nucleotid mit beliebiger Base |
| **NAD** | oxidiertes Nicotinamidadenindinucleotid |
| **NADH** | reduziertes Nicotinamidadenindinucleotid |
| **NADP** | oxidiertes Nicotinamidadenindinucleotidphosphat |
| **NADPH** | reduziertes Nicotinamidadenindinucleotidphosphat |
| **NeuAc** | (NANA) *N*-Acetylneuraminsäure = Sialinsäure |
| **NGF** | Nerven-Wachstumsfaktor |
| **NK-Zellen** | natürliche Killerzellen |
| **nm** | Nanometer ($10^{-9}$ m) |
| **NNM** | Nebennierenmark |
| **NNR** | Nebennierenrinde |
| **NPY** | Neuropeptid Y |
| **NSAID** | engl. nonsteroidal antiinflammatory drug |
| **nt** | Nucleotid |
| **ODH** | 2-Oxoglutarat-Dehydrogenase |
| **OGT** | oraler Glucosebelastungstest |
| **OxPhos** | oxidative Phosphorylierung |
| **$P_a$ ($P_i$)** | anorganisches (engl. inorganic) Phosphat |
| **PAF** | Plättchen-aktivierender Faktor |
| **PAMPS** | engl. pathogen-associated molecular patterns |
| **Pan** | Pantethein |
| **PAPS** | Phosphoadenosinphosphosulfat |
| **PCR** | Polymerase-Kettenreaktion |
| **PDE** | Phosphodiesterase |
| **PDGF** | engl. platelet derived growth factor |
| **PDH** | Pyruvat-Dehydrogenase |
| **PEG** | Polyethylenglycol |
| **PEP** | Phosphoenolpyruvat |
| **PEP-CK** | Phosphoenolpyruvat-Carboxykinase |
| **PFK** | Phosphofructokinase |
| **PG** | Prostaglandin |
| **pH** | pH-Wert (negativer dekadischer Logarithmus der $H^+$-Konzentration) |
| **Phe** | Phenylalanin |
| **$PIP_2$** | Phophatidyl-inositol-4,5-bisphosphat |
| **PK** | Protein-Kinase |
| **$pK_a$ ($pK_s$)** | negativer dekadischer Logarithmus der Säurekonstante $K_a$ ($K_s$) |
| **PLP** | (PALP) Pyridoxalphosphat |
| **PLP** | Pankreas-Lipase |
| **POD** | Peroxidase |
| **$pO_2$** | Sauerstoff-Partialdruck |
| **PP** | Protein-Phosphatase |
| **$PP_a$ ($PP_i$)** | anorganisches (engl. inorganic) Diphosphat (Pyrophosphat) |
| **PPR** | engl. pattern recognition receptor |
| **PQ** | Plastochinon |
| **pRb** | Retinoblastomprotein (Rb-Protein) |
| **PRL** | Prolactin |
| **PrP** | Prion |
| **Pro** | Prolin |
| **PRPP** | Phosphoribosyldiphosphat |
| **PS** | Photosystem |
| **Ptd** | Phosphatidyl-Rest |
| **PTH** | Parathyrin, Parathormon |
| **PUFA** | mehrfach ungesättigte Fettsäure (engl. polyunsaturated fatty acid) |
| **Q** | oxidiertes Coenzym Q (Ubichinon) |
| **$QH_2$** | reduziertes Coenzym Q (Ubichinol) |
| **R** | allgemeine Gaskonstante |
| **RAR** | Rezeptor für Retinsäure |
| **RAS** | Renin-Angiotensin-System |
| **rER** | raues Endoplasmatisches Retikulum |
| **RES** | retikuloendotheliales System |
| **RFLP** | Restriktionsfragment-Längenpolymorphismus |
| **RGS** | Regulator der G-Protein-Signalübertragung (GAP) |
| **Rib** | Ribose |
| **RISC** | engl. RNA-induced silencing complex |
| **RNA** | Ribonucleinsäure |
| **rRNA** | ribosomale Ribonucleinsäure |
| **ROS** | reaktive Sauerstoffspezies |
| **rRNA** | ribosomale Ribonucleinsäure |
| **RTK** | Rezeptor-Tyrosin-Kinase |
| **RXR** | Rezeptor X für Retinsäure |

| | |
|---|---|
| **S** | Svedberg (Einheit des Sedimentationskoeffizienten) |
| **SAH** | *S*-Adenosylhomocystein |
| **SAM** | *S*-Adenosylmethionin |
| **SAP** | Sphingolipid-Aktivatorprotein |
| **SCID** | Immundefizienz (engl. severe combined immunodeficiency disease) |
| **SDS** | Natrium-(engl. sodium)-Dodecylsulfat |
| **Sec** | Selenocystein |
| **Ser** | Serin |
| **SERM** | spezifischer Estrogen-Rezeptor-Modulator |
| **SGLT** | Natrium-abhängiger Glucose-Transporter |
| **SH2** | Adapterprotein Src-Homologie 2 |
| **SHBG** | Sexualhormon-bindendes Globulin |
| **siRNA** | engl. small interfering RNA |
| **Sirt** | Sirtuine |
| **sn** | stereospezifische Nummerierung |
| **SNARE** | engl. soluble *N*-ethylmaleinimid sensitive factor attachment protein receptor |
| **snRNA** | engl. small nuclear RNA |
| **SR** | sarkoplasmatisches Retikulum |
| **SRP** | Signal-Erkennungs-Partikel |
| **ssDNA** | einzelsträngige (engl. single stranded) DNA |
| **StAR** | engl. steroidogenic acute regulatory protein |
| **STAT** | Transkriptionsfaktor (engl. signal tranducer and activator of transcription) |
| **STH** | (GH) Wachstumshormon = Somatotropin (somatotropes Hormon) |
| **STR** | engl. short tandem repeat (einer DNA-Probe) |
| **T** | Thymidin |
| **$T_3$** | Triiodthyronin |
| **$T_4$** | Thyroxin = Tetraiodthyronin |
| **TBG** | Thyroxin-bindendes Globulin |
| **TBP** | TATA-Box-bindendes Protein |
| **TGF** | engl. transforming growth factor |
| **tGN** | *trans*-Golgi-Netzwerk |
| **TH** | T-Helferzelle |
| **THB** | Tetrahydrobiopterin |
| **THF** | Tetrahydrofolsäure |
| **Thr** | Threonin |
| **Thy** | Thymin |
| **TIMP** | engl. tissue inhibitor of metalloprotease |
| **TLR** | Toll-like-Rezeptor |
| **TNF** | Tumornekrosefaktor |
| **tPA** | Gewebsplasminogenaktivator (engl. tissue-) |
| **TPP** | Thiamindiphosphat |
| **TRH** | Thyroliberin = Thyrotropin-freisetzendes (engl. releasing) Hormon |
| **Tris** | Tris(hydroxymethyl)aminomethan |
| **tRNA** | Transfer-Ribonucleinsäure |
| **Trp** | Tryptophan |
| **TSH** | Thyrotropin, Thyrocyten-stimulierendes Hormon |
| **TX** | Thromboxan |
| **Tyr** | Tyrosin |
| **U** | Uridin |
| **UCP** | engl. uncoupling protein |
| **UDP** | Uridindiphosphat |
| **UE** | Untereinheit(en) |
| **UMP** | Uridinmonophosphat |
| **uPA** | Urokinase |
| **Ura** | Uracil |
| **UTP** | Uridintriphosphat |
| **UTR** | engl. untranslated region |
| **UV** | ultraviolette Strahlung |
| **V** | Maximalgeschwindigkeit (eines Enzyms) |
| **Val** | Valin |
| **VLDL** | Lipoprotein sehr geringer Dichte (engl. very light-density lipoprotein) |
| **vWF** | von-Willebrand-Faktor |
| **ZNS** | Zentralnervensystem |

Tab. 10.1 SI Basis-Einheiten

| Größe | SI Einheit | Symbol | Bemerkungen |
|---|---|---|---|
| Länge | Meter | m | 1 Å = $10^{-10}$ m = 0,1 nm |
| Masse | Kilogramm | kg | |
| Zeit | Sekunde | s | |
| Stromstärke | Ampere | A | |
| Temperatur | Kelvin | K | 0 K = – 273,2 °C |
| Lichtstärke | Candela | cd | |
| Stoffmenge | Mol | mol | |

Tab. 10.2 Abgeleitete Größen

| Größe | Einheit | Symbol | Ableitung | Bemerkungen |
|---|---|---|---|---|
| Frequenz | Hertz | Hz | $s^{-1}$ | |
| Volumen | Liter | L | $10^{-3}$ $m^3$ | |
| Kraft | Newton | N | $kg \cdot m \cdot s^{-2}$ | |
| Druck | Pascal | Pa | $N \cdot m^{-2}$ | 1 Bar = $10^5$ Pa, 1 mm Hg = 133.3 Pa |
| Energie, Arbeit, Wärmemenge | Joule | J | $N \cdot m$ | 1 Kalorie (cal) = 4,1868 J |
| Leistung | Watt | W | $J \cdot s^{-1}$ | |
| Elektrische Ladung | Coulomb | C | $A \cdot s$ | |
| Spannung | Volt | V | $W \cdot A^{-1}$ | |
| Konzentration | Molarität | M | $mol \cdot L^{-1}$ | |
| absolute Molekülmasse | Dalton | Da | $1{,}6605 \cdot 10^{-24}$ g | |
| Molmasse | - | - | kg | |
| relative Molekülmasse | - | $M_r$ | - | dimensionslos |
| Reaktionsgeschwindigkeit | - | v | $mol \cdot s^{-1}$ | |
| Katalytische Aktivität | Katal | kat | $mol \cdot s^{-1}$ | 1 Unit (U) = $1{,}67 \cdot 10^{-8}$ kat |
| Spezifische Aktivität | - | - | $kat \cdot (kg\ Enz.)^{-1}$ | üblich: $U \cdot (mg\ Enzym)^{-1}$ |
| Sedimentationskoeffizient | Svedberg | S | $10^{-13}$ s | |
| Radioaktivität | Becquerel | Bq | Zerfälle $\cdot s^{-1}$ | 1 Curie (Ci) = $3{,}7 \cdot 10^{10}$ Bq |

Tab. 10.3 Vielfache, Fraktionen

| Faktor | Vorsilbe | Symbol | Beispiel |
|---|---|---|---|
| $10^9$ | Giga- | G | GHz = $10^9$ Hertz |
| $10^6$ | Mega- | M | MPa = $10^6$ Pascal |
| $10^3$ | Kilo- | k | kJ = $10^3$ Joule |
| $10^{-3}$ | Milli- | m | mM = $10^{-3}$ $Mol \cdot Liter^{-1}$ |
| $10^{-6}$ | Micro- | µ | µV = $10^{-6}$ Volt |
| $10^{-9}$ | Nano- | n | nkat = $10^{-9}$ Katal |
| $10^{-12}$ | Pico- | p | pm = $10^{-12}$ Meter |

Tab. 10.4 Wichtige Konstanten

| Konstante | |
|---|---|
| Allgemeine Gaskonstante R | R = $8{,}314\ J \cdot mol^{-1} \cdot K^{-1}$ |
| Loschmidt (Avogradro)-Zahl N (Zahl der Teilchen pro mol) | N = $6{,}0225 \cdot 10^{23}$ |
| Faraday-Konstante F | F = 96 480 $C \cdot mol^{-1}$ |

# Sachverzeichnis

## D

## F

## G

## H

## J



## K

## M

## O



## P

## T

## U

## A. Wichtige Elemente

| | Symbol | vdW-Radius (pm) | relative Atommasse | kov. Radius (pm) |
|---|---|---|---|---|
| Wasserstoff | H | 100 | 1,008 | 37 |
| Kohlenstoff | C | 170 | 12,011 | 77 |
| Stickstoff | N | 150 | 14,007 | 70 |
| Sauerstoff | O | 140 | 15,999 | 66 |
| Phosphor | P | 190 | 30,974 | 110 |
| Schwefel | S | 180 | 32,060 | 104 |
| Metall | Me | – | – | – |

## B. Biomoleküle

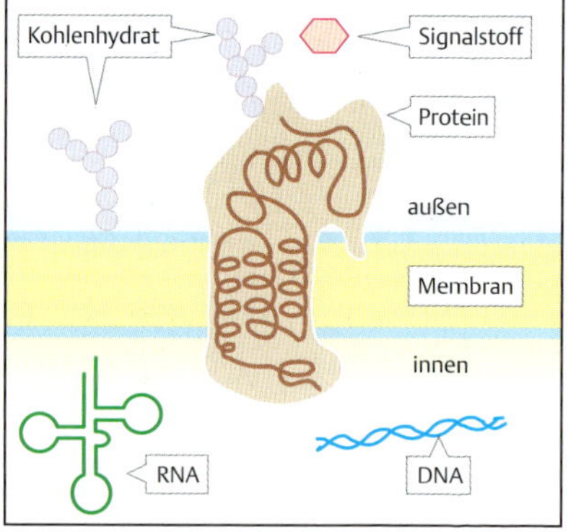


## C. Prozesse, Reaktionen und Metabolite

Stoffwechselprozess

allgem. Prozess

Metabolit

Kohlenhydrat

Nucleotid

Lipid

Protein/Aminosäure

Speicherstoff

pathologischer Prozess

Reaktion

mehrere Schritte

Transport

Katalyse

anabol

katabol

Reaktionswege

Aktivierung

Hemmung

komplexe Wirkung

1 Transportprozess

1 Stoffwechselprozess

1 sonstiger Prozess

✓ Prozess läuft ab
Molekül aktiv

✗ Prozess läuft nicht ab
Molekül inaktiv

↑ Konzentration nimmt zu

↓ Konzentration nimmt ab

energiereiche Bindung

Signalstoff

Second-Messenger

P Phosphat oder Phosphat-Rest

* chirales Zentrum

für den Menschen essenziell

Hinweis auf Pathologie

## D. Coenzyme und Nucleotide (Beispiele)

| | | | | |
|---|---|---|---|---|
| Redox-Coenzyme | NAD | NADP | FMN | FAD |
| Nucleotide | AMP | ADP | ATP | dTMP |
| andere Coenzyme | CoA | TPP | PLP | THF |